Mannfried Pahlow
Das große Buch der
Heilpflanzen

Apotheker M. Pahlow

# Das große Buch der Heilpflanzen

## Gesund durch die Heilkräfte der Natur

Alles Wissenswerte über 400 einheimische
und fremdländische Heilpflanzen.
Altbewährte und neue Rezepte für Tees, Bäder,
Umschläge und Inhalationen. Anwendungen
und Dosierungen in der Homöopathie.
Mit 500 Farbfotos und Pflanzenzeichnungen.

Gräfe und Unzer

Ein GU-Ratgeber

Redaktionsleitung: Hans Scherz
Redaktionelle Bearbeitung:
Doris Schimmelpfennig-Funke



Mitarbeit: Apotheker Jürgen Schimmitat, München
Zeichnungen: Adolf Neuhofer, Perasdorf
Lektorat: Maria Grabinger, München
Einbandgestaltung: Constanze Reithmayr-Frank
Reproduktion: Graph. Anstalt E. Wartelsteiner, Garching
Gesamtherstellung: Ludwig Auer, Donauwörth

ISBN 3-7742-4211-9

**Die Fotografen:**
Bormann: 57; 169; 356-5. Dr. Cuveland: 226-2; 318-6. Dähncke: 77-2; 96-4; 113-4, 6; 114-3; 132-2; 159-6; 226-4; 318-3; 327-3, 4; 365-4. Eichinger: 58-6; 68-2, 5; 132-3, 6; 159-2; 170-3, 4; 187-1, 2, 4; 188-4; 205-3; 206; 261-2, 4; 262-4; 280-5; 297-4; 308-2; 318-1; 338-3. Eigstler: 216-5; 226-5. Eisenbeiss: 205-5; 328. Eßer: 170-1; 225-1; 244-4; 355; 356-1, 3; 384-6; 420-3, 4. Greiner u. Meyer Photo-Center: 95; 141; 160; 261-3; 337; 366. Jesse: 58-4; 67-1; 77-5; 132-4; 188-3; 216-1; 226-1; 401-3; 420-2. Kohlhaupt: 67-2; 77-3; 131; 132-1; 159-1; 384-4, 5. P. Lippert: 142-6. Pott: 216-2; 356-4; 420-5, 6. Reuter: 114-2; 187-6; 225-5; 318-2; 338-5; 384-2, 3; 401-6. Roebild: 187-5. Seeger: 298. Schneiders: 78; 243. Schrempp: 67-6; 113-3; 142-1; 170-6; 244-1; 261-6; 297-6; 307; 308-1. Wothe: 96-1; 142-5; 188-5; 215; 297-2; 365-2; 401-5. GU-Archiv: 67-5; 216-6.
Umschlagfotos links unten und rechts Mitte: Rath & Billig, München.
Alle nicht mit Seitenzahlen aufgeführten Fotos stammen von J. Schimmitat.
Porträtfoto des Autors: Stefan Moses, München

# Inhalt

**Vorwort** 7

**Über dieses Buch** 8
Die Auswahl der Heilpflanzen 8
Die einführenden Kapitel des Buches 8
(Anleitung zur Benutzung des Buches)

**Das ABC des Heilpflanzen-Sammelns** 12
Pflanzenanatomie 12
Die Wurzel 12 · Der Sproß 13 · Die Blätter 14 · Die Blüten 16 · Die Früchte 18 · Die Samen 19
Über das Sammeln und Trocknen von Heilpflanzen 19
Heilpflanzen-Sammelkalender 20

**Kleine Drogenkunde** 22
Pflanzeninhaltsstoffe und ihre Wirkung 22
Alkaloiddrogen 23 · Bitterstoffdrogen 23 · Drogen mit ätherischem Öl als Hauptwirkstoff 24 · Flavonoiddrogen 24 · Gerbstoffdrogen 24 · Glykosiddrogen 25 · Kieselsäuredrogen 25 · Saponindrogen 25 · Schleimdrogen 26 · Vitamine, Mineralien und Spurenelemente 26

**Die richtige Anwendung der Heilpflanzen** 27
Innerliche – äußerliche Anwendungen 27
Vergiftung durch unsachgemäße Anwendung 29
Erste-Hilfe-Maßnahmen 29
Beschwerden-Register 30

**Heilpflanzen in der Homöopathie** 35
Das Wesen der Homöopathie 35
Ähnliches mit Ähnlichem behandeln 35
Die homöopathische Dosierung 36
Über die Therapie 37
Verzeichnis der Homöopathika 38

**Heilkräuter als Gewürze** 40
Richtig würzen – gesünder leben 40
Die Gewürzpflanzen des Buches auf einen Blick 42

**Alte Kräuterbücher und ihre Autoren** 46
Zeittafel 50

**Einheimische Heilpflanzen**

Ackergauchheil 52 – Augentrost 63
Baldrian 64 – Buchsbaum 105
Diptam 106 – Dost 107
Eberesche 109 – Esche 129
Färberginster 130 – Frühlings-Adonisröschen 140
Gänseblümchen 143 – Gundelrebe 147
Habichtskraut 148 – Hundszunge 176
Immergrün 176 – Isländisch Moos 178
Johannisbeere 179 – Johanniskraut 181
Kalmus 183 – Kürbis 209
Labkraut 211 – Lungenkraut 228
Maiglöckchen 229 – Mutterkorn 246
Nelkenwurz 248 – Nieswurz 249
Odermennig 250 – Osterluzei 252
Pastinak 254 – Pfennigkraut 258

Quecke 259 – Quendel 263
Rainfarn 264 – Ruprechtskraut 273
Salbei 275 – Sumpfdotterblume 322
Taubnessel 323 – Tormentill 333
Ulme 334
Veilchen 335 – Vogelmiere 339
Wacholder 341 – Wurmfarn 362
Ysop 363
Zaunrübe 364 – Zwiebel 369

## Fremdländische Heilpflanzen

Agar-Agar 372 – Artischocke 374
Brechwurzel 375 – Boldo 376
Cactus 377 – Cimicifuga 379
Eleutherococcus 380 – Eukalyptus 382
Galgant 385 – Guajak 389
Hamamelis 389 – Hibiskus 392
Indischer Blasen- und Nierentee 392 – Ingwer 393
Kampfer 394 – Kurkuma 400
Lorbeer 404
Melonenbaum 405 – Myrrhe 407
Nelken 408
Oleander 409
Passiflora 411 – Pomeranzen 413
Quebracho 414 – Quillaja 415
Ratanhia 416 – Rizinus 421
Sabal 422 – Senna 426
Tamarinde 427 – Tragant 429
Zimt 430

## Heilpflanzen aus alten Arzneibüchern

Ackerschotendotter 434 – Asant 435
Bärenklau 436 – Bukkostrauch 438
Cajeputstrauch 438 – Citronellgras 439
Dill 439 – Drachenblutbaum 440
Elemi 440 – Euphorbium 440
Fabianakraut 441 – Fuchskreuzkraut 442
Galbanum 442 – Guarana 444
Hanf 445 – Hauswurz 445
Insektenblüte 445 – Irländisches Moos 445
Jaborandistrauch 446 – Judenkirsche 446
Kaffeestrauch 446 – Kurare 451
Laminaria 451 – Lobelienkraut 452
Mais 452 – Mutterkümmel 455
Olibanum 455 – Olive 455
Pappel 456 – Purgierlein 458
Quitte 458
Reiherkraut 458 – Rosmarinheide 459
Sabadille 459 – Syzygium 463
Tabak 463 – Tulpe 464
Uzara 464
Vanille 464 – Venushaar 465
Waldkiefer 465 – Wundschwamm 465
Yohimbe 466
Zahnwurz 466 – Zitwer 466

**Heilpflanzen-Register** 467
(Deutsche, lateinische und Volksnamen)

**Sach-Register** 481

**Literatur-Verzeichnis** 499

# Vorwort

Heilpflanzen sind aus der Medizin nicht mehr wegzudenken. Sie werden in vielen medizinischen Fachbereichen täglich und mit großem Erfolg eingesetzt. Oft enthalten gerade die erfolgreichsten Medikamente Wirkstoffe pflanzlichen Ursprungs.
Früher einmal waren Heilpflanzen die einzigen Heilmittel, die man kannte. Die Erfahrungen im Umgang mit ihnen, erarbeitet von den Arzt-Botanikern der Antike und Mönchen mittelalterlicher Klöster, wurden in vielen Kräuterbüchern von Generation zu Generation weitergegeben.
Mittlerweile ist die Heilpflanzenkunde zu einer Wissenschaft geworden. Die Wirkstoffe werden bestimmt, ihre Wirkung erforscht, so daß Erklärung findet, was zuvor nur Empirie war. Das hat die Ärzte unserer Zeit überzeugt: auch sie verordnen heute Heilpflanzen – als Tee, Tinktur, Extrakt oder als Arznei-Spezialität.
Heilpflanzen können Krankheiten heilen, vorbeugen und lindern, daran besteht kein Zweifel – Wundermittel allerdings sind auch sie nicht. Ihr Einsatz ist nur dann sinnvoll, wenn die Möglichkeiten und die Grenzen für ihre Anwendung genau beachtet werden.
Wie groß das Interesse an fundiertem Wissen über Heilpflanzen im In- und Ausland ist, hat die gute Aufnahme meiner bereits erschienenen Bücher und der in vielen Zeitschriften veröffentlichten Heilpflanzenbeiträge gezeigt. Das vorliegende moderne Standardwerk über Heilpflanzen berücksichtigt die neuesten Erkenntnisse gerade der letzten 20 Jahre, in denen sich in der Erforschung von Heilpflanzen sehr viel Neues ergeben hat. Seine Aufgabe sehe ich darin, Menschen, die auf die Heilkräfte der Natur vertrauen, zuverlässig zu beraten. Ärzten, Apothekern, Homöopathen soll es in ihrem Arbeitsalltag helfen, denn leicht und schnell findet man mit Hilfe der umfangreichen Register die gewünschte Auskunft.
Ein so modernes Standardwerk über Heilpflanzen bedarf einer zeitgemäßen Illustration. Dieses Buch wurde daher mit detaillierten botanischen Zeichnungen von Adolf Neuhofer ausgestattet und mit naturgetreuen Farbfotos, die mein Kollege, Apotheker Jürgen Schimmitat, ausgewählt und bestimmt hat. Viele der Farbfotos stammen von ihm selber. Für diese fachliche Unterstützung bedanke ich mich sehr herzlich. Ebenso für die Mitarbeit meiner Helferinnen, Frau Hannelore Engeser und Frau Claudia Lehner, die mir viel zeitraubende Kleinarbeit abnahmen.
Dank der guten Zusammenarbeit mit dem Verleger und der Ratgeber-Redaktion des Gräfe und Unzer Verlages wurde DAS GROSSE BUCH DER HEILPFLANZEN zu dem, was es ist: Ein umfassendes Heilpflanzenbuch, das jeder verstehen und nutzen kann – seiner Gesundheit zuliebe.

*Mannfried Pahlow*

# Über dieses Buch

Ein umfassendes Heilpflanzenbuch wie das vorliegende erfordert einleitende Bemerkungen, die dem Leser helfen, sich schnell darin zurechtzufinden, um so die Fülle der Informationen für sich optimal nutzen zu können. Dazu gehören die Erklärung, nach welchen Gesichtspunkten die Auswahl der Heilpflanzen getroffen wurde, und eine Übersicht über den Aufbau des Buches.
Nach den einführenden Kapiteln, in denen alles Wissenswerte über Heilpflanzen in komprimierter und leicht verständlicher Form gesagt wird, folgt der Hauptteil des Buches mit 400 Heilpflanzen-Steckbriefen, ergänzt durch naturgetreue Farbfotos und botanische Zeichnungen. Übersichten und das umfangreiche Registerwerk im Anhang erleichtern es dem Benutzer zusätzlich, alles, was er über Heilpflanzen wissen möchte, schnell aufzufinden.

## Die Auswahl der Heilpflanzen

Dieses Buch enthält Beschreibungen von 400 einheimischen und fremdländischen Heilpflanzen; das sind jedoch längst nicht alle, die jemals arzneilich genutzt wurden. Ausgewählt wurden nur die Heilpflanzen, deren Inhaltsstoffe weitgehend erforscht und pharmakologisch geprüft wurden, und jene, die mit gutem Gewissen zur Anwendung empfohlen werden können, weil langjährige Erfahrungen ihren Einsatz bei den aufgeführten Beschwerden rechtfertigen. Außerdem wurden auch solche Heilpflanzen aufgenommen, die früher eine wichtige Rolle spielten und heute noch in der Homöopathie und der Volksmedizin Anwendung finden. Sie stammen zum Teil aus alten Kräuterbüchern.
Es handelt sich hier um Heilpflanzen, die man heute noch häufig in Teemischungen zur Unterstützung der Wirkung und zur Geschmacksverbesserung oder als Gewürz verwendet, gelegentlich auch solche, die wegen ihrer stark wirksamen Inhaltsstoffe für die Medizin von großer Bedeutung sind. Einige dieser Heilpflanzen werden gerade wissenschaftlich untersucht, weil man besondere Heilwirkungen vermutet. Wird diese Annahme von der Pharmakologie bestätigt, dann werden diese Drogen in Zukunft wieder an Bedeutung gewinnen.
Auch Giftpflanzen wurden in dieses Heilpflanzenbuch aufgenommen. Giftpflanzen sind Heilpflanzen mit großer Heilwirkung; für die Selbstbehandlung scheiden sie selbstverständlich aus. Ihre Wirkstoffe werden von der Industrie zu Arzneimitteln verarbeitet, die in der Hand des Arztes unentbehrlich geworden sind. Ich denke da an die Fingerhutarten, die Tollkirsche oder das Maiglöckchen. Selbst wenn die Volksmedizin Giftpflanzen empfiehlt, warne ich eindringlich vor einer Selbstbehandlung.

## Die einführenden Kapitel des Buches

In den einführenden Kapiteln dieses Buches wurde alles, was zum Verständnis der in den Heilpflanzen-Steckbriefen gegebenen Informationen notwendig ist, in übersichtlicher Form zusammengefaßt.

## Das ABC des Heilpflanzen-Sammelns

Dieses Kapitel ist ein kurzgefaßter Leitfaden für alle, die ihre Hausapotheke mit selbst gesammelten und selbst aufbereiteten Heilpflanzen versorgen möchten.

*Die Pflanzenanatomie* erklärt dem Laien in Wort und Zeichnungen die botanischen Fachausdrücke, ohne die eine Pflanzenbeschreibung nicht zu verstehen ist. Hier erfährt er beispielsweise, was unter »gegenständig angeordneten Blättern« oder unter einer »Dolde« zu verstehen ist, wie ein »gefiedertes« Blatt sich von einem »gefingerten« unterscheidet und welche Wurzel- und Fruchtformen es gibt.

*Über das Sammeln und Trocknen von Heilpflanzen* sollte sich der Leser genau unterrichten. Anleitungen für das richtige Sammeln, Trocknen und Aufbewahren von Heilpflanzen helfen ihm dabei, nur Drogen von bester Qualität zu erhalten.

Der *Heilpflanzen-Sammelkalender* zeigt für die wichtigsten Heilpflanzen auf einen Blick die günstigste Sammelzeit – die Zeit, in der die Wirkstoffe optimal vorhanden sind, die Pflanzenteile, die verwendet werden, und das Vorkommen – die Plätze, an denen die Heilpflanzen wachsen.

## Kleine Drogenkunde

Dieses Kapitel informiert über die Pflanzeninhaltsstoffe und ihre Wirkung. Es wird berichtet über die Verschiedenartigkeit der Inhaltsstoffe und welche Heilwirkung sie haben. Alkaloide, Saponine, ätherische Öle, Bitterstoffe und Glykoside werden kurz erklärt. Dieses Wissen hilft bei der Beurteilung von Heilpflanzen.

## Die richtige Anwendung der Heilpflanzen

Dieses Kapitel befaßt sich mit der richtigen Zubereitung und der sachgemäßen Anwendung der Drogen als Tee zur innerlichen und äußerlichen Verwendung, als Bad, Dampfbad, Umschlag, Verband, Waschung, Einreibung, Spülung und Inhalation. Der Leser erfährt auch, wie man eine Tinktur, einen Arzneiwein und einen Saft bereitet. Diese Informationen sind sehr wichtig und sollten unbedingt beachtet werden. Denn nur wer Heilpflanzen »nach Vorschrift« anwendet, hat auch den erhofften Heilerfolg.

*Vergiftung durch unsachgemäße Anwendung* dürfte nicht vorkommen. Der Vollständigkeit halber jedoch sind *Erste-Hilfe-Maßnahmen* beschrieben.

Das *Beschwerden-Register* führt alle Beschwerden auf, die durch Heilpflanzen gebessert werden können. Die halbfett gesetzten Seitenzahlen verweisen auf die Heilpflanzen, die bei den jeweiligen Beschwerden besonders gut helfen.

## Heilpflanzen in der Homöopathie

Die Heilpflanze spielt in der Homöopathie neben Mineralien und tierischen Ausgangsstoffen eine ganz besondere Rolle. Um die in den Steckbriefen gegebenen Informationen über Homöopathie verstehen zu können, ist *das Wesen der Homöopathie* erklärt, es wird beschrieben, wie Homöopathika dosiert werden und wie mit Homöopathika therapiert wird. Das *Verzeichnis der Homöopathika* führt alle in diesem Buch beschriebenen homöopathischen Präparate auf, zusammen mit den Heilpflanzen, aus denen sie hergestellt werden.

## Heilkräuter als Gewürze

Wirksame Heilpflanzen können gleichzeitig aromatische Gewürze sein. Dieses Kapitel befaßt sich mit den Heilpflanzen, die zum Würzen von Speisen verwendet werden, weil ihre Inhaltsstoffe bei der Verdauung, der Aufbereitung der Nahrung in unserem Organismus, wichtige Hilfe leisten können.
Eine Tabelle, *Die Gewürzpflanzen des Buches auf einen Blick,* gibt alle Informationen über die

Heilpflanzen dieses Buches, die auch als Gewürz verwendet werden: Geruch und Geschmack, Nutzen für die Verdauung, Eigenschaften für die Diät und zu welchen Speisen die jeweilige Gewürzpflanze am besten paßt.

### Alte Kräuterbücher und ihre Autoren

Hier finden Leser, die historisch interessiert sind, eine Zusammenstellung der wichtigsten alten Quellen, denen wir viele Anregungen für die Verwendung von Heilpflanzen verdanken. Die berühmtesten Kräuterbuchautoren sind in einer *Zeittafel* aufgeführt.

## Die 400 Heilpflanzen des Buches

Die 400 Heilpflanzen-Steckbriefe sind der Kern dieses Buches. Im Teil I werden *200 einheimische Heilpflanzen* vorgestellt, danach im Teil II *50 fremdländische Heilpflanzen* und schließlich im Teil III *150 einheimische und fremdländische Heilpflanzen aus alten Arzneibüchern* in Kurzfassung. Farbfotos der Heilpflanzen, an ihrem natürlichen Standort aufgenommen, und botanische Pflanzenzeichnungen, die auch Details zeigen, ergänzen diese Heilpflanzen-Steckbriefe. Innerhalb der einzelnen Abschnitte sind die Heilpflanzen nach ihren deutschen Namen alphabetisch geordnet.

### Diese Informationen enthält jeder Heilpflanzen-Steckbrief

**Deutscher Name der Heilpflanze:** Dieser Name wird entweder für die jeweilige Heilpflanze in den deutschsprachigen Pharmakopoeen (Arzneibüchern) verwendet oder von Fachleuten gebraucht.
*Botanischer (lateinischer) Name der Heilpflanze:* Hier ist der Name gemäß der neueren Nomenklatur genannt. Wenn der offizielle botanische Name früher anders lautete oder die Heilpflanze auch noch unter anderen Namen bekannt ist, wurden diese als Synonym *(Syn.)* dahintergesetzt. Die botanische Pflanzenfamilie, die für botanisch interessierte Leser von Bedeutung ist, steht in runden Klammern.
Volksnamen: Weil die offiziellen deutschen Bezeichnungen nicht überall bekannt sind, werden hier die gebräuchlichen volkstümlichen Bezeichnungen für Deutschland, Österreich und die Schweiz aufgeführt.
**Arzneilich verwendete Pflanzenteile:** Sehr häufig wird nicht die ganze Pflanze, sondern es werden nur Pflanzenteile arzneilich verwendet, weil die wirksamen Inhaltsstoffe mal in der Wurzel, mal in den Blättern und mal in der Rinde, den Samen oder der Blüte optimal vorhanden sind.
**Drogenbezeichnung:** Im medizinisch-pharmazeutischen Bereich werden mit dem Wort »Droge« alle getrockneten Heilpflanzen beziehungsweise Teile von ihnen bezeichnet. Diese Bezeichnungen sind hier genannt.
**Botanik und Sammeltips:** Unter diesem Stichwort finden Sie die Pflanzenbeschreibung mit genauen Angaben über Blütezeit und Vorkommen. Das Stichwort Ernte und Aufbereitung informiert über das Sammeln, das Trocknen und Aufbereiten der Droge. Bei der Bestimmung der Heilpflanze helfen das Farbfoto, das die Heilpflanze an ihrem natürlichen Standort zeigt (der Seitenquerverweis steht unter dem deutschen Heilpflanzennamen) und die botanische Zeichnung, mit deren Hilfe Sie das Charakteristische der jeweiligen Heilpflanze auf einen Blick erfassen können. (Bei den giftigen Heilpflanzen wurden die Sammeltips aus naheliegenden Gründen weggelassen.) Die fremdländischen Heilpflanzen sind nach dem gleichen Schema vorgestellt. Da man diese Pflanzen aber bei uns nicht findet, sie folglich nicht sammeln kann, sind statt der Sammeltips Angaben über Ernte und Aufbereitung im Ursprungsland gemacht worden.
**Inhaltsstoffe (Wirkstoffe):** Hier geht es um die wirksamen Inhaltsstoffe, also um alle Substanzen, die man als Wirkstoffe erkannt hat, unter Einbeziehung derer, die als Begleitstoffe wahrscheinlich auch an der Gesamtwirkung beteiligt sind, sie abrunden oder unterstützen.
**Heilwirkung und Anwendung:** In diesem Abschnitt wird genau mitgeteilt, wie die Heil-

pflanze wirkt, gegen welche Krankheiten und Beschwerden sie erfolgreich eingesetzt werden kann und in welcher Form das am besten geschieht. Alle hier gegebenen Informationen sind entweder durch Heilpflanzenforschung exakt belegt oder durch Erfahrung abgesichert. Alle Anwendungen sind genau beschrieben – als Heilbad, als Inhalation, als Umschlag, als Einreibung. Wenn ein Tee verwendet wird, ist erklärt, wie man ihn bereitet, es ist genau ausgeführt, wie er dosiert werden muß. Sind besondere Teemischungen bei bestimmten Beschwerden erfolgreich, so ist auch dafür das Rezept angegeben; verwendet wurden dabei die offiziellen deutschen Namen und in Klammern dahinter die Drogenbezeichnungen, nach denen der Apotheker die Mischung zusammenstellt. Alles, was im Umgang mit der beschriebenen Heilpflanze wichtig ist, wurde erwähnt.

**Anwendung in der Homöopathie:** Wird eine Heilpflanze in der Homöopathie besonders häufig verwendet, dann ist unter diesem Stichwort ausgeführt, gegen welche Beschwerden und in welcher Dosierung (Verdünnung = Potenz) das Homöopathikum empfohlen wird.

**Die Heilpflanze als Hausmittel:** Die Angaben in diesem Abschnitt stimmen nicht immer mit den neuesten wissenschaftlichen Erkenntnissen überein, denn was in der Volksmedizin als Hausmittel empfohlen wird, ist von Generation zu Generation – gelegentlich kritiklos – weitergegeben worden. Der Autor hat sich in den Fällen, in denen er nicht der Meinung der Volksmedizin beipflichten kann, deutlich distanziert. In einigen Heilpflanzen-Steckbriefen finden Sie interessante geschichtliche Anmerkungen oder Zitate aus alten Kräuterbüchern.

**Verwendung als Gewürz:** Hier erhält der Leser Auskunft darüber, ob die beschriebene Heilpflanze auch ein Würzkraut ist, welche Möglichkeiten der Zubereitung es gibt und wie man richtig würzt.

**Mein besonderer Rat:** Wenn der Autor mit manchen Heilpflanzen oder mit besonderen Teemischungen über Jahre gute Erfahrungen gemacht hat, dann ist unter diesem Stichwort ausführlich darüber berichtet.

**Nebenwirkungen:** Heilkräuter sind Arzneimittel – und Arzneimittel können auch Nebenwirkungen haben. Unter diesem Stichwort ist über alle Nebenwirkungen der jeweiligen Heilpflanze genaue Auskunft gegeben. Bei giftigen Heilpflanzen sind die Vergiftungserscheinungen aufgeführt und meist auch die Sofortmaßnahmen bei Vergiftungsfällen.

## Der Anhang

Das *Heilpflanzen-Register* enthält die deutschen, botanischen und Volksnamen aller im Buch beschriebenen Heilpflanzen. Das *Sach-Register* schließlich beinhaltet alle wichtigen Begriffe, die im Zusammenhang mit Heilpflanzen erwähnenswert sind, und alle Beschwerden, die bereits im Beschwerden-Register zu finden sind. Weiterführende Literatur – sowohl für den Fachmann wie für den Laien – ist im *Literatur-Verzeichnis* angegeben.

# Das ABC des Heilpflanzen-Sammelns

## Pflanzenanatomie

Es ist wichtig, daß derjenige, der mit Heilpflanzen umgehen will, auch etwas über den Aufbau einer Pflanze weiß, über ihre Organe und deren Aufgabe. Einmal, weil er dann die Pflanzenbeschreibung besser verstehen kann, bei der es ohne den Gebrauch von Fachausdrücken kaum geht, zum anderen, weil er diese Kenntnisse braucht, wenn er Heilpflanzen sammeln und aufbereiten will.

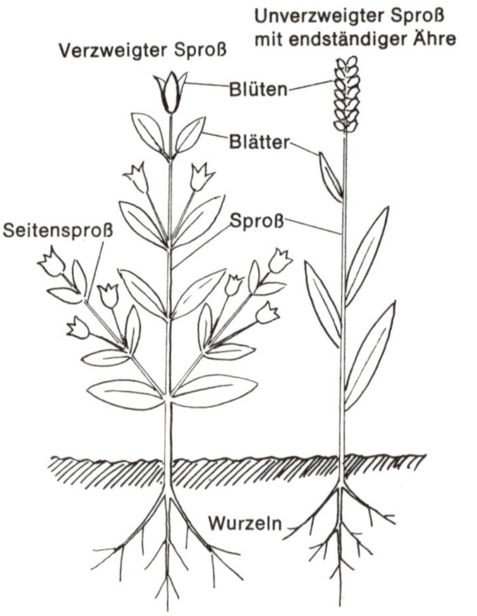


Pflanzenschema mit oberirdischen Teilen und Wurzeln

Die *Wurzeln,* der *Sproß* und die *Blätter* dienen der Ernährung der Pflanze, *Blüten* und *Früchte* der Fortpflanzung.

Normalerweise befinden sich die Wurzelorgane unter der Erde und verankern so die Pflanze im Boden. Über dem Erdboden finden wir in der Regel Sproß, Blätter und Blüten. Natürlich gibt es auch Ausnahmen von dieser Regel. Der Wurzelstock beispielsweise, der von Laien fälschlich auch Wurzel genannt wird, ist ein Sproß, der aber dennoch nur unter der Erde zu finden ist. Daß es sich dabei um ein echtes Sproßorgan handelt, sieht man an den Blattschuppen: es sind umgewandelte Blätter – und Blätter gehören zum Sproß, aber nie zur echten Wurzel.

## Die Wurzel

Mit der *Wurzel* nimmt die Pflanze Wasser und Nährstoffe in gelöster Form aus dem Boden auf; Wurzelhaare leisten hierbei eine wichtige Hilfe. Die Wurzel verankert die Pflanze an ihrem Standort. Sie kann ausdauernd sein und jährlich neue Triebe ausbilden, sie kann aber auch wie die oberirdischen Teile im Herbst absterben.

Wir unterscheiden verschiedene Wurzelformen:

Die *Pfahlwurzel* wächst senkrecht nach unten und zweigt nach den Seiten schwächere Wurzeläste ab. So ist sie fest im Boden verankert, für die Nahrungsaufnahme erreicht sie zusätzlich große Tiefe und Breite.

Die *fleischig verdickte Pfahlwurzel,* wie wir sie beispielsweise bei der Möhre, dem Rettich und den Rüben finden, speichert Nährstoffe. Die

Pfahlwurzeln, auch die Pflanzen, die aus ihnen wachsen, werden häufig als Gemüse genutzt oder sind beliebte Futterpflanzen für das Vieh.

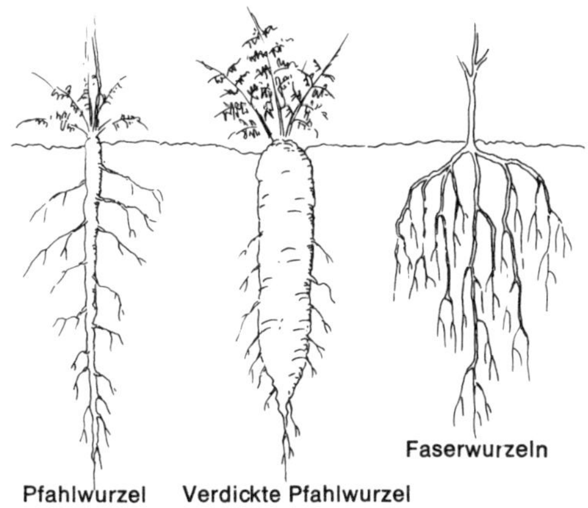


Verschiedene Wurzelformen von Pflanzen

Findet man bei einer Pflanze mehrere bis viele gleichstarke Wurzeln, so spricht man von *Faserwurzeln.*

## Der Sproß

Oberirdische Sproßorgane sind entweder der krautige *Stengel* oder der holzige *Stamm.* Krautige Stengel werden von einjährigen Pflanzen entwickelt, solchen, die innerhalb eines Jahres ihre ganze Entwicklung abschließen: von der Keimung im Frühjahr bis zum Absterben im Herbst. Zweijährige Pflanzen, also solche, die »vom Werden bis zum Vergehen« zwei Jahre benötigen, oder mehrjährige Pflanzen haben meistens krautige, gelegentlich auch verholzte Stengel. Oft sind sie nur in der unteren Region verholzt. Bei Heilpflanzen, deren Kraut verwendet wird, muß man darauf achten, daß man die oberen, unverholzten Teile bevorzugt einsammelt. Bäume und Sträucher sind ausdauernd und haben einen holzigen Stamm. Am Sproß entwickeln sich die Blätter, in den Achseln dieser Blätter Seitensprosse, die ebenfalls Blätter ausbilden. Häufig entspringen den Blattachseln Blüten oder ganze Blütenstände, gestielt oder ungestielt. Die Blätter sind ein unabdingbarer Bestandteil des Sprosses. Selbst wenn er als Wurzelstock dahinkriecht, hat er immer Blätter. Sie sind in solchen Fällen jedoch in Schuppen umgewandelt und kaum noch als Blatt zu erkennen. An den sogenannten Augen (Blattrudiment mit in der Anlage vorhandenem Seitensproß) erkennt man beispielsweise die Kartoffel als Sproßorgan.
Die unter der Erde befindlichen Sproßorgane dienen vornehmlich der Nährstoffspeicherung.

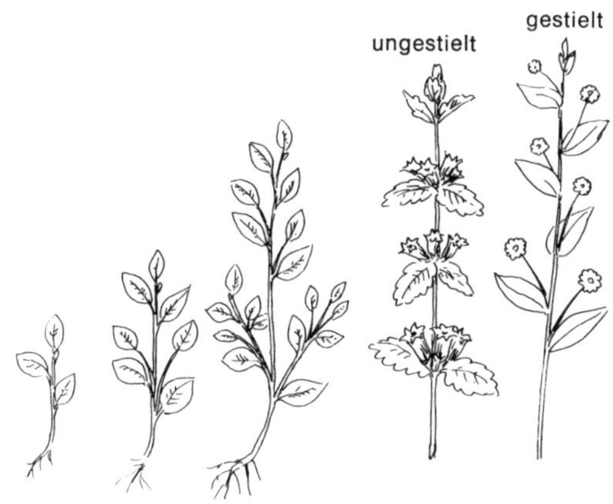


Links: Entwicklung der Blätter und Seitensprosse. Rechts: Blüten, die aus Blattachseln wachsen

Der *Wurzelstock* kriecht waagerecht dicht unter der Erdoberfläche; die *Zwiebel* ist ein gestauchter Sproß mit fleischigen Blättern; die Kartoffel ist eine sogenannte *Sproßknolle*.

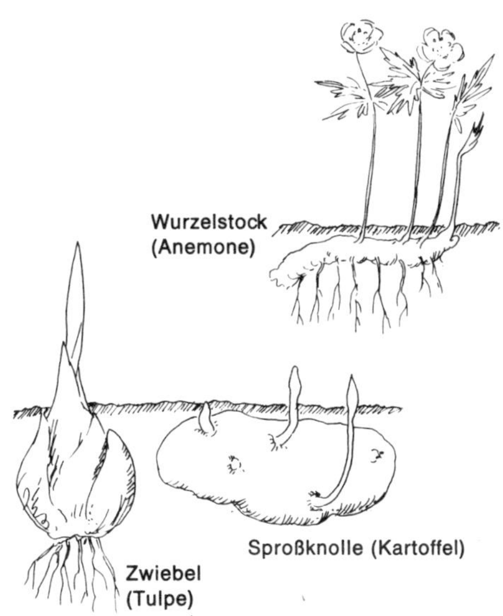


Unterirdische Sproßorgane (Wurzelstöcke, Knollen, Zwiebeln)

Oberirdische Sprosse *(Stengel)* nennt man rund oder stielrund, wenn ihr Querschnitt kreisförmig ist; kantig (zweikantig, vierkantig), wenn der Querschnitt eckig ist; gefurcht, wenn die Sproßoberfläche mit senkrecht verlaufenden Rillen versehen ist. Auch dies sind Merk-

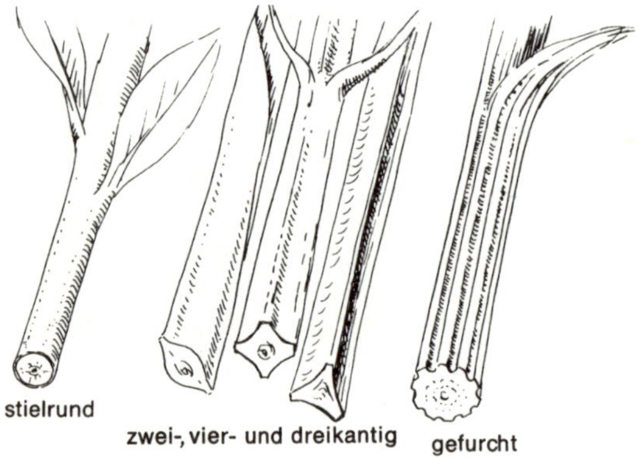


Oberirdische Sprosse (Stengel)

male einer Pflanze, die zu ihrer Erkennung wichtig sind. Beispielsweise sind zweikantige Stengel selten – sind sie im Pflanzensteckbrief erwähnt, so ist dies eine wichtige Bestimmungshilfe.

## Die Blätter

Die *Blätter* dienen der Assimilation, der Versorgung der Pflanze mit organischen Stoffen: Sie bereiten aus der Kohlensäure ($CO_2$) der Luft und dem Wasser aus dem Boden verschiedene Zucker und Stärke, die für die Pflanze lebensnotwendig sind. Dazu benötigen sie den grünen Blattfarbstoff, das Chlorophyll, und als Energiequelle das Sonnenlicht. Diesen Vorgang nennt man auch Photosynthese. Durch die Spaltöffnungen, die sich in der Regel an der Unterseite der Blätter befinden und sich öffnen und schließen können, wird der Gas- und Wasseraustausch reguliert. Mit Hilfe von Haaren wird der Wasseraustausch (Verdunstung) bei manchen Pflanzen zusätzlich herabgesetzt. Die Behaarung von Pflanzen derselben Art kann unterschiedlich sein – sie wird bestimmt dadurch, ob die Pflanze an einem sonnigen oder an einem schattigen Standort wächst. So erklärt

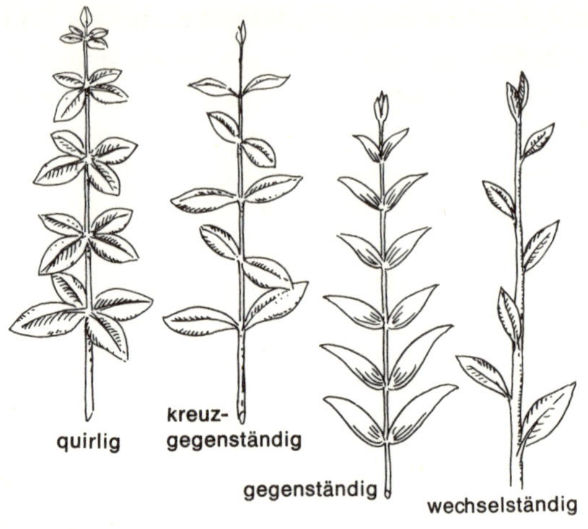


Verschiedene Formen der Blattanordnung

sich die Aussage in den Pflanzensteckbriefen »mehr oder weniger stark behaart« oder »kahl, zuweilen jedoch behaart«.

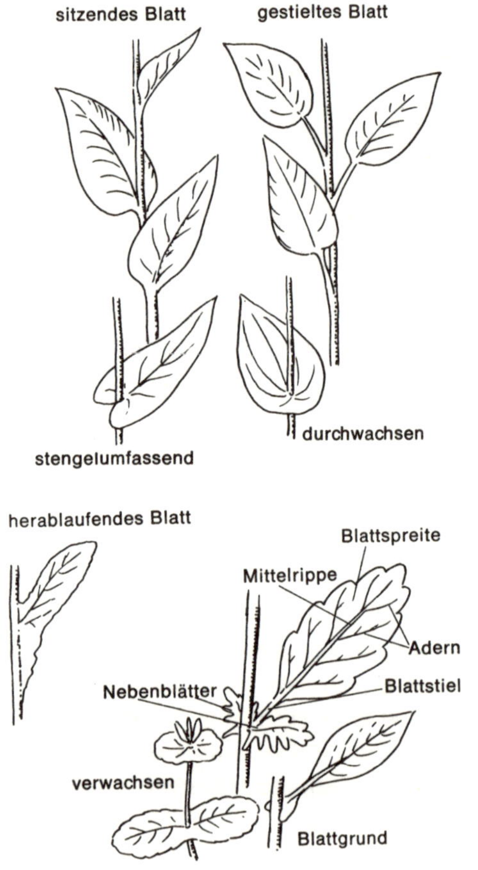


Blattstellungen am Stengel

Selbst die Stellung der Blätter ist für den Wasseraustausch veränderbar. Während normalerweise die Blätter ihre Spreite dem Licht zuwenden, können einige Pflanzen sie bei besonders starker Hitze und Sonneneinstrahlung senkrecht zum Lichteinfall stellen (Kompaßpflanzen). Dadurch wird weniger Wasser verdunstet. Blätter und Sprosse können auch zu Blatt- und Sproßdornen werden.

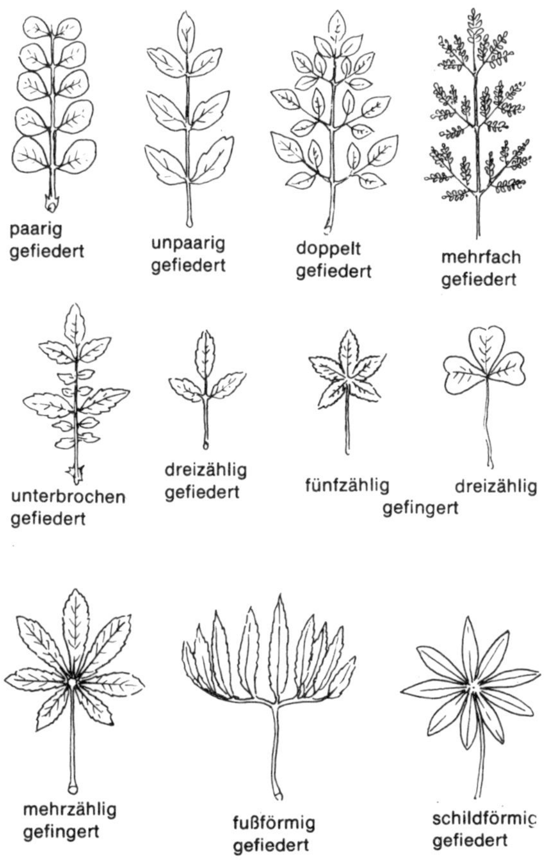


Formen zusammengesetzter Blätter

Blätter sind flächig entwickelt, sie stehen seitlich am Sproß und bilden gelegentlich am Boden eine *Rosette* aus. In ihren Achseln können *Seitensprosse* entspringen, die ihrerseits auch Blätter tragen. In den *Blattachseln* entspringen auch Blüten – gestielt oder ungestielt.

Für die Bestimmung der Pflanzen sind *Blattform* und *Blattstellung* am Stiel wichtig: quirlig – gegenständig – kreuzgegenständig – wechselständig angeordnete Blätter. Blattquirle bestehen aus vier, sehr häufig aber auch aus weit mehr Blättern.

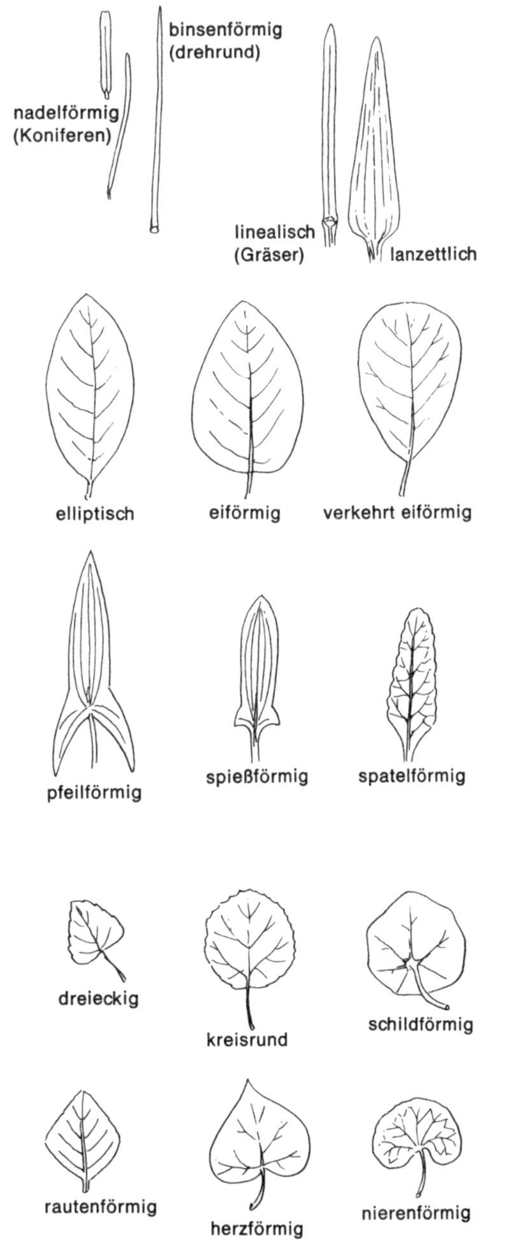


Formen des einfachen Blattes

Der Blattstiel kann kurz oder lang sein; er kann aber auch fehlen. Ist das der Fall, nennt man die Blätter »sitzend«. Häufig sind auch an der Blattansatzstelle kleinere Blättchen vorhanden, die *Nebenblätter.* Die sogenannten *Blattscheiden,* die bei manchen Pflanzen an der An-

satzstelle des Blattstiels zu finden sind (beispielsweise bei Doldengewächsen) sind häutig oder blattartig ausgebildet.
Die Blattspreiten – also die eigentlichen Blätter – sind sehr unterschiedlich ausgebildet. Blattrand und Blattaufteilung sind für die Bestimmung ebenso wichtig wie die Blattform.

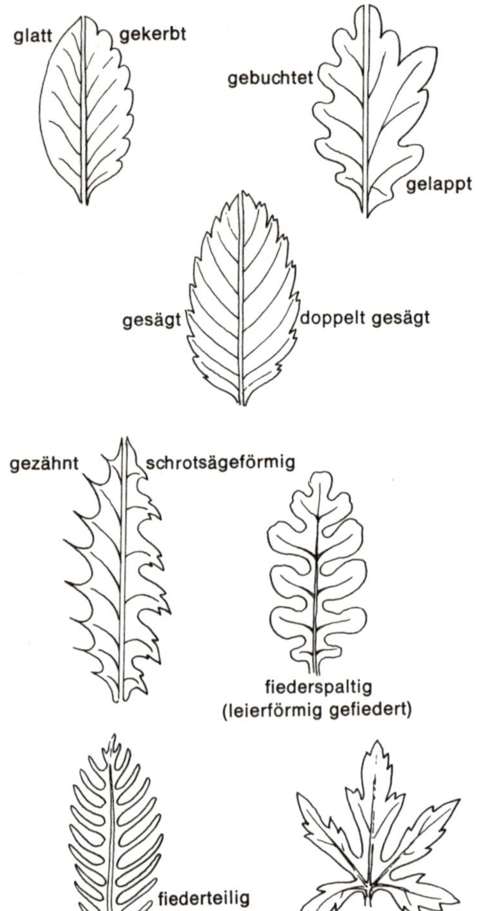

Die wichtigsten Ausbildungsformen von Blatträndern

Auch die *Nervatur der Blätter* ist von Bedeutung. Bei Pflanzen, die mit nur einem Blatt keimen, den Einkeimblättlern oder Monocotyledonen, verlaufen die Blattnerven parallel, während bei den Zweikeimblättlern, den Dicotyledonen, Parallel- oder Bogennervatur (wie beispielsweise beim Wegerich) eine Seltenheit ist.

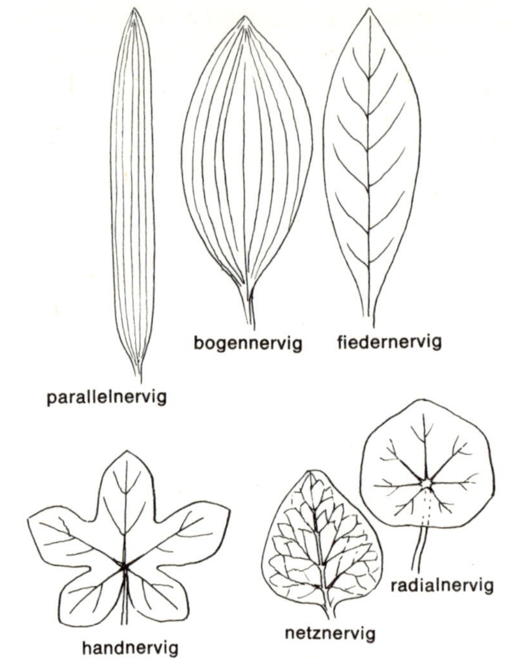

Blattspreite und Blattadern (-nerven)

## Die Blüten

Die Blüten sind botanisch Sprosse; da Sprosse Blätter ausbilden, spricht man von *Blüten-, Kelch-, Staub-* und *Fruchtblättern.* Sie sitzen spiralig an der gestauchten Blütenachse, die man auch Blütenboden nennt. Der botanisch Unerfahrene wird bei der Bestimmung einer Pflanze vor allem die Blüte beachten; Pflanzen, die blühen, sind leichter zu erkennen. Die Farbe der Blüten darf man jedoch nicht überbewerten. Eine Pflanze, die zum Beispiel normalerweise rosarot oder rot blüht, kann auch mal weiß anzutreffen sein, und eine blaue Blütenfarbe als Normalfarbe kann gelegentlich rötlich oder weißlich ausfallen.
Sehr selten schließt ein Sproß sein Längenwachstum mit einer *Einzelblüte* ab, wie es beispielsweise bei der Tulpe der Fall ist. Meistens werden mehrere Blüten ausgebildet, die dann als *Blütenstand* vereinigt sind. Für die Pflanzenbestimmung ist es notwendig, die wichtigsten Blütenstände zu kennen: Traube – Doldentraube – Ähre – Kolben – Köpfchen – Dolde – Doppeldolde – Rispe – Doldenrispe.

Bei den Blütenständen gibt es so viele Zwischenformen, daß in den Pflanzensteckbriefen nicht in jedem Fall eindeutige Aussagen möglich sind. Sieht der Blütenstand beispielsweise zwar wie eine Dolde aus, ist jedoch botanisch nicht eindeutig wie eine Dolde angelegt, dann wird auf die Ausdrücke »Trugdolde«, »doldig«, »doldenförmig«, »doldenartig« ausgewichen. Auch »rispenartig«, »traubenartig« oder gar »doldenrispig« sind genaugenommen Verlegenheitslösungen. Wer jedoch die typischen Blütenstände kennt, kann sich auch an diesen Beschreibungen orientieren.

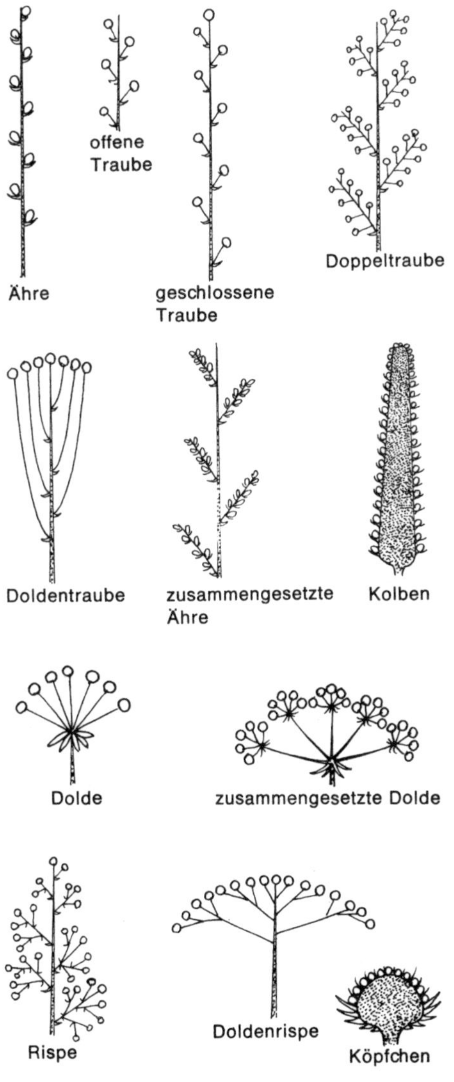


Die wichtigsten Blütenstände unserer heimischen Pflanzen

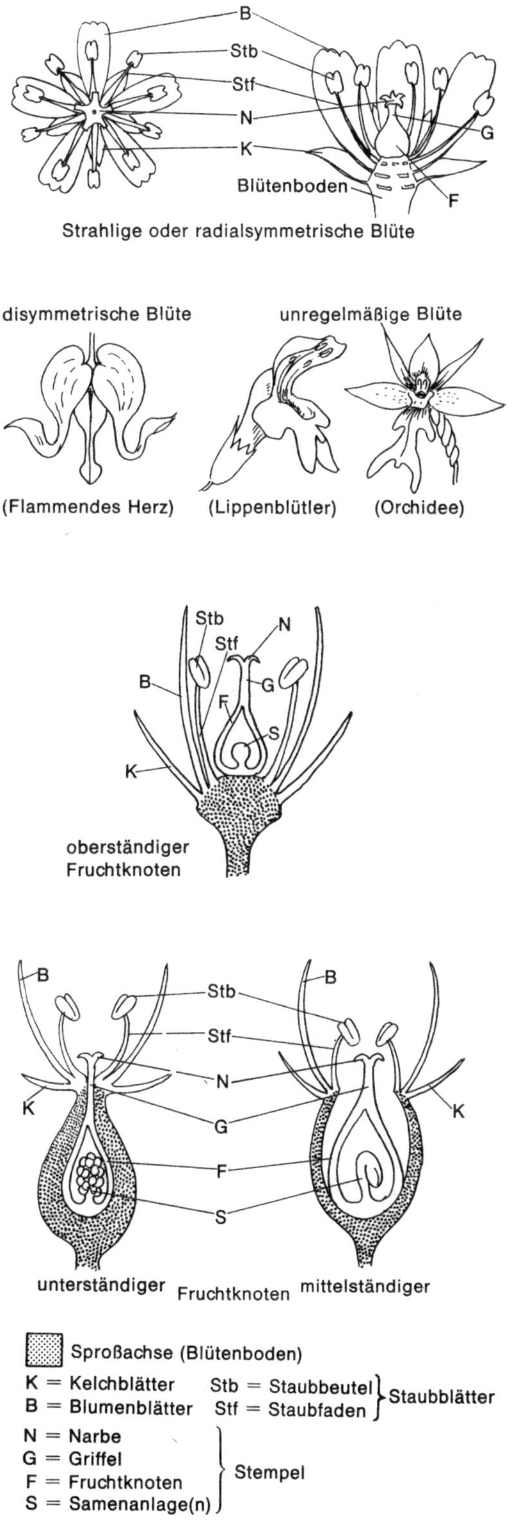


Anatomie und verschiedene Formen von Blüten und Fruchtknoten

## Die Früchte

Aus den befruchteten Blüten entwickeln sich die *Früchte,* die angeordnet sind wie die Blüten. Die wichtigsten Früchte:

Der *Balg* ist eine Frucht, die aus einem Fruchtblatt gebildet ist und sich bei der Reife an der Bauchnaht öffnet.

Die *Schote* bildet sich aus zwei Fruchtblättern, an einer falschen Scheidewand sitzen die Samen. Die Schote öffnet sich durch Abklappen der beiden Fruchtblätter.

Die *Hülse* ist aus einem Fruchtblatt gebildet, sie öffnet sich an Bauch- und Rückennaht.

Die *Kapsel* besteht aus zwei oder mehreren Fruchtblättern. Gemäß der Öffnungsweise bei der Reife unterscheidet man:

Spaltkapseln – ihre Fruchtblätter weichen auseinander,

Deckkapseln – sie öffnen sich durch einen Deckel,

Porenkapseln – sie öffnen sich durch mehrere Löcher.

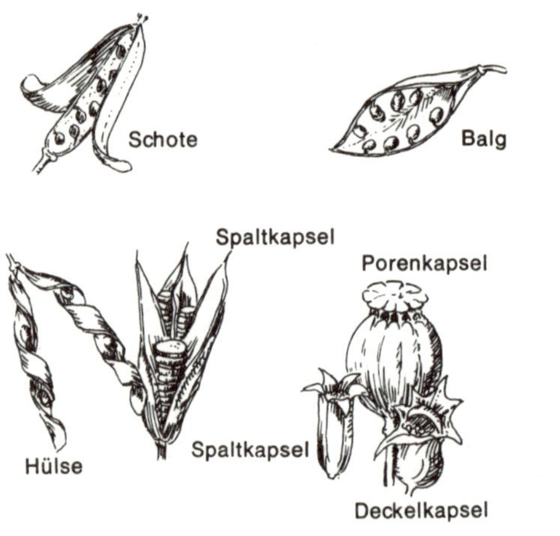


Früchte, die sich bei der Reife öffnen und ihren Samen ausstreuen

Die *(echte) Beere* ist in allen Teilen fleischig, beispielsweise die Heidelbeere; die *Nuß* ist von einem harten Gehäuse umgeben, in dem meistens ein Same sitzt; die *Steinfrucht* ist außen fleischig, innen mit einem Steinkern ausgestattet, beispielsweise Kirsche, Aprikose, Pflaume.

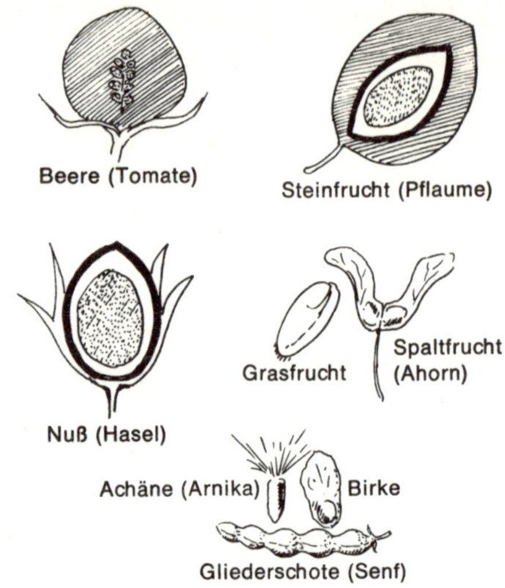


Früchte unterschiedlicher Art

Eine *Sammelfrucht,* bestehend aus kleinen Nüßchen, die auf einem fleischigen Blütenboden sitzen, ist beispielsweise die Erdbeere; eine *Sammelsteinfrucht* die Brombeere. *Spaltfrüchte* werden solche Früchte genannt, die sich bei

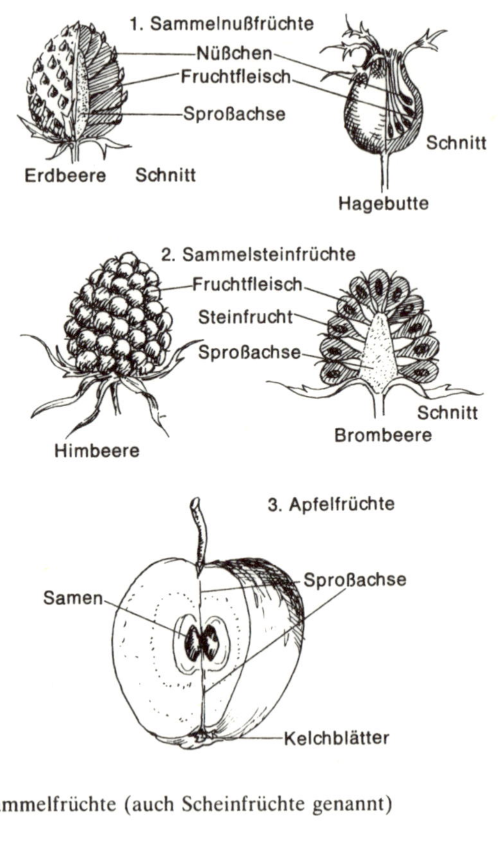


Sammelfrüchte (auch Scheinfrüchte genannt)

der Reife wieder voneinander lösen, sie sind bei Doldengewächsen zu finden, beispielsweise beim Kümmel.

### Die Samen

Die *Samen* sind die Verbreitungsorgane der meisten Pflanzen. Sie sind aus der Samenanlage der Blüte entstanden, bestehen aus der Samenschale, dem Embryo und dem Nährgewebe, das bei der Keimung aufgebraucht wird.

## Über das Sammeln und Trocknen von Heilpflanzen

Wer Heilpflanzen sammeln will, muß zunächst wissen, welcher Pflanzenteil arzneilich verwendet wird. Für jede Heilpflanze sind genaue Angaben darüber in den einzelnen Heilpflanzen-Steckbriefen zu finden.

Es darf niemals bei Regen, Nebel oder feuchtem Wetter geerntet werden. Der frühe Vormittag ist die günstigste Sammelzeit, doch dürfen die Pflanzen nicht mehr feucht sein vom Morgentau.

Es sollten nur ganz saubere Pflanzen gesammelt werden. Schmutz und Staub machen sie wertlos. Sie dürfen nicht gewaschen werden (Ausnahme: Wurzeln). Achten Sie darauf, daß der Boden, auf dem die Pflanze wächst, noch nicht »umweltverschmutzt« ist. Heilpflanzen sollte man auch niemals an viel befahrenen Straßen und in der Nähe von Autobahnen sammeln. Auch die weitere Umgebung von Feldern und Weiden, die mit Unkrautbekämpfungs- oder Pflanzenschutzmitteln bearbeitet wurden, sollten Sie als Sammelplätze für Ihre Heilpflanzen unbedingt meiden. Diese Mittel können vom Wind weit in die Umgebung getragen werden.

Die *Blätter* sollten ganz jung, doch voll entfaltet gepflückt werden, die *Blüten,* wenn sie erblüht, aber noch jung und frisch sind.

*Ganze Kräuter,* also alle oberirdischen Pflanzenteile, sammelt man zu Beginn der Blütezeit.

*Früchte* sammelt man, wenn sie vollreif sind.

*Wurzeln* werden ausgegraben, wenn sie kräftig und voll entwickelt sind. Das gleiche gilt für *Wurzelstöcke.*

*Rinden* sollen von jungen Zweigen geschält werden; im Frühling lösen sie sich leicht ab.

Das *Trocknen von Heilpflanzen* hat den Sinn, die pflanzeneigenen Fermente daran zu hindern, die Wirkstoffe umzuwandeln oder abzubauen. Außerdem wird Pilzen und Bakterien durch die Trocknung der Nährboden entzogen. Das Trocknen von Heilpflanzen ist also als Konservierung anzusehen und muß nach der Ernte schnell und schonend geschehen. Immer richtig ist ein luftiger, schattiger Platz. In der prallen Sonne verlieren die Heilpflanzen leicht die wichtigen ätherischen Öle, die in Blüten, Blättern und Früchten (Samen) enthalten sind. Am besten breitet man das Sammelgut auf einem Sieb oder einer Darre (eine spezielle Trockenvorrichtung) in dünner Schicht aus und trocknet es an einem luftigen Ort. Ganze Pflanzen (Kräuter) kann man auch gebündelt luftig aufhängen.

Auch bei künstlicher Wärme können Heilpflanzen getrocknet werden, wenn man auf die richtige Temperatur achtet. Alle Pflanzen und Pflanzenteile, die aromatisch riechen, enthalten ätherisches Öl. Sie dürfen nur bei einer Temperatur von 35° Celsius getrocknet werden, während die anderen Pflanzen oder Pflanzenteile eine Trockentemperatur bis zu 60° Celsius vertragen. Wichtig ist die Luftzirkulation, damit eine Gärung oder Fermentierung vermieden wird.

Bei den Pflanzen, für die diese Grundregeln für das Trocknen nicht gelten, sind in den Heilpflanzensteckbriefen andere Verfahren genau beschrieben.

Wurzeln und Wurzelstöcke sollten, sofern es sich nicht um ganz feine Wurzeln handelt, halbiert werden, Knollen sind in Scheiben zu zerschneiden.

Ist das Sammelgut trocken, dann muß die Droge in luftdicht schließenden Gefäßen, vor Feuchtigkeit geschützt, aufbewahrt werden.

# Heilpflanzen-Sammelkalender

Aus der Fülle der beschriebenen Heilpflanzen wurden diejenigen aufgeführt, die leicht überall zu finden sind. Angegeben ist für jede Heilpflanze ihr Vorkommen, der als Droge verwendete Pflanzenteil und die günstigste Sammelzeit.

| Heilpflanze | Vorkommen | Pflanzenteil | Sammelzeit |
|---|---|---|---|
| Atlant | eingebürgert auf Dorfangern, Ufergebüsch, Hecken, Zäunen | Wurzel | Herbst |
| Arnika | Bergwiesen, Wiesen | Blüten | Juni–Juli |
| Augentrost | Wiesen, Berghänge, Wälder | blühendes Kraut | Juni–Oktober |
| Bärentraube | Moor, Heide, Nadelwälder | Blätter | Mai–Juni/Herbst |
| Baldrian | feuchte Wiesen und Wälder | Wurzel | September–Oktober |
| Bärlapp | trockene Heiden und Moore, Gebirgswiesen, Nadelwälder | Sporen | Juli–August |
| Beifuß | Wegränder, Gebüsch | blühendes Kraut | Juli–August |
| Beinwell | feuchte Wiesen, Grabenränder | Wurzel | März–April/Herbst |
| Berufskraut | Brachland, Böschungen, Schuttplätze, Holzschläge | blühendes Kraut | Juli–August |
| Betonie | trockene Wiesen, Triften, sonnige Abhänge | blühendes Kraut | Juli–August |
| Bibernelle, Große und Kleine | Wiesen, Triften | Wurzel | März–April<br>September–Oktober |
| Birke | Waldränder, Moore, Wegränder | Blätter | Mai–Juni |
| Bitterklee | sumpfige Wiesen | Blätter | Mai–Juli |
| Braunwurz | feuchte Gebüsche, Bachränder | blühendes Kraut | Juni–Juli |
| Brennessel | Gärten, Schuttplätze | Kraut | Mai–Juni |
| Brombeere | sonnige Abhänge, Waldränder | Blätter,<br>Früchte | Mai–Juni<br>August–Oktober |
| Bruchkraut | Äcker, Triften, Ödland | blühendes Kraut | Juni–September |
| Brunnenkresse | langsam fließendes Wasser, Quellen, Bäche | frisches Kraut | Frühjahr |
| Dost | Südhänge, Böschungen, Waldränder, magere Wiesen | blühendes Kraut | Juni–August |
| Eiche | Wälder | geschälte Rinde | März–April |
| Eisenkraut | Hecken, Wegränder, Schuttplätze | blühendes Kraut | Juni–September |
| Ehrenpreis | Heideland, Waldränder, lichte Wälder | blühendes Kraut | Mai–Juni |
| Engelsüß | humusreiche Wälder | Wurzelstock | Herbst |
| Engelwurz | feuchte Wiesen | Wurzel | Herbst |
| Erdbeere | Waldlichtungen, Waldwege, Wegböschungen | Blätter, Früchte | Mai–Juni/Juni–Juli |
| Erdrauch | Äcker, Wegränder | blühendes Kraut | Juni–Juli |
| Faulbaum | Auwälder, Erlenbrüche | Rinde | Frühjahr |
| Frauenmantel | Gebüsche, Wiesen, lichte Wälder | Kraut | März–Juli |
| Gänseblümchen | Grasflächen, Wegränder, Gärten | Blüten und Blätter | März–Oktober |
| Gänsefingerkraut | Wegränder, Äcker | Kraut | Mai–September |
| Goldrute | lichte Wälder, Waldränder | blühendes Kraut | August–Oktober |
| Hagebutte (Heckenrose) | Wegränder, Abhänge, Hecken | Früchte | September–November |
| Hauhechel | Wald- und Ackerränder | Wurzel | September–Oktober |

| Heilpflanze | Vorkommen | Pflanzenteil | Sammelzeit |
|---|---|---|---|
| Heidelbeere | lichte Wälder | Früchte | Sommer/Herbst |
| Herzgespann | Waldränder, Ödland | blühendes Kraut | Juni–August |
| Himbeere | Waldlichtungen, Böschungen, Kahlschläge | Blätter | Mai–Juni |
| Hirtentäschel | Äcker, Gärten, Schuttplätze | Kraut | das ganze Jahr |
| Hohlzahn | Kieshalden, Steinbrüche, kalkhaltige Äcker | Kraut | Juli–August |
| Holunder | Laub- und Auwälder | Blüten | Juni–Juli |
| Hopfen | Gebüsche, Waldränder | Fruchtstände | September–Oktober |
| Huflattich | Wegränder, Bahndämme, Äcker | Blätter | April–Juni |
| Johannisbeere, schw. | feuchte Wälder, Erlenbrüche | Früchte | Juli–August |
| Johanniskraut | Weg- und Waldränder, Wiesen | blühendes Kraut | Juni–Juli |
| Kalmus | an stehenden Gewässern | Wurzelstock | Juni–Juli |
| Kamille | Wege, Äcker, Brachland | Blüten | Mai–Juni |
| Katzenpfötchen | Kiefernwälder, auf Heideboden | Blüten | Juli–Oktober |
| Klette | Wegränder, Zäune, Schuttplätze, Ödland | Wurzel | Herbst |
| Kornblume | Getreidefelder, Schuttplätze, Wegränder | Blüten | Juni–Juli |
| Kreuzblume, bittere | lichte Wälder, Wegränder, Weiden, Böschungen | Kraut mit Wurzel | Mai–August |
| Linde | Parkanlagen, Waldränder | Blüten | Juni |
| Löwenzahn | Wiesen, Felder, Gärten, Ödland | Wurzel und Kraut | März–Mai |
| Lungenkraut | Laubwälder, Hecken | blühendes Kraut | März–Mai |
| Malve | Waldränder, Ödland, Äcker | Blüten | Juli–August |
| Mäuseklee | sonnige Hügel, trockene Wiesen, Waldränder | blühendes Kraut | Juni–September |
| Mistel | als Schmarotzer auf Bäumen | Kraut | März–April |
| Möhre | Ödland, Schuttplätze, magere Wiesen | Wurzel | Herbst |
| Pestwurz | Flußufer, Waldquellbezirke | Blätter | Juni–Juli |
| Quendel | Abhänge, Wegränder | blühendes Kraut | Mai–August |
| Sanddorn | Flußufer, Parkanlagen | Früchte | September–Oktober |
| Schachtelhalm | Äcker, Ödland, Böschungen | Kraut | Juni–Juli |
| Schafgarbe | trockene Wiesen, Wegränder | Kraut | Juni–September |
| Schlüsselblume | Wiesen, Wälder | Wurzel | September |
| Schöllkraut | Wegränder, Hecken, Mauern | Kraut/Wurzel | Mai–Juli |
| Sonnentau | Torfmoore | Kraut | Juli–August |
| Spitzwegerich | Wegränder, Brachland, Wiesen | Kraut | Mai–Juni |
| Steinklee | Schutthalden | blühendes Kraut | Juni–August |
| Stiefmütterchen | Äcker, Wiesen, Gärten | blühendes Kraut | Mai–August |
| Taubnessel, weiße | Hecken, Ödland | Blüten | Mai–August |
| Tausendgülden-kraut | Wälder, Wiesen | blühendes Kraut | Juni–September |
| Thymian | in Gärten, kultiviert | Kraut | Juli–August |
| Tormentill | Waldränder, Wiesen, Moore | Wurzelstock | März–April<br>September–Oktober |
| Veilchen | Hecken, Waldränder | blühendes Kraut | März–April |
| Wacholder | Heide- und Moorboden, Steppen | Früchte | Oktober–November |
| Wegwarte | Äcker, Wegränder | Wurzel, Kraut | September/Juli |
| Weißdorn | Hänge, Hecken, Wälder | Blüten<br>Früchte | Mai–Juni<br>September–Oktober |
| Wollblume | steinige, sonnige Hügel | Blüten | Juli–August |

# Kleine Drogenkunde

## Pflanzeninhaltsstoffe und ihre Wirkung

Bei den Wirkstoffen der Heilpflanzen handelt es sich um solche Stoffe, die eine Pflanze während ihres Wachstums mit Hilfe ihres Stoffwechsels in sich gebildet und gespeichert hat. Doch nicht alle diese Stoffwechselprodukte sind von direktem arzneilichem Wert. In jeder Heilpflanze sind Wirkstoffe und indifferente Stoffe nebeneinander vorhanden. Die indifferenten Stoffe, die auch Ballaststoffe genannt werden, steuern die Wirksamkeit des pflanzlichen Heilmittels, indem sie die Aufnahme der Wirkstoffe in den Organismus beschleunigen oder auch verlangsamen. Das ist die erste Besonderheit der pflanzlichen Arzneimittel.

Fast immer sind in einer Heilpflanze mehrere arzneilich wirksame Inhaltsstoffe vorhanden, von denen einer – der Hauptwirkstoff – den arzneilichen Einsatz der Heilpflanze bestimmt. Wie stark jedoch die Nebenwirkstoffe die Wirkung einer Heilpflanze beeinflussen, wird deutlich, wenn man den Hauptwirkstoff isoliert. Er wirkt dann oft ganz anders. Erst das Zusammenspiel aller Inhaltsstoffe einschließlich der Ballaststoffe verleiht der Heilpflanze ihre spezifische Wirkung – und das ist die zweite Besonderheit.

Die Wirkstoffe einer Heilpflanze sind nicht gleichmäßig über die ganze Pflanze verteilt. Mal werden sie bevorzugt in Blüten, Blättern oder Wurzeln gespeichert, mal in Samen, Früchten oder der Rinde.

Die dritte Besonderheit: der Wirkstoffgehalt einer Heilpflanze schwankt – bedingt durch ihren Standort, durch die Ernte und die Einbringung. Das ist ein Nachteil, dem man aber selber weitgehend dadurch vorbeugen kann, daß man zur richtigen Zeit erntet und bei der Aufbereitung größte Sorgfalt walten läßt. Gut vorbereitete Arzneipflanzen, richtig gelagert, verlieren auch durch das Trocknen nur wenig an Wirksamkeit.

Die meisten Heilpflanzen kommen erst bei Anwendung über längere Zeit (zum Beispiel durch eine Kur über 6 bis 8 Wochen) voll zur Wirkung.

Das Wort »Droge«, wo immer es in diesem Buch auch gebraucht wird, bedeutet nicht, daß es sich um Rausch- oder Suchtmittel handelt, sondern um getrocknete, sachkundig aufbereitete Heilpflanzen oder Teile davon. Schon immer verwendeten die Apotheker das Wort »Droge« als Bezeichnung für getrocknete Heilpflanzen, aus ihm leitet sich auch die für ihn in einigen Ländern gebräuchliche Berufsbezeichnung »Drogist« ab. Erst in jüngster Zeit hat sich das Wort »Droge« auch als Bezeichnung für Suchtmittel verschiedenster Art durchgesetzt.

Zum besseren Verständnis der Inhaltsstoffe und ihrer Wirkung ist es von Vorteil, die wichtigsten Wirkstoffe unserer Heilpflanzen genauer kennenzulernen. Dabei kommt es weniger auf die chemische Zusammensetzung als auf die Wirksamkeit bei bestimmten Erkrankungen an.

Außer den nachfolgend aufgeführten Wirkstoffen oder Wirkstoffgruppen finden sich im Abschnitt »Inhaltsstoffe« der Heilpflanzen-Steckbriefe zahlreiche Namen, unter denen sich der Laie nichts vorstellen kann, die aber dem Fachmann wichtige Hinweise geben. Eine allgemeine Erklärung wurde wegen der komplizierten Zusammensetzung (chemischer Aufbau) und des ebenso komplizierten Wirkungsmechanismus gar nicht erst versucht, weil ein solcher Versuch Stückwerk bleiben müßte. Die Erklärung der Wirkstoffgruppen aber ebenfalls wegzulassen, erschien mir nicht ratsam.

### Alkaloiddrogen

Hier handelt es sich zumeist um sehr stark wirkende Stoffe, gewissermaßen um »Heilgifte«. Alle Heilpflanzen, die Alkaloide als Hauptwirkstoff enthalten, eigenen sich deshalb im allgemeinen nicht für die Tee-Therapie. Doch werden sie in großer Menge von der pharmazeutischen Industrie verarbeitet. Alkaloide sind beispielsweise das Atropin, das Gift der Tollkirsche; das Morphin, das Gift des Schlafmohns oder das Colchizin, das Gift der Herbstzeitlose. In geringer Menge gibt es Alkaloide auch in »ungiftigen« Heilpflanzen. Dort unterstützen sie als Nebenwirkstoffe die Heilwirkung der Pflanze, ohne selbst besonders hervorzutreten.

### Bitterstoffdrogen

Es gibt eine große Zahl von Pflanzen, deren Inhaltsstoffe bitter schmecken. Doch wenn hier von Bitterstoffdrogen die Rede ist, so sind nur jene Heilpflanzen gemeint, deren Wirkprinzip allein auf das Vorhandensein sogenannter »Bittermittel« zurückgeführt werden kann.
Bitterstoffdrogen werden in der Phytotherapie Amara genannt. Bewährt hat sich die Unterteilung in:

1. Die reinen Bittermittel, die *Amara tonica;*
2. die Bittermittel, die neben den Bitterstoffen ätherisches Öl in nennenswerter Menge enthalten und deshalb bitter-aromatisch schmecken, die *Amara aromatica* und schließlich
3. die Bittermittel, die Scharfstoffe enthalten und deshalb bitter und scharf schmecken, die *Amara acria.*

Es gibt viele Heilpflanzen, die zu den Amara gezählt werden, doch hat sich eine überschaubare Anzahl herauskristallisiert, die als besonders wirksam empfohlen werden kann. Bitterstoffe regen die Magensaftsekretion intensiv an und entfalten darüber hinaus eine tonische (kräftigende) Allgemeinwirkung. Deshalb kann man Bitterstoffdrogen bei fehlendem Appetit und zur Verbesserung der Verdauung erfolgreich anwenden. Ebenso gut wirksam sind sie bei der Behebung verschiedenster Schwächezustände: Rekonvaleszenten, blutarme und nervös erschöpfte Menschen finden bei kurmäßiger Anwendung der Bitterstoffdrogen eine sichere Hilfe. Typische Bitterstoffdrogen sind Tausendgüldenkraut und Enzian.
Bitterstoffdrogen, die gleichzeitig ätherisches Öl enthalten, also Amara aromatica, unterscheiden sich in ihrer Wirkung zwar nicht wesentlich von den reinen Bittermitteln, den Amara tonica, sie bringen jedoch zusätzlich die Wirkung der ätherischen Öle (Seite 24) mit, wodurch ihr Anwendungsgebiet erweitert wird. Beifuß, Wermut, Engelwurz, Benediktenkraut und auch Kalmus sind wichtige Vertreter dieser Gruppe.
Allgemein kann man über die Wirkung der Amara aromatica sagen, daß sie auf den Magen wie die Bitterstoffdrogen wirken. Oftmals wird diese Wirkung verstärkt, da die ätherischen Öle durch ihren Duft auf reflektorischem Wege die Magensaftsekretion anregen. Ihre Wirkung erstreckt sich aber auch auf den Darm und beeinflußt die Galle- und Leberfunktion. Da ätherische Öle antiseptisch (bakterienfeindlich) wirken, kommt den Amara aromatica auch eine gewisse antibakterielle und antiparasitäre Wirkung (Wirkung gegen Bakterien und Parasiten) zu. Besonders bei Gärungserscheinungen im Darm ist die erweiterte Wirkung dieser Drogen sehr geschätzt. Außerdem wirken einige ein wenig harntreibend; eine Nebenwirkung, die meist recht willkommen ist.
Bittermittel, die Scharfstoffe enthalten, findet man unter den einheimischen Heilpflanzen

kaum. Als Amara acria verwendet man die ausländischen Heilpflanzen Ingwer, Galgant, Pfeffer und andere. Diese Drogen verbessern die Kreislauffunktion. Die Wirkung der Bitterstoffe wird hier unterstützt durch die Scharfstoffe. Das hat Professor Dr. Hans Glatzel, Internist und Ernährungsphysiologe, eindrucksvoll nachgewiesen. Er stellte fest, daß die Verdauung den Kreislauf wesentlich stärker belastet, als man bisher allgemein angenommen hat. Die Bitterstoffdrogen: Amara, Amara aromatica und ganz besonders die Amara acria können dieser Belastung entgegenwirken.

## Drogen mit ätherischem Öl als Hauptwirkstoff

Wenn in dem Begriff «ätherische Öle« auch das Wort »Äther« enthalten ist, so haben sie doch nichts mit dem Äther zu tun, den man früher bei Narkosen verwendet hat. Ätherische Öle sind pflanzliche Inhaltsstoffe, die aufgrund ihrer Beschaffenheit leicht flüchtig, in Wasser jedoch nur wenig oder überhaupt nicht löslich sind. Sie riechen stark, und zwar bis auf wenige Ausnahmen angenehm. Ätherische Öle kommen im Pflanzenreich häufig vor; es gibt kaum Pflanzen, die völlig frei von ätherischen Ölen sind. In der Pflanzenheilkunde werden aber nur die Heilpflanzen als ätherische Öldrogen zusammengefaßt, die einen besonders hohen Gehalt dieser »Duftöle« – nämlich 0,1 bis 10% – aufweisen. Dazu gehören speziell die Vertreter der botanischen Familien Lippenblütler (Labiaten) und Doldengewächse (Umbelliferen). In der Pflanze werden die ätherischen Öle in besonderen »Ölbehältern«, den Ölzellen, Ölgängen oder Öldrüsenhaaren abgelagert. Ätherische Öle setzen sich aus sehr vielen verschiedenen Substanzen zusammen; so konnten in einem ätherischen Öl über 50 Einzelstoffe identifiziert werden.

Allen Heilpflanzen, die ätherische Öle enthalten, sind folgende Heilwirkungen gemeinsam: Entzündungswidrig bei mehr oder weniger stark ausgeprägter Hautreizung, expektorierend (das Abhusten erleichternd), harntreibend, krampflösend sowie tonisierend (stärkend) auf Magen, Darm, Galle und Leber. Drogen mit ätherischem Öl bekämpfen Gärungserreger, Bakterien und möglicherweise sogar Viren. Hier muß man sich allerdings darüber im klaren sein, daß »bekämpfen« nicht gleichbedeutend ist mit »abtöten«.

## Flavonoiddrogen

Unter dem Stichwort »Inhaltsstoffe (Wirkstoffe)« findet sich oft die Bezeichnung Flavonoide (Flavone). Das ist ein Sammelbegriff für verschiedene Stoffe gleicher chemischer Grundstruktur. Es ist schwierig, die Wirkung der flavonoidhaltigen Drogen zu charakterisieren, denn sehr ausschlaggebend ist die Art und die Menge der in ihnen enthaltenen Flavonoide. Flavonoide haben sehr unterschiedliche chemische und physikalische Eigenschaften, deshalb kann man keine einheitliche Wirkung annehmen. Dennoch sind drei Wirkungen bezeichnend. Eine Wirkung bei abnormer Kapillarbrüchigkeit (Brüchigkeit feiner und feinster Blutgefäße), eine Wirkung bei bestimmten Herz- und Kreislaufstörungen und krampflösende Wirkungen im Verdauungstrakt. An der Gesamtwirkung einer Heilpflanze sind Flavonoide zweifellos immer aktiv beteiligt.

## Gerbstoffdrogen

Gerbstoffe im pharmazeutischen Sinne sind Pflanzeninhaltsstoffe, die in der Lage sind, Eiweißstoffe der Haut und Schleimhaut zu binden und in widerstandsfähige, unlösliche Stoffe zu überführen. Darauf beruht auch ihre Heilwirkung: Sie entziehen den auf verletzter Haut und Schleimhaut angesiedelten Bakterien den Nährboden. Wir kennen und verwenden Heilpflanzen, die Gerbstoffe als Hauptwirkstoff enthalten (beispielsweise Blutwurz, Eichenrinde, Heidelbeere), andere, bei denen Gerbstoff als erwünschter Nebenwirkstoff vorhanden ist, und Heilpflanzen, bei denen der Gerbstoff störend wirkt, da er den Magen reizen kann (zum Beispiel Bärentraubenblätter). Will man in solchen Fällen dennoch nicht auf die Heilpflanze verzichten, so bereitet man die Tees auf kaltem

Wege. Auf diese Weise gelangt nur ein Bruchteil der Gerbstoffmenge in den Tee, das heißt, es wird nur ein Teil »ausgezogen«.
Als Gurgelmittel bei Angina, als Mundspülmittel bei entzündetem Zahnfleisch, als Umschlag zur Wundbehandlung, vor allen Dingen aber als Mittel gegen Durchfall, leisten Gerbstoffdrogen gute Dienste. Teilbäder mit Gerbstoffdrogen bei Hämorrhoiden, Frostbeulen und Entzündungen sind gleichfalls empfehlenswerte Heilmaßnahmen.

### Glykosiddrogen

Glykoside sind im Pflanzenreich verbreitet vorkommende Stoffe. Ihre Wirkungsvielfalt und Wirkungsverschiedenheit ist so groß, daß eine Zusammenfassung unter einem chemischen Begriff, nämlich dem der Glykoside, nicht viel aussagt. Auf die Wirkungen kommt es an. Die Bezeichnung »Glykosiddrogen« ist aber zu einem festen Bestandteil der wissenschaftlichen Literatur geworden und deshalb hier erwähnt. Allen Glykosiden ist gemeinsam, daß sie durch Hydrolyse (Aufspaltung unter Wasseraufnahme) in einen Zucker und einen Nicht-Zucker, das sogenannte Aglykon, gespalten werden können. Das Aglykon bestimmt weitgehend die Wirkung. Einige Beispiele: Die herzwirksamen Stoffe des Fingerhuts (Digitalis), die schleimlösenden Wirkstoffe der Primelwurzel, die abführenden Stoffe der Faulbaumrinde und die Wirkstoffe der Bärentraubenblätter sind allesamt Glykoside. Auch die schweißtreibende Wirkung der Lindenblüten und die Wirkung vieler Bitterstoffdrogen sind auf Glykoside zurückzuführen.

### Kieselsäuredrogen

Pflanzen aus der Familie der Schachtelhalme (Equisetaceen), der Rauhblattgewächse (Boraginaceen) und der Gräser (Gramineen) nehmen viel Kieselsäure aus dem Boden auf und lagern sie in ihren Zellmembranen oder ihrer Zellsubstanz (Protoplasma) ab. In manchen Fällen sind die Salze der Kieselsäure (man nennt sie Silikate) wasserlöslich. Da nun die Kieselsäure auch ein unentbehrlicher Bestandteil des menschlichen Organismus ist (besonders des Bindegewebes, der Haut, der Haare und Nägel), kann man mit Kieselsäuredrogen dort Besserung erzielen, wo durch Verminderung des Kieselsäureangebots in der Nahrung vor allem Bindegewebe, Haut, Haare oder Nägel geschädigt sind. Eine pharmazeutisch viel genutzte Droge ist der Ackerschachtelhalm, der innerlich als Tee, äußerlich zum Gurgeln, Mundspülen und als Badezusatz Verwendung findet.

### Saponindrogen

Saponine sind pflanzliche Glykoside, die zusammen mit Wasser einen haltbaren Schaum ergeben, Öl in Wasser emulgieren und eine hämolytische Wirkung besitzen, das heißt den roten Blutfarbstoff aus den roten Blutkörperchen austreten lassen.
Saponindrogen können als schleimlösende Mittel bei festsitzendem Husten gebraucht werden. Es kommt wegen der Oberflächenaktivität der Saponine zur Verflüssigung des zähen Schleims, der sich dann abhusten läßt. Der vom Körper neu gebildete Schleim kann ungehindert abfließen. Durch leichte Reizwirkung auf die Magenschleimhaut kommt es reflektorisch zur Vermehrung der Sekretion (Absonderung) aller Drüsen, was sich in den Bronchien günstig bemerkbar macht.
Manche Saponindrogen besitzen auch eine wassertreibende Wirkung und werden häufig für die sogenannten Blutreinigungskuren (Frühjahrs- und Herbstkur) herangezogen. Sie wirken auch gegen Hautunreinheiten und gegen rheumatische Beschwerden. Schließlich können manche Saponindrogen Ödeme ausschwemmen und entzündungswidrig wirksam sein. Und nicht zuletzt beeinflussen Saponine in Heilpflanzen die Resorption (Aufnahme) anderer pflanzlicher Wirkstoffe entscheidend, wodurch oftmals geringe Wirkstoffmengen »große« Wirkung zeigen. Saponine sind aber nicht ganz ungefährlich. Ein Zuviel reizt die Darmschleimhaut.

### Schleimdrogen

Unter Schleim im botanisch-pharmakologischen Sinne versteht man kohlenhydrathaltige Stoffe, die mit Wasser stark aufquellen und eine visköse (fadenziehende) Flüssigkeit liefern. Schleimdrogen sind im Pflanzenreich weit verbreitet, doch in nur wenigen Pflanzen – beispielsweise Eibisch, Lein, Isländisch Moos – in solcher Menge enthalten, daß man sie therapeutisch nutzen kann. In den vielen anderen Fällen beeinflussen sie jedoch die Wirkungsintensität anderer pflanzlicher Wirkstoffe entscheidend. Die pharmakologische Wirkung der Pflanzenschleime läßt sich mit dem Wort Reizmilderung am besten umschreiben.

Der Schleim legt sich als feine Schicht um die Schleimhäute und schützt sie so vor örtlich reizenden Stoffen oder wirkt reizmildernd. Entzündungen, besonders solche der Schleimhäute, klingen unter dem Schutz der Schleimdrogen schnell ab. Schleim wird nicht resorbiert, die Wirkung ist also rein lokal. Eine hustenstillende Wirkung besitzen Schleimdrogen dann, wenn der Husten durch Reizzustände im Rachen und am Kehldeckel ausgelöst wird. Schleimdrogen wirken leicht abführend, weil sie die Darmfüllung auflockern, Wasser zurückhalten und quellen (Leinsamen). Eine besondere Eigenschaft der Schleime ist die Abschwächung der Geschmacksempfindung allgemein, besonders aber für sauer. Ein eindrucksvolles Beispiel dafür: Himbeeren enthalten weniger Zucker und mehr Säuren als Johannisbeeren. Da sie aber reicher an Schleimstoffen sind, schmecken sie süßer als Johannisbeeren.

### Vitamine, Mineralien und Spurenelemente

Bei einer Vorstellung der wichtigsten Pflanzeninhaltsstoffe dürfen die sogenannten »essentiellen Nährstoffe« nicht fehlen. Sie sind im Organismus nötig, um Gerüstsubstanzen (Bindegewebe, Knochen, Zähne) und Zellstrukturen aufzubauen, Bausteine für körpereigene Enzyme (Fermente) und Hormone zu liefern, Stoffwechselprozesse zu aktivieren und Organfunktionen und den Wasserhaushalt zu beeinflussen. Ohne diese Stoffe ist Leben schlechterdings nicht möglich. Ihr ausreichendes und ausgewogenes Angebot in der Nahrung ist lebenswichtig. Das erhellt die Bedeutung der Einnahme pflanzlicher Nahrung (Gemüse, Salat, Obst). Auch bei der Behandlung der Krankheiten, bei denen ein Mangel an Mineralstoffen, Spurenelementen und Vitaminen vorliegt, sind Zubereitungen aus Heilpflanzen mit diesen Inhaltsstoffen besonders wichtig. Mineralstoffe, Spurenelemente und Vitamine gehen teilweise bei der Teebereitung in Lösung und sind dadurch an der Heilwirkung entscheidend beteiligt. Wird ein bestimmtes Vitamin zum Hauptwirkstoff einer Heilpflanze, dann kann eine solche Droge gezielt als Vitaminlieferant eingesetzt werden. Das ist zum Beispiel bei der Hagebutte und dem Sanddorn der Fall.

# Die richtige Anwendung der Heilpflanzen

Heilpflanzen sind wirksam, darüber besteht kein Zweifel. Wie wirksam sie aber sind, das hängt weitgehend von der richtigen Anwendung ab. Man muß bestrebt sein, die wirksamen Stoffe aus den Blättern, den Früchten und Samen, der Rinde oder den Wurzeln (aus der Droge also) unverändert und möglichst optimal auszuziehen. Das setzt voraus, daß man hochwertige Drogen verwendet. Um ganz sicher zu sein, Qualitätsdrogen zu bekommen, kauft man sie am besten in der Apotheke, denn der Apotheker ist Fachmann auf diesem Gebiet. Er ist persönlich dafür verantwortlich, daß die von ihm verkauften Drogen den Anforderungen der gültigen Arzneibücher entsprechen, muß sie auf Identität, Reinheit und Wirkstoffgehalt untersuchen und darf auch die Heilkräuter, die in Arzneibüchern nicht aufgenommen wurden, nur in bester Qualität abgeben. Daß er darauf spezialisiert ist, bedarf keiner Erwähnung, denn solange es Apotheken gibt, solange haben dort die Heilpflanzen immer eine besonders wichtige Rolle gespielt. Natürlich kann jeder seine Kräuter auch selber sammeln. Allgemeine Regeln stehen auf Seite 19 und besondere Tips im Abschnitt »Botanik und Sammeltips« der einzelnen Heilpflanzen-Steckbriefe.

## Innerliche-äußerliche Anwendungen

*Der Tee* ist seit langem schon die am meisten genutzte Arzneiform der Heilpflanzen. Tees kann man aus einer einzelnen Heilpflanze bereiten, man kann aber auch Kräutermischungen verwenden. Ein Tee ist ein wäßriger Auszug, der entweder auf heißem Wege oder durch einen Kaltansatz bereitet wird. Welche Form den besten Erfolg verspricht, ist nicht allgemeingültig zu beantworten. Deshalb wurde in den Heilpflanzen-Steckbriefen die richtige Zubereitungsart genau beschrieben. Halten Sie sich möglichst genau an die Vorschrift, es hat sich bewährt, was dort vorgeschlagen wird. Es ist nämlich nicht gleichgültig, ob man mit kaltem Wasser übergießt, dann zum Sieden erhitzt und abseiht, oder ob mit sprudelndem Wasser übergossen, dann eine Zeitlang ausgezogen und dann erst abgeseiht wird. Auch die Zeitangaben für den Auszug sind nicht willkürlich gewählt. Hinweise auf Trinktemperatur, das Süßen oder darauf, daß der Tee langsam und schluckweise, vor oder nach dem Essen getrunken werden muß, sollten beachtet werden.

Einen Tee kann man *innerlich* und *äußerlich* anwenden. Man spricht auch von äußerlicher Anwendung, wenn damit gegurgelt wird, wenn Entzündungen in Mund und Rachen damit behandelt, oder wenn Einläufe und Spülungen empfohlen werden. In solchen Fällen gebraucht man den Tee lauwarm (etwa 30 bis 35° Celsius). Sehr häufig ist für die äußerliche Anwendung eine Verdünnung mit der gleichen Menge Kamillentee empfohlen. Diese Empfehlung sollte beachtet werden. Die Kamille besitzt viele gute Eigenschaften, die zusätzlich genutzt werden können.

*Wundbehandlung* mit Tee (Heilpflanzenauszügen) kann auf verschiedene Weise geschehen. Man kann *Teilbäder* machen, indem man das verletzte Glied (Finger, Hand, Fuß) in dem Tee badet, was bei mäßiger Temperatur (35 bis 40° Celsius) etwa 10 bis 15 Minuten geschehen soll. Man kann aber auch *feuchte Umschläge* machen, auch »Überschläge« genannt, die einige Stunden auf der zu behandelnden Stelle verbleiben müssen, oder man macht *feuchte Verbände,* die so lange angelegt bleiben, bis sie getrocknet sind. Für Umschläge und Verbände legt man mit dem Tee (Pflanzenauszug) getränkte Watte oder Mulläppchen über die Verletzung und fixiert das Ganze unter luftiger Abdeckung mit einer Mullbinde. Das Abdekken mit Plastikfolie ist ein Fehler. Ein Luftzutritt muß gewährleistet sein. Um den Verband nicht zu häufig erneuern zu müssen, kann man nach dem Austrocknen (Verdunsten der Flüssigkeit) durch das Auftropfen von Tee den feuchten Verband wieder beleben.

Vielfach wird ein Drogenauszug (Tee) auch zu *Waschungen* bei Hautunreinheiten empfohlen. Wie schon der Name Waschung sagt, ist hier auch eine Reinigung beabsichtigt. Dafür taucht man ein sauberes Tuch in den lauwarmen Tee und wäscht unter leichten, kreisenden Bewegungen die unreinen Hautstellen. Die Wirkstoffe aus der Heilpflanze beeinflussen auf diese Weise die kranke Haut, regen zur Abheilung an und reinigen schonend. Das leichte Reiben wirkt durchblutungsfördernd.

Wenn es darum geht, Krusten zu beseitigen, drückt man zunächst ein Tuch, das mit heißem Tee (so heiß, wie man es gut vertragen kann) getränkt ist, auf die verkrusteten Stellen und beginnt erst nach etwa 10 Minuten mit der Reinigungsbewegung. Die Krusten sind dann aufgeweicht und lassen sich abwaschen. Man muß sich einfach etwas Zeit nehmen, damit alles mild und schonend geschieht.

Mit *Kräutersäckchen* verfolgt man zwei Ziele. Einmal dienen sie zum Erweichen, Reifen und Zerteilen von Geschwülsten, zum anderen zur Wärmetherapie. Folglich legt man sie gut warm auf. Die Temperatur richtet sich nach der Verträglichkeit. Für die Anwendung näht man sich ein Leinensäckchen oder eines aus Mull in der Größe der zu behandelnden Fläche, füllt die Droge ein und legt das Säckchen zunächst in sprudelndes Wasser. Nach 5 bis 10 Minuten drückt man es leicht aus, um es dann temperaturgerecht auf die kranke Stelle zu legen.

Auch *Inhalationen* und *Dampfbäder* sind äußerliche Anwendungen. Man gibt eine kleine Handvoll Droge in einen Topf mit etwa einem Liter Wasser und erhitzt zum Sieden. Bei der Inhalation atmet man, Kopf und Gefäß mit einem großen Tuch abgedeckt, die Kräuterdämpfe langsam und tief durch Mund oder Nase (bei Schnupfen und Nebenhöhlenentzündungen) ein, beim Dampfbad läßt man sie auf die Haut einwirken – beides jeweils so lange, bis keine Dämpfe mehr aufsteigen. Der gleiche Ansatz kann noch ein- bis mehrmals zur Wiederverwendung erhitzt werden. Ein Dampfbad oder eine Inhalation soll man etwa 5 bis 10 Minuten lang durchführen. Für Dampfbäder im Anal- (After-) und Genitalbereich (Geschlechtsorganbereich) braucht man ein standfestes Gefäß, auf das man sich setzen kann. Hier sollte man die Ansatzmenge auf 2 bis 3 Liter erhöhen und auch entsprechend mehr Droge einsetzen.

*Vollbäder* mit Heilpflanzenzusätzen macht man in der Badewanne bei Temperaturen um 35° Celsius, Dauer längstens 15 Minuten. Dabei sollte die Badetemperatur konstant gehalten werden. Anschließende Bettruhe ist zu empfehlen. Wer eine *Sitzbadewanne* besitzt, der kann mit geringeren Drogenmengen auskommen, wenn nur die unteren Körperpartien gebadet werden. Für Sitz- und Vollbäder gibt es geeignete Badeextrakte zu kaufen, doch kann man sich das Bad auch selber bereiten.

Und schließlich gibt es auch *Einreibungen* (meistens alkoholische Zubereitungen) aus Heilpflanzen. Damit behandelt man Schmerzzustände (beispielsweise bei Rheuma und Sportverletzungen, außerdem Muskelneuralgien), indem man die schmerzenden Stellen mit der Flüssigkeit benetzt und sie dann, mit der Hand leicht massierend, in die Haut einreibt. Einreibungen zweimal täglich, morgens und abends, das ist meist ausreichend.

Auch *Salben* werden aus Heilpflanzen bereitet, beispielsweise Kamillensalbe, Arnikasalbe, Roßkastaniensalbe, Beinwellsalbe und Osterluzeisalbe. Sie werden meistens zur Wundbehandlung gebraucht, aber auch zur Hautpflege oder als Einreibung. Zur Wundbehandlung ist ein Verband erforderlich. Man streicht die Salbe messerrückendick auf ein Mulläppchen, legt es auf die zu behandelnde Stelle und fixiert mit einer Mullbinde; zwar haltbar fest, doch ohne die Blutzirkulation einzuengen. Luft soll den Verband durchdringen können – keine Plastikfolie!

Gelegentlich werden auch *Arzneiweine,* zum Beispiel Rosmarin- und Baldrianwein, verwendet, häufig in der Volksmedizin. Als Grundlage dienen leichte, trockene Weine, in die man die Drogen gibt und auszieht. Diese Weine werden dann likörglasweise eingenommen.

*Tinkturen* (Pflanzenauszüge, in der Regel mit 70%igem Alkohol hergestellt) verwendet man innerlich (tropfenweise auf Zucker oder in Wasser) oder äußerlich verdünnt für Spülungen und Umschläge.

Genauere Angaben über die eigene Herstellung – sofern es sich lohnt – sind in den Heilpflanzen-Steckbriefen zu finden.

Der *Pflanzensaft,* aus Frischpflanzen bereitet, wird gerade in letzter Zeit wieder beliebter. Früher wurde er in der Volksmedizin häufig verwendet. Bei den einzelnen Heilpflanzen ist darüber berichtet. Hier einige allgemeine Hinweise: Saftige Wurzeln (zum Beispiel Rettich und Sellerie) kann man nach dem Zerschneiden in jedem gewöhnlichen Entsafter ohne Flüssigkeitszusatz zu Frischsaft verarbeiten. Wer aus derberen Wurzeln, aus Blättern und ganzen Kräutern Saft bereiten will, muß die frischen Pflanzenteile zunächst grob zerkleinern, mit etwas kaltem Wasser übergießen und einige Minuten »weichen« lassen. Erst dann kann man die Pflanzenteile in den Entsafter geben. Ohne Entsafter ist die Frischsaftherstellung schwieriger: Die Pflanzenteile müssen vorher ganz fein zerschnitten oder zerstampft und dann mit wenig Wasser übergossen werden. Die Einweichzeit sollte etwa ½ Stunde betragen. Danach wird das Ganze in ein Tuch gegeben, durch Winden und Pressen wird der Saft gewonnen. Frischsäfte sollte man immer gleich verwenden.

## Vergiftung durch unsachgemäße Anwendung

Wer sich genau nach den Vorschriften richtet, die für die Anwendung der Heilpflanzen bei den einzelnen Kapiteln gegeben wurden, wer es unterläßt, sich mit den als giftig bezeichneten Heilpflanzen selber zu kurieren, der *kann* sich nicht vergiften. Dennoch gebe ich Ihnen hier Verhaltensmaßregeln für Vergiftungsfälle, die unbedingt zu beachten sind.

### Erste-Hilfe-Maßnahmen

- Werden die ersten Vergiftungsanzeichen bemerkt – Übelkeit, Brechreiz, Magenkrämpfe, Durchfälle –, so ist sofort der Magen zu entleeren. Das geschieht, indem man den Finger in den Hals steckt oder den Rachen mit einer Feder kitzelt. Führt diese erste Maßnahme nicht zum Erbrechen, so kann man mit Salzwasser nachhelfen:
  Man löst 2 gehäufte Teelöffel Speisesalz in 1 Tasse Wasser auf und trinkt diese Lösung aus. Es können zur Sicherheit auch 2 Tassen Salzlösung ohne Schaden getrunken werden. Nach wenigen Minuten erfolgt heftiges Erbrechen.
- Gleich danach ist es ratsam, etwa 10 bis 20 Kohletabletten zu schlucken oder etwa 20 bis 30 Gramm Kohlegranulat, in Wasser aufgeschlemmt, einzunehmen. Die Kohle resorbiert die Giftstoffe und verhindert oder verzögert die Aufnahme in das Blut. Erneutes Erbrechen ist anzustreben.
- Auch der Darm muß entleert werden. Selbst wenn sich die Vergiftungserscheinungen schon durch Durchfall bemerkbar machen, sollte man 2 Teelöffel Glaubersalz in 1 Glas Wasser aufgelöst trinken. Bewußtlosen darf man natürlich nichts einflößen.
- Danach hat man den Arzt aufzusuchen.
- Für den Arzt ist es wichtig, daß er eine klare Auskunft erhält. Sie sollten folgende Fragen genau beantworten können: Welches Heilkraut wurde in Überdosis genommen? Wann ist die Einnahme erfolgt? Welche Beschwerden sind aufgetreten? – Der Arzt wird alle erforderlichen Maßnahmen treffen.

# Beschwerden-Register

In diesem Register sind Beschwerden und Krankheiten aufgeführt – so, wie der Arzt und der Laie sie benennen. Die Seitenzahlen verweisen auf die Heilpflanzen, die gezielt angewendet werden können, weil ihre Wirkstoffe wissenschaftlich untersucht sind. Halbfett gesetzte Seitenzahlen führen zu den Heilpflanzen, die besonders wirksam sind.
Selbstmedikation mit Heilpflanzen darf nicht zur Kurpfuscherei führen; deshalb ist folgendes grundsätzlich zu beachten:

- Wer in Behandlung steht, muß die Unterstützung der ärztlichen Therapie durch Heilpflanzen mit seinem Arzt besprechen.
- Wer in akuten Fällen durch die Behandlung mit Heilpflanzen keine schnelle Linderung seiner Beschwerden erreicht, muß zum Arzt gehen. Das gilt auch dann, wenn die Beschwerden zwar anfangs verschwinden, nach dem Absetzen der Heilpflanzen-Therapie jedoch erneut auftreten.

Alle hier zusammengestellten Stichwörter sind auch im Sach-Register auf Seite 481 zu finden.


Abführmittel **134, 422**
Abführmittel durch Quellwirkung 430
Abführmittel in der Kinderpraxis 428
Abführmittel, mildes 290, 372, 441, 453
Abführmittel, schnell wirkendes 373
Abhusten erleichtern 103, **175**
Abnutzungserscheinungen **349**
Abstillen, Unterstützung beim 276
Abwehr von Infektionskrankheiten **309**
Abwehrbereitschaft der Schleimhäute, Steigerung der 60
Abwehrkräfte, Aktivierung der **222**
Abwehrkräfte, Mobilisierung der körpereigenen **172**
Abwehrkräfte, Stärkung der **253**
Abwehrkräfte, Steigerung der **306**
adstringierend 353
After, Risse im 417
Afterjucken 361
Aggressionen 177
Akne 99, 179, 194, 253, 260, 320, 344
Aktivierung der Verdauungssaftproduktion 108
Aktivierung des Kreislaufs 378
akute Bronchitis **330**
akute Gallebeschwerden 128
akute Gallenkoliken 251
akute Gichtanfälle 161
akute Hepatitis 235
akute Magenbeschwerden **186**
akute Nebenhöhlenentzündungen 370
akute Stuhlverstopfung **422**
akuter Blasenkatarrh 358
akuter Gelenkrheumatismus 313
akutes Erbrechen **257**
Alkoholvergiftung 124
allergische Hautkrankheiten 82
Allgemeininfektionen **309**
Altern, vorzeitiges **197**
altersbedingte Degenerationserscheinungen am Herzmuskel **349**
Altersbronchitis 370
Altershusten **292**
Alterungsprozesse des Gefäßsystems 196
Amputationsstümpfe, Schmerzzustände 370
Analbereich, Dampfbäder im 28
Analbereich, Entzündungen im 186
Analfissuren 417
Angina pectoris 61, **378,** 410
Angstzustände 164, 177, 247
Anorexia nervosa **326**
Anregung der Granulation 270
Anregung der Kallusbildung 76
Anregung der Milchsekretion 136
Anregung des Körperstoffwechsels 100
Anschwellung der Beine 283
ansteckende Leberentzündung **235**
antibiotische Eigenschaften 111
antibiotische Wirkung 203
Antidiarrhoicum 249
antimykotisch 203
antiseptisch 353
Aphrodisiakum 195
Appetitanregung 94, **394**
Appetitlosigkeit 54, 55, 59, 72, 73, 74, 108, **125,** 136, **152,** 179, 291, 351, **325, 399**
Appetitlosigkeit, morgendliche 291
arterielle Durchblutungsstörungen **387**
Arthrose **429**
Arteriosklerose 61, 72, 196
arteriosklerotische Gefäßveränderungen 164
Asthma 53, 84, 85, 108, 111, 112, 238, 370, 385, **452**
Asthma, chronisches 115, 426
Asthmaanfälle 294, 382
Atemnot 164
Atemnot infolge von Herzleiden 415
Atemwege, Erkrankungen der **426**
Atmung, schmerzhaft behinderte 153
Atmungsorgane, Verschleimung der 102
Aufstoßen, saures 184, **199**
Augen, Ermüdungserscheinungen der **64**
Augenentzündungen **63,** 64, 117, **136,** 186
Augenleiden 202
augenstärkendes Mittel 136
Augenverletzungen 63
Augenwaschungen 135, 344
Augenwasser, stärkendes 149
Ausfluß bei Frauen und Mädchen 324
Ausschläge 82, 424
Ausscheidung der Harnsäure **100**
Auswurf, schleimiger 64
Autofahrer, Beruhigung der **65**

Bäder für Asthmatiker 94
Bäder bei Keuchhusten der Kinder 94
Bandwürmer 210, 363, 405
Bandwurmmittel 450
Bauchwassersucht 156
Behandlung wunder Hautstellen 71
Beine, Anschwellung der 283
Beine, offene **76, 199,** 235, 249, 299
Beruhigungsmittel 59, **135,** 448
Beschwerden der Wechseljahre 140
Bettnässen **182,** 314, 361
Bettnässen von Kindern 210
Bindegewebe, Wirkung auf das 283
Bindehautentzündung **63, 117**
Bittermittel, ruborierendes 379
Blähungen 54, 56, 59, 71, 73, 74, 94, 102, 107, 108, 125, **136, 209, 333,** 391, 394
Blähungen, durch Hebung des Zwerchfells Herzbeschwerden auslösende 396
Blähungen, Mittel gegen 56, **208**
Bläschenbildung, Hautausschläge mit 153
Bläschenflechte 323
Blase, Entgiftungsmittel der **69**
Blasenbeschwerden 54, 69
Blasenentzündungen **146**
Blasenkatarrh, akuter 358
Blasenkatarrh, chronischer 358
Blasenkrämpfe 71
Blasenleiden 70, 75, 93, **103,** 104, 105, 210, 228, 284
Blasenschwäche 71
Blasensteine 82, 85, 156, 302
Bleichsucht 263
bleichsüchtige Mädchen, Stärkung 129
Blepharitis **63**
Blutarmut 127
Blutdruck, Anhebung 293
Blutdruck, hoher 349
Blutdruck, niederer **271**
Blutdruck, Normalisierung 382
Blutdrucksenkung 72, 418
Blutergüsse **60,** 61, 182
Blutfette, Absinken der **375**
Bluthochdruck 196, 242
Bluthusten 340
Blutreinigungsmittel 157, 167, 278, 300, 352, 424
blutstillend 353
Blutstillung innerer Organe 274
Blutungen 102, 247
Blutungen der Gebärmutter 81
Blutungen der Niere 81
Blutungen, klimakterische 353
Blutungen, Nierenleiden mit 80
blutvermehrend 127
Brandwunden 158
Brechreiz **257**
Breiverband bei Panaritien 92
Brennen in den Lidwinkeln **64**
Bronchialasthma 332
Bronchialkatarrh 110, **119**
Bronchialleiden 284, 300
Bronchialleiden, fiebrige **314**
Bronchitis 71, 84, 85, 108, 111, 237, 370, 385, 452, 463
Bronchitis, akute **330**
Bronchitis älterer Leute 250
Bronchitis, chronische **175,** 197, **330,** 426
Bronchitis, Dampfbäder gegen 239
Bronchitis der älteren Menschen, chronische **292**
Bronchitis, Einreibungen gegen 465
Bronchitis, fiebrige 303
Bronchitis, Inhalationen bei **451,** 465
Bronchitis, spastische 398
Brustfellentzündungen 302

Chloriden, Ausscheidung von Harnsäure und 393
Cholesterin, Verringerung 375
chronische Eiterungen **76**
chronische Gallebeschwerden 128
chronische Gastritis 236, 256
chronische Herzschäden 229

chronische Krankheiten 37
chronische Mittelohreiterung 361
chronische Nierenentzündungen 146
chronische Schwächezustände 271
chronische Stuhlträgheit **217**
chronische Verstopfung 66, 129
chronischer Blasenkatarrh 358
chronischer Gelenkrheumatismus 313
chronischer Husten 92, 283
chronischer Nierenkatarrh 358
Coronar-Insuffizienz 61

Dampfbäder gegen Bronchitis 239
Darm, Anregung der Saftproduktion im 75
Darmbeschwerden 54, 83, 89, 107, 115, 125, 162, 179, **184**, 231, 251, 264, 377
Darmbeschwerden, krampfartige **209**
Darmkanal, Erkrankungen im 108
Darmsekretion, Störungen der **405**
Darmstörungen 72, 75, 85, 89, 147, 196, 343
Darmträgheit 199
Degenerationserscheinungen am Herzmuskel, altersbedingte **349**
degenerative Gelenkerkrankungen **100**
Delirien 86
Depressionen 138, 177, 460
Depressionen, leichte **174**
depressive Zustände **182**
Desinfektion der ableitenden Harnwege 358
Dickdarm, Entzündungen im **199**
Dickdarm, Krampfzustände 222
Diuretika **88**
Diuretikum 156, 246, 267
diuretische Wirkung **93**
Drüsenschwellungen 99, 146
Dünndarm, Entzündungen im **199**
Durchblutung, mangelhafte **349**
Durchblutungsstörungen 76, 253
Durchblutungsstörungen, arterielle **387**
Durchblutungsstörungen der Herzkranzgefäße 61
Durchblutungsstörungen des Gehirns 247
Durchblutung des Herzens, schlechte 164
Durchblutung des Herzmuskels 61
Durchfall 54, 71, 83, 86, 102, 115, 228, **333, 334**
Durchfall in der Kleinkinderpraxis **158**, 195, 236
Durchfälle, chronische 70
Durchfälle, übelriechende 75, 421
Durchfälle, Zahnungs- 59, **421**
Durchfälle mit Gärungserscheinungen 94, 108
Dystonie des kleinen Beckens, vegetative **286**
Dystonie, vegetative 164, **213**

Eingeweidewürmer, Mittel gegen 210
Einnässen, nächtliches 284
Einreibungen 61
Einschlafstörungen **174**
Eiterungen **76**, 253
Eiterungen, Umschläge bei 74
Eiweißverdauung, Förderung der 374
Eiweißverdauung, gestörte **405**
Ekzeme 93, 99, 157, 194, 199, 207, 253, 299, 321, 410, 424
Ekzeme am Hinterkopf, nässende 410
Ekzeme der Kleinkinder 320
Ekzeme im Gehörgang 361
Ekzeme, nässende 71, **117**, 156, 177
Emphysem 112, **115**
Entwässerung **88, 146**
Entwässerungsmittel bei Harnstauung **393**
entzündete Augen 117
entzündete Hautpartien 71
entzündete Mandeln 178, **333**
entzündete Schleimhäute, Behandlung 101, **333**
Entzündung, Bindehaut- **117**
Entzündungen, Lidrand- **117**, 344
Entzündungen der Lymphdrüsen 99
Entzündungen am Zahnfleisch **275, 333, 353, 407**
Entzündungen im Mund 115, **407**
Entzündungen in Dünn- und Dickdarm **199**
Entzündungen in Mund und Rachen 60, **275, 333**, 353, 390
Entzündungen am Zahnfleisch 83, 115, 179
Epilepsie 52, 245, 411
Epilepsie, Mittel bei 75
epileptische Anfälle 351
Erbrechen 211
Erbrechen, akutes **257**
Erfrierungen **333**
Erhöhung der Galleproduktion in der Leber 75
Erkältung, beginnende **119**, 395
Erkältungen 207, **451**
Erkältungen, Vorbeugungsmittel gegen **172, 222**
Erkältungskrankheiten, fieberhafte **119, 315**
Erkältungskrankheiten, Schwitztee bei fieberhaften **172**
Erkältungsschnupfen 303, 370
Erkrankungen der Milz 151
Ermüdungserscheinungen 465
Ernährungsstörungen 150
Ernährungsstörungen von Säuglingen 246
Erregbarkeit im Reizleitungssystem 82
Erregung, nervöse **174**
Erregungszustände 86, 247, 411
Erschlaffungszustände des Magens 125, **325**
Erschöpfung, nervöse **150**, 272
Erweichen von Furunkeln 91
Erweichen von Karbunkeln 91
Erysipel 309
Extrasystolen 82

Faulecken 321
Fermentabsonderung, mangelnde 251, 386
Fettleber **235**
Fieber 102, 222, 277
Fieberanfälle 379
fieberhafte Erkältungskrankheiten **119**
fieberhafte Erkältungskrankheiten, Schwitztee für **172**
Fiebermittel 305
fiebrige Bronchitis 303
fiebrige Erkältung, Vorbeugung **222**
Fingerwurm **253**
Flechten 82
Fluor albus 140
Fluor albus junger Mädchen 286
Förderung der Milchsekretion 92
Frauenkrankheiten 104
»Frauenmittel« 264, 436
Frost, geschädigte Füße durch **117**
Frost, geschädigte Hände durch **117**
Frostbeulen 117, 249, 412
Frostbeulen, Teilbäder bei 151
Frostschäden 207, 253, 344, 412
Frühjahrskur 88, 100
Frühjahrsmüdigkeit **105**
fungizide Wirkung 300
Furunkel 115, 217, 309
Furunkel im Ohr 361
Furunkeln, Erweichen von 91
Furunkulose 171

Galle, Beschwerden 54
Galle, nervöse 256
Galle, unruhige 90, **256, 351**
Galleabfluß fördernd 89
Galleabfluß regulierend 128
Gallebeschwerden 55, 66, 100, 108, 112, 125, 231, **350**, 379
Gallebeschwerden, akute 128
Gallebeschwerden, chronische 128
Galleﬂuß, ungenügender 251
Gallefluß, Verbesserung 75
Gallefunktion, gestörte 105
Gallekoliken, Nachbehandlung **351**
Galleleiden 55, 75, 90, 105, 127, 256, 268
Gallemittel **294**, 347
Galleproduktion, Förderung der 75, 257, 373, **403**
Gallesekretion, Anregung zur 123
Gallesekretion, Störungen der 377
Gallestauungen 293
Gallestörungen 191
Gallenblase, Förderung zur Entleerung der **403**
Gallenblase, Schmerzen an der 235
Gallenblasenentzündungen 80, 235, 268
Gallenkoliken 80, 218, 251
Gallensteinbildung **227**
Gallensteine 90, 100, **256**, 257, 375, 377
Gärungsdyspien 196
Gastritis, chronische 236, 256
Gaumen, Druckstellen am **407**
Gebärmutter, Blutungen der 81
Gebärmutterschmerzen 442
Gefäßschmerzen, krampfartige **387**
Gefäßsystem, Alterungsprozesse 196
Gefäßveränderungen, arteriosklerotische 164
Gehirn, Durchblutungsstörungen 247
Gehirnerschütterung 247
Gelbsucht 54, 80, 104, 127, 138, **235**
Gelenkerkrankungen **429**
Gelenkerkrankungen, degenerative **100**
Gelenkrheuma 80, 156, 237, 340
Gelenkrheumatismus, akuter, chronischer 313
Gelenkschmerzen 76
Gemütsleiden 250
Genesungsvorgang, Beschleunigung 388
Genitalbereich, Dampfbäder im 28
Gerstenkorn **64**
Geschlechtsorgane, Krankheiten der 71
Geschwülste 54, 99
Geschwülste, Erweichen von 28
Geschwüre 52, 54, **76**, 217, 253
Gesichtsneuralgie 89, 118, 186, 218, 360
Gesichtsschmerzen 389
Gicht 61, 64, 71, 82, 85, 88, 93, 100, 105, 119, 129, 130, 151, 156, 157, 227, 264, 278, **303**, 332, 389
Gicht, Einreibung bei 61
Gichtanfälle, akute 161
Granulation, Anregung zur 76, 270
Grießbildung 268
Grind, Teilbäder bei 151
Grippe 102, **119, 172**, 463
Grippe, Vorbeugungsmittel gegen **369**

Grippemittel 305, 379
Grippevorbeugung **309**
Gurgelmittel 84, 175, 178
Gurgelmittel bei Entzündungen in Mund und Rachen 74, 236
Gurgeln 83, 108
Gürtelrose 199, 217, 299

Haarausfall 88
Haarwuchs, Verbesserung 100
Halsdrüsen, geschwollene **64**
Halsentzündung, Vorbeugungsmittel gegen 115, 228, **369**
Hämorrhoiden 71, 75, 80, 99, **117,** 161, 249, **273,** 319, 361, 390, 412
Hämorrhoiden, entzündete 186
Hämostyptikum 167
Hände, durch Frost geschädigte **117**
Harn, übelriechender 358
Harnbeschwerden 138
Harnblase, akute Entzündung der **69**
Harnentleerung, schmerzhafte **146**
Harnsäure, Ausscheidung der **100**
Harnsäure, Ausscheidung von Chloriden und 393
Harnstauung, Entwässerungsmittel bei **393**
harntreibende Wirkung 103
harntreibendes Mittel 157
Harnverhaltung 54, 71, 93, 99, 110, 156, 394
Harnwege, Desinfektion der ableitenden 358
Harnwege, Entgiftungsmittel der ableitenden **69**
Hautaffekte, schrundige 217
Hautausschläge 102, 146, 156, 321
Hautausschläge der Kinder 291
Hautausschläge mit Bläschenbildung 153
Hautkrankheiten 105, 171, 282, 309, 320, 463
Hautkrankheiten, allergische 82
Hautleiden, Umschläge bei 300
Hautpilze 416
Hautstellen, Behandlung wunder 71
Hautstellen, wundgelaufene oder -gerittene 253
Hautunreinheiten 93, 112, 260, 336
Hautunreinheiten junger Mädchen 140
Hautwaschungen 336
Heiltage für die überbeanspruchte Leber 127
Heilung von Wunden aller Art **306**
Heiserkeit 85, 102, 122, 181, 217, 228, 303, 360, 370
Hepatitis 235
Hepatitis, akute 235
Herbstkur 88, 100
Herpes zoster 217
Herz, Beruhigung 61, **349**
Herz, Leistungsverbesserung 242
Herz, Regulierung für das geschwächte 167
Herz, schlechte Durchblutung 164
Herzbeschwerden 82, 143, 162, 229, 349
Herzbeschwerden, nervöse 143, 241
Herzinfarkt 250, **349**
Herzjagen 174
Herzjagen bei Schilddrüsenüberfunktion 143
Herzklopfen 61, 98, 150, 164
Herzklopfen, nervöses **65,** 85, 97
Herzkranzgefäße, Durchblutungsstörungen 61
Herzkranzgefäße, sklerotische Veränderungen der **349**
Herzleiden, Atemnot infolge von 415
Herzleistung, Erhöhung der 61
Herzleistung, Stärkung der **349**
Herzmittel **138**
Herzmuskel, altersbedingte Degenerationserscheinungen am **349**
Herzmuskelentzündung 410
Herzmuskelschwäche **349**
Herzneurosen **378,** 411
Herzrhythmusstörungen 82, 143
Herzschäden, chronische 229
Herzschwäche 97, 378
Herzschwäche nach Infektionen 229
Herzstärkungsmittel **164**
Herzstechen 98
Herzstörungen durch Schilddrüsenüberfunktion 359
Herzstörungen, nervöse 229
Herztätigkeit, verlangsamte 229
»Herzwassersucht« 229
Herzwirksamkeit **138**
Hetze 66
Heufieber 376
Heuschnupfen 222, 303, 370, 382
Hexenschuß 182
Hexenschuß, Einreibung bei 61
hoher Blutdruck 349
Hornhautgeschwüre 63
Hühneraugen 217
Husten 54, 55, 56, 85, 94, 98, 104, 105, 108, 112, 171, 228, 232, 284, 300, **310,** 331, 385
Husten, Alters- **292**
Husten, chronischer 92, 283
Husten, »hohler« 361
Husten, krampfartiger 330
Husten mit Schmerzen in der Brust 310
Husten, schleimlösende Mittel bei festsitzendem 25
Husten, trockener 364
Hustenanfälle 179
Hustenmittel **314,** 360, **376**
Hustenmittel für ältere Menschen 203
Hustenmittel, gutes 55, 64, **115, 135**
Hypochondrie 97, 98

Impotenz 422
Infekt, grippaler **119**
Infektionen, Allgemein- **309**
Infektionen am Zahnfleisch 116
Infektionen im Mund 116
Infektionskrankheiten, Abwehr von **309**
Insektenstiche 315
Ischias 93, **119,** 199, 218, 235, 303, 313

Jucken, Hautausschläge mit 100
Juckende Hautpartien 71
Juckreiz im Bereich der Scheide 321

Kallusbildung, Anregung der 76
Kammerflimmern 82
Kapillarbrüchigkeit 24, 319
Kapillarresistenz, Steigerung der 319
Karbunkel 91, 115, 270, 309
Karminativum 123, **135, 208**
Katarrhe der Luftwege 320
Kehlkopfkatarrh 118, 282, 370
Keuchhusten 53, 108, 111, 112, 136, 168, 179, 181, 203, 234, 263, 268, **310,** 315, 316, 330, 336, 379, 426, 452
Keuchhusten der Kinder, Bäder bei 94
Keuchhusten, Teemischung bei 179
Kitzelhusten 86, **175**
Kleinkinder, Durchfälle der 195
klimakterische Beschwerden **164,** 253
Klimakterium 174
Knöchel, Anschwellen der 212
Knochenbrüche **76**
Knochenmarksentzündungen **76**
Knochenschäden **76**
Koliken 71, 332
Koliken, Menstruations- 145
Koliken, Nierenleiden mit 80
Konjunktivitis **63**
Konstitution, Kräftigung und Umstimmung **64**
Kopfhaut, schuppige **194**
Kopfneuralgien 162, 186
Kopfschmerzen 85, 238, 319, 379, 389, 444
Kopfschmerzen mit Wallungen 89
Kopfschmerzen, stechende 186
Kopfschmerzen, Stirn- 64, 235
körpereigene Abwehrkräfte mobilisieren **172**
Körpergeruch, übler 172
Kräftigung der schwächlichen Konstitution **64**
Kräftigung des Zahnfleisches 102
Krampfadern 71, 235, 253, 319, **353,** 390
krampfartige Gefäßschmerzen **387**
krampfartige Schmerzen 184
krampfartige Schmerzen im Unterleib **286**
krampfartiger Husten 330
Krämpfe 86
Krämpfe, hysterische 351
Krämpfe kleiner Kinder 124
krampflösende Wirkung im Nieren- und Blasenbereich 103
Krampfzustände des Dickdarms 222
Krampfzustände des Magens 125
Krebs 161
Kreislauf, Aktivierung 378
Kreislauf, Unregelmäßigkeiten **411**
Kreislaufbeschwerden 143, 229, 349
Kreislaufstörungen 24, 465
Kreuzschmerzen 286
Kropf, Mittel gegen 164

Läusevernichtung 459
Leber, Beschwerden 54
Leber, Erhöhung der Galleproduktion der 75
Leber, Heiltage für die überbeanspruchte 127
Leber, Schmerzen an der 235
Leberbeschwerden 100, 125
Leberentzündung, ansteckende **235**
Lebererkrankung 108, 129
Leberfunktion, gestörte 105
Leberleiden 55, 75, 90, 99, 105, 121, 127, 235, 268
Lebermittel **294,** 347
Leberschäden **235**
Leberschmerzen 340
Leberschontherapie 268
Leberschwellung 71, 138, 218
Leberstauungen 343
Leberstoffwechsel, günstige Wirkung auf den 375
Leberstörungen 147, 191
Leibschmerzen 66
Leibschmerzen vor der Periode, heftige 324
Leistungsabfall **105**
Leistungsminderung 196
Lichtscheu **64**
Lidrandentzündung **63, 117,** 344
Lidwinkeln, Brennen in den **64**
Lidzuckungen 118
Luftröhrenkatarrhe 389
Luftwege, Katarrhe der 320
Lunge 330
Lungenemphysem 168, **175,** 179, 426
Lungenentzündung 303
Lungenleiden 54, 104, 105, 121, 171, 284, **314**
Lungentuberkulose 310
Lymphdrüsen, Entzündungen der 99

Madenwürmer 246, 265
Magen 330

Magen, Anregung der Saftproduktion im 75
Magen, Erschlaffungszustände 125, **325**
Magen, Kräftigung 56
Magen, Krampfzustände 125
Magen, saftloser **125**
Magen, schlaffer **125**
Magenbeschwerden 54, 61, 64, 80, 107, 125, 162, 179, **184**, 231, 241, 251, 256, 331, 350, 377, 379
Magenbeschwerden, akute **186**
Magenbeschwerden, krampfartige **209**
Magenbeschwerden, nervöse 123
Magendruck **184**
Magenentleerung, Störungen der 125, 325
Magengeschwüre **186, 199**, 270, 303, 332
Magenkrämpfe **256**
Magenleiden 105, 198
Magenmittel 74, 123, 347
Magenschleimhautentzündung **186**, 217
Magenschmerzen 66, 102, 108, 115
Magenschwäche **394**
Magensekretion, Störungen der **405**
Magenstärkung 56
Magenstörungen 72, 75, 85, 89, 147, 191, 196
Magenverstimmungen 73, 102
Magenverstimmung der Wiederkäuer 145
Malaria 305, 306
Mandeln, entzündete 102, 178, **333**
mangelnde Konzentration infolge von Sorgen 150
Marschblasen 253
Masern 62, 98, 100
Massage 404
Menstruationsbeschwerden 71, 167, 256, 351, 435
Menstruationskoliken 85, 145
Migräne 207, 220, 247, 250, 319, 343, 380, 444
Migräne mit schwerer Übelkeit 138
Milchschorf 320, 321, 410, 424
Milchsekretion, Anregung der 92, 136, 203, 439
Milchsekretion, mangelnde 296
Milz, Erkrankungen der 151
Milzleiden 312
Mittel gegen Blähungen **208**
Mittelohreiterung, chronische 361
Monatsblutung 107
Monatsblutungen, schmerzhafte 145
Monatsblutung, übermäßige 140, 286, 431
»müdes« Herz, Leistungsverbesserung 242
Mumps 62
Mund, Entzündungen im 115, 179, 275, **333**, 353, 390, **407**
Mund, Gurgelmittel bei Entzündungen im 217, 236
Mund, Infektionen im 116
Mundgeruch, übler 75
Mundpflege 390
Mundpflegemittel 416
Mundschleimhaut, entzündete 62, 165, 186, 416
Mundspülen 83, 108
Muskelrheumatismus 235, 294
Muskelschmerzen 61, 303

Nachtschweiß in den Wechseljahren 321
Nagelbetteiterungen 324
Nagelbetteiterungen, Breiverband bei 92
Nagelbettentzündungen **199**, 240
Nahrungsmittelvergiftungen 250
Nasenbluten 85, 291, 319
Nasenkatarrh 62
Nässende Ekzeme 71, **117**, 156, 177
Nebenhöhlenentzündungen, akute 370
Nerven, Beruhigung von überreizten 213
Nerven, Überempfindlichkeit der sensiblen 186
Nervenberuhigungsmittel 336
Nervenleiden 52, 75, 418
Nervenschmerzen 89, 231
Nervenschmerzen als Folge von Verletzungen 182
Nervenschwäche 105
nervöse Erregung **174**
nervöse Erschöpfung **150**, 272
nervöse Galle 256
nervöse Herzbeschwerden 143, 241
nervöse Herzstörungen 229, 245
nervöse Magenbeschwerden 123
nervöse Reizzustände 316
nervöse Unruhe 73
nervöses Herz, Beruhigung **349**
nervöses Herzklopfen 85, 87
Nervosität 98, 411
Nesselausschläge 207
Nesselsucht 100, 222, 382
Neuralgien 119, 294, 314, 316, 332, 360
Neuralgien, Kopf- 162
neuralgische Gesichtsschmerzen 118
Neuropsychotherapie 448
Neurosen, Herz- 411
neurovegetative Störungen 247
niederer Blutdruck **271**
Niere, Beschwerden 54
Niere, Blutungen der 81
Niere, Entgiftungsmittel der 69
Niere, Organspezifikum der 146
Nieren, empfindliche 211
Nierenbeckenentzündung 80
Nierenbeschwerden 69
Nierenentzündung 93, 98, **146**
Nierenentzündungen, chronische 146
Nierengrieß 71
Nierenkatarrh, chronischer 358
Nierenleiden 70, **103**, 104, 105, 212, 284
Nierenleiden mit Koliken und Blutungen 80
Nierenschwäche 138
Nierensteine 71, 82, 85, 93, 100, 156, 302
Nierentätigkeit, mangelhafte 105
Nikotinvergiftung 124

Oberbauch, Druckgefühl im 391
Ödeme 410
offene Beine **76**, 199, 235, 249, 299
offene Beine, Breiverband **92**
Ohren, entzündete 186
Ohrensausen älterer Menschen 89
Ohrenschmerzen 314, 336, 360, 361, 370
Ohrgeräusche 85

Panaritien, Breiverband bei 92
Panaritium **199, 253**, 324
Parametropathia spastica 286
Paratyphus 376
Periode, heftige Leibschmerzen vor der 324
Periode, schmerzhafte 264
Periode, unregelmäßige 107, 436
Periodenbeschwerden 174
Periodenschmerzen 253, 258, 332, 378
Phlegmonen, Breiverband bei 92
Pilzerkrankungen 344
Pilzwachstum, Hemmung 111, 416
Platzangst 380
Podagra 336
Potenzmittel 301
Potenzsteigerung 272, 466
Prellungen 61
Prostataerkrankungen **422**
Prostataleiden 64, 138, 143, 210, 358
Psoriasis 217, **424**
Psychosen 418

Quetschungen **60**, 264

Rachen, Entzündungen im 83, 115, **275**, 333, 353
Rachen, Gurgelmittel bei Entzündungen im 217, 236
Rachen, Reizerscheinungen im 175
Rachen, Schleimhautentzündungen im 165
Rachenraum, Desinfektionsmittel im 408
Rachenraum, Entzündungen im 116, 390
Rachenschleimhaut, entzündete 186, 251, 416
Rauchen, Abgewöhnen 315
Redner, Stimmpflege für 251
Regelbeschwerden **145**
Regelblutung, schmerzhafte **286**
Reizblase 210, 284
Reizerscheinungen in Mund und Rachen 175
Reizhusten **175, 178**, 179, 217, 263, 310
Reizkörpertherapie, unspezifische 388
Reizleitungsstörungen 82, 229
Reizleitungssystem, Erregbarkeit im 82
Reizmilderung 195
Reiztherapie, unspezifische 357
Reizüberflutung 241
Reizzustände, nervöse **65**, 316
Rekonvaleszenz 23
Resistenzsteigerung des Organismus 253
Rheuma 151, 157, 213, **227**, 264, 278, **303**, 320, 389
Rheuma, Einreibung bei 61
Rheuma, Gelenk- 80, 237
Rheuma, Muskel- 235, 294
rheumatische Beschwerden 105, **283, 341**
rheumatische Beschwerden, Vorbeugung gegen 172
rheumatische Erkrankungen im weitesten Sinn 342
rheumatische Schmerzen 302
rheumatische Zahnerkrankungen 437
Rheumatismus 61, 64, 71, 82, 88, 93, 98, **100**, 105, 112, 130
Rhythmusstörungen **349**
Rhythmusstörungen verschiedenster Art 82
Rippenfellentzündung 100
Roemheld-Syndrom **396**
Röntgenstrahlenverbrennungen 373
Röteln 199
Ruhr 228, 281

saftloser Magen **125**
Sänger, Stimmpflege für 251
saures Aufstoßen 184, **199**
Scharlach 62, 98, 100
Scheide, Juckreiz im Bereich der 321
Schilddrüse, Überfunktion der 111, 143, 164
Schilddrüsenüberfunktion, leichtere Formen der **359**
schlaffer Magen **125**
Schlaflosigkeit **65**, 66, 73, 86, **150**, 177, 411
Schlaflosigkeit, nervöse **65**
Schlafmittel 411, 448
Schlafstörungen 138, 196
Schlafstörungen älterer Leute 343, **387**
Schlaftee 241
schlecht heilende Wunden 74, 76, 253
schlechte Durchblutung des Herzens 164
Schleim, gegen zähen 376

Schleim lösen 103
Schleimhautentzündungen in Mund und Rachenraum 165, 416
Schleimhautentzündungen verschiedenster Art 352
Schleimhautkatarrhe 112
Schleimhäute, Entzündungen **333**
schleimiger Auswurf 64
Schmerzen, krampfartige 184
Schnupfen 62, 64, 112, **119**
Schnupfen, Vorbeugungsmittel gegen **369**
Schnupfen, Vorbeugung **222**
Schnupfenmittel für Kleinkinder und Säuglinge **172**
Schnupfensalbe 231
Schonkost 150
Schrumpfniere 393
schrundige Hautaffekte 217
Schuppenbildung 88
Schuppenflechte 158, 217, 250, 309, **424,** 439
schuppige Kopfhaut **194**
Schwäche, allgemeine 75
Schwächeanfälle 61
Schwächeerscheinungen 465
Schwächezustände 23, 72, 105, 150
Schwächezustände, chronische 271
Schwangere 211
Schwangerschaft 380
Schwangerschaftserbrechen **80**
Schweiß an Händen und Füßen 92
Schweißabsonderung, Herabsetzung der 222, 275
Schweißfüße 117, 237
schweißhemmendes Mittel **276**
Schwermut 343
Schwindelanfälle 245
Schwitztee bei fieberhaften Erkältungskrankheiten **172**
Scrophulose 99
Sedativum **150,** 267
Seekrankheit, Mittel gegen 463
Sehkraft, Stärkung der 341
Sexualität, Störungen der 231
sexuelles Stimulans 455
Sinnesnerven, Überempfindlichkeit der 186
sklerotische Veränderungen der Herzkranzgefäße **349**
Skrofulose 99, 111
»skrophulöse« Kinder **64**
Sodbrennen 85, **303**
Sommerdurchfälle 376
Sommersprossen 238
Sonnenbrand 100
Speichelfluß, Anregung 437
Spülmittel bei Entzündungen in Mund und Rachen 236
Spulwürmer 265, 315, 450
stärkendes Augenwasser 149
Stärkung der Abwehrkräfte **253**
Staublunge **115,** 168, **175,** 179
Stauungserscheinungen **88**
Steigerung der Arbeitsleistung 381
Stein-Diathese **227**
Steingalle, Beruhigung der **227**
Steingalle, unruhige 90, **256**
Steinleiden 52, 75
Stimme, überanstrengte 62, 102
stinkender Stuhl 75, 107
Stirnkopfschmerzen 64, 235
Stoffwechselstörungen 88, 105, 151
Stomachika 123
Störungen der Magenentleerung 125
Störungen der Sexualität 231
Stuhl, harter **134**
Stuhlträgheit, chronische **217**
Stuhlverstopfung 71, 74, 105, **422,** 427
stumpfe Verletzungen 76
Syphilis 424

Teilbäder bei Frostbeulen 151
Teilbäder bei Grind 151
Tetanus 411
Tiermedizin, Abführmittel in der 446
Tiermedizin, Eutersalbe gegen Verhärtungen und Entzündungen am Kuheuter 404
Tiermedizin, Kampfersalben bei Verstauchungen 395
Tiermedizin, Kampfersalben bei Zerrungen 395
Tiermedizin, Magenverstimmung der Wiederkäuer 145
Tiermedizin, Verrenkungen 404
Tiermedizin, Verstauchungen 404
Tiermedizin, Zerrungen 404
Tonikum 249
Tonisierung des Verdauungstraktes 184
Trigeminusneuralgie 89, 360
trockener Husten 364
Typhus 376

Übelkeit 75, 102, 257
Übelkeit, Migräne mit schwerer 138
übelriechende Stühle 107, 257
überanstrengte Stimme 102
Übererregbarkeit **349**
Überfunktion der Schilddrüse 111
Überreiztheit, geistige 66
übler Körpergeruch 172
übler Mundgeruch 75
Ulcus cruris 235
Umlauf **199**
Umschläge bei Eiterungen 74
Umschläge bei schlecht heilenden Wunden 74
Umstimmung der schwächlichen Konstitution **64**
unregelmäßige Periode 107
Unregelmäßigkeiten des Herzens 98
Unruhe älterer Menschen 177
Unruhe, nervöse 73
»unruhige Galle« **351**
unspezifische Reizkörpertherapie 388
Unterleib, krampfartige Schmerzen im **286**
Unterleibskrämpfe der Frau 145
Unterleibsorgane, Krankheiten der 272
Unterleibsschmerzen 282
Unterschenkelgeschwüre 235, 273
Unterschenkelgeschwüre, Breiverband **92**
Uterus 247

Vaginal-Schleimhaut, entzündete 186
vegetative Dystonie 164, **213**
vegetative Dystonie des kleinen Beckens **286**
Venenentzündungen **61,** 199
Venenleiden 76, 390
Venenmittel **273**
Venenpflege **61,** 390
Verbesserung des Galleflusses 75
Verbrennungen 100, 117, 199
Verbrennungen, Röntgenstrahlen- 373
Verdauung, Förderung der 94
Verdauungsbeschwerden, akute 391
Verdauungsbeschwerden, chronische 391
Verdauungsbeschwerden mit Blähungen 378
Verdauungshilfe 124, **374**
Verdauungssaftproduktion, Aktivierung der 108
Verdauungsschwäche 125, 191, 220
Verdauungsstörungen 85, 197
Verdauungstrakt, Anregungsmittel für die Drüsen 363
Verdauungstrakt, Tonisierung 184
Vergiftung durch unsachgemäße Anwendung 33
Verkrampfungen, seelisch bedingte 66
Verletzungen, Nervenschmerzen als Folge von 182
Verletzungen, stumpfe 76
Verrenkungen **76,** 303
Verrenkungen, Einreibung bei 61
Verschleimung 94, **175,** 228
Verschleimung der Atmungsorgane 102
Verstauchungen **76,** 182, 264, 303
Verstauchungen, Einreibung bei 61
Verstopfung 52
Verstopfung, chronische 66, 129
Völlegefühl 125, **184,** 391
Vorbeugung gegen rheumatische Beschwerden 172
Vorbeugungsmittel gegen Erkältungen **172**
Vorhofflimmern 82
vorzeitiges Altern **197**
Wadenkrämpfe 145
Wadenkrämpfe, nächtliche 286
Wallungen, Kopfschmerzen mit 89
Warten auf den Schlaf **66**
Warzen 52, 217, **294**
»Wasser in den Augen« bei Luftzug **64**
Wasserausscheidung, Anregung zur 284
Wasserstauungen **146, 156**
Wassersucht 156, **302,** 313, 368
wassertreibende Mittel **88,** 156
wassertreibende Wirkung **93**
Wasserstauungen im Körper 130, 138
Wassersucht 85, 93, 110, 129
Wechseljahre, Beschwerden der 140, 380
Wechseljahre, Nachtschweiß 321
Wehenschwäche 247
Wiederkäuer, Magenverstimmung der 145
Windpocken 98
Wundbehandlung **253,** 285, **309,** 352, 390
Wunden **76**
Wunden aller Art, Heilung von **306**
Wunden, schlecht heilende **60,** 76, 176, 186, 253
Wunden, schmierige **60**
Wunden, Umschläge bei schlecht heilenden 74
wundgelaufene Hautstellen 253
Wundheilung 138
Wundheilung, Förderung der 182
Wundpuder 71
Wundrose 309
Wurmkrankheiten 54
Wurmmittel 265
Wurmmittel, Band- 450
Würmer 286, 351, 450
Würmer, Band- 210, 363, 405
Würmer, Maden- 246, 265
Würmer, Spul- 265, 315

Zahnerkrankungen, rheumatische 437
Zahnfleisch, Entzündungen am 83, 115, 179, 251, **275, 333,** 353, **407**
Zahnfleisch, Bepinseln 407
Zahnfleisch, Gurgelmittel bei Entzündungen am 217
Zahnfleisch, Kräftigung 102
Zahnfleischbluten 231
Zahnschmerzen 186, 218, 238, 314
Zahnungsdurchfälle **421**
Zellgewebsentzündungen **76**
Zellgewebsentzündungen, Breiverband bei 92
Zerreißungen von Muskeln und Sehnen **60**
Zerrungen 61, **76**
Zerrungen von Muskeln und Sehnen **60**
Zuckerkrankheit 93
Zwölffingerdarmgeschwüre **199**

# Heilpflanzen in der Homöopathie

## Das Wesen der Homöopathie

Die Heilpflanze spielt in der Homöopathie neben Mineralien und tierischen Ausgangsstoffen eine ganz besondere Rolle. In diesem Buch ist deshalb in den Steckbriefen der einheimischen und fremdländischen Heilpflanzen, die homöopathisch verwendet werden, ein Abschnitt »Anwendung in der Homöopathie« eingefügt. Darin wird mitgeteilt, aus welchen Pflanzenteilen die Homöopathie ihre Homöopathika bereiten läßt, gegen welche Beschwerden die Urtinkturen (∅), die auch Essenzen genannt werden, oder die Verdünnungen (Dilutionen = Potenzen) eingesetzt werden. Der Laie ist nun vielleicht versucht, »munter drauflos zu therapieren«, denn der große Irrtum, daß homöopathische Mittel in jedem Fall ungefährlich sind, und wenn sie nicht helfen, wenigstens auch nicht schaden, ist bis heute weit verbreitet. Gefährliche Vergiftungen sind zwar nicht zu befürchten, doch wenn ein Mittel wirksam ist, muß es im Organismus zu Reaktionen führen – also darf man es auch nicht als »harmlos« abtun.

Die Homöopathie ist eine ernst zu nehmende Heilmethode, die zwar ganz anders vorgeht als die Schulmedizin, die jedoch dann, wenn »alle Voraussetzungen stimmen«, erstaunliche Heilerfolge zu verzeichnen hat, auch in akuten Fällen.

»Wenn alle Voraussetzungen stimmen« – das schränkt bei vielen Beschwerden eine Selbstbehandlung mit Homöopathika ein, weil sehr viel Erfahrung, sehr viel Mühe und Umsicht erforderlich sind, das passende »Simile« zu finden und richtig einzusetzen – das nämlich ist Voraussetzung für den Erfolg einer homöopathischen Behandlung.

Dennoch sollte im vorliegenden Buch auf Informationen über die homöopathische Anwendung von Heilpflanzenzubereitungen nicht verzichtet, und es sollten die Möglichkeiten aufgezeigt werden, die eine homöopathische Behandlung unter Anleitung eines Fachmanns bietet. Wer die Angaben in diesem Buch so versteht, der wird nicht zum »homöopathischen Kurpfuscher«.

Denn wenn sich ein Apotheker in besonderem Maße der Heilpflanzen annimmt, so wird er zwangsläufig auch mit der Verwendung der Homöopathika, die aus Heilpflanzen gewonnen werden, vertraut. Es eröffnen sich ihm Möglichkeiten, in seiner Beratertätigkeit da und dort auf Homöopathika hinzuweisen, die bei bestimmten Beschwerden – richtig dosiert – erfolgreich angewendet werden können. Die Erfolgs- oder Mißerfolgsmeldung führt dann zur ganz persönlichen Erfahrung.

### Ähnliches mit Ähnlichem behandeln

Der Arzt *Dr. Samuel Hahnemann,* 1755 in Meißen geboren, 1843 in Paris gestorben, hat diese Heilmethode begründet. Eine Zeit, in der sich die Schulmedizin in einer Sackgasse befand, in der man genaugenommen Unbekanntes mit Unbekanntem kurierte, also am Patienten »herumpfuschte«, bereitete den Boden für

Hahnemanns Überlegungen. Ein Mann mit großem theoretischen Wissen über die Naturkunde und mit guter Beobachtungsgabe begann damit, an sich und seinen Schülern Arzneimittelprüfungen vorzunehmen. Diese Prüfungen am Gesunden waren eine der Grundlagen seiner Lehre. Tierische, mineralische und in großer Menge auch pflanzliche Stoffe wurden ausprobiert und die Arzneimittel nach bestimmten Vorschriften zubereitet. So kannte er vorab genauestens die Wirkung seiner Arznei auf den gesunden Menschen.

Alle Krankheiten – so war die Auffassung von Hahnemann – sind auf Störungen des Stoffwechselgeschehens beim Menschen zurückzuführen. Die Beschwerden sind daher Hinweise auf die vielen möglichen Veränderungen im Gefüge und im Zusammenwirken aller Körperkräfte. Die gleiche Krankheit, so glaubte er, zeige sich bei fast allen Menschen anders, weil Konstitution und Psyche, ja selbst die jeweilige Stimmungslage bei gleichem Leiden unterschiedliche Auswirkungen zeige. Daher sei die Betrachtung, Beobachtung und Behandlung des ganzen Menschen vonnöten, um erfolgreich zu sein. Hahnemann wollte nicht die Krankheit heilen, sondern den kranken Menschen.

Weiterhin sah Hahnemann ein Medikament nicht allein als Mittel gegen ein bestimmtes Symptom an, sondern als Mittel zur Aktivierung der körpereigenen Abwehrkräfte. Bei den Arzneimittelprüfungen am Gesunden beobachtete Hahnemann, dessen Aufmerksamkeit auch den kleinsten Dingen galt, daß bestimmte Stoffe genau erkennbare und beschreibbare Wirkungen zeigen und Beschwerden hervorrufen, die zuweilen sehr ausgeprägt sind. Die Versuchsperson gibt beispielsweise an, daß sich der Schmerz als brennender Schmerz bemerkbar macht, daß er am Abend heftiger ist als am Tage, daß Wärme ihn verschlimmert, daß dabei Durst verspürt wird. Wenn es sich um Kopfschmerzen handelt, so ist es nicht gleichgültig, wo der Schmerz lokalisiert ist und ob dabei Hitze oder Kältegefühl vorhanden ist; selbst die Gemütsverfassung ist für das »Arzneimittelbild« von Bedeutung.

Und dann entdeckte Hahnemann, daß genau das Mittel, das diese Beschwerden auszulösen vermag, als Arzneimittel gewählt werden muß, um die Krankheit, die diese Beschwerden hervorruft, günstig zu beeinflussen. Je größer die Ähnlichkeit der Krankheit mit dem »Arzneimittelbild« ist, desto größer ist der Heilungserfolg oder vorsichtiger: die Heilungsaussicht. »Similia similibus curentur! = Ähnliches möge mit Ähnlichem behandelt werden« – das ist eine wichtige Regel der Homöopathie. Übrigens hat diese Regel auch zur Bezeichnung »Homöopathie« geführt, denn im Griechischen heißt homoios = ähnlich und pathos = das Leiden, die Krankheit. Und bald fand man die Gegenbezeichnung, nämlich »Allopathie« (aus allos = anders und pathos = das Leiden, die Krankheit), für die Behandlungsmethode, bei der das Medikament ausschließlich als ein Gegenmittel anzusehen ist.

## Die homöopathische Dosierung

Man kennt den Ausspruch des Paracelsus, daß es die Dosis alleine ausmache, ob ein Stoff giftig oder heilsam sei. Das akzeptierte Hahnemann sogleich, weil es ihm seine Beobachtungen bestätigte. Später wurde diese seine Einsicht als die nach den Entdeckern benannte Arndt-Schulzesche Regel erkannt; sie lautet: Kleine Reize fachen die Lebenstätigkeit im Organismus an, mittelstarke fördern sie, starke hemmen sie und stärkste heben sie auf. Hahnemann folgerte weiter, daß es notwendig sei, seine Arzneimittel, die »Homöopathika« so zu dosieren, daß sie als Heilmittel brauchbar wurden. Es entstanden die Potenzen = Verdünnungen = Dilutionen.

Wer das bisher Gesagte bedacht hat, der findet keinen Widerspruch in der Tatsache, daß Verdünnung gleich Potenzierung (Verstärkung) sein kann, oder besser: nach der Arndt-Schulzeschen Regel sein muß!

Die homöopathischen Potenzen stellt man aus der Urtinktur (∅) durch Vermischen mit Alkohol oder Wasser oder durch Verreiben mit Milchzucker her. Nach Hahnemann erreicht man so eine Dynamisierung des Arzneistoffes.

Seine Versuche führten zur Einführung des sogenannten Centesimalsystems (centum = hundert), denn 1 Teil der Ursubstanz wurde mit 99 Teilen Alkohol oder Wasser verdünnt oder mit 99 Teilen Milchzucker gut verrieben. Das Ergebnis war $C_1$. Ein Teil $C_1$ mit 99 Teilen Alkohol oder Wasser verdünnt oder mit 99 Teilen Milchzucker verrieben, ergibt $C_2$ usw.
Aber später entschieden sich Hahnemanns Schüler auf Anregung des Homöopathen Constantin Hering für ein anderes Verdünnungssystem (Potenzierungssystem), das sogenannte Dezimalsystem (decem = zehn). Statt mit 99 Teilen Trägersubstanz (Wasser, Alkohol oder Milchzucker) zu verdünnen, verdünnte man mit nur 9 Teilen. Die Dilutionen nannte man entsprechend $D_1$, $D_2$, $D_3$ usw. Dieses Dezimalsystem ist das bei uns gebräuchliche System. Hahnemann sagt im »Organon«, seinem viel beachteten Werk: »Man nennet diese Bearbeitung Dynamisieren, Potenzieren (Arzneikraft-Entwicklung) und die Produkte Dynamisationen oder Potenzen in verschiedenen Graden«.
Diese Dynamisierung war und ist heute noch Anlaß für die Gegner der Homöopathie, darüber zu lächeln, weil sie der Meinung sind, daß derartige Verdünnungen (für sie Abschwächungen) keine Wirkung zeigen könnten. Aber bedenken wir, daß einige Gamma ($^1/_{1000}$ mg) eines Hormons im Körper gewaltige Wirkungen haben, bedenken wir, daß das Gentopikrin (ein Bitterstoff aus dem Enzian) in einer Verdünnung von 1 : 50 000 noch deutlich bitter schmeckt, und daß das Merkaptan (eine gasförmige Schwefelverbindung) in der Luft in einer Konzentration von nur 1 : 10 Millionen bei Menschen noch Übelkeit, Benommenheit und Brechreiz hervorrufen kann.
Selbst die so viel belächelten Hochpotenzen, weil nach Lohschmidt bei $D_{23}$ pro Liter nur noch ein Molekül in der Arznei schwimmen kann und in höheren Verdünnungen absolut nichts mehr darin enthalten ist, sind heute unter anderen Gesichtspunkten als damals zu sehen. Nicht das Stoffliche ist hier ausschlaggebend, sondern die energetische Kraft, die durch das Potenzieren entfaltet wird, zeigt Wirkung. Die Kernphysik wird als Beweis angeführt.

## Über die Therapie

Die Therapie mit Homöopathika muß die ganze Persönlichkeit des Patienten erfassen – sie muß sich bemühen, von den vielen Möglichkeiten der Behandlungsart die herauszufinden, die den größten Erfolg verspricht. Alle die Symptomenbilder (Arzneimittelbilder), die sich bei der Arzneimittelprüfung am Gesunden gezeigt haben, muß sie mit den Symptomen des Patienten zur Deckung zu bringen versuchen. Da dies nur selten ganz zu verwirklichen ist, muß die größte Ähnlichkeit gesucht werden.
Daraus wird erneut deutlich, daß Selbstmedikation sehr oft unmöglich ist. Die Kenntnisse eines Laien reichen nicht aus, um in jedem Fall erfolgreich zu sein.
Ich hoffe, daß es mir gelungen ist, das Wesen der Homöopathie in wenigen Sätzen darzustellen. Neben dieser echten homöopathischen Behandlung wird der Homöopath auch die äußerliche Behandlung mit Salben, Bädern und Umschlägen, mit Gurgelmitteln und Inhalationen nicht vernachlässigen. Von Heilpflanzen, die sich dafür eignen, wird dann häufig die Urtinktur (∅) gebraucht, die nach Vorschrift zur Anwendung zu verdünnen ist. Auch werden Salben bereitet, die Wirkstoffe aus dem Pflanzenreich enthalten, zum Beispiel Hamamelis, Beinwell, Arnika, Kamille, Osterluzei. Damit werden Symptome behandelt, was der Homöopathie im engeren Sinne zwar widerspricht; doch hier sind es unterstützende Maßnahmen.
Die Meinung, daß nur chronische Krankheiten ein Fall für die Homöopathie sind, ist nicht haltbar. Gerade auch bei akuten Leiden wirkt das richtige »Simile« oftmals überzeugend. Wenn gelegentlich statt der Dilutionen (Potenzen) die homöopathische Urtinktur (∅) innerlich gebraucht wird, so ist das, von der Stärke gesehen, eine allopathische Behandlung; dennoch handelt es sich um das richtige »Simile«.
Samuel Hahnemann, der Begründer der Homöopathie, mußte unendlich viele Angriffe über sich ergehen lassen, aber er darf dennoch als der Sieger im Streit der Meinungen bezeichnet werden, denn Homöopathie hat sich durchgesetzt und ihre Anhänger mehren sich.

# Verzeichnis der Homöopathika

In diesem Verzeichnis sind alle Homöopathika aufgeführt, deren Anwendung und Dosierung in diesem Buch beschrieben werden. Darunter stehen der deutsche und der lateinische Name der Heilpflanze, aus der das Homöopathikum bereitet wird. Alle Homöopathika erscheinen noch einmal im Sach-Register auf Seite 481.


**Absinthium** 351
Wermut *(Artemisia absinthium L.)*

**Aconitum** 119
Eisenhut *(Aconitum napellus L.)*

**Adonis vernalis** 143
Frühlings-Adonisröschen *(Adonis vernalis L.)*

**Aesculus hippocastanum** 273
Roßkastanie *(Aesculus hippocastanum L.)*

**Allium cepa** 370
Zwiebel *(Allium cepa L.)*

**Allium sativum** 197
Knoblauch *(Allium sativum L.)*

**Anagallis arvensis** 52
Ackergauchheil *(Anagallis arvensis L.)*

**Anisum** 59
Anis *(Pimpinella anisum L.)*

**Arctium lappa** 194
Klette *(Arctium lappa L.)*

**Aristolochia** 253
Osterluzei *(Aristolochia clematitis L.)*

**Arnika** 61
Arnika *(Arnica montana L.)*

**Arum** 62
Aronstab, gefleckter *(Arum maculatum L.)*

**Avena sativa** 150
Hafer *(Avena sativa L.)*

**Belladonna** 332
Tollkirsche *(Atropa belladonna L.)*

**Berberis** 80
Berberitze *(Berberis vulgaris L.)*

**Boldo** 377
Boldo *(Peumus boldus Molina)*

**Borago officinalis** 97
Boretsch *(Borago officinalis L.)*

**Bryonia** 367
Zaunrübe *(Bryonia diocia Jacq.)*

**Cactus** 378
Cactus *(Cereus grandiflorus Miller)*

**Caltha palustris** 323
Sumpfdotterblume *(Caltha palustris L.)*

**Camphora** 395
Kampfer *(Cinnamomum camphora [L.] Siebold)*

**Carduus marianus** 235
Mariendistel *(Silybum marianum [L.] Gaertner)*

**Cetraria** 179
Isländisch Moos *(Cetraria islandica [L.] Ach.)*

**Chamomilla** 186
Kamille *(Matricaria chamomilla L.)*

**Chelidonium** 294
Schöllkraut *(Chelidonium majus L.)*

**Chimaphila umbellata** 358
Wintergrün *(Chimaphila umbellata L.)*

**China** 379
China *(Cinchona pubescens Vahl)*

**Cimicifuga** 380
Schlangenkraut *(Cimicifuga racemosa [L.] Nutt.)*

**Colchicum** 162
Herbstzeitlose *(Colchicum autumnale L.)*

**Condurango** 399
Kondurango *(Marsdenia cundurango Reichenbach f.)*

**Convallaria** 229
Maiglöckchen *(Convallaria majalis L.)*

**Crataegus** 349
Weißdorn *(Crataegus oxyacantha)*

**Curcuma** 403
Kurkuma *(Curcuma longa L.)*

**Dictamnus albus** 107
Diptam *(Dictamnus albus L.)*

**Digitalis Purpurea** 138
Fingerhut, roter *(Digitalis purpurea L.)*

**Drosera** 310
Sonnentau *(Drosera rotundifolia L.)*

**Echinacea** 309
Sonnenhut *(Echinacea angustifolia DC.)*

**Equisetum hiemale** 284
Schachtelhalm *(Equisetum arvense L.)*

**Eukalyptus** 385
Eukalyptus *(Eucalyptus globulus Labill.)*

**Foeniculum** 136
Fenchel *(Foeniculum vulgare Miller)*

**Fragaria** 127
Erdbeere *(Fragaria vesca L.)*

**Galeopsis** 171
Hohlzahn *(Galeopsis segetum Necker)*

**Gentiana lutea** 125
Enzian *(Gentiana lutea L.)*

**Geranium maculatum** 274
Storchschnabel, gefleckter *(Geranium maculatum L.)*

**Gratiola** 147
Gottesgnadenkraut *(Gratiola officinalis L.)*

**Guajacum** 389
Guajak *(Guajacum officinale L.)*

**Hamamelis** 390
Hamamelis *(Hamamelis virginiana L.)*

**Hedera Helix** 111
Efeu *(Hedera helix L.)*

**Humulus lupulus** 174
Hopfen *(Humulus lupulus L.)*

**Hyoscyamus** 316
Stechapfel *(Datura stramonium L.)*

**Hypericum** 182
Johanniskraut *(Hypericum perforatum L.)*
**Ipecacuanha** 376
Brechwurzel *(Cephalis ipecacuanha [Brotero] A. Richard)*
**Lamium album** 324
Taubnessel, weiße *(Lamium album L.)*
**Leonurus cardiaca** 164
Herzgespann *(Leonurus cardiaca [L.] Benth.)*
**Levisticum** 220
Liebstöckel *(Levisticum officinale Koch)*
**Linaria** 219
Leinkraut *(Linaria vulgaris Mill.)*
**Lycopodium** 71
Bärlapp *(Lycopodium clavatum L.)*
**Lycopus virginicus** 359
Wolfstrapp, virginischer *(Lycopus virginicus L.)*
**Melilotus** 319
Steinklee *(Melilotus officinalis [L.] Pallas)*
**Menyanthes** 89
Bitterklee *(Menyanthes trifoliata L.)*
**Mezereum** 299
Seidelbast *(Daphne mezereum L.)*
**Millefolium** 286
Schafgarbe *(Achillea millefolium)*
**Ononis spinosa** 156
Hauhechel *(Ononis spinosa L.)*
**Origanum Majorana** 231
Majoran *(Origanum majorana L.)*
**Paris quadrifolia** 118
Einbeere *(Paris quadrifolia L.)*
**Passiflora** 411
Passionsblume *(Passiflora incarnata L.)*
**Petasites** 256
Pestwurz *(Petasites hybridus [L.] Gaertn.)*
**Phaseolus nanus** 93
Bohne *(Phaseolus vulgaris L. var. nanus L.)*
**Pimpinella alba** 85
Bibernelle *(Pimpinella major [L.] Hudson)*
**Plantago major** 314
Wegerich *(Plantago major L.)*
**Polygala amara** 203
Kreuzblume, bittere *(Polygala amara L.)*
**Potentilla anserina** 145
Gänsefingerkraut *(Potentilla anserina L.)*
**Pulsatilla** 207
Küchenschelle *(Pulsatilla vulgaris Mill.)*
**Ranunculus bulbosus** 153
Hahnenfuß, knolliger *(Ranunculus bulbosa L.)*
**Ratanhia** 417
Ratanhia *(Krameria triandra Rutz et Pavon)*
**Rauvolfia serpentina** 418
Rauwolfia *(Rauvolvia serpentina [L.] Benth.)*
**Rhamnus catharticus** 204
Kreuzdorn *(Rhamnus catharticus L.)*
**Rheum** 421
Rhabarber *(Rheum palmatum L. var. tanguticum Maximowicz)*
**Rumex** 282
Sauerampfer, krauser *(Rumex crispus)*
**Ruta graveolens** 267
Raute *(Ruta graveolens L.)*
**Salvia officinalis** 276
Salbei *(Salvia officinalis L.)*
**Sambucus nigra** 172
Holunder *(Sambucus nigra L.)*
**Sanguisorba** 353
Wiesenknopf *(Sanguisorba officinalis L.)*
**Sarothamnus** 82
Besenginster *(Sarothamnus scoparius [L.] Wimmer)*
**Sarsaparilla** 424
Sarsaparille *(Smilax regelii Killip et Morton)*
**Scrophularia nodosa** 99
Braunwurz *(Scrophularia nodosa L.)*
**Secale cornutum** 247
Mutterkorn *(Claviceps purpurea [Fries] Tulasne)*
**Senega** 426
Senega *(Polygala senega L.)*
**Senna** 427
Senna *(Cassia angustifolia Vahl)*
**Sinapis** 303
Senf, schwarzer *(Brassica nigra [L.] W. D. J. Koch)*
**Solidago virga aurea** 146
Goldrute *(Solidago virgaurea L.)*
**Spirea ulmaria** 313
Spierstrauch *(Filipendula ulmaria [L.] Maxim.)*
**Stellaria media** 340
Vogelmiere *(Stellaria media [L.] Vill.)*
**Symphytum** 76
Beinwell *(Symphytum officinale L.)*
**Taraxacum** 227
Löwenzahn *(Taraxacum officinale Weber)*
**Trifolium arvense** 236
Mäuseklee *(Trifolium arvense L.)*
**Urtica urens** 100
Brennessel *(Urtica urens L.)*
**Valeriana** 66
Baldrian *(Valeriana officinalis L.)*
**Veratrum album** 250
Nieswurz, weiße *(Veratrum album L.)*
**Verbascum** 360
Wollblume *(Verbascum densiflorum Bertolini)*
**Verbena** 120
Eisenkraut *(Verbena officinalis L.)*
**Vinca** 177
Immergrün *(Vinca minor L.)*
**Viola odorata** 336
Veilchen, wohlriechendes *(Viola odorata L.)*
**Viola tricoloris** 321
Stiefmütterchen *(Viola tricolor L.)*
**Viscum album** 245
Mistel *(Viscum album L.)*
**Zingiber** 394
Ingwer *(Zingiber officinale Roscoe)*

# Heilkräuter als Gewürze

Nur einen Augenblick wird man überrascht sein, wenn im Zusammenhang mit Heilpflanzen von Gewürzen die Rede ist. Dann aber wird man sich an den Kümmel im Kraut, den Anis im Brot, den Wermut oder den Beifuß im Gänsebraten, die Salbei in Suppen und Eintöpfen und noch viele andere aromatische Kräuter erinnern, die sowohl beliebte Gewürze als auch wirksame Heilkräuter sind.

## Richtig würzen – gesünder leben

Gewürze, so könnte man diesen Begriff definieren, sind Pflanzenteile, die aromatische, bittere oder scharfe Inhaltsstoffe besitzen. Sie werden frisch oder getrocknet den Speisen zugesetzt, mit dem Ziel, diese geschmacklich zu verbessern und bekömmlicher zu machen. Bekömmlicher wiederum heißt: leichter verdaubar, weniger belastend, optimal verwertbar. Deshalb sind alle Heilpflanzen, die die Magen- und Darmfunktion, die Galle- und Lebertätigkeit günstig beeinflussen, auch dann gute Gewürze, wenn sie außerdem den Geschmack der Speisen verbessern. Mit Gewürzen will man aber auch zum Essen einladen, sie sollen das Gericht also auch optisch verbessern. Das erreicht man durch frische Küchenkräuter, die Suppen, Salaten und Eintöpfen erst kurz vor dem Servieren beigegeben werden.

Richtiges Würzen dient der Gesundheit – wer das bedenkt, muß die häufig geäußerte Meinung, kräftiges (auch scharfes) Würzen sei ungesund, revidieren. Denn das Gegenteil ist der Fall. (Daß Salz kein Gewürz im Sinne dieser Erörterung ist, dürfte selbstverständlich sein.) Richtiges Würzen – auch scharf darf es sein – schafft Wohlbefinden und steigert die Leistungsfähigkeit, nicht zuletzt deswegen, weil Herz und Kreislauf entlastet werden. Denn das Verdauen der Nahrung ist eine körperliche Belastung; durch die Wahl der richtigen Gewürze wird der Organismus entlastet.

Wer das bisher Gesagte nicht so recht glauben kann, dem möchte ich einige Beispiele für meine Behauptung geben; er wird sich dann bestimmt erinnern, schon selbst gute Erfahrungen mit Gewürzen gemacht zu haben.

Manchmal fürchtet man keinen Bissen hinunter zu bringen, weil man absolut keinen Appetit verspürt, wenn zum Essen gebeten wird. Das ändert sich jedoch sofort, wenn eine duftende, gut gewürzte Suppe auf den Tisch kommt. Man beginnt zu essen und freut sich dann auf alle folgenden Gänge. Was ist passiert? Durch den Duft und den würzigen Geschmack der Suppe hat sich der ganze Organismus auf die Nahrungsaufnahme und die Verwertung der Nahrung eingestellt. Die Verdauungssäfte haben »zu fließen« begonnen, der Appetit hat sich entwickelt. Man kennt den Ausspruch »Mir läuft das Wasser im Munde zusammen« und man weiß, wie das ist. Aber nicht nur im Munde läuft das Wasser (Verdauungsflüssigkeit) zusammen, auch im Magen und im Darm werden die Verdauungssäfte produziert und ausgeschüttet.

Daß es nicht gleichgültig ist, welche Gewürze

zu welcher Speise verwendet werden, kann man schon daran erkennen, daß es bestimmte Gewürze gibt, die in der ganzen Welt für die gleichen Gerichte gebraucht werden. Kümmel beispielsweise ist ein vorzügliches Karminativum. Es hilft gegen Blähungen verschiedenster Ursachen. Und was würzt man mit Vorliebe damit? Solche Gerichte, die bei empfindlichen Menschen Blähungen hervorrufen können. Dazu gehören Kraut, Kohl und Hülsenfrüchte. Der bittere Wermut oder der Beifuß sind Arzneimittel, die bei gestörter Galleproduktion helfen, und man würzt damit fette Speisen wie Gänsebraten und fette Fleischeintöpfe, weil für die Fettverdauung genügend Galleflüssigkeit vorhanden sein muß. Diese Beispiele ließen sich endlos fortführen. In den Steckbriefen der Heilpflanzen ist im Abschnitt »Verwendung als Gewürz« immer genau angegeben, wie die Kräuter als Gewürz optimal genutzt werden können.
Heilpflanze und Gewürz unterscheiden sich voneinander nur in der Art der Anwendung. Es gibt viele bittere, aber auch eine große Anzahl aromatischer Gewürze; so kann jeder seinem persönlichen Geschmacksempfinden entsprechend unter vielen Gewürzen, die den gleichen gesundheitlichen Nutzen bieten, das für ihn richtige Gewürz auswählen. Anregungen vermittelt dieses Buch genug.

Die gesündesten Gewürze sind frische Küchenkräuter. Wer sie benutzt, kann Suppen, Gemüseeintöpfen, Weichkäsezubereitungen nicht nur eine besondere Note geben, sondern tut auch sehr viel für seine Gesundheit. Einige von ihnen, die man auch auf dem Balkon oder am Fensterbrett ziehen kann, seien hier vorgestellt.

## Basilikum

Garten: Aussaat Mitte Mai – Reihenabstand 20 bis 30 cm – Samen nur leicht mit Erde bedecken – Samenmenge für einen Vier-Personen-Haushalt ca. 1 Gramm.
Balkon und Fensterbrett: Mittelgroße Blumentöpfe mit sandig-lehmiger Erde füllen – pro Topf einen halben Fingerhut voll Mineraldünger zugeben – Samen wie im Garten aussäen – einen sonnigen Platz wählen, fleißig gießen.

## Boretsch

Garten: Aussaat Mitte April – nach drei Wochen erneut aussäen – Reihenabstand 30 cm – Samenmenge 6 Gramm – Samen reichlich mit Erde bedecken, gut düngen, fleißig gießen.
Balkon und Fensterbrett: Mittelgroße Blumentöpfe mit Blumenerde füllen, Samen aussäen – einen hellen Platz wählen, fleißig gießen.

## Dill

Garten: Aussaat ab April in Abständen von drei Wochen – Reihenabstand 25 cm – Samen flach aussäen, leicht andrücken – Dill verträgt schweren Boden, doch keine angestaute Nässe.
Balkon und Fensterbrett: In größere Blumentöpfe schwere Blumenerde geben – einige Samen aussäen – einen hellen Platz wählen, gelegentlich gießen.

## Gartenkresse

Garten: Aussaat vom Frühjahr bis Spätherbst, im Abstand von 14 Tagen – schattigen Platz auswählen – sehr fleißig gießen.
Balkon und Fensterbrett: Flache Kisten mit nährstoffreicher, sandiger Erde füllen – Samen flach aussäen und immer feucht halten – vor direkter Sonneneinstrahlung schützen.

## Schnittlauch

Garten: Einige Büschel junger Pflänzchen beim Gärtner kaufen – in kalkreichen, feuchten Boden setzen – im Halbschatten gedeiht er besonders gut – Schnittlauch ist mehrjährig und hält ca. 5 Jahre.
Balkon und Fensterbrett: Mittelgroße Blumentöpfe mit kalkreicher Erde füllen – einige Schnittlauchbüschel einsetzen, gelegentlich gießen – ein schattiger Platz ist anzuraten – auch Blumentopfschnittlauch hält mehrere Jahre.

# Die Gewürzpflanzen des Buches auf einen Blick

Geruch, Geschmack, Verwendung in der Diät-Küche

| Heilpflanze | Geruch und Geschmack | Nutzen für die Verdauung |
|---|---|---|
| Anis (Seite 55) | Als Ganzdroge leicht würzig, gemahlen stärker würzig und süßlich. Geschmack: aromatisch erfrischend. | Macht schwere Speisen bekömmlicher und ve hindert Blähungen. |
| Bärlauch (Seite 71) | Stark lauchartig, knoblauchähnlich riechend. Geschmack: scharf. | Fördert die Verdauungssaftabsonderung in M gen, Darm und Leber. |
| Basilienkraut (Seite 73) | Riecht würzig und schmeckt scharf, aromatisch, würzig. | Förderlich für die Fettverdauung, appetitanr gend. |
| Beifuß (Seite 74) | Riecht und schmeckt aromatisch und ist sehr bitter. | Fördert die Saftsekretion besonders im Mage macht Fett leichter verdaubar. |
| Bockshornklee (Seite 91) | Riecht eigentümlich süßlich-aromatisch, schmeckt leicht bitter und scharf-aromatisch | Verdauungsfördernd. |
| Bohnenkraut (Seite 93) | Riecht schwach aromatisch, schmeckt pfeffrig-scharf, doch mit aromatischem Unterton. | Regt die Verdauungssaftproduktion an. Verhi dert Blähungen. |
| Boretsch (Seite 97) | Riecht kaum, schmeckt nach Gurken und Zwiebeln. | Erfrischende Würzbeigabe. |
| Chillies (Seite 438) | Riecht kaum, schmeckt sehr scharf. | Fördert die Durchblutung und regt den Appe an. |
| Dill (Seite 439) | Riecht und schmeckt erfrischend aromatisch. | Leicht anregend für Galle und Leber. |
| Dost (Seite 107) | Riecht und schmeckt stark aromatisch. | Fördert die Fettverdauung. |
| Fenchel (Seite 135) | Riecht würzig, schmeckt süßlich, leicht brennend. | Macht schwere Speisen bekömmlicher und ve hindert Blähungen. |
| Galgant (Seite 385) | Riecht würzig, schmeckt brennend, würzig. | Appetitanregend, fördert die Fettverdauung. |
| Ingwer (Seite 393) | Riecht kräftig würzig und schmeckt aromatisch brennend. | Fördert die Verdauung und regt den Appetit a |
| Kardamom (Seite 395) | Riecht stark würzig und schmeckt würzig, brennend. | Vermehrt die Verdauungssaftproduktion ur beugt Blähungen vor. |
| Knoblauch (Seite 195) | Typischer Knoblauchgeruch, der nach Verzehr durch Haut und Atem verbreitet wird. Geschmack scharf. | Leicht verdauungsfördernd. |
| Koriander (Seite 399) | Riecht aromatisch, schmeckt würzig, scharf, bitter. | Regt den Appetit an, verhindert Blähungen. |
| Kretischer Origano (Seite 449) | Riecht und schmeckt stark aromatisch. | Fördert die Fettverdauung. |
| Kubeben (Seite 449) | Aromatisch im Geruch und bitter im Geschmack. | Stärkt Magen und Darm. |
| Kümmel (Seite 208) | Riecht und schmeckt stark würzig. | Macht blähende Gerichte bekömmlicher. |
| Kurkuma (Seite 400) | Riecht schwach aromatisch, schmeckt aromatisch, scharf, schwach bitter. | Aktiviert den Gallefluß. |
| Liebstöckel (Seite 219) | Riecht scharf würzig (nach Maggi), schmeckt anfangs süßlich, dann scharf würzig und etwas bitter. | Allgemein verdauungsfördernd. |
| Lorbeer (Seite 404) | Riecht schwach aromatisch, schmeckt aromatisch, scharf, bitter, zusammenziehend. | Besonders in Suppen leicht appetitanregend. |
| Majoran (Seite 230) | Riecht aromatisch, schmeckt stark würzig, etwas süßlich. | Fördert die Fettverdauung und wirkt »vert lend«. |

| esondere Eigenschaften/Hinweise für die Diät | Paßt zu folgenden Speisen |
|---|---|
| rhöht die Galleausscheidung. Empfehlenswert für die Galle- id Leberdiät und für die Kost von Herzpatienten. | Anisbrot, Anisplätzchen, Suppen, Obstsalat, Rotkraut, Apfelmus, Pflaumen- und Birnenkompott. |
| 'ie Zwiebeln, Knoblauch oder Schnittlauch verwendbar. | Braten, Suppen, Saucen, Pilze, Salate, Fische, Kartoffeln, Gemüse. |
| ir Nierenkranke, Diabetiker und Herzpatienten zu emp- hlen. | Fleischspeisen, Suppen, Wirsing, Kohl, Erbsen, Hammelfleisch, Kräuterbutter, Krabben, Muscheln. |
| ir die Diät der Diabetiker zu empfehlen. | Kartoffel- und Zwiebelsuppe, Eintopf, Gänsebraten, Schweinefleisch, Aal, Schmalz. |
| manchmal in minderwertigen Curry-Mischungen enthalten. | Sparsam in derben Gemüseeintöpfen bewährt. |
| ktiviert die Bauchspeicheldrüse. Bewährt in der Diät für iabetiker, Nieren- und Gallekranke. | Eintopf, Pilzgerichte, Bohnengemüse, Suppen, Hammel- und Fleischragouts, Gurken-, Kartoffelsalat, Käse- und Salzgebäck. |
| estens geeignet für die Nieren-, Galle-, Leberdiät und Herz- anke. | Kartoffelsuppen, Salate, Weiß- und Rotkraut, Wirsing, Rohkost, Quark. |
| arsam verwendet bei Kreislaufstörungen empfehlenswert. | Tomatensauce, scharfe Fleischsaucen, Hackbraten, Gulasch, Ragout, Pasteten, Tatar, Tomatensuppe. |
| ır jede Diät empfehlenswert, besonders, wenn Kochsalz ver- ten. | Gemüse, Suppen, Huhn, Karpfen, Forelle, Aal, Salz- und Bratkartoffeln, zum Einlegen von Gurken. |
| sonders aromatisches Gewürz. | Salatsaucen, Lamm, Eintopfgerichte, Spaghetti, Pizza, Seefisch, Suppen, Eierspeisen, Gemüse. |
| npfehlenswert für die Galle- und Leberdiät und für die Kost n Herzpatienten. | Sauerkraut, Grüner und Gurkensalat, Karpfen, Rohkostplatte, Gemüse, Saucen, Pudding, süße Brotspeisen. |
| orsichtig verwenden bei Verdauungsschwäche. | Fleischeintöpfe, Hackfleisch, Gänse-, Entenbraten, Aal. |
| ir alle Diätformen (besonders die kochsalzfreie Diät) ge- net. | Obstsuppe, Obstsalat, Pudding, süßer Auflauf, Suppen, eingemachte Früchte, Getränke. |
| arsam für Süßspeisen zu empfehlen. | Kuchen, Pasteten, Erbsensuppe, Früchte, Kaffee, Marzipan, Fruchtspeisen. |
| thält antibiotisch wirkende Stoffe, für alle Diätformen ge- net. | Sparsam zu Suppen, für alle Salate, Gemüse, Steaks, Saucen, Fleisch, Kartoffelsuppe, Käse- und Fleischfondue, pikanten Quark. |
| ırk ausgeprägte karminative (Blähungen vertreibende) irkung. | Schweinebraten, Würste, Eintöpfe, Krautgerichte, Apfelkompott, eingelegte Früchte, Würzbrot. |
| sonders aromatisches Gewürz. | Salatsaucen, Lamm, Eintopfgerichte, Spaghetti, Pizza, Seefisch, Suppen, Eierspeisen, Gemüse. |
| irkt anregend auf den Kreislauf. | Bei uns wenig gebraucht, doch geeignet für alle fetten Braten und Eintöpfe. |
| stes Mittel gegen Blähungen, erhöht die Galleabsonderung. | Salzkartoffeln, Sauerkraut, rote Rüben, Käse, Quark, fettes Fleisch, Thunfisch, Suppen. |
| rdert die Galleabsonderung. | Eier, Reis, Hühnergerichte, Dressings. |
| r jede Diät geeignet. Regt die Nierentätigkeit an. | Saucen, Suppen, alle Gemüse, Bratensauce, Fleisch, Reis, Graupen, Geflügel, Ragout. |
| rd von jedermann vertragen. | Wildgerichte, Sauerkraut, Kochfisch, Suppen, Marinaden, Gemüse, Krabben, Krebse, Hering, Ragout, Saucen, Eintopf. |
| gt die Nierentätigkeit an, für alle Diätformen geeignet. | Kartoffelsuppe, Pilzgerichte, Enten- und Gänsebraten, Hühner, Gemüse, Salate, Leber, für Rohkost und Diät, Saucen, Leberknödel. |

| Heilpflanze: | Geruch und Geschmack: | Nutzen für die Verdauung: |
|---|---|---|
| Meerrettich (Seite 237) | Riecht stechend und schmeckt scharf. | Allgemein verdauungsfördernd. |
| Melisse (Seite 240) | Riecht aromatisch und schmeckt erfrischend, aromatisch. | Windetreibend, appetitanregend. |
| Muskatnuß (Seite 405) | Riecht schwach aromatisch, schmeckt anfangs mild und später scharf würzig. | Fördert den Gallefluß. |
| Mutterkümmel (Seite 454) | Riecht und schmeckt aromatisch. | Beugt Blähungen vor. |
| Nelken (Seite 408) | Riecht stark würzig, eigenartig, schmeckt brennend würzig. | Wirkt auf alle Verdauungsfunktionen förde lich. |
| Pastinak (Seite 254) | Riecht nur schwach, schmeckt süßlich, aromatisch, bitter. | Unbedeutend. |
| Petersilie (Seite 454) | Riecht scharf würzig, schmeckt brennend scharf. | Regt den Saftfluß leicht an. |
| Pfeffer (Seite 455) | Riecht scharf würzig, schmeckt brennend scharf. | Regt den Stoffwechsel an. |
| Pfefferminze (Seite 256) | Riecht stark aromatisch, schmeckt erfrischend, stark aromatisch. | Appetitanregend, verhindert Völlegefühl. |
| Piment (Seite 456) | Riecht stark aromatisch, schmeckt scharf und etwas nach Nelken. | Fördert die Magensaftsekretion. |
| Quendel (Seite 263) | Riecht stark aromatisch, schmeckt aromatisch, bitter. | Fördert besonders die Fettverdauung. |
| Rosmarin (Seite 270) | Riecht stark aromatisch wie Kiefern, schmeckt sehr würzig, leicht brennend. | Regt den Appetit an, hilft Kochsalz einspare |
| Safran (Seite 457) | Riecht kräftig und schmeckt würzig und bitter. | Unbedeutend. |
| Salbei (Seite 275) | Riecht würzig, schmeckt würzig und bitter. | Regt die Verdauung an. |
| Schafgarbe (Seite 284) | Riecht schwach aromatisch, schmeckt aromatisch und bitter. | Bekommt dem Magen gut. |
| Schwarzkümmel (Seite 295) | Riecht aromatisch, schmeckt würzig, scharf. | Fördert die Magensaftbildung. |
| Senf (Seite 302) | Senfkörner sind geruchlos und schmecken aromatisch und leicht bitter. | Führt leicht ab. |
| Spanischer Pfeffer (Seite 462) | Riecht nur schwach eigenartig, schmeckt je nach Sorte mild bis aromatisch-scharf. | Fördert die Durchblutung der Verdauungsc gane. |
| Thymian (Seite 329) | Riecht stark aromatisch und schmeckt aromatisch-bitter. | Fördert die Verdauungssaftbildung, regt d Appetit an. |
| Vanille (Seite 462) | Riecht sehr angenehm, schmeckt aromatisch-bitter. | Unbedeutend. |
| Wacholder (Beeren) (Seite 341) | Riecht würzig, schmeckt würzig, süß. | Regt den Appetit an und beseitigt Blähunge |
| Wermut (Seite 350) | Riecht aromatisch und schmeckt aromatisch, sehr bitter. | Appetitanregend und gallefreundlich. |
| Ysop (Seite 363) | Riecht und schmeckt aromatisch. | Vermehrt die Verdauungssaftproduktion. |
| Zimt (Seite 431) | Riecht kräftig eigenartig, schmeckt würzig, süßlich, brennend. | Fördert die Fettverdauung. |
| Zwiebel (Seite 369) | Riecht lauchartig und je nach Sorte stechend scharf, schmeckt mild bis scharf. | Sorgt für geregelte Darmtätigkeit. |

| esondere Eigenschaften/Hinweise für die Diät: | Paßt zu folgenden Speisen: |
|---|---|
| egt den Gallefluß an. | Kalter Braten, Wurst, Käse. Besonders zu Rindfleisch zu empfehlen. |
| eseitigt Übelkeit, besonders für Galle- und Leberdiät zu npfehlen. | Kalbs- und Schweinefleisch, Karpfen, Blaufelchen, Lammbraten. |
| ür alle Diätformen geeignet, besonders für kochsalzfreie iät. | Suppen, Saucen, Fleischbrühe, gebackener Fisch, Hackfleisch, Kartoffelbrei, Spinat, Käseauflauf, Gebäck, Rind, Geflügel, Pastete, Ragout. |
| hnelt dem Kümmel, beseitigt Koliken. | Zwar selten benutzt, doch gut geeignet für alle Krautgerichte und Eintöpfe. |
| ypisches Süßspeisengewürz. | Süßspeisen, aber auch Sauerbraten, Fisch- und Hühnergerichte, rote Rüben, Pilzsaucen, Glühwein. |
| enig gebraucht. | Kartoffelsuppe, als Gemüse. |
| egt den Kreislauf an und ist auch in der Diät für Herzkranke laubt. | Fleischwaren, Suppen, Saucen, Salate, Hülsenfrüchte, Hackbraten, Steaks, gekochter Fisch. |
| eseitigt Übelkeit, besonders für Galle- und Leberdiät zu npfehlen. | Kalbs- und Schweinefleisch, Karpfen, Blaufelchen, Lammbraten, Saucen, Hülsenfrüchte, Salate. |
| egt die Nierentätigkeit an, für kochsalzfreie Diät geeignet. | Zu allen Gemüsearten, Suppen, Mayonnaisen, Kartoffeln, Omeletts, Eintöpfe, Salate. |
| uch in der Leberdiät erlaubt. Muß sparsam verwendet erden. | Suppen, milde Gemüse, Salate, Eintopf, Hackfleisch, gekochter Fisch, Torten, eingemachte Früchte, Gebäck, Pudding. |
| esonders aromatisches Gewürz. | Braten, Saucen, Wurstwaren, Kartoffelgerichte, Gemüsesuppen, Rohkost, Eier, Pilze, Salate. |
| parsam verwendet ist Rosmarin überall erlaubt, für die Diät r Diabetiker und Herzkranken besonders geeignet. | Gemüsesuppen, alle Braten, Hühner, Kräutersaucen, Pilze, Kartoffeln, Fisch, Wild-, Schaf- und Lammbraten, Eierteig, Salate. |
| erleiht den Speisen ein schönes Aussehen (safrangelb). | Reisgerichte, Schaffleischgerichte, Kuchen, Teigwaren, helle Suppen, Saucen, Fisch- und Fleischgerichte, Kompotte, Spargelsalat. |
| parsam verwendet und im frischen Zustand für jede Diät laubt. | Meerfisch, Leber, Schaffleisch, Wildbret, Salate, Pasteten, Käseauflauf, Tomaten. |
| ur regional beliebt und gebraucht. | Gemüseeintopf, Bratkartoffeln, dunkle Saucen, Fleischgerichte. |
| erhütet Blähungen und Gallekoliken. | Fleischwaren, Suppen, Saucen, Salate, Hülsenfrüchte, Steaks, Hackbraten. |
| ermehrt die Speichelabsonderung, sparsam verwendet ist er erall erlaubt. | Remouladen, Mayonnaisen, Ragout, Tunken, Marinaden, Aal, Wurstgewürz, Randensalat, Essigfrüchte, zu scharfen Speisen. |
| ermehrt die Speichelabsonderung. | Tomatensaucen, Tomatensuppe, scharfe Fleischsaucen, Hackbraten, Gulasch, Ragout, Pasteten, Tatar. |
| der Diät für Diabetiker und Herzpatienten gern gesehen, ft Salz sparen. | Braten, Saucen, Wurstwaren, Kartoffelgerichte, Gemüsesuppen, Rohkost, Eier, Hülsenfrüchte, Pilze, Tomaten, Salate, Fleisch. |
| ewürz für Süßspeisen. | Kuchen, Kleinbackwaren, Kompotte, Eis, Cocktail, Obstsalat, Pudding. |
| egt die Nierentätigkeit an, sparsam für alle Diätformen ge- gnet. | Sauerkraut, Sauerbraten, Wildbraten, Rotkraut, zum Bereiten der Maibowle, Weißkraut. |
| nes der bittersten Gewürze, die wir kennen. | Kartoffel- und Zwiebelsuppe, Eintopf, Gänse- und Entenbraten, Schweinefleisch, Aal, Schmalz. |
| n aromatisches Gewürz mit besonderer Note. | Braten, Suppen, Sellerie- und Fleischsalate, Quark, Leberknödel, Rouladen, Ragout. |
| rnehmlich für Süßspeisen und Backwaren. | Apfelmus, Fruchtkompott, Glühwein, Punsch, Süßspeisen, Gebäck, Zimtsterne, Milchreis, Grießbrei, Wildbraten, Sauerbraten. |
| thält antibiotische Substanzen, ist für jede Diät erlaubt. | Pikante Gerichte, Braten, Suppen, Saucen, Pilze, Salate, Fische, Kartoffeln, Gemüse, Weichkäse. |

# Alte Kräuterbücher und ihre Autoren

In den einzelnen Heilpflanzen-Steckbriefen tauchen häufig Namen berühmter Autoren auf, *Plinius, Dioskorides, Matthiolus, Galenos, Fuchs* und andere; es wird sogar aus ihren Werken zitiert, so daß es mir unerläßlich erscheint, darüber genauer zu berichten. Mit dieser Betrachtung kann und will ich keinen chronologischen und erschöpfenden Abriß der gesamten Geschichte der Pflanzenheilkunde geben – ich möchte lediglich die wichtigsten alten Quellen, denen wir viele Anregungen für die Verwendung der Heilpflanzen verdanken, vorstellen.

Beginnen möchte ich mit zwei Männern, die zur Zeit Neros lebten, also in der Mitte des ersten nachchristlichen Jahrhundets: *Pedanius Dioskorides* und *Cajus Plinius secundus (major).* Beide haben, unabhängig voneinander, das zu ihrer Zeit greifbare wissenschaftliche Schrifttum gesammelt, gesichtet und in eigenen Werken darüber berichtet. *De materia medica* ist der Titel des fünfbändigen Werkes des Dioskorides, in dem er erstmals eine genaue Beschreibung aller damals aus dem Pflanzen- und Tierreich gebrauchten Arzneistoffe lieferte. Etwa 800 Heilpflanzen sind in diesem Werk erwähnt. Über ihre Wirkung werden erstaunlich detaillierte Aussagen gemacht. Eine ergiebige Quelle für alle mittelalterlichen Kräuterbuchautoren. Dioskorides war Grieche. Er stammte aus der kleinasiatischen Stadt Anazarbos. Als Arzt ist er viel gereist und hat überall seine Pflanzenstudien betrieben. Man kann annehmen, daß er alle Heilpflanzen, die er beschrieb, wirklich genau gekannt hat. Der Römer Plinius war Feldherr, Flottenchef und Staatsmann, jedoch naturwissenschaftlich sehr interessiert. Er sagte von sich, daß er in 37 Büchern mehr als 2000 Arbeiten von etwa 100 Autoren zusammengetragen habe. In den Pflanzenbeschreibungen und den Aussagen über die arzneiliche Verwendung der Heilpflanzen stimmen die Schriften von Plinius und Dioskorides sehr stark überein. Man vermutete deshalb, beide Autoren hätten voneinander abgeschrieben. In Wahrheit jedoch haben beide »Sammler« die gleichen Quellen benutzt, nämlich die Schriften von *Diokles* aus dem vierten Jahrhundert vor Christi, der auch als »der zweite Hippokrates« bezeichnet wird, und *Krateuas* aus dem ersten Jahrhundert vor Christi. Auch die richtungweisenden Schriften von *Galenos* (auch *Galen* genannt), der im 2. Jahrhundert nach Christi lebte, verdienen große Beachtung. Er befreite die Abhandlungen seiner Vorgänger von den größten Fehleinschätzungen und Übertreibungen, berücksichtigte neuere Erkenntnisse und experimentierte viel und gewissenhaft. Galens Empfehlungen sind unter anderem, verschiedene Stoffe miteinander zu mischen, um dadurch zu größerer Wirkung zu gelangen. Seine Lehre über die Art der Arzneimittelanwendung war mehr als tausend Jahre hindurch gültig. Die Apotheker ehren das Andenken dieses großen Forschers in der Bezeichnung »Galenik« für den Zweig der Pharmazie, der sich mit der Herstellung (besonders der verschiedenen Darreichungsfor-

men) von Arzneimitteln befaßt. »Galenika« oder »galenische Präparate« – diese Begriffe kommen in den einzelnen Heilpflanzen-Steckbriefen oft vor. Gemeint sind damit die verschiedenen Zubereitungsformen, beispielsweise Tropfen, Salben, Zäpfchen, Einreibungen, Säfte, hier aus pflanzlichen Wirkstoffen.
Der Arzt Galenos wurde im kleinasiatischen Pergamon geboren, wirkte aber lange Zeit in Rom, wo er durch die Heilung des Philosophen Eudemos berühmt wurde. Galenos gehörte keiner Schule an, er nahm auf, was er sah und nahm an, was er für gut hielt, doch *Aristoteles,* dessen Schüler *Theophrast* und *Hippokrates* haben ihn geprägt. Aristoteles' Naturauffassung und vor allen Dingen dessen Experimentierfreudigkeit an Pflanze und Tier beflügelten ihn zu eigenen Experimenten. Als Arzt vertrat er die Ansichten des berühmten Arztes der Antike, Hippokrates, doch nur in den Fällen, in denen er keine eigenen Ansichten und Auffassungen entwickelt hatte. Galen war von sich sehr eingenommen und von seinem Tun sehr überzeugt. Er selbst forderte seine Schüler und Nachfolger auf, seine Lehren zu übernehmen. Kurz vor seinem Tode im Jahre 199 nach Christi schrieb er: ». . . Wer gleich mir durch Taten und nicht durch kunstvolle Reden berühmt werden will, der braucht nur mühelos zu übernehmen, was von mir in emsiger Forschung während meines ganzen Lebens festgestellt worden ist.«
Und wer war Hippokrates? Bei der Nennung seines Namens denken wir an den idealen Arzt, den Wegweiser zu wahrem Arzttum, dessen Vorbild immer wieder gute Ärzte schaffen wird. Aber – ich kann dem Leser diese kleine Enttäuschung nicht ersparen – wir wissen nicht, wer Hippokrates wirklich war! Wir wissen nur, daß er gelebt hat, daß er aus Kos stammte, im 5. Jahrhundert vor Christus wirkte und Mitglied einer Gilde war, die auf Asklepios, den Gott der Heilkünste zurückgeht. So überlieferte es uns Plato, der als einziger Zeitgenosse über Hippokrates schrieb.
Und die vielen hippokratischen Schriften? Sagen sie uns nichts über diesen Mann, spiegeln sie nicht sein Denken und Handeln wider? Leider nein; denn das, was wir unter dieser Bezeichnung kennen, ist eine Sammlung ganz verschiedenartiger Werke, niemand kann sagen, was Hippokrates selber geschrieben hat. Wir wissen nicht einmal sicher, ob er überhaupt selbst etwas verfaßt hat. Vielleicht war es so: Zu Lebzeiten war Hippokrates ein guter Arzt und gelangte zu Ruhm. Später wollte man natürlich die Werke dieses so berühmten Mannes besitzen. Man sammelte das medizinische Schrifttum aus dem 5. Jahrhundert und glaubte, in einigen Abhandlungen seine Lehren und Grundsätze zu erkennen. So entstand im 3. Jahrhundert eine erste Sammlung medizinischer Aufzeichnungen, die man Hippokrates zuschrieb; im Laufe der Zeit gab es eine Menge »hippokratischer Schriften«, wohl alles anonyme Aufzeichnungen aus der klassischen Zeit.
Hippokrates – als Vater der Heilkunst – war, lange nach seinem Tode, ein berühmter Mann geworden. Über sein Leben wollte man vieles wissen, aber es war nichts zu erfahren. Also entstanden Legenden; eine von ihnen aus dem 2. Jahrhundert nach Christus wird immer wieder in nur geringer Abwandlung von vielen Autoren erzählt: Er wurde als Sohn eines Arztes 460 vor Christus auf Kos geboren. Sein erster Lehrer war sein Vater, später wurde er Schüler von Herodikos, Gorgias und Demokrit. Als Arzt durchwanderte er ganz Griechenland. Seine Erfolge waren erstaunlich; er heilte den Makedonierkönig und den Philosophen Demokrit. Er bannte die Pest, wofür ihm die Athener ein eisernes Standbild errichteten. Der Großkönig Ataxerxes von Persien wollte ihn zum Leibarzt machen, doch er lehnte ab. Im hohen Alter starb er in Thessalien, sein Grab liegt zwischen Larissa und Gyrton. Thessalos und Drakon waren seine Söhne, die Zahl seiner Schüler soll sehr groß gewesen sein.
Heute wissen wir, daß diese Lebensbeschreibung eine Legende ist. Ebenso sicher können wir sein, daß es von Hippokrates weder Plastiken noch Gemälde gibt, die uns sein Aussehen überliefern. Eine Büste, die man lange für die des Hippokrates hielt, hat sich als eine Darstellung des Stoikers Chrysipp erwiesen. Und den koischen Münzen aus der römischen Kaiser-

zeit, die angeblich den Kopf des Hippokrates zeigen, kann man schwerlich Portraitcharakter beimessen. Die sogenannten hippokratischen Schriften jedoch vermitteln uns einen wertvollen Überblick über das medizinische Wissen des 5. Jahrhunderts vor Christus und sind daher von unschätzbarem Wert. Damals begann die Heilkunde sich zu wandeln, man trennte sich von rein magischen Handlungen und wandte sich exakten Beobachtungen und Erfahrungen zu, die bald in den Mittelpunkt der Heilkunst rückten. Beobachtetes wurde aufgezeichnet, Krankheiten wurden beschrieben. Bei der Behandlung standen der Mensch und seine Natur im Vordergrund.

Und die Frage, was Krankheit denn eigentlich sei, bewegte die Gemüter. Es gab viele Antworten, verschiedene interessante Theorien wurden entwickelt; zwei davon möchte ich hier wiedergeben: Der Mensch nimmt Luft und Nahrung von der Außenwelt auf; wenn hier Unausgeglichenheit vorliegt, entstehen Krankheiten. Und: Weil der Mensch aus der Samenflüssigkeit entsteht, müssen die Säfte das Wesentlichste an ihm sein. Krankheiten entstehen daher durch »schlechte Säfte«. Die »Vier-Säfte-Theorie« übernahm später Galen und durch ihn die Medizin mehrerer Jahrhunderte.

Jede Theorie ist zeit- und kulturabhängig, und auch die hippokratischen Schriften mit ihren Theorien spiegeln die Denkrichtung der vorsokratischen Zeit wider.

Für die Heilung von Krankheiten fand man damals Methoden, die wir in unserer modernen Zeit durchaus akzeptieren können.

Der hippokratische Arzt sieht in erster Linie seine Aufgabe darin, die natürliche Heilkraft, die jedem Menschen innewohnt, zu unterstützen und zu steigern. Die wichtigste Form der Behandlung ist die Regelung der Lebensweise und der Ernährung, also eine diätetische. Die Diätetik der Hippokratiker erreichte eine Höhe, der wir noch heute höchste Bewunderung zollen. Die richtige Ernährung stand bei der Heilkunde im Vordergrund; durch verstärkte Zufuhr bestimmter Nahrungsmittel wurde Arzneiwirkung erreicht. Eigentliche Arzneimittel gebrauchte man sehr wenig, in der Hauptsache verwendete man Heilkräuter. Die kleine Chirurgie mit Messer oder Glüheisen kannte man auch schon, es hatte bei Operationen peinliche Sauberkeit zu herrschen. Und ganz modern muten uns manche Stellen der hippokratischen Schriften an, in denen über Sportverletzungen und Knochenchirurgie berichtet wird.

Doch zurück zu unserem Thema. Vieles von diesen frühen Werken und den darin festgehaltenen Erkenntnissen wäre verlorengegangen, wenn nicht die Klöster medizinische Schriften für ihre Büchereien kopiert hätten – sie haben sich damit große Verdienste als »Konservatoren« erworben. Das *Benediktinerkloster Monte Cassino* muß in diesem Zusammenhang besonders erwähnt werden. Die *Medizinschule von Salerno* (frühes Mittelalter) führte die Heilpflanzenforschung weiter. In der *Alphita,* einer Aufzählung von Heilstoffen auch pflanzlicher Herkunft, die aus dem 13. Jahrhundert stammen soll, besitzen wir ein Dokument, das die frühmittelalterliche Heilpflanzenkunde widerspiegelt. *Ibn Baithar,* ein spanisch-maurischer Botaniker, bearbeitete ein Werk, das 1400 Drogen beschreibt und in dem das ganze bisher bekannte Schrifttum verarbeitet ist. Als den »Fürsten der Ärzte« bezeichnete man *Ibn Sina,* der etwa um das Jahr 1000 ein großes Lehrbuch der Medizin (*Canon medicinae*) verfaßte. Er ist unter dem Namen *Avicenna* bekannt. Sein Werk bezog indische und arabische Heilmittel mit ein und blieb bis zum Ende des 15. Jahrhunderts das beste Werk der Medizin.

Bei uns, nördlich der Alpen, waren es die *Benediktiner,* die die Heilpflanzen schon im frühesten Mittelalter berühmt und bekannt machten. Sie legten Kräutergärten an und zogen hier so manch Kräutlein, das bislang bei uns unbekannt war, und experimentierten damit. *Karl der Große* (742 bis 814) und *Ludwig der Fromme* (778 bis 840) unterstützten dieses Bemühen sehr, indem sie in ihrer Landgüterordnung, dem *Capitulare de villis,* Befehl und Anleitung zum Kräuteranbau gaben. Auch die *Physika* der *Äbtissin Hildegard von Bingen* aus dem 12. Jahrhundert und die Naturgeschichte des *Albertus Magnus* aus dem 13. Jahrhundert

sind Fundgruben für spätere Kräuterbuchautoren.
Der Schüler von Albertus Magnus, *Thomas de Cantiprato,* schuf ein Werk, das von *Conrad von Megenberg* unter der Bezeichnung *Buch der Natur* in die deutsche Sprache übersetzt wurde und im 15. Jahrhundert große Verbreitung erfuhr. Auch handschriftliche, sogenannte Arzneibücher aus dem 12. und 14. Jahrhundert, deren Verfasser wenig bekannt sind, enthalten viel über die Heilpflanzen und deren Verwendung zur damaligen Zeit.
Die Entdeckung Amerikas durch Christoph Columbus und die Auffindung des Seeweges nach Ostindien um das Kap der Guten Hoffnung durch Vasco da Gama sowie die Entdekkungsfahrten der Spanier und Portugiesen an den Küsten Afrikas und Südamerikas bereicherten den Heilpflanzenschatz um neue Arten. Das war an der Wende vom 15. zum 16. Jahrhundert. Drei Männer nahmen sich dieser neuen Pflanzen an. *Valerius Cordus, Nicolaus Monardes* und *Carolus Clusius* erhielten später den Ehrentitel »Väter der Pharmakognosie« für ihre Arbeiten und Verdienste auf dem Gebiete der Einordnung und Beschreibung vor allem der neuen Heilpflanzen. Ihre Werke wurden schnell bekannt, denn inzwischen waren Buchdruck und Holzschnitt erfunden.
Durch *Theophrastus Paracelsus* (1493 bis 1541) wurde die Weiterentwicklung der Pflanzenheilkunde zunächst unterbrochen dadurch, daß er chemischen Präparaten den Einzug in die Medizin verschaffte. Dennoch hat er die Therapie mit Heilpflanzen auf seine Weise bereichert: Er stellte die sogenannte *Signaturenlehre* auf, nach der ein jedes Kraut durch Farbe oder Aussehen einen Hinweis auf seine Verwendbarkeit gäbe. Danach deutete der gelbe Milchsaft des Schöllkrauts auf dessen Wirksamkeit bei Gallenleiden hin, die blauen oder roten Blüten des Lungenkrauts zusammen mit den weißlich gefleckten Blättern auf die Wirksamkeit bei Lungenleiden und die Blattform des Leberblümchens auf dessen Wirksamkeit bei Leberleiden. Es gibt eine Menge von Beispielen, in denen Paracelsus' Behauptung zutrifft, es gibt aber auch ebenso viele Beispiele, in denen dies als purer Unsinn bezeichnet werden muß. Trotz vieler Irrtümer war Paracelsus ein bedeutender Arzt seiner Zeit.
Mit der Erfindung des Buchdrucks begann der große Aufschwung der Kräuterbücher, die nunmehr größere Bedeutung erlangten, weil sie weitere Verbreitung erfuhren. 1542 erschien in lateinischer Sprache und bereits 1 Jahr später in deutscher Sprache ein großes Werk des Medizinprofessors *Leonhart Fuchs. Hieronymus Bock,* ein Theologe, ließ 1539 sein Kräuterbuch in deutscher Sprache erscheinen. 1554 gab der Leibarzt Kaiser Ferdinands I., *Petrus Andreas Matthiolus* sein Buch heraus, das mit 32 000 Exemplaren auch ein finanzieller Erfolg wurde. Namen wie *Brunfels* (1480 bis 1534) und *Adam Lonicer* (1528 bis 1586) wurden ebenfalls bekannt. Erwähnenswert ist auch das Kräuterbuch von *Jacob Theodor Tabernaemontanus* (1520 bis 1590), das in der Bearbeitung von *Caspar Bauhinus* 1613 Aufsehen erregte. Alle Autoren des Mittelalters geben die Erfahrungen weiter, die Plinius, Dioskorides und Galenos in ihren Werken aufgezeichnet haben. Ihre eigenen Ergänzungen und Erweiterungen sind jedoch meistens Übertreibung.
Die vielen neuen Kräuterbücher, die in der Folgezeit auf den Markt kamen, waren lediglich mehr oder weniger geglückte Kopien der mittelalterlichen Kräuterbücher.
Erst *Sebastian Kneipp* (1821 bis 1897), überzeugter Empiriker, ein Mensch also, der aus der Erfahrung seine Lehren zog, gab der Heilpflanzentherapie neue Impulse. Er sammelte seine eigenen Erkenntnisse und ließ die Übertreibung mittelalterlicher Kräuterbuchautoren weg. Er therapierte nicht nur mit Kräutertees, sondern auch mit Pflanzensäften. »Ich kann nicht genug betonen, wie vorteilhaft für den ganzen Organismus so eine Kur mit Kräutersäften ist. ... Ich sage, das Pflanzenblut, die Säfte der Kräuter sind unserer Natur sehr zuträglich.«
Ein Zeitgenosse Kneipps war der Schweizer Kräuterpfarrer *Künzle* (1857 bis 1945). Sein im Jahre 1911 herausgegebenes Buch *Chrut*

*und Unchrut* wird heute noch aufgelegt und erlangte eine Auflage von weit über eine Million Exemplare. Seit Kneipp und Künzle haben wir wiederum neue Erkenntnisse gewonnen. Wir beurteilen heute vieles anders, doch wissen wir genau, daß Heilpflanzen wirksam sind, wenn man ihnen den Platz einräumt, den sie verdienen. Es sieht oft so aus, als ob die chemischen Arzneimittel in unserer Zeit das Feld alleine beherrschen, doch dürfen wir nicht vergessen, daß unendlich viele fertige Arzneimittel nichts anderes sind als therapiegerechte Aufbereitungen von Heilpflanzen, teilweise aus Gesamtauszügen hergestellt, teilweise aus isolierten Heilpflanzenwirkstoffen. Die Forschung auf diesem Gebiet ist ungemein aktiv, und wer an der Wirkung von Heilpflanzen zweifelt, muß seine Meinung revidieren.
Sehr viele Heilkräuter sind heute in ihrer Wirkung genau erforscht, das Ergebnis beweist, daß an den Aussagen früherer Kapazitäten sehr vieles stimmt. Natürlich sind viele Arzneipflanzen noch nicht ausreichend erforscht; die Erfahrung jedoch lehrt, daß auch sie wirksam sind. Es wird noch eine Menge Arbeit zu erledigen sein, bis alle interessanten Heilpflanzen wissenschaftlich erforscht sind. Ich bin sicher, daß wir noch manche Überraschung dabei erleben.

## Zeittafel

| | |
|---|---|
| Hippokrates und seine Schüler | 5. bis 4. Jhd. v. Chr. |
| Aristoteles | 384 bis 322 v. Chr. |
| Theophrast | 372 bis 287 v. Chr. |
| Cajus Plinius secundus (major) | 23 bis 79 n. Chr. |
| Pedanius Dioskorides | um 50 n. Chr. |
| Galenos (Galen) | 131 bis 201 n. Chr. |
| Capitulare Karls des Großen | etwa 810 |
| Capitulare Ludwigs des Frommen | etwa 810 |
| Äbtissin Hildegard von Bingen | 1099 bis 1179 |
| Albertus Magnus | 1193 bis 1280 |
| Brunschwyg, H. | 1450 bis 1534 |
| Otto Brunfels | 1480 bis 1534 |
| Theophrastus Paracelsus | 1493 bis 1541 |
| Hieronymus Bock | 1498 bis 1554 |
| Petrus Andreas Matthiolus | 1500 bis 1577 |
| Leonhart Fuchs | 1501 bis 1566 |
| W. H. Ryffius | 1515 bis 1585 |
| K. Gesner | 1516 bis 1565 |
| Jacob Theodor Tabernaemontanus | 1520 bis 1590 |
| Adamus Lonicerus | 1528 bis 1586 |
| Caspar J. Bauhinus | 1560 bis 1624 |
| Carl von Linné | 1707 bis 1778 |
| Friedrich Wilhelm Sertürner | 1783 bis 1804 |
| Sebastian Kneipp | 1821 bis 1897 |
| Kräuterpfarrer Künzle | 1857 bis 1945 |

# Einheimische Heilpflanzen

## Ackergauchheil giftig

→ Farbfoto Seite 58
*Anagallis arvensis L. (Primulaceae).*
Volksnamen: Nebelpflanze, Weinbergsstern, Wetterkraut.

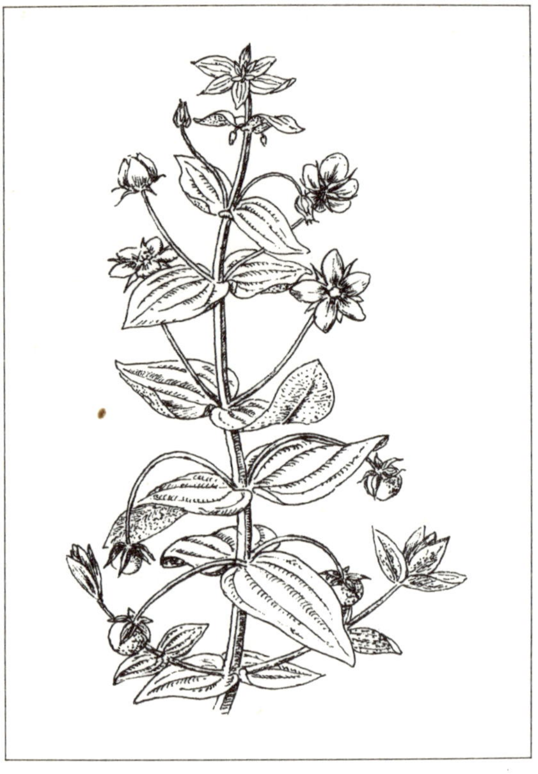

**Arzneilich verwendete Pflanzenteile:** Das Kraut (ohne die Wurzeln).
**Drogenbezeichnung:** Ackergauchheil(kraut) = *Herba Anagallis arvensis.*

**Botanik:** Pflanzenbeschreibung: Der Ackergauchheil gehört zu den Primelgewächsen. Es ist ein kleines Kraut mit vierkantigem ästigem, zumeist niederliegendem Stengel, der etwa 25 cm lang wird. Ungestielte Blätter sind gegenständig oder auch zu dritt quirlständig angeordnet; sie sind eiförmig bis länglich. Aus den Blattachseln entspringen gestielte Blüten, die meist ziegelrot, doch auch blau oder weiß aussehen können. Blütezeit: Juni bis Oktober. Vorkommen: Als Unkraut auf Feldern, auf Brachland, in Gärten und Weinbergen, meist auf lehmigem Boden.

**Inhaltsstoffe (Wirkstoffe):** Saponine, Bitterstoffe, Gerbstoffe und eine Substanz, die gegen Pilze wirksam sein soll.
**Heilwirkung und Anwendung:** Diese Heilpflanze wird in der Schulmedizin nicht verwendet. Es ist aber durchaus möglich, daß sie in Zukunft Bedeutung erlangt, denn die Inhaltsstoffe, besonders die hautwirksamen, rechtfertigen eine Überprüfung der Wirksamkeit.
**Anwendung in der Homöopathie:** Das Homöopathikum »Anagallis arvensis« wird aus der frischen blühenden Pflanze hergestellt. Es wirkt bei Ausschlägen verschiedenster Art, bei Geschwüren, aber auch bei Nervenleiden. Die Anwendung wird nur wenig geübt. Gebraucht werden mittlere Potenzen ($D_3$ bis $D_6$).
**Ackergauchheil als Hausmittel:** Wenn auch in diesem Abschnitt viel Rühmliches über die Verwendung des Ackergauchheil gesagt wird, so darf doch nicht vergessen werden, daß er eine Giftpflanze ist. Vor jeder Selbstbehandlung muß gewarnt werden. Die Anwendung in der Volksmedizin geht auf seine Erwähnung bei Dioskorides und Plinius im 1. Jahrhundert nach Christi zurück. Von diesen Autoren bezogen die mittelalterlichen Kräuterbücher ihr Wissen. Und unserer Volksmedizin lag wohl die Aussage von Leonhard Fuchs in seinem »New Kreuterbuch« (Basel 1543) zugrunde. Dort heißt es unter anderem: »Gauchheil wirkt schmerzstillend, säubert übergelegt die Wunden, aus denen er Dorn und Spreißen herauszieht. Der Saft reinigt das Haupt von zähem Nasenschleim, lindert auch das Zahnweh. Mit Honig gemengt, macht der Saft die trüben Augen klar, mit Wein getrunken ist er gut gegen Natterbiß, gegen bresthafte Leber und Nieren.« Darüber hinaus verwendet die Volksmedizin den Gauchheil innerlich und äußerlich gegen Warzen, gegen Steinleiden, Verstopfung und Epilepsie. – Dem Bauern dient er als Wetterpflanze, er reagiert auf Luftfeuchtigkeit durch Öffnen und Schließen der Blüten.
**Nebenwirkungen:** In größerer Menge erzeugt der Gauchheil Durchfälle, Übelkeit und Erbrechen. Dauergebrauch führt zur Schädigung der Niere. Auch eine ungünstige Wirkung auf das Nervensystem ist beobachtet worden.

# Alant

→ Farbfoto Seite 58

*Inula helenium L. (Compositae).*
Volksnamen: Darmwurz, Edelwurz, Glockenwurz, Großer Heinrich, Helenenkraut, Odinskopf, Schlangenwurz.

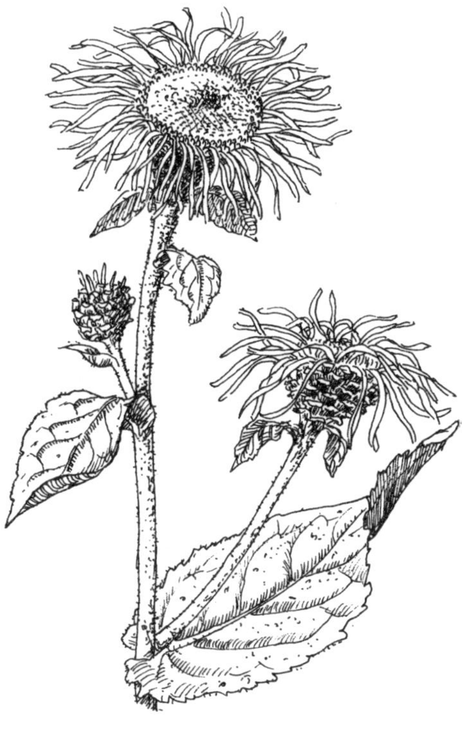

**Arzneilich verwendete Pflanzenteile:** Die Wurzel, in der Volksmedizin auch die Blätter.
**Drogenbezeichnung:** Alantwurzel = *Radix Helenii,* Alantblätter = *Folia Helenii.* – Alte Bezeichnung für die Wurzel = *Radix Enulae* oder *Radix Inulae.*

**Botanik und Sammeltips:** Pflanzenbeschreibung: Die ausdauernde Pflanze treibt aus einem derben ästigen, knollig verdickten Wurzelstock einen steif aufrechten, gefurchten, nur oben verzweigten Stengel von über 1 m Höhe, der zottig behaart ist. Die Grundblätter sind groß, langgestielt und länglich elliptisch. Die Stengelblätter sind herzförmig und stengelumfassend. Alle Blätter sind unterseits filzig behaart und am Rande ungleichmäßig gekerbt oder gezähnt. Die großen Blütenköpfe (Durchmesser 6 bis 7 cm) sind gelb, einzeln oder in lockerer Doldentraube angeordnet. Blütezeit: Juni bis September. Vorkommen: Die Heimat dürfte Zentralasien sein. In Europa aber kommt der Alant (eingebürgert aus Kulturen) heute auf Dorfangern, im Ufergebüsch, an Hecken und Zäunen vor. Er findet sich aber auch noch gehegt und gepflegt in manchem Bauerngarten. Ernte und Aufbereitung: Man erntet nur die Wurzelstöcke kräftiger Pflanzen, die etwa 3 Jahre alt sein sollen. Das kann im Herbst oder im Frühjahr geschehen. Zum Trocknen schneidet man die Wurzeln in Scheiben oder der Länge nach durch. Die Blätter nimmt man von jungen Pflanzen und trocknet sie an der Luft.
**Inhaltsstoffe (Wirkstoffe):** Ätherisches Öl in einer Menge von 1 bis 3%, worin der sogenannte Alantcampher (=Helenin) wohl der wichtigste Bestandteil ist. Alantolacton, chemisch eng mit dem wurmwirksamen Santonin verwandt, zählt ebenfalls zu den wichtigsten Wirkstoffen, außerdem 44% Inulin (Compositenstärke), Bitterstoffe und Fructose.
**Heilwirkung und Anwendung:** Die medizinische Verwendung der Alantwurzel ist sehr unterschiedlich. Man kann eine schleimlösende und hustendämpfende Wirkung nicht leugnen und muß der Wurzel auch eine geringe krampflösende Wirkung bescheinigen. Das macht die Droge zu einem probaten Bestandteil guter Hustentees, die auch bei Asthma und Keuchhusten wirksam sein können, doch viel Anwendung findet sie nur bei wenigen Ärzten.
So wird Alantwurzel-Tee bereitet: 1 gehäufter Teelöffel Alantwurzel wird mit 1/4 l kochendem Wasser übergossen und 5 Minuten ausgezogen. Mit Honig gesüßt trinkt man bei Husten und Asthma 2- bis 4mal täglich schluckweise 1 Tasse Tee.
So wird eine gute Husten-Teemischung bereitet:

| | |
|---|---|
| Alantwurzel (Radix Helenii) | 20, 0 |
| Thymian (Herba Thymi) | 15, 0 |
| Lungenkraut (Herba Pulmonariae) | 10, 0 |
| Schlüsselblumenwurzel (Radix Primulae) | 5, 0 |

1 gehäuften Teelöffel dieser Mischung mit 1/4 l

kaltem Wasser ansetzen, langsam bis zum Sieden erhitzen, etwa ½ Minute sieden lassen, abseihen und mit Honig gesüßt 2- bis 4mal täglich 1 Tasse Tee schluckweise trinken.

**Alant als Hausmittel:** Es ist nichts Neues, daß die Anwendung von Heilpflanzen in der Volksmedizin zumeist sehr viele Leiden einschließt. Das trifft besonders für den Alant zu: Lungenleiden und Husten stehen hier im Vordergrund, gefolgt von Beschwerden im Magen, Darm, an Galle, Leber, Blase und Niere. Hervorgehoben werden: Blähungen, Gelbsucht, Harnverhaltung, Durchfall und Wurmkrankheiten. Die Anwendung erfolgt meistens als Tee nach der oben angegebenen Vorschrift. Gegen Appetitlosigkeit wird das Kauen der Wurzeln vor den Mahlzeiten empfohlen. Frische Alantblätter, auf Wunden gelegt, sollen die Heilung fördern, Geschwüre aufziehen und Geschwülste erweichen. Auch hat man versucht, Alant zu Salben zu verarbeiten, doch sie haben wenig Bedeutung erlangt.

**Nebenwirkungen:** Überdosierungen führen zu Erbrechen und Magenschmerzen.

# Andorn

→ Farbfoto Seite 58

*Marrubium vulgare L. (Labiatae).*

Volksnamen: Mauer-Andorn, Weißer Andorn, Weißer Dorant.

**Arzneilich verwendete Pflanzenteile:** Das Kraut.

**Drogenbezeichnung:** Andornkraut = Herba Marrubii.

**Botanik und Sammeltips:** Pflanzenbeschreibung: Andorn wird bis 60 cm hoch. Der vierkantige Stengel ist hohl und dicht filzig behaart. Die unteren Blätter sind langgestielt, werden bis 3 ½ cm lang und besitzen eine rundliche bis eiförmig-elliptische Form. Am Rande sind sie kerbig gezähnt, oberseits schwach, unterseits filzig behaart. Nach oben zu werden die Blattstiele immer kürzer und die Blätter kleiner. Die weißen Blüten stehen in den Blattachseln dicht gedrängt. Blütezeit: Juni bis September. Vorkommen: Die Heimat dieser Heilpflanze ist Südeuropa, doch kommt sie heute in fast ganz Europa vor. Man kann sie auf Schuttplätzen, auf mageren Wiesen, an Hecken und Zäunen finden. Ernte und Aufbereitung: Wenn die Blüten sich entfaltet haben, erntet man die oberen Teile der Pflanze, die man einfach abschneidet. Dann bindet man sie zu Sträußen zusammen und hängt sie zum Trocknen an der Luft auf. Um wirklich gute Ware zu erhalten, sollte man auf die derben unteren Stengelteile verzichten.

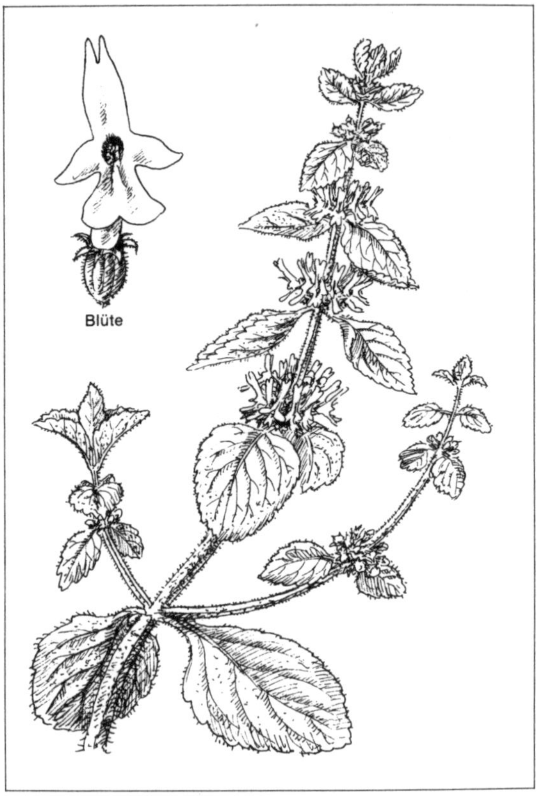


**Inhaltsstoffe (Wirkstoffe):** Etwa 0,3 bis 1,0% Marrubiin (ein bitter schmeckendes Lacton der Diterpenreihe), andere Bitterstoffe, Harze und ätherisches Öl. Bedeutend ist auch der Gehalt an Gerbstoffen (etwa 5 bis 7%).

**Heilwirkung und Anwendung:** Ich meine, daß man zu Unrecht heute in der Schulmedizin auf die Verwendung dieser Heilpflanze verzichtet, denn sie ist ein wirksames Mittel gegen Durchfälle verschiedenster Ursache, ein appetitanre-

gendes Mittel und auch ein gutes Hustenmittel. Die Inhaltsstoffe rechtfertigen die Anwendung, denn Bitterstoffe regen die Magensaftsekretion an und verstärken auch die Galleausscheidung. Das ätherische Öl und die Gerbstoffe wirken bei Durchfällen, und für die auswurffördernde Wirkung bei Husten sei – so neuere Untersuchungen – das Marrubiin verantwortlich. Für diese Anwendungsgebiete nimmt man den Tee.
So wird Andorn-Tee bereitet: 2 gehäufte Teelöffel Andornkraut mit 1/4 l kochendem Wasser übergießen, kurz ziehen lassen (3 bis 5 Minuten) und abseihen. 3 bis 5 Tassen Tee pro Tag sind angezeigt.

**Mein besonderer Rat:** Wer an Gallebeschwerden leidet, ist oft auf der Suche nach einem Tee, der ihm Linderung bringt, denn Gallepatienten klagen über vielerlei Beschwerden. Die Erfahrung hat gezeigt, daß eine Teemischung mit Andorn und anderen gallewirksamen Kräutern meist hilft, wo andere Gallemittel versagen.

So wird die Teemischung bereitet:

| | |
|---|---|
| Andornkraut (Herba Marrubii) | 20,0 |
| Pfefferminzblätter (Folia Menthae piperitae) | 10,0 |
| Löwenzahnwurzel (Radix Taraxaci) | 10,0 |
| Wermutkraut (Herba Absinthii) | 10,0 |

2 Teelöffel dieser Mischung mit kochendem Wasser übergießen und 10 Minuten zugedeckt ziehen lassen. Nach dem Abseihen ist der Tee trinkfertig. 3mal täglich 1 Tasse Tee trinken; schluckweise und bedächtig, mäßig warm, nicht heiß.

**Andorn als Hausmittel:** Hier steht die Wirkung bei Husten im Vordergrund, und das geht wohl auf P. A. Matthiolus, dem Leibarzt Kaiser Ferdinands I., zurück. Dieser schrieb nämlich 1563: »Die Bletter von weißem Andorn in wasser oder wein gesotten / darein gefeimpt honig oder zucker gethan / vnd getruncken/erweycht vnd reumet den koder auss der lungen vnd brust. Hilfft allso wider den husten . . .«. Diese und vielerlei andere Heilanzeigen bot Matthiolus an: Andorn wirke gegen Wurmbefall, bei Gelbsucht, bei Magenschmerzen, bei Blähungen, bei Nervenleiden, bei Leber- und Gallebeschwerden, bei allgemeiner Schwäche, schlecht heilenden Wunden, Menstruationsbeschwerden und anderen Frauenkrankheiten. Dies alles ist in der Volksmedizin noch nicht vergessen und sicher nicht ganz falsch, aber man sollte sich auf die Anwendung bei Husten, bei Galle- und Leberleiden und bei Appetitlosigkeit beschränken. Übrigens schätzte nicht erst Sebastian Kneipp den Andorn sehr als lösendes Hustenmittel, schon die Ägypter und die Römer wußten um diese Wirkung.

**Nebenwirkungen:** Nebenwirkungen sind nicht bekannt.

# Anis

→ Farbfoto Seite 58

*Pimpinella anisum L. (Umbelliferae).*

Volksnamen: Anis-Bibernelle, Änis, Arnis, Brotsame, Enis, Runder Fenchel, Süßer Fenchel, Taubenanis.

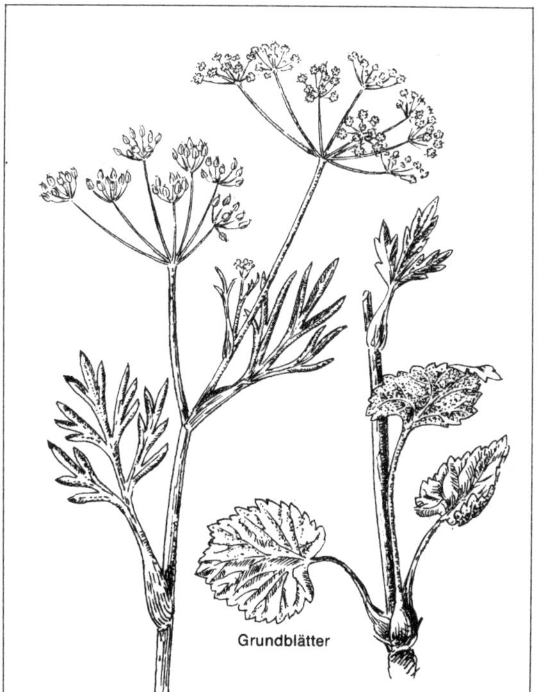


**Arzneilich verwendete Pflanzenteile:** Die reife Frucht.

**Drogenbezeichnung:** Anis (Anisfrüchte) = Fructus Anisi, Anisöl = Oleum Anisi (ätherisches Öl aus den Früchten).

**Botanik und Sammeltips:** Pflanzenbeschreibung: Anis ist ein einjähriges Kraut, das etwa 50 cm hoch wird und mit einer spindelförmigen Wurzel im Boden verankert ist. Der runde Stengel ist oben ästig. Die unteren Blätter sind gestielt, ungeteilt und am Rande gezähnt. In der Mitte sind sie dreilappig und oben 2- bis 3fach fiederschnittig. Die Blütendolden sind 7- bis 15strahlig, ohne oder nur mit einem Hüllblatt ausgestattet. Die Döldchen hingegen besitzen meist mehrere Hüllchenblätter. Die kleinen Blüten sind weiß. Blütezeit: Juli bis September. Vorkommen: Anis ist im Orient beheimatet, wird aber in reichlicher Menge auch in Europa angebaut, besonders im Mittelmeerraum. Auch in Amerika gibt es Aniskulturen. Bei uns in Deutschland kommt Anis im Gewürzgarten vor, aus dem immer einmal einige Exemplare »ausbrechen«, die dann verwildert anzutreffen sind. Ernte und Aufbereitung: Geerntet werden die reifen Früchte, die ausnahmslos aus Kulturen stammen. Wenn sie voll ausgereift sind, reißt man die Pflanzen aus dem Boden oder mäht sie ab, trocknet sie an der Luft und gewinnt die Früchte durch Dreschen. Wie alle Umbelliferenfrüchte bestehen auch die Anisfrüchte aus zwei Teilfrüchten, die allerdings nicht auseinanderfallen. Diese Teilfrüchte sind rundlich-eiförmig, was ihnen im Volksmund den Namen Runder Fenchel eingebracht hat.

**Inhaltsstoffe (Wirkstoffe):** Anisfrüchte riechen angenehm aromatisch. Das geht auf das ätherische Öl zurück, das in guter Ware zu 2 bis 3% enthalten ist. Der Hauptbestandteil des ätherischen Öls ist Anethol. Daneben enthalten die Früchte auch fettes Öl, Zucker und Eiweiß.

**Heilwirkung und Anwendung:** Anis ist ein Mittel, das Blähungen vertreibt, den Magen kräftigt und auch bei Husten gute Dienste leistet. Trotz aller Beliebtheit muß festgestellt werden, daß Anis »immer der Zweite« ist; von den Karminativa (Mitteln gegen Blähungen) aus der Familie der Doldengewächse (Umbelliferen) ist Kümmel wirksamer, und von den Hustenmitteln der gleichen Pflanzenfamilie ist Fenchel dem Anis vorzuziehen. Dennoch will man in beiden Fällen nicht auf Anis verzichten, weder als Tee noch in Form der verschiedensten galenischen Zubereitungen (Anistropfen = Liquor ammonii anisatus), von denen aber wohl die Hustenmittel im Vordergrund stehen. So wird Anis-Tee bereitet: 1 gehäufter Teelöffel Anisfrüchte, die man vorher zerdrückt oder zerstoßen hat (das geschieht zweckmäßigerweise in einem Mörser), wird mit ¼ l kochendem Wasser übergossen und nach 10 Minuten abgeseiht. Gegen Husten trinkt man davon täglich 2- bis 5mal 1 Tasse Tee, die mit Honig gesüßt werden sollte. Dieser Tee ist besonders für Kleinkinder geeignet. Gegen Blähungen und zur Magenstärkung soll Anis-Tee ungesüßt gegeben werden. Auch hier sind 2 bis 5 Tassen Tee täglich die richtige Dosierung.

**Mein besonderer Rat:** Ich erwähnte schon, daß Anis immer »der Zweite« ist, wenn man ihn mit Fenchel und Kümmel vergleicht. Dennoch hat er einen großen Vorzug. Sein Geschmack ist der beste von allen dreien. Es ist daher empfehlenswert, Kümmel, Anis und Fenchel, zu gleichen Teilen gemischt, miteinander vereint zu verwenden, wenn man einen Heiltee gegen Blähsucht sowohl für Erwachsene als auch für Kinder bereitet.

So wird die Teemischung bereitet:

| | |
|---|---|
| Kümmel (Fructus Carvi cont.) | 25,0 |
| Fenchel (Fructus Foeniculi cont.) | 25,0 |
| Anis (Fructus Anisi cont.) | 25,0 |

Zubereitet und dosiert wird dieser Tee wie oben bei Anis-Tee angegeben.

**Verwendung als Gewürz:** Aromatische Drogen, die der Verdauung nützlich sind, die Blähungen vertreiben und verhüten, sind auch in der Küche beliebt. Man gebraucht Anis sehr viel zur Bereitung der Anisplätzchen, zum Würzen des Brotes und als verdauungsfördernde Beigabe zum Sauerkraut, zum Weiß- und Rotkraut und zu vielen Krautsalaten. Eingemachte Früchte enthalten ebenfalls einige Aniskörnchen, und Obstsuppen werden »feiner« mit Anis. Nicht zu vergessen die zahlreichen Anisschnäpse.



Arnika ▷

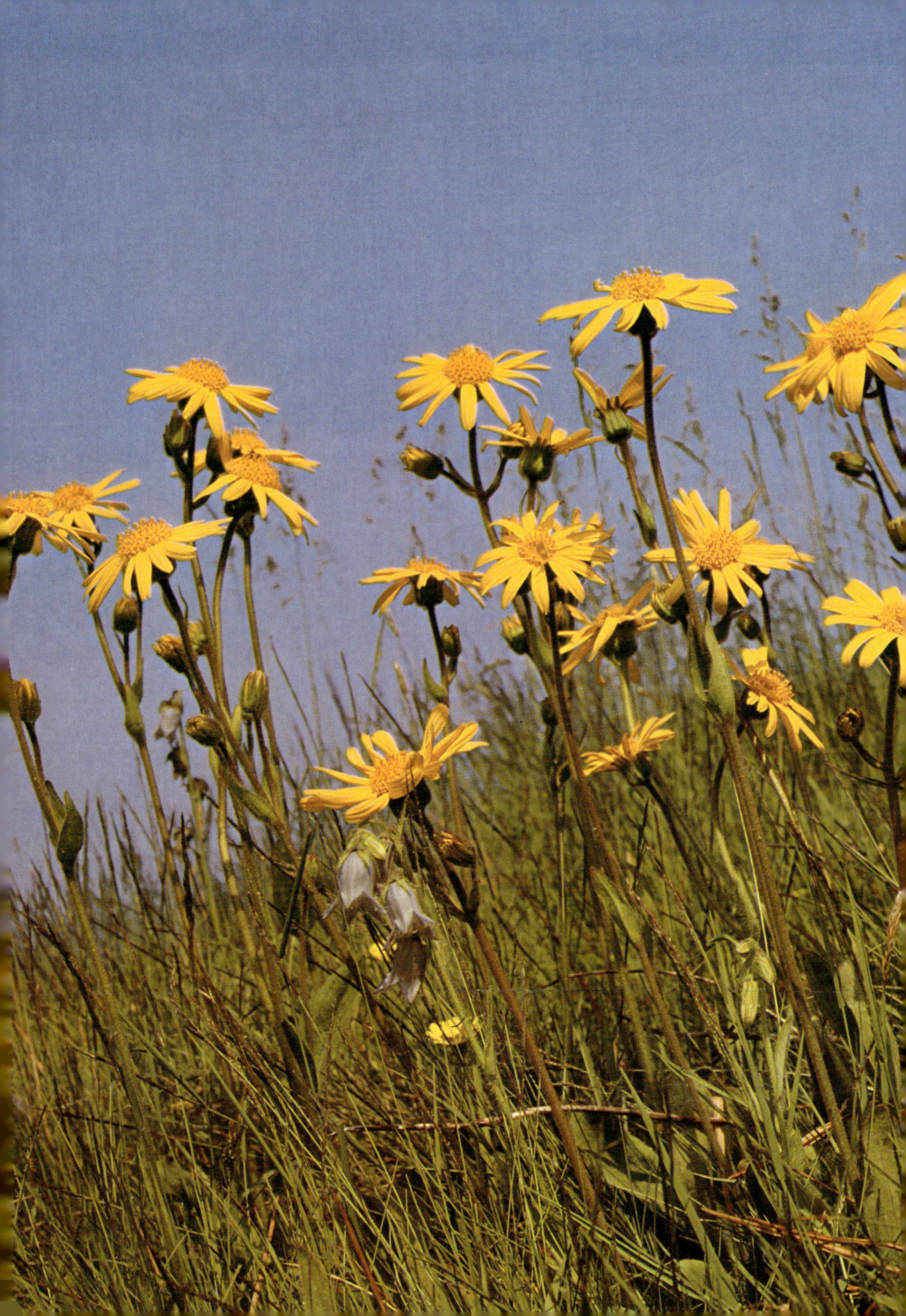

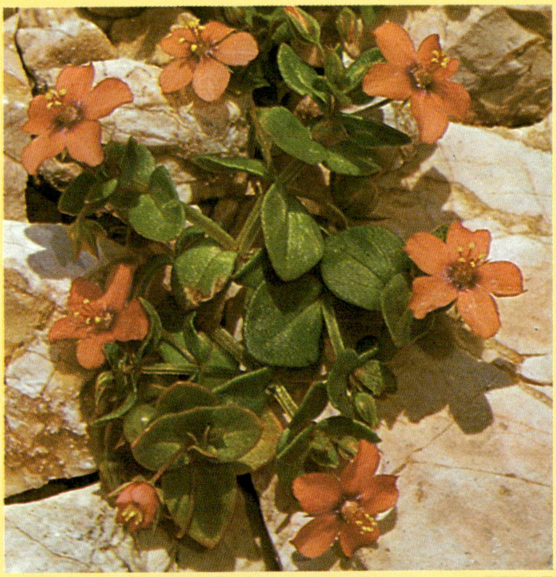
1

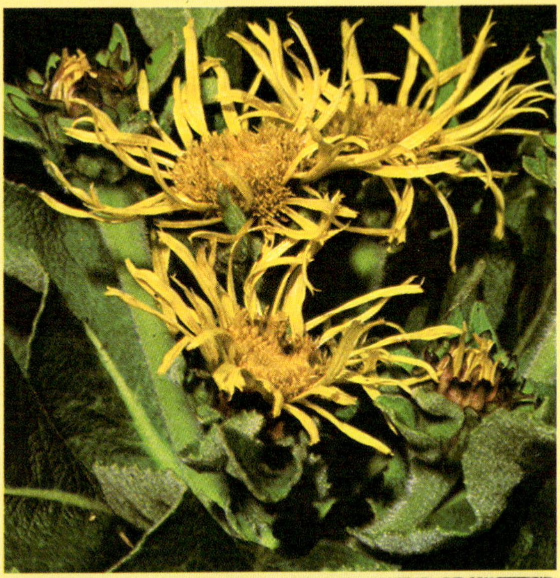
2

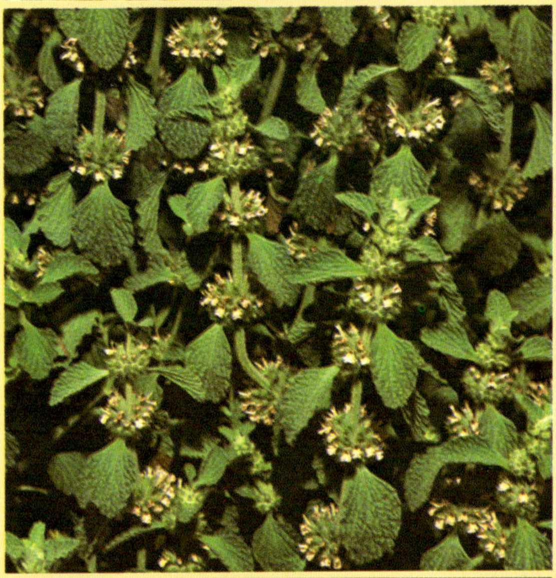
3

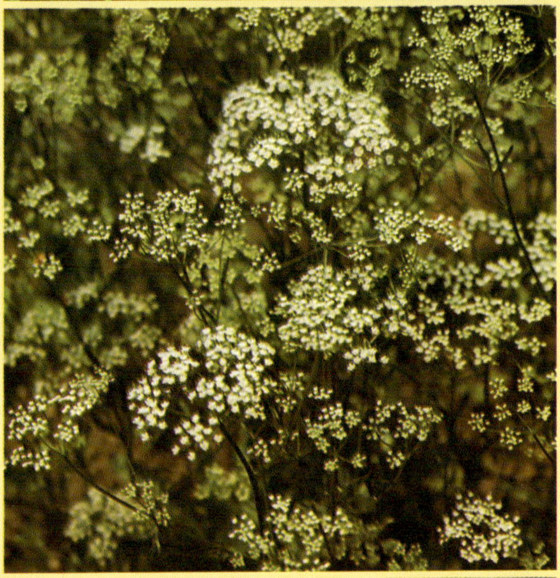
4

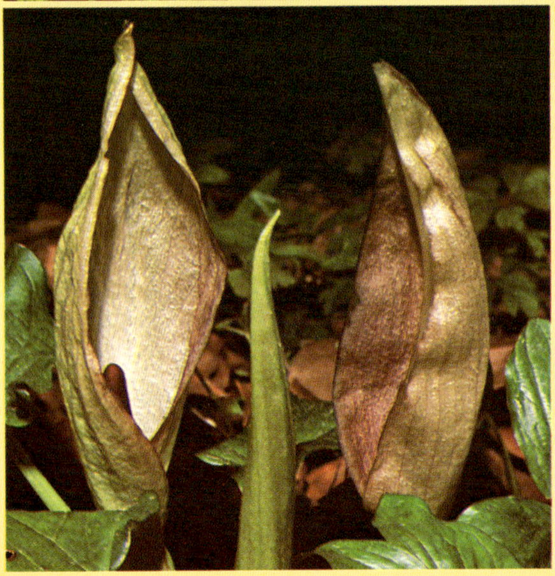
5

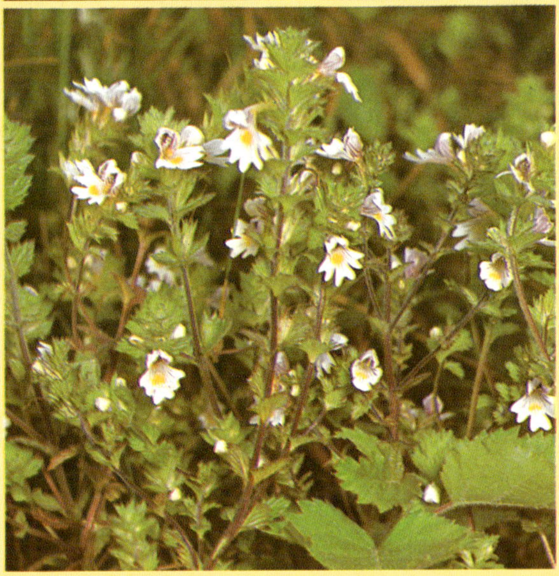
6

**Anwendung in der Homöopathie:** Gegen Appetitlosigkeit, gegen Durchfälle der zahnenden Kleinkinder, gegen Blähungen und auch als Beruhigungsmittel gebraucht man das Homöopathikum »Anisum« in Form der ersten und zweiten Potenz ($D_1$ und $D_2$), von denen man 3- bis 5mal täglich 5 bis 10 (bis 15) Tropfen gibt.
**Anis als Hausmittel:** Alles was bisher über die Anwendung von Anis gesagt wurde, gilt auch für die Anwendung in der Volksmedizin. Und liest man das, was Hieronymus Bock in seinem Kräuterbuch (Straßburg 1577) berichtet, dann hat man alle Anwendungsgebiete der Volksmedizin beieinander: »Aenis samen oder ein confect daruon/ist nicht allein lieblich/sondern auch sehr nützlich/all denen so einen bösen stinkenden Athem haben/vnd nicht wol schlaffen mögen. Diser samen ist nutz den Wassersüchtigen/dann er eröffnet gewisslich die Leber/bewegt den harn/lescht den durst/vnnd truckt nider die auffblähung des bauchs/Weiter ist änis gut zu aller Innerlichen sehrigkeit des Magens/der Lungen/der Lebern/vnd der Mutter/dann er stercket vnnd erwörmet/vnd heilet den Magen/vnnd alle Innerliche glider/macht dawen/gibt einen guten geruch vber sich inn das Haupt/stillet schmertzen vnnd Grimmen/ das aufstoßen und kluxen/vertreibet inn summa alle presten vnnd blähung des Magens vnnd der Lungen/stillet den weissen fluss. Weitter so eröffnet aenis den gang zum vnkeuschen samen/ist es ein Mann/oder zu der Milch/ist es eine Fraw oder Seugerinn. Aenis gedörrt vnd eingenommen/verstellet des Stulgang/rote rur/vnd den weissen fluss der Frawen.
**Nebenwirkungen:** Nebenwirkungen sind nicht bekannt.

# Arnika

geschützt

→ Farbfoto Seite 57
*Arnica montana L. (Compositae).*
Volksnamen: Bergwohlverleih, Fallkraut, Gemsblume, Johannisblume, Konnesblume, Kraftwurz, Mitterwurz, Ochsenwurz, Wolfsblume.

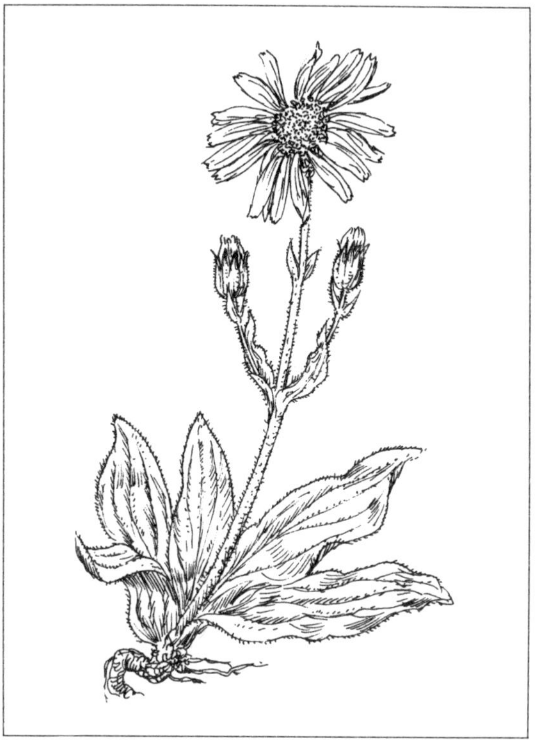

**Arzneilich verwendete Pflanzenteile:** Die Blütenköpfchen. Es werden oftmals auch die Einzelblüten ausgezupft und ohne den Sammelblütenboden verwendet. Mancherorts (im bayrischen Bergland gelegentlich) wird auch die Wurzel (Wurzelstock) gegraben. Selten wird das ganze Kraut genutzt.
**Drogenbezeichnung:** Arnikablüten = *Flores (Flos) Arnicae,* Arnikakraut = *Herba Arnicae,* Arnikawurzel(stock) = *Radix (Rhizoma) Arnicae.*

**Botanik und Sammeltips:** Pflanzenbeschreibung: Arnika ist eine hübsche Pflanze, die im Frühsommer, wenn sie ihre leuchtend gelben Blüten entfaltet, jeden Wanderer und Naturfreund entzückt. Die Korbblüten mit ihrem strahligen Blütenkranz sind nie ganz regelmäßig, was die Blüte so außergewöhnlich macht. Arnika ist eine ausdauernde Pflanze mit einem horizontal im Erdboden kriechenden Wurzelstock. Der derbe krautige Stengel, der bis zu 50 cm hoch werden kann, entspringt einer Blattrosette, die dicht dem Erdboden anliegt. Er trägt 1 bis 2 Paar kleinere Blätter und einen endständigen Blütenstand, unter dem sich in den Achseln des oberen Blattpaares meist 2 weitere Blütenanlagen befinden. Die gelben Blütenköpfchen sind von einem zweireihigen, kurz zottig behaarten Hüllkelch umgeben. Die Randblüten besitzen 3 Zähnchen. Dies ist bei der Drogenanalyse ein wichtiges Erkennungsmerkmal. Blütezeit: Juni bis Juli (August). Vorkommen: Arnika wächst auf nicht oder nur wenig gedüngten Bergwiesen und in Heidekrautbeständen im Gebirge. Aber sie kommt auch gelegentlich im Flachland vor. Dort bevorzugt sie sandigen, torfig-humösen (mit Torf und Humus durchsetzten) Wiesenboden. Ernte und Aufbereitung: Bei sonnigem Wetter in den Monaten der Hauptblütezeit (Juni/Juli) kann man die Blütenköpfchen und auch die ganzen Pflanzen einsammeln. Die Wurzeln gräbt man hingegen im zeitigen Frühjahr (März/April) oder im Herbst (Oktober). Die Blütenköpfchen soll man nicht bei künstlicher Wärme trocknen, um ihre Wirkstoffe zu schonen. Ein luftiger, schattiger Ort ist der geeignete Trokkenplatz. Die Blüten müssen ganz trocken sein, bevor man sie in gut verschließbare Behälter füllt! Gegen das Auseinanderzupfen der Blüten vor dem Trocknen ist nichts einzuwenden. Stengelteile und Wurzeln sind stabiler. Sie können sowohl an der Luft als auch im Ofen getrocknet werden. Temperaturen über 50° C sind jedoch zu vermeiden.

**Inhaltsstoffe (Wirkstoffe):** Je nach der Aufbereitungsart enthalten Arnikablüten 0,1 bis 0,5% ätherisches Öl, etwa 4% glykosidische Bitterstoffe, die man unter der Bezeichnung Arnicin zusammengefaßt hat, Gerbstoffe und vor allen Dingen die beiden Flavonglykoside Astragallin und Isoquerzetin, die man in der Hauptsache für die Wirkung verantwortlich macht. Eine Menge weiterer Wirkstoffe, die man als herzwirksam oder bakteriostatisch (Bakterienwachstum und -vermehrung hemmend) erkannt hat, runden das Bild ab. Nach dem heutigen Stand der Forschung muß man wohl die Gesamtheit der Inhaltsstoffe für die Arnikawirkung verantwortlich machen. – Diese Feststellung mag vielleicht als Ausrede klingen, doch bei sehr vielen Heilpflanzen ist sie zutreffend (→ auch Baldrian, Löwenzahn und Weißdorn). Isolierte Einzelwirkstoffe sind oft sehr wenig wirksam, im Zusammenhang mit den anderen Inhaltsstoffen jedoch entfalten sie zufriedenstellende bis sehr gute Heilwirkung.

**Heilwirkung und Anwendung:** Die äußerliche Anwendung steht bei der Arnika weit im Vordergrund. Bei Zerrungen, Zerreißungen von Muskeln und Sehnen, bei Quetschungen sind Umschläge mit Arnika-Tinktur, von der man 1 Eßlöffel für 1/4 l Wasser nimmt, oder Umschläge mit einem wäßrigen Arnikaauszug (Tee) – neben absoluter Ruhigstellung des verletzten Gliedes – die beste Anfangstherapie. Bei Blutergüssen fördert ein Arnika-Umschlag die Resorption und somit den Heilungsprozeß. Schmerzen werden dadurch auffallend schnell gelindert. Auch bei schmierigen, schlecht heilenden Wunden oder bei Wunden, bei denen ein Heilungsstillstand eingetreten ist, wirken Arnika-Umschläge ausgezeichnet. Umschläge mit Arnika sind reinen Alkoholumschlägen oder Umschlägen mit essigsaurer Tonerde vorzuziehen. Bei Entzündungen im Mund und Rachen sind Spülungen und das Gurgeln mit Arnika eine echte Hilfe. Arnika regt nämlich die Durchblutung an und steigert so die Abwehrbereitschaft der Schleimhäute. Man gibt zu diesem Zweck 1 Teelöffel Arnika-Tinktur in 1 Glas lauwarmes Wasser oder gurgelt mit Tee. So wird Arnika-Tee bereitet: 1 bis 2 Teelöffel getrocknete Arnikablüten werden mit 1/4 l kochendem Wasser übergossen und nach 10 Minuten abgeseiht. Den Tee muß man schluckweise und langsam trinken, mäßig warm damit gurgeln oder spülen. Diesen Tee kann man (eventuell noch verdünnt 1 : 1 mit Wasser) auch für die oben erwähnten Umschläge verwenden.

Die innerliche Anwendung der Arnika ist wieder im Kommen. Niemand lacht mehr darüber, daß Goethe sich regelmäßig einen Arnika-Tee zubereiten ließ, wenn ihm Durchblutungsstörungen seiner Herzkranzgefäße (Coronar-Insuffizienz) zu schaffen machten. In mehreren Untersuchungen konnte nämlich die Kreislaufwirksamkeit der Arnika nachgewiesen werden. Sie wirkt ähnlich wie Weißdorn; beide Heilpflanzen stärken das Altersherz, erhöhen die Herzleistung, fördern die Durchblutung des Herzmuskels, regulieren und beruhigen das nervöse Herz. Neben dem Arnika-Tee eignet sich auch die Arnika-Tinktur zur innerlichen Anwendung.

So wird Arnika-Tinktur bereitet: Getrocknete Arnikablüten werden mit 70%igem Alkohol im Verhältnis 1 : 10 übergossen. Nach 14 Tagen muß abgepreßt werden. Die gewonnene Flüssigkeit wird nach etwa 10 Tagen klar filtriert. Die Arnika-Tinktur kann man selbstverständlich auch in der Apotheke kaufen. Man nimmt sie mit Wasser verdünnt 2- bis 3mal täglich 3 bis 5 (bis 10) Tropfen ein.

**Anwendung in der Homöopathie:** Das Homöopathikum »Arnika« wird aus den getrockneten Blüten hergestellt. Äußerlich (auch als Salbe) und innerlich gebraucht gilt Arnika als das wichtigste Wundheilmittel des homöopathischen Arzneischatzes. Besonders die Salbe ist ein wirksames Mittel zur Venenpflege, zur Behandlung von Venenentzündungen, Blutergüssen, Zerrungen und Prellungen. Aber auch gegen Rheuma und Gicht wird Arnika in der Homöopathie eingesetzt. Als Herz- und Kreislaufmittel, besonders bei insuffizientem (leistungsgemindertem) Altersherzen, bei Arteriosklerose und auch bei Angina pectoris wird Arnika gebraucht. Und schließlich gibt man Arnika auch als »Kräftigungsmittel« nach Infektionskrankheiten. Zumeist verwendet man $D_2$ bis $D_3$, wovon man 2- bis 3 (bis 5)mal täglich 3 bis 5 (bis 10) Tropfen verabreicht. Bei äußerlicher Anwendung verdünnt man die Urtinktur, indem man 1 bis 2 Teelöffel davon in 1/2 l Wasser gibt.

**Arnika als Hausmittel:** Alles was bisher über die Anwendung der Arnika gesagt wurde, gilt auch für die Verwendung in der Volksmedizin. Hinzuzufügen ist lediglich noch der Arnika-Spiritus, der auf unterschiedliche Weise selber angesetzt wird und in manchen Gegenden bis heute das Hausmittel der Wahl geblieben ist. Er dient als Umschlagmittel, als Einreibung bei Rheuma, Gicht, Hexenschuß, Muskelschmerzen, Verstauchungen und Verrenkungen, man gebraucht ihn verdünnt (1 Teelöffel für 1/4 l Wasser) zum Gurgeln und Spülen; auch bei Magenbeschwerden, Herzklopfen und Schwächeanfällen gibt man davon einige Tropfen mit Wasser verdünnt.

So wird Arnika-Spiritus bereitet: Frische Arnikablüten werden mit der gleichen Gewichtsmenge 70%igem Alkohol übergossen und 14 Tage lang beiseite gestellt. Dann gibt man den ganzen Ansatz zweimal durch ein engmaschiges Tuch, preßt aus und seiht ab.

**Nebenwirkungen:** In therapeutischen Dosen, wie hier angegeben, sind Nebenwirkungen nicht zu befürchten. Wer die Tinktur unverdünnt verwendet, muß damit rechnen, daß Hautentzündungen mit Bläschen auftreten. Überdosierung bei innerlichem Gebrauch führt zu Magen- und Darmstörungen, zu Herzklopfen und anderen bedrohlichen Herzerscheinungen. Es ist also Vorsicht geboten im Umgang mit Arnika.

## Aronstab, gefleckter giftig

→ Farbfoto Seite 58

*Arum maculatum L. / Syn. Arum vulgare Lam. – Aronis communis (Araceae).*

Volksnamen: Chindlichrut, Dittichrut, Gefleckter Aronstab, Ronechrut, Trommelschlägel, Zehrwurz.

**Arzneilich verwendete Pflanzenteile:** Der Wurzelstock, gelegentlich auch das Blatt.

**Drogenbezeichnung:** Aronstabwurzel(stock), auch Aronknolle genannt = *Rhizoma (Radix) Ari,* auch *Tubera Ari* oder *Tubera Aroni* genannt, Aronstabblätter = *Folia Ari* (auch *Folia Aroni).*

**Botanik:** Pflanzenbeschreibung: Mit einem rundlich-eiförmigen Wurzelstock, von dem zahlreiche dünne, fleischige Nebenwurzeln ausgehen, ist der Aronstab im Boden verankert. Er trägt am Grunde einige bräunliche Niederblätter, aus deren Mitte langgestielte gefleckte Laubblätter wachsen, die einen pfeilförmigen Blattgrund haben. Doch das auffälligste Merkmal dieser Pflanze ist der lange Blütenstand, der von einer blattartigen Hülle (Tüte) umgeben ist. Die Blüten sind eingeschlechtlich.

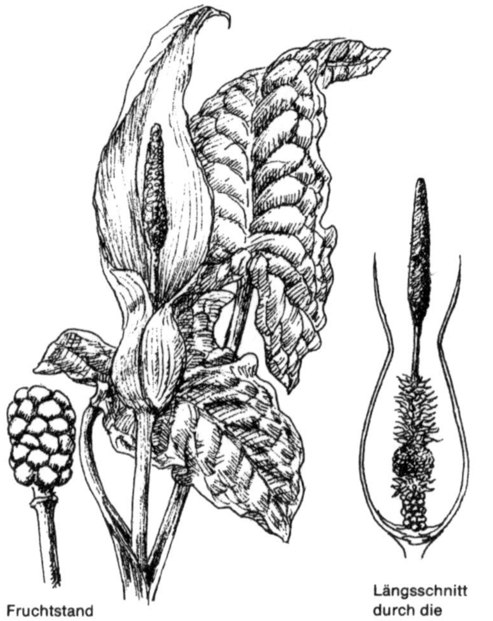


Sie sitzen gemeinsam an einer violettbraunen, oben keulig verdickten Spindel, dem Blütenkolben. Die weiblichen Blüten stehen unten. Dann folgt ein Ring von Haaren und darüber sind die männlichen Blüten angeordnet. Dieser so ausgebildete Blütenstand ist eine Kesselfalle für kleine Insekten, die am Abend – angelockt durch Duft und Wärme des Kolbens – in die »Falle gehen«, um dort die Bestäubung vorzunehmen. Ist das geschehen, welken die Kesselhaare, so daß die Insekten wieder hinausgelangen können. Sehr bald nach der Befruchtung sterben Scheide und Blütenkolben ab, und es entwickeln sich die roten Beerenfrüchte. *Vorsicht! Alle Teile der Pflanze – auch die leuchtend roten Beeren – sind gefährlich giftig!* Blütezeit: April, Mai (Juni). Vorkommen: Der Aronstab bevorzugt kalkreichen Lehmboden der feuchten Auwälder. Er wächst aber auch in Mischwäldern und in Gebüschen.

**Inhaltsstoffe (Wirkstoffe):** Der wichtigste Wirkstoff ist das chemisch nicht näher untersuchte Aronin, ein sehr scharfer, Haut und Schleimhaut bis zur Blasenbildung reizender Stoff, dem man eine auswurffördernde Wirkung zuschreibt. Dieses Aronin ist auch für die Giftigkeit der Pflanze verantwortlich.

**Heilwirkung und Anwendung:** Die Schulmedizin gebraucht den Aronstab nicht; auch die Volksmedizin läßt mehr und mehr davon ab, weil man – mit vollem Recht – die Giftigkeit fürchtet.

**Anwendung in der Homöopathie:** Das Homöopathikum »Arum« ist immer noch sehr beliebt bei Schnupfen, Mundschleimhautentzündung, Nasen- und Rachenkatarrhen, Mumps, Scharlach und Masern. Immer dann, wenn die Stimme überbeansprucht ist, wenn Sänger und Redner nicht mehr »laut« singen oder sprechen können, kann Arum Hilfe bringen. Man gibt $D_2$ bis $D_6$ mehrmals täglich 3 bis 5 bis 8 (bis 10) Tropfen und kann auch mit einer sehr stark verdünnten Tinktur gurgeln. 5 Tropfen auf 1 Glas lauwarmes Wasser sind da die richtige Dosierung.

**Nebenwirkungen:** Es wurde schon gesagt, daß alle Teile der Pflanze stark giftig sind. Jede Selbstmedikation (mit Ausnahme der homöopathischen Mittel) ist frevelhafter Leichtsinn. Vergiftungserscheinungen äußern sich in heftigen örtlichen Reizungen zunächst im Mund und Rachen, dann aber auch im Magen und Darm. Nach der Resorption (Aufnahme in die Blutbahn) kommt es zu Erregungszuständen und später zu Lähmungserscheinungen, ebenso zu Speichelfluß, Erbrechen, Stimmverlust, Krämpfen und Herzstörungen. Da die Reizerscheinungen im Munde sehr bald auftreten, wird man schnell auf diese Vergiftung aufmerksam. Dann muß schnellstens der Magen entleert werden. Viel medizinische Kohle bindet die Giftstoffe. In jedem Fall ist der Arzt zu rufen, noch besser ist es, sofort ein Krankenhaus aufzusuchen, damit Magen und Darm gespült werden und die Mundschleimhäute fachmännisch behandelt werden können (→ auch Seite 29 »Erste-Hilfe-Maßnahmen«).

# Augentrost

→ Farbfoto Seite 58
*Euphrasia officinalis L.* und andere Euphrasia-Arten, für die Euphrasia officinalis früher die Sammelbezeichnung war: *E. rostkoviana Hayne – E. stricta Host. – E. nemorosa (Purs.) Gremli – E. minima* u. a. *(Scrophulariaceae).*
Volksnamen: Augustinuskraut, Gibinix, Grummetblume, Herbstblümle, Milchdieb, Milchschelen, Wegleuchte, Wiesenwolf.

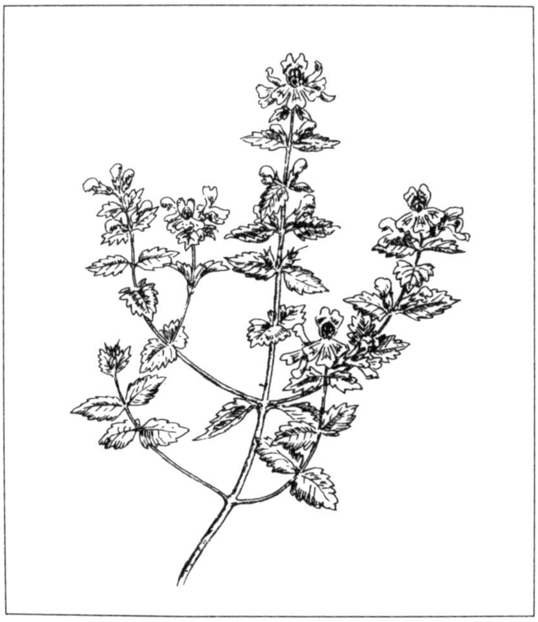

**Arzneilich verwendete Pflanzenteile:** Das ganze blühende Kraut (ohne die Wurzeln).
**Drogenbezeichnung:** Augentrost(kraut) = *Herba Euphrasiae.*

**Botanik und Sammeltips:** Pflanzenbeschreibung: Der Augentrost ist ein Halbschmarotzer, der mit seinen Saugwurzelfasern aus den Wurzeln benachbarter Gräser fertige Nährlösungen aufnimmt. Beschrieben wird hier die wichtigste Art, nämlich Euphrasia officinalis L. Die einjährige Pflanze wird 10 bis 20 (30) cm hoch, ist im oberen Teil stark verästelt, weich behaart und mit gegenständig angeordneten, sitzenden, eiförmigen Blättern besetzt, die scharf gezähnt sind und in deren Achseln am Ende der Ästchen weiße oder blaßviolette Blüten sitzen. Auffallend ist der gelbe Fleck auf der dreilappigen Unterlippe. Blütezeit: Spätsommer bis Herbst, stark abhängig vom Standort. In sonnigen Lagen auch schon im Juni und Juli. Vorkommen: Wiesen, Heiden, Wegränder, vor allen Dingen aber trockene Abhänge und lichte Wälder in bergiger Gegend sind ergiebige Fundorte des Augentrost, der in ganz Europa, vorzugsweise in Mittel- und Süddeutschland, Italien, den Balkanländern und auch in Rußland zu Hause ist. Ernte und Aufbereitung: Man erntet die oberirdischen Teile des blühenden Krautes zu Beginn der Blütezeit, hängt es gebündelt an einen schattigen, luftigen Ort zum Trocknen und verwahrt das getrocknete Kraut in gut schließenden Gefäßen auf. Feuchtigkeit verdirbt die Droge.
**Inhaltsstoffe (Wirkstoffe):** Gerbstoffe, Bitterstoffe, ätherisches Öl, Harze, ein blauer Farbstoff, Aucubin = Rhinanthin und ähnliche Glykoside.
**Heilwirkung und Anwendung:** Über die Erfahrungen der Volksmedizin erregte diese Heilpflanze das Interesse der Ärzte, die immer wieder bestätigen mußten, was Lobendes über den Augentrost gesagt wurde. Das gilt für die äußerliche Anwendung eines Augentrost-Tees ebenso wie für seine innerliche Verwendung.
So wird Augentrost-Tee bereitet: 1 bis 2 Teelöffel des geschnittenen Krautes mit $^1/_4$ l kaltem Wasser übergießen, zum Sieden erhitzen und dann noch 2 Minuten ziehen lassen. Gibt man wenige Kristalle Kochsalz zu dem abgeseihten Tee, so wird er für Augenspülungen angenehmer, weil er auf diese Weise dem Salzgehalt der Tränenflüssigkeit angeglichen wird. – Der Tee wirkt durch Umschläge bei verschiedenen Augenentzündungen, besonders bei Bindehautentzündung (Konjunktivitis) und Lidrandentzündung (Blepharitis). Selbst bei Augenverletzungen, bei denen Hornhautgeschwüre zu be-

fürchten sind, wirkt Augentrost sowohl schmerzlindernd als auch heilend. Und bei der Behandlung des sogenannten Gerstenkorns ist Augentrost-Tee, mit Kamille zu gleichen Teilen gemischt, als warmer Umschlag wirksam. In zahlreichen Augentropfen, die gegen Ermüdungserscheinungen der Augen, Lichtscheu und Brennen in den Lidwinkeln verordnet werden, macht man sich die Heilkraft des Augentrost zunutze. Augentrost-Tee, regelmäßig getrunken, kann die Wirkung dieser Augentropfen unterstützen.

**Mein besonderer Rat:** Bei allen bisher genannten äußerlichen Anwendungen von Augentrost-Tee hat sich eine Teemischung bewährt, die Fenchelfrüchte und Kamillenblüten mit einbezieht. Es steht zwar auch hier der Augentrost im Vordergrund, doch die entzündungswidrigen Eigenschaften der Kamille kommen voll zur Geltung. Fenchel (eine Erfahrung aus der Volksmedizin) kräftigt und »klärt« das Auge und wirkt durch den Gehalt an ätherischem Öl seinerseits auch antiseptisch.

So wird die Teemischung bereitet:

| | |
|---|---|
| Fenchel (Fructus Foeniculi) | 10,0 |
| Kamille (Flores Chamomillae) | 15,0 |
| Augentrost (Herba Euphrasiae) | 25,0 |

1 bis 2 gehäufte Teelöffel dieser Mischung mit $^{1}/_{4}$ l kochendem Wasser übergießen und 15 Minuten lang ausziehen.

Eine weitere Erfahrung, die in Erstaunen versetzt, ist die Wirkung zur Umstimmung und Kräftigung schwächlicher Konstitution: Kinder (doch auch Erwachsene), die leicht Schnupfen bekommen und häufig husten, oft geschwollene Halsdrüsen haben und ganz allgemein wenig Widerstandskraft besitzen, die lichtscheu sind und bei geringstem Luftzug »Wasser in den Augen« haben – früher sprach man in solchen Fällen von »skrophulösen« Kindern –, können mit Augentrost-Tee umgestimmt werden: Täglich morgens und abends die Augen mit Augentrost-Tee spülen und zusätzlich – über den Tag verteilt – $^{1}/_{4}$ l Tee trinken. Wenn diese Teekur regelmäßig und zuverlässig über einen längeren Zeitraum durchgeführt wird, verschwinden die Beschwerden nach einigen Monaten völlig.

**Anwendung in der Homöopathie:** Das Homöopathikum »Euphrasia officinalis« gebraucht man auch in der Homöopathie zur Behandlung von Augenentzündungen. Äußerlich: 30 bis 50 Tropfen der Urtinktur auf 1 Glas warmes Wasser zu Umschlägen und Spülungen. Innerlich: $D_3$ bis $D_6$ 3mal täglich 5 bis 10 (bis 15) Tropfen. Darüber hinaus gibt man diese Dosierung auch bei Arthrosen, Rheuma und Gicht sowie bei Magenbeschwerden und Prostataleiden.

**Augentrost als Hausmittel:** Hier gilt alles, was bisher über Augentrost gesagt wurde, in besonderem Maße, denn die Schulmedizin übernahm die Erfahrungen der Volksmedizin. Zusätzlich gilt die Droge noch als probates Hustenmittel, wenn schleimiger Auswurf beobachtet wird und der Husten mit Katarrhen und Stirnkopfschmerzen verbunden ist. Sebastian Kneipp pries Augentrost als magenstärkendes Bittermittel. Dioskorides und Plinius konnten Augentrost nicht erwähnen, weil er in Griechenland nicht vorkommt. Im Hortus sanitatis / gart der gesuntheit (Mainz 1485) taucht er erstmals auf und H. Ryffius berichtet ausführlich in Reformierte Deutsche Apoteck (1573) über ihn.

**Nebenwirkungen:** Nebenwirkungen sind nicht zu befürchten.

# Baldrian

→ Farbfoto Seite 67

*Valeriana officinalis L. sensu latiore (Valerianaceae).*

Volksnamen: Dammarg, Dreifuß, Katzenkraut, Menten, Mondwurzel, Stinkwurz, Waldsplik.

**Arzneilich verwendete Pflanzenteile:** Die Wurzel.

**Drogenbezeichnung:** Baldrianwurzel – *Radix Valerianae* (gelegentlich dafür auch – fälschlich – *Rhizoma Valerianae).*

**Botanik und Sammeltips:** Pflanzenbeschreibung: Diese wichtige Droge kennt fast jeder.

Doch wie die Stammpflanze aussieht, die es bei uns auch wild und nicht nur in Kulturen gibt, wissen nur wenige. Baldrian ist eine kräftige, ausdauernde Pflanze, die bis über 1 m hoch wird, einen kantigen hohen Stengel besitzt, an

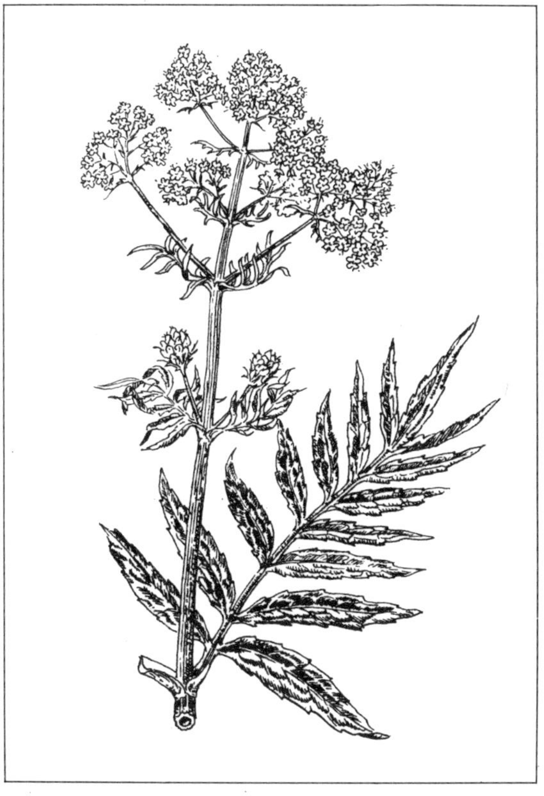

dem große Fiederblätter gegenständig sitzen, die unpaarig gefiedert sind und etwa 11 bis 21 Fiederblättchen aufweisen. Doldenartig angeordnet stehen an den Stengelspitzen die kleinen rötlich-weißen Blüten. Es kommen bei uns verschiedene Abarten vor, die sich zwar durch Blütenfarbe und Zahl der Fiederblättchen unterscheiden, jedoch alle in der Wirkung ähnlich sind. Blütezeit: Juni bis August. Vorkommen: Baldrian kommt bei uns sowohl auf sehr feuchten als auch auf trockenen Böden vor: auf feuchten Wiesen, an Flußufern, in feuchten Wäldern, an trockenen Dämmen und auf Schutthalden von der Ebene bis in die Berge. Die Droge stammt aber fast ausschließlich aus großen Kulturen. Ernte und Aufbereitung: Man gräbt die Wurzeln im September aus, wäscht sie gründlich und entfernt durch Kämmen mit einem groben Kamm die kleinen Wurzelfasern. Der Rest der Wurzeln wird dann zum Trocknen aufgehängt. Die Wurzeln zweijähriger Pflanzen sind am wirkstoffreichsten. Erst beim Trocknen entwickeln die Baldrianwurzeln den so charakteristischen Baldriangeruch, der durch den Bornyl-isovalerianylsäureester hervorgerufen wird.

**Inhaltsstoffe (Wirkstoffe):** Die Valepotriate, das ätherische Öl und ein krampflösender Stoff sind die Hauptwirkstoffe der Baldrianwurzel.

**Heilwirkung und Anwendung:** Zunächst sei deutlich hervorgehoben, daß Baldrian tatsächlich wirksam ist – die frühere Behauptung, der Duft suggeriere lediglich eine beruhigende Wirkung, konnte durch wissenschaftliche Untersuchungen widerlegt werden. Interessant ist die Feststellung, daß keinem der zahlreichen Inhaltsstoffe allein eine entscheidende Wirkung zukommt, daß aber die Gesamtheit aller Inhaltsstoffe erstaunlich gute Wirkung zeigt, wenn man entsprechend hoch dosiert. Mit 5 bis 10 Tropfen der Baldrian-Tinktur zum Beispiel wird nicht viel erreicht, doch 30 bis 50 Tropfen oder gar 1 Teelöffel der Tinktur, mit etwas Wasser verdünnt, sind wirksam. Baldrian wirkt bei nervösen Reizzuständen, bei Schlaflosigkeit und bei nervösem Herzklopfen. Patienten, die unter nervöser Unruhe leiden, fühlen sich nach der Einnahme von Baldrian nicht müde, sondern oftmals angenehm erfrischt. Selbst Autofahrern ist Baldrian gefahrlos anzuraten. Ich empfehle sogar Fahrprüflingen und auch anderen Prüfungskandidaten, etwa ½ Stunde vor der Prüfung 1 Teelöffel voll Baldrian-Tinktur einzunehmen. Statt der Tinktur, die es in der Apotheke zu kaufen gibt, kann es auch Baldrian-Tee sein.

So wird Baldrian-Tee bereitet: 2 Teelöffel zerkleinerte Baldrianwurzeln werden mit ¼ l kaltem Wasser übergossen und 10 bis 12 Stunden stehen gelassen. Gelegentliches Umrühren des Ansatzes ist zu empfehlen. Davon kann man dann bei Bedarf oder auch 2- bis 3mal täglich 1 Tasse regelmäßig trinken. Diese hohe Dosierung ist unschädlich. Sie garantiert aber eine optimale Wirkung.

Bei nervöser Schlaflosigkeit kommt es durch

Entspannung zu einer Schlafbereitschaft. Das Warten auf den Schlaf ist nicht mehr unangenehm und quälend, sondern wird als wohltuendes Ausruhen empfunden, bis sich der gesunde Schlaf einstellt. Bei nervösem Herzklopfen ist Baldrian ebenfalls wirksam. Übrigens ist Baldrian sehr geeignet, um sich auf spannungsgeladene Situationen durch Entspannung vorzubereiten (→ Hafer). Baldrian – so kann man es zusammenfassen – ist das Mittel der Wahl, will man Hetze oder unruhige Zeiten besser überstehen. Durch Ausgeglichenheit vermeidet man eine Vielzahl von Folgeerkrankungen wie Magen- und Leibschmerzen, Gallebeschwerden, Schmerzen in der Herzgegend, selbst chronische Verstopfung. Neben den Baldriantropfen (Tinktur) und dem Baldrian-Tee stehen auch Dragees mit den Gesamtinhaltsstoffen des Baldrian zur Verfügung. Auch der Baldrian-Wein kann gute Dienste leisten. Selbst das Baldrian-Bad wirkt so beruhigend und schlaffördernd, daß schon mancher in der Badewanne eingeschlafen ist.

So wird das Baldrian-Bad bereitet: 100 g Baldrianwurzel werden mit 1 l Wasser 10 Stunden lang ausgezogen, die abgeseihte Flüssigkeit kommt ins Badewasser. Man kann statt dessen dem Vollbad auch 200 bis 250 g Baldrian-Tinktur beigeben oder sich eines fertigen Badeextraktes bedienen.

**Mein besonderer Rat:** Wenn es darum geht, Entspannung herbeizuführen und seelisch bedingte Verkrampfungen zu lösen, hat sich ein Tee aus Baldrianwurzeln und Melissenblättern zu gleichen Teilen bewährt. Man überbrüht 2 Teelöffel dieser Mischung mit ¼ l kochendem Wasser, läßt 1 Stunde zugedeckt stehen, seiht ab und trinkt den Tee gut warm, langsam und schluckweise. Als Schlaftee eignet sich auch eine Mischung von Baldrianwurzeln mit Hopfen zu gleichen Teilen. Der Tee wird vor dem Zubettgehen getrunken.

**Anwendung in der Homöopathie:** Das Homöopathikum »Valeriana« wird aus der getrockneten Wurzel hergestellt und gegen geistige Überreiztheit, Schlaflosigkeit und Blähsucht gebraucht. $D_3$ bis $D_6$ sind die empfohlenen Dilutionen.

**Baldrian als Hausmittel:** Es besteht kein Zweifel, daß Baldrian schon bei den Hippokratikern im 5. und 4. Jahrhundert vor unserer Zeitrechnung als Mittel bei Frauenleiden eine Rolle gespielt hat. Danach fehlt er in keinem Kräuterbuch von Rang. Dioskorides und Plinius berichten über ihn, und die Kräuterbücher des Mittelalters, zum Beispiel die »Physika« der Äbtissin Hildegard von Bingen und die nachfolgenden Bücher von P. A. Matthiolus, Fuchs, Bock erweitern den Katalog der Heilanzeigen. In der Hauptsache aber gilt der Baldrian auch in der Volksmedizin als Nerven- und Beruhigungsmittel, als Mittel bei leichten Herzbeschwerden und darüber hinaus auch als Magenmittel, als krampflösende und entwässernde Heilpflanze, besonders aber als Mittel zur Linderung klimakterischer Beschwerden der Frau.

**Nebenwirkungen:** Nebenwirkungen sind nicht bekannt.

# Bärentraube

→ Farbfoto Seite 67

*Arctostaphylos uva-ursi (L.) Sprengel / Syn. Arctostaphylos officinalis (Ericaceae).*

Volksnamen: Achelkraut, Bärentee, Garlen, Granten, Harnkraut, Sandbeere, Wilder Buchs, Wolfsbeere.

**Arzneilich verwendete Pflanzenteile:** Die Blätter.

**Drogenbezeichnung:** Bärentraubenblätter = *Folia Uvae-ursi.*

**Botanik und Sammeltips:** Pflanzenbeschreibung: Die Bärentraube ist ein immergrüner Strauch, der niederliegend oft große Rasen bildet. Im Aussehen ist die Stammpflanze der Preiselbeere sehr ähnlich, die jedoch aufsteigt und keine Rasen bildet. Die Bärentraubenblätter sind sehr dick, meist verkehrt eiförmig, gelegentlich auch spatelig, von ledriger Beschaffenheit und oberseits mit deutlichem Adernetz versehen. Im Gegensatz zur Preiselbeere sind sie an der Unterseite niemals braun punktiert



*1 Baldrian, 2 Bärentraube, 3 Bärlapp, 4 Bärlauch, 5 Basilienkraut, 6 Beifuß* ▷

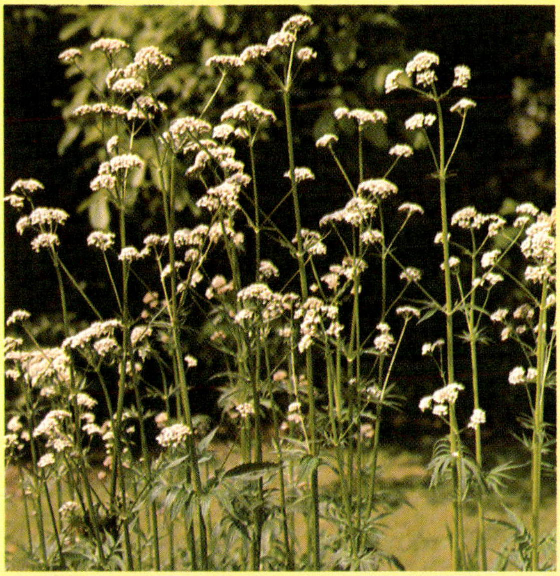
1

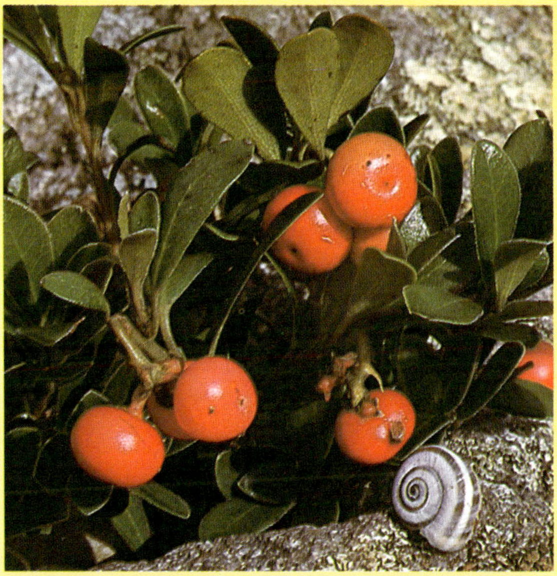
2

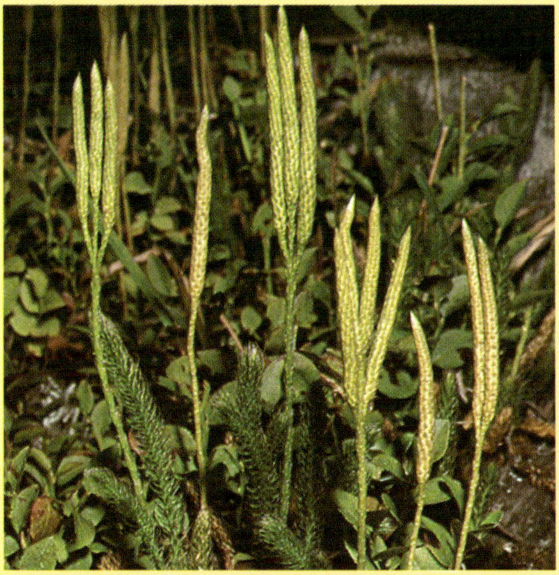
3

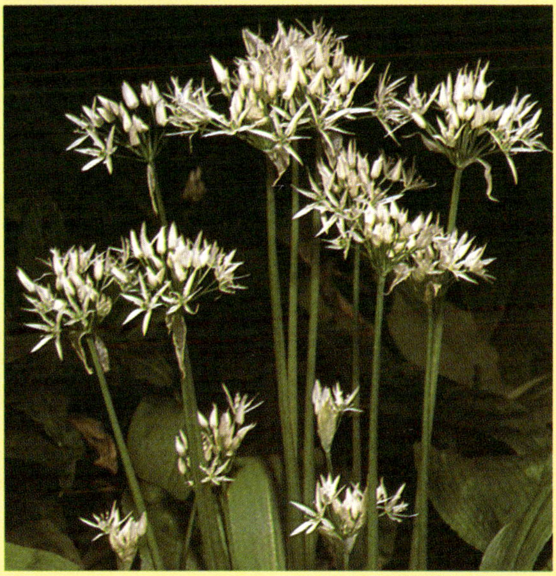
4

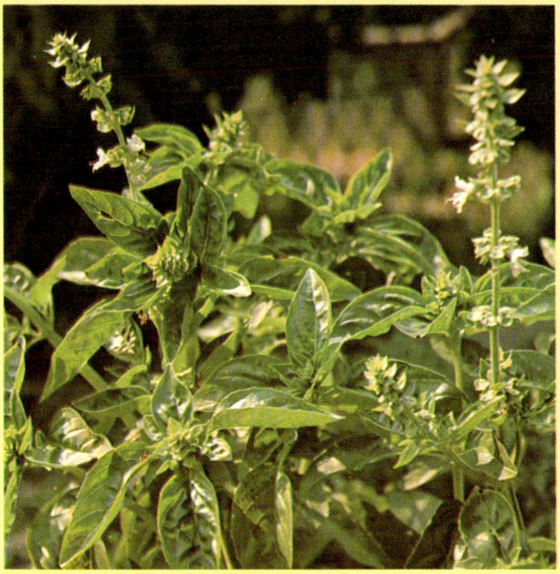
5

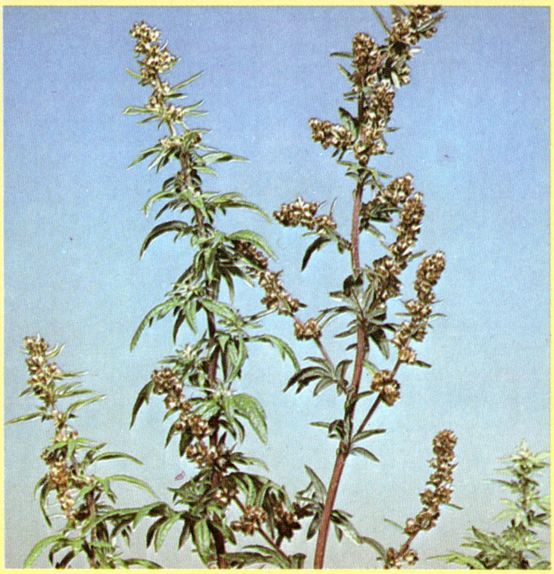
6

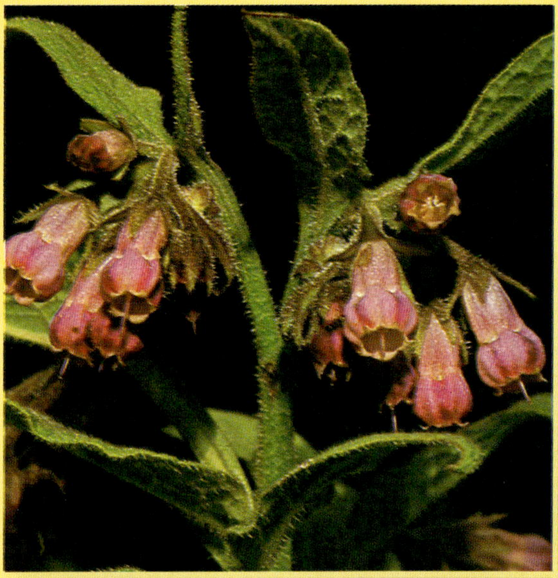
1
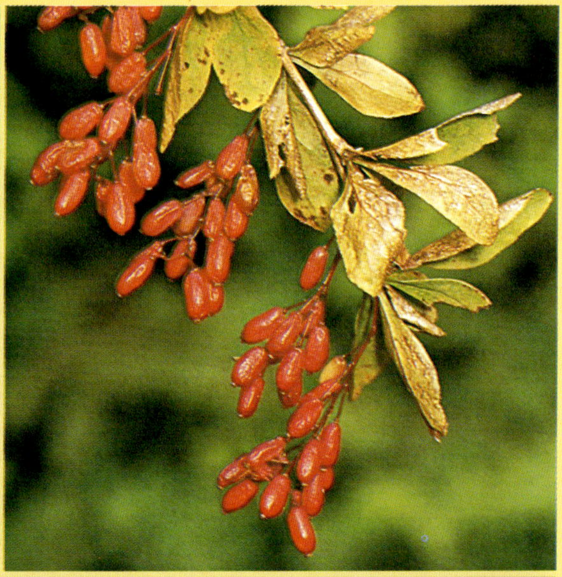
2
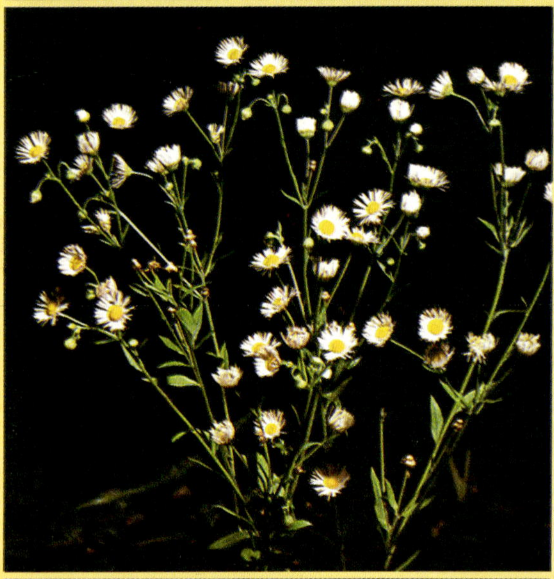
3
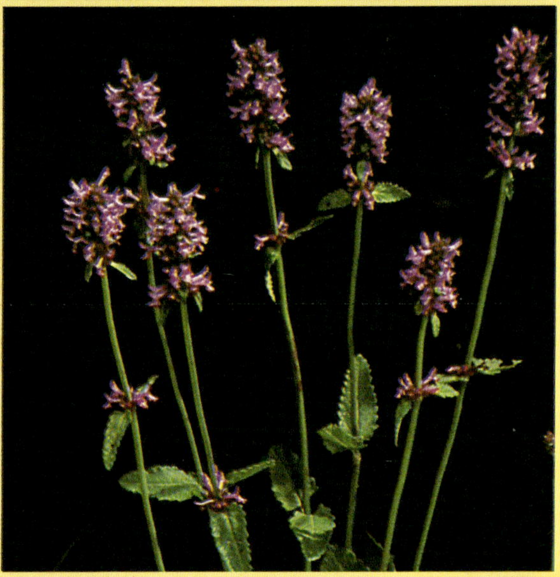
4
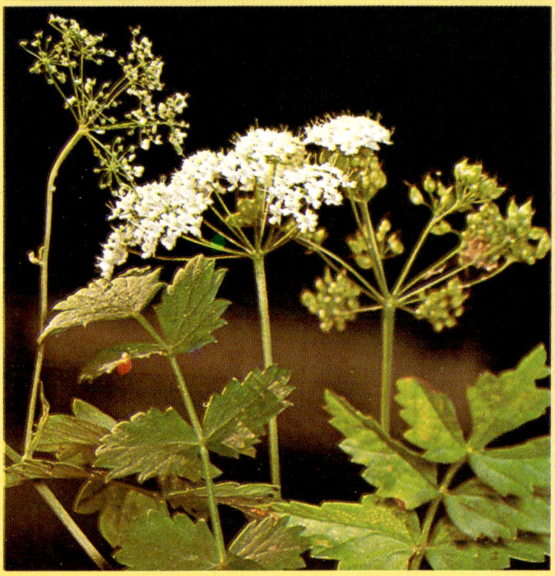
5
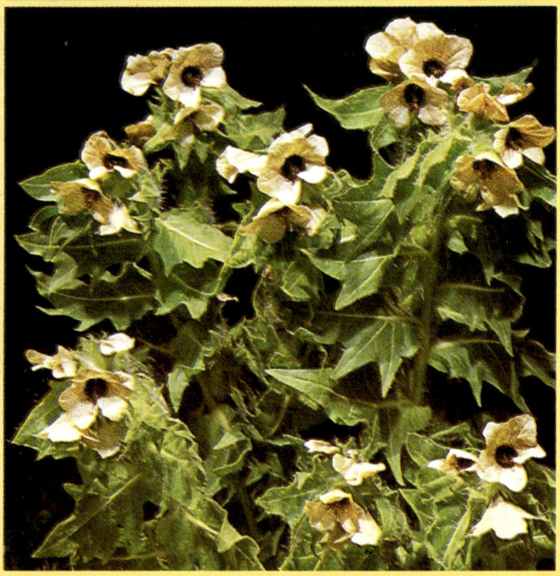
6

(ein Erkennungsmerkmal für Preiselbeerblätter). Wer darauf achtet, wird diese beiden Pflanzen nie verwechseln. Aus den kleinen weißlich-rosaroten Blüten mit einem gezähnten Saum und glockiger Form entwickeln sich rote Beeren, die säuerlich bis herb schmecken.

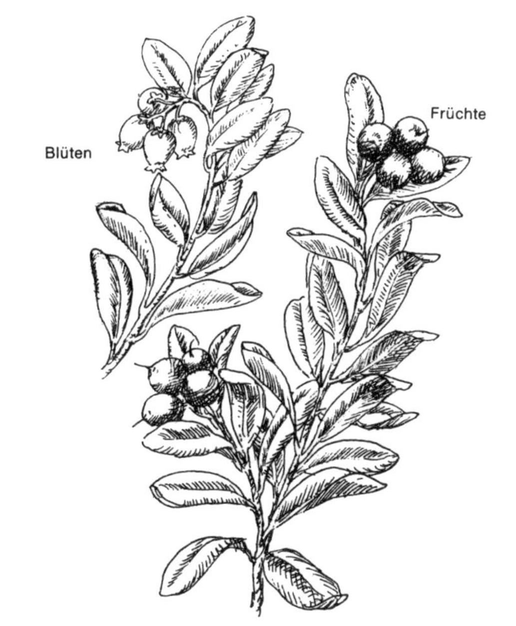


Blütezeit: April bis Juni. Vorkommen: Hauptsächlich im Norden Europas auf humusreichem Moorboden und Heideland, doch auch in den Nadelwäldern der Alpen. Ernte und Aufbereitung: Weil die Blätter nicht welken, können sie das ganze Jahr hindurch geerntet werden. Man bevorzugt als Sammelzeit jedoch den Spätsommer und den Herbst, weil die Blätter zu dieser Zeit die meisten Wirkstoffe enthalten. Das Trocknen kann sowohl im Schatten als auch an der Sonne erfolgen, da die Blätter sehr widerstandsfähig sind und die Wirkstoffe weitgehend schützen.

**Inhaltsstoffe (Wirkstoffe):** Arbutin, Gerbstoffe, Flavonglykoside, organische Säuren.

**Heilwirkung und Anwendung:** Die Bärentraube ist eine Heilpflanze, deren Wirkung als Entgiftungsmittel der Niere, vor allen Dingen aber der Blase und der ableitenden Harnwege schon lange bekannt ist, und deren Wirksamkeit von der modernen Heilpflanzenforschung bestätigt wurde. Anders allerdings als früher ist die Art der Zubereitung des Bärentraubenblätter-Tees. Damals glaubte man, die ledrigen und derben Blätter müßten lange gekocht werden, um möglichst viel Wirkstoffe zu extrahieren. Dadurch entstand ein unappetitlicher Tee, der den Magen belastete und es manchem Patienten – besonders Kindern – unmöglich machte, die verordnete Teekur durchzuhalten. Heute weiß man, daß durch langes Kochen sehr viele Gerbstoffe, die hier nicht erwünscht sind, extrahiert werden, aber nur das Arbutin bei Blasen- und Nierenbeschwerden wirksam ist. Seit man herausgefunden hat, daß durch einen Kaltwasseransatz nach 12 bis 24 Stunden fast der ganze Wirkstoff frei wird, aber nur wenig Gerbstoffe, kann man den Tee verordnen, ohne Nebenwirkungen fürchten zu müssen.

So wird Bärentraubenblätter-Tee bereitet: 1 bis 2 Teelöffel Bärentraubenblätter werden mit $^1/_4$ l kaltem Wasser übergossen, 12 bis 24 Stunden unter gelegentlichem Umrühren beiseite gestellt und abgeseiht. Leicht angewärmt wird 2- bis 3mal täglich 1 Tasse Tee getrunken. Deer Tee wirkt ganz besonders bei akuten Entzündungen der Harnblase, wie sie oft nach Erkältungen auftreten. Dauert die Entzündung nach einer Woche jedoch noch an, wird der Arzt andere Mittel verschreiben müssen. Es ist wichtig zu wissen, daß das Arbutin, der wirksame Bestandteil der Bärentraubenblätter, nur bei nicht saurem Harn in der Niere seinen Wirkstoff, nämlich das Hydrochinon, freigibt. Deshalb sollte man bei einer Kur alles vermeiden, was zur Bildung eines sauren Harns führt, also Fruchtsäfte, Sauerkraut, saures Obst.

Ob Bärentraubenblätter harntreibend wirken, wird unterschiedlich beurteilt. Bärentraubenblätter sind sowohl für sich alleine sehr wirksam als auch zusammen mit anderen Nieren- und Blasen-Kräutern, besonders dem »Indischen Blasen- und Nierentee«. Man findet sie auch in fast allen anderen Nieren- und Blasentees.

**Bärentraube als Hausmittel:** Die Kunde über die Wirkung der Bärentraubenblätter kam aus dem Norden zu uns. In England bereits im 13. Jahrhundert gebraucht, setzte sich die Heil-

◁ *1 Beinwell, 2 Berberitze, 3 Berufskraut, 4 Betonie, 5 Bibernelle, 6 Bilsenkraut*

pflanze bei uns erst viel später durch, doch seit dem 18. Jahrhundert akzeptierten auch unsere Ärzte ihre Anwendung. In der Volksmedizin gebraucht man sie ebenfalls als Desinfektionsmittel bei verschiedenen Blasen- und Nierenleiden, darüber hinaus auch bei Husten, vor allen Dingen aber bei chronischen Durchfällen. Das erstaunt nicht, denn Bärentraubenblätter enthalten viel Gerbstoff, und Gerbstoffdrogen »stopfen«.

**Nebenwirkungen:** Bei falscher Zubereitung (heiß ausgezogen) kann es wegen der großen Gerbstoffmenge zu Magenunverträglichkeiten kommen.

## Bärlapp

geschützt

→ Farbfoto Seite 67

*Lycopodium clavatum L. (Lycopodiaceae).*

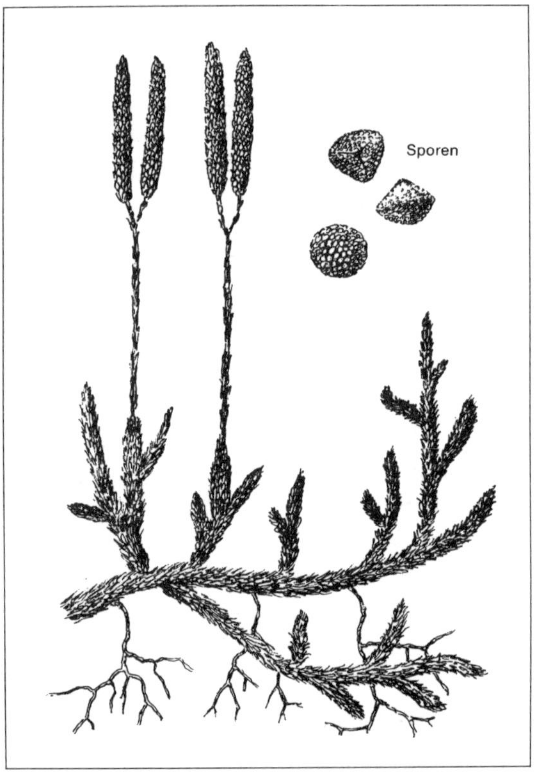


Volksnamen: Alpenmehl, Chrampfchrut, Darmfraß, Erdschwefel, Felsschwefel, Gäbeli, Gürtelkraut, Hexenkraut, Hexenmehl, Keulen-Bärlapp, Luuschrut, Moosfarn, Schlangenmoos, Teufelsklauen, Vollenschübel, Waldstaub, Zigeunerkraut.

**Arzneilich verwendete Pflanzenteile:** Bärlappsporen, gelegentlich aber auch das ganze oberirdische Kraut.

**Drogenbezeichnung:** Bärlappsporen = *Lycopodium,* Bärlappkraut = *Herba Lycopodii.*

**Botanik und Sammeltips:** Pflanzenbeschreibung: Bärlapp kriecht wie eine grüne Schlange am Boden dahin, ist dicht mit kleinen Blättchen besetzt, die in eine haarförmige Spitze auslaufen und verzweigt sich reichlich, so daß gelegentlich ganze Teppiche ausgebildet werden. Die aufsteigenden Triebe erreichen eine Höhe von 10 bis 15 cm. An ihrem Ende bilden sich gegabelt die walzlichen Fruchtähren aus, die blaßgelbe, sich samtartig anfühlende, auf dem Wasser ohne Benetzung schwimmende Sporen enthalten, die die Droge Lycopodium darstellen. Blütezeit: Die Sporen reifen im Juli und August. Vorkommen: Von den so zahlreichen volkstümlichen Namen paßt einer besonders gut für den Bärlapp, nämlich Schlangenmoos. Die Pflanze ist in ganz Europa zu Hause, sie bevorzugt trockene Heiden und Moore, Gebirgswiesen und Nadelwälder. Ernte und Aufbereitung: Im Juli und August reifen die Sporen und lassen sich durch Ausklopfen der Sporenstände leicht gewinnen. Wer Bärlappsporen in größerer Menge ernten will, der muß die Sporenstände kurz vor der Reife einbringen, sie auf Papier ausgebreitet nachreifen lassen, um sie dann in einem Sieb auszuschütteln. – Das ganze Kraut wird heute nur noch wenig gebraucht, doch wer es sammeln möchte, der muß das im Frühsommer bei ganz trockenem Wetter tun. Trocknen im Schatten an der Luft ist besser als bei künstlicher Wärme.

**Inhaltsstoffe (Wirkstoffe):** Die Sporen enthalten etwa 50 % fettes Öl und darüber hinaus möglicherweise auch geringe Mengen der Alkaloide, die im Bärlappkraut enthalten sind. Nachgewiesen wurde ferner ein zelluloseartiges Kohlenhydrat (Sporonin), Hydrokaffeesäure und Sacharose. – Im Kraut sind die wichtigsten Inhaltsstoffe, mehrere sehr giftige Alkaloide, deren Menge stark vom Standort der Pflanze abhängig ist.

**Heilwirkung und Anwendung:** Bärlappsporen als Wundpuder wirken lindernd, wenn man entzündete Hautpartien damit versorgt. Man hat das Gefühl der Kühlung und der Schmerzableitung. Patienten, die sich wundgelegen haben, loben die Linderung besonders. Die innerliche Anwendung (verrieben mit Milchzucker 1 : 10, 3mal täglich 1 Messerspitze voll) bei Blasenschmerzen ist umstritten, doch wird sie immer wieder versucht. – In der Apotheke gebraucht man Bärlappsporen zum Bepudern rezepturmäßig bereiteter Pillen. – Das Bärlappkraut hingegen ist stärker wirksam, harntreibend, fiebersenkend und schmerzlindernd. Man gebraucht es allerdings nur noch selten als Tee gegen Blasen- und Nierenleiden.

So wird Bärlappkraut-Tee bereitet: 1 gehäufter Teelöffel Bärlappkraut mit ¼ l kaltem Wasser übergießen, zum Sieden erhitzen und sofort abseihen. Mäßig warm täglich 3 Tassen trinken.

**Anwendung in der Homöopathie:** Die Homöopathie schätzt »Lycopodium« sehr. Die Urtinktur (∅) wird aus den Sporen bereitet; die verschiedensten Potenzen – ($D_1$) $D_3$ bis $D_6$ ($D_{12}$) – sind wirksam bei Krankheiten der Harn- und Geschlechtsorgane, der Verdauungsorgane und der Atemorgane, wenn man regelmäßig 2mal täglich 5 bis 10 Tropfen davon einnimmt. Folgende Krankheiten werden besonders genannt: Leberschwellung, Nierengrieß, Blasenkrämpfe, Koliken, Gicht, Rheuma, Blähungen, Bronchitis, Stuhlverstopfung, Hämorrhoiden und Krampfadern. Darüber hinaus wird die Tinktur allen empfohlen, die nach fiebrigen Krankheiten oder Nervenleiden nicht wieder zu Kräften kommen. – Der Lycopodium-Typ nach der homöopathischen Konstitutionslehre, also der Patient, der Lycopodium besonders wohltuend empfinden wird, sieht so aus: Hochgradig intelligent mit scharfem Verstand, schwache Entwicklung der Muskulatur, wenig sportlich mit Neigung zu Leber- und Lungenleiden, blaß mit eingefallenem, faltigem Gesicht.

Zur Beachtung: Nach der Einnahme von Lycopodium kommt es zu vermehrter Harnausscheidung und zum Harnsäureanstieg im Urin.

**Bärlapp als Hausmittel:** Während die Alten wohl nur das Kraut verwendeten, benutzt die Volksmedizin etwa seit 1650 auch die Sporen als Wundpuder. In unserer Zeit werden sowohl die Sporen als auch das Kraut volksmedizinisch genutzt. Behandlung wunder Hautstellen, nässender Ekzeme und juckender Hautpartien stehen im Vordergrund der äußerlichen Anwendung, während die Sporen innerlich (messerspitzenweise 2mal täglich) bei Rheuma, Nierensteinen, Koliken, Blasenschwäche und Durchfällen wirken sollen. Das Kraut als Tee (Zubereitung siehe oben) wird bei Harnverhaltung, Menstruationsbeschwerden, Rheuma und Koliken gebraucht.

**Nebenwirkungen:** Da die verschiedenen Lycopodium-Alkaloide, die in wechselnder Menge im Kraut vorkommen, sehr giftig sind (Nervengift), sollte der Laie auf die Anwendung dieser Droge verzichten. Die Sporen hingegen sind harmlos, weil die Alkaloidmenge, wenn überhaupt vorhanden, ungemein gering ist. Die Verwendung der homöopathischen Zubereitungen kann empfohlen werden.

# Bärlauch

→ Farbfoto Seite 67

*Allium ursinum L. (Liliaceae).*

Volksnamen: Bärenlauch, Hexenzwiebel, Judenzwiebel, Waldknoblauch, Wilder Knoblauch, Wurmlauch, Zigeunerlauch, Zigeunerzwiebel.

**Arzneilich verwendete Pflanzenteile:** Das frische Kraut und die Zwiebeln.

**Drogenbezeichnung:** Bärlauchkraut = *Herba Allii ursini,* Bärlauchzwiebel = *Bulbus Allii ursini.*

**Botanik und Sammeltips:** Pflanzenbeschreibung: Aus einer länglichen Zwiebel, die von durchsichtigen Häuten umgeben ist, entspringt ein Stengel, der bis zu 25 cm hoch werden kann und die weißen sternförmigen, in einer Scheindolde angeordneten Blüten trägt. Die beiden grundständigen Blätter sind lanzettlich. Die ganze Pflanze riecht, besonders beim Zerreiben zwischen den Fingern, sehr stark lauchartig. Blütezeit: Mai und Juni. Vorkommen: Bärlauch kommt in ganz Europa vor. Er bevorzugt

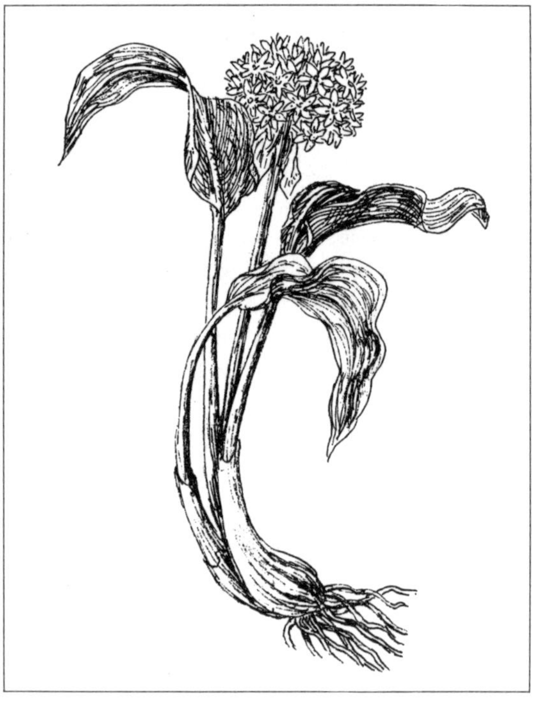

Wälder mit humusreichem Boden und schattige, feuchte Standorte. Ernte und Aufbereitung: Bärlauch muß frisch verwendet werden, weil er beim Trocknen unwirksam wird. Man sammelt das frische Kraut im April und Mai, während man die Zwiebeln im Herbst gräbt.

**Inhaltsstoffe (Wirkstoffe):** Ätherisches Öl mit Vinylsulfid, Vinylpolysulfiden und Spuren von Merkaptan, Biokatalysatoren, Vitamin C, Allicin (wirkt antibiotisch), Fructosane und Mineralstoffe.

**Heilwirkung und Anwendung:** Alles was über Knoblauch gesagt wurde, gilt auch für die Wirkung und Anwendung des Bärlauch. Es sei daher auf diese Heilpflanze verwiesen; weil geschmackliche Unterschiede bestehen, wird es dem Leser überlassen bleiben, ob er sich für Knoblauch oder für Bärlauch entscheidet. Die Schulmedizin nutzt jedoch die Heilkräfte des Bärlauch nicht. Um so mehr geschieht das in der Volksmedizin.

**Verwendung als Gewürz:** Das frische Bärlauchkraut wird mancherorts zum Würzen von Suppen, Salaten, Gemüsen und vor allen Dingen von Weichkäsearten und Quark gebraucht. Da das nur im Frühling geschehen kann, möchte ich jedem, der Freude an herzhafter Würze hat, raten, die Frühlings-Salate und -Suppen reichlich damit zu würzen, denn die Inhaltsstoffe regen die Verdauung an und sind gut für Galle und Leber, Magen und Darm. Es schadet auch nicht, das Bärlauchkraut als Salatbestandteil in die Frühjahrskur mit einzubeziehen.

**Bärlauch als Hausmittel:** Im Vordergrund bei der Anwendung stehen Magen- und Darmstörungen, Appetitlosigkeit und Schwächezustände. Das Kraut wird in frischem Zustand den Patienten oft fein gehackt gegeben oder man bereitet einen Saft, der tropfenweise (10 bis 20 Tropfen) 10- bis 20mal am Tage genommen wird. Um den unangenehmen Geschmack zu überdecken, gibt man den Saft auch in Milch. Wie sehr man den Bärlauch schätzt, geht aus einem Satz in einem alten Kräuterbuch hervor, der vom Pfarrer Künzle stammt: »Wohl kein Kraut der Erde ist so wirksam zur Reinigung von Magen, Gedärmen und Blut wie der Bärlauch.« Wenn kein frisches Kraut zur Verfügung steht, gebraucht man die Zwiebeln, ebenfalls fein gehackt, oder den daraus bereiteten Saft. Bärlauch gilt auch in der Volksmedizin als Mittel gegen Arteriosklerose und als blutdrucksenkendes Mittel. Hier wird die Meinung vertreten, daß er deswegen dem Knoblauch weit überlegen ist, weil Knoblauch durch die Jahrtausende, in denen man ihn kultiviert hat, einen großen Teil seiner ursprünglichen Kraft verloren habe.

**Nebenwirkungen:** Die Schärfe und der unangenehme Geschmack des Bärlauch verhindern eine Überdosierung; bei normaler Dosierung – wie angegeben – sind keine Nebenwirkungen bekannt.

# Basilienkraut

→ Farbfoto Seite 67
*Ocimum basilicum L. (Labiatae).*
Volksnamen: Basilikum, Braunsilge, Deutscher Pfeffer, Königskraut, Krampfkräutl, Suppenbasil.

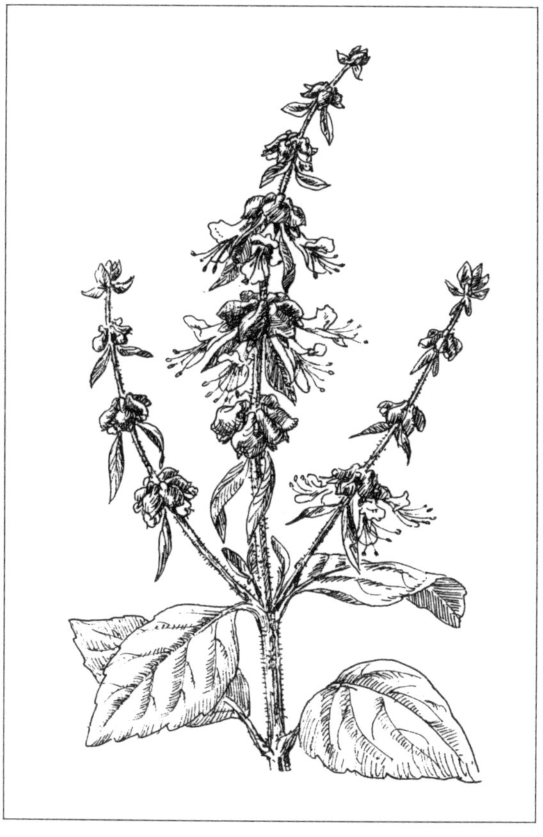

**Arzneilich verwendete Pflanzenteile:** Das ganze Kraut (ohne die Wurzeln).
**Drogenbezeichnung:** Basilienkraut = *Herba Basilici,* das aus dem Kraut gewonnene ätherische Öl = *Oleum Basilici.*

**Botanik:** Pflanzenbeschreibung: Die einjährige Pflanze ist krautig, buschig verzweigt und wird etwa 50 cm hoch. Die langgestielten Blätter sind eiförmig, ganzrandig oder leicht gezähnt. In achselständigen Trugdolden stehen die Blüten, die weiß, rosa oder purpurrot aussehen können. Heimat und Anbau: Die Heimat des Basilienkrautes dürfte Indien sein, doch hat es sich von dort schnell verbreitet. Nördlich der Alpen sucht man Basilienkraut im Freien vergeblich, hier wird es in Gärten oder in Kulturen gezogen. Selbst im Zimmer oder auf dem Balkon kann man Basilikum heranziehen, wozu ich hier ermuntern möchte, denn dieses Heilkraut ist auch eines der besten Gewürze, die es gibt. Im Garten kann etwa Mitte Mai ausgesät werden. Reihenabstand soll 20 bis 30 cm betragen. Da Basilikum zu den Lichtkeimern zählt, dürfen die Samen nur ganz leicht mit Erde bedeckt werden. Schon nach 10 bis 14 Tagen (je nach Wärme) geht die Saat auf. Dann muß nur für die Beseitigung des Unkrautes gesorgt werden. Hacken und regelmäßiges Gießen sind wohl eine Selbstverständlichkeit. Weil die Pflanze sehr kälteempfindlich ist, sollte das Gießwasser möglichst abgestanden sein. Wer das Kraut im Blumentopf ziehen will, der muß sandig-lehmige Erde benutzen und ein wenig Mineraldünger (pro Topf etwa 1½ Fingerhut voll) untermischen. Windgeschützt auf dem Balkon oder auf dem Fensterbrett im Zimmer gedeiht die Pflanze vorzüglich. – Für arzneiliche Zwecke erntet man das blühende Kraut, für die Küche kann man zu jeder Zeit, sowohl im Sommer als auch im Winter, frische Blätter pflücken.

**Inhaltsstoffe (Wirkstoffe):** Für die Wirkung verantwortlich sind wohl in erster Linie das ätherische Öl und die Gerbstoffe. Aber die anderen Inhaltsstoffe, zum Beispiel ein Glykosid und ein Saponin wirken auch mit.

**Heilwirkung und Anwendung:** Eine Abkochung (Tee) des Basilienkrautes wird häufig gegen Blähungen und Magenverstimmungen verordnet. Appetitlosigkeit, nervöse Unruhe und Schlaflosigkeit sind weitere Heilanzeigen. So wird Basilienkraut-Tee bereitet: 1 bis 2 gehäufte Teelöffel Basilienkraut mit ¼ l kochendem Wasser übergießen, 10 bis 15 Minuten ziehen lassen, abseihen und bei Bedarf 1 Tasse Tee ungesüßt trinken. Wer kurmäßig Magen und Darm (besonders bei chronischen Blähungen) damit behandeln möchte, der muß täglich 2mal 1 Tasse Tee trinken, nach 8 Tagen eine Pause von 14 Tagen einlegen, um danach noch einmal 8 Tage lang den Basilienkraut-Tee zu trinken.

**Verwendung als Gewürz:** Heilkräuter, die den Verdauungsprozeß günstig beeinflussen, sind dann auch oft beliebte und gesunde Gewürze, wenn sie in Duft und Geschmack angenehm sind. Für Basilikum trifft das in ganz besonderem Maße zu. Schon seit dem Altertum schätzt man es als belebendes Suppengrün (frisch) und verdauungsförderndes Gewürz für fette Speisen. In der Diätküche hilft es, Salz einzusparen. Besonders gut ist es, zusammen mit Rosmarin und Salbei, für Koch- und Bratfische. – Als Delikatesse gelten alle frischen grünen Salate, die mit Basilikum gewürzt sind, alle Weichkäse, die damit angemacht werden und alle Gemüsesuppen, denen frische Basilikumblätter (fein gehackt) kurz vor dem Servieren zugegeben wurden. Es lohnt sich, mit diesem Gewürz zu experimentieren.

**Basilienkraut als Hausmittel:** In der Volksmedizin gebraucht man Basilienkraut hauptsächlich als Magenmittel, bei Appetitlosigkeit, Blähungen und Stuhlverstopfung. Die Anwendung bei Erkrankungen der Harnorgane ist nur noch gering, doch als Gurgelmittel bei Halsentzündungen und für Umschläge bei Eiterungen und schlecht heilenden Wunden verwendet man es noch.

**Nebenwirkungen:** Nebenwirkungen sind nicht zu befürchten.

# Beifuß

→ Farbfoto Seite 67

*Artemisia vulgaris L. (Compositae).*

Volksnamen: Buckele, Gänsekraut, Jungfernkraut, Sonnwendgürtel, Wilder Wermut.

**Arzneilich verwendete Pflanzenteile:** Das Kraut. Gute Ware besteht aus den oberen unverholzten Teilen.

**Drogenbezeichnung:** Beifußkraut = *Herba Artemisiae vulgaris.*

**Botanik und Sammeltips:** Pflanzenbeschreibung: Der Beifuß ist eine ausdauernde Pflanze, die eine Höhe bis zu 1,50 m erreicht. Rispig verästelte, unten verholzte, oft bräunlich oder rötlich gefärbte Stengel tragen auf der Oberseite kahle und dunkelgrün gefärbte, auf der Unterseite hingegen mehr oder weniger weißfilzig behaarte, fiederteilige lanzettliche oder

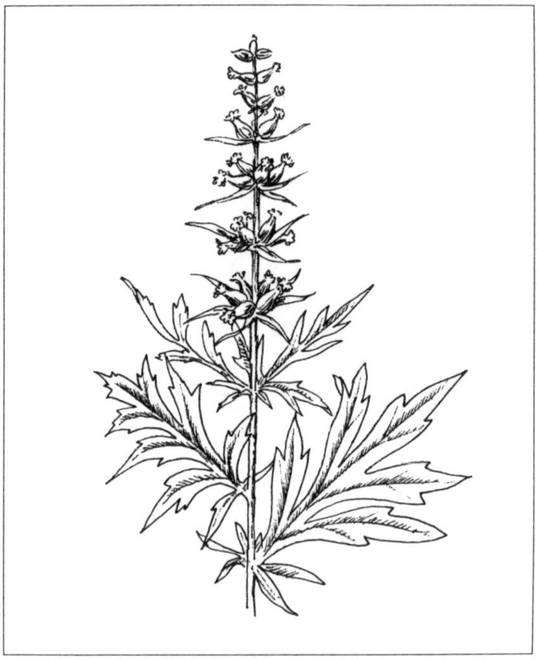

stachelspitzige Blätter. Die oberen Blätter sind einfach oder höchstens dreilappig. Die Blütenköpfchen, mit gelben oder rötlichen Einzelblüten, stehen in ährenartiger oder traubenähnlicher Anordnung. Blütezeit: (Juni) Juli bis August (September). Vorkommen: Beifuß ist ein Unkraut, das bei uns sehr häufig an Wegrändern und Zäunen, auf unbebauten Orten und Schutthalden ebenso zu finden ist wie an Böschungen und Ufern. Ernte und Aufbereitung: Zur Blütezeit werden die oberen Triebspitzen geschnitten, zu Bündeln vereinigt und zum Trocknen an der Luft aufgehängt.

**Inhaltsstoffe (Wirkstoffe):** Bitterstoffe und ätherisches Öl sind die wichtigsten Wirkstoffe, die den Beifuß zu einem aromatischen Bitterstoff (Amarum aromaticum) machen.

**Heilwirkung und Anwendung:** Die Schulmedizin verwendet Beifuß kaum, sondern bedient sich in der Hauptsache des »kräftigeren Bruders«, des Wermut. Alle Heilanzeigen, die für

Wermut gelten, treffen auch für den Beifuß zu; er dient vornehmlich zur Anregung der Saftproduktion in Magen und Darm, zur Verbesserung des Galleflusses und zur Erhöhung der Galleproduktion in der Leber. Die Wirkung ist allerdings etwas milder, was in mancher Beziehung sogar wünschenswert ist (Wermut ist vielen Menschen zu bitter).

**Verwendung als Gewürz:** Als Gewürz spielt der Beifuß jedoch eine weit größere Rolle als der Wermut, der für die gesunde Küche zumeist als zu bitter angesehen wird. Beifuß beschwört bei vielen Feinschmeckern das Bild eines bekömmlichen, aromatisch duftenden Gänsebratens oder einer fetten Ente herauf. Und damit ist schon angedeutet, daß Beifuß das Gewürz für fette und schwere Speisen ist. Die aromatische Bitterkeit fördert den Appetit, aktiviert die Absonderung und Bildung der Verdauungssäfte und macht daher Schweres bekömmlich und leichter verdaubar.

Eine sehr gute Gewürzmischung für Schmalzbrote, Käse und Eierspeisen: Beifuß 5 g, Basilikum 3 g, Thymian 3 g, Rosmarin 2 g. Diese Mischung wird feinst verrieben, durch ein Sieb gegeben und bei Bedarf zum Würzen verwendet. Wer Salz meiden muß, der hat damit einen sehr empfehlenswerten Ersatz.

**Beifuß als Hausmittel:** Ganz früher hat man wohl Beifuß und Wermut nicht so genau voneinander getrennt, denn was für Beifuß gilt, gilt in der Volksmedizin auch für den Wermut. Da der Beifuß als Hausmittel aber häufiger angewendet wird als der Wermut, sollen die Heilanzeigen hier genannt werden. Beifuß gilt als fäulniswidrig und reinigend. Deshalb wird er (meist als Tee) angewendet bei starken Magen- und Darmstörungen mit üblem Mundgeruch und stinkenden Durchfällen. Auch bei Hämorrhoiden, Stein- und Blasenleiden, Galle- und Leberleiden und bei Nervenkrankheiten, allgemeiner Schwäche mit Kopfweh und Übelkeit gibt man Beifuß. Interessant ist, daß der Beifuß in der Volksmedizin als ein wirksames Mittel bei Epilepsie gilt.

So wird Beifuß-Tee bereitet: 1 gehäufter Teelöffel geschnittenes Beifußkraut wird mit $^1/_4$ l kochendem Wasser übergossen, nur etwa 1 bis 2 Minuten lang ausgezogen und dann abgeseiht. Bei Bedarf kann man – zweckmäßigerweise ungesüßt – 1- bis 3mal täglich 1 Tasse Tee trinken. Den bitteren Geschmack muß man akzeptieren, denn er ist Folge der wirksamen Bitterstoffe. Durch Süßen kann man ihn nicht überdecken. Das gilt übrigens allgemein. Man kann sauer und süß mischen, doch nicht bitter und süß!

**Nebenwirkungen:** Wenn man Überdosierungen vermeidet, sind keine unerwünschten Wirkungen zu befürchten. In der Schwangerschaft sollte man den Tee zweckmäßigerweise nicht trinken.

## Beinwell

→ Farbfoto Seite 68

*Symphytum officinale L. (Boraginaceae).*

Volksnamen: Beinwurz, Bienenkraut, Chüechlichrut, Eselohrwurzel, Hasenlaub, Honigblum, Kuchenkraut, Schmalwurz, Schwarzwurz, Speckwurz, Wallwurz, Wottel und Zottle.

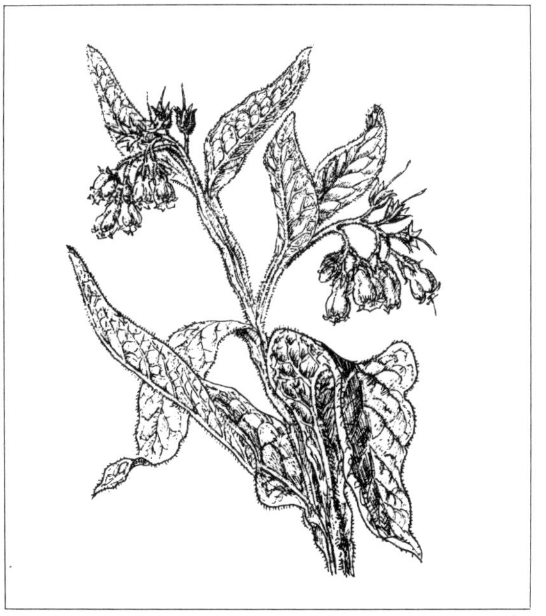

**Arzneilich verwendete Pflanzenteile:** Der Wurzelstock und in der Volksmedizin auch das Kraut.

**Drogenbezeichnung:** Beinwellwurzel(stock) = *Radix Symphyti,* auch *Radix Consolidae.* Beinwellkraut = *Herba Symphyti,* auch *Herba Consolidae.*

**Botanik und Sammeltips:** Pflanzenbeschreibung: Aus einem dicken saftigen, außen schwarzen, innen weißen Wurzelstock entspringen verästelte Stengel, die 50 cm bis 1 m hoch werden und lanzettliche, in den Blattstiel verschmälerte rauh-behaarte Blätter tragen. Die rot-violetten, manchmal gelblich-weißen glockigen Blüten sitzen in überhängenden Trauben. Blütezeit: Mai bis September. Vorkommen: Beinwell bevorzugt feuchte Stellen an Waldrainen, an Gräben und Bachufern, auf Äckern, Wiesen und in Gebüschen. Er ist recht häufig bei uns anzutreffen. Ernte und Aufbereitung: Entweder im März, April und Mai, also im Frühjahr oder im späten Herbst, gräbt man die Wurzelstöcke, befreit sie von anhaftender Erde, schneidet sie der Länge nach durch, reiht sie auf Schnüre und hängt sie an luftigem Ort zum Trocknen auf. Das Kraut wird am besten im Mai gesammelt, zu der Zeit, in der sich die Blüten entwickeln.

**Inhaltsstoffe (Wirkstoffe):** Gerbstoffe, Cholin, Allantoin, Asparagin, ätherisches Öl und andere.

**Heilwirkung und Anwendung:** Schon die Äbtissin Hildegard von Bingen und Paracelsus benutzten den Beinwell zur Heilung von Knochenschäden, Wunden und Geschwüren. Diese Anwendung steht heute wieder im Vordergrund. Ganz erstaunlich sind die Heilerfolge, wenn man die Wunden mit Umschlägen aus der Beinwellwurzel behandelt. Selbst da, wo die sonst üblichen Mittel versagt haben, zum Beispiel bei chronischen Eiterungen infolge von Knochenmarksentzündungen, bei den sogenannten offenen Beinen und bei Zellgewebsentzündungen lohnt sich ein Versuch mit Beinwellumschlägen. Man macht mit Recht das Allantoin für diese Wirkung verantwortlich. Diese Substanz löst Wundsekrete auf, verflüssigt Eiter und regt zur Granulation (Gewebeneubildung) an, indem sie das Gewebe aktiviert. Keine andere Pflanze enthält so viel Allantoin wie Beinwell. (Übrigens wird das Allantoin auch von Fliegenmaden ausgeschieden. M. Robinson hat damit vor über 35 Jahren in den USA aufsehenerregende Heilungen erzielt.) Aber auch Knochenbrüche, Zerrungen, Verstauchungen und Verrenkungen sprechen auf Umschläge mit Beinwell an. Schwellungen gehen zurück und Schmerzen werden beseitigt. Auch Beinwellsalben haben sich bewährt.

So wird der Beinwell-Auszug für Umschläge bereitet: 100 g Beinwellwurzel werden in 1 l Wasser etwa 10 Minuten gekocht und danach abgeseiht. Mit der so gewonnenen Flüssigkeit werden warme Umschläge gemacht. Es wird auch versucht, die äußerliche Anwendung durch innerliche Anwendung (Tee) zu unterstützen.

So wird Beinwell-Tee bereitet: 2 Teelöffel Beinwellwurzel mit ¼ l kochendem Wasser übergießen, 15 Minuten ausziehen, abseihen und 2 bis 3 Tassen täglich trinken. Dieser Tee soll auch bei Venenleiden wirksam sein.

**Anwendung in der Homöopathie:** Das Homöopathikum »Symphytum« wird aus der frischen, vor der Blüte gegrabenen Wurzel bereitet. Man gebraucht innerlich die zweite Potenz ($D_2$), von der man 3- bis 5mal täglich 5 bis 10 Tropfen gibt, bei Knochenbrüchen zur Anregung der Kallusbildung, bei stumpfen Verletzungen, schlecht heilenden Wunden, Durchblutungsstörungen und zusätzlich auch bei Arthrosen und Gelenkschmerzen. Überschläge mit einem Brei aus der Wurzel (als Kytta-Plasma im Handel) und Salbenbehandlung (Kytta-Salbe) werden ebenfalls empfohlen.

**Beinwell als Hausmittel:** Alles was in den vorangegangenen Abschnitten über die Anwendung von Beinwell gesagt wurde, gilt auch für die Volksmedizin, doch kommt noch eine ganze Reihe anderer Heilanzeigen hinzu: Bronchial- und Lungenleiden, Nierenblutungen, Fluor albus (weißer Ausfluß), Durchfälle, Darmgeschwüre, Magengeschwüre, Rheuma und Gicht. Dies ist mit Vorbehalt aufzunehmen. Für diese Beschwerden gibt es bessere Heilpflanzen.

**Nebenwirkungen:** Bei Dauergebrauch (innerlich!) sind Leberschäden nicht auszuschließen.



*1 Bingelkraut, 2 Bitterklee, 3 Bittersüß, 4 Bockshornklee, 5 Bohne, 6 Bohnenkraut* ▷

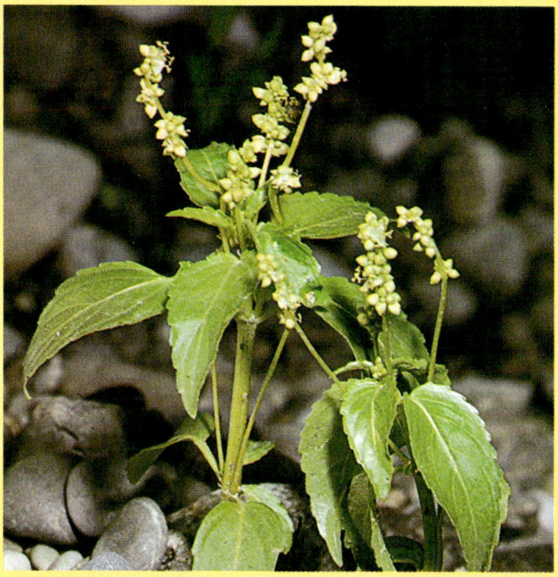
1

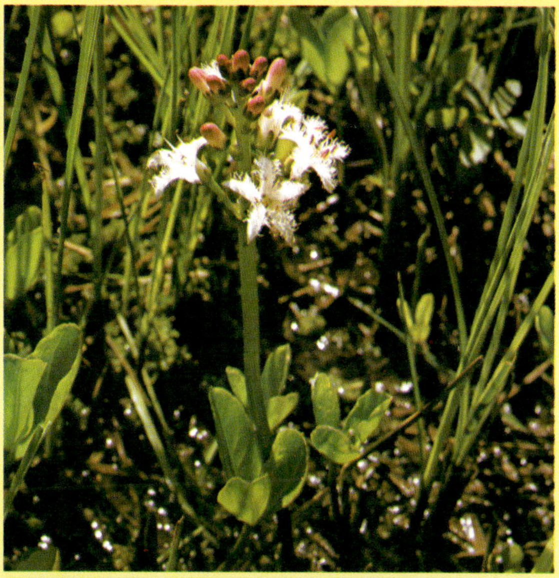
2

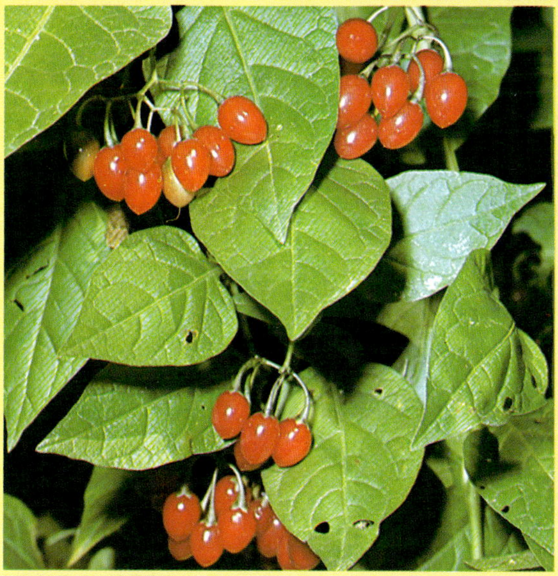
3

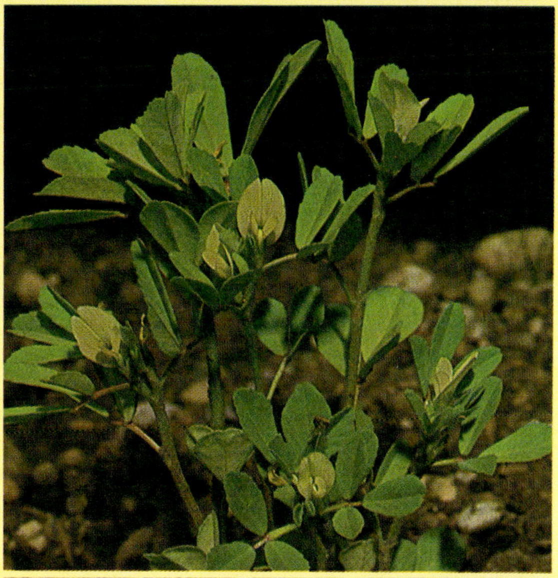
4

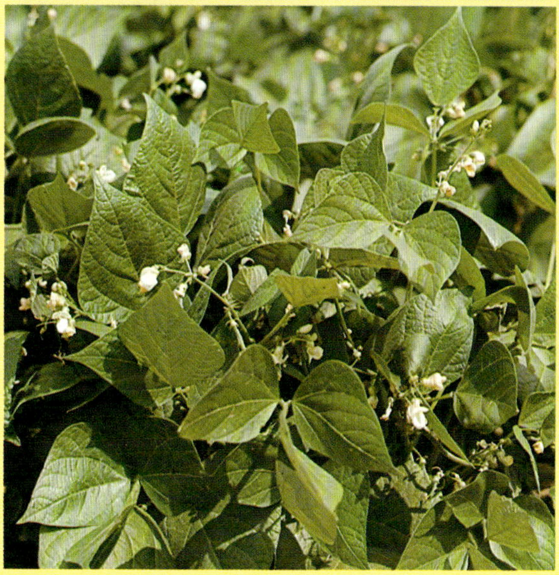
5

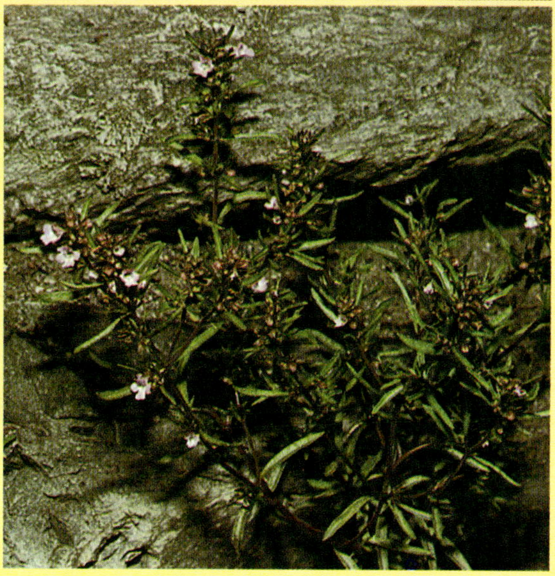
6

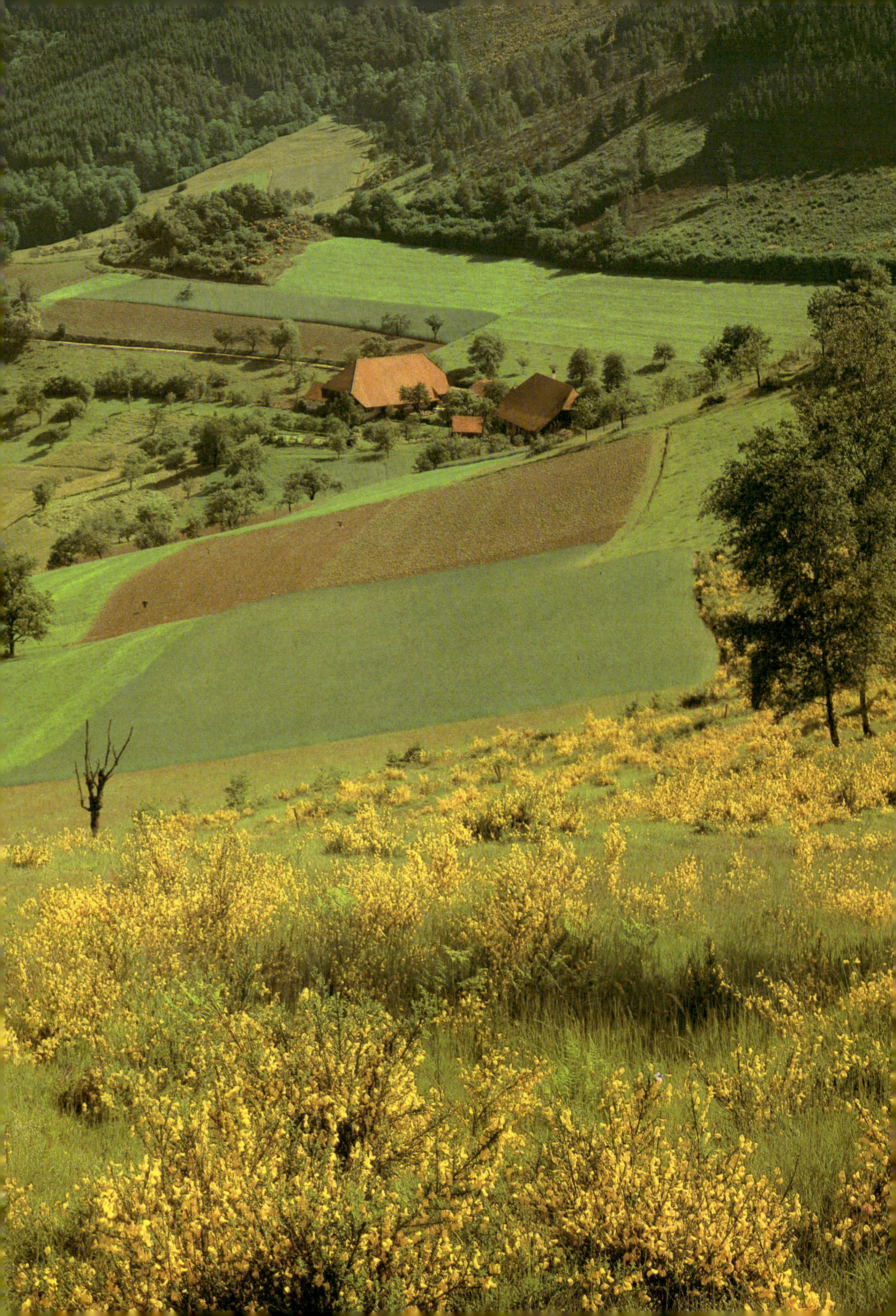

## Berberitze (Sauerdorn)

schwach giftig

→ Farbfoto Seite 68
*Berberis vulgaris L. (Berberidaceae).*
Volksnamen: Bubenstrauch, Dreidorn, Essigscharf, Kuckucksbrot, Sauerdorn, Spießdorn, Spitzbeerli, Zitzerlstrauch.

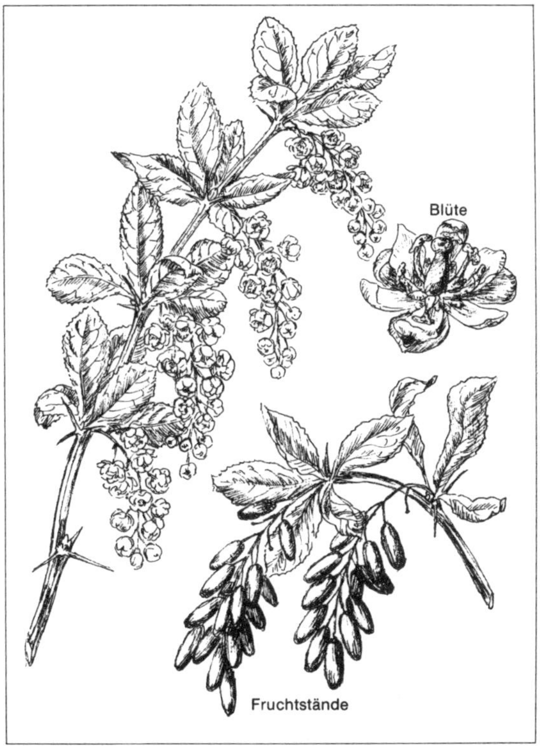


**Arzneilich verwendete Pflanzenteile:** Früchte, Blätter, Wurzelrinde.
**Drogenbezeichnung:** Berberitzenfrüchte = *Fructus Berberidis,* Berberitzenblätter = *Folia Berberidis,* Berberitzenwurzelrinde = *Cortex Berberidis radicis.*

**Botanik und Sammeltips:** Pflanzenbeschreibung: Aus Afrika gelangte über Spanien die Berberitze zu uns. Der dornige Strauch wird etwa 4 m hoch. Die Zweige sind in der Jugend braunrot gefärbt, später schmutzig-grau. Die Blätter, teilweise in dreidornige Kurztriebe umgewandelt, stehen büschelig, in ihren Achseln entwickelt sich der herabhängende traubige Blütenstand mit gelben Blüten, die nach der Befruchtung walzliche, leuchtend rote Beeren bilden. Blütezeit: Mai und Juni. Vorkommen: In Hecken, lichten Wäldern, an sonnigen Hügeln und Hängen. Ernte und Aufbereitung: Im August und September sind die Früchte reif und können gesammelt werden. Zumeist verarbeitet man sie zu Saft, doch lassen sie sich auch trocknen. Die Unterseite der Blätter enthält oft Wintersporen des Getreiderostes, für den die Berberitze als Zwischenwirt fungiert. Bricht man einen Zweig ab oder schneidet man die Wurzeln durch, so stellt man fest, daß das Innere der Triebe und der Wurzeln gelb gefärbt ist. Die Blätter müssen im Juni geerntet und sofort an der Luft getrocknet werden. Die Wurzelrinde sammelt man im Herbst. Der November ist der günstigste Monat für die Ernte. Meist schneidet man die gegrabenen Wurzeln in Stücke und schält dann die Rinde ab, die aufgefädelt an der Luft schnell trocknet.
**Inhaltsstoffe (Wirkstoffe):** In den Früchten findet man Vitamin C, Zucker und Fruchtsäuren. Daneben reichlich Mineralstoffe und Spurenelemente. Alkaloide sind in reifen Früchten nicht vorhanden, deshalb muß man sie als ungiftig bezeichnen. Die Blätter, ganz besonders aber die Wurzelrinde, sind giftig, denn sie enthalten eine Menge verschiedener Alkaloide, zum Beispiel Berberin, Oxyberberin, Berbamin und andere. Außerdem finden sich Gerbstoffe, Harz und Wachs darin vor.
**Heilwirkung und Anwendung:** Die Droge selbst wird in der Medizin recht wenig gebraucht, wenn auch aufgrund der Inhaltsstoffe eine vielversprechende Wirkung zu erwarten ist. Nur gelegentlich verordnet man einen Tee aus den Blättern und aus der Wurzelrinde bei Leberstauungen, ungenügender Gallebildung, Appetitlosigkeit, auch bei Verstopfung, wenn sie durch zu wenig Galleflüssigkeit bedingt ist. Auch schreibt man der Droge eine regulierende Wirkung auf das Herz zu. – Ich meine, man sollte alle Drogen, die Alkaloide enthalten, nur auf ärztlichen Rat hin verwenden. Das gilt also auch für die Berberitze. Allzuleicht ist nämlich durch eine falsche Diagnose oder eine unrichtige Dosierung mehr Schaden angerichtet als Nutzen gebracht. Daß man bei Rheuma alles

versucht, was erfolgversprechend scheint, ist nur zu verständlich, denn die Medizin kann diese Krankheit nicht heilen. So gebraucht man die Berberitze auch als Rheumamittel. Der Erfolg wird sehr unterschiedlich beurteilt. – Empfehlenswert sind aber Zubereitungen aus den reifen Früchten. Der Saft oder die Marmelade sind erfrischend und heben den Appetit schlecht essender Kinder. Wer die stark sauren Früchte nicht alleine verwenden möchte, der kann die Zubereitungen mit süßen Birnen versuchen. Dadurch wird der oft nichtssagende Geschmack der Birnen »aufgewertet« und der saure Geschmack der Berberitze gemildert. Berberitzen-Saft (mit Zucker eingekocht) oder Berberitzen-Marmelade gelten als probates Mittel gegen Schwangerschaftserbrechen.
So wird Berberitzen-Frucht-Marmelade bereitet: 500 g vollreife Berberitzen werden mit wenig Wasser weich gekocht, durch ein Sieb passiert und mit der gleichen Menge Zucker noch einmal aufgekocht. Diese Marmelade ist gut haltbar und eignet sich besonders zum Mischen mit anderen (vor allem süßen) Marmeladen.
**Anwendung in der Homöopathie:** Aus der getrockneten Wurzelrinde bereitet die Homöopathie ihre Urtinktur »Berberis« (auch »Berberis vulgaris« genannt, zum Unterschied zu Berberis aquifolium, einer in Amerika wachsenden Berberidacee), und gebraucht meist die zweite bis sechste Potenz ($D_2$ bis $D_6$) bei Gallenkoliken, Gallenblasenentzündungen, Gelbsucht, Hämorrhoiden, Nierenleiden mit Koliken und Blutungen, Nierenbeckenentzündung und auch bei Rheumatismus der Gelenke. Es werden bei Bedarf oder kurmäßig 1- bis 2mal 3 bis 10 Tropfen gegeben. Berberis eignet sich in der homöopathischen Zubereitung mehr für chronische Fälle.
**Berberitze als Hausmittel:** Alles was im Abschnitt »Heilwirkung und Anwendung« gesagt wurde, gilt in besonderem Maße für die Volksmedizin. Man gebraucht vornehmlich einen Tee aus den Blättern, nur gelegentlich aus der Wurzelrinde. Die Zubereitung ist in beiden Fällen gleich.
So wird Berberitzen-Tee bereitet: 1 bis 2 Teelöffel Droge (Blätter oder Wurzelrinde) werden mit 1/4 l kochendem Wasser übergossen und nach 5 Minuten abgeseiht. 1 bis 2 Tassen Tee pro Tag sind die übliche Dosierung.
**Nebenwirkungen:** Die Früchte sind frei von Alkaloiden und deshalb ungefährlich. Manchmal werden sie roh nicht vertragen. Die alkaloidhaltigen Blätter und die Wurzelrinde sollen – das wurde schon begründet – nicht ohne ärztlichen Rat verwendet werden. Überdosierung kann zu Atemlähmung führen. Der Herzmuskel kann geschädigt werden, weil er unter hohen Gaben von Berberitze zu sehr beansprucht wird.

# Berufskraut, kanadisches

→ Farbfoto Seite 68
*Erigeron canadensis L. (Compositae).*
Volksnamen: Greisenblume, Hexenkraut, Kanadische Dürrwurz, Berufskraut.
**Arzneilich verwendete Pflanzenteile:** Das ganze oberirdische Kraut (unter Verzicht auf die stark verholzten Stengelteile).
**Drogenbezeichnung:** Berufskraut = *Herba Erigeronis (canadensis).*

**Botanik und Sammeltips:** Pflanzenbeschreibung: Die Pflanze wird 10 bis 100 cm hoch, besitzt einen aufrechten stielrunden, bis in die Blütenregion unverzweigten, oben jedoch reichverzweigten Stengel, der steifhaarig und reich beblättert ist. Die Blätter sind lanzettlich, kurz behaart, borstig bewimpert, in den Stiel verschmälert und entfernt leicht gezähnt. Die kleinen gelblich-weißen Blütenköpfchen sind zahlreich in einer reichästigen verlängerten, endständigen Rispe vereinigt. Blütezeit: Juli bis August. Vorkommen: Heute kommt diese Heilpflanze massenhaft sowohl auf Brachland als auch auf bebautem Boden vor. Holzschläge, Schonungen, Böschungen, Bahndämme und Schuttplätze werden von diesem Korbblütler besiedelt, der in Amerika heimisch ist und erst im 17. Jahrhundert nach Europa gelangte. Hier breitete er sich sehr schnell aus, wohl wegen seiner Genügsamkeit und der außergewöhnlich großen Samenmenge, die jede Pflanze bildet.

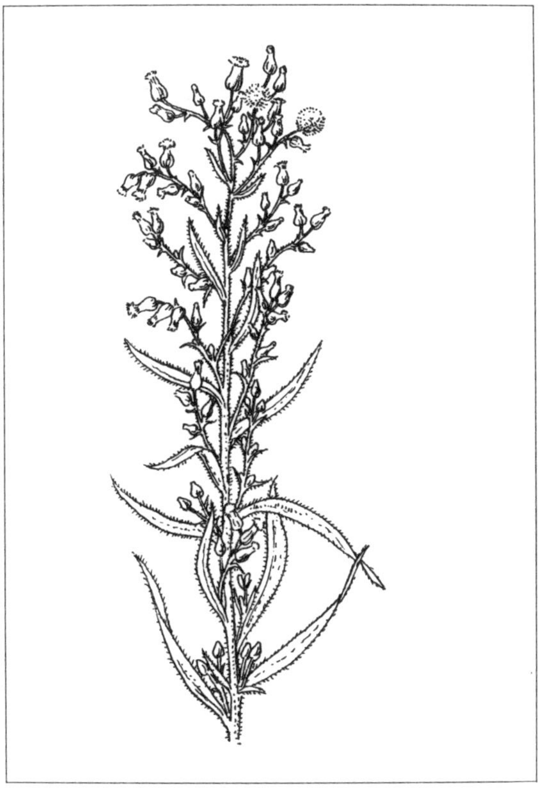

Ernte und Aufbereitung: Man erntet das Kraut zur Blütezeit im Hochsommer; es wird etwa handbreit über dem Erdboden abgeschnitten und gebündelt zum Trocknen aufgehängt. Zweckmäßigerweise bevorzugt man die oberen Teile der Pflanze, die unteren sind oft sehr stark verholzt.

**Inhaltsstoffe (Wirkstoffe):** Als Wirkstoffe sind ätherisches Öl und Gerbstoff anzusehen, die durch Flavone und Cholin unterstützt werden.

**Heilwirkung und Anwendung:** Vor allem in Amerika gebraucht man die Droge als gutes Mittel gegen Durchfall verschiedenster Ursache; die Heilwirkung erzielt in erster Linie der Gerbstoff in der Droge. Das ätherische Öl unterstützt diese Wirkung nicht unwesentlich. Unsicher ist hingegen, ob diese Droge blutstillend wirkt und heilend bei Rheuma und Gicht.

So wird Berufskraut-Tee bereitet: 1 gehäufter Teelöffel Berufskraut wird mit $^1/_4$ l kochendem Wasser übergossen und nach 10 Minuten abgeseiht. Bei Bedarf soll davon 2- bis 3mal täglich schluckweise 1 Tasse ungesüßt getrunken werden.

Es lohnt sich nicht, diese Droge gegen Durchfall anzuwenden, denn andere einheimische Heilpflanzen (Blutwurz, getrocknete Heidelbeeren) wirken zuverlässiger.

**Anwendung in der Homöopathie:** Die Urtinktur (∅) wird aus der frischen, blühenden Pflanze hergestellt. Verwendet werden $D_3$ bis $D_6$ bei Blutungen der Niere und der Gebärmutter.

**Berufskraut als Hausmittel:** Den Heilkundigen der Antike war die Heilpflanze, deren Heimat Amerika ist, natürlich nicht bekannt. Die Kräuterbuch-Autoren des Mittelalters, die ihr Wissen aus dem Arzneischatz der Antike schöpften, wußten folglich nichts über das Berufskraut, die Volksmedizin fand also keine Angaben in mittelalterlichen Kräuterbüchern. So erklärt es sich, daß das Berufskraut nur selten in volksmedizinischen Schriften genannt ist. Wo es erwähnt wird, ist es als Hämostypticum (blutstillendes Mittel) und Antidiarrhoicum (Mittel gegen Durchfälle) beschrieben.

**Nebenwirkungen:** Nebenwirkungen sind nicht bekannt.

## Besenginster

giftig

→ Farbfoto Seite 78

*Sarothamnus scoparius (L.) Wimmer / Syn. Cytisus scoparius (L.) Link – Spartium scoparium L. (Leguminosae).*

Volksnamen: Besenstrauch, Gelbe Scharte, Gilbkraut, Mägdebusch, Mägdekrieg.

**Arzneilich verwendete Pflanzenteile:** Das blühende Kraut, seltener auch Wurzeln und Samen.

**Drogenbezeichnung:** Besenginsterkraut = *Herba Sarothamni scoparii* (auch *Herba Spartii*), Besenginsterwurzel = *Radix Sarothamni scoparii* (auch *Radix Spartii*), Besenginstersamen = *Semen Sarothamni scoparii* (auch *Semen Spartii*).

**Botanik:** Pflanzenbeschreibung: Der Besenginster kommt gesellig vor. Er wird 1 bis 2 m hoch und besitzt eine kräftige Hauptwurzel, lebhaft grüne Sprosse und rutenförmige, fünfkantige Zweige. Die typischen Schmetterlingsblüten sind goldgelb und groß.

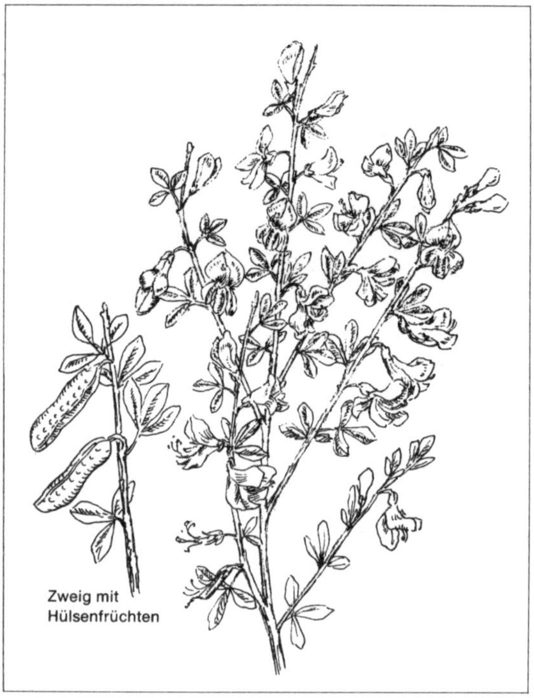


Blütezeit: Mai und Juni. Vorkommen: Der Besenginster scheint eine Begleitpflanze der Eisenbahnstrecken zu sein, denn er ist an Bahnböschungen und auf dem angrenzenden Gelände zu Hause. Auch an Autobahnen, die durch Kiefernwälder führen, trifft man ihn häufig, ebenso an sandigen trockenen Waldrändern, an sonnigen Hügeln und in sandigen Niederungen Norddeutschlands.

**Inhaltsstoffe (Wirkstoffe):** Der Hauptwirkstoff ist das Spartein, ein Alkaloid. Die verschiedensten Nebenalkaloide sind ebenfalls an der Wirkung beteiligt. Bitterstoffe, Gerbstoffe, ätherisches Öl, Flavonglykoside sind als Begleitstoffe anzusehen.

**Heilwirkung und Anwendung:** Es muß gleich hervorgehoben werden, daß nur der Arzt eine Behandlung mit dem Besenginster vornehmen kann. In seiner Hand jedoch sind es zwei Wirkungen, die diese Heilpflanze und die daraus bereiteten Spezialpräparate recht wertvoll machen. Besenginster wirkt auf das Reizleitungssystem des Herzens. Krankhaft beschleunigte Reizbildung wird gehemmt, gesteigerte Erregbarkeit im Reizleitungssystem gedämpft. Vorhof- und Kammerflimmern sowie Extrasystolen werden gebessert. Auch Rhythmusstörungen verschiedenster Art lassen sich gut damit behandeln. Der große Vorteil dieser Heilpflanze besteht in ihrer guten Verträglichkeit auch bei Dauergebrauch, denn manchmal ist eine kurmäßige Anwendung notwendig. Ob die Droge selbst bevorzugt oder ob die verschiedensten Spezialpräparate gewählt werden, muß ebenso dem Arzt überlassen bleiben wie die Festsetzung der Dosierung. – Spartein kann man in seiner Wirkung mit anderen Alkaloiden vergleichen, mit Chinin und auch Chinidin. Ebenso wie diese beiden Alkaloide wird auch das Spartein des Besenginster in der Gynäkologie zur Behandlung von Blutungen verwendet.

**Anwendung in der Homöopathie:** Das Homöopathikum »Sarothamnus scoparius« wird in der Homöopathie in erster Linie gegen Herzrhythmusstörungen und Reizleitungsstörungen am Herzen eingesetzt. Man verwendet die zweite bis sechste Potenz ($D_2$ bis $D_6$) und gibt davon mehrmals täglich 5 bis 10 Tropfen. Aber auch gegen allergische Hautkrankheiten nutzt man dieses Mittel. Die dritte und die zwölfte Potenz ($D_3$ und $D_{12}$) werden gebraucht.

**Besenginster als Hausmittel:** Für die Volksmedizin war wieder einmal P. A. Matthiolus der Gewährsmann. Danach wirkt Besenginster blutreinigend, leistet gute Dienste bei Nieren- und Blasensteinen, bei Gicht und Rheuma, bei Flechten, Ausschlägen und bei Herzbeschwerden. Die Verwendung in der Volksmedizin hat jedoch keine besondere Bedeutung erlangt, vielleicht weil häufig Vergiftungen aufgetreten sind.

**Nebenwirkungen:** Bei unsachgemäßer Anwendung des Besenginsters (starke Überdosierung) treten Lähmungen auf; echte Vergiftungen können mit einem Herztod enden. Entleerung des Magens, Tierkohle und starker Kaffee sind Maßnahmen, die bis zum Eintreffen des Arztes angezeigt sind.

# Betonie (Ziest)

→ Farbfoto Seite 68

*Betonica officinalis L. / Syn. Stachys officinalis (L.) Trev., Stachys betonica Benth. (Labiatae).*

Volksnamen: Betonienkraut, Heilziest, Pfaffenblume, Zahnkraut, Zehrkraut.

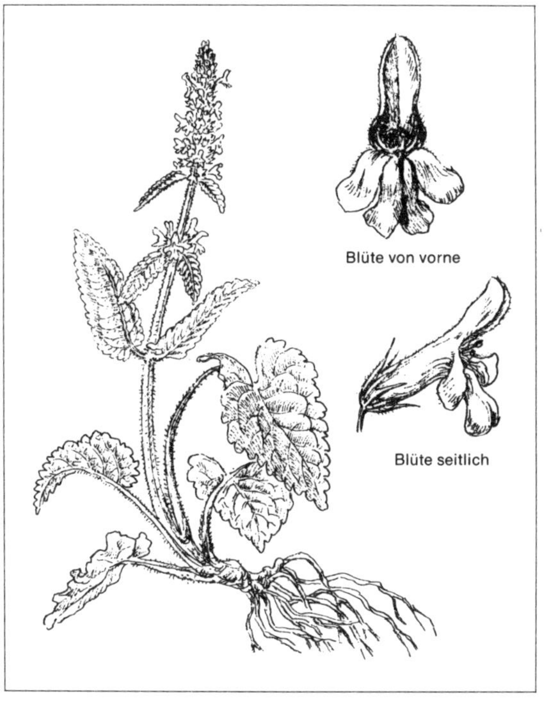


**Arzneilich verwendete Pflanzenteile:** Das Kraut (ohne die Wurzel).

**Drogenbezeichnung:** Betonienkraut = Heilziest = *Herba Betonicae.*

**Botanik und Sammeltips:** Pflanzenbeschreibung: 30 bis 60 cm hoch wird diese ausdauernde Pflanze, mit einem aufrechten vierkantigen Stengel, der rauhhaarig und nur wenig verzweigt ist. Die gegenständig angeordneten Blätter sind eiförmig bis lanzettlich, am Grunde herzförmig eingebuchtet und am Rande gekerbt. Die unteren Blätter sind gestielt, die oberen hingegen fast sitzend. Die purpurroten Blüten bilden an der Stengelspitze eine Ähre aus mehreren Scheinquirlen. Blütezeit: Juli und August. Vorkommen: Ziest wächst auf trockenen Wiesen, sandigen Triften, sonnigen Abhängen und gelegentlich auch in trockenen Wäldern. Ernte und Aufbereitung: Man sammelt das blühende Kraut, schneidet es etwa handbreit über dem Erdboden ab – die gelegentlich verholzten unteren Teile sollte man meiden – und trocknet, zu Bündeln vereinigt, an luftigem Ort im Schatten.

**Inhaltsstoffe (Wirkstoffe):** Gerbstoffe, Bitterstoffe und das sogenannte Stachydrin, dem man blutstillende Eigenschaften zuschreibt.

**Heilwirkung und Anwendung:** Die Inhaltsstoffe weisen die Betonie, den Heilziest, als Gerbstoffdroge aus, deren Wirkung durch die Bitterstoffe noch unterstützt wird. Die Verwendung auch in der Schulmedizin wäre also durchaus sinnvoll. Doch hier wird die Droge nicht genutzt, weder bei Durchfällen noch als Adstringens bei Halsentzündung. Auch die Homöopathie gebraucht die Betonie nur sehr selten als Kräftigungsmittel bei Schwächezuständen und Asthma.

**Betonie (Heilziest) als Hausmittel:** Es ist oft der Fall, daß die Schulmedizin eine Heilpflanze nicht nutzt, während die Volksmedizin sehr viel von ihr hält. Das trifft in ganz besonderem Maße für den Heilziest zu. Der Tee gilt in der Volksmedizin als ausgezeichnetes Mittel bei Durchfall und Darmbeschwerden. Auch wird er zum Gurgeln und Mundspülen bei Entzündungen im Rachen und am Zahnfleisch mit Erfolg angewandt.

So wird Betonien- (Ziest-)Tee bereitet: 1 gehäufter Teelöffel Betonienkraut wird mit $^1/_4$ l kochendem Wasser übergossen und mindestens 15 Minuten ausgezogen. Nach dem Abseihen ist er gebrauchsfertig zum Gurgeln und Spülen und zur Anwendung gegen Durchfälle und Magen- und Darmbeschwerden (bei Bedarf 1- bis 3mal täglich 1 Tasse Tee trinken). Gelegentlich gebraucht man den Tee auch bei Lungenverschleimung und Asthma. Die Anwendung bei Gicht und Rheuma dagegen ist fast ganz in Vergessenheit geraten.

**Nebenwirkungen:** Wenn man Überdosierungen vermeidet, sind keine Nebenwirkungen zu befürchten.

# Bibernelle

→ Farbfoto Seite 68
*Pimpinella major (L.) Hudson / Syn. Pimpinella magna L.* – Große Bibernelle und *Pimpinella saxifraga L.* – Kleine Bibernelle *(Umbelliferae)*.
Volksnamen: Bockwurz, Pfefferwurz, Pimpernell, Steinpeterlein.

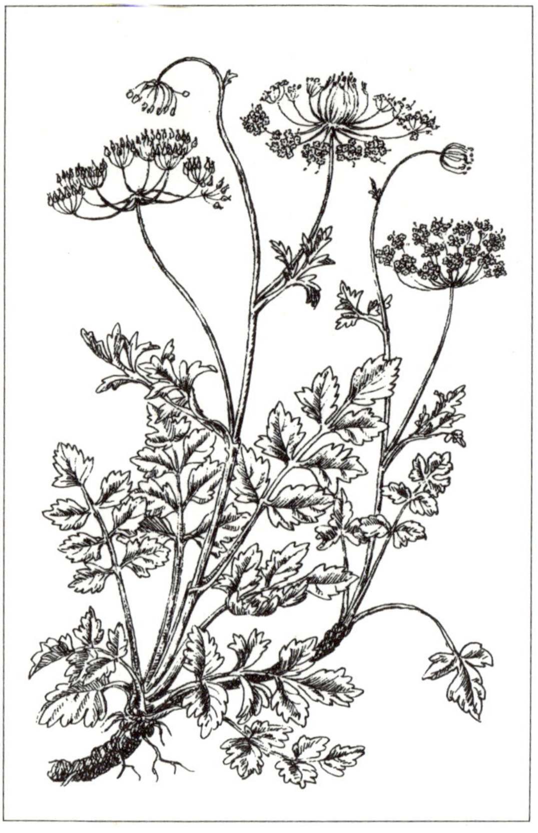

**Arzneilich verwendete Pflanzenteile:** Die Wurzel.
**Drogenbezeichnung:** Bibernellwurzel = *Radix Pimpinellae.*

**Botanik und Sammeltips:** Pflanzenbeschreibung: Die Große Bibernelle wird je nach Standort über 1 m hoch. Der Stengel ist kahl, hohl, gefurcht und bis zur Spitze entfernt beblättert. Die Blätter sind einfach fiederschnittig, die Blüten in 5- bis 12strahligen Dolden angeordnet, ohne Hülle und Hüllchen. Die Blüten sind weiß, oft rosa.

Die Kleine Bibernelle ist deutlich zierlicher und kleiner. Die mittleren und unteren Blätter sind feiner zerschlitzt. Blütezeit: Juni bis August. Vorkommen: Beide Arten kommen auf Wiesen, an Gräben und auf sonnigen Hängen, auf Schutthalden, an Ufern und auf Ödland häufig vor. Ernte und Aufbereitung: Wie alle Wurzeln so erntet man auch die Bibernellwurzel entweder im Frühjahr (März bis April) oder im Herbst (September bis Oktober). Nach dem Ausgraben werden sie mit Hilfe einer Bürste und Wasser von anhaftender Erde befreit, dann der Länge nach gespalten. Zum Welken werden sie auf Bindfäden gereiht, an der Luft aufgehängt und nach 8 Tagen im Ofen schnell getrocknet. So erhält man eine wirkstoffreiche Droge.
**Inhaltsstoffe (Wirkstoffe):** Ätherisches Öl, Gerbstoffe, Saponine, Bitterstoffe (Pimpinellin).
**Heilwirkung und Anwendung:** Sowohl die Droge als auch galenische Zubereitungen, besonders die Tinktur, werden bei Bronchitis und Asthma auch heute noch in der Schulmedizin gebraucht. In der Volksmedizin hält sich hartnäckig die Anwendung bei Halsentzündung. Man trinkt den Tee, gurgelt aber vor dem Herunterschlucken damit oder verwendet ihn nur als Gurgelmittel. Das hartnäckige Festhalten an dieser Anwendung hat dazu geführt, daß besonders die Tinktur (Tinctura Pimpinellae), von der man 30 Tropfen in ein Glas Wasser gibt, wieder häufiger zum Gurgeln gebraucht wird.
So wird Bibernelle-Tee bereitet: 1 gehäufter Teelöffel der Droge wird mit ¼ l kaltem Wasser angesetzt, langsam bis zum Sieden erhitzt, 1 Minute gekocht und dann abgeseiht. Bei Bronchitis und Asthma trinkt man 3mal täglich 1 Tasse Tee mit Honig gesüßt. Ungesüßt ist dieser Tee zum Gurgeln geeignet. Die Anwendung bei Magen- und Darmbeschwerden ist kaum noch üblich.
**Mein besonderer Rat:** Wenn man bei häufig wiederkehrenden Halsentzündungen mit einem Tee aus der Bibernelle gurgeln möchte, tut man gut daran, zwei andere Drogen gleichzeitig zu verwenden.

So wird diese Teemischung bereitet:

| | |
|---|---|
| Bibernellwurzel (Radix Pimpinellae) | 20,0 |
| Kamillenblüten (Flores Chamomillae) | 20,0 |
| Blutwurzel (Rhizoma Tormentillae) | 10,0 |

Die Zubereitung erfolgt wie oben angegeben.

**Anwendung in der Homöopathie:** Das Homöopathikum »Pimpinella alba« wird aus der frischen Wurzel beider Arten bereitet, die im Mai gesammelt werden. Nasenbluten, Kopfschmerzen, Ohrgeräusche, Magen- und Darmstörungen sowie Bronchitis sind die wichtigsten Anwendungsgebiete. $D_1$ bis $D_6$ werden verwendet.

**Bibernelle als Hausmittel:** Den alten Griechen und Römern war Bibernelle nicht bekannt, denn sie kommt im Gebiet des griechisch-römischen Reiches nicht vor. J. Th. Tabernaemontanus (1588) ist der erste Autor, der über sie berichtet. Danach gibt es kein besseres Heilkraut als die Bibernelle; es würde Seiten füllen, alle Heilanzeigen aufzuführen. In der Volksmedizin ist die Bibernelle ein gern verwendetes Heilkraut bei Husten, Heiserkeit, Verdauungsstörungen, Gicht, Nieren- und Blasensteinen, Asthma, Wassersucht, Menstruationsstörungen, Sodbrennen und nervösem Herzklopfen. Sebastian Kneipp gebrauchte die Bibernelle bei Rheuma und Nierenentzündungen.

**Nebenwirkungen:** Nebenwirkungen kennt man nicht.

# Bilsenkraut

giftig

→ Farbfoto Seite 68

*Hyoscyamus niger L. (Solanaceae).*

Volksnamen: Apollonienkraut, Becherkraut, Rasewurzel, Schlafkraut, Zahnwehkraut.

**Arzneilich verwendete Pflanzenteile:** Blätter, auch das ganze Kraut. Seltener die Samen.

**Drogenbezeichnung:** Bilsenkrautblätter = *Folia Hyoscyami*, Bilsenkraut = *Herba Hyoscyami*, Bilsenkrautsamen = *Semen Hyoscyami.*

**Botanik:** Pflanzenbeschreibung: Die Pflanze wird 30 bis 60 cm hoch. Die Stengel sind weichhaarig, zottig und klebrig. Die Blätter sind schmutzig-grün, eiförmig bis länglich-eiförmig, grob buchtig gezähnt, die unteren in den Blattstiel verschmälert, die oberen halb stengelumfassend. Die schmutzig-gelblichen Blüten besitzen einen glockigen, krugförmigen Kelch, sind netzadrig und am Stengel fast sitzend angeordnet. Blütezeit: Juni-Oktober.

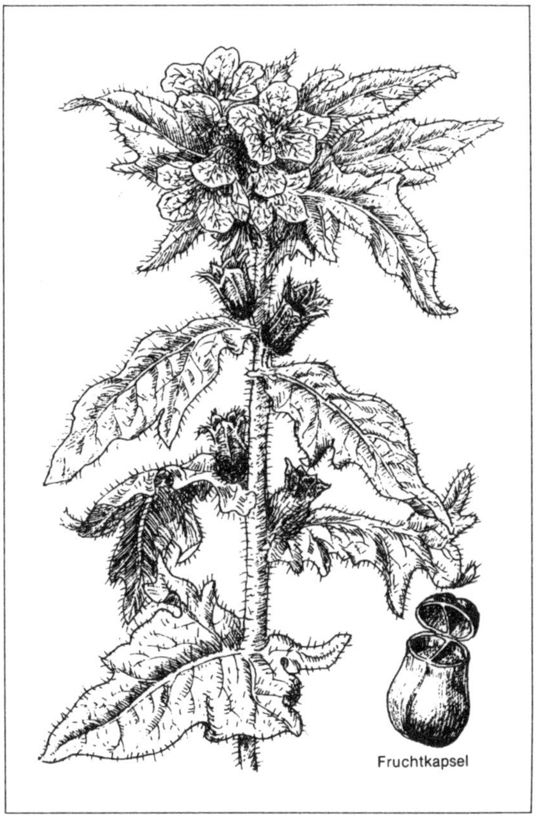


Vorkommen: Auf Schutt- und Gartenland.

*Das Bilsenkraut ist eng verwandt mit Tollkirsche und Stechapfel. Alle drei Pflanzen sind gefährlich giftig, und es ist nicht ratsam, daß Laien sich mit Bilsenkraut oder mit Zubereitungen daraus selbst behandeln. Im Gegensatz zur Tollkirsche, deren Beeren Kindern besonders gefährlich werden, sind Vergiftungen mit Bilsenkraut seltener, weil die ganze Pflanze nicht gut aussieht und unangenehm betäubend riecht. Die Vergiftungserscheinungen ähneln denen der Tollkirsche. Die Erste-Hilfe-Leistung hat auch entsprechend zu erfolgen (→ Seite 29).*

**Inhaltsstoffe (Wirkstoffe):** Hyoscyamin, Skopolamin und Nebenalkaloide.
**Heilwirkung und Anwendung:** Eine Verschreibung in Form des Tees ist nicht mehr üblich. Allzu stark schwanken die Inhaltsstoffe in der Droge. Weniger der Zeitpunkt der Ernte, als der jeweilige Standort einer Pflanze (Bodenbeschaffenheit, Lichtverhältnisse) bedingen diese Unterschiede in der Qualität der Droge. Dennoch werden Bilsenkrautzubereitungen immer noch gebraucht. Man bekämpft damit Krampfzustände im Magen- und Darmbereich, versucht das Zittern alter Leute zu beeinflussen und Unruhezustände zu dämpfen. Nicht zu vergessen: Einreibemittel, die Bilsenkrautöl enthalten und mit denen man erfolgreich Schmerzzustände verschiedener Art bekämpft.
**Anwendung in der Homöopathie:** Die Homöopathie, die aus der ganzen, frischen blühenden Pflanze die Urtinktur (∅) bereitet, verwendet $D_1$ und $D_2$ gegen Kitzelhusten, sonst $D_4$ bis $D_6$ gegen Erregungszustände, Krämpfe, Delirien, Schlaflosigkeit und auch bei Durchfällen.
**Bilsenkraut als Hausmittel:** Die Verwendung von Bilsenkraut in der Volksmedizin ist sehr stark rückläufig durch den Hinweis auf die Giftigkeit dieser Droge. Bilsenkrautöl allerdings wird weiterhin gegen rheumatische Schmerzen verwendet. Es handelt sich dabei um ein fettes Öl, das nach verschiedenen Methoden hergestellt wird. Ein Rezept dafür gebe ich selbstverständlich nicht an, niemand soll zur Selbstbehandlung mit Giftpflanzen angeregt werden.
**Nebenwirkungen:** Starke Überdosierung kann Erbrechen, Schwindel und Krämpfe auslösen und sogar den Tod zur Folge haben.

## Bingelkraut

frisch giftig

→ Farbfoto Seite 77
*Mercurialis annua L. (Euphorbiaceae).*
Volksnamen: Büngelkraut, Gartenbingelkraut, Hundskohl, Schuttbingel, Wintergrün.
**Arzneilich verwendete Pflanzenteile:** Das Kraut.

**Drogenbezeichnung:** Bingelkraut = *Herba Mercurialis.*

**Botanik und Sammeltips:** Pflanzenbeschreibung: 20 bis 40 cm hoch wird das Bingelkraut, ein dunkelgrünes Unkraut mit kahlem Stengel, der in der oberen Region verzweigt ist. Die kurzgestielten Blätter, zugespitzt und

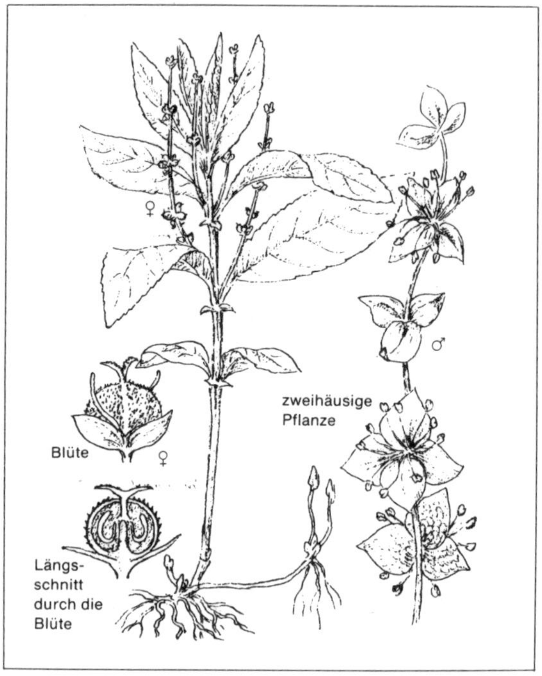


stumpfsägezähnig, sind stark geadert und oft von kleinen Nebenblättern begleitet. Die kleinen gelblich-grünen männlichen Blüten sind ährenförmig angeordnet, während die weiblichen Blüten einzeln oder zu 2 bis 3 auf kurzen Stielen in den Blattachseln sitzen. Blütezeit: April bis Mai. Vorkommen: In schattigen Wäldern, an Zäunen und Wegen, auch in Gärten sowie auf Äckern. Ernte und Aufbereitung: Man sammelt das blühende Kraut, bindet es büschelförmig zusammen und trocknet es an einem luftigen Ort.
**Inhaltsstoffe (Wirkstoffe):** Saponine, ätherisches Öl, Bitterstoff und andere.
**Heilwirkung und Anwendung:** Das Bingelkraut könnte als Abführmittel und zur Entwässerung verwendet werden, doch die Schulmedizin gebraucht es nicht. In der Volksmedizin

hingegen spielt es eine ganz besondere Rolle.
**Bingelkraut als Hausmittel:** Schon bei den Hippokratikern im 4. und 5. vorchristlichen Jahrhundert benutzte man das Bingelkraut gegen Frauenleiden, besonders bei gestörter Monatsblutung. Dioskorides und Plinius gaben diese Erfahrung weiter, die Kräuterbuch-Autoren des Mittelalters erweiterten dann die Anwendung. Wassersucht, Verstopfung, Verschleimung der Bronchien, Appetitlosigkeit, Rheuma und Gicht gelten seither in der Volksmedizin als Heilanzeige. Gebraucht wird der Tee.
So wird Bingelkraut-Tee bereitet: 1 Teelöffel voll Bingelkraut wird mit $^1/_4$ l kaltem Wasser übergossen, zum Sieden erhitzt und nach dem Erkalten abgeseiht. 2 Tassen Tee täglich gelten als richtige Dosierung.
**Nebenwirkungen:** Bei Überdosierung hat man mit Kopfweh, Gliederzittern und Erbrechen zu rechnen. Frisches Bingelkraut soll sogar zu tödlichen Vergiftungen geführt haben.

# Birke

→ Farbfoto Seite 95
*Betula pendula Roth. / Syn. Betula alba L. sensu Coste, Betula verrucosa Ehrhart und Betula pubescens Ehrhart. / Syn. Betula alba L. sensu Roth.*
Volksnamen: Besenbirke, Frühlingsbaum, Hängebirke, Maibaum, Moorbirke, Rauhbirke, Sanbirke, Weißbirke.
**Arzneilich verwendete Pflanzenteile:** Blätter, Teer und Saft.
**Drogenbezeichnung:** Birkenblätter = *Folia Betulae*, Birkenteer = *Pix betulina*, Birkensaft = *Liquor Betulae.*

**Botanik und Sammeltips:** Pflanzenbeschreibung: Das Aussehen einer Birke zu beschreiben, kann ich mir wohl ersparen, ich möchte hier nur auf den Unterschied der beiden Birkenarten eingehen. Betula pendula ist die Hängebirke und Betula pubescens die Moorbirke. Die Hängebirke ist größer als die Moorbirke und bevorzugt trockene Standorte. Ihre Zweige hängen herab und sind in jungem Zustand mit warzigen Harzdrüsen besetzt. Auch die Blätter sind größer. Die Moorbirke hingegen besitzt behaarte junge Zweige (sie heißt deshalb auch Haarbirke), der Name (Moorbirke) weist auf den Standort hin; sie wächst in feuchten Wäldern, Mooren und Sümpfen lieber

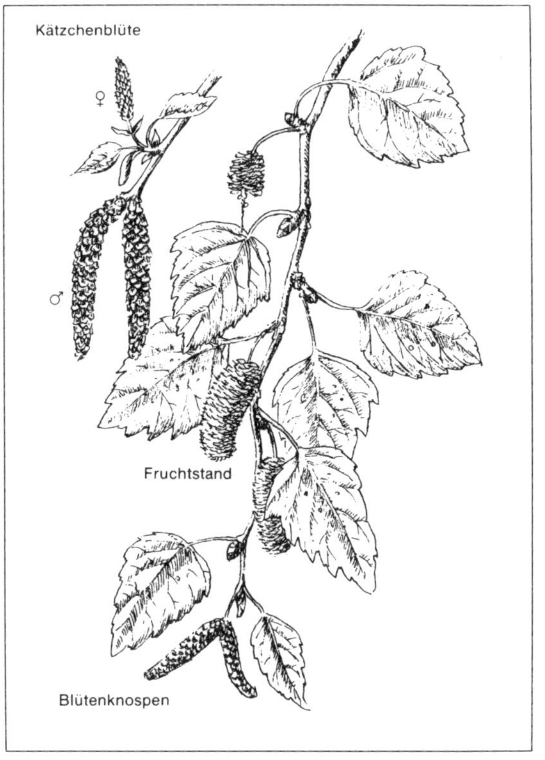


als auf trockenen Böden. Beide Arten werden arzneilich genutzt. Ernte und Aufbereitung: Zunächst werden die jungen Blätter in den Monaten Mai und Juni gesammelt und an der Luft getrocknet. Den Birkensaft gewinnt man im Frühjahr, wenn die Säfte aufsteigen, indem man die Rinde einschneidet und den ausfließenden Saft in Blechbehältern auffängt. Eine andere Saftgewinnungsmethode ist das Anbohren: Mit einem etwa 1 cm dicken Bohrer bohrt man 5 cm tiefe Löcher in den Stamm, setzt in das Bohrloch sofort ein Röhrchen oder eine Rinne ein und hängt das Auffanggefäß daran. Aus einem Bohrloch fließt dann etwa 10 Tage lang der Birkensaft in einer Tagesmenge von 1 bis 5 Litern, was von der Witterung und auch der Temperatur abhängig ist. Den Birkenteer gewinnt man durch die sogenannte trockene Destillation aus den Zweigen und der Stammrinde. Die Birkenrinde, die man hauptsächlich zur Teergewinnung benötigt, wird im Frühjahr vom Stamm oder von älteren Zweigen und Ästen geschält und anschließend getrocknet.

**Inhaltsstoffe (Wirkstoffe):** Als Wirkstoffe der Blätter hat man die Flavonoide erkannt, die durch zahlreiche andere Inhaltsstoffe (ätherisches Öl, Bitterstoffe, Gerbstoffe, Saponine, Vitamin C und andere) ergänzt werden. Birkensaft enthält Invertzucker, organische Säuren, Salze, Eiweißstoffe und pflanzliche Wuchsstoffe. Birkenrinde enthält reichlich Betulin (Birkenkampher), ein Phytosterin, Gerbstoffe, Bitterstoffe, ätherisches Öl, Harze und andere organische Substanzen. Der Birkenteer zeichnet sich durch den Gehalt an Phenolen (Guajacol, Kresol und andere) aus.

**Heilwirkung und Anwendung:** Birkenblätter-Tee ist eines der besten Diuretica (wassertreibende Mittel), die wir besitzen. Er wirkt milde und reizt die Niere nicht. Man verwendet den Tee gerne zur Entwässerung bei Patienten mit Stauungserscheinungen. Der Tee entzieht dem Körper nur das gestaute Wasser. Dem Birkenblätter-Tee wird zusätzlich eine auflösende Wirkung von Blasen- und Nierensteinen zugeschrieben, doch dafür gibt es noch zu wenig sichere Beweise.

So wird Birkenblätter-Tee bereitet: 2 gehäufte Teelöffel Birkenblätter werden mit $^1/_4$ l kochendem Wasser übergossen und nach 10 Minuten abgeseiht. Der Tee soll mäßig warm getrunken werden. 3 Tassen pro Tag sind die richtige Dosierung. Nach Beendigung der Entwässerung muß der Tee wieder abgesetzt werden.

Darüber hinaus sind Birkenblätter Bestandteil zahlreicher Teemischungen gegen Stoffwechselstörungen, zur Frühjahrs- und Herbstkur, gegen Rheuma und Gicht. Birkenteer wird zu Salben und Einreibungen verarbeitet, die man jedoch vornehmlich in der Tiermedizin verwendet. Er soll gegen Räude und andere Hautschäden wirksam sein. Sehr selten werden Einreibungen aus Birkenteer auch bei Rheuma gebraucht. Das Birkenwasser kennt man als Haarwasser. Es soll den Haarausfall stoppen, der Schuppenbildung entgegenwirken und das Haar entfetten.

**Birkenblätter, Birkenwasser und Birkenteer als Hausmittel:** Im slawischen und germanischen Volks(aber)glauben hat die Birke eine ganz besondere Rolle gespielt. Daran erinnern heute noch die Pfingst- und Fronleichnamsbirken. Deshalb ist es verständlich, daß die Volksmedizin die Birke nicht nur sehr viel genutzt hat, sondern sie auch überbewertet. Was im Abschnitt »Heilwirkung und Anwendung« ausgeführt wurde, ist vertretbar, doch was darüber hinausgeht, ist mit Vorsicht zu werten: In der Volksmedizin gibt man Birkenwasser bei Magenkoliken, zieht mit Birkenteer Abszesse auf, verarbeitet den Teer zu Salben gegen Schrunden und Hornhaut und empfiehlt den Tee aus Rinde und Blättern gegen Zuckerkrankheit. Zu akzeptieren allerdings sind frische junge Birkenblätter als Bereicherung eines Frühlings-Salates. Zusammen mit Löwenzahn, Kresse und Feldsalat ergibt das eine gesunde Abwechslung.

**Nebenwirkungen:** Bei der Verwendung von Birkenblättern als Tee sind in der oben angegebenen Dosierung keine Nebenwirkungen zu befürchten. Die innerliche Anwendung des Birkensaftes in unverdünntem Zustand kann nicht empfohlen werden, bei der Verwendung des Teers sind Hautreizungen möglich.

# Bitterklee (Fieberklee)

→ Farbfoto Seite 77

*Menyanthes trifoliata L. (Menyanthaceae).*

Volksnamen: Bachgläsli, Dreiblatt, Hasenohr, Gallkraut, Wasserfieberkraut, Wasserklee, Ziegenlappen.

**Arzneilich verwendete Pflanzenteile:** Die Blätter.

**Drogenbezeichnung:** Bitterkleeblätter = Fieberkleeblätter = *Folia Trifolii fibrini* (in der Schweiz *Folium menyanthidis* genannt, in Österreich *Folium Menyanthis).*

**Botanik und Sammeltips:** Pflanzenbeschreibung: Diese Pflanze wächst auf sumpfigem Boden von Gewässern oder Schlamm mit einem bis zu 1 m langen kriechenden Wurzelstock, der sich an den Knoten bewurzelt und sie im Boden befestigt. Das Ende dieser Grundachse richtet sich auf und trägt einen Blütenstand und

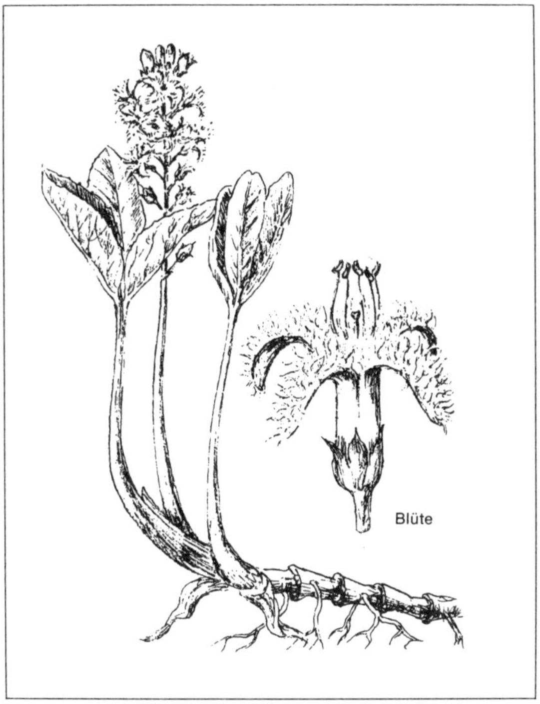


einen Blattschopf von 3 bis 4 dreizähligen Blättern. Der Blütenstand, eine Traube oder Rispe, besitzt zahlreiche Blüten mit trichterförmiger Krone, deren 5 rötlich-weiße Zipfel innen zottig behaart sind. Eine hübsche Pflanze, die vielleicht nur deswegen noch nicht ausgerottet ist, weil man nasse Füße riskiert, wenn man sie pflücken will. Blütezeit: Mai bis Juli. Vorkommen: Sümpfe, Wiesengräben, Torfwiesen, Teich- und Seeufer sind die Fundorte vom Bitterklee. Ernte und Aufbereitung: Gebraucht werden die Blätter, die mit dem Stiel in den Monaten Mai bis Juli gesammelt und an der Luft getrocknet werden müssen.

**Inhaltsstoffe (Wirkstoffe):** Die Wirkstoffe des Bitterklee – wie schon der Name sagt – sind hauptsächlich Bitterstoffe glykosidischer Natur. Außer dem Gerbstoff sind alle anderen Inhaltsstoffe als Begleitstoffe (wenn auch nicht unwichtig) anzusehen. Der Bitterklee ist eng verwandt mit dem Enzian.

**Heilwirkung und Anwendung:** Wenn bei den Inhaltsstoffen einer Heilpflanze Bitterstoffe im Vordergrund stehen, die zudem von Gerbstoffen begleitet sind, so eignet sie sich zur Behandlung von Magen- und Darmstörungen. Ganz besonders gut regen derartige Drogen den saftlosen Magen an und fördern die Eßlust. Nach Enzian, Beifuß, Wermut und Tausendgüldenkraut gehört auch Bitterklee zu der Gruppe der Bitterstoffdrogen. Wenn er auch die letzte Stelle einnimmt, so wäre es falsch, ihn zu vernachlässigen, denn auch er hat seine Qualitäten. Sein Gerbstoffgehalt nämlich läßt den Bitterklee auch bei Gärungsdurchfällen wirksam sein. Und weil er den Galleabfluß fördert, eignet er sich zur Behandlung von Magen- und Darmbeschwerden, die durch zu geringen Gallefluß ausgelöst werden.

So wird Bitterklee-Tee bereitet: 1 Teelöffel Bitterkleeblätter mit $^1/_4$ l Wasser kalt ansetzen, zum Sieden erhitzen und etwa 1 Minute kochen, dann abseihen und mäßig warm, in jedem Fall ungesüßt und schluckweise trinken; bei Appetitlosigkeit $^1/_2$ Stunde vor den Hauptmahlzeiten.

So wird die Teemischung gegen alle bisher genannten Magen-, Darm- und Gallebeschwerden bereitet:

| | |
|---|---|
| Bitterkleeblätter (Folia Trifolii fibrini) | 15,0 |
| Tausengüldenkraut (Herba Centaurii) | 5,0 |
| Pfefferminzblätter (Folia Menthae piperitae) | 10,0 |

1 gehäuften Teelöffel dieser Mischung mit $^1/_4$ l kochendem Wasser übergießen, 5 Minuten ziehen lassen, abseihen und ungesüßt schluckweise mäßig warm trinken.

**Anwendung in der Homöopathie:** Das Homöopathikum »Menyanthes« (so nennt die Homöopathie ihr Bitterkleepräparat) gebrauchte man früher wie den Enzian zur Stärkung der Magenfunktionen. Heute versucht man es auch bei Kopfschmerzen, besonders solchen, die mit Wallungen einhergehen, bei Trigeminusneuralgie (Gesichtsneuralgie), bei Ohrensausen älterer Menschen und gegen Nervenschmerzen. Die erste bis dritte Potenz ($D_1$

bis $D_3$) sind geeignete Dosierungen. Man gibt mehrmals täglich 3 bis 5 (10) Tropfen.

**Bitterklee als Hausmittel:** Hier ist diese Heilpflanze vornehmlich als Fieberklee bekannt, denn man gibt den Tee bei fieberhaften Erkrankungen. Es gibt keinen Hinweis, daß aufgrund der Inhaltsstoffe eine eigentliche fiebersenkende Wirkung vorhanden ist. Wenn dennoch hartnäckig an dieser Verwendung festgehalten wird, so vielleicht deswegen, weil Bitterstoffdrogen die Eßlust fördern und den Organismus besonders nach fieberhaften Erkrankungen tonisieren (stärken), was der Genesung sehr förderlich ist. Ansonsten decken sich die Heilanzeigen der Volksmedizin mit denen, die im Abschnitt »Heilwirkung und Anwendung« genannt wurden. Galle- und Leberleiden, besonders Gallensteine, werden häufig mit einem Tee aus Fieberklee behandelt. Die Erfahrung lehrt, daß eine unruhige Steingalle durch Bitterstoffdrogen zur Ruhe kommt. Die Verwendung als Rheumamittel ist kaum noch üblich.

**Nebenwirkungen:** Nebenwirkungen sind nicht bekannt.

## Bittersüß

giftig

→ Farbfoto Seite 77

*Solanum dulcamara L. (Solanaceae).*

Volksnamen: Bittersüßer Nachtschatten, Glanzbeere, Günzkraut, Hinschkraut, Jelängerjelieber, Mäuseholz, Rote Hundsbeere, Roteierle, Teufelsklatten.

**Arzneilich verwendete Pflanzenteile:** Die oberen Stengelteile.

**Drogenbezeichnung:** Bittersüß-Stiele = *Stipites Dulcamarae* (auch *Caules Dulcamarae*).

**Botanik:** Pflanzenbeschreibung: Bittersüß ist ein rankender Halbstrauch, unten holzig, oben krautig. Die markgefüllten Stengel sind verzweigt und mit wechselständig angeordneten Blättern besetzt. Die Blätter, sie haben am Grunde häufig 2 Seitenlappen, sind von herz- bis eiförmiger oder von spießförmiger Gestalt. Bittersüß ist eine hübsche Pflanze, die durch die violetten Blüten mit dem gelben Staubblattkegel auffällt. Die reifen herrlich roten Beeren sind eiförmig. Blütezeit: Juni bis August. Vorkommen: Bittersüß ist recht häufig an feuchten und schattigen Stellen zu finden. Vornehmlich in Gebüschen, Hecken und Flußuferbewachsungen.

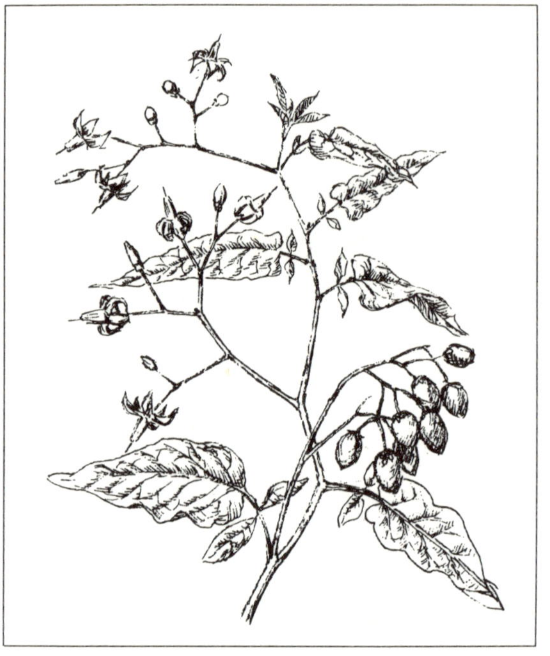

*Bittersüß ist zwar nicht so giftig wie die mit ihm verwandten Tollkirsche, Bilsenkraut und Stechapfel, doch darf man ihn keineswegs als ungiftig oder harmlos bezeichnen. Deshalb gilt auch hier: Vorsicht! Keine Selbstbehandlung mit dieser Heilpflanze!*

**Inhaltsstoffe (Wirkstoffe):** Glykosidische Bitterstoffe, Saponine, Solanin und andere Steroidalkaloide sowie Gerbstoffe.

**Heilwirkung und Anwendung:** Wie alle pflanzlichen Drogen, die nicht als ungiftig bezeichnet werden können und deren arzneiliche Wirkung nicht besonders überzeugt, wird auch der Bittersüß wenig verwendet. Er wirkt leicht wassertreibend und stoffwechselstimulierend. Dadurch ergibt sich eine Wirkung bei manchen Hautleiden.

**Bittersüß als Hausmittel:** Es ist kein Wunder, daß diese so auffallende Pflanze viele Freunde in der Volksmedizin gefunden hat. Das ist aber

auch darauf zurückzuführen, daß ihre Stoffwechselwirkung bei vielen Leiden doch eine Linderung bringt. So verwendet man den Tee – sicher nicht ganz zu Unrecht – bei chronischen Katarrhen der Luftwege, bei Keuchhusten, bei Asthma, Gicht, Rheumatismus, Wassersucht, Ekzemen und anderen Hautkrankheiten.
**Nebenwirkungen:** Bei Einnahme größerer Mengen Bittersüß kommt es zu Erregungserscheinungen und zu Sprachstörungen. Schluckbeschwerden, Erbrechen, Schwindel und Krämpfe wurden ebenfalls beobachtet. Die Beeren sind auch giftig und besonders für Kinder eine Gefahr. Vorsicht!

# Bockshornklee

→ Farbfoto Seite 77
*Trigonella foenum-graecum L. (Leguminosae-Papilionatae).*
Volksnamen: Fenugräk, Filigrazie, Griechisch Heu, Kuhhornklee, Rektum, Stundenkraut.
**Arzneilich verwendete Pflanzenteile:** Die Samen.
**Drogenbezeichnung:** Bockshornsamen = *Semen Foenugraeci.*

**Botanik:** Pflanzenbeschreibung: Bockshornklee ist ein Schmetterlingsblütler, der sehr stark riecht. Mit kräftiger Pfahlwurzel verankert sich das einjährige Kraut fest im Erdboden und treibt einen Blühsproß an die Oberfläche, der bis zu 60 cm hoch wird. Oft liegen aber auch die Triebe am Boden. Der Stengel ist stielrund und nur oben verästelt. Die kleeähnlichen Blätter sind dreizählig. Die gelben oder auch gelblich-weißen Schmetterlingsblüten stehen einzeln oder zu zweien in den Blattachseln. Die Frucht wird bis zu 10 cm lang, sieht säbelförmig aus und bildet 5 bis etwa 20 Samen aus. Blütezeit: Mai, Juni. Vorkommen: Vom Mittelmeer bis Zentralasien kommt diese Pflanze wild vor, nördlich der Alpen jedoch wird sie – zwar nur noch selten – angebaut. Der Anbau ist bei uns überall möglich, man muß die reifen Samen in Reihen aussäen, die etwa 20 cm voneinander entfernt sind, damit die einzelnen Pflanzen sich gut entwickeln können. Ernte und Aufbereitung: Die Samen trocknet man für arzneiliche Zwecke.

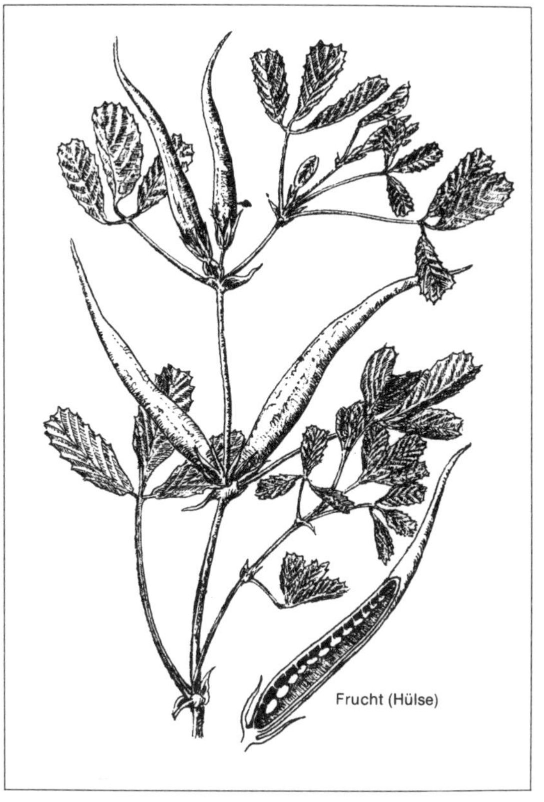


**Inhaltsstoffe (Wirkstoffe):** Schleimstoffe, fettes Öl, Eiweiß, Aromastoffe, organisch gebundenes Eisen, Phosphorverbindungen, wenig Saponin, Trigonellin, Nikotinsäureamid und Cholin sind in der Droge enthalten und alle irgendwie an der Wirkung beteiligt.
**Heilwirkung und Anwendung:** Die Anwendung ist vielseitig und in manchen Punkten auch umstritten. Äußerlich gebraucht man den Bockshornkleesamen ähnlich wie Leinsamen zum Erweichen von Furunkeln und Karbunkeln als heißen Brei-Umschlag.
So wird dieser Brei-Umschlag bereitet: 100 g grob gemahlene Bockshornkleesamen werden mit wenig Wasser vermischt und zu einem Brei verkocht. Diesen streicht man dann recht dick auf einen Leinenlappen, den man über die zu erweichenden Stellen legt. 3- bis 4mal täglich

soll der Verband erneuert werden. Die Verwendung von Essig statt des Wassers bei der Bereitung soll die Wirkung erhöhen. Vor allem hat sich ein solcher Breiverband bei Panaritien (Nagelbetteiterungen) und Phlegmonen (Zellgewebsentzündungen) bewährt, auch bei Unterschenkelgeschwüren (den sogenannten »offenen Beinen«). Innerlich gebraucht man die Droge, eßlöffelweise mehrmals täglich eingenommen, als Kräftigungsmittel. Zur Anregung der Darmperistaltik empfiehlt man ebenfalls, die gepulverten Samen zusammen mit Mus einzunehmen. Die Wirkung bei Husten ist umstritten. Es scheint, daß die alte Anwendung der Droge bei Diabetes doch einen realen Hintergrund hat, denn es wurde ein Stoff entdeckt (ein Glukokinin), dem diese Wirkung zukommt.

**Verwendung als Gewürz:** Weil gepulverter Bockshornsamen sehr stark riecht, und weil ihm magenstärkende und anregende Kräfte zugestanden werden, hat man sich vielerorts bemüht, diese Droge in die Küche als Gewürz einzuführen. Diesen Versuchen war jedoch wenig Erfolg beschieden, weil immer der Fehler gemacht wurde, damit zu überwürzen. Man darf nur sehr wenig verwenden (ähnlich wie Muskat), um Geschmack daran zu finden. In den zahlreichen Gewürzmischungen, die bei uns unter der Bezeichnung »Curry« geführt werden, ist diese Droge enthalten. Die anderen Gewürze darin verhindern, daß sie dominierend wirkt. Im wirklich echten Curry darf jedoch kein Bockshornsamen enthalten sein.

**Bockshornkleesamen als Hausmittel:** Alles was über die Anwendung bisher berichtet wurde, kennt auch die Volksmedizin. Darüber hinaus gebraucht man die Samen auch zur Förderung der Milchsekretion und gibt sie als Tee mit Vorliebe älteren Menschen mit chronischem Husten.

So wird Bockshornklee-Tee bereitet: 2 gehäufte Eßlöffel gepulverte Bockshornsamen mit $^{1}/_{4}$ l kaltem Wasser übergießen, 3 Stunden stehen lassen, kurz zum Sieden erhitzen, sofort abseihen und mäßig warm trinken. Honig verstärkt bei Husten die Wirkung. In einem halb so stark angesetzten Tee kann man auch Hände und Füße baden, um den lästigen Schweiß einzudämmen.

**Nebenwirkungen:** Nachteilige Wirkungen sind nicht bekannt.

# Bohne

→ Farbfoto Seite 77

*Phaseolus vulgaris L. (Leguminosae).*

Volksnamen: Budenbohne, Buschbohne, Chrücherli, Gartenbohne, Gruberli, Kriechbohne, Phasaeli, Staudenbohne, Strauchbohne.

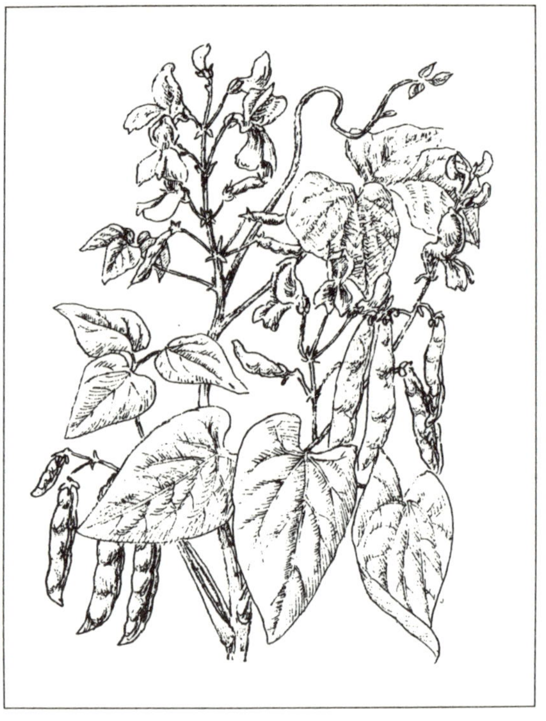

**Arzneilich verwendete Pflanzenteile:** Die Bohnenschale (Früchte, ohne Samen).

**Drogenbezeichnung:** Bohnenschale = *Fructus Phaseoli sine Semine.*

**Botanik und Sammeltips:** Pflanzenbeschreibung: In unseren Gärten und natürlich auch in Großkulturen werden verschiedene Varietäten und Spielarten zur Gewinnung der Gemüsebohne und zur Gewinnung der arzneilich gebrauchten Bohnenschale angebaut. Es ist nicht ratsam, eine detaillierte Beschreibung zu geben, weil die verschiedenen Varietäten unterschiedlich gefärbte Blüten, unterschiedlich lange Früchte und unterschiedlich gestaltete Blätter ausbilden. Auch die Größe variiert. Die Schalen aller angebauten Bohnenarten werden arzneilich genutzt. Ernte und Aufbereitung: Wenn die Früchte (die Bohnen) völlig reif sind, so daß sie aufplatzen, dann ist die Zeit der Ernte gekommen. Man entfernt die Samen, die als Nahrungsmittel Verwendung finden, und trocknet die Schalen an der Sonne nach. Dann sind sie gebrauchsfertig.

**Inhaltsstoffe (Wirkstoffe):** Eiweißstoffe, verschiedene Aminosäuren, Kohlenhydrate und viele Mineralstoffe, wie sie in vielen Fruchtschalen vorkommen. Was die Bohnenschalen jedoch arzneilich interessant macht, ist das Vorhandensein von Glukokininen. Das sind Stoffe mit insulinähnlicher Wirkung. Außerdem enthalten Bohnenschalen diuretisch wirkende Substanzen und Flavone.

**Heilwirkung und Anwendung:** Im Vordergrund der Verwendung steht die wassertreibende (diuretische) Wirkung der Bohnenschale, die exakt abgesichert ist und von der auch die Ärzte Gebrauch machen.

So wird Bohnenschalen-Tee bereitet: 1 gehäufter Eßlöffel geschnittener Bohnenschalen wird mit 1/4 l kaltem Wasser übergossen, zum Sieden erhitzt und kurze Zeit gekocht (3 bis 5 Minuten). Dann wird abgeseiht. 2- bis 3mal täglich 1/4 l trinken.

Nicht zuletzt wegen ihrer diuretischen Wirkung sind Bohnenschalen Bestandteil der sogenannten Blutreinigungstees, Teemischungen, die zur Frühjahrs- und Herbstkur verwendet werden.

So wird die Teemischung zur Frühjahrs- und Herbstkur bereitet:

| | |
|---|---|
| Bohnenschalen (Fructus Phaseoli sine Semine) | 20,0 |
| Birkenblätter (Folia Betulae) | 10,0 |
| Schachtelhalm (Herba Equiseti) | 5,0 |
| Schafgarbe (Herba Millefolii) | 5,0 |
| Pfefferminzblätter (Folia Menthae pip.) | 5,0 |

2 Teelöffel dieser Mischung mit 1/4 l kaltem Wasser übergießen, langsam zum Sieden erhitzen, 5 Minuten ziehen lassen, abseihen. 2- bis 3mal täglich 1 Tasse Tee trinken.

Die blutzuckersenkende Eigenschaft der Bohnenschalen ist zwar vorhanden, doch der Diabetes ist eine viel zu ernste Krankheit, als daß man sich auf Experimente – zum Beispiel mit dieser Heilpflanze – einlassen sollte. Ihre Wirkung ist zu gering und die Schwankungsbreite des Glukokinin-Gehaltes sehr groß.

**Anwendung in der Homöopathie:** Aus der nach der Blütezeit gesammelten Pflanze bereitet die Homöopathie das Homöopathikum »Phaseolus nanus«, das bei Wassersucht und bei Harnsäureansammlung verwendet wird. Die mittleren Potenzen ($D_3$ bis $D_6$) werden 3- bis 5mal täglich in einer Menge von 5 bis 10 Tropfen verabreicht.

**Bohnenschale als Hausmittel:** Bohnenschalen-Tee verwendet man in der Volksmedizin schon seit alten Zeiten. Als wassertreibenden Tee bei Harnverhaltung und Wassersucht, aber auch bei Nierensteinen, Nierenentzündung, Blasenleiden, Rheumatismus, Ischias und Gicht. Natürlich versucht auch die Volksmedizin, Bohnenschalen zusammen mit Heidelbeerblättern gegen Zuckerkrankheit einzusetzen. Und nicht zuletzt gebraucht man Bohnenschalen bei Hautunreinheiten und Ekzemen.

**Nebenwirkungen:** Nebenwirkungen sind nicht bekannt.

# Bohnenkraut

→ Farbfoto Seite 77

*Satureja hortensis L. (Labiatae).*

Volksnamen: Kölle, Pfefferkraut, Weinkraut, Wurstkraut.

**Arzneilich verwendete Pflanzenteile:** Das ganze blühende Kraut (ohne die Wurzeln).

**Drogenbezeichnung:** Bohnenkraut = *Herba Saturejae. – Oleum Saturejae* ist das aus der Pflanze gewonnene ätherische Öl.

**Botanik:** Allgemeines: Die Heimat des Bohnenkrauts ist wohl das Schwarze Meer und das östliche Mittelmeergebiet. Wie so viele duftende Kräuter brachten die Benediktiner auch dieses über die Alpen zu uns, wo es in Gärten gezogen wurde. Seit Karl dem Großen wird diese Arznei- und Gewürzpflanze angebaut. Jede Hausfrau, die über ein Stückchen Garten

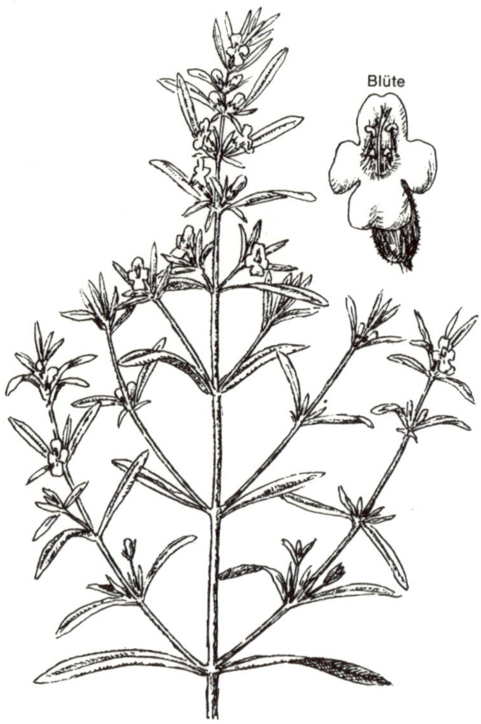


verfügt, sollte den Anbau versuchen. Anbau: Bohnenkraut sät man im April im Freien in lockeren Boden, windgeschützt und in warmer Lage aus, und zwar in einem Reihenabstand von 25 cm. Man benötigt etwa 15 g Samen für einen Normalhaushalt. Der Samen keimt in längstens 3 Wochen. Pflanzenbeschreibung: Bohnenkraut ist ein 30 bis 40 cm hohes Kraut, das vom Grunde an stark verästelt ist, lanzettliche, spitz auslaufende Blätter an mehr oder weniger behaartem Stengel ausbildet und in den Blattachseln lila bis weiße Blüten trägt. Blütezeit: Je nach Lage von Juli bis September. Ernte und Aufbereitung: Man sollte das Kraut zur Blütezeit ernten und es an der Luft trocknen. Als Gewürz kann man die jungen Blätter täglich frisch aus dem Garten holen, doch auch getrocknet ist das Bohnenkraut ein ausgezeichnetes und gesundes Gewürz. Neben dem einjährigen Bohnenkraut gebraucht man auch noch das mehrjährige kräftigere Bergbohnenkraut, von dem es wiederum zwei Arten, nämlich das Niederliegende und das Aufrechte Bergbohnenkraut gibt. Wirkung und Anwendung aller Arten sind fast gleich.

**Inhaltsstoffe (Wirkstoffe):** Ätherisches Öl, Gerbstoffe, Bitterstoffe, Sitosterin, Ursolsäure. Das ätherische Öl wiederum besteht aus Cymol, Thymol, Dipenten, Phenolen und anderen.

**Heilwirkung und Anwendung:** Es handelt sich beim Bohnenkraut um eine Droge, die den gesamten Magen- und Darmtrakt günstig beeinflußt. Zur Förderung der Verdauung eignet sie sich ebenso wie als Mittel gegen Blähungen und zur Appetitanregung. Bei Durchfällen, die mit Gärungserscheinungen einhergehen, zeigen sich nach kurzer Zeit deutliche Erfolge, die wohl auf das Thymol im ätherischen Öl zurückzuführen sind. Gegeben wird die Droge als Tee – auch bei Husten und Verschleimung.

So wird Bohnenkraut-Tee bereitet: 2 Teelöffel Bohnenkraut mit 1/4 l kochendem Wasser übergießen, 10 Minuten ziehen lassen, abseihen und warm trinken. Als Hustentee ist Süßen mit Honig zu empfehlen.

**Anwendung als Gewürz:** Eine noch größere Rolle spielt das Bohnenkraut als Gewürz, auch in der Diätküche. Es schmeckt aromatisch scharf bis bitter, so daß man es unter die Aromatica-amara-acria einreihen kann. Man würzt vornehmlich deftige Hausmannskost mit Bohnenkraut wie Bratkartoffeln mit Speck, Gemüse- und Fleischeintöpfe, dicke Bohnen, Wurst, Gehacktes und »schwere Braten«. Ganz besonders paßt Bohnenkraut zum Bauernfrühstück (Bratkartoffeln mit Eiern und Speck). In der Diätküche ist Bohnenkraut erlaubt, wenn man nicht überwürzt. Zusammen mit Basilikum kann es Salz und Pfeffer weitgehend ersetzen.

**Bohnenkraut als Hausmittel:** Die Anwendung in der Volksmedizin ist die gleiche wie im Abschnitt »Heilwirkung und Anwendung« angegeben. Lediglich die unterstützende Anwendung durch Bäder bei Keuchhusten der Kinder

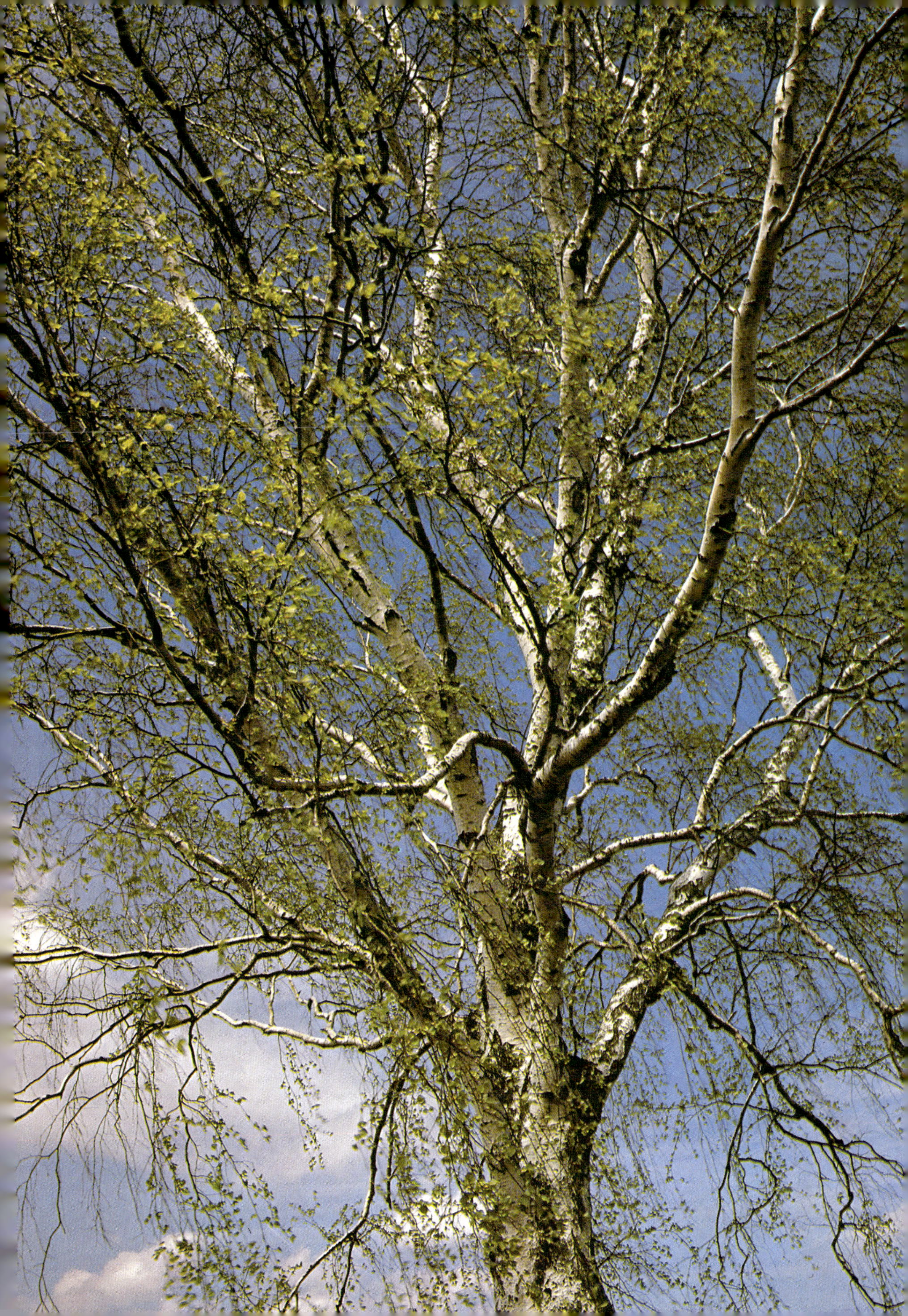

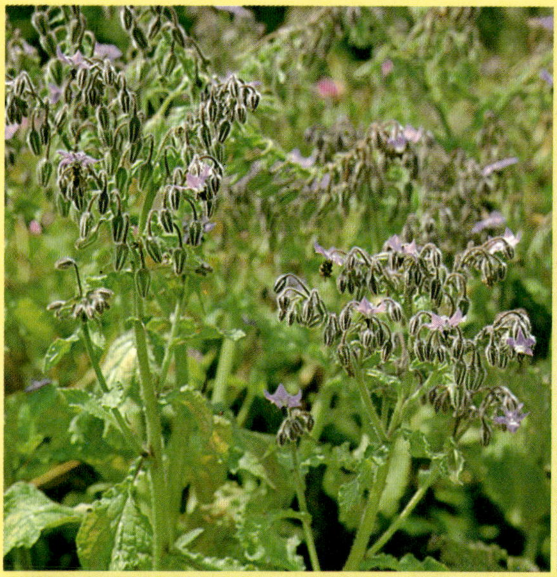
1

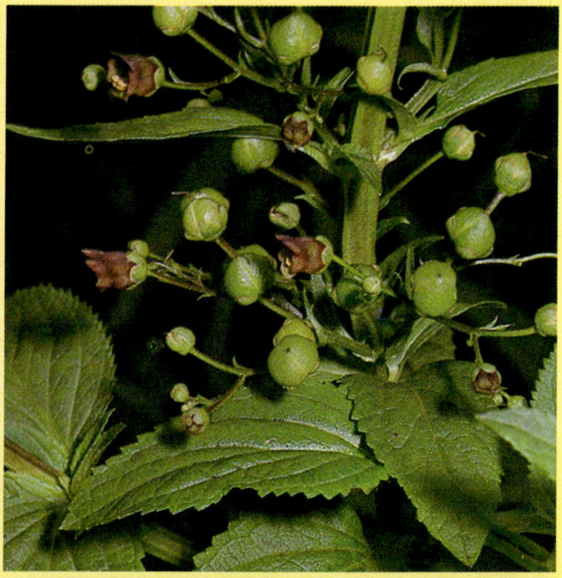
2

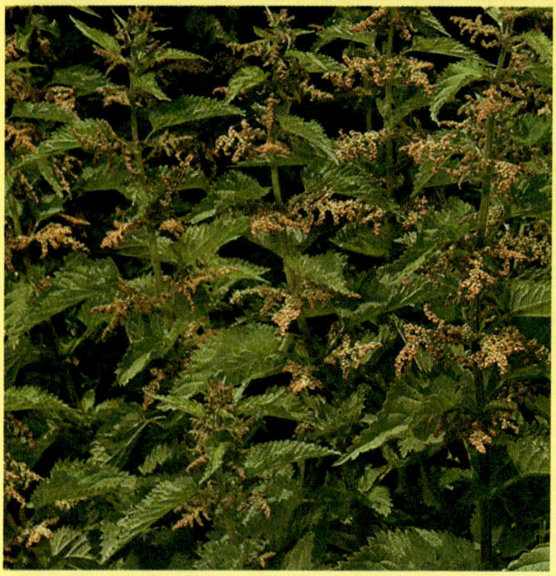
3

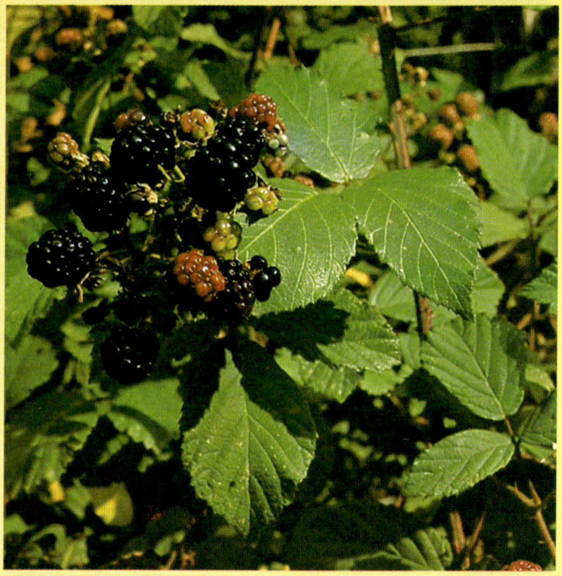
4

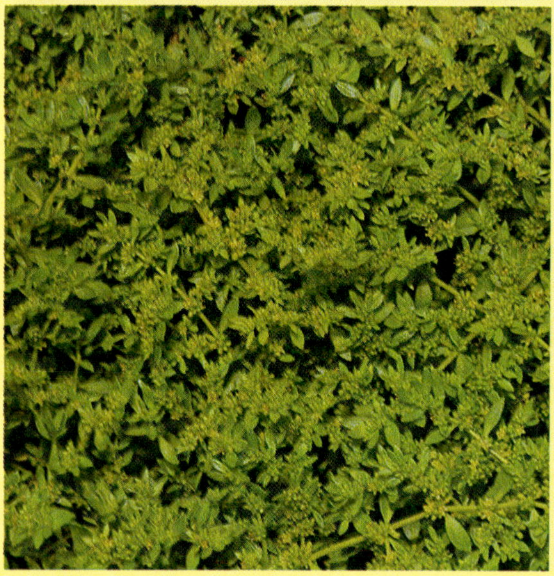
5

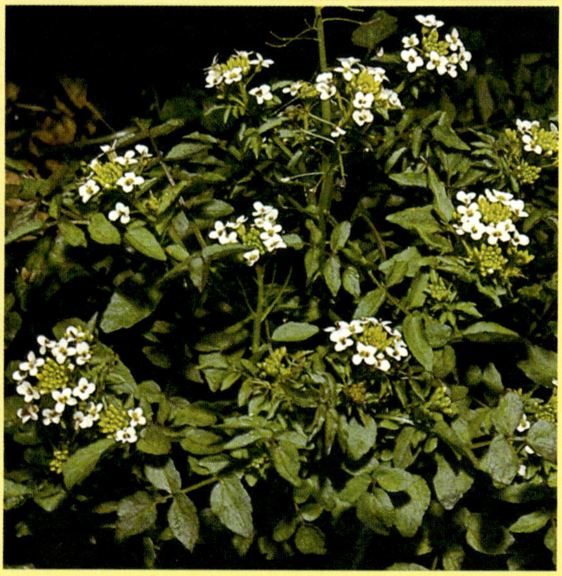
6

und der Asthmatiker ist hier nachzutragen. Wohl in Anlehnung an die Verwendung des Thymian zu Bädern benutzt man auch das Bohnenkraut als Heilbad. In ganz alten Kräuterbüchern werden ohnehin die Heilpflanzen Thymian, Quendel und Bohnenkraut nicht so genau auseinandergehalten.
So wird das Bohnenkraut-Bad bereitet: 100 g Bohnenkraut mit 1 l kochendem Wasser übergießen, 20 Minuten ziehen lassen. Die abgeseihte Flüssigkeit wird demVollbad zugesetzt.
**Nebenwirkungen:** Nebenwirkungen sind nicht zu befürchten. Wegen des Gehaltes an Thymol sollte jedoch nicht überdosiert werden.

# Boretsch

→ Farbfoto Seite 96
*Borago officinalis L. (Boraginaceae).*
Volksnamen: Blauhimmelstern, Borgel, Burisblüäh, Gurkenkraut, Herzblume, Liebäuglein, Wohlgemuth.
**Arzneilich verwendete Pflanzenteile:** Das blühende Kraut.
**Drogenbezeichnung:** Boretschkraut = *Herba Boraginis.*

**Botanik und Sammeltips:** Pflanzenbeschreibung: Boretsch ist ein einjähriges Kraut mit einer großen Blattrosette, aus deren Mitte ein krautiger, behaarter Stengel entspringt, der bis zu 80 cm hoch werden kann. Er ist reich beblättert und trägt im oberen Teil gestielte, himmelblaue Blüten. Blütezeit: Juni bis August. Vorkommen: Die Heimat ist wohl das westliche Mittelmeer. Von dort verbreitete sich diese Heil- und Gewürzpflanze schnell im ganzen Mittelmeerraum; vornehmlich in Kulturen gehalten, doch auch daraus verwildert. Bei uns in Deutschland wächst Boretsch in Bauerngärten, woraus er gerne auch ausbricht, um verwildert vorzukommen. In jüngster Zeit nehmen sich auch die Gärtner in verstärktem Maße dieser Pflanze an. Ernte: Boretsch muß frisch verwendet werden, denn beim Trocknen, das wegen des großen Wassergehaltes der Pflanze recht problematisch ist, gehen die Aroma- und Wirkstoffe kaputt. Boretsch sollte deswegen im Hausgarten gezogen werden – so hat man ihn immer frisch zur Hand. Anbau: Man sät in den Monaten Mai und Juni eine kleine Menge aus

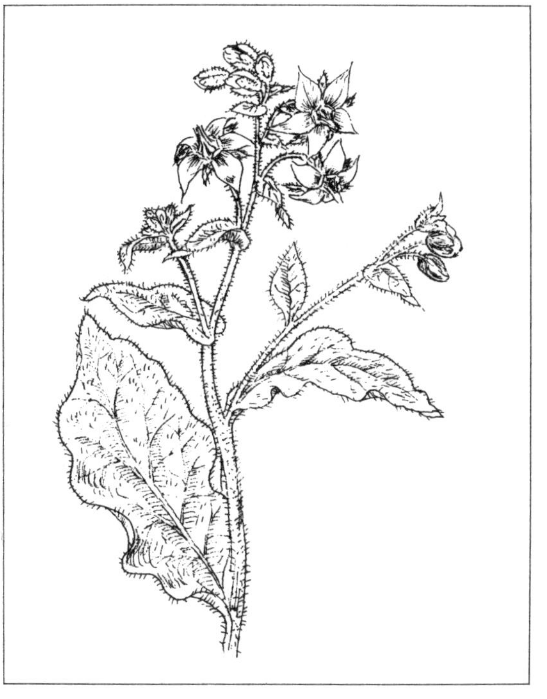

und kann dann bis in den September hinein immer frisches Kraut ernten. Besondere Ansprüche an den Boden stellt Boretsch nicht. Jäten und Gießen sind die einzigen Arbeiten zu seiner Pflege. Achtung: Der Boretsch ist ein Dunkelkeimer, deshalb sollen die Samen mit genügend Erde bedeckt sein.
**Inhaltsstoffe (Wirkstoffe):** Schleim, Stärke, etwas ätherisches Öl, Saponin, eine Anzahl verschiedener Mineralstoffe, besonders Kalium, Flavone.
**Heilwirkung und Anwendung:** Die Schulmedizin verwendet Boretsch nicht, die Volksmedizin hingegen recht viel.
**Anwendung in der Homöopathie:** Das Homöopathikum »Borago officinalis« wird aus den frischen Blättern bereitet. Man verwendet die mittleren Dilutionen ($D_2$ bis $D_6$) bei Hypochondrie, nervösem Herzklopfen und Herz-

◁ *1 Boretsch, 2 Braunwurz (ähnliche Art), 3 Brennessel, 4 Brombeere, 5 Bruchkraut, 6 Brunnenkresse*

schwäche. Mehrmals täglich 5 bis 10 Tropfen.
**Verwendung als Gewürz:** Boretsch ist ein sehr beliebtes Küchenkraut, das heute wieder große Beachtung findet. Blätter und Triebspitzen werden zum Würzen von Salaten und Gemüsen verwendet und kurz vor dem Servieren zugegeben. Man kann sie aber auch mitkochen, farbloses Gemüse (zum Beispiel Kohlrabi) erhält dadurch eine frische Farbe. Beim Einlegen von Gurken gibt man frische Boretschblätter hinzu (Gurkenkraut), mit den himmelblauen Blüten färbt man den Kräuteressig oder verziert Fleisch- und Wurstplatten. Ganz besonders empfehlenswert ist fein gehackter Boretsch zu allen Weichkäsesorten. Er verträgt sich gut mit Schnittlauch. Auch kann man Boretsch über Rühreier und Spiegeleier streuen, selbst zu Bratkartoffeln paßt er.
**Boretsch als Hausmittel:** Gegen Nervosität, gegen Hypochondrie, bei Herzklopfen und anderen Unregelmäßigkeiten des Herzens empfiehlt die Volksmedizin frische Boretschblätter, fein zerhackt in Milch gegeben. Bei Herzstechen, Rheuma, Husten und Nierenentzündung wird diese Heilpflanze auch angewandt. Das alles geht wohl auf P. A. Matthiolus (1563) zurück, der schon häufig als Gewährsmann für volksmedizinische Indikationen genannt wurde. Er schreibt unter anderem: »Die holdselige Borragenblumen stercken das hertz/vnd hirn/erwecken die verzagte menschen zur frewd vnd leichtsinnigkeit/leutern das geblütt/nützen in aller schwachheit/sonderlich in den hitzigen febren.« In der Volksmedizin werden aber auch getrocknete Boretschblätter als Tee gebraucht. Besonders bei Masern, Windpocken und Scharlach soll dieser Tee gute Dienste tun. So wird Boretsch-Tee bereitet: 2 gehäufte Teelöffel getrocknete Boretschblätter werden mit $^1/_4$ l kochendem Wasser übergossen, 10 bis 15 Minuten ausgezogen und dann recht warm getrunken. 2 bis 3 Tassen pro Tag sind sinnvoll.
**Nebenwirkungen:** Es sind keine Nebenwirkungen zu befürchten.

# Braunwurz

→ Farbfoto Seite 96
*Scrophularia nodosa L. (Scrophulariaceae).*
Volksnamen: Feigwurzel, Hexenkraut, Nachtgewächs, Skrofel.

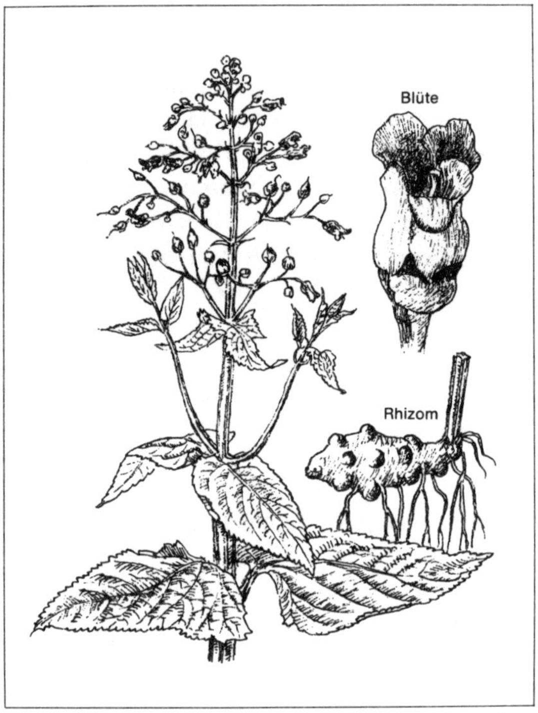


**Arzneilich verwendete Pflanzenteile:** Das Kraut und die Wurzel.
**Drogenbezeichnung:** Braunwurzkraut = *Herba Scrophulariae*, Braunwurzwurzel = *Radix Scrophulariae.*

**Botanik und Sammeltips:** Pflanzenbeschreibung: Die Braunwurz ist eine ausdauernde Pflanze, die in frischem Zustand unangenehm riecht. Sie besitzt einen knollig verdickten Wurzelstock, aus dem ein vierkantiger Stengel entspringt, der gelegentlich verästelt, doch immer kahl ist. Er wird $^1/_2$ bis 1 m hoch, trägt gegenständig angeordnet eiförmige Blätter, die am Rande gesägt und vorne zugespitzt sind. In lockeren Rispen sind bauchig-kugelige Blüten von schmutzig-braungelber Farbe angeordnet. Blütezeit: Juni bis August. Vorkommen: In ganz Europa häufig in feuchten Gebüschen und an Bächen. Ernte und Aufbereitung: In den Monaten Juni und Juli sammelt man das Kraut ein, von dem man die oberen Teile bevorzugt. Man trocknet an der Luft im Schatten. Die Wurzeln werden zweckmäßigerweise im März gegraben, von anhaftendem Erdreich befreit und schnell aber schonend getrocknet.

**Inhaltsstoffe (Wirkstoffe):** Saponine, Flavonglykoside, Digitalisglykoside, organische Säuren, ein Alkaloid und Aucubin.

**Heilwirkung und Anwendung:** Die moderne Schulmedizin verwendet die Braunwurz nicht, sie überläßt die Verwendung der Volksmedizin. Das ist ähnlich wie mit dem Stiefmütterchen. Dennoch kommt dem Braunwurz bei den verschiedensten Hautkrankheiten eine Heilwirkung zu.

**Mein besonderer Rat:** Es gibt eine Menge Hautkrankheiten, die der Behandlung trotzen. Dazu gehören die Akne und manche ekzemartigen Hautveränderungen im Gesicht. Da lohnt es sich, den Tee zu versuchen.

So wird Braunwurz-Tee bereitet: 2 Teelöffel geschnittenes Braunwurzkraut werden mit ¼ l kochendem Wasser übergossen, 10 Minuten ausgezogen und abgeseiht. 2mal täglich 1 Tasse Tee schluckweise trinken. Eine Kur sollte etwa 4 bis 8 Wochen dauern. In vielen Fällen bessern sich die Hautausschläge. Bewährt hat sich auch eine Mischung aus Braunwurzkraut und Stiefmütterchenkraut zu gleichen Teilen (Zubereitung wie oben).

**Anwendung in der Homöopathie:** Das Homöopathikum »Scrophularia nodosa« wird vornehmlich in der 1. bis 3. Potenz ($D_1$ bis $D_3$) bei Entzündungen der Lymphdrüsen, bei Ekzemen, Scrophulose und Leberleiden verwendet. Gelegentlich gebraucht man das Mittel auch bei Harnverhaltung.

**Braunwurz als Hausmittel:** Die Volksmedizin schöpft ihr Wissen aus alten Kräuterbüchern des Mittelalters. Hieronymus Bock und Leonhard Fuchs sind die Gewährsleute. Im Vordergrund der Anwendung stehen auch hier Hautleiden, Drüsenschwellungen und Geschwülste. Auch gegen Hömorrhoiden und Harnverhaltung wird Braunwurz empfohlen.

**Nebenwirkungen:** Wer sich an die oben genannten Dosierungen hält, braucht Nebenwirkungen nicht zu befürchten.

# Brennessel

→ Farbfoto Seite 96

*Urtica dioica L.* – Große Brennessel und *Urtica urens L.* – Kleine Brennessel (*Urticaceae*).

Volksnamen: Donnernessel, Hanfnessel, Nessel, Nettel, Saunessel, Senznettel.

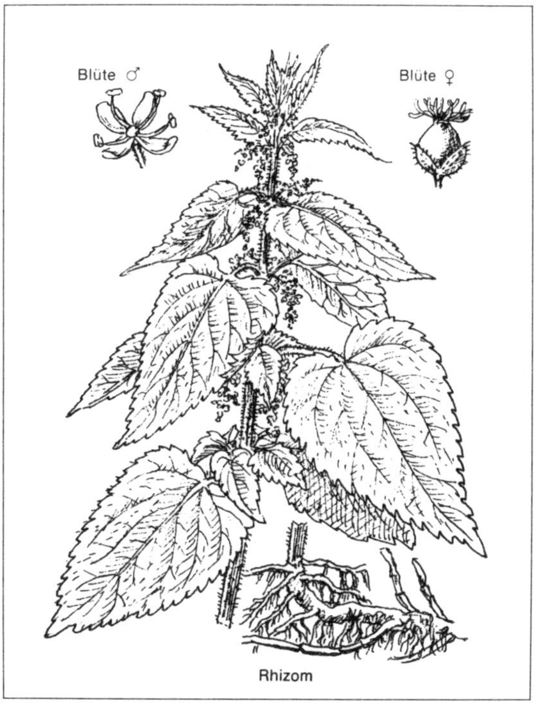


**Arzneilich verwendete Pflanzenteile:** Das Kraut.

**Drogenbezeichnung:** Brennesselkraut = *Herba Urticae.*

**Botanik und Sammeltips:** Pflanzenbeschreibung: Ich kann mir nicht vorstellen, daß es Menschen gibt, die sich noch nie an einer Brennessel gebrannt haben. Folglich kann es auch niemanden geben, der nicht weiß, wie die Brennessel aussieht. Eine Beschreibung ist daher sicher überflüssig. Hinweisen möchte ich lediglich auf die Tatsache, daß es zwei Brennnesselarten bei uns gibt, die auch beide arzneilich Verwendung finden. Urtica urens ist die kleinere und zartere, doch auch die aggressivere der beiden Brennesselarten. Blütezeit: Mai bis Juli (Blüten klein, grünlich, in hängenden Ähren angeordnet und zweihäusig). Vorkommen: Beide Brennesselarten sind sehr häufig. Sie bevorzugen die Nähe menschlicher Behausungen und wachsen in Gärten (hier findet man besonders die kleine Art), an Zäunen, Grabenrändern, auf Schuttplätzen und Ödland. Ernte und Aufbereitung: In den Monaten (Mai), Juni und Juli (August) sammelt man die Blätter wildwachsender Brennesselpflanzen, die man vorsichtig (Handschuh) von den Stengeln streift, um sie an der Luft zu trocknen. Das ganze Kraut wird zur Bereitung eines Brennesselsaftes verwendet.

**Inhaltsstoffe (Wirkstoffe):** Gerbstoffe, ein Nesselgiftstoff in den Brennhaaren, Histamin, Acetylcholin, Ameisensäure, verschiedene Vitamine, Mineralsalze und Glukokinine (wie auch bei Bohne und Heidelbeere).

**Heilwirkung und Anwendung:** Vielleicht deshalb, weil Brennesseln ein so übles Unkraut sind, dauerte es so lange, bis sich die wissenschaftliche Medizin ihrer annahm. Heute verwendet man Brennesselblätter zur Anregung des gesamten Körperstoffwechsels; sie sind daher beliebter Bestandteil von Teemischungen, die gegen Rheuma und Gicht, Galle- und Leberbeschwerden eingesetzt werden und finden sich vornehmlich in Teemischungen, die zur Frühjahrs- und Herbstkur empfohlen werden. Aber auch aus Brennesselblättern alleine kann man einen wirksamen Tee kochen.

So wird Brennesselblätter-Tee bereitet: 2 gehäufte Teelöffel Brennesselblätter werden mit ¼ l kochendem Wasser übergossen, 5 Minuten gekocht, abgeseiht und mäßig warm schluckweise getrunken. Morgens und abends je 1 Tasse Tee über einen Zeitraum von 4 bis 8 Wochen ist die richtige Dosierung.

Zu einer Teemischung, die Menschen zu empfehlen ist, die an Rheuma, degenerativen Gelenkerkrankungen oder an Nieren- und Gallensteinen leiden, werden auch Brennesselblätter verwendet.

So wird die Teemischung bereitet:

| | |
|---|---|
| Brennesselblätter (Folia Urticae) | 20,0 |
| Löwenzahnwurzel mit Kraut (Radix Taraxaci cum Herba) | 20,0 |
| Schachtelhalm (Herba Equiseti) | 10,0 |
| Birkenblätter (Folia Betulae) | 5,0 |
| Hagebutten mit Samen (Fructus Cynosbati cum Semine) | 5,0 |

Man benötigt von dieser Mischung 2 gehäufte Teelöffel für ¼ l Tee. Mit kochendem Wasser übergießen, 15 Minuten ziehen lassen, abseihen, 3mal täglich 1 Tasse Tee 6 Wochen lang trinken.

Erwähnt sei auch noch die Anwendung eines alkoholischen Auszuges aus der ganzen Brennesselpflanze, der zur Verbesserung des Haarwuchses gebraucht wird. Ich meine jedoch, daß mit dem Brennessel-Haarwasser oder dem Brennessel-Haarspiritus nicht mehr als die Pflege des Haarbodens zu erreichen ist.

**Anwendung in der Homöopathie:** In der Homöopathie wird nur die kleine Brennessel, Urtica urens, gebraucht, und so heißt auch das Homöopathikum, das aus Blättern, Stengeln und Wurzeln, die während der Blütezeit geerntet werden, bereitet wird. Man gebraucht »Urtica urens« gegen Nesselsucht und andere Hautausschläge mit Brennen und Jucken, leichten Verbrennungen und Sonnenbrand. Verwendet werden die 2. bis 6. Potenz ($D_2$ bis $D_6$), von denen man mehrmals täglich 5 bis 10 Tropfen gibt. Auch bei Rheuma und Gicht und zur besseren Ausscheidung der Harnsäure wird das Homöopathikum »Urtica urens« gebraucht. Hier jedoch die Urtinktur.

**Brennessel als Hausmittel:** Was bisher über die Anwendung der Brennessel gesagt wurde, trifft auch für die Volksmedizin zu. Darüber hinaus kennt man dort eine etwas spartanische Art der Anwendung. Bei Rheuma, Gicht und Lähmungen, bei Rippenfellentzündung, Masern und Scharlach peitscht man die Haut mit frischen Brennesseln. Das soll Linderung und Heilung bringen. Sehr hoch steht in der Volksmedizin der Brennesselsaft im Kurs. Zweifellos berechtigt. Man kann ihn in der Apotheke kaufen, man kann ihn aber auch selbst bereiten. In der Volksmedizin verwendet man dazu die ganze blühende Pflanze, die zerschnitten und mit etwas Wasser eingeweicht, nach 12stündigem Ausziehen mittels einer Presse oder eines Entsafters ausgepreßt wird. Frische Brennesseln als Salat sind recht gesund. Sie ergeben zusammen mit ganz frischen Löwenzahn- und Schar-

bockskrautblättern einen guten Frühlings-Salat. Darin brennen sie nicht mehr, weil sie bei der Zubereitung schon leicht angewelkt sind.
**Nebenwirkungen:** Nebenwirkungen sind nicht zu befürchten.

# Brombeere

→ Farbfoto Seite 96
*Rubus fruticosus L. / Syn. Rubus plicatus Weihe et Nees (Rosaceae).*
Volksnamen: Bramel, Feldschwarzbeere, Frombeere, Hirschbollen, Hundsbeere, Kroatzbeere, Moren, Rahmbeere, Schwarze Haubeeren.

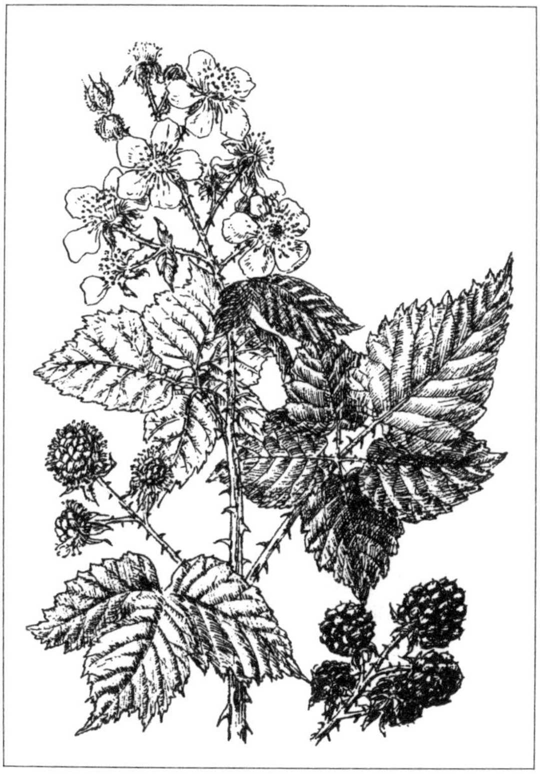

**Arzneilich verwendete Pflanzenteile:** Blätter, aus den Früchten bereiteter Saft.
**Drogenbezeichnung:** Brombeerblätter = *Folia Rubi fruticosi*, Brombeersaft = *Sirupus Rubi fruticosi.*

**Botanik und Sammeltips:** Der Brombeerstrauch ist sicher allgemein bekannt. Er wächst und wuchert in vielen verschiedenen Arten überall, in der Ebene und auf den Bergen. Vorkommen: Schuttplätze, lichte Waldungen, Kahlschläge, Wegböschungen und sonnige Abhänge sind Lieblingsplätze der Brombeere. Ihr Gestrüpp kann schier undurchdringlich sein, ihre Äste und Zweige tragen gebogene Stacheln. Besonderheiten: Brombeersträucher haben keine einheitliche Blütezeit. Sie blühen von Mai bis in den Winter, legen in dieser Zeit oft eine Pause ein, um danach wieder voll zu erblühen. Man findet daher jeweils an einem Strauch Blüten, unreife und reife Früchte nebeneinander. Oft blüht der Strauch noch beim ersten Schnee. Die Blüten sind weiß oder blaßrötlich gefärbt; sie bilden nach der Befruchtung zunächst grüne, dann rote und zuletzt blauschwarze Steinsammelfrüchte; sie sind je nach der Unterart, von denen es zahlreiche gibt, mehr oder weniger hellblau bereift, größer oder kleiner, wäßrig oder aromatisch. Die Blätter sind unten fünfzählig gefiedert, oben dreizählig. Die großen, eiförmig zugespitzten, gesägten Blättchen sind oben glatt, an der Unterseite behaart und besitzen mit Stacheln besetzte Blattstiele. Zuweilen sind auch die Blattrippen an der Unterseite stachelig. Ernte und Aufbereitung: Die Blätter bilden die Droge. Man muß sie in verhältnismäßig jungem Zustand, jedoch voll entfaltet, ernten. Das späte Frühjahr ist die ideale Sammelzeit. Gleich nach dem Sammeln müssen die Blätter getrocknet werden. Künstliche Wärme ist empfehlenswert, wenn die Temperatur 40° C nicht überschreitet. Für Brombeer-Saft braucht man vollreife Früchte. Nur völlig ausgereift sind sie wertvoll.
**Inhaltsstoffe (Wirkstoffe):** Die Brombeerblätter enthalten Gerbstoffe, organische Säuren, Flavone, etwas Vitamin C und Spuren eines ätherischen Öls, der Saft wertvolle Fruchtsäuren, Mineralstoffe und Vitamine.
**Heilwirkung und Anwendung:** Brombeerblätter sind wegen des Gerbstoffgehaltes ein mildes Adstringens, das sich zur Behandlung entzündeter Schleimhäute (gurgeln und spülen) gut eignet. Besonders beliebt ist der herbe Ge-

schmack der Brombeerblätter in Teemischungen verschiedenster Art, auch der sogenannten Haustees. Zusammen mit Himbeerblättern können Brombeerblätter die Teegrundlage bilden. Auch Brombeerblätter allein liefern einen guten Tee.

So wird Brombeerblätter-Tee bereitet: 2 gehäufte Teelöffel Brombeerblätter mit ¼ l kochendem Wasser übergießen, 15 Minuten ziehen lassen, abseihen und mit Zitrone versetzt und (oder) mit Honig gesüßt trinken. – Zum Gurgeln verwendet man den Tee natürlich ohne jeden Zusatz.

**Mein besonderer Rat:** Ich kann dem, der Freude daran hat, sich einen guten Haustee selber zusammenzustellen und die Bestandteile auch selber zu sammeln, folgendes Rezept empfehlen: Frische junge Himbeerblätter und die doppelte Menge ebenfalls frischer Brombeerblätter sammeln und mischen. Danach sollen sie etwas welken, damit man sie mit einem Rollholz (Nudelwalker) leicht zerdrücken kann. Mit wenig Wasser bespritzt knotet man die Blätter dann in ein Leinentuch, das an einem warmen Ort aufgehängt wird. Durch einen Fermentierungsprozeß entsteht nach 2 bis 3 Tagen ein herrlicher Duft, der an Rosen erinnert. Dann wird schnell getrocknet. Den so bereiteten Tee gibt man in ein gut schließendes Gefäß. Dieser gesunde Haustee wird wie schwarzer Tee zubereitet.

Man kann bei der Zubereitung die verschiedensten anderen Heilkräuter zufügen, je nach Bedarf und Notwendigkeit. Das Verhältnis richtet sich nach dem Zweck, den man zu erreichen wünscht. Ein Drittel darf die Grundmischung in jedem Fall ausmachen. Zwei Beispiele: Ein Haustee in Erkältungszeiten, der die körpereigenen Abwehrkräfte stärkt und auch bei leichtem Husten wirksam ist.

So wird der Haustee bereitet:

| | |
|---|---|
| Brombeer-Himbeerblätter-Mischung | 10,0 |
| Huflattichblätter (Folia Farfarae) | 10,0 |
| Lindenblüten (Flores Tiliae) | 10,0 |

Ein Tee, der Magenverstimmungen beseitigt, der Magenschmerzen und Übelkeit behebt und der auch bei Blähungen und Durchfall gute Dienste leistet.

So wird der Magentee bereitet:

| | |
|---|---|
| Brombeer-Himbeerblätter-Mischung | 10,0 |
| Kamillenblüten (Flores Chamomillae) | 10,0 |
| Pfefferminze (Flores Menthae piperitae) | 10,0 |

Zubereitung: Jeweils 1 bis 2 Teelöffel mit ¼ l kochendem Wasser übergießen, 10 Minuten stehen lassen und abseihen.

Noch ein Hinweis auf die Nützlichkeit des Brombeer-Saftes: Heiserkeit läßt sich sehr schnell beseitigen, wenn man mit Brombeersaft gurgelt und ihn schluckweise trinkt. Dabei soll er leicht angewärmt sein. Besonders Sänger und Redner können auf diese einfache Weise ihre überanstrengte Stimme pflegen. Daß man dem Körper mit Brombeersaft erfrischende und belebende Fruchtsäuren, Vitamine und Mineralien zuführt, sei nur am Rande erwähnt.

**Die Brombeere als Hausmittel:** Durch den römischen Feldarzt Galenos, durch Plinius und Dioskorides wissen wir, daß schon die alten Römer die Brombeeren sehr schätzten. Man kaute die jungen Blätter zur Kräftigung des Zahnfleisches und gebrauchte die jungen Sprosse bei Durchfall und Blutungen. In den Kräuterbüchern des Mittelalters (so auch bei Matthiolus 1563) wird viel Lobenswertes über die Brombeere gesagt. Blätter, Jungsprosse, Blüten und Beeren, ja selbst die Wurzeln wurden gebraucht. In der Hauptsache zur Blutreinigung, zur Kräftigung und gegen Magen- und Darmbeschwerden. Auch bei Grippe, Verschleimung der Atmungsorgane, Fieber, Mandelentzündung und Hautausschlägen wurde die Pflanze verwendet. Das alles steht auch in den neueren Kräuterbüchern der Volksmedizin und ist nicht falsch, man sollte sich jedoch auf die Verwendung des Tees aus Blättern beschränken.

**Nebenwirkungen:** Brombeeren und Teezubereitungen aus den Blättern sind völlig ohne Nebenwirkungen.

# Bruchkraut

→ Farbfoto Seite 96
*Herniaria glabra L. / Syn. Herniaria vulgaris Spreng. (Caryophyllaceae).*
Volksnamen: Christusschweiß, Guggerseife, Harnkraut, Kuckucksseife, Nierenkraut, Tausendkorn.

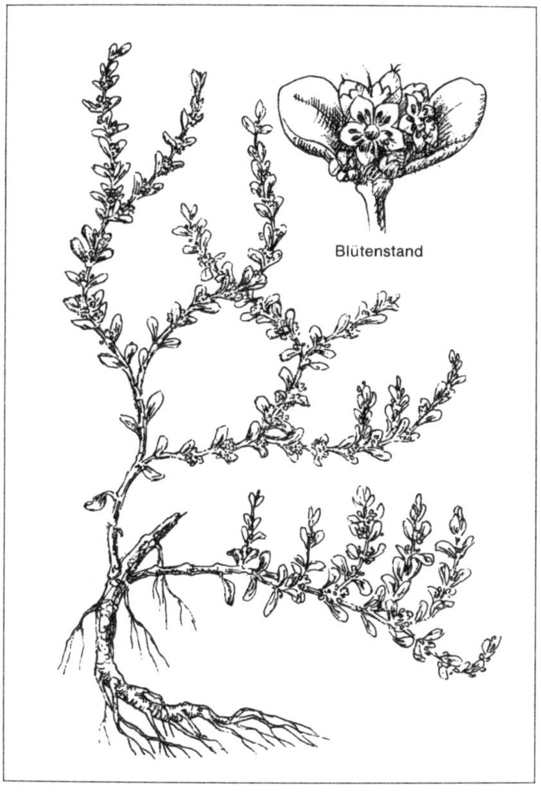


**Arzneilich verwendete Pflanzenteile:** Das ganze blühende Kraut (ohne die Wurzeln).
**Drogenbezeichnung:** Bruchkraut = *Herba Herniariae.*

**Botanik und Sammeltips:** Pflanzenbeschreibung: Flach am Boden liegend, bildet das Bruchkraut kahle Stengel aus, an denen kleine elliptische oder lanzettliche Blättchen von 3 bis 8 mm Länge gegenständig angeordnet sind. Die winzig kleinen, grünlich-gelben Blüten werden selten größer als 1 mm. Sie sitzen zu 5 bis 10 knäuelförmig in den Blattachseln. – Eine andere Art des Bruchkrauts ist das behaarte Bruchkraut (Herniaria hirsuta L.), das ebenfalls arzneilich genutzt wird. Es unterscheidet sich von der beschriebenen Art nur durch die behaarten Stengel und Blätter. Blütezeit: Juni bis September. Vorkommen: Das Bruchkraut ist einer der häufigsten Vertreter unserer heimischen Flora, doch so unscheinbar, daß es niemand kennt. Es wächst auf Wegen, sandigen Äckern und Triften, Schuttplätzen und steinigem Ödland in ganz Mitteleuropa. Bruchkraut liebt Kalk- und Kieselboden. Ernte und Aufbereitung: Zur Blütezeit muß man diese Heilpflanze ernten. Die Wirkstoffe sind sehr empfindlich, deshalb muß man, um eine wirksame Droge zu erhalten, schonend im Schatten trocknen. Trocknen bei künstlicher Wärme ist weniger zu empfehlen. Auch läßt die Wirkung der alten Droge rasch nach, so daß man bemüht sein sollte, stets frische Ware zu bekommen. Auf keinen Fall darf die Droge über ein Jahr alt sein.
**Inhaltsstoffe (Wirkstoffe):** Saponine (acht verschiedene), Herniarin, Gerbstoff, etwas ätherisches Öl, möglicherweise ein Alkaloid und verschiedene flüchtige Stoffe.
**Heilwirkung und Anwendung:** Schon immer hat man der Droge eine Stoffwechselwirkung zugeschrieben. Man ist der Meinung, daß dies, ebenso wie eine leicht harntreibende Wirkung, auf die Saponine zurückzuführen ist. Saponindrogen sind meist auch brauchbare Hustenmittel, weil sie zähen Schleim lösen und das Abhusten erleichtern. Doch diese Eigenschaften treten hinter der krampflösenden Wirkung dieser Droge im Bereich der Niere und Blase zurück. Man kann das Bruchkraut als ein Antispasmodikum (krampflösendes Mittel) für die Harnwege bezeichnen. Deshalb ist Bruchkraut auch Bestandteil sehr vieler Teemischungen gegen Blasen- und Nierenleiden. Bärentraubenblätter sind das klassische Desinfektionsmittel der ableitenden Harnwege. Gibt man sie zusammen mit Bruchkraut, so erhält man einen ausgezeichneten Tee, der auch bei krampfartigen Schmerzen hilft.
So wird die Teemischung bereitet:

| | |
|---|---|
| Bärentraubenblätter (Folia Uvae ursi) | 20,0 |
| Bruchkraut (Herba Herniariae) | 25,0 |

2 Teelöffel dieser Mischung werden mit ¼ l

Wasser kalt angesetzt und erst nach 12 Stunden abgeseiht. Danach wird trinkgerecht erwärmt. Bei Bedarf 2- bis 3mal täglich 1 Tasse Tee trinken.

So wird Bruchkraut-Tee bereitet:
Wenn man Bruchkraut alleine verwendet, so benötigt man für 1/4 l Tee ebenfalls 2 Teelöffel, die man mit siedendem Wasser übergießt und zugedeckt 5 bis 10 Minuten auszieht. Bruchkraut-Tee darf man auf keinen Fall kochen, weil dabei die Wirkstoffe zerstört werden.

**Bruchkraut als Hausmittel:** Heute gebraucht man Bruchkraut in der Volksmedizin nur wenig; entweder weil kaum jemand das so unscheinbare Kraut noch kennt, oder weil der Wirkstoffgehalt bei längerem Lagern so rapide abnimmt. In alten und neuen Kräuterbüchern findet man häufig den Hinweis, daß Bruchkraut bei Husten, Lungenschwindsucht, Nieren- und Blasenleiden, Gelbsucht und Frauenkrankheiten von Nutzen sei, doch das überschwengliche Lob, das die Volksmedizin verhältnismäßig vielen anderen Pflanzen zollt, fehlt hier. Auch die Verwendung zum Baden schlecht heilender Wunden ist rückläufig. Es gibt Besseres! (Kamille, Arnika, Beinwell, Osterluzei).

**Nebenwirkungen:** Bei der oben angegebenen Dosierung sind Nebenwirkungen nicht zu befürchten. Nur bei sehr starker Überdosierung kann es zu zentralen Lähmungserscheinungen kommen.

# Brunnenkresse

→ Farbfoto Seite 96

*Nasturtium officinale (L.) R. Br. / Syn. Rorippa nasturtium aquaticum (L.) Hay. (Cruciferae).*

Volksnamen: Bachbitterkraut, Bitterkresse, Bittersalat, Bornkassen, Kersche, Wasserkresse, Wassersenf.

**Arzneilich verwendete Pflanzenteile:** Vornehmlich die frischen Blätter und das frische Kraut als Salat oder einen daraus bereiteten Saft, sehr selten die getrocknete ganze Pflanze.

**Drogenbezeichnung:** Brunnenkresse = *Herba (Folia) Nasturtii.*

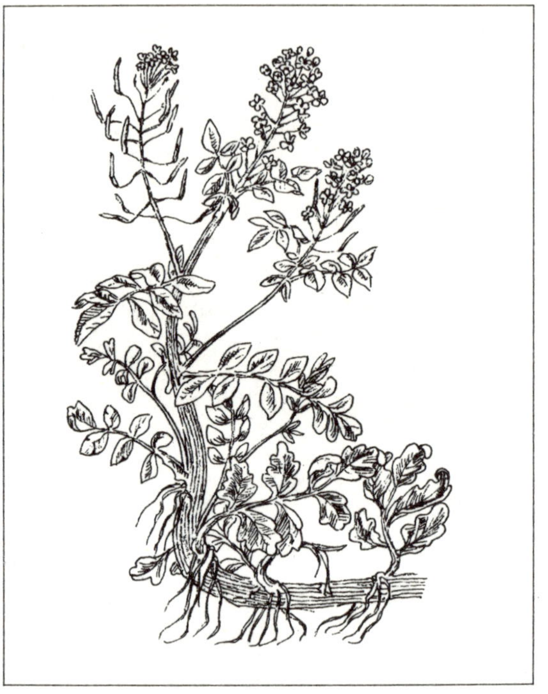

**Botanik und Sammeltips:** Pflanzenbeschreibung: Die Brunnenkresse ist eine ausdauernde Pflanze, die 30 bis 90 cm lange, meist niederliegende Triebe besitzt, die dichte Rasen ausbilden. Die Sprosse, die überwintern können, sind hohl, kantig-gefurcht und mit dunkelgrünen, fleischigen Blüten besetzt, die unten 1- bis 3zählig, oben 5- bis 9lappig (unpaarig gefiedert) ausgebildet sind. Die weißen Blüten sind doldentraubig angeordnet und mit gelben Staubbeuteln ausgestattet. Dadurch unterscheidet sich die Brunnenkresse sicher von dem bitteren Schaumkraut, das an den gleichen Stellen vorkommt und der Brunnenkresse sehr ähnlich ist. Es hat jedoch violette Staubbeutel. Eine Verwechslung ist aber unbedeutend, weil Wirkung und Geschmack ebenfalls ähnlich sind. Blütezeit: April bis Juni. Vorkommen: Die Brunnenkresse liebt sauberes langsam fließendes, gleichmäßig temperiertes Wasser in Quellen, Bächen, Flüssen und Gräben. Ernte und Aufbereitung: Natürlich besonders im Frühjahr, doch genaugenommen das ganze Jahr hindurch, steht uns das frische Kraut zur

Verfügung. Weil es nur frisch wirksam ist, sollte man davon absehen, das Brunnenkressenkraut durch Trocknen zu konservieren. Lediglich die Saftbereitung aus der frischen Pflanze ist sinnvoll. Die Pharmaindustrie konserviert den Saft. So steht er immer zur Verfügung. Man sammelt für Frühjahrskuren zweckmäßigerweise nur die Blätter junger Pflanzen, die noch nicht geblüht haben.

**Inhaltsstoffe (Wirkstoffe):** Glukonasturtin, ein Senfölglykosid, ätherisches Öl mit Phenylaethylsenföl, Kalium, Eisen, Arsen, Jod, Gerbstoff, Bitterstoff, Vitamin A, C, D.

**Heilwirkung und Anwendung:** Wenn man davon ausgeht, daß die Schulmedizin auffrischenden und aktivierenden Frühjahrskuren zur Verbesserung des Stoffwechsels oder zur unspezifischen Reiztherapie aufgeschlossen gegenübersteht, so kann man sagen, daß die Brunnenkresse medizinisch genutzt wird. Man verwendet diese Heilpflanze als Salat zusammen mit Löwenzahnblättern, frischen Brennesselblättern, eventuell unter Beigabe von jungen Birkenblättern bei mangelhafter Nierentätigkeit, bei gestörter Leber- und Gallefunktion und bei den Stoffwechselstörungen, zu denen man auch rheumatische Beschwerden und die Gicht zählen muß.

**Mein besonderer Rat:** Ich gehöre zu den Menschen, die frische Salate zu den gesündesten Dingen zählen, weil sie weit mehr bewirken, als wir durch die Kenntnis der Inhaltsstoffe annehmen dürfen. Es gibt eine Menge Heilpflanzen, deren frische Triebe im Frühjahr genutzt werden können. Neben den frischen Birkenblättern, den Löwenzahnblättern und den Blättern der Brunnenkresse möchte ich noch weitere zur Verwendung empfehlen: Die jungen Grundblätter der Schafgarbe, frische Johanniskraut- und Löffelkrautblätter und ganz junge Triebe des Scharbockskrautes sind eine ebenso gesunde Salatbeigabe wie alle Küchenkräuter. Ein Salat, der zur einen Hälfte aus Feld- oder Kopfsalat besteht, zur anderen aus den vielen Kräutern, die im Frühling auf unseren Wiesen, im Wald und im Garten wachsen, angemacht mit viel Lauch, Zwiebeln, wenig Öl und Zitrone, ist das gesündeste Mittel gegen Leistungsabfall und Frühjahrsmüdigkeit. »Grün« sollte immer »in« sein, nicht nur als Salat, sondern auch in Rühreiern, Suppen, Eintöpfen (kurz vor dem Servieren beigeben – nicht mitkochen) und unter alle Weichkäse gemischt.

**Brunnenkresse als Hausmittel:** Alles was bisher gesagt wurde, gilt auch für die Volksmedizin. Auch hier bevorzugt man den Salat oder gibt zerdrückte Brunnenkressenblätter mit etwas Zucker. Heilanzeigen sind: Schwächezustände, Stoffwechselstörungen, Stuhlverstopfung, Hautkrankheiten, Nervenschwäche, Husten und Lungenleiden, Rheuma und Gicht, Galle-, Leber-, Magen-, Darm-, Blasen- und Nierenleiden.

**Nebenwirkungen:** Bei übermäßigem Genuß kann es zu leichten Reizungen der Niere kommen.

## Buchsbaum

giftig

→ Farbfoto Seite 113

*Buxus sempervirens L. (Buxaceae).*

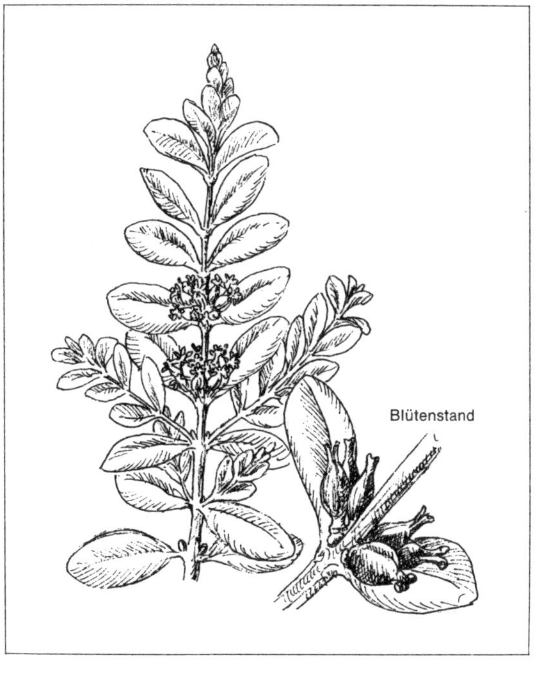


Volksnamen: Buchs, Beetzaun, Grabkraut.

**Arzneilich verwendete Pflanzenteile:** Die Blätter.
**Drogenbezeichnung:** Buchsbaumblätter = *Folia Buxi.*

**Botanik:** Pflanzenbeschreibung: Der Buchsbaum ist ein langsam wachsender Strauch, der selten höher als 1 m wird. Mit einer sehr kräftigen Wurzel steckt er im Boden. Die kurzen dicken, aufrechten Äste sind in jungem Zustand behaart, später glatt, olivgrün und dicht beblättert. Die Blätter sind gegenständig angeordnet, kurz gestielt, eirund oder länglich-elliptisch, immergrün, ledrig, oberseits glänzend und dunkelgrün, unterseits matt bleichgrün. Die Blüten stehen knäuelförmig vereinigt in den Blattachseln, sie sind klein und gelblichweiß. Blütezeit: März bis April. Vorkommen: Heute kommt der Buchsbaum nur noch ganz selten wild vor; als Friedhofspflanze, in Gärten und Parkanlagen aber häufig.
**Inhaltsstoffe (Wirkstoffe):** In den letzten Jahren wurden viele Alkaloide isoliert; sie sind wohl die Hauptwirkstoffe. Daneben Gerbstoffe und wenig ätherisches Öl.
**Heilwirkung und Anwendung:** Die Alkaloide wirken anfangs erregend, dann lähmend und den Blutdruck senkend. Die Verwendung bei Venenleiden, als Fieber-, Abführ- und Rheumamittel ist in Vergessenheit geraten, die moderne Heilpflanzenforschung hat sich bisher zu wenig mit dieser Droge beschäftigt; es ließen sich aber aufgrund der Inhaltsstoffe sicher interessante Anwendungsgebiete erschließen.
**Buchsbaum als Hausmittel:** Wenn auch davor gewarnt werden muß, so gebraucht man in der Volksmedizin doch noch gelegentlich einen Tee aus den Blättern gegen Fieber, gegen Rheuma und als Abführmittel.
**Nebenwirkungen:** Der Buchsbaum ist giftig. Nach anfänglicher Erregung kann der Tod durch Atemlähmung eintreten. Die Vergiftungsanzeigen sind Erbrechen, Leibschmerzen, Zittern, Schwindelanfälle und Krämpfe, gefolgt von Atemlähmung. – Bei Vergiftung ist schnellstens für Entleerung des Magens und Darms zu sorgen und sofort der Arzt oder eine Klinik aufzusuchen (→ Seite 29).

## Diptam

geschützt

→ Farbfoto Seite 113
*Dictamnus albus L. (Rutaceae).*
Volksnamen: Brennkraut, Escherwurzel, Pfefferkraut, Spechtwurzel, Weißer Diptam.

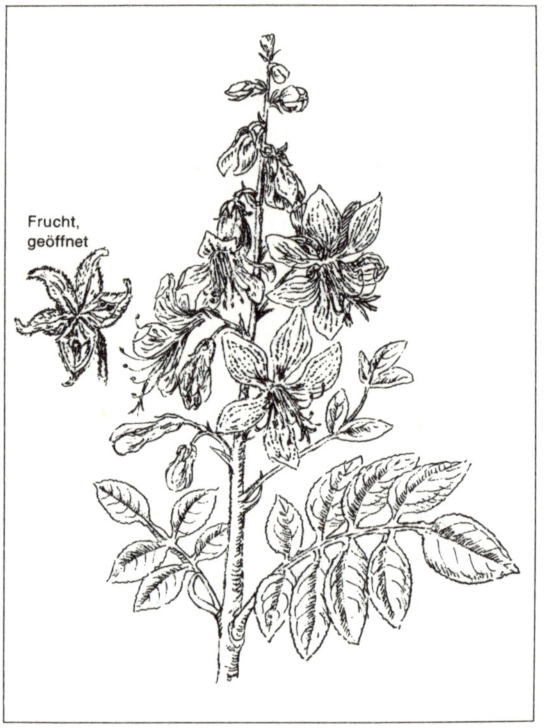


**Arzneilich verwendete Pflanzenteile:** Das Kraut und die Wurzel.
**Drogenbezeichnung:** Diptamkraut = *Herba Dictamni albi*, Diptamwurzel = Radix Dictamni albi.

**Botanik und Sammeltips:** Pflanzenbeschreibung: Der Diptam ist eine ausdauernde Pflanze, die bis über 1 m hoch wird. Er besitzt einen walzlichen knotigen und stark verästelten Wurzelstock, aus dem mehrere aufrechte Stengel sprießen. Diese Stengel sind flaumig behaart und im oberen Teil mit schwarzen Drüsen besetzt. Die Blätter sind unpaarig gefiedert, sitzen wechselständig am Stengel und erscheinen durch zahlreiche Öldrüsen durchsichtig punktiert. Sehr hübsch sind die Blüten. Sie stehen in einer lockeren Traube, sind weiß, rosarot oder gar purpurrot gefärbt, dunkler geadert und duften sehr stark nach Zitrone. Die Blüten enthalten so viel ätherisches Öl, daß man sie an lauen und schwülen Sommernächten anzünden kann, ohne daß sie dabei Schaden nehmen. Das gilt auch für die Blätter. Blütezeit: Juni bis Juli. Vorkommen: In Süddeutschland an sonnigen trockenen Orten, in lichten Gebüschen und auf Lichtungen im Laubwald kann man den Diptam gelegentlich sogar in großen Beständen antreffen. Sonst findet man ihn meistens nur als Gartenflüchtling. Ernte und Aufbereitung: Wer das Kraut ernten möchte, der muß das zu Beginn der Blütezeit tun. Zweckmäßigerweise sammelt man nur die oberen Triebteile, die man gebündelt im Schatten trocknet. Die Wurzeln gräbt man – wie das bei fast allen Wurzeln und Wurzelstöcken möglich ist – entweder im zeitigen Frühjahr oder im späten Herbst. Vor dem Trocknen im Schatten sollten die dickeren Teile gespalten werden.

**Inhaltsstoffe (Wirkstoffe):** Alkaloide, ätherisches Öl, Saponine, Bitterstoffe, Anthocyane und Flavonglykoside sind in der Hauptsache für die Wirkung verantwortlich.

**Heilwirkung und Anwendung:** Diptam reguliert die Monatsblutung, treibt den Harn und beseitigt Blähungen. Doch die Wirkung ist nicht eindeutig genug, als daß sich die Schulmedizin dieser Heilpflanze bedienen würde.

**Anwendung in der Homöopathie:** Das Homöopathikum »Dictamnus albus« wird aus frischen Blättern bereitet, die man kurz vor der Blütezeit erntet. Man gibt Dictamnus albus bei Magen- und Darmbeschwerden mit Blähungen und stinkenden Stühlen, doch hauptsächlich bei unregelmäßiger Periode. Empfohlen werden die dritte bis sechste Potenz ($D_3$ bis $D_6$), wovon man 2mal bis mehrmals täglich 5 bis 15 Tropfen gibt.

**Diptam als Hausmittel:** Eine Wurzelabkochung gilt als Kräftigungsmittel bei Patienten mit »saftlosem Magen«, als Wurmmittel und als Frauenmittel. Doch hier muß hinzugefügt werden, daß der Diptam nur noch sehr selten gebraucht wird.

**Nebenwirkungen:** Nebenwirkungen sind zwar nicht bekannt, sie können aber auch nicht ausgeschlossen werden.

# Dost

→ Farbfoto Seite 113

*Origanum vulgare L. (Labiatae).*

Volksnamen: Badchrut, Brauner Dost, Dorant, Grober Chölm, Oregano, Orantkraut, Wilder Majoran.

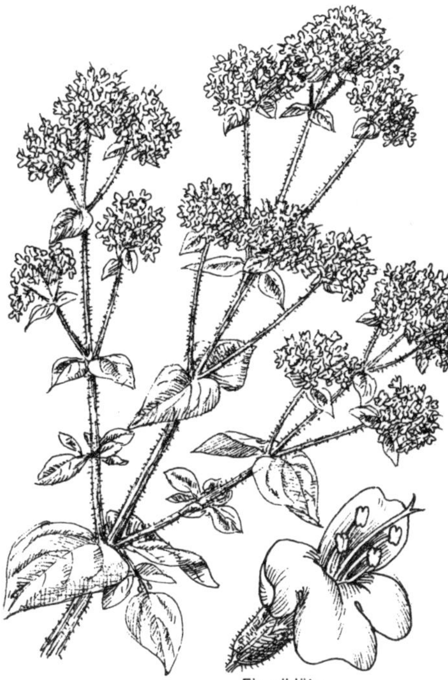
Einzelblüte

**Arzneilich verwendete Pflanzenteile:** Das ganze Kraut (ohne die Wurzeln). Feine Ware verzichtet auf die unteren Stengelpartien, die meist verholzt sind und wenig Wirkstoff enthalten.

**Drogenbezeichnung:** Dost = Dostkraut = *Herba Origani vulgaris.*

**Botanik und Sammeltips:** Pflanzenbeschreibung: Die ausdauernde Staude wird 20 bis 50 cm hoch, ist im oberen Teil verzweigt und zeigt oft rotüberlaufene Stengel. Die Pflanze ist drüsig behaart und besitzt gegenständige Blätter von sehr unterschiedlicher Größe, die nach oben zu immer kleiner werden. Sie sind eiförmig oder elliptisch, ihr Rand ist meist glatt. An den Enden der Zweige stehen, büschelförmig angeordnet, sehr viele rote bis rosarote Blüten, die etwa 5 mm groß sind. Besonders beim Zerreiben zwischen den Fingern nimmt man einen aromatischen Duft wahr, der ein wenig an Thymian erinnert. Blütezeit: Juni bis August. Vorkommen: Die Heimat des Dost ist das Mittelmeergebiet, doch wächst er auch in Süddeutschland, in Österreich und in der Schweiz (allgemein in ganz Mitteleuropa) auf Kalk- und Kiesböden an warmen Stellen wie Südhängen, Böschungen, südlichen Waldrändern und mageren Wiesen. Ernte und Aufbereitung: Gesammelt wird das ganze Kraut zur Blütezeit. Es ist zweckmäßig, nur die oberen Pflanzenteile einzusammeln. Getrocknet wird an der Luft und im Schatten. Die Trockentemperatur soll 35° C nach Möglichkeit nicht übersteigen, weil sonst die wertvollen ätherischen Öle verlorengehen.

**Inhaltsstoffe (Wirkstoffe):** Die arzneilich wirksamen Stoffe im Dost sind das ätherische Öl, die Gerbstoffe und Bitterstoffe.

**Heilwirkung und Anwendung:** Heilpflanzen, die gleichzeitig Gerbstoffe, Bitterstoffe und ätherische Öle enthalten, sind ein ausgezeichnetes Mittel bei Erkrankungen im Magen- und Darmkanal. Desinfektion des Verdauungstraktes und Aktivierung der Verdauungssaftproduktion gehen Hand in Hand; der Gerbstoffanteil wirkt auch bei Durchfällen. Gegen alle diese Beschwerden gebraucht man den Tee. Zusätzlich aber spielt der Dost eine wichtige Rolle als Bestandteil von Hustentees, denn er wirkt ähnlich wie Thymian. Weniger häufig gebraucht man eine Abkochung dieser Heilpflanze zum Gurgeln bei Halsentzündung oder zum Mundspülen bei Entzündungen der Mundschleimhaut und des Zahnfleisches.

So wird Dost-Tee bereitet: 1 gehäufter Eßlöffel Dostkraut wird mit ¼ l kochendem Wasser übergossen und nach 10 Minuten abgeseiht. Der Tee wird mit Honig gesüßt, gut warm schluckweise getrunken. Diese Zubereitung ist auch zum Gurgeln und Mundspülen (dann aber ungesüßt) zu gebrauchen.

**Verwendung als Gewürz:** Dost – als Gewürz »Oregano« genannt – wird oft als der robustere Bruder des Majoran bezeichnet. Das ist aber keineswegs eine Abwertung. Es soll lediglich darauf hingewiesen werden, daß er eine sehr starke Würzkraft hat. In jüngerer Zeit wurde der aus Italien kommende Oregano auch bei uns beliebt, weil wir viele Gerichte der italienischen Küche übernommen haben. Was paßt besser zu Spaghetti mit Fleischsauce als ein aromatisches Gewürz wie Oregano? Auch Tomatensaucen kann man damit eine besondere Note geben. Und eine Pizza ohne Oregano ist keine »echte« Pizza – dieses Gewürz gehört einfach dazu. Wer von der italienischen Küche nichts hält, der kann Oregano einmal zu Bratkartoffeln, zu Grillfleisch oder im Kraut versuchen. Mit Basilikum gemischt, unter Zusatz von ganz wenig Thymian und Rosmarin, ersetzt er das Salz in der Diätküche.

**Dost als Hausmittel:** Magen, Darm, Galle und Leber sind die Organe, bei deren Erkrankung die Volksmedizin den Dost verwendet, gleichgültig, ob es sich dabei um Durchfälle mit Gärungserscheinungen und Blähungen handelt, um Appetitlosigkeit, Magenschmerzen oder Gallebeschwerden. Wenn es »im Bauch« weh tut oder rumort, dann gibt man einen Tee aus Dost, dem gelegentlich noch etwas Schafgarbe beigemischt wird. Husten, Asthma, Keuchhusten und chronische Bronchitis werden ebenfalls mit dieser Heilpflanze behandelt. Auch hier wird der mit Honig gesüßte Tee verabreicht (Zubereitung wie oben beschrieben). Zusätzlich aber sollte man in einer Abkochung des Krautes baden, was die Wirkung bei Bronchitis und Keuchhusten sicherlich gut unterstützt. Der Dost ist dort auch in größeren Mengen preiswert zu bekommen, wo er wild wächst.

So wird das Dost-Bad bereitet: 100 g Dost werden mit 1 l Wasser übergossen, zum Sieden erhitzt und nach 10 Minuten abgeseiht. Die Flüssigkeit wird dem Vollbad zugesetzt.

Als Gurgel- und Spülmittel spielt der Dost ebenfalls eine große Rolle in der Volksmedizin. Vielfach mischt man ihn mit Salbei und Kamille, was ich sogar für sehr empfehlenswert halte. Diese drei Drogen sollten zu gleichen Teilen in der Mischung vertreten sein. Zubereitet wird der Tee wie im Dost-Teerezept angegeben. Die

Behandlung von Wunden aller Art mit einer Dost-Abkochung wird zwar noch praktiziert, doch eine Kamillen-Anwendung ist hier wirkungsvoller.
**Nebenwirkungen:** Überdosierungen sind zu vermeiden; in der Schwangerschaft sollte die innerliche Anwendung unterbleiben.

# Eberesche

→ Farbfoto Seite 113
*Sorbus aucuparia L. / Syn. Pyrus aucuparia (L.) Gaertn. (Rosaceae).*
Volksnamen: Drosselbeeren, Eibschen, Kronawetterbeeren, Vogelbeeren.

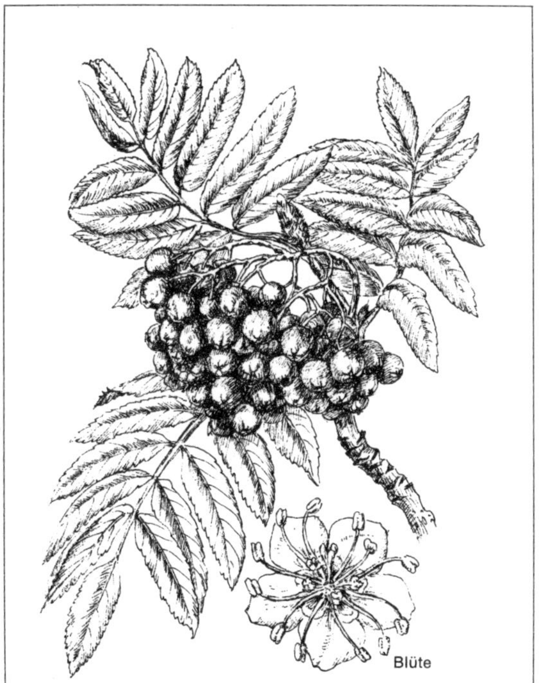


**Arzneilich verwendete Pflanzenteile:** Die Frucht in voller Reife.
**Drogenbezeichnung:** Ebereschenfrüchte (Vogelbeeren) = *Fructus Sorbi aucupariae (Baccae Sorbi, Fructus Sorborum).*

**Botanik und Sammeltips:** Pflanzenbeschreibung: Mal wächst die Eberesche strauchig, mal als Baum. Man kennt bei uns zwei Arten, von denen die eine, die häufiger vorkommt, sehr herbe und bittere Beeren liefert, die andere, die sogenannte Böhmische Eberesche, milde Früchte ausbildet. Ihre gefiederten Blätter mit 11 bis 19 Fiedern sind scharf gezähnt, an der Unterseite behaart und besitzen schirmartige, krautige Blütenstände mit weißen Blüten, aus denen sich im Sommer korallrot gefärbte Beeren entwickeln. Blütezeit: April, Mai. Vorkommen: Die Eberesche ist in ganz Europa verbreitet. Sie kommt teils in Wäldern vor, gelegentlich als einzelstehender Baum oder in Parkanlagen angebaut. Ernte und Aufbereitung: Gesammelt werden die vollreifen Früchte zweckmäßigerweise erst dann, wenn sie den ersten Frost abbekommen haben. Man schneidet die ganzen Fruchtstände ab. Zu Hause werden die Beeren abgezupft und zu Mus verarbeitet.
**Inhaltsstoffe (Wirkstoffe):** Reichlich Vitamine, besonders Vitamin C, organische Säuren, etwas ätherisches Öl, Gerbstoff.
**Heilwirkung und Anwendung:** Als eigentliches Arzneimittel kann man die Ebereschenfrüchte wohl schwerlich bezeichnen, doch sind sie sehr beliebt als Mus bei Appetitlosigkeit und Magenverstimmung. Man gibt mehrmals täglich ½ bis 1 Teelöffel dieser Marmelade und regt damit die Saftproduktion im Magen an. Gegen die gleichen Beschwerden gibt man auch den Tee.
So wird Vogelbeer-Marmelade (Mus) bereitet: Die Vogelbeeren werden mit ganz wenig Wasser weichgekocht, durch ein Sieb gegeben und mit der gleichen Gewichtsmenge Zucker und einem Schuß Weißwein zu Marmelade (Mus) dickgekocht.
In der Volksmedizin gebraucht man – sehr selten zwar – auch getrocknete Vogelbeeren. Der daraus bereitete Tee wird ebenfalls gegen Magenverstimmung empfohlen.
So wird der Vogelbeeren-Tee bereitet: 1 Eßlöffel getrocknete und zerkleinerte Beeren mit ¼ l kochendem Wasser übergießen und 8 bis 10 Minuten zugedeckt ziehen lassen. Bei Bedarf 1 Tasse Tee trinken, bei Durchfall 2mal täglich 1 Tasse Tee.
**Nebenwirkungen:** Ich zweifle zwar an der Gif-

tigkeit roher Vogelbeeren, doch halte ich es für meine Pflicht, an dieser Stelle vor dem Genuß größerer Mengen roher Vogelbeeren zu warnen. (Der schlechte Geschmack, herb und gallbitter, hindert in der Regel daran.) In der Literatur findet man Angaben über leichte Vergiftungen, die jedoch nicht als gefährlich bezeichnet werden können.

## Eberwurz

geschützt

→ Farbfoto Seite 113

*Carlina acaulis L. / Syn. Carlina chamaeleon Vell., Carlina alpina Jacq. (Compositae).*
Volksnamen: Heustecher, Nebelpflanze, Regenwurzel, Silberdistel, Silbersonne, Tschöggli.

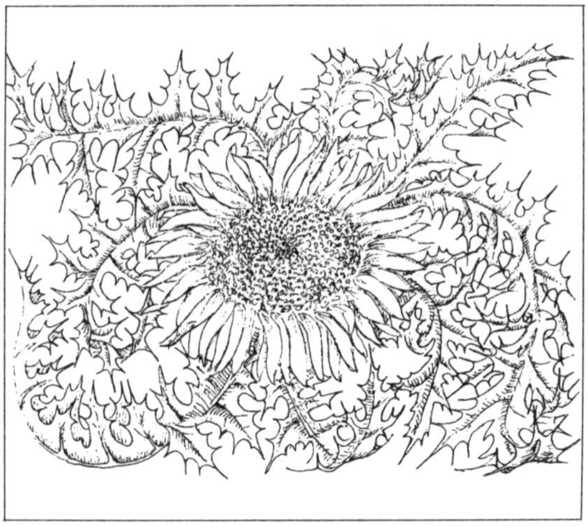

**Arzneilich verwendete Pflanzenteile:** Die Wurzeln.
**Drogenbezeichnung:** Eberwurz = Eberwurzel = *Radix Carlinae.*

**Botanik und Sammeltips:** Pflanzenbeschreibung: Die ausdauernde Pflanze ist mit einer langen Pfahlwurzel im Boden verankert. Daraus entwickelt sich eine Blattrosette, die dem Boden aufliegt und aus 5 bis 15 cm langen Blättern zusammengesetzt ist, die alle grob fiederschnittig und stachelig gezähnt sind. Die einzelnen Blattabschnitte sind ungleich groß. Unmittelbar auf der Blattrosette sitzen die Blüten, die 6 bis 12 cm groß und mit einem Kranz derber, silberweißer Hüllkelchblätter umgeben sind. In der Mitte befinden sich viele weiße, rötliche oder gelbe Scheibenblüten. Blütezeit: Juli bis September. Vorkommen: Von der Ebene bis in die Alpen, wo die Pflanze bis zu einer Höhe von 2600 m vorkommt, im Jura auf mageren Triften und vielerorts an Steppenheidehängen gibt es die Eberwurz noch recht häufig. Sie ist geschützt, um sie vor dem Aussterben zu bewahren. Ernte und Aufbereitung: Eigentlich sollte ich hierfür gar keine Anregungen geben, denn man darf die Silberdistel (Eberwurz) nur mit behördlicher Genehmigung sammeln. Doch für diejenigen, die eine Erlaubnis besitzen, folgende Hinweise: Verwendung finden die Wurzeln, die im Herbst oder im Frühjahr geerntet werden. Mit Hilfe eines Wurzelstechers sticht man die langen Wurzeln aus, wäscht sie, halbiert sie, um sie dann an der Sonne zu trocknen.
**Inhaltsstoffe (Wirkstoffe):** Das ätherische Öl mit dem antibiotisch wirkenden Carlinaoxyd und Gerbstoff sind die Hauptwirkstoffe der Eberwurz.
**Heilwirkung und Anwendung:** In der Humanmedizin verwendet man die Eberwurz fast nicht mehr, doch in der Tierheilkunde gilt die Wurzel als ein hervorragendes Mast- und Brunstpulver.
**Eberwurz als Hausmittel:** In der Volksmedizin spielt der Eberwurz-Tee eine Rolle als Mittel gegen chronischen Bronchialkatarrh, gegen Harnverhaltung und Wassersucht.
So wird der Eberwurz-Tee bereitet: 1 bis 2 gehäufte Teelöffel Eberwurzel mit ¼ l kaltem Wasser ansetzen, langsam zum Sieden erhitzen, kurz durchkochen und danach abseihen. Man trinkt den Tee 1- bis 3mal täglich gesüßt (bei Bronchialkatarrh mit Honig) oder ungesüßt mäßig warm und schluckweise.
**Nebenwirkungen:** Überdosierungen sind zu vermeiden, weil Übelkeit und Erbrechen als unangenehme Nebenwirkungen gelegentlich beobachtet worden sind.

# Efeu

→ Farbfoto Seite 113
*Hedera helix L. (Araliaceae).*
Volksnamen: Eppig.

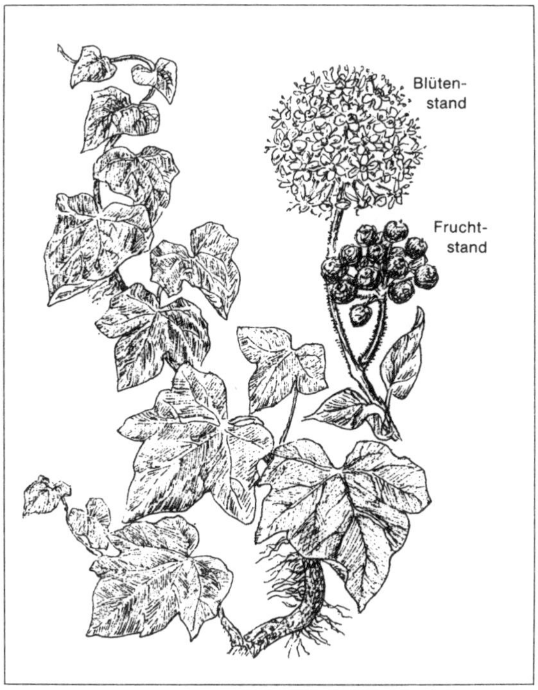


**Arzneilich verwendete Pflanzenteile:** Die Blätter und die Krautspitzen mit Blüten.
**Drogenbezeichnung:** Efeu = *Folia Hederae, Herba Hederae.*

**Botanik und Sammeltips:** Pflanzenbeschreibung: Efeu ist eine Kletterpflanze, die an Bäumen emporklettert und sich dort mit ihren Haftwurzeln festhält, ohne sich Nahrung aus Bäumen zu holen, wie es etwa die Mistel mit den Saugwurzeln tut. Deshalb klettert der Efeu auch an Dachrinnen und Mauern empor und schmückt auf diese Weise das Haus. Im Wald liegt er manchmal auch auf dem Boden. Besonders ältere Exemplare haben unterschiedlich gestaltete Blätter. Sie sind ledrig, dunkelgrün, 3- bis 5eckig und gestielt. An den oberen Blühtrieben ähneln die Blätter denen des Birnbaums, sind lang zugespitzt, ganzrandig und matt. Die unscheinbaren Blüten stehen in kleinen Dolden, sind grünlichgelb und bilden erbsgroße Früchte aus, die im Winter reifen und dann blauschwarz aussehen. Blütezeit: Je nach Standort von August bis November. Vorkommen: Der Efeu ist bei uns nicht selten. Er wird in Gärten und auf Friedhöfen gezogen, wächst aber auch in Parks und lichten Auwäldern, wo er entweder große Polster bildet oder an Bäumen emporklettert. Ernte und Aufbereitung: Die Ernte von Efeublättern ist eigentlich zu jeder Zeit möglich, doch sind sie im Herbst, noch vor der Blütezeit, am gehaltreichsten. Man bringt also Herbstblätter ein, die schonend an der Luft getrocknet werden müssen. Neuerdings hält man die im Spätherbst geernteten blühenden beblätterten Zweigspitzen für die beste Ware.
**Inhaltsstoffe (Wirkstoffe):** Saponine, von denen man dem im Efeu enthaltenen Hederasaponin C eine Hemmwirkung auf Pilze und antibiotische Eigenschaften nachsagt, Glykoside, organische Säuren und die verschiedensten Mineralien. Für die Homöopathie ist das Vorhandensein von Jod von großer Bedeutung.
**Heilwirkung und Anwendung:** Efeu vermochte die Schulmedizin nicht zu überzeugen, obgleich er als Heilpflanze schon in der antiken Literatur erwähnt wird. Erst in letzter Zeit gibt es einige Präparate, die aus Efeu bereitet sind und gegen Husten, Bronchitis, Asthma der Kinder und vor allen Dingen gegen Keuchhusten empfohlen werden. Prospan® sei hier als Beispiel genannt. Einen Tee aus Efeublättern gebraucht man hingegen nicht. Viel umfangreicher ist die Verwendung in der Homöopathie. Es ist aber zu erwarten, daß sich auch die Schulmedizin in nächster Zeit mehr des Efeu annehmen wird, weil man auch herzwirksame Inhaltsstoffe entdeckt zu haben glaubt, doch das muß alles erst näher geprüft werden.
**Anwendung in der Homöopathie:** Das Homöopathikum »Hedera Helix« ist überaus beliebt und wird vielseitig verwendet. Wegen des Gehaltes an Jod gebraucht man es gegen Überfunktion der Schilddrüse. Hier ist es jedoch nötig – so die homöopathischen Ärzte –, verhältnismäßig hohe Dilutionen einzusetzen. Es werden $D_{12}$ bis $D_{30}$ empfohlen. Gleich danach folgt die Anwendung bei Skrofulose und

Schleimhautkatarrhen, besonders im Bereich der Nebenhöhlen. Hier darf man niedere Potenzen etwa $D_3$ bis $D_6$ einsetzen. In diesen Verdünnungen gebraucht man Hedera auch bei Husten und Keuchhusten, bei Schnupfen, Asthma und Emphysem. Die Verwendung bei Magen-, Galle- und Leberbeschwerden sowie bei Rheuma und Gicht ist weniger von Bedeutung.
**Efeu als Hausmittel:** Im Vordergrund steht die Verwendung des Efeu bei Katarrhen verschiedenster Art als Tee oder alkoholischer Auszug. So wird Efeu-Tee bereitet: 1 gehäufter Teelöffel Efeublätter wird mit $^1/_4$ l kochendem Wasser übergossen und nach 10 Minuten abgeseiht. Der Tee kann gesüßt (zweckmäßigerweise mit Honig) getrunken werden.
Weiterhin verwendet man den Tee bei Hautunreinheiten (auch zu Waschungen), bei Gallebeschwerden und Rheuma.
**Nebenwirkungen:** In normaler Dosierung sind keine Nebenwirkungen zu befürchten.

# Eibisch

→ Farbfoto Seite 114
*Althaea officinalis L. (Malvaceae).*
Volksnamen: Adewurzel, Alter Thee, Driantenwurzel, Flußkraut, Heilwurz, Heimischwurzel, Ibsche, Schleimwurzel, Weiße Malve, Weiße Pappel, Weißwurzel.
**Arzneilich verwendete Pflanzenteile:** Wurzel, Blätter, Blüten.
**Drogenbezeichnung:** Eibischwurzel = *Radix Althaeae*, Eibischblätter = *Folia Althaeae*, Eibischblüten = *Flores Althaeae.*

**Botanik und Sammeltips:** Pflanzenbeschreibung: Eibisch ist eine ausdauernde, behaarte Staude, die bis $1^1/_2$ m hoch wird. Man erntet in der Hauptsache die zweijährige Wurzel. Die gestielten Blätter, die spiralig am Stengel angeordnet sind und sich durch eine filzige weißliche Behaarung auszeichnen, sind 3- bis 5lappig und am Rande unregelmäßig gekerbt. In ihren Achseln entwickeln sich in büscheliger Anordnung gestielte weiße oder rötliche große Blüten. Blütezeit: Juni bis August.

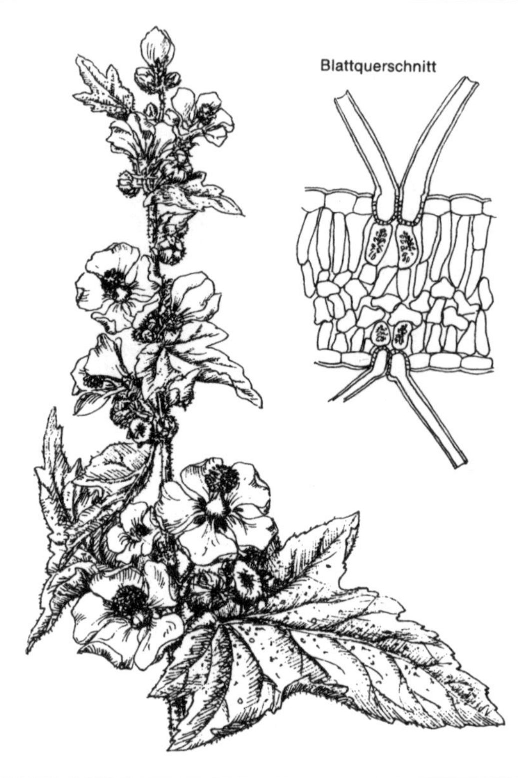


Vorkommen: Eibisch im Freien zu suchen, dürfte bei uns in Mitteleuropa ein wenig Erfolg versprechendes Unterfangen sein, denn Wildbestände sind überaus selten. Auf salzigen Böden (in der Nähe von Salinen), an der Ostsee, auf feuchten Wiesen behauptet er sich noch gelegentlich, sonst aber stammt aller Eibisch des Handels aus Kulturen. Die Heimat dürften die Länder um das Kaspische Meer, das Schwarze Meer und die östlichen Mittelmeerländer sein. Ernte und Aufbereitung: Um eine einwandfreie Droge zu erhalten, muß man die frisch geerntete Wurzel sehr rasch trocknen. Das kann an der Luft oder bei künstlicher Wärme geschehen. Dauert der Trockenvorgang zu lange oder liegen die noch feuchten Wurzeln herum, so siedeln sich sehr schnell Saprophyten (Pilze) an, die eine Zersetzung einleiten. Diese minderwertige Droge ist fleckig und riecht auch muffig. – Blätter und Blü-


*1 Buchsbaum, 2 Diptam, 3 Dost, 4 Eberesche, 5 Eberwurz, 6 Efeu*

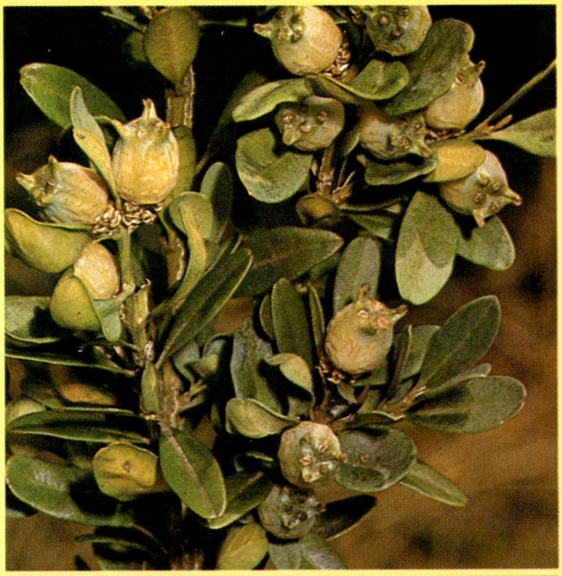
1

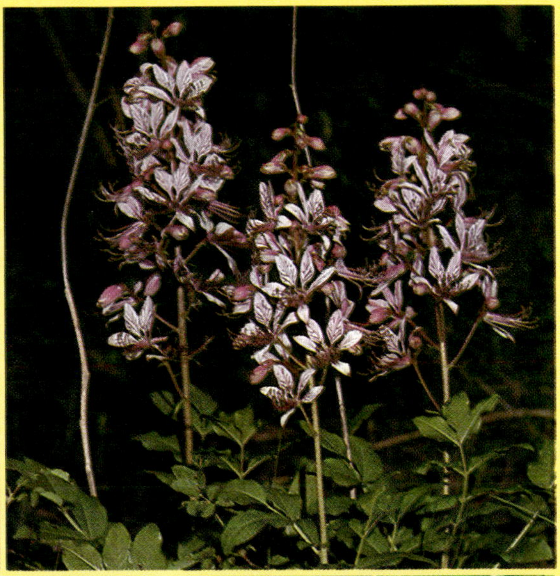
2

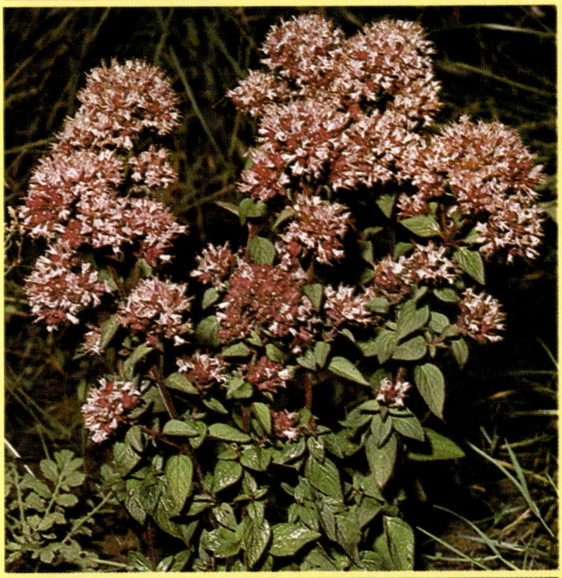
3

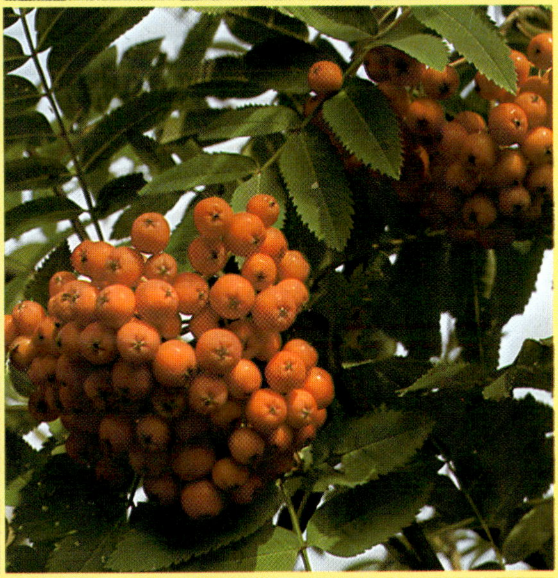
4

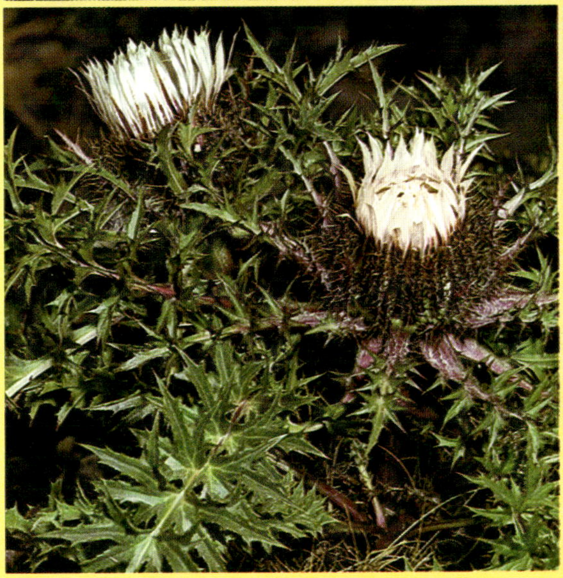
5

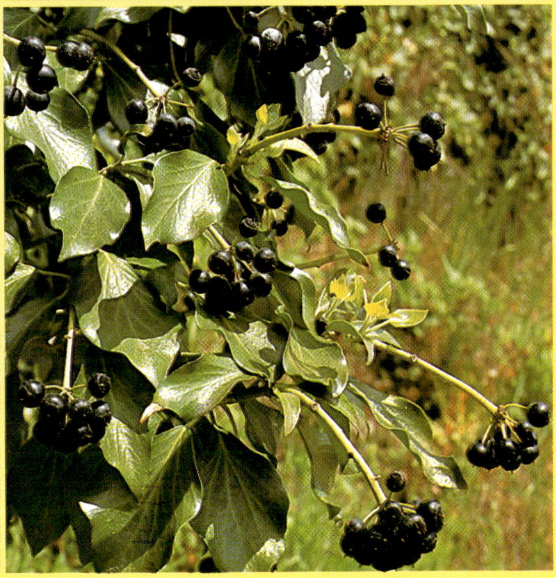
6

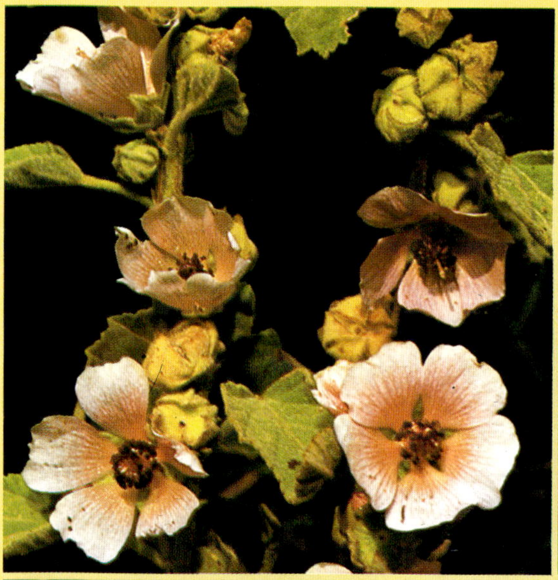
1

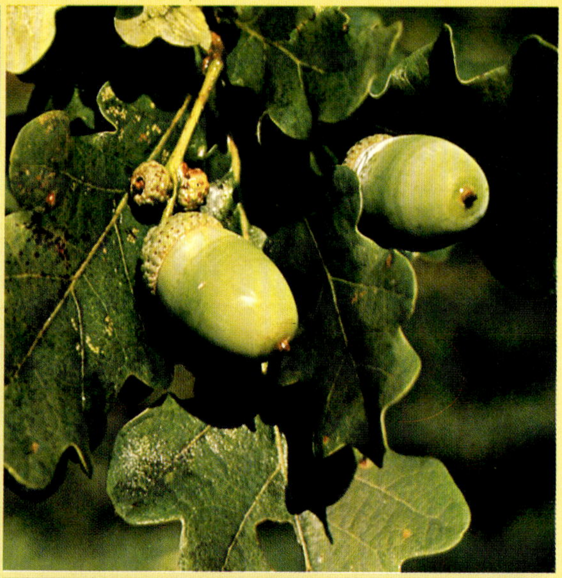
2

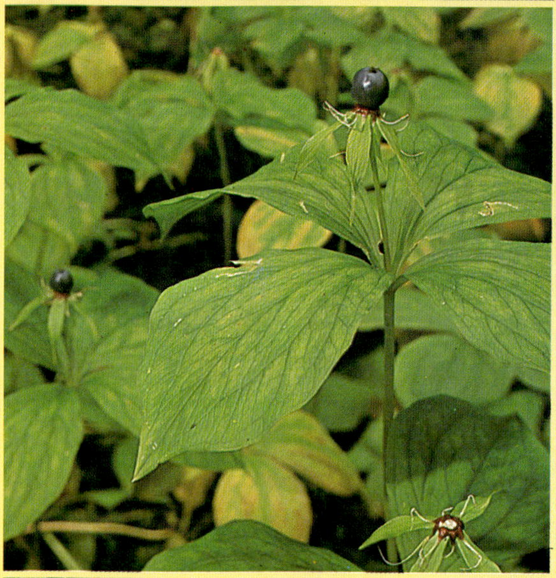
3

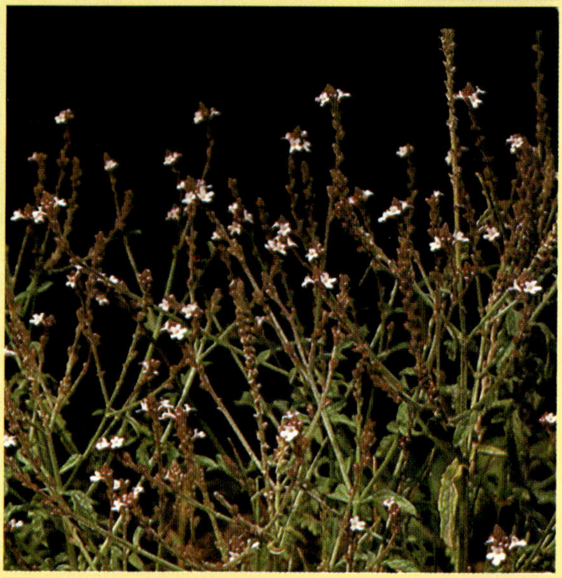
4

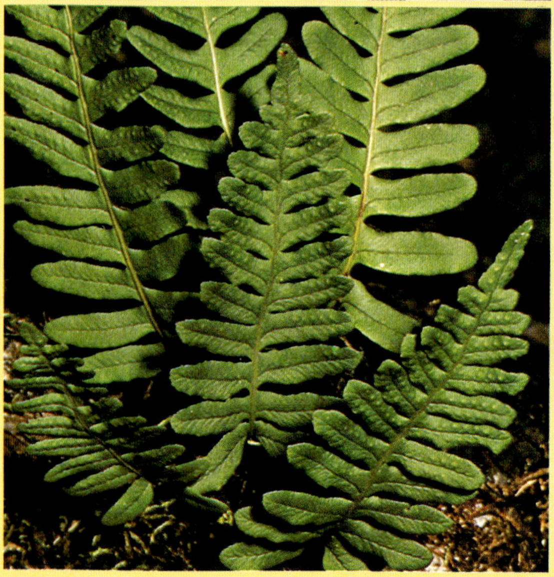
5

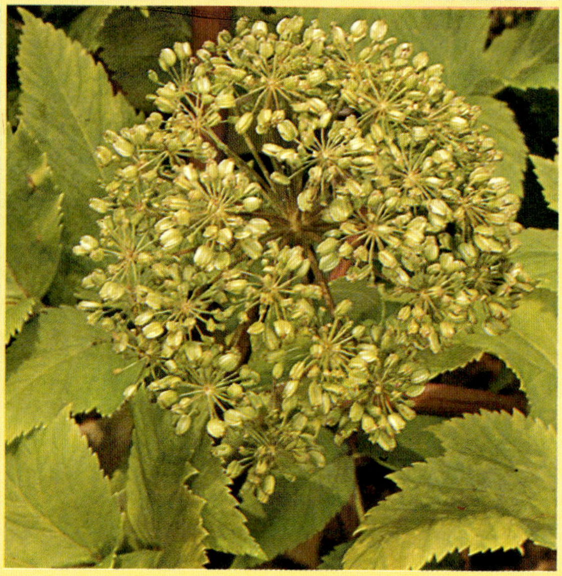
6

ten werden jung gepflückt und schnell im Schatten getrocknet.

**Inhaltsstoffe (Wirkstoffe):** Im Vordergrund steht der hohe Schleimgehalt. Aber die bis zu 35% in der Wurzel enthaltene Stärke darf auch nicht vergessen werden. Rohrzucker und Pektin sowie zahlreiche Mineralstoffe sind ebenfalls erwähnenswert. Blätter und Blüten enthalten weit weniger Schleim.

**Heilwirkung und Anwendung:** Seit der Antike ist die Eibischpflanze bekannt und seit dieser Zeit nutzt man sie. Es ist interessant, daß die Anwendung in der Medizin über all die Jahrhunderte gleichgeblieben ist. Schleim wirkt reizlindernd bei Entzündungen im Innern des Körpers (Magen und Darm) und äußerlich auf der Haut und an den Schleimhäuten von Mund und Rachen. Schleimdrogen bewähren sich auch als Hustenmittel, weil sie den Hustenreiz dämpfen und das Abhusten erleichtern. Und folglich wird eine Abkochung der Eibischwurzel (Tee) innerlich bei Magenschmerzen, bei Durchfällen und Darmbeschwerden mit Erfolg gegeben. Ein Eibisch-Tee mit Honig gesüßt ist ein gutes Hustenmittel und lindert auch die Beschwerden bei chronischem Asthma, Staublunge und Emphysem. Bei Entzündungen im Mund, am Zahnfleisch und im Rachen kann man mit einer Eibisch-Abkochung spülen oder gurgeln und wird sehr bald Linderung verspüren. Der Schleim legt sich wie eine Schutzschicht über die empfindlichen und gereizten Stellen, die darunter schneller abheilen. Bei Verletzungen der Haut ist die Wirkung ebensogut. Und wer einen heißen Umschlag mit Eibisch bei Furunkeln und Karbunkeln macht, wird gleichfalls Linderung (Reifung) erfahren. Eine Eibisch-Abkochung muß auf besondere Art zubereitet werden, denn die Stärke darf nicht verkleistern. So stimmt das Wort Abkochung eigentlich nicht, weil bei der Zubereitung nicht gekocht wird, doch gebraucht man das Wort als Fachausdruck immer noch.

So wird Eibisch-Tee (»Abkochung«) bereitet: 2 Teelöffel geschnittene Eibischwurzel werden mit 1/4 l kaltem Wasser übergossen und unter gelegentlichem Umrühren 1/2 Stunde stehen gelassen. Danach rührt man noch einmal gründlich um und seiht durch Mull ab. Erst jetzt wird auf Trinktemperatur erwärmt. – Ungesüßt trinkt man diesen Tee bei Magen- und Darmstörungen, gebraucht ihn zu Spülungen und zum Gurgeln oder zu Umschlägen bei Wunden. Bei Husten ist Süßen mit Honig zu empfehlen.

**Mein besonderer Rat:** In früherer Zeit war der Eibisch-Sirup ein sehr beliebtes Hustenmittel in der Kinderheilkunde. Wenn man ihn dazu noch mit einigen Tropfen einer ammoniakalischen Anisöl-Lösung versetzt, der sogenannten Liquor Ammonii anisatus (Anistropfen), die man bestimmt noch in der Apotheke bekommt, dann hat man einen natürlichen und wirksamen Hustensaft gegen Reizhusten und Bronchitis der Kinder. 3- bis 5mal täglich 1 bis 2 Teelöffel sind die richtige Dosierung. Eibisch-Sirup ist nicht lange haltbar. Weil er heute fast nicht mehr verordnet wird, haben ihn die Apotheken nur noch selten vorrätig. Deshalb gebe ich hier eine Vorschrift an, nach der man diesen Sirup selber herstellen kann.

So wird Eibisch-Sirup bereitet: 2 g grob zerschnittene Eibischwurzel gibt man auf einen Filter und übergießt sie mit einer Mischung aus 1 g Weingeist und 45 g Wasser. Das ablaufende Wasser fängt man auf, um es sofort erneut über den Eibisch zu gießen. Das soll eine Stunde lang ununterbrochen geschehen. 37 g der so erhaltenen Flüssigkeit versetzt man mit 63 g Zucker und kocht auf, nachdem man den Zukker in der Flüssigkeit gelöst hat.

**Eibisch als Hausmittel:** Alle oben genannten Anwendungen kennt die Volksmedizin auch, doch wird hier noch sehr häufig mit den Blättern und Blüten gearbeitet. Aus den Blättern kocht man einen Brei, der auf Wunden gelegt wird, die Blüten verwendet man, mit Honig gekocht, als Hustenmittel. Oft wird auch die unzubereitete Wurzel bei Halsweh gekaut.

**Nebenwirkungen:** Die Anwendung von Eibisch ist unbedenklich. Man muß jedoch peinlichst darauf achten, keine angeschimmelte Ware zu bekommen. – Apothekenware ist einwandfrei.

*1 Eibisch, 2 Eiche, 3 Einbeere, 4 Eisenkraut, 5 Engelsüß, 6 Engelwurz*

# Eiche

→ Farbfoto Seite 114
*Quercus robur L. / Syn. Quercus pedunculata Ehrh.* = Stieleiche oder Sommereiche und *Quercus petraea (Matt) Liebl / Syn. Quercus sessiflora Salisb.* = Traubeneiche oder Wintereiche *(Fagaceae)*.

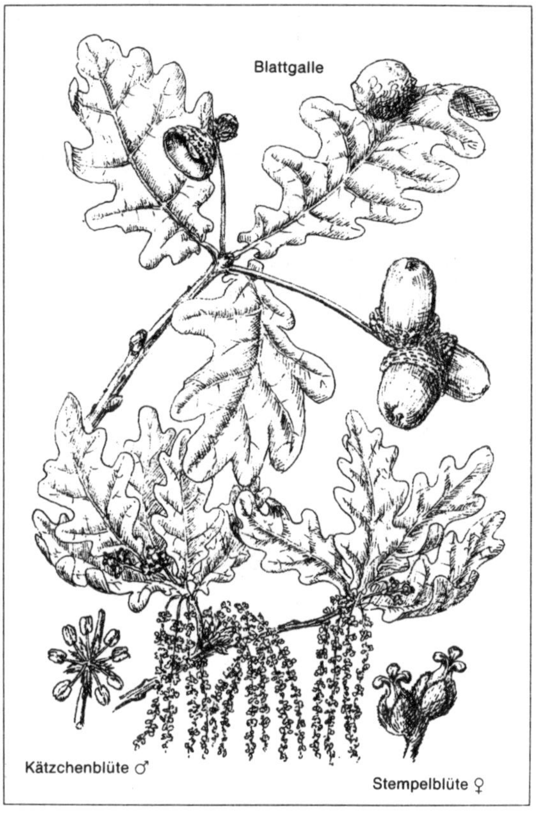


**Arzneilich verwendete Pflanzenteile:** Die geschälte Rinde junger Triebe (ohne Borke).
**Drogenbezeichnung:** Eichenrinde = *Cortex Quercus (Quercus e cortice)*.

**Botanik und Sammeltips:** Das Aussehen unserer beiden häufigsten Eichbäume zu beschreiben, kann ich mir wohl ersparen. Man kennt diesen robusten, oft knorrigen, sehr widerstandsfähigen Baum und sein Erscheinungsbild. Vorkommen: Die Stiel- oder Sommereiche kommt besonders auf feuchten Böden vor, sie findet sich auch häufig in Mischwäldern, während die Trauben- oder Wintereiche hügeliges und gebirgiges Gelände bevorzugt. Für pharmazeutische Zwecke gebraucht man die Rinde jüngerer Zweige. Beide Eichen sind im Hinblick auf wirksames Drogengut gleichwertig. Ernte und Aufbereitung: Zur Rindengewinnung werden Eichen in sogenannten Schäl- oder Lohwäldern als Sträucher kultiviert. Etwa alle 10 Jahre erfolgt die Abholzung. Durch Stockausschlag entstehen neue Sträucher. Die Rinde wird im Frühjahr geschält. Es ist selbstverständlich, daß für pharmazeutische Zwecke nur Rinde verwendet wird, die noch keine Borke besitzt. Sie glänzt zumeist und wird Spiegelrinde genannt. Die Grobrinde, auch Rauh- oder Reitelrinde genannt, ist weniger wertvoll. Wer nun seine eigene Eichenrinde einbringen möchte, der muß einige Dinge beachten: Auch er sollte bestrebt sein, die Rinde von Stockausschlägen zu bekommen und darauf achten, daß der Durchmesser der Äste oder Zweige, von denen er die Rinde nimmt, nicht mehr als etwa 6 cm beträgt. Im Frühjahr, wenn die Säfte steigen, läßt sich die Rinde leicht vom Holz schälen. Es dürfen keine Flechten oder Algen auf der Rinde angesiedelt sein. Das mindert den Wert. Und das Trocknen soll schnell geschehen.

**Inhaltsstoffe (Wirkstoffe):** Der Wirkstoff der Eichenrinde ist der in sehr großer Menge enthaltene Gerbstoff. Alle anderen Inhaltsstoffe treten dahinter zurück. Beim Lagern verringert sich der Gerbstoffgehalt. Rauh- und Reitelrinde enthalten weniger (oftmals viel weniger) Gerbstoff als die offizinelle Glanz- oder Spiegelrinde.

**Heilwirkung und Anwendung:** Eichenrinde ist eine Gerbstoffdroge, wohl die bekannteste und am meisten gebrauchte. Gerbstoffe wirken zusammenziehend und entzündungswidrig, ferner stopfend bei Durchfällen und kräftigend auf den Darm. Daraus ergeben sich ungezählte Möglichkeiten für eine gezielte Anwendung als Heil- und Linderungsmittel. Ein Aufguß oder eine Abkochung, ein Tee also, wird erfolgreich zum Gurgeln bei Infektionen im Mund- und Rachenraum sowie am Zahnfleisch benutzt. Der Gerbstoff »härtet« die Schleimhäute und entzieht somit den Bakterien den Nährboden.

Später werden diese »gegerbten« Schleimhäute abgestoßen, um neuem gesundem Gewebe Platz zu machen. Ähnlich ist auch die Wirkung im Darm. Gärungserreger kann man auf diese Weise mit einem Tee aus Eichenrinde bekämpfen und Durchfälle stoppen. Mit Erfolg badet man durch Frost geschädigte Hände und Füße in Eichenrinden-Tee, macht Umschläge bei entzündeten Augen mit einer Eichenrinden-Abkochung und behandelt auch nässende Ekzeme, Verbrennungen und sekundärinfizierte Unterschenkelgeschwüre (sogenannte »offene Beine«) mit Umschlägen.

So wird eine Eichenrinden-Abkochung bereitet: 1 bis 2 gehäufte Teelöffel geschnittene Eichenrinde werden mit ¼ l kaltem Wasser übergossen. Der Ansatz wird zum Sieden erhitzt, etwa 3 bis 5 Minuten gekocht, abgeseiht und lauwarm angewendet. Innerlich genügen 2 Tassen Tee pro Tag. Gurgeln sollte man recht häufig damit (etwa alle 3 Stunden), und die feuchten Umschläge müssen 2- bis 3mal täglich erneuert werden.

Es ist wichtig, besonders bei Unterschenkelgeschwüren, den Verband durchlässig und locker anzulegen. Ein Abdecken mit Plastikfolie sollte man vermeiden. Für die Anwendung am Auge ist der Tee mit der gleichen Menge abgekochten Wassers zu verdünnen. Das Eichenrinden-Bad bei Hämorrhoiden und die Bäder bei Frostbeulen und Schweißfüßen werden stärker vertragen. Man rechnet etwa 2 Eßlöffel voll je 1 l Wasser.

**Mein besonderer Rat:** Bei Bindehautentzündung, Lidrandentzündung und anderen entzündlichen Prozessen im und am Auge ist die Anwendung von Eichenrinde zwar gut, doch sollte man sich gleichzeitig die Wirkung anderer Drogen zunutze machen. Besonders Kamille, aber auch Augentrost eignen sich vorzüglich als ergänzende Beigabe.

So wird die Teemischung bereitet:

| | |
|---|---|
| Eichenrinde (Cortex Quercus) | 20,0 |
| Kamillenblüten (Flores Chamomillae) | 20,0 |
| Augentrost (Herba Euphrasiae) | 10,0 |

Bei der Zubereitung übergießt man 2 gehäufte Teelöffel dieser Mischung mit ¼ l kaltem Wasser, erhitzt langsam zum Sieden und kocht etwa 3 Minuten lang. Nach dem Abseihen und Abkühlen ist der Tee gebrauchsfertig für Augenbäder und Spülungen.

**Eichenrinde als Hausmittel:** Die Anwendung der Eichenrinde in der Volksmedizin deckt sich mit der Verwendung, über die unter »Heilwirkung und Anwendung« berichtet wurde.

**Nebenwirkungen:** Nebenwirkungen sind keine zu befürchten.

# Einbeere

giftig

→ Farbfoto Seite 114

*Paris quadrifolia L. (Liliaceae).*

Volksnamen: Fuchsauge, Krähenauge, Sauauge, Schwarzperle, Teufelsauge, Vierblatt, Wolfsbeere.

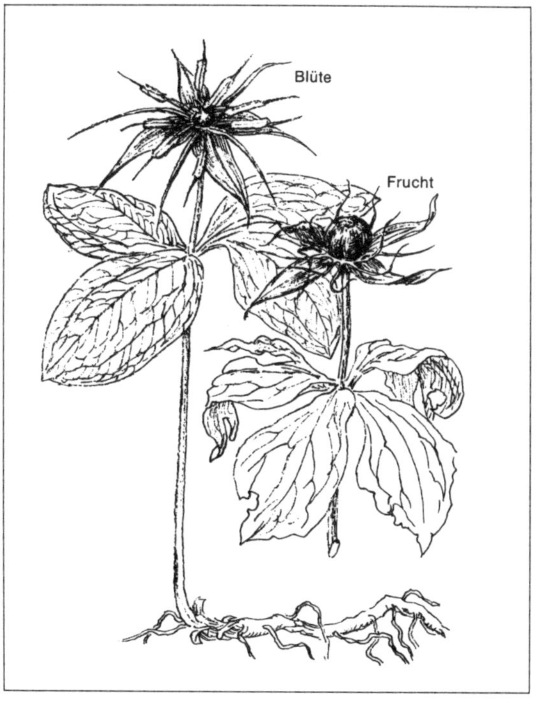


**Arzneilich verwendete Pflanzenteile:** Die ganze Pflanze (mit dem Wurzelstock).

**Drogenbezeichnung:** Einbeerenkraut = *Herba Paridis.*

**Botanik:** Pflanzenbeschreibung: Aus einem waagrecht im Erdboden verlaufenden Wurzelstock entspringt ein Stengel, der etwa 30 cm hoch wird, unten ein zweispaltiges Scheideblatt trägt und oben einen Quirl von in der Regel 4 eirundlichen, netzadrigen Laubblättern ausbildet, die vorne zugespitzt sind. Nicht selten findet man auch Pflanzen, die nur 3, aber auch 5 bis 7 Blätter tragen. Über den Blättern steht die einzige grünliche sternförmige, vierzählige Blüte, die wenig ansprechend ist. Auffälliger als die Blüte ist die Frucht, die einer blauschwarzen Perle gleicht und die Größe einer Heidelbeere hat. *Diese Beeren sind – wie alle Teile der Pflanze – giftig!* Man muß auf Spaziergängen mit kleinen Kindern darauf achten, daß sie diese so verlockend aussehenden Beeren nicht essen. Eine oder zwei bis drei Beeren sind noch nicht gefährlich, doch bei einer größeren Menge kommt es zu Vergiftungserscheinungen; tödliche Vergiftungen durch die Einbeere sind noch nicht bekannt geworden. Blütezeit: Mai bis Juni. Vorkommen: In schattigen Laubwäldern, Gebüschen, Hecken und auf feuchten Felsen. Fruchtreife: Juli und August.

**Inhaltsstoffe (Wirkstoffe):** Glykoside mit saponinähnlicher und narkotisch-giftiger Wirkung, organische Säuren.

**Heilwirkung und Anwendung:** Die Schulmedizin und auch die Volksmedizin gebrauchen die Einbeere nicht oder nicht mehr. Die Homöopathie hingegen schätzt die Heilpflanze auch heute noch.

**Anwendung in der Homöopathie:** Aus der frischen Pflanze wird das Homöopathikum »Paris quadrifolia« bereitet und in den Dilutionen $D_3$ bis $D_6$ bei neuralgischen Kopf- und Gesichtsschmerzen sowie bei immer wiederkehrenden Kehlkopfkatarrhen gegeben. Auch bei Augenkatarrhen mit Lidzuckungen kann das Mittel Hilfe bringen.

**Nebenwirkungen:** Alle Teile dieser Pflanze, vor allem die Beeren (weniger die Blätter) sind giftig. Die Vergiftungserscheinungen: Durchfälle, Koliken, Schwindelanfälle. Selbstmedikation ist daher verboten.

**Aus der Geschichte dieser Heilpflanze:** Im Mittelalter glaubte man daran, daß »verzauberte« Menschen, die durch Unholde um ihren Verstand gebracht wurden, durch Einbeeren wieder »entzaubert« werden könnten. Die Beeren, am Körper getragen oder in Kleider eingenäht, galten als Schutz gegen die Pest und andere ansteckende Krankheiten, vorausgesetzt, sie waren zwischen dem 15. August und 8. September gepflückt worden. – Man fürchtete die Einbeere und gebrauchte sie deshalb nicht viel. Bei Matthiolus steht zum Beispiel zu lesen: »Ettliche sprechen das dise beer schlaffen machen/wann sie gegessen werden/Ich will jr nicht versuchen/möcht villeicht gar entschlaffen.«

## Eisenhut

tödlich giftig

→ Farbfoto Seite 131

geschützt

*Aconitum napellus L. (Rannunculaceae).*

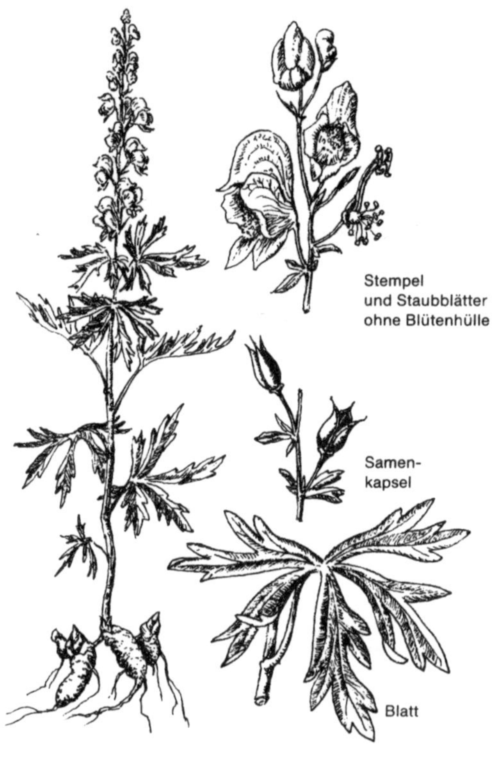


Volksnamen: Fuchswurz, Giftkraut, Sturmhut, Tübeli, Venuswagen, Wolfskraut.

**Arzneilich verwendete Pflanzenteile:** Die junge, diesjährige Wurzelknolle und auch das ganze oberirdische Kraut im Zustand des Blühens.

**Drogenbezeichnung:** Eisenhutknolle = *Tubera (Tuber) Aconiti*, Eisenhutkraut = *Herba Aconiti.*

**Botanik:** Pflanzenbeschreibung: Eisenhut ist eine ausdauernde Pflanze mit rübenartigen Wurzeln, an denen in jedem Jahr eine neue Knolle entwickelt wird, während die vorjährige abstirbt. Aus dieser Wurzel steigt ein Stengel auf, der bis 120 (150) cm hoch wird und tief geschlitzte 5- bis 7lappige Blätter trägt. Die tiefblauen, helmartigen Blüten sitzen gestielt in einem langen, ährenartigen Blütenstand an der Spitze der Pflanze. Blütezeit: Juni bis September. Vorkommen: In den Gebirgen ganz Mitteleuropas, besonders jedoch auf feuchten Hochgebirgswiesen (Almen) mit hohem Nährstoffgehalt, wächst, oft massenhaft, der blaue Eisenhut. *Schon hier weise ich darauf hin, daß die Pflanze stark giftig ist, daß man sie niemals ohne ärztlichen Rat selber anwenden darf und daß man Kinder vor ihr warnen muß. Es soll schon zu Vergiftungen gekommen sein, nachdem ein Kind eine Knolle längere Zeit in der feuchten Hand getragen hatte. Der Eisenhut ist eine der giftigsten Pflanzen, die es bei uns gibt.*

**Inhaltsstoffe (Wirkstoffe):** Mehrere Alkaloide (Aconitin, Ephedrin, Spartein), Gerbstoffe.

**Heilwirkung und Anwendung:** In pharmazeutischen Dosen wirkt Eisenhut über das Nervensystem auf fast den gesamten Organismus ein. Im Vordergrund steht die schmerzlindernde Wirkung bei Neuralgien, Ischias und auch Gicht. Die Wirkung gegen das Fieber und die günstige Beeinflussung von Erkältungskrankheiten (besonders Schnupfen und Bronchialkatarrh) sei hervorgehoben. Innerlich als Tinktur, als flüssige oder salbenförmige Einreibung werden Eisenhutpräparate zur Schmerzlinderung noch gelegentlich ärztlich verordnet. *Eine Selbstbehandlung außer mit homöopathischen Zubereitungen darf nicht erfolgen.*

**Anwendung in der Homöopathie:** Das Homöopathikum »Aconitum« wird aus der frischen blühenden Pflanze bereitet. Man verwendet das Mittel ab der vierten Potenz ($D_4$) gerne bei fieberhaften Erkältungskrankheiten, Grippe, Neuralgien, Ischias und anderen Schmerzzuständen. Selbst bei gewissen Herzleiden gibt man Aconitum. Bei beginnender Erkältung, beim ersten Niesen oder Frösteln Aconitum $D_4$ 3- bis 5mal täglich 5 bis 10 Tropfen genommen, verhütet oft einen grippalen Infekt.

**Eisenhut als Hausmittel:** Im Altertum kannte man den Eisenhut mehr als Giftpflanze denn als Heilkraut. Man vergiftete Pfeil- und Speerspitzen sowie Schwerter damit. Plinius berichtet lediglich über die Anwendung bei Augenleiden. Auch die Medizin des Mittelalters war zurückhaltend. Erst als sich die Homöopathie seiner annahm, wurde der Eisenhut auch in der Volksmedizin verwendet. Erkältungen, Schmerzen, Rheuma, Gicht, Schlaflosigkeit, Entzündungen im Verdauungstrakt und in den Atemwegen stehen bei der Anwendung im Vordergrund. Alkoholische Auszüge aus dem ganzen Kraut und Ansätze mit Wein spielen dabei eine große Rolle. Man ist sich durchaus über die Giftigkeit im klaren und dosiert vernünftig und vorsichtig. *Ich kann jedoch nur davor warnen, den Eisenhut selber anzuwenden. Er ist nun einmal eine der giftigsten Pflanzen unserer Flora.*

**Nebenwirkungen:** Vergiftungen durch falsche Anwendung als Heilmittel sind glücklicherweise sehr selten. Auch Kinder bleiben zumeist verschont, weil die Früchte oder die anderen Teile der Pflanze wenig zum Verzehr einladen. Dennoch sollte man über die Vergiftungserscheinungen Bescheid wissen. Sie zeigen sich sehr bald (schon nach wenigen Minuten) durch Brennen im Mund und Kribbeln am ganzen Körper. Gleichzeitig treten Schweißausbrüche auf, die von Frösteln und starkem Kältegefühl abgelöst werden. Übelkeit, Erbrechen und Durchfall sowie starker Speichelfluß sind weitere Vergiftungserscheinungen. Schließlich sterben die Gliedmaßen ab, die Atmung wird flach und verlangsamt, und durch Kollaps kann oft schon nach 20 Minuten der Tod eintreten. *Die Erste-Hilfe-Leistung* muß sehr schnell erfolgen. Sofort den Arzt rufen! Bis zu seinem Eintreffen Erbrechen herbeiführen. Salzwasser

(1 bis 2 Eßlöffel Kochsalz pro Glas) trinken, mit Finger, Löffelstiel oder Feder den Rachen kitzeln, bis Erbrechen erfolgt. Nach der Magenentleerung reichlich Tierkohle geben (20 bis 30 g in Wasser aufgeschwemmt). *Bewußtlosen jedoch nichts eingeben!* (→ auch Seite 29).

# Eisenkraut

→ Farbfoto Seite 114
*Verbena officinalis L. (Verbenaceae).*
Volksnamen: Druidenkraut, Eisenhart, Richardskraut, Sagenkraut, Stahlkraut, Taubenkraut, Wundkraut.

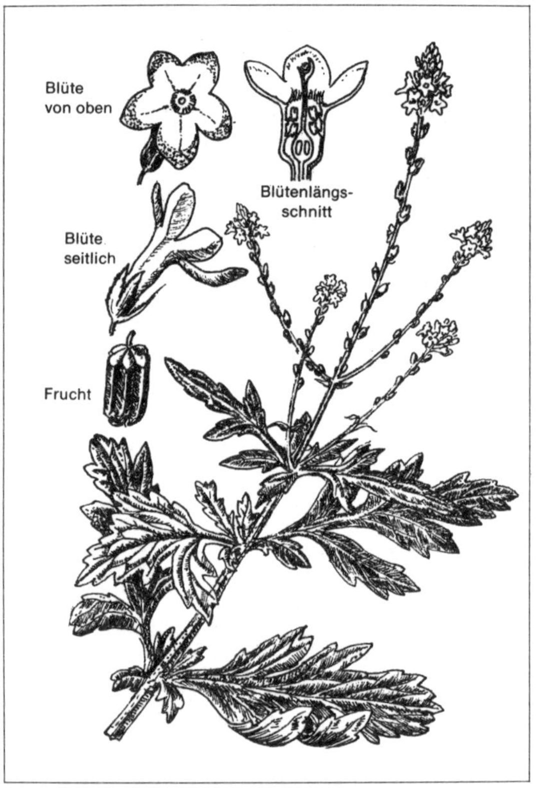


**Arzneilich verwendete Pflanzenteile:** Das ganze Kraut (meist ohne die Wurzeln).
**Drogenbezeichnung:** Eisenkraut (Verbenenkraut) = *Herba Verbenae.*

**Botanik und Sammeltips:** Pflanzenbeschreibung: Eisenkraut wird etwa 30 bis 50 (60) cm hoch, besitzt einen steifen, rauhen, vierkantigen Stengel, der oben sparrig verästelt ist. Am Ende der Stengelverästelungen bilden sich, in nackten Ähren angeordnet, kleine rötliche oder blaßblaue Blüten aus. Die gegenständigen Stengelblätter sind unten gestielt und fast ungeteilt, oben jedoch sitzend, dreispaltig oder fiederlappig mit gesägten Zipfeln. Blütezeit: Juni bis September. Vorkommen: Eisenkraut ist ein ausdauerndes Unkraut, das an Hecken, Mauern, Wegrändern, auf Schuttplätzen und Ödland häufig anzutreffen ist. Ernte und Aufbereitung: Gesammelt wird das ganze Kraut zur Blütezeit, man trocknet es an der Luft, am besten gebündelt aufgehängt.
**Inhaltsstoffe (Wirkstoffe):** Bitterstoffe, eisengrünende Gerbstoffe, Glykoside, Schleim.
**Heilwirkung und Anwendung:** Als gerbstoffhaltige Bitterstoffdroge kann man Eisenkraut bei leichten Magenbeschwerden, Durchfällen und Appetitlosigkeit anwenden, man kann bei Erkältungen damit gurgeln, doch gibt es in jedem Fall bessere Mittel: Tausendgüldenkraut, Wermut, Beifuß, Kalmus, Blutwurz, Huflattich, Kamille.
**Anwendung in der Homöopathie:** Die Urtinktur wird aus der frischen blühenden Pflanze bereitet. Das Homöopathikum »Verbena« wird bei Schlaflosigkeit, Nervenleiden, Epilepsie und bei Nieren- und Gallensteinen gegeben. In der neueren Literatur ist dieses Mittel jedoch kaum noch zu finden.
**Eisenkraut als Hausmittel:** Viel häufiger ist die Anwendung dieses »Wundkrautes« in der Volksmedizin, denn da richtet man sich immer noch nach den Angaben mittelalterlicher Kräuterbücher. An erster Stelle der Heilanzeigen steht die Wundbehandlung, es folgt die Behandlung der Störungen so ziemlich aller Organe. Es ist müßig, alles aufzuzählen, denn es gibt jeweils bessere Drogen.
So wird Eisenkraut-Tee bereitet: 2 gehäufte Teelöffel Droge werden mit 1/4 l kochendem Wasser übergossen, um dann 5 Minuten zu ziehen. Dieser Tee kann innerlich und äußerlich gebraucht werden.
**Nebenwirkungen:** Über Nebenwirkungen ist nichts bekannt.

# Ehrenpreis

*Veronica officinalis L. (Scrophulariaceae).*
Volksnamen: Allerweltsheil, Bunger, Grindheil, Hühnerraute, Männertreu, Veronika, Viehkraut, Zittli.

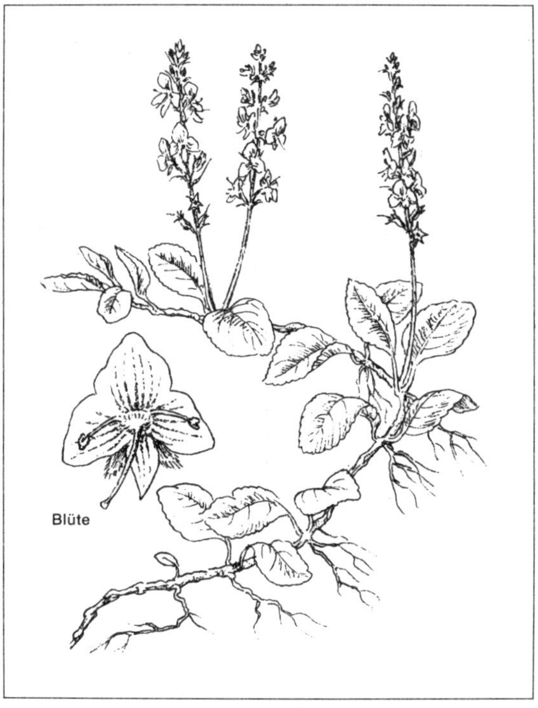


**Arzneilich verwendete Pflanzenteile:** Das Kraut (ohne die Wurzeln).
**Drogenbezeichnung:** Ehrenpreiskraut = *Herba Veronicae.*

**Botanik und Sammeltips:** Pflanzenbeschreibung: Die Stengel des Ehrenpreis werden etwa 30 cm lang, sie liegen dem Boden an, steigen dann jedoch auf, sind rauhhaarig und bilden an den unteren Gelenken Wurzeln aus. Die graugrünen Blätter sind gegenständig angeordnet, kurz gestielt, verkehrt eiförmig oder elliptisch, weichhaarig und am Rande gesägt. In ihren Achseln stehen in Blütentrauben hellblaue Blüten, die dunkel geadert sind. Blütezeit: Mai und Juni. Vorkommen: Heideland, Kahlschläge im Wald und trockene, lichte Wälder sowie Waldränder sind beliebte Plätze des Ehrenpreis. Man findet ihn häufig. Ernte und Aufbereitung: Man erntet das blühende Kraut ohne die Wurzeln und verzichtet auf die niederliegenden Teile. Dann wird im Schatten getrocknet. Es ist darauf zu achten, daß die Pflanzen ganz trocken sind, bevor sie geschnitten werden.
**Inhaltsstoffe (Wirkstoffe):** Gerbstoffe, Bitterstoffe, wenig ätherisches Öl und das Glykosid Aucubin.
**Heilwirkung und Anwendung:** Ehrenpreis ist Bestandteil verschiedener Teezubereitungen, die gegen Brust- und Lungenleiden, Leberleiden und auch Hautleiden verwendet werden. Doch es mehren sich die Stimmen, die dem Ehrenpreis all diese Wirkungen absprechen. Sebastian Kneipp empfahl den Ehrenpreis als wirkungsvolles Heilmittel gegen die Schwindsucht, gegen Rheuma, Gicht und Blasenkatarrh. Andere Autoren (beispielsweise H. Schulz und A. Dinand) loben seine Wirkung bei Hautjucken alter Menschen, bei Magenverstimmung und Appetitlosigkeit. Und R. F. Weiß, ein bedeutender Phytotherapeut unserer Zeit, hält die Droge für wenig wirksam. Betrachtet man die Inhaltsstoffe, so ist dieses Urteil vielleicht ein wenig hart. Ich möchte es so formulieren: Für die angegebenen Anwendungsgebiete haben wir im Pflanzenreich Besseres anzubieten.
**Ehrenpreis als Hausmittel:** In der Volksmedizin ist diese Droge als »Allerweltsheil« sehr beliebt. Man verwendet den Tee bei Husten und Erkältungskrankheiten, als Gurgelmittel, bei Schleimhautentzündungen im Mund und Rachen, gegen Appetitlosigkeit, gegen Leber- und Nierenleiden, Rheuma und Gicht, bei Magenbeschwerden und Durchfällen. Wie groß der Erfolg ist, ist schwer zu sagen.
So wird Ehrenpreis-Tee bereitet: 2 gehäufte Teelöffel Ehrenpreis werden mit $^1/_4$ l kochendem Wasser übergossen, nach 10 Minuten abgeseiht und schluckweise mäßig warm getrunken. 3mal täglich 1 Tasse reicht aus.
**Nebenwirkungen:** Keine Nebenwirkungen.

# Engelsüß

→ Farbfoto Seite 114
*Polypodium vulgare L. (Lycopodiaceae).*
Volksnamen: Baumfarn, Eichfarn, Erdfarn, Insüß, Otternkraut, Süßholz, Steinlakritze, Wrangenwurzel.

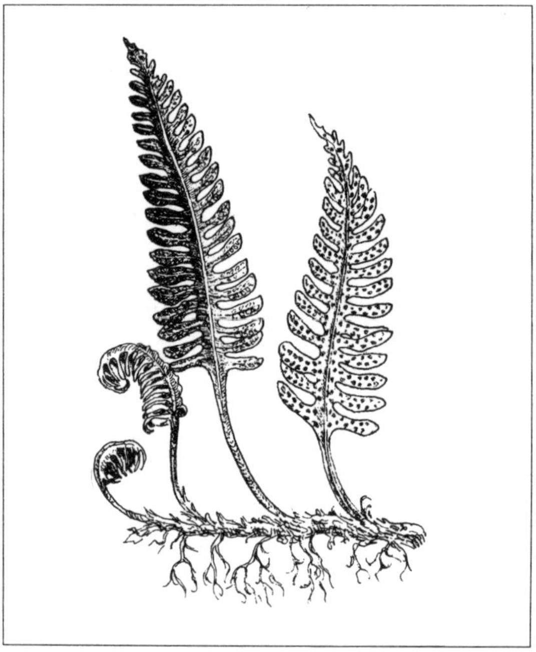

**Arzneilich verwendete Pflanzenteile:** Der Wurzelstock.
**Drogenbezeichnung:** Engelsüß = Engelsüßwurzelstock = *Rhizoma Polypodii.*

**Botanik und Sammeltips:** Pflanzenbeschreibung: Engelsüß ist ein Farn, der dicht unter dem Boden oder im Moos einen kriechenden Wurzelstock ausbildet, der bis zu 1 cm dick wird und sehr süß schmeckt. Daraus entspringen einfach gefiederte Blätter mit unterseits vorstehendem Mittelnerv, neben dem zwei Reihen Sporenhäufchen sitzen, die in jungem Zustand orange, später braun gefärbt sind. Sporenreife: Juni bis August. Vorkommen: In der Ebene und im Gebirge gleichermaßen häufig, wächst Engelsüß auf kalkarmen aber humusreichen Waldböden, steigt auf Felsen, in deren Spalten er sich verankert, und wächst sogar auf bemoosten Bäumen. Ernte und Aufbereitung: Geerntet wird im Herbst. Man nimmt die Wurzelstöcke, befreit sie durch Waschen von anhaftendem Erdreich und trocknet schnell und vollständig.
**Inhaltsstoffe (Wirkstoffe):** Glycyrrhizin (Glycyrrhetinsäure), Zucker, Bitterstoff, Harz und ein galletreibender Stoff (Polypodin).
**Heilwirkung und Anwendung:** Engelsüß ist nur noch gelegentlich Bestandteil von Bronchialtees, weil seine schleimlösende Wirkung nicht besonders hervorstechend ist. In sogenannten Blutreinigungstees und in Galle- und Lebertees trifft man diese Heilpflanze auch nicht mehr häufig, obgleich die Verwendung hier wegen der galletreibenden Wirkung und wegen der leicht abführenden Wirkung gerechtfertigt ist.
**Engelsüß als Hausmittel:** In der Volksmedizin findet Engelsüß Anwendung bei Asthma, Verschleimung, Heiserkeit, chronischem Husten und Fieber. Auch bei Appetitlosigkeit, Stuhlverstopfung, Gelbsucht, Rheuma und Gicht wird Engelsüß als Tee gebraucht.
So wird Engelsüß-Tee bereitet: 2 gehäufte Teelöffel Engelsüßwurzel werden mit ¼ l kaltem Wasser übergossen, zum Sieden erhitzt und 5 Minuten lang gekocht. 2 bis 3 Tassen Tee täglich sind angezeigt.
Gelegentlich verwendet man auch den pulverisierten Wurzelstock, von dem man 2- bis 3mal täglich 2 g gibt, mit Marmelade, Honig oder Mus gemischt.
**Nebenwirkungen:** Nebenwirkungen wurden nicht beobachtet.

# Engelwurz (Erzengelwurz)

→ Farbfoto Seite 114
*Angelica archangelica L. / Syn. Archangelica officinalis (Umbelliferae).*
Volksnamen: Angelika, Brustwurz, Giftwurz, Heiligenbitter, Theriakwurz, Waldbrustwurz, Zahnwurzel.
**Arzneilich verwendete Pflanzenteile:** Die Wurzel mit den Nebenwurzeln.
**Drogenbezeichnung:** Angelikawurzel = *Radix Angelicae*, Angelikaöl = *Oleum Angelicae* (das ätherische Öl aus der Droge).

**Botanik und Sammeltips:** Pflanzenbeschreibung: Engelwurz ist ein Doldengewächs, das bis zu 2 m hoch werden kann. Sein Stengel ist hohl, gerillt, im oberen Bereich zuweilen purpurrot angelaufen. Die Blätter, mit großen bauchigen Scheiden versehen, sind kahl, an der

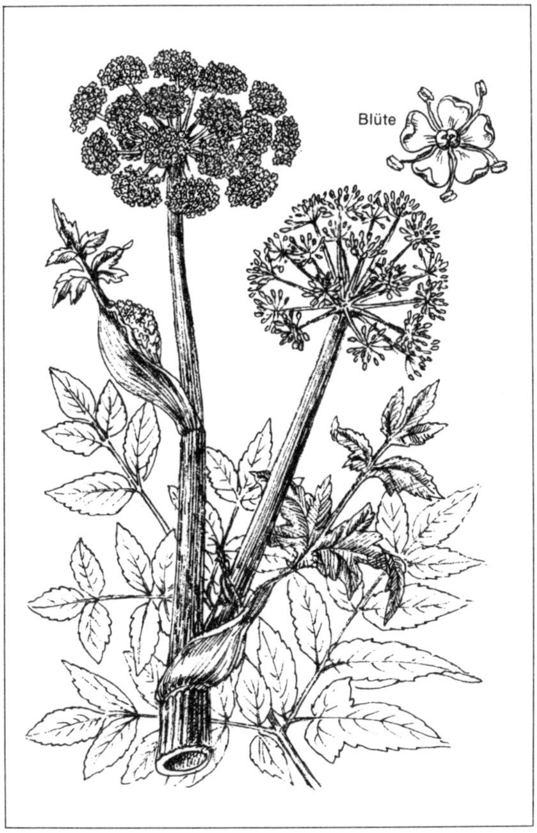


Unterseite blaugrün und 1- bis 3fach fiederteilig. Die kleinen, grünlich-weißen Blüten sind in 20- bis 40strahligen Doppeldolden (halbkugelig) angeordnet. Die Dolden sind ohne Hüllblätter, die Döldchen tragen hingegen zahlreiche Hüllchenblätter. Blütezeit: Juli und August. Vorkommen: Engelwurz kommt in ganz Nordeuropa und Nordasien an Flußufern und auf Wiesen vor. In Deutschland sind es besonders die feuchten Wiesen der Mittelgebirge und die Schluchten höherer Gebirge. Nur zerstreut trifft man die Engelwurz an der Nord- und Ostseeküste und in der norddeutschen Tiefebene. Ernte und Aufbereitung: Verwendet wird der getrocknete Wurzelstock mit den größeren Wurzeln. Er kann im Frühjahr und im Spätherbst gegraben werden. Nach der gründlichen Reinigung wird das Sammelgut der Länge nach gespalten und zum Trocknen aufgehängt. Der braungraue bis rötliche Wurzelstock riecht und schmeckt stark aromatisch. Bei der Aufbewahrung muß man große Sorgfalt walten lassen, weil es kaum eine Droge gibt, die so stark dem Insektenbefall ausgesetzt ist. Auch die gekaufte Droge sollte man daher unbedingt darauf untersuchen.

**Inhaltsstoffe (Wirkstoffe):** Die Wirkstoffe, auf die sich die Anwendung stützt, sind das ätherische Öl, Bitterstoffe und Gerbstoffe. Angelikasäure, andere organische Säuren, Furocumarine, Harze, Wachs, Stärke, Pektin und Zucker müssen als Begleitstoffe angesehen werden.

**Heilwirkung und Anwendung:** Engelwurz ist ein typisches Amarum aromaticum, eine Droge also, deren Wirkung auf das ätherische Öl und Bitterstoffe zurückgeht. Deshalb muß man sie unter die Magenmittel (Stomachika) einreihen, die gleichzeitig, vor allem im Darm, desinfizierende Eigenschaften entwickeln und so dazu beitragen, Blähungen zu beseitigen. Engelwurz ist also auch ein Karminativum. Ebenfalls bestätigt wurde, daß Angelika die Gallesekretion anregt und die Wasserausscheidung belebt. Auch als Hustenmittel verwendet man die Engelwurz gelegentlich. Hervorzuheben sind weiter die leicht krampflösenden Eigenschaften. Im allgemeinen gebraucht man die Engelwurz als Tee oder als Tinktur, die aus der Droge bereitet wird, seltener verwendet man das ätherische Öl.

So wird Engelwurz-Tee bereitet: 2 gehäufte Teelöffel Engelwurz mit 1/4 l kaltem Wasser übergießen, zum Sieden erhitzen, etwa 2 Minuten im Sieden halten, weitere 2 Minuten ziehen lassen, abseihen und schluckweise mäßig warm trinken. 2 bis 3 Tassen Tee pro Tag sind ausreichend.

**Mein besonderer Rat:** Engelwurz ist in der Wirkung dem Kalmus sehr ähnlich und sollte viel häufiger, als es bisher der Fall ist, bei nervösen Magenbeschwerden, verursacht durch Hetze, Ärger und Unruhe, angewendet werden. Kalmus bewährt sich ausgezeichnet und setzt sich auch durch. Eine Ergänzung mit Engelwurz verstärkt die Wirkung dann, wenn Völlegefühl und Blähungen im Vordergrund der Beschwerden stehen. Eine Kombination dieser beiden Heilpflanzen ist daher ideal. Da aber Menschen mit nervösem Magen eine längere Behandlung nötig haben, muß man auch darauf bedacht sein, eine Teekombination zu schaffen, die schmeckt.

So wird die Teemischung bereitet:

| | |
|---|---|
| Engelwurz (Radix Angelicae) | 20,0 |
| Kalmus (Rhizoma Calami) | 20,0 |
| Melissenblätter (Folia Melissae) | 10,0 |
| Erdbeerblätter (Folia Fragariae) | 10,0 |

1 gehäufter Eßlöffel dieser Mischung wird mit ¼ l kochendem Wasser übergossen und an einem warmen Ort zugedeckt 15 Minuten lang ausgezogen. Nach dem Mittag- und Abendessen jeweils 1 Tasse Tee trinken.

**Engelwurz als Hausmittel:** Die Anwendung in der Volksmedizin ist für die Engelwurz sehr umfassend. Sie schließt alle oben genannten Anwendungen ein, empfiehlt diese Heilpflanze jedoch zusätzlich bei Krämpfen kleiner Kinder, bei Alkohol- und Nikotinvergiftung sowie bei Rheuma und Gicht. Ein Wein aus Engelwurz wird ähnlich wie der Pepsinwein als Verdauungshilfe gebraucht.

So wird Engelwurz-Wein bereitet: Man übergießt 50 g feinzerschnittene Engelwurz mit 1 l Moselwein, läßt etwa 5 Tage stehen, seiht ab und bewahrt diesen Wein in kleinen, gut schließenden Flaschen auf, um bei Bedarf 1 Südweinglas voll davon zu trinken.

Vor der innerlichen Verwendung des ätherischen Öls aus der Engelwurz muß gewarnt werden. Einreibungen jedoch aus dem ätherischen Öl der Engelwurz bereitet, sind als Salben oder Linimente gebräuchlich, vor allem bei Rheuma und Gicht.

Ich bin allerdings der Meinung, daß es hier Besseres gibt, doch Angelika-Bäder bei Rheuma und anderen Stoffwechselstörungen möchte ich nicht ablehnen.

So wird das Engelwurz-Bad bereitet: Man nimmt 100 g Engelwurz, übergießt mit 1 l Wasser, erhitzt zum Sieden, kocht 15 Minuten lang weiter und gibt die abgeseihte Flüssigkeit einem Vollbad zu. 2 Bäder pro Woche.

Rheumatiker halten viel von Kräuterbädern und sind durchaus für Abwechslung. Im Wechsel mit einem Thymian- oder einem Schachtelhalm-Bad ist das Angelika-Bad zu empfehlen. Daß Kräuterbäder bei den verschiedensten Erkrankungen wirksam sein können, bedarf eigentlich keiner besonderen Erwähnung. Es ist wissenschaftlich erwiesen, daß pflanzliche Wirkstoffe beim Baden vom Körper resorbiert werden.

**Nebenwirkungen:** Eine Heilpflanze, die sehr viel ätherisches Öl enthält, ist nicht immer als ganz harmlos anzusehen. Man muß wissen, daß Überdosierungen Schaden verursachen können. Die mißbräuchliche Verwendung des Öls als Abortivum führt zweifellos weniger zum angestrebten Erfolg als vielmehr zu echten Vergiftungen, denn es wirkt lähmend auf das Zentralnervensystem.

# Enzian

geschützt

→ Farbfoto Seite 132

*Gentiana lutea L.* und andere Enzianarten, vornehmlich *Gentiana pannonica Scopoli* (Ostalpenenzian), *Gentiana punctata L.* (Tüpfelenzian), *Gentiana purpurea L.* (Purpurenzian) und *Gentiana asclepiadea L.* (Schwalbenwurzenzian) – *(Gentianaceae).*

Volksnamen (für Gentiana lutea): Bergfieberwurzel, Bitterwurzel, Gelber Enzian, Jänzene, Jäuse, Sauwurz, Zergang, Zinzalwurz.

**Arzneilich verwendete Pflanzenteile:** Die Wurzel.

**Drogenbezeichnung:** Enzianwurzel = *Radix Gentianae.*

**Botanik:** Pflanzenbeschreibung: Beschrieben ist hier der gelbe Enzian, weil es die Art ist, die von alters her als Heilpflanze im Vordergrund steht. Es ist noch gar nicht so lange her, da war der gelbe Enzian für den Bergbauern ein lästiges Unkraut, das ausgerottet werden mußte. Heute ist diese stattliche Pflanze, die etwa 1 m hoch wird, so stark dezimiert, daß sie streng unter Naturschutz steht. Der kahle aufrechte

Stengel ist hohl und trägt kreuzgegenständig große elliptische, bläulich-grüne, mit starken Bogennerven durchzogene Blätter, deren Stiele von unten nach oben immer kürzer werden. Die mit einer langen kräftigen Wurzel im Boden verankerte Pflanze ist ausdauernd. Sie

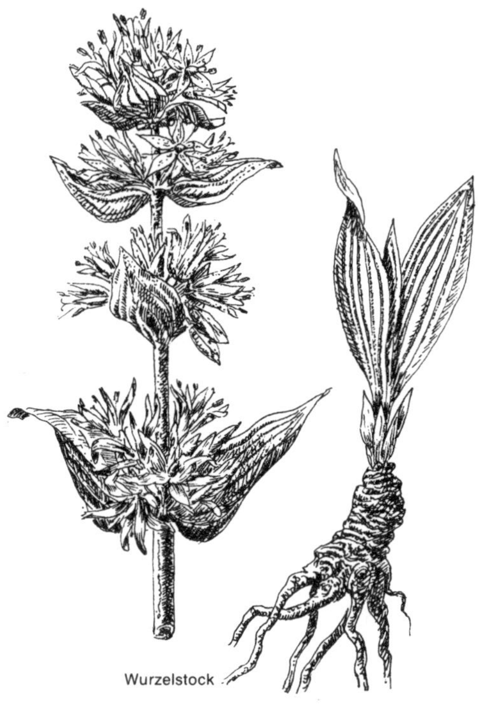


bildet erst nach mehreren Jahren ihre gelben Blüten aus, die in reichblütigen Scheinquirlen angeordnet sind. Zur Blütezeit ein herrlicher Anblick. Blütezeit: Juli und August (September). Vorkommen: Hauptsächlich auf Kalkböden der Alpen, allgemein in den Gebirgen des südlichen Mitteleuropas und Südeuropas.

**Inhaltsstoffe (Wirkstoffe):** Bitterstoffe, hauptsächlich Gentiopikrin und der jüngst entdeckte Bitterstoff Amarogentin, wenig Gerbstoffe.

**Heilwirkung und Anwendung:** Enzianwurzel ist eine reine Bitterstoffdroge. Die anderen Inhaltsstoffe sind von untergeordneter Bedeutung. Der Gehalt an Gerbstoffen ist nur gering, was für die Verwendung als Magentonikum sehr wichtig ist, denn unerwünschte Reizwirkungen entfallen deshalb. Appetitlosigkeit, Magenschwäche mit mangelnder Magensaftsekretion (Absonderung), Störungen der Magenentleerung, Blähungen, sowie Krampf- und Erschlaffungszustände des Magens und des Darms können mit einem Enzian-Tee (oder mit Enziantropfen, der Tinctura Gentianae aus der Apotheke) erfolgreich behandelt werden. Auch die Gallesekretion wird durch Enzian günstig beeinflußt. Die Bitterstoffe wirken zum einen durch die Berührung mit der Mundschleimhaut, indem sie heilende Reflexe auslösen, zum anderen nach Aufnahme in den Körper. Bei der Anwendung des Enzian sollte man gut auseinanderhalten, welche Form einer Magenfunktionsstörung vorliegt. Beim saftlosen, schlaffen Magen ist Enzian das Mittel der Wahl, beim reizempfindlichen, übersäuerten Magen ist Enzian nicht geeignet. Melisse, Kümmel, Kamille, Anis oder Fenchel sind in solchen Fällen geeigneter.

So wird Enzian-Tee bereitet: 1 Teelöffel zerschnittene Enzianwurzel wird mit 1/4 l Wasser übergossen und 5 Minuten gekocht. Der Tee muß vor den Hauptmahlzeiten mäßig warm getrunken werden. – Eine andere Zubereitungsart, bei der das Endprodukt nicht ganz so viele Bitterstoffe enthält und vor allen Dingen keine Gerbstoffe mehr (also milder ist in der Wirkung), ist ein Kaltansatz über 8 bis 10 Stunden (bei gleicher Ausgangsmenge).

Interessant ist die Feststellung von Professor Glatzl, daß Enzian kreislaufbelebend wirkt. Vielleicht ist deshalb der Enzianschnaps so beliebt.

**Anwendung in der Homöopathie:** Das Homöopathikum »Gentiana lutea«, aus der frischen Wurzel bereitet, wird in niederen Potenzen ($D_1$ bis $D_3$) bei Appetitlosigkeit, Völlegefühl im Magen und bei Verdauungsschwäche gebraucht. Bei Bedarf 10 Tropfen oder mehrmals täglich 3 bis 5 Tropfen.

**Enzian in der Volksmedizin:** Magen-, Darm-, Leber- und Gallebeschwerden sind die Hauptanwendungsgebiete für den Enzian auch in der Volksmedizin. Schon bei den Hippokratikern im 5. und 4. Jahrhundert v. Chr. bekannt, findet man diese Verwendungshinweise auch bei Dioskorides und Plinius. Galenos empfahl Enzian zusätzlich als Mittel bei Rheuma und Gicht. Das übernahmen die Ärzte des Mittelalters, und von dort wiederum haben volkstümliche Kräuterbücher ihr Wissen. Eine Kostprobe aus dem Kräuterbuch von Hieronymus Bock (1577) liest sich so: »Die aller gebreuchlichst wurtzel in Germania / ist Entian / ... So weiss der gemein man kein besseren Tiriak oder magenartznei / als eben den Entian. Dann was sie jnnerliche presten im leib und magen fülen / vertreiben sie mit Entian / Calmus / oder mit Ingwer ... « Und Sebastian Kneipp meint, daß derjenige, der Salbei, Wermut und Enzian zur Hand hat, gleich die ganze Apotheke greifbar habe. Die früher häufige Verwendung des Enzian als Wurmmittel ist heute nur noch selten.

**Nebenwirkungen:** Man braucht bei der angegebenen Dosierung keine Nebenwirkungen zu befürchten, sollte bei Menschen mit sehr hohem Blutdruck und schwangeren Frauen jedoch von der Verwendung absehen, weil sie Enzian nicht gut vertragen. Bei der Verwendung von Enziantropfen (Tinktur) sind 35 Tropfen die empfohlene Obergrenze.

# Erdbeere

→ Farbfoto Seite 132

*Fragaria vesca L. / Syn. Fragaria vulgaris Ehrh. (Rosaceae).*

Volksnamen: Besingkraut, Darmkraut, Erbel, Erbern, Flohbeere, Hafelsbeere, Rote Besinge, Walderdbeere.

**Arzneilich verwendete Pflanzenteile:** Am häufigsten verwendet man die Blätter und auch die frischen reifen Früchte, gelegentlich die Wurzeln.

**Drogenbezeichnung:** Erdbeerblätter = *Folia Fragariae*, frische Früchte = Erdbeeren = *Fructus Fragariae recentes,* Erdbeerwurzel = *Radix Fragariae.*

**Botanik und Sammeltips:** Pflanzenbeschreibung: Die Rosettenstaude wird 5 bis 20 cm hoch, bildet lange Ausläufer, die am Boden kriechen und sich an den Knoten bewurzeln. Die Blätter sind langgestielt, dreizählig, oberseits hellgrün, unterseits weißlich bis graugrün,

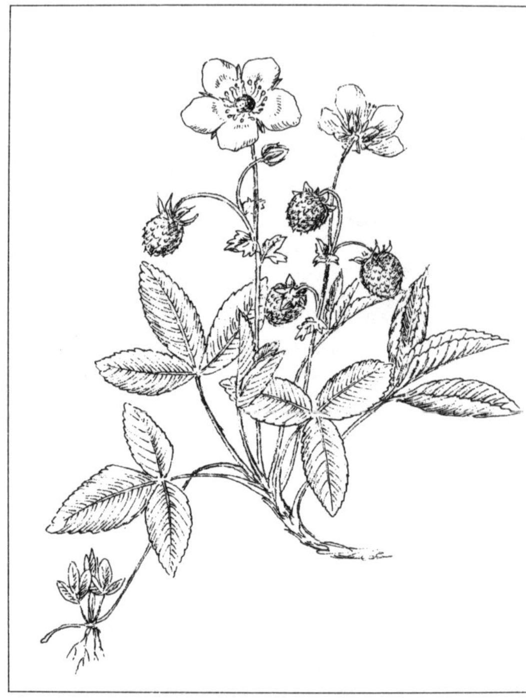

behaart. Die Blüten bestehen aus 5 weißen Kronblättern, 5 grünen Kelchblättern und 1 Außenkelch. Der Blütenboden wird nach dem Verblühen fleischig und entwickelt die Scheinfrucht, die jedermann als Erdbeere kennt. Die kleinen hartschaligen, glänzenden Nüßchen (Früchte) sind in die Scheinfrucht eingebettet. Blütezeit: Mai bis Juni. Vorkommen: Die Erdbeere, die köstlichste Beere unter den Waldfrüchten, wächst an Wegböschungen, auf oder am Rande von Waldwegen, auf Holzschlägen oder auf sonnigen Lichtungen in der Ebene bis hinauf an die Waldgrenze der Berge. Sie ist häufig, doch nur selten bildet sie flächige Bestände. Ernte und Aufbereitung: Wer die Blätter ernten will, muß das im Frühsommer tun, etwa zur Blütezeit. Wem es aber weniger auf die Heilwirkung der Blätter ankommt, sondern wer Erdbeerblätter als Haustee verwenden möchte, der sammelt sie in ganz jungem Zustand, wenn nur wenig Gerbstoffe vorhanden sind. Gemischt mit ¼ der Menge Waldmeisterkraut erhält man einen wohlschmeckenden Tee, den schon Kneipp empfohlen hat. Die Wurzeln werden im Frühjahr oder im Herbst gegraben. Das Trocknen erfolgt in beiden Fällen an der Luft. Die frischen Früchte sind am wirksamsten, wenn sie voll ausgereift sind.

**Inhaltsstoffe (Wirkstoffe):** Die Blätter enthalten Ellag-Gerbstoff, etwas ätherisches Öl und Flavone. Der Gerbstoffgehalt ist in jungem Zustand nur gering, später steigt er an. Der Hauptwirkstoff der Wurzel ist Gerbstoff, der in Mengen bis zu 10% darin enthalten ist. Bei den reifen Früchten muß vor allen Dingen das Vitamin C erwähnt werden. Reife Walderdbeeren gehören zu den Vitamin-C-reichsten Früchten; in 100 g eßbarem Anteil sind durchschnittlich 60 mg enthalten. Die erfrischenden Fruchtsäuren, wertvolle Mineralstoffe wie Kalium, Magnesium, Kalzium, Eisen, Zink, Mangan, Kupfer, Kobalt und Phosphor, außerdem noch andere Vitamine sind an der Wirkung mit beteiligt.

**Heilwirkung und Anwendung:** Die Wurzeln und die Blätter werden als Gerbstoffdrogen eingesetzt. Man gurgelt und spült bei entzündeten Schleimhäuten mit einer Abkochung (Tee) und behandelt auch Magen- und Darmstörungen, besonders Durchfälle, damit. Auch bei Gelbsucht sollen Erfolge erzielt worden sein. Sebastian Kneipp empfahl einen Tee aus Erdbeerblättern als gesundheitsfördernden Tee für schwächliche Kinder.

So wird Erdbeerblätter-Tee bereitet: 2 gehäufte Teelöffel Erdbeerblätter mit ¼ l kochendem Wasser übergießen, 15 Minuten lang ziehen lassen, abseihen und 3mal täglich 1 Tasse Tee trinken oder bei Bedarf lauwarm damit gurgeln oder spülen. – Der Tee aus den Wurzeln wird nur halb so stark aufgebrüht (1 Teelöffel auf ¼ l Wasser).

Die Anwendung der frischen Früchte zur Verbesserung der Leber- und Gallefunktion kannte man schon im Altertum. Die moderne Wissenschaft bestätigt die Wirkung. Walderdbeertage sind Heiltage für die überbeanspruchte Leber: 3mal täglich 125 g Erdbeeren essen – das ist ein Kurtag, den man zur Walderdbeerzeit jede Woche einlegen sollte.

**Anwendung in der Homöopathie:** Die frischen Früchte sind das Ausgangsmaterial für das Homöopathikum »Fragaria«, das – zwar selten nur – zur Behandlung von Nesselausschlägen, Verdauungsschwäche und Durchblutungsstörungen gebraucht wird. $D_2$ und $D_3$ sind die wirksamsten Potenzen (2mal täglich 5 bis 8 Tropfen).

**Die Erdbeere als Hausmittel:** In sehr hohem Ansehen stehen die frischen Walderdbeeren. Hier muß betont werden, daß die Volksmedizin den zahlreichen Gartenformen keine Bedeutung als Heilmittel zugesteht. Selbstverständlich sind Walderdbeeren aromatischer, reicher an Duftstoffen, Vitaminen und Mineralstoffen, doch wertlos sind die Gartenerdbeeren – besonders die sogenannten Monatserdbeeren – sicher nicht. Dennoch, die Volksmedizin lehnt sie ab – sie empfiehlt frische Walderdbeeren bei Herzbeschwerden, Leber- und Galleleiden, Nervenschwäche, Blutarmut und Energiemangel, Gicht, Rheuma und chronischer Verstopfung. Auch Würmer sollen sich damit vertreiben lassen. Erdbeerblätter-Tee gilt als blutreinigend, blutvermehrend und nervenberuhigend. Darüber hinaus rühmt man ihn – wohl in Anlehnung an Berichte aus alten Kräuterbüchern – als Heilmittel bei Hämorrhoiden, Milz- und Leberbeschwerden, bei Frauenschmerzen und Wassersucht. Selbst bei Asthma und chronischer Bronchitis will man Erfolge erzielt haben. Den Tee aus der Wurzel empfiehlt man bei Durchfall und Gelbsucht.

**Nebenwirkungen:** Es gibt Menschen, die auf frische Erdbeeren allergisch reagieren und nach dem Genuß der Früchte einen stark juckenden Ausschlag bekommen; sie müssen auch die Walderdbeeren meiden. Der Erdbeerblätter-Tee ist ihnen jedoch erlaubt.

# Erdrauch

→ Farbfoto Seite 132
*Fumaria officinalis L. / Syn. Fumaria vulgaris. Bub. (Papaveraceae).*
Volksnamen: Ackerrautenkraut, Blausporn, Grindkraut, Rauchkraut.

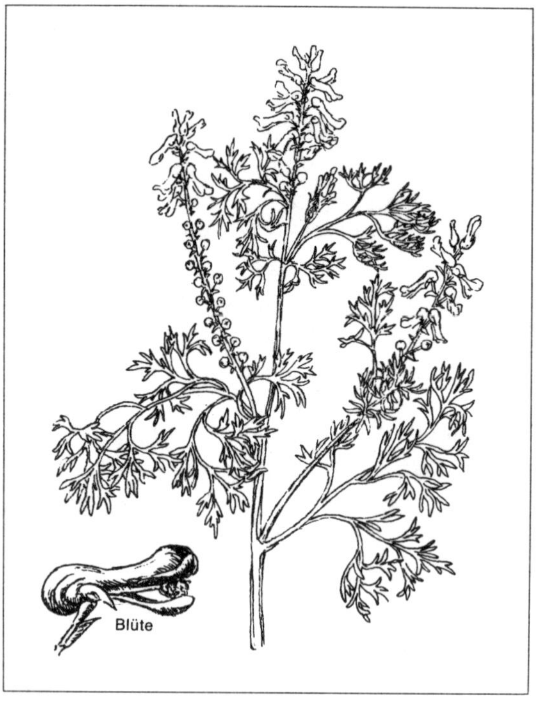


**Arzneilich verwendete Pflanzenteile:** Das Kraut (ohne die Wurzeln).
**Drogenbezeichnung:** Erdrauchkraut = *Herba Fumariae.*

**Botanik und Sammeltips:** Pflanzenbeschreibung: Daß der Erdrauch ein Mohngewächs ist, sieht man ihm nicht sofort an. Er ist einjährig und sehr zierlich im Hinblick auf Blüte und Blatt. Im allgemeinen wächst er aufrecht, erreicht eine Höhe von 20 bis 40 cm, doch an manchen Fundstellen liegt er nieder. Die hohlen Stengel sind dünn, glatt, zart, saftig-krautig, bläulich bereift und stark verästelt. Die wechselständig angeordneten Blätter sehen graugrün aus, sind im oberen Teil der Pflanze sitzend angeordnet, unten gestielt, doppelt bis dreifach gefiedert mit kleinen schmalen Fiederabschnitten. Die gespornten zierlichen, in lockeren Trauben angeordneten Blüten sind rosa bis dunkelrot gefärbt, sie besitzen an der Spitze einen schwarz-roten Fleck. Blütezeit: Juni bis Juli. Vorkommen: Wer den Erdrauch sammeln möchte, muß Schuttstellen, Brachland, Gärten und Äcker aufsuchen, wo die Pflanze gesellig und nicht selten ist. Ernte und Aufbereitung: Erdrauch wird zur Blütezeit gesammelt. Man nimmt die oberirdischen Teile und bevorzugt aufrechte Sprosse, um anhaftendes Erdreich nicht erst abwaschen zu müssen. Zweckmäßigerweise trocknet man gebündelt an schattigem Ort.

**Inhaltsstoffe (Wirkstoffe):** Mehrere Alkaloide (zum Beispiel Fumarin, Cryptocavin, Corydalin, Sinactin), Bitterstoffe, Harze, Cholin und Flavonoide.

**Heilwirkung und Anwendung:** Lange Zeit war Erdrauch nur der Verwendung durch die Volksmedizin überlassen, doch in neuerer Zeit haben Forschungsergebnisse diese Heilpflanze auch für die Schulmedizin interessant gemacht. Man hat festgestellt, daß der Erdrauch (übrigens auch das Schöllkraut, ebenfalls ein Mohngewächs) Wirkstoffe enthält, die Gallenwegserkrankungen günstig beeinflussen, weil sie krampflösend wirken und den Galleabfluß regulieren. Bei akuten ebenso wie bei chronischen Gallebeschwerden ist Erdrauch zu empfehlen. Die Schmerzen im rechten Oberbauch lassen nach, die Bekömmlichkeit der Speisen wird besser und Übelkeit, Brechreiz und Kopfschmerzen verschwinden. Es gibt schon zahlreiche galenische Präparate, die Erdrauch-Auszüge enthalten, und die Zahl der Teemischungen mit Erdrauch, neben Schöllkraut, Pfefferminze, Kamille, Tausendgüldenkraut, Beifuß und anderen, nimmt zu. Aber auch alleine ist Erdrauch-Tee von Nutzen.
So wird Erdrauch-Tee bereitet: 1 Teelöffel Erdrauch mit ¼ l Wasser übergießen, zum Sieden erhitzen, 10 Minuten ziehen lassen, abseihen. Bei Bedarf bis zu 3 Tassen pro Tag trinken.

**Mein besonderer Rat:** Neben der Gallewirksamkeit und der krampflösenden Wirkung bescheinigt man dem Erdrauch seit langer Zeit auch eine leichte harntreibende Wirkung sowie eine Wirkung bei Stuhlverstopfung. Der Wirkungsmechanismus ist noch nicht völlig klar. Da Harnverhaltung und Stuhlverstopfung oftmals ihre Ursache in Verkrampfungen haben, könnte die krampflösende Wirkung des Erdrauch dafür verantwortlich sein. Es lohnt sich, nimmt man die eben erwähnten Wirkungen zusammen, diese Heilpflanze in die sogenannten Blutreinigungskuren (Frühjahrskuren) mit einzubeziehen, einmal durch Beigabe von Erdrauch zu Blutreinigungstees, zum anderen auch als Beigabe frischer Erdrauchblätter zu Frühlings-Salaten. Selbstverständlich nur in geringer Menge.

Ein Frühlings-Salat mit Erdrauch:

| | |
|---|---|
| Feldsalat (als Grundlage) | 65% |
| Schnittlauch, junge Schafgarbenblätter, Löwenzahnblätter jeweils 10% | 30% |
| Johanniskrautblätter, Erdrauch zu gleichen Teilen | insgesamt 5% |

So wird eine Teemischung zur Frühjahrs- und Herbstkur mit Erdrauch bereitet:
Erdrauch (Herba Fumariae) – Birkenblätter (Folia Betulae) – Brennesselblätter (Folia Urticae) – Schachtelhalm (Herba Equiseti) – Stiefmütterchen (Herba Violae tricoloris) – Löwenzahnwurzel mit Kraut (Radix Taraxaci cum Herba) – Faulbaumrinde (Cortex Frangulae) – Melissenblätter (Folia Melissae) zu gleichen Teilen. – 2 Teelöffel dieser Mischung mit 1/4 l kochendem Wasser übergießen, 10 Minuten ziehen lassen, abseihen. 2mal täglich 1 Tasse Tee ist hier die richtige Dosierung. Dieser Tee entwässert, entschlackt, regt den Stoffwechsel an, führt leicht ab und sorgt für reine Haut.

**Erdrauch als Hausmittel:** Dioskorides und Plinius sind die Gewährsmänner für die Kräuterbuch-Autoren des Mittelalters. Schon im ersten, in deutscher Sprache gedruckten Kräuterbuch »Hortus Sanitatus / gart der gesuntheit« (Mainz 1485), später bei Leonhart Fuchs (1543), wird über Erdrauch berichtet – was in späteren Kräuterbüchern steht, deckt sich im wesentlichen damit. Man kann es so zusammenfassen: Die Volksmedizin gebraucht Erdrauch bei chronischer Verstopfung, Wassersucht, Leber- und Galleerkrankungen, Gicht, Hauterkrankung und als sogenanntes Blutreinigungsmittel, weiterhin zur Anregung des Appetits und zur Stärkung besonders bleichsüchtiger Mädchen. Bei H. Marzell, der sich viel mit Brauchtum und Aberglauben der Pflanzen beschäftigt hat, steht zu lesen, daß junge Mädchen, die Erdrauch an ihrem Busen tragen, den Mann heiraten, der ihnen dann als erster begegnet.

**Nebenwirkungen:** Überdosierungen sind zu vermeiden, weil es möglicherweise zu Bauchschmerzen kommt. Bedenkliche Nebenwirkungen kennt man jedoch nicht.

# Esche

→ Farbfoto Seite 132
*Fraxinus excelsior L. (Oleaceae).*
Volksnamen: Asche, Geisbaum, Oesch, Wundbaum.

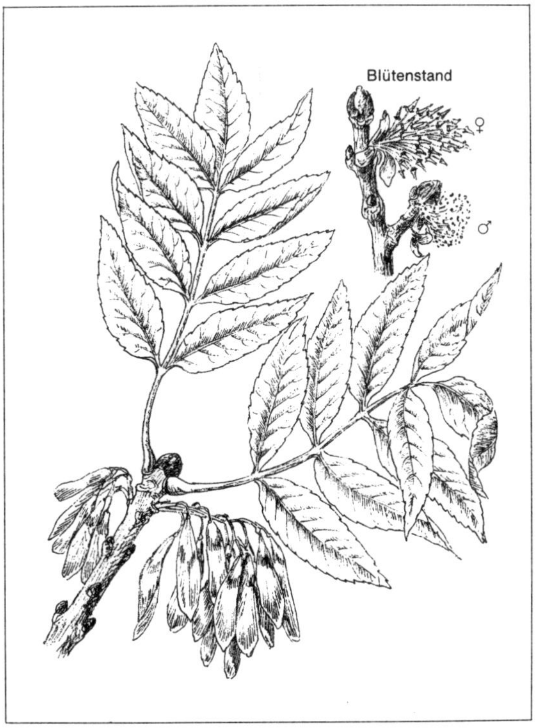


**Arzneilich verwendete Pflanzenteile:** Die Fiederblättchen, die sorgfältig von der wertlosen Mittelrippe entfernt worden sind.

**Drogenbezeichnung:** Eschenblätter = *Folia Fraxini.*

**Botanik und Sammeltips:** Pflanzenbeschreibung: Die Esche wächst als Baum, der bis zu 30 m hoch wird, oder strauchig. An den schwarzen Knospen und den Fiederblättern ist sie leicht zu erkennen. Die Blätter stehen kreuzgegenständig an den Zweigen und besitzen 7 bis 13 Fiederblättchen (die Droge). Die Blätter entwickeln sich erst nach der Blüte. Die Blüten, in Rispen angeordnet, haben meist weder Kelch- noch Kronblatt. Sie fallen durch die roten Staubblätter auf. Die Früchte, die sich aus den Blüten entwickeln, hängen in Büscheln am Baum und sind geflügelt. Blütezeit: April. Vorkommen: In ganz Europa, in Deutschland häufig, vor allem an feuchten Standorten, an Fluß- und Bachufern, in feuchten Wäldern von der Ebene bis in die Mittelgebirge. Ernte und Aufbereitung: Man sammelt die Blätter in jungem Zustand, doch sollen sie voll entwickelt sein. Die Fiederblättchen werden noch vor dem Trocknen von der Mittelrippe getrennt. Das Trocknen soll im Schatten erfolgen. Bei künstlicher Wärme dürfen die Temperaturen 40°C nicht übersteigen.

**Inhaltsstoffe (Wirkstoffe):** Rutin, Quercitrin und andere Flavonoide, Cumarine, Bitterstoffe, Harz, Gummi, Gerbstoffe und ätherisches Öl.

**Heilwirkung und Anwendung:** Der Tee aus Eschenblättern ist leicht wassertreibend und wird gegen Wasserstauungen im Körper eingesetzt. Die kranke Niere, die oft Ursache solcher Wasserstauungen ist, wird milde aktiviert, ohne gereizt zu werden. Besonders in der Volksmedizin gebraucht man Eschenblätter-Tee bei Rheuma und Gicht. Auch setzt man die Blätter den verschiedensten Tees zur Blutreinigung zu, weil ihnen eine leichte Abführwirkung nachgesagt wird.

So wird Eschenblätter-Tee bereitet: 1 gehäufter Eßlöffel wird mit 1/4 l kaltem Wasser angesetzt, zum Sieden erhitzt und dann noch etwa 3 Minuten ausgezogen. Nach dem Abseihen und Abkühlen auf Trinktemperatur ist er gebrauchsfertig. 3 Tassen Tee täglich sind die richtige Dosierung. Bei Rheuma und Gicht soll man den Tee kurmäßig verwenden. Dann allerdings nur 2 Tassen pro Tag, jedoch über mindestens 14 Tage.

**Nebenwirkungen:** Nebenwirkungen sind nicht bekannt.

# Färberginster

→ Farbfoto Seite 132

*Genista tinctoria L. / Syn. Spartium tinctorium Roth., Cytisus tinctorius Vis. (Leguminosae).*
Volksnamen: Gelbe Färbeblume, Gilbblümli, Heideschmuck, Schöngilb.

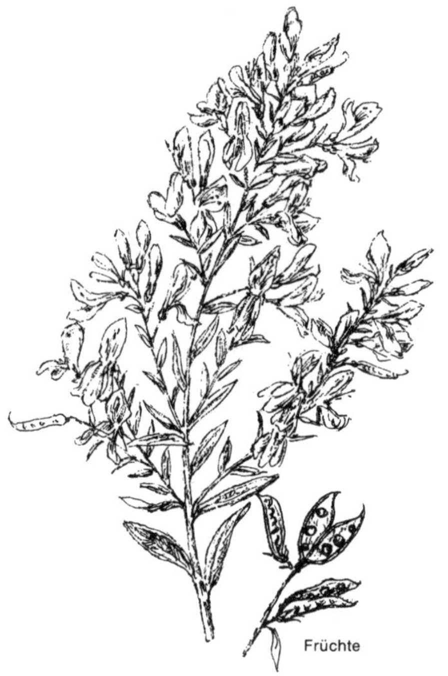


**Arzneilich verwendete Pflanzenteile:** Das blühende Kraut. Bevorzugt werden die oberen Triebe.

**Drogenbezeichnung:** Färberginster(kraut) = *Herba Genistae tinctoriae.*

**Botanik und Sammeltips:** Pflanzenbeschreibung: Der Färberginster ist ein 30 bis 60 cm hoher Halbstrauch, der sehr zur Ausbildung von Varietäten neigt. Der aufrechte Stengel,

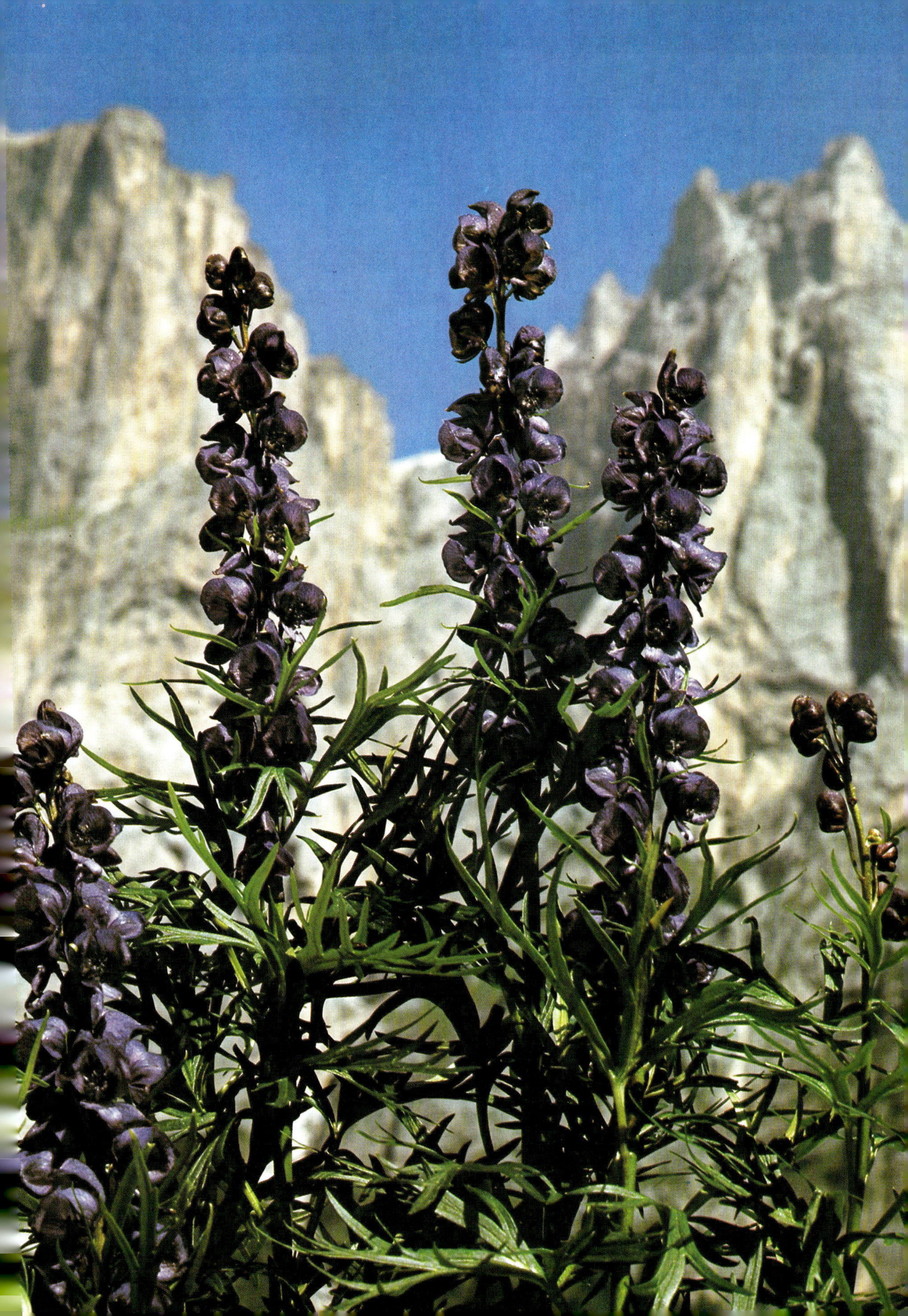

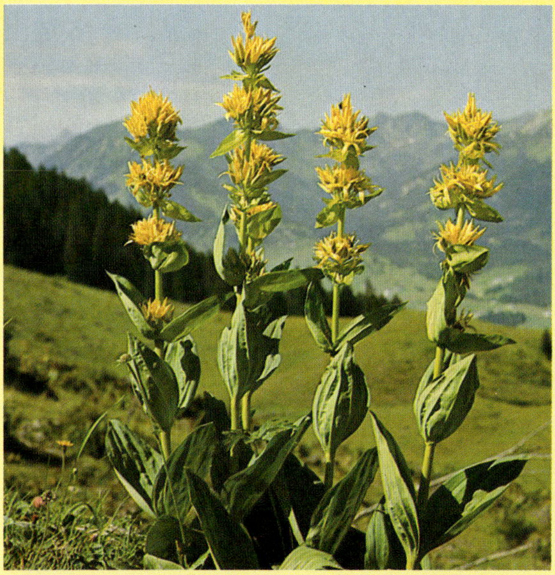
1

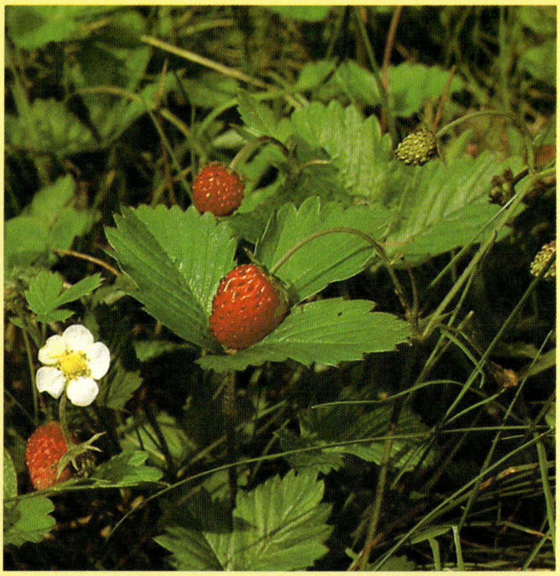
2

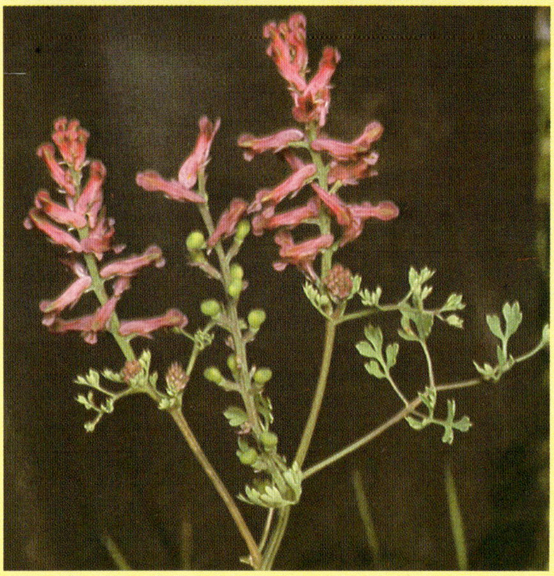
3

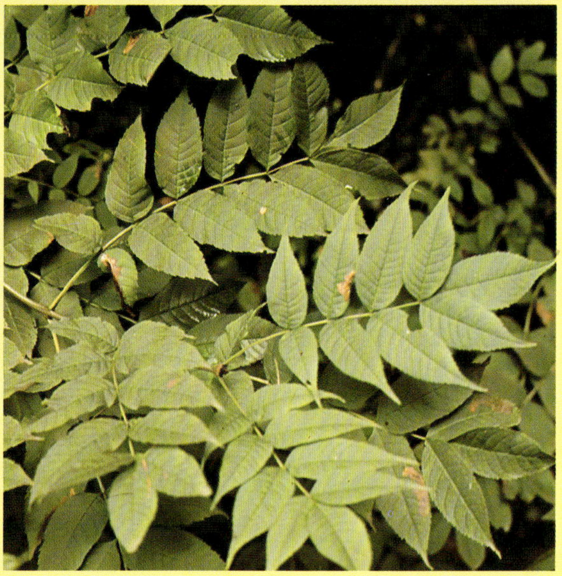
4

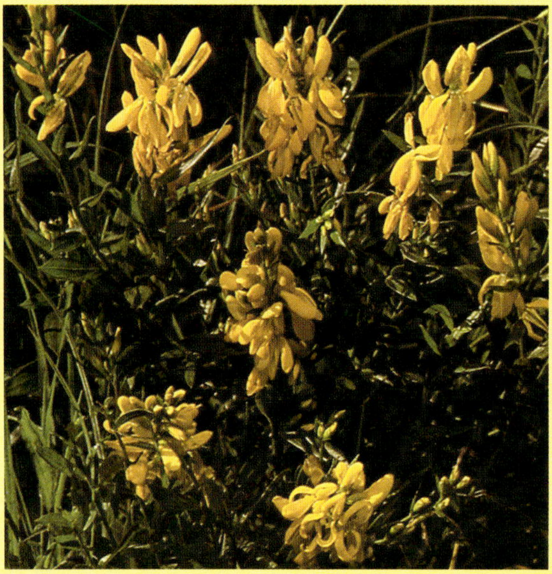
5

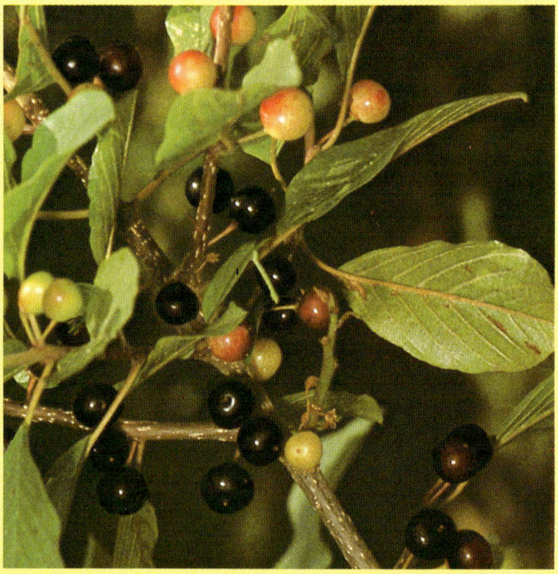
6

der später verholzt, trägt lange rutenförmige Äste, die oftmals besenartig verzweigt sind. Daran sitzen kahle lanzettliche, oberseits dunkelgrüne Blättchen. Die gelben Schmetterlingsblüten, die in endständigen, langen und reichblütigen Rispen stehen, machen diese Heilpflanze zu einer Augenweide. Blütezeit: Mai bis Juli. (Stark standortabhängig.) Vorkommen: Der Färberginster kommt in Deutschland – außer in den Alpen –, Europa und in Asien recht häufig vor. Er wächst meist an Waldrändern, auf trockenen Waldwiesen, in Eichen- und Föhrenwäldern und auch an Böschungen. Ernte und Aufbereitung: Zur Blütezeit werden die jungen Triebe mit den Blüten gesammelt und im Schatten getrocknet. Man sollte darauf achten, keine verholzten Teile mit einzubringen, denn die sind weniger wertvoll.

**Inhaltsstoffe (Wirkstoffe):** Gerbstoffe, wenig ätherisches Öl, Alkaloide und in den Blüten Flavonoide.

**Heilwirkung und Anwendung:** Die Schulmedizin ist mit den wenigen exakten Angaben über die Wirkung dieser Heilpflanze nicht zufrieden und verwendet sie nicht. Dennoch ist sie in manchen Blutreinigungstees als wassertreibender Bestandteil und auch als abführende Komponente enthalten.

**Färberginster als Hausmittel:** Was Sebastian Kneipp empfohlen hat, das läßt die Volksmedizin nicht fallen, und so gilt diese Heilpflanze immer noch viel als Kräftigungsmittel nach schwerer Krankheit, als Blutreinigungsmittel und zur Beseitigung von Harnsteinen und Harngrieß. Gegen Verstopfung, rheumatische und gichtische Schmerzen, gegen Menstruationsstockungen und bei leichten Herzbeschwerden wird Färberginster empfohlen.

So wird Färberginster-Tee bereitet: 1 gehäufter Teelöffel Färberginsterkraut wird mit 1/4 l kaltem Wasser übergossen, zum Sieden erhitzt, abgeseiht und langsam schluckweise (etwa 1/4 l über den Tag verteilt) getrunken.

**Nebenwirkungen:** Diese Heilpflanze ist zu wenig untersucht, als daß man Nebenwirkungen ausschließen könnte. Überdosierungen sind in jedem Fall zu vermeiden, zumal Alkaloide (Spartein und andere) zu den Inhaltsstoffen zählen. Mein Rat: Es gibt gegen die Beschwerden, gegen die die Volksmedizin den Färberginster gebraucht, bessere Heilpflanzen (Löwenzahn zum Beispiel), so daß auf die Anwendung verzichtet werden kann.

# Faulbaum

→ Farbfoto Seite 132

*Frangula alnus Miller / Syn. Rhamnus frangula L. (Rhamnaceae).*

Volksnamen: Chrottebeeri, Gichtholz, Grindholz, Hundsbeere, Pulverholz, Schusterholz, Schwarzerle, Sprickel.

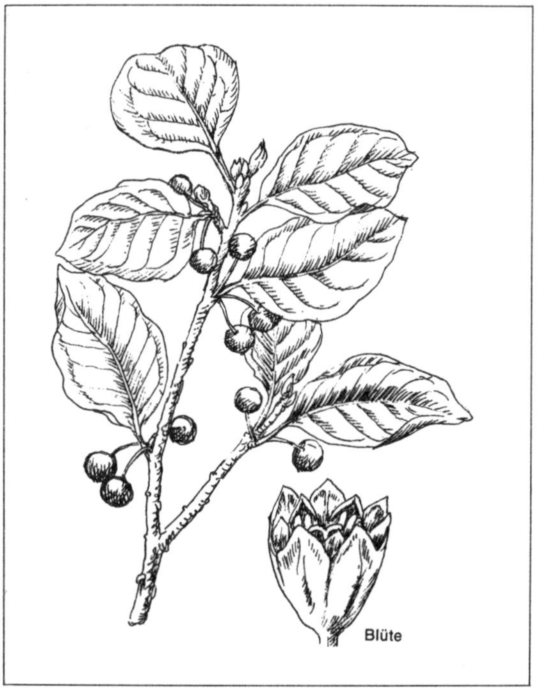


**Arzneilich verwendete Pflanzenteile:** Die Rinde, die nach einjähriger Lagerung zur Verwendung gelangt.

**Drogenbezeichnung:** Faulbaumrinde = *Cortex Frangulae.*

**Botanik und Sammeltips:** Pflanzenbeschreibung: Der baumartige Strauch wird bis zu 6 m hoch und fällt auf durch die zahlreichen grauweißen Lentizellen der Rinde (Entlüftungsgewebe), die sonst glatt, graubraun und glänzend ist. Aus unscheinbaren zwittrigen Blüten, die in den Blattachseln zu 2 bis 6 angeordnet sind, entwickeln sich nach der Befruchtung anfangs grüne, später rote und in reifem Zustand blauschwarze bis blauviolette Steinfrüchte. Die Laubblätter sind elliptisch, ganzrandig, besitzen eine glänzende Oberfläche und sind wechselseitig angeordnet. Die Zweige sind dornenlos – im Gegensatz zum Kreuzdorn, dessen Rinde und Beeren ebenfalls abführend wirken. Blütezeit: Mai bis Juli. Vorkommen: Bei uns in Europa häufig in Auwäldern, Erlenbrüchen, an Wegrändern und in Hecken. Ernte und Aufbereitung: Man gewinnt die Faulbaumrinde durch Abschälen oberirdischer Achsen (Äste und Zweige). Das sollte im zeitigen Frühjahr geschehen, wenn die »Säfte steigen«, weil das Abschälen zu dieser Zeit besonders einfach ist. Man trocknet die Rinde an der Sonne oder im Schatten, darf sie jedoch für arzneiliche Zwecke erst nach einem Jahr der Lagerung verwenden, weil frische Droge brechreizerregend wirkt. Nach einem Jahr etwa sind durch Fermente die störenden Frangularoside abgebaut und dadurch die unliebsamen Begleiterscheinungen ausgeschaltet.

**Inhaltsstoffe (Wirkstoffe):** Die Hauptwirkstoffe der abgelagerten Rinde sind Glukofrangulin und Frangulin (Anthrachinonderivate).

**Heilwirkung und Anwendung:** Faulbaumrinde ist ein mildes, aber doch durchgreifend wirksames Abführmittel, das seine Wirkung im Dickdarm entfaltet. Aufgrund ihrer Inhaltsstoffe, also hinsichtlich ihrer Wirkung, ist die Faulbaumrinde mit Sennesblättern, Aloe und dem medizinischen Rhabarber verwandt. Sie wirkt milder als Aloe und Senna, doch stärker als der medizinische (pontische) Rhabarber. Man verwendet den Tee alleine, aber auch in Mischungen mit anderen Drogen, besonders den sogenannten Karminativa (Mittel gegen Blähungen). Darüber hinaus ist Faulbaumrinde ein beliebter Bestandteil vieler Tees zur Frühjahrs- und Herbstkur, bei denen eine schonende Abführwirkung erwünscht ist. Zahlreiche galenische Zubereitungen, besonders in Drageeform, enthalten Wirkstoffe der Faulbaumrinde.

So wird Faulbaum-Tee bereitet: 1 Teelöffel geschnittene Rinde mit 1/4 l kaltem Wasser übergießen, 12 Stunden unter wiederholtem Umrühren ausziehen, abseihen und vor dem Schlafengehen lauwarm trinken. Wer es eilig hat, der kann auch die Rinde kalt übergießen, kurz aufkochen und abseihen.

Bei einem auf diese Weise zubereiteten Tee sind wäßrige Stühle, Reizung der Darmschleimhaut und Blutüberfüllung der Beckenorgane nicht zu befürchten. Man kann ihn – unter ärztlicher Aufsicht – sogar Schwangeren empfehlen.

**Mein besonderer Rat:** Harter Stuhl, verbunden mit Blähungen und Völlegefühl kann so viele Ursachen haben, daß man oft vergeblich nach ihnen sucht. Da aber Hilfe nötig ist, kann ich eine erprobte Teemischung empfehlen.

So wird die Teemischung bereitet:

| | |
|---|---|
| Faulbaumrinde (Cortex Frangulae) | 20,0 |
| Kümmelfrüchte (Fructus Carvi) | 10,0 |
| Kalmus (Rhizoma Calami) | 5,0 |
| Tausendgüldenkraut (Herba Centaurii) | 5,0 |

1 bis 2 Teelöffel dieser Mischung werden mit 1/4 l kaltem Wasser übergossen, 12 Stunden ausgezogen und abgeseiht. Zweckmäßigerweise abends 1 Tasse Tee lauwarm trinken. Wer besonders unter Blähungen leidet, der sollte den Kümmel zerstoßen oder zerquetscht in die Teemischung geben.

**Faulbaum als Hausmittel:** Auch in der Volksmedizin gilt die Faulbaumrinde als probates Abführmittel, doch darüber hinaus – wie schon von P. A. Matthiolus empfohlen – als Mittel bei Galle- und Leberleiden, bei Bleichsucht, Grind, Fieber und vor allen Dingen bei Hämorrhoiden. Man gebraucht den Tee (Zubereitung siehe oben).

**Nebenwirkungen:** Bei richtiger Dosierung und der Verwendung mindestens ein Jahr lang gelagerter Droge sind Nebenwirkungen nicht zu befürchten. Wie alle drastischen Abführmittel soll man auch die Faulbaumrinde nicht andauernd verwenden. Man muß versuchen, die Stuhlbeschwerden anders zu behandeln (zum Beispiel mit Leinsamen).

# Fenchel

→ Farbfoto Seite 142
*Foeniculum vulgare Miller (Umbelliferae).*
Volksnamen: Brotanis, Brotsamen, Femis, Fenikel, Fennisamen, Finchel, Frauenfenchel, Kammfenchel, Kinderfenchel, Langer Anis.

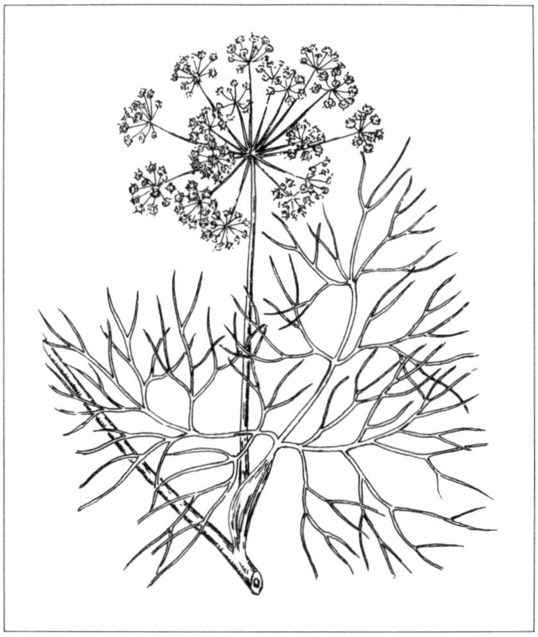

**Arzneilich verwendete Pflanzenteile:** Die reife Frucht, sehr selten die Wurzel.
**Drogenbezeichnung:** Fenchel (Fenchelfrüchte) = *Fructus Foeniculi,* Fenchelwurzel = *Radix Foeniculi,* Fenchelöl = *Oleum Foeniculi* (das ätherische Öl aus den Früchten).

**Botanik und Sammeltips:** Pflanzenbeschreibung: Fenchel ist eine ein- bis mehrjährige Pflanze, die mit einer fleischigen Wurzel in der Erde verankert ist und etwa 1 bis 2 m hoch wird. Der stielrunde Stengel ist fein gerillt, blau bereift, im oberen Teil reich verästelt und mit mehrfach fiederschnittigen Blättern ausgestattet. Die Blattzipfel sind schmal. Die mittleren und oberen Blätter besitzen eine große Blattscheide. Die Blüten, in Dolden angeordnet, sind gelb, Dolden und Döldchen ohne Hüllblätter. Blütezeit: Juli bis September. Vorkommen: Im Mittelmeerraum beheimatet, wird der Fenchel heute fast in allen südeuropäischen Ländern zur Drogengewinnung angebaut. Auch in Amerika gibt es Kulturen. Bei uns findet man ihn außerdem in Gärten und daraus gelegentlich verwildert. Arzneilich verwendeter Fenchel jedoch stammt ausschließlich aus Kulturen. Ernte und Aufbereitung: Weil die Früchte weder auf einem Feld noch an einer Pflanze gleichzeitig reifen, kann man die Ernte nicht auf einmal erledigen. Man schickt daher Arbeiter durch die Kulturen, die nur die reifen Dolden herausschneiden. Das nennt man traumeln oder kämmen. Da hierbei große Sorgfalt aufgewendet wird, ist der Traumel- oder Kammfenchel von besserer Qualität als die restliche Droge, die dann durch Ausreißen oder Abmähen der Fenchelpflanzen geerntet wird. Die Früchte gewinnt man durch Dreschen. Nach dem Trocknen zerfallen Fenchelfrüchte häufig in ihre beiden Teilfrüchte.
**Inhaltsstoffe (Wirkstoffe):** Der Wirkstoff beim Fenchel ist das ätherische Öl, das in guter Ware bis zu 6% enthalten ist. Es besteht zu etwa 50 bis 60% aus Anethol und ist daher dem Anisöl sehr ähnlich. Die anderen Inhaltsstoffe, fettes Öl, Eiweiß und Zucker, sind höchstens Begleitstoffe im Hinblick auf die Wirkung.
**Heilwirkung und Anwendung:** Fenchel wird in der Medizin sehr viel gebraucht als auswurfförderndes Hustenmittel, als Beruhigungsmittel, besonders bei Kindern, und auch als Karminativum (Mittel gegen Blähungen). Sehr oft wählt man eine Mischung mit Anis und Kümmel (Rezept Seite 56).
So wird Fenchel-Tee bereitet: 1 gehäufter Teelöffel zerdrückter Fenchelfrüchte wird mit 1/4 l kochendem Wasser übergossen und nach 10 Minuten abgeseiht. Gegen Husten trinkt man davon 2- bis 5mal täglich 1 Tasse Tee, mit Honig gesüßt. Als Magentee und gegen Blähungen ist Fenchel-Tee ungesüßt besser. Diesen Tee kann man auch zu Augenwaschungen verwenden, wenn man ihn mit der gleichen Menge abgekochten Wassers mischt.
Fenchelfrüchte sind Bestandteil zahlreicher Teemischungen gegen Husten, Magen- und Darmbeschwerden, Galle- und Leberleiden und zur Frühjahrs- und Herbstkur. Wirkstoffe des Fenchel (das ätherische Öl) werden zu Hu-

stensäften, den sogenannten »Windsäften«, und Fenchelhonig verarbeitet.

**Verwendung als Gewürz:** Hier gilt all das, was bereits bei Anis ausführlich beschrieben wurde. Man würzt Brot und andere Backwaren, eingemachte Früchte und Krautgerichte mit Fenchel. Es sei noch erwähnt, daß es eine Fenchel-Varietät gibt, die als Gemüse sehr beliebt ist.

**Anwendung in der Homöopathie:** Das Homöopathikum »Foeniculum« gilt als ein gutes Mittel bei Appetitlosigkeit, Blähungen, Husten und Asthma. Darüber hinaus nimmt man Foeniculum zur Anregung der Milchsekretion und als augenstärkendes Mittel ein. $D_1$ bis $D_3$ sind die gebräuchlichsten Dosierungen. Mehrmals täglich 5 bis 10 Tropfen.

**Fenchel als Hausmittel:** Der Leibarzt Kaiser Ferdinands I., P. A. Matthiolus, veröffentlichte 1563 in Prag eine Abhandlung über »Natur/Krafft/vnd Würckung des Fenchels«, worin er alle Heilanzeigen bringt, die auch heute noch in der Volksmedizin – und teilweise auch in der Homöopathie und der Schulmedizin – Beachtung finden. Zusammenfassend und in unser Deutsch übertragen sieht das dann so aus: Fenchel hilft bei Magenverstimmung, Blähungen, Appetitlosigkeit, Verschleimung, Menstruationsbeschwerden, Augenentzündung, Gallen- und Leberleiden, mangelhafter Milchsekretion, nervöser Unruhe, Geschwüren und entzündeten Brüsten. Sebastian Kneipp lobte die Wirkung des Fenchel-Tees besonders bei Husten, Lungenleiden und als krampflösendes Mittel bei Keuchhusten und Asthma. Und als Besonderheit gilt Fenchel-Tee als Mittel gegen Kopfschmerzen, die durch schlechte Verdauung ausgelöst werden.

**Nebenwirkungen:** Nebenwirkungen sind nicht bekannt.

# Fettkraut

geschützt

→ Farbfoto Seite 142

*Pinguicula vulgaris L. (Lentibulariaceae).*
Volksnamen: Blaues Fettkraut, Butterkraut.

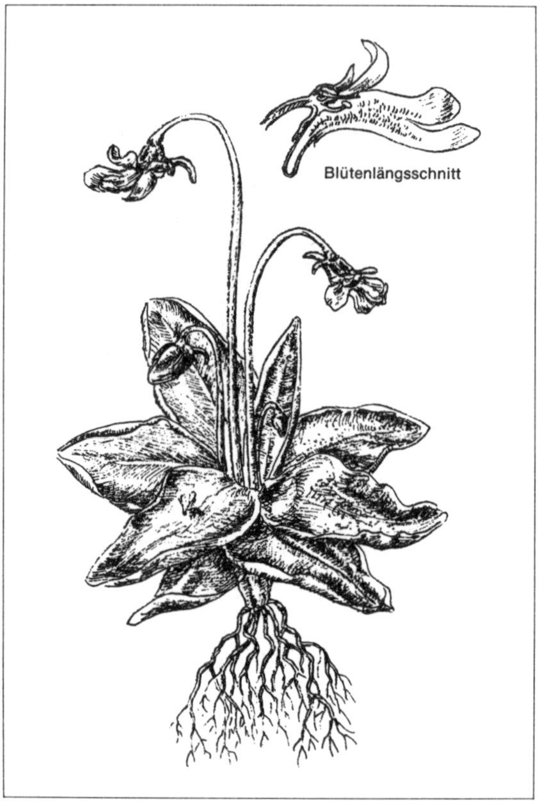


**Arzneilich verwendete Pflanzenteile:** Das ganze Kraut.

**Drogenbezeichnung:** Fettkraut = *Herba Pinguiculae.*

**Botanik:** Allgemein: Wer sich mit dem Fettkraut beschäftigt, der sollte auch gleich den Sonnentau mit einbeziehen. Wenn auch beide Pflanzen nicht nur verschieden aussehen, sondern auch zwei verschiedenen botanischen Familien angehören, so besitzen sie doch beide zwei besondere Eigenschaften: Sie gehören zu den »fleischfressenden Pflanzen« und beeinflussen arzneilich den Reiz- und Keuchhusten günstig. Weil beide Pflanzen relativ selten sind und ihre Aufbereitung schwierig, kommt Sammeln nicht in Frage. Vorkommen: Man findet das Fettkraut vornehmlich in Hochmooren, wo auch der Sonnentau wächst. Das Fettkraut allerdings ist nicht so wählerisch hinsichtlich des Standorts. Es muß nur genügend feucht sein. Selbst an nassen Felsen bis in etwa 2000 m Höhe kommt es vor. Pflanzenbeschreibung: Aus der an den Boden gepreßten Blattrosette entspringen blattlose Blütenstiele, die endständig eine gespornte, blauviolette Blüte tragen. Ausgewachsene Blätter besitzen einen eingerollten Rand, an dem in großer Zahl klebrige Drüsen zu finden sind, die kleine Insekten festhalten, andere, die einen Verdauungssaft absondern, mit dessen Hilfe Insekten verdaut werden. Auf diese Weise beschafft sich die Pflanze den Stickstoff, der im Boden nicht vorhanden ist, den sie aber dringend benötigt. Blütezeit: Sehr unterschiedlich, von Juni bis September. Der Standort spielt dabei eine große Rolle.

**Inhaltsstoffe (Wirkstoffe):** Spuren von ätherischem Öl, Mineralstoffe, organische Säuren, spasmolytisch (krampflösend) wirkende Stoffe, proteolytische (Eiweiß verdauende) Fermente und Labenzym.

**Heilwirkung und Anwendung:** Es ist nicht ganz sicher, ob die Pinguicula, das Fettkraut, nur von dem Ruhm des Sonnentau profitiert. Besondere Bedeutung in der Therapie der Erkältungskrankheiten und des Hustens kommt ihm nicht zu.

**Nebenwirkungen:** Nebenwirkungen sind nicht bekannt.

# Fingerhut, roter

tödlich giftig

→ Farbfoto Seite 141

*Digitalis purpurea L. (Scrophulariaceae).*

Volksnamen: Fingerpiepen, Handschuhkraut, Potschen, Waldglocke, Waldschelle.

**Arzneilich verwendete Pflanzenteile:** Die Blätter (jedoch nur mit standardisiertem, also genau eingestelltem Wirkwert).

**Drogenbezeichnung:** Fingerhutblätter = *Folia Digitalis.*

**Botanik:** Pflanzenbeschreibung: Der rote Fingerhut ist eine zweijährige Pflanze, die jedoch in Kulturen, aus denen die größte Menge der Droge stammt, auch ausdauern kann. Aus einer verästelten Pfahlwurzel bildet sich im ersten Jahr an gestauchter Achse eine Blattrosette mit sehr großen und kräftigen Blättern aus. Im zweiten Jahr erfolgt eine Streckung der Achse bis zu 2 m Höhe. An diesem aufrechten unverzweigten Sproß sitzen wechselständig die Laubblätter. An der Spitze steht die einseitswendige Blütentraube. Die großen Blüten haben einen fünfzipfeligen, grünen Kelch und eine zweilippige, röhrigglockige Krone, die meistens purpurrot gefärbt und innen gefleckt ist. Die Frucht ist eine zweifächrige Kapsel.

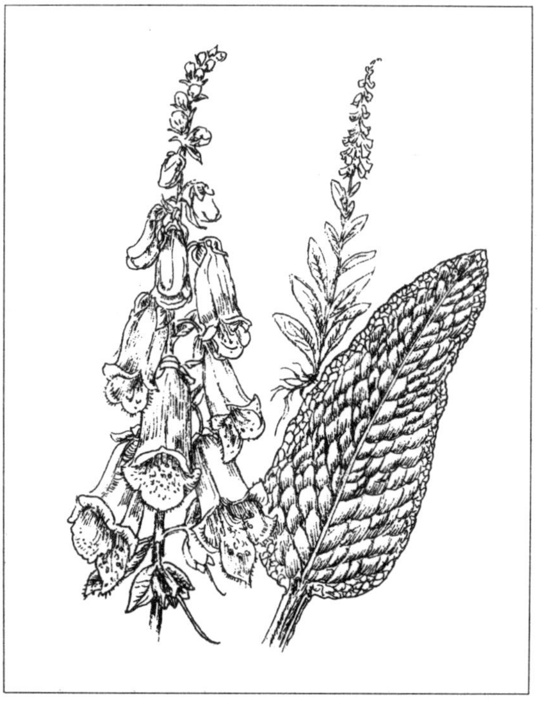

Gelegentlich werden auch weiße Blüten ausgebildet. Blütezeit: Juni bis September. Vorkommen: Der rote Fingerhut liebt kalkfreie Bergwälder und ist in West- und Mitteleuropa zu Hause. Vorzugsweise findet man ihn auf Kahlschlägen. Im Harz ist diese hübsche stattliche Pflanze so häufig, daß die Fremdenverkehrswerbung sie auf ihren Prospekten abbildet.

**Inhaltsstoffe (Wirkstoffe):** Die wirksamen Inhaltsstoffe dieser berühmten Heilpflanze sind herzwirksame Glykoside, die sehr empfindlich sind. Deshalb muß man bei der Aufbereitung der aus Kulturen stammenden Blattware größte Sorgfalt walten lassen. Diese Glykoside werden zu den verschiedensten Herzarzneimitteln verarbeitet. Daneben sind an der Wirkung dieser Heilpflanze noch Saponine, Schleime und ein wassertreibend wirkendes Flavonglykosid beteiligt.

**Heilwirkung und Anwendung:** *Der rote Fingerhut ist eine der stärksten Giftpflanzen unserer heimischen Pflanzenwelt. Jede Selbstbehandlung ist strengstens verboten!* Fingerhutblätter, vor allen Dingen aber die zahlreichen daraus gewonnenen galenischen Präparate oder die Arzneimittel, die isolierte Wirkstoffe der Digitalis (Fingerhut) enthalten, sind die klassischen Herzmittel, die bei unregelmäßiger Herztätigkeit angewendet werden. Sie erhöhen die Pumpleistung des Herzmuskels. Dadurch wird der Blutumlauf im Körper beschleunigt, und sie schwemmen krankhafte Wasserstauungen durch vermehrte Harnabsonderung aus. Das alles versteht man unter der allgemein gebrauchten Bezeichnung Digitaliswirkung. Neben der klassischen Herzwirksamkeit gibt es noch eine andere Wirkung der Digitalis, die lange Zeit sehr vernachlässigt wurde, die jedoch heute wieder Beachtung findet: Umschläge mit Fingerhutabkochungen fördern die Wundheilung.

**Anwendung in der Homöopathie:** Das Homöopathikum »Digitalis Purpurea« wird aus den frischen, vor der Blütezeit gesammelten Blättern bereitet. Man gebraucht es in erster Linie auch als Herzmittel. Weiterhin sieht die Homöopathie bei Digitalis eine Beziehung zur Niere und Blase, wodurch die Anwendung bei Harnbeschwerden, Wasserstauungen und Nierenschwäche gegeben zu sein scheint. Aber auch Depressionen, Schlafstörungen, Migräne mit schwerer Übelkeit, Leberschwellungen, Gelbsucht und Prostataleiden sind Heilanzeigen in der Homöopathie. Die Dosierung ist sehr unterschiedlich. Zumeist gibt man Dilutionen von $D_3$ bis $D_6$ (etwa 3- bis 5mal täglich 3 bis 5 Tropfen), doch sind höhere bis hohe Potenzen ebenso gebräuchlich. *Als Laie sollte man sich auch an homöopathischen Fingerhutpräparaten nicht selber versuchen.*

**Nebenwirkungen:** Es wurde schon gesagt, daß alle Fingerhutarten sehr starke Giftpflanzen sind. Vergiftungen zeigen sich durch unregelmäßigen Puls, Übelkeit, Erbrechen und Durchfall, heftige Leibschmerzen, Blaufärbung der Lippen, Atemnot, Herzstillstand. Erste Hilfe: Magen und Darm müssen schnellstens entleert werden. Viel Kohle zur Bindung der Giftstoffe geben, sofort den Arzt aufsuchen. Starker Kaffee ist nicht falsch. Anmerkung: Zu erwähnen ist noch, daß es eine Reihe anderer Fingerhutarten gibt, die ebenfalls arzneiliche Verwendung finden, denn auch sie enthalten die wirksamen Herzglykoside. Wenn dennoch der rote Fingerhut bei der Anwendung im Vordergrund steht, so hat das wohl historische Gründe. Es war der rote Fingerhut, der zuerst Eingang in die Medizin fand, er wurde als erster genauer untersucht, und seine Inhaltsstoffe wurden zunächst erforscht. In Rußland beispielsweise ist Digitalis ambigua Murr. = Digitalis grandiflora Mill. offizinell und bei uns macht mittlerweile auch Digitalis lanata Ehrhart, der wollige Fingerhut, dem roten Fingerhut schon heftige Konkurrenz; nicht zuletzt, weil er leichter anzubauen ist und mehr Wirkstoffe enthält, die besser isolierbar sind. Diese Art soll daher auch hier gesondert vorgestellt werden.

## Fingerhut, wolliger

tödlich giftig

→ Farbfoto Seite 142

*Digitalis lanata Ehrhart (Scrophulariaceae).*

Volksnamen: Samtfingerhut, Weißer Fingerhut, Wollfingerhut.

**Arzneilich verwendete Pflanzenteile:** Die Blätter.

**Drogenbezeichnung:** *Folia Digitalis lanatae* (ist in Österreich offizinell, neben *Digitalis purpurea).*

**Botanik:** Pflanzenbeschreibung: Der wollige Fingerhut (wollig ist vor allem die Blütenstandsregion) ist eine ausdauernde Pflanze, die etwa 1 m hoch wird. Sie besitzt kahle lineallanzettliche, zugespitzte Blätter mit sehr schwach

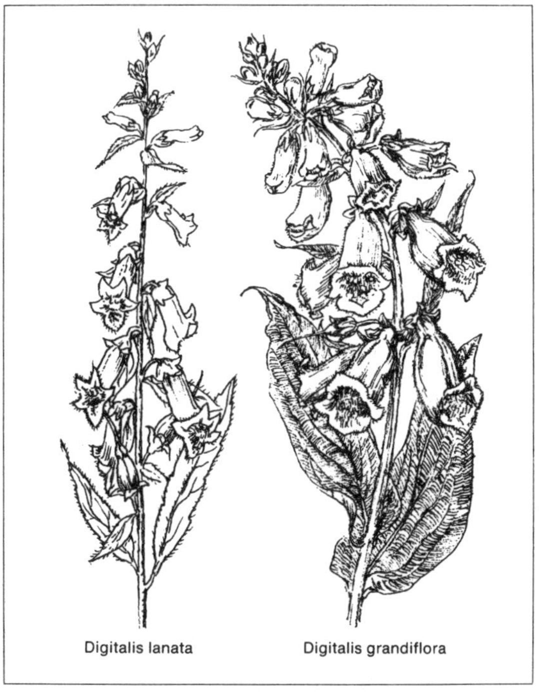


gezähntem Rand und bogig verlaufender Nervatur. Blattrand und Nerven sind behaart. Die fingerhutartigen Blüten sind weißlich oder schwach ockerfarben und von braunen Adern durchzogen. Bemerkenswert ist die spitzeiförmige Unterlippe. Blütezeit: Juni bis September. Vorkommen: In Kulturen und Gärten, gelegentlich daraus verwildert. Die Heimat ist das pontische Florengebiet Ungarns und Südosteuropas.

**Inhaltsstoffe (Wirkstoffe), Heilwirkung und Anwendung:** Siehe bei Fingerhut, roter. Der wollige Fingerhut wird viel zur Reindarstellung der Wirkstoffe herangezogen.

# Frauenmantel

→ Farbfoto Seite 142

*Alchemilla vulgaris L. (Rosaceae).*

Volksnamen: Dächlichrut, Frauenhilf, Frauenrock, Hasenmänteli, Perlkraut, Röckli, Sinau, Taukraut.

**Arzneilich verwendete Pflanzenteile:** Das Kraut (ohne die Wurzeln).

**Drogenbezeichnung:** Frauenmantelkraut = *Herba Alchemillae (vulgaris).*

**Botanik und Sammeltips:** Pflanzenbeschreibung: Die Stammpflanze ist eine ausdauernde Staude, die 10 bis 50 cm lange Blühtriebe ausbildet, die kahl oder auch behaart, verzweigt und beblättert sind. Die sieben- bis elflappigen Blätter bleiben auch in ganz ausgewachsenem Zustand etwas gefaltet. Sie sind im Umriß fast kreisrund, werden 3 bis 8 cm groß und sind manchmal kahl, öfter jedoch behaart (zottig) und am Rande gezähnt. Die kleinen unscheinbaren, gelbgrünlichen Blüten werden nur wenige Millimeter groß. Sie sind knäuelförmig angeordnet. Blütezeit: Mai bis August (September). Vorkommen: In Gebüschen, lichten Wäldern und auf Wiesen, in trockenen Gräben und

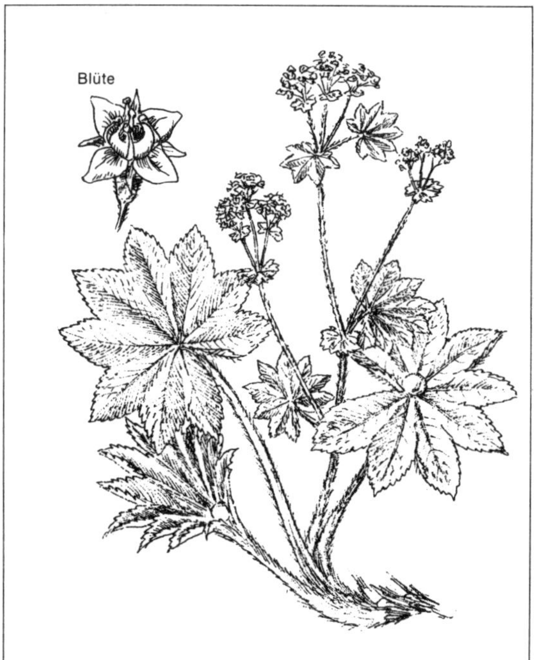


am Wege findet man die Pflanze, die oft flächige Bestände ausbildet. Ernte und Aufbereitung: Man sammelt die Blätter vom Frühjahr bis zum Juli, die dann an der Luft und im Schatten getrocknet werden. Man sollte sie sammeln, wenn der Morgentau beziehungsweise die in feuchten Nächten oft aktiv aus der

Pflanze herausgepreßten Wassertropfen (Guttation) abgetrocknet sind.

**Inhaltsstoffe (Wirkstoffe):** Gerbstoffe, Bitterstoffe, wenig ätherisches Öl.

**Heilwirkung und Anwendung:** Es gibt zwar einige galenische Zubereitungen, vor allem gegen Beschwerden der Wechseljahre der Frau, und es gibt Teemischungen, die Frauenmantel enthalten, gegen Stoffwechselstörungen und Frauenbeschwerden, doch die Schulmedizin hält diese Droge für unwirksam. Die Wirkstoffe sind wenig erforscht, ernsthafte Prüfungen der Wirkung fehlen.

**Frauenmantel als Hausmittel:** Ganz im Gegensatz zur Schulmedizin steht Frauenmantel-Tee in der Volksmedizin hoch im Kurs. Innerlich gebraucht man ihn gegen Beschwerden der Wechseljahre und gegen zu starke Monatsblutungen, bei Magen- und Darmbeschwerden, gelegentlich auch gegen Husten. Zur sogenannten Blutreinigungskur wird Frauenmantel-Tee ebenfalls häufig herangezogen, wobei man die Beseitigung von Hautunreinheiten junger Mädchen besonders hervorhebt. Hier gibt man am besten eine Teemischung aus gleichen Teilen Stiefmütterchen und Frauenmantel. Äußerlich verwendet man den Tee zu Waschungen und Spülungen der Scheide bei konstitutionell bedingtem Ausfluß (Fluor albus) junger Mädchen. Man wäscht auch eiternde Wunden, entzündete Augen und nässende Ekzeme damit, spült den Mund bei entzündeten Schleimhäuten und gurgelt damit bei Halsweh.

So wird Frauenmantel-Tee bereitet: 1 schwach gehäufter Eßlöffel Frauenmantelkraut wird mit 1/4 l Wasser übergossen und bis zum Sieden erhitzt. Dann läßt man an warmem Ort etwa noch 10 bis 15 Minuten ziehen und seiht ab. Innerlich bei Bedarf 1 bis 3 Tassen Tee täglich trinken. Diesen Tee kann man auch zu den genannten äußerlichen Anwendungen verwenden.

**Nebenwirkungen:** Nebenwirkungen sind nicht bekannt.

## Frühlings-Adonisröschen

giftig
geschützt

→ Farbfoto Seite 142

*Adonis vernalis L. (Ranunculaceae).*

Volksnamen: Adonis, Adonisröschen, Feuerröschen, Sonnenröschen, Teufelsauge.

**Arzneilich verwendete Pflanzenteile:** Das blühende Kraut (ohne die Wurzeln).

**Drogenbezeichnung:** Adoniskraut = *Herba Adonidis.*

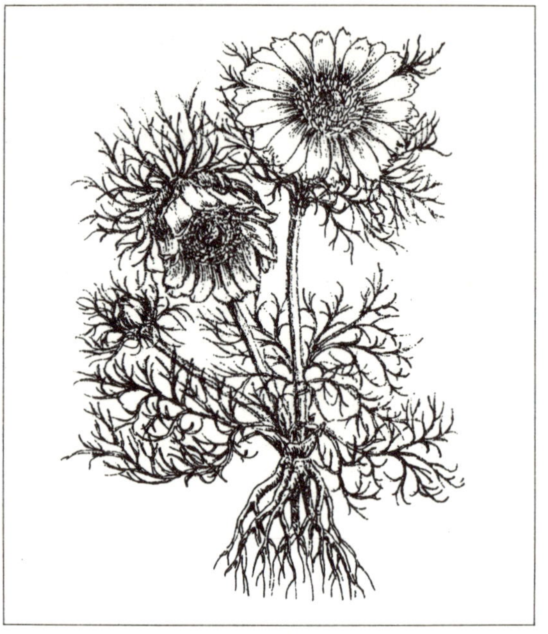

**Botanik:** Pflanzenbeschreibung: Diese wunderschöne Pflanze ist bei uns so selten geworden, daß sie nur noch an ganz wenigen Plätzen anzutreffen ist. Sie steht streng unter Naturschutz! Das Adonisröschen ist ausdauernd, es wird 15 bis 30 cm hoch und ist im Erdboden verankert mit einem kräftigen fingerdicken Wurzelstock, der zahlreiche Nebenwurzeln ausbildet. Aus diesem Wurzelstock entspringen meistens mehrere aufrechte runde Stengel, die anfangs schwach behaart sind. An den Stengeln stehen zahlreiche Laubblätter, die drei- bis vierfach gefiedert sind. Die einzelnen Abschnitte sind dünn und lineal. Eine große Blüte (bis zu 7 cm im Durchmesser), goldgelb und glänzend, aufrecht oder nickend, krönt die

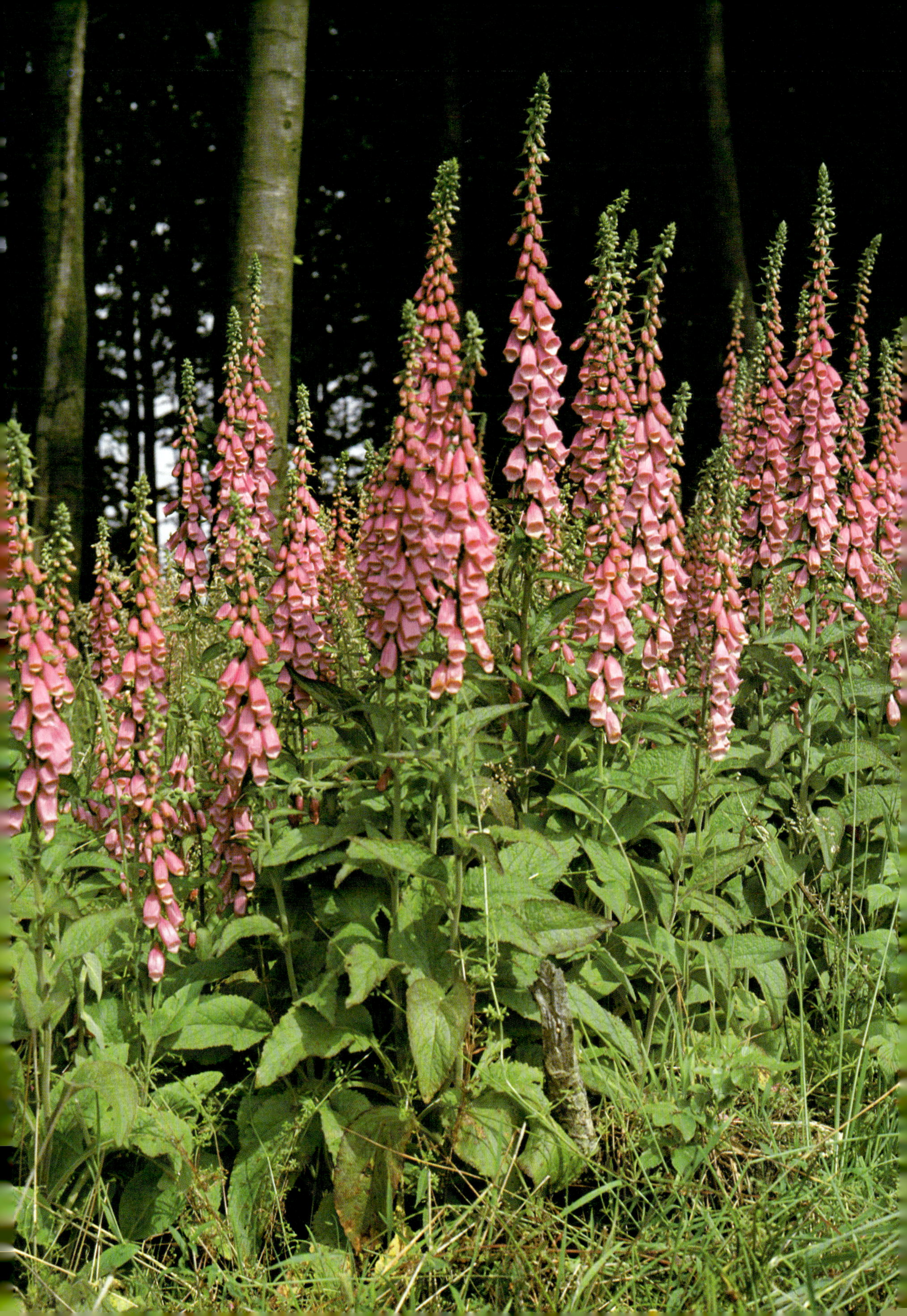

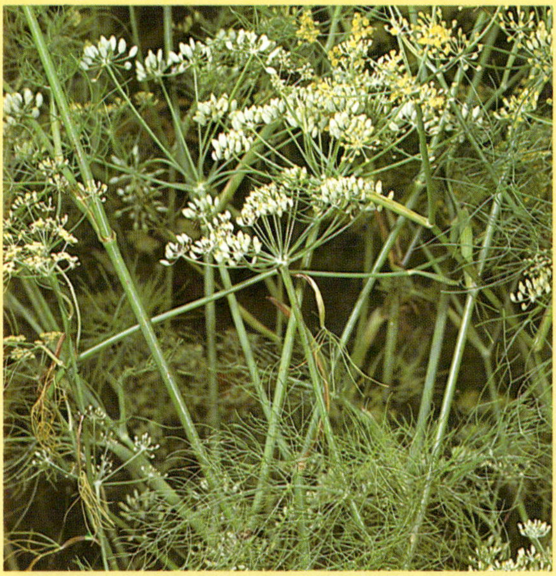
1
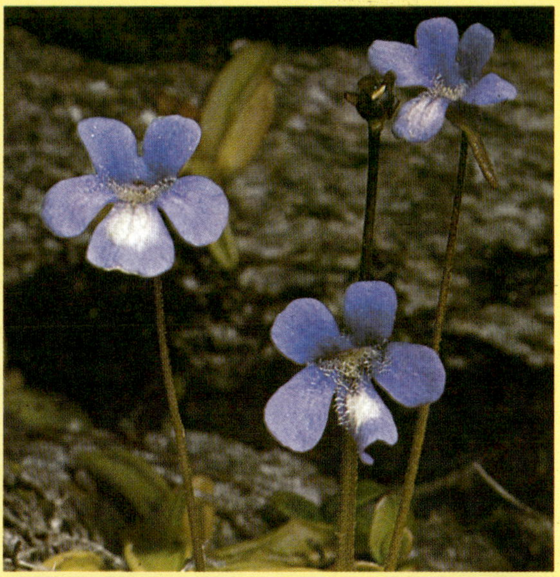
2
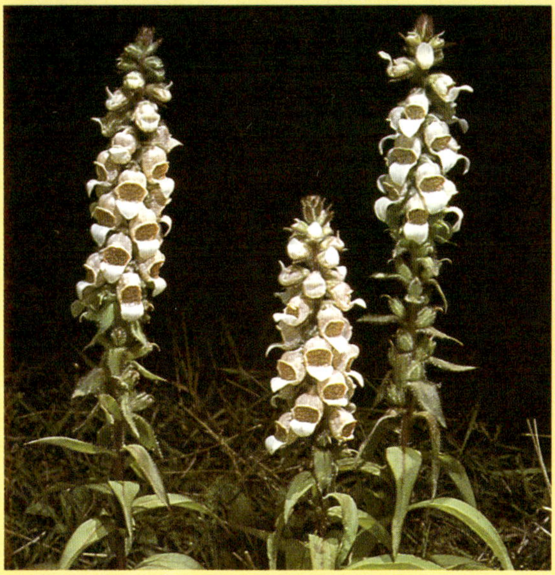
3
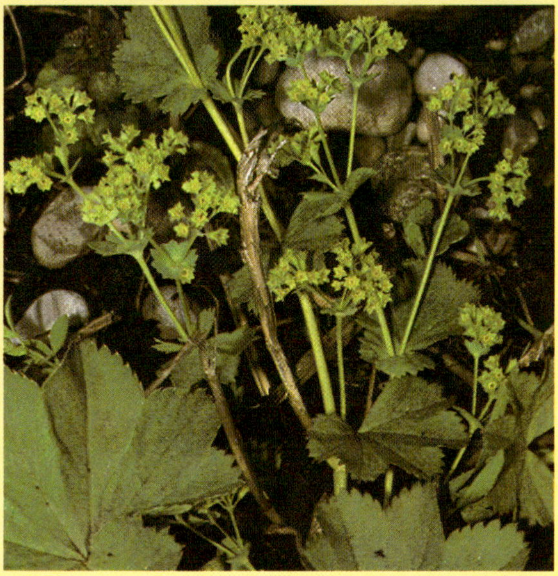
4
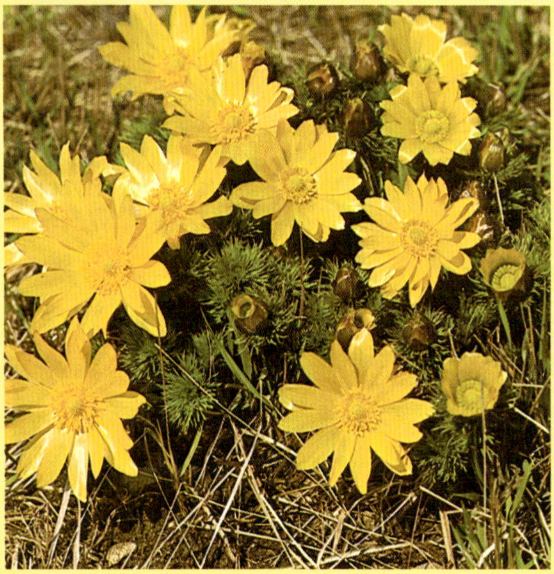
5
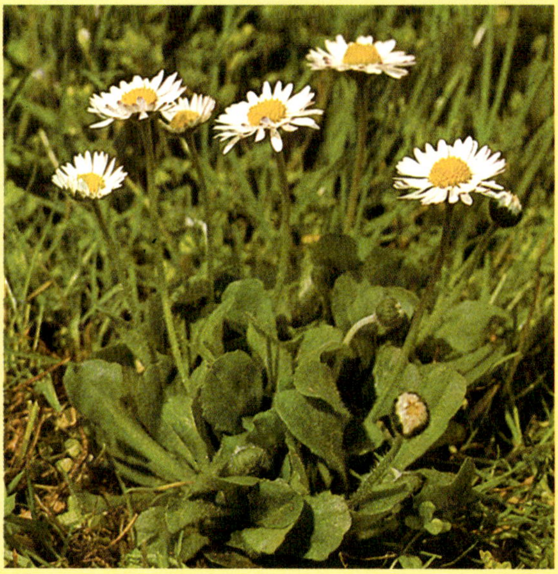
6

Blühstengel. Blütezeit: April bis Mai. Vorkommen: Das Adonisröschen bevorzugt hohes Steppengras. Es kommt in Ost- und Südeuropa vor, ist aber bei uns in Deutschland nur noch an wenigen Plätzen (die des Schutzes wegen nicht genannt werden sollen) an sonnigen Hügeln und auf trockenen Steppenheidewiesen oder auch an felsigen Stellen anzutreffen.

**Inhaltsstoffe (Wirkstoffe):** Herzwirksame Glykoside.

**Heilwirkung und Anwendung:** Die Droge ist noch gelegentlich Bestandteil von Herz- und Kreislauftees, wird ansonsten ausschließlich in (teilweise standardisierten) galenischen Zubereitungen bei Herz- und Kreislaufbeschwerden unter ärztlicher Aufsicht angewendet. Die herzwirksamen Glykoside sind denen der Digitalis (Fingerhut) sehr ähnlich. Leichte bis mittelschwere Herzmuskelschäden, Leistungsminderung des Herzens, Herzjagen bei Schilddrüsenüberfunktionen sowie nervöse Herzbeschwerden sind die Hauptanwendungsgebiete. – Früher gebrauchte man die Droge in der Volksmedizin auch zur Austreibung von Blasen- und Nierensteinen.

**Anwendung in der Homöopathie:** Das Homöopathikum »Adonis vernalis« wird bei Herzrhythmusstörungen auf nervöser Grundlage, zur Kreislaufunterstützung bei Infektionskrankheiten gegeben, soll aber auch bei Prostataleiden wirksam sein. Man gibt von der Tinktur 2- bis 3mal täglich 5 bis 10 Tropfen, bei stärkeren Beschwerden auch bis zu 20 Tropfen.

**Nebenwirkungen:** Bei Überdosierung kommt es zu nervöser Erregung, Magen- und Darmstörungen sowie zu Übelkeit und Erbrechen.

# Gänseblümchen

→ Farbfoto Seite 142

*Bellis perennis L. (Compositae).*

Volksnamen: Angerbleamerl, Augenblümchen, Himmelsblume, Maiblume, Marienblümchen, Maßliebchen, Mondscheinblume, Mümmeli, Regenblume, Tausendschön.

**Arzneilich verwendete Pflanzenteile:** Die Blüten und Blätter.

**Drogenbezeichnung:** Gänseblümchen = *Flores Bellidis,* Gänseblümchenblätter = *Folia Bellidis.*

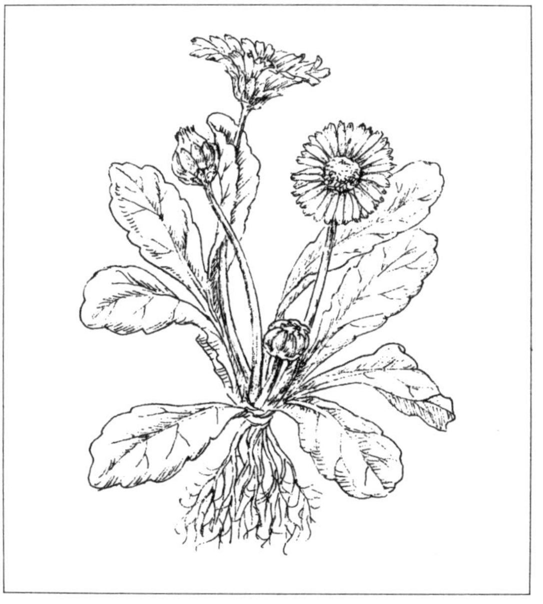

**Botanik und Sammeltips:** Pflanzenbeschreibung: Diese häufige Blume bedarf wohl kaum einer ausführlichen Beschreibung, denn schon als Kind werden die meisten Leser sie gekannt haben. Das Gänseblümchen bildet eine Blattrosette aus, aus der ein kurzer, an sonnigen Plätzen längerer (10 cm) blattloser Blütenstiel entspringt. Oben sitzen einzeln die Köpfchenblüten mit weißen Strahlenblüten, die unterseits zumeist rötlich angelaufen sind und gelbe Scheinblüten haben. Bei Sonnenschein sind sie weit geöffnet, nachts und bei Regen schließen sie sich und senken das Köpfchen. Blütezeit: Von den ersten Frühlingstagen bis weit in den Spätherbst. Vorkommen: Felder und Grasflächen, Gärten und Wegränder sind die Lieblingsplätze des Gänseblümchens, das lehmigen Boden besonders schätzt. Ernte und Aufbereitung: Man kann das Gänseblümchen genau genommen das ganze Jahr hindurch ernten, doch schreibt man den Pflanzen, die um den 24. Juni (Johannistag) herum gesammelt werden, sicher nicht zu Unrecht die größte Wirkung zu, weil die Entwicklung der Pflanze zu dieser Zeit ihren Höhepunkt erreicht hat. Man sammelt Blüten und Blätter und trocknet sie gründlich an der Luft.

**Inhaltsstoffe (Wirkstoffe):** Saponine, Bitterstoffe, Gerbstoffe, etwas ätherisches Öl, Anthoxanthin und Flavone.

**Heilwirkung und Anwendung:** Die Schulmedizin verwendet das Gänseblümchen nicht, obgleich es in Teemischungen, die der Anregung des Gesamtstoffwechsels dienen sollen, durchaus wirksam sein würde.

**Gänseblümchen als Hausmittel:** Überaus groß war die Wertschätzung des Gänseblümchens im Mittelalter. Leonhart Fuchs (1543) schreibt: »Die Gennssblum ist fürtreffenlich gut zu den lamen glidern / verzeret auch die kröpff / ist gut zu dem Podagra / vnnd hüfftwee / dann es zerteylt vnnd verzert allerley grobe feuchtigkeyt.« A. Lonicerus (1564) berichtet: »Fürn krampff / siede die maßlieben in guten wein / trincks so du schlaffen wilt gehn / es hilfft. Für flecken am leib / siede diss kraut mit der wurzel in regenwasser / wäsche damit die flecken / sie vergehn . . . Massliebchen hevlet die wunden / kület die leber / löschet innerlich hitz.« – P. A. Matthiolus und Hieronymus Bock rühmen ganz besonders die wundheilende Wirkung. Und die heutige Volksmedizin verwendet diese Heilpflanze zur Appetitanregung, als Magen-, Galle- und Lebermittel, vor allem aber als sogenanntes Blutreinigungsmittel. Auch bei Husten und Hautleiden wird es häufig gebraucht.

So wird Tee aus Gänseblümchen-Blüten und -Blättern bereitet: 2 Teelöffel Gänseblümchen mit 1/4 l kochendem Wasser übergießen, 10 Minuten ziehen lassen, abseihen. 2mal täglich 1 Tasse Tee trinken. Diesen Tee benutzt man in der Volksmedizin auch für Umschläge auf schlecht heilende Wunden oder zum Betupfen von Hautausschlägen.

**Nebenwirkungen:** Nebenwirkungen sind nicht bekannt.

# Gänsefingerkraut

→ Farbfoto Seite 159

*Potentilla anserina L. (Rosaceae).*

Volksnamen: Säukraut, Silberchrut, Anserine, Gänserich, Krampfkraut, Martinshand, Stierlichrut.

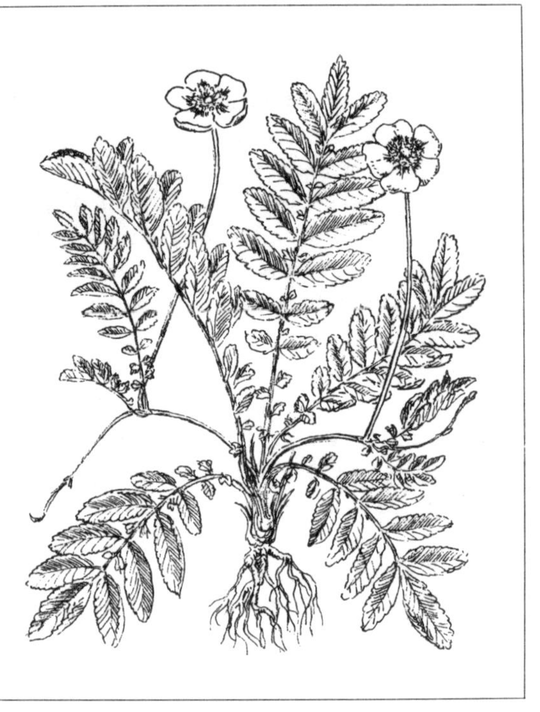

**Arzneilich verwendete Pflanzenteile:** Das Kraut (ohne die Wurzeln).

**Drogenbezeichnung:** Gänsefingerkraut = *Herba Anserinae.*

**Botanik und Sammeltips:** Pflanzenbeschreibung: Aus einem ausdauernden Wurzelstock entwickeln sich eine Blattrosette und liegende rankende, an den Knoten sich bewurzelnde Ausläufer, die zahlreiche Blätter ausbilden. Die Ausläufer werden bis über 1 m lang. Die langen Fiederblätter sind gegenständig. Die Blättchen, scharf gesägt und oberseits kahl, haben auf der Unterseite silberweiße Behaarung. Die Blüten entspringen meist dort in den Blattachseln, wo sich der Ausläufer bewurzelt hat. Sie sitzen endständig auf verhältnismäßig langen Stielen und sind leuchtend gelb gefärbt. Blütezeit: Mai bis September. Vorkommen:

Gänsefingerkraut ist sehr häufig, liebt feuchten, tonigen Boden und wächst vornehmlich in Gräben, auf Wiesen, an Wegrändern und auch auf Ödland. Ernte und Aufbereitung: Zur Blütezeit sammelt man vor allem die Fiederblätter, doch dürfen auch Ausläufer und Blüten mit verwendet werden. Das Trocknen soll nachhaltig und schnell geschehen, jedoch bei Temperaturen unter 45° C.

**Inhaltsstoffe (Wirkstoffe):** Gerbstoffe und Bitterstoffe sind in der Hauptsache für die Wirkung verantwortlich zu machen, doch darf ein spasmolytisch wirkender Stoff nicht unerwähnt bleiben. Ein Flavon, Sterine und Cholin sowie organische Säuren sind einige Begleitstoffe.

**Heilwirkung und Anwendung:** Im Gänsefingerkraut steht uns eine wertvolle Droge zur Verfügung, die Anwendung findet bei Magen- und Darmbeschwerden, verbunden mit krampfartigen Schmerzen. Besonders auch bei Menstruationskoliken und schmerzhaften Monatsblutungen leistet sie gute Dienste. In letzter Zeit wird das Gänsefingerkraut wieder häufiger verwendet.

So wird Gänsefingerkraut-Tee bereitet: 2 gehäufte Teelöffel Gänsefingerkraut mit ¼ l kochendem Wasser übergießen, 10 Minuten ziehen lassen, abseihen. 2 bis 3 Tassen Tee täglich; möglichst heiß und schluckweise trinken, zweckmäßigerweise ungesüßt. Mischt man Gänsefingerkraut zu gleichen Teilen mit Pfefferminze und Melisse, so verstärkt man die Wirkung in angenehmer Weise. Zubereitung wie oben.

**Anwendung in der Homöopathie:** Aus der frischen blühenden Pflanze wird das Homöopathikum »Potentilla anserina« bereitet. Interessanterweise gebraucht man in der Homöopathie sehr gerne die Urtinktur (∅), wobei man bei Regelbeschwerden – auch schon vorbeugend – 3mal täglich 5 Tropfen gibt.

**Gänsefingerkraut als Hausmittel:** Die Volksmedizin verwendet den Tee (Zubereitung wie beschrieben) bei Unterleibskrämpfen der Frau, Muskel- und Wadenkrämpfen, Menstruationsbeschwerden und Magenleiden. – Vermutlich weil dieses Kraut überall wächst, findet es in größerem Umfang Anwendung in der Tiermedizin. Wenn Wiederkäuer Magenverstimmung haben, bereitet man ihnen einen Heiltrank: Man übergießt 1 große Handvoll getrocknetes Gänsefingerkraut mit 1 l Wasser, erhitzt zum Sieden, seiht ab und gibt den Tieren diesen Aufguß lauwarm zu trinken.

**Nebenwirkungen:** Nebenwirkungen sind nicht bekannt.

# Goldrute

→ Farbfoto Seite 159

*Solidago virgaurea L. (Compositae).*

Volksnamen: Goldwundkraut, Heidnisch Wundkraut, Schoßkraut, Waldkraut.

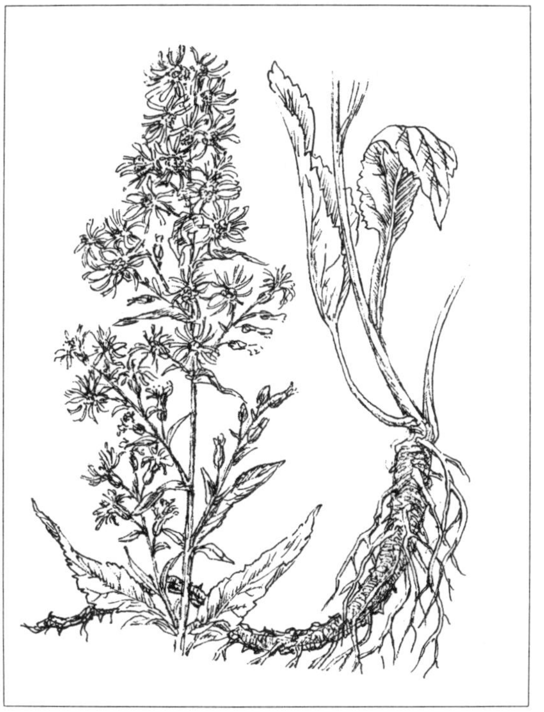

**Arzneilich verwendete Pflanzenteile:** Das Kraut (ohne die Wurzeln).

**Drogenbezeichnung:** Goldrutenkraut = *Herba Virgaureae.*

**Botanik und Sammeltips:** Pflanzenbeschreibung: Goldrute ist eine Staude, die bis 1 m hoch wird. Der Stengel ist rund, gestreift, in den oberen Teilen kurz behaart, unten braun, violett oder purpurn gefärbt. Die Verzweigung ist rispig, die Blätter sind wechselständig angeordnet. Unten sind sie gestielt, oben fast sitzend. Die Blüten sind gelb, riechen schwach aromatisch und stehen in einfachen Trauben oder in Rispentrauben. Blütezeit: August bis Oktober. Vorkommen: Im späten Sommer und frühen Herbst erfreut diese Heilpflanze den Wanderer auf trockenen Waldwiesen, auf Kahlschlägen, in lichten Wäldern, an sonnigen Hügeln und Waldrändern. Ernte und Aufbereitung: Am besten erntet man diese Heilpflanze zum Beginn der Blütezeit, also in den ersten Augustwochen. Man nimmt nicht die ganzen oberirdischen Teile, sondern bevorzugt die Blühregion. Diese Partien sind meistens auch nicht verholzt. Zu Büscheln vereinigt, wird die Droge im Schatten getrocknet.

**Inhaltsstoffe (Wirkstoffe):** Ätherisches Öl, Gerbstoff, Bitterstoffe, Saponine und Flavonoide.

**Heilwirkung und Anwendung:** Die Goldrute hat sich einen festen Platz erobert bei der Behandlung von Blasen- und Nierenentzündungen, bei schmerzhafter Harnentleerung, besonders aber auch zur Entwässerung. Zur Anregung des Stoffwechsels, bei Hauterkrankungen und auch bei Leberleiden kann die Goldrute unterstützend wirken. In zahlreichen Tees (besonders in sogenannten Blutreinigungstees) ist Goldrutenkraut vorhanden.

So wird Goldruten-Tee bereitet: 1 bis 2 Teelöffel Goldrute mit 1/4 l kaltem Wasser übergießen, zum Sieden erhitzen, 2 Minuten ziehen lassen. 3 Tassen Tee pro Tag.

**Anwendung in der Homöopathie:** Das Homöopathikum »Solidago virga aurea« wird aus frischen Blüten bereitet. Es gilt in der Homöopathie als ein Organspezifikum der Niere. Besonders chronische Nierenentzündungen, wenn sie mit Hautausschlägen, Drüsenschwellungen, Wasserstauungen, Katarrhen und rheumatischen Zuständen einhergehen, lassen sich mit diesem Mittel behandeln. $D_1$ bis $D_2$ sind die gebräuchlichen Dilutionen, von denen man 2- bis mehrmals täglich 5 bis 10 Tropfen verordnet.

**Goldrute als Hausmittel:** Auch in der Volksmedizin gebraucht man Goldrute in erster Linie als Blasen- und Nierenmittel, gegen Wassersucht, Bettnässen, Rheuma und Gicht, aber auch gegen die verschiedensten Hautleiden. Bei Keuchhusten und Asthma soll die Goldrute ebenfalls gute Dienste leisten. Der Vollständigkeit halber soll erwähnt werden, daß in der Volksmedizin Zahngeschwüre, eiternde Wunden und Geschwülste durch Auflegen frischer zerquetschter Blätter der Goldrute behandelt werden. – Martin Luther soll Goldrutenkraut sehr geschätzt und damit seine zahlreichen Gebrechen behandelt haben.

**Nebenwirkungen:** Nebenwirkungen sind nicht bekannt.

# Gottesgnadenkraut giftig

→ Farbfoto Seite 159

*Gratiola officinalis L. (Scrophulariaceae).*

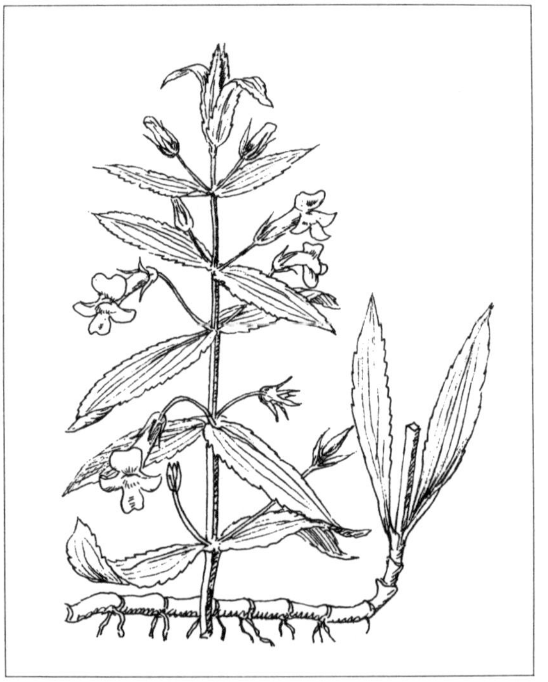

Volksnamen: Allerheiligenkraut, Erdgalle, Gallenkraut, Gradeze, Laxierkraut, Magenkraut, Speikräuterl, Fischkraut, Nieskraut, Heckenysop, Wilder Aurin.

**Arzneilich verwendete Pflanzenteile:** Das Kraut (ohne die Wurzeln).
**Drogenbezeichnung:** Gottesgnadenkraut = *Herba Gratiolae* (gelegentlich auch *Herba Gratiae dei* genannt).

**Botanik:** Pflanzenbeschreibung: Wenige Zentimeter unter der Erdoberfläche kriecht der ausdauernde dünne Wurzelstock fast waagrecht dahin. Daraus entspringt ein aufrechter vierkantiger Stengel, der etwa 30 bis 40 cm hoch wird und gegenständig angeordnete, sitzende, lanzettliche Blätter trägt, die am Rande kleingesägt sind. Die großen Blüten stehen an langem Stiel einzeln in den Blattachseln, sind röhrenförmig gestaltet, rötlich gefärbt und mit gelben (innen auch weißen) Längsstreifen versehen. Die Frucht ist eine kleine Kapsel mit zwei Fächern. Blütezeit: Juni bis August. Vorkommen: Nicht gerade häufig kommt diese Heilpflanze in ganz Mittel- und Osteuropa vor. Man findet sie an Gräben, Ufern und auf feuchten Wiesen.
**Inhaltsstoffe (Wirkstoffe):** Ätherisches Öl, Bitterstoffe, Gerbstoffe, Saponine und vor allen Dingen Glykoside (eines der Glykoside, das Gratiotoxin, besitzt digitalisähnliche Wirkung). Anmerkung: Eine der bedeutendsten Heilpflanzen für die Herztherapie ist der rote Fingerhut (Digitalis purpurea). Will man nun in der Therapie eine bestimmte Herzwirksamkeit, die der Fingerhutwirkung entspricht, charakterisieren, so spricht man von digitalisähnlicher Wirkung.
**Heilwirkung und Anwendung:** Früher hochgeschätzt, was schon sein Name zum Ausdruck bringt, ist das Gottesgnadenkraut der Volks- und Schulmedizin kaum noch bekannt, denn gegen Stuhlverstopfung, Wassersucht, Leber- und Gallebeschwerden und gegen Unterschenkelgeschwüre gibt es Besseres; für die Herztherapie schließlich hat man die Digitalis (den roten Fingerhut und die anderen Digitalis-Arten). Dennoch gibt es ein Anwendungsgebiet, für das gerade diese Heilpflanze sehr geeignet ist. R. F. Weiß empfiehlt die Verwendung der Heilpflanze als Emmenagogum (blutungsfördernd im Bereich der Genitalorgane der Frau), denn man muß Unregelmäßigkeiten auf diesem Gebiet nicht immer mit Hormonen zu Leibe rücken. Natürlich ist das nur unter Aufsicht eines Arztes möglich. *Jede Selbstmedikation – das sei hier noch einmal wiederholt – mit den in diesem Buch als giftig bezeichneten Pflanzen ist verboten, weil gefährlich!*
**Anwendung in der Homöopathie:** Das Homöopathikum »Gratiola« wird bei Magen-, Darm- und Leberstörungen gebraucht. Die weiteren Anwendungsmöglichkeiten (Kopfweh, Reizbarkeit, verfrühte Periode, Hautausschläge und Rheuma) sind unbedeutend. Man verwendet $D_3$ bis $D_{12}$ und gibt 3- bis 5- (bis 10)mal täglich 3 bis 8 Tropfen.
**Nebenwirkungen:** Gottesgnadenkraut ist giftig und darf deshalb nicht selbst angewendet werden. Vergiftungserscheinungen: Speichelfluß, Übelkeit, Erbrechen, Koliken, Durchfälle, Nierenschädigungen, Krämpfe, Herzbeschwerden, Kollaps, Atemstillstand.
Erste Hilfe: Arzt beziehungsweise Krankenhaus aufsuchen. Bis dahin Erbrechen einleiten, Kohle einnehmen (→ Seite 29).

# Gundelrebe (Gundermann)

→ Farbfoto Seite 159
*Glechoma hederacea L. / Syn. Nepeta glechoma Benth. (Labiatae).*
Volksnamen: Blauhuder, Donnerrebe, Erdefeu, Gunelreif, Heilrauf, Huder, Udrang, Zikkelskräutlein.
**Arzneilich verwendete Pflanzenteile:** Das blühende Kraut (ohne die Wurzeln).
**Drogenbezeichnung:** Gundelrebenkraut = *Herba Glechomae* (auch *Herba Nepetae* oder *Herba Hederae terrestris*).

**Botanik und Sammeltips:** Pflanzenbeschreibung: Die ausdauernde kleine Pflanze liegt mit dem vierkantigen Stengel dem Erdboden an und wurzelt oft an den Knoten. An diesen niederliegenden Stengeln stehen gegenständig nierenförmige bis herzförmige Blättchen, die am Rande gekerbt sind. Die blühenden Teile richten sich auf und tragen in den Blattachseln,

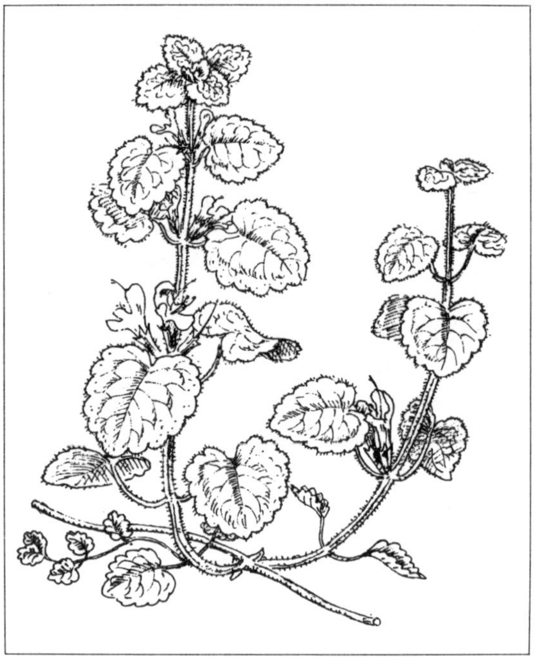

als Scheinquirle angeordnet, hellviolette Blüten, die einen dunkleren Fleck auf der Unterlippe tragen. Blüten und Stengel haben beim Zerreiben einen starken unangenehmen Geruch. Blütezeit: März bis Juni. Vorkommen: Häufig auf Brachland, als Unkraut in Gärten, auf Wiesen, an Wegrändern und in Hecken. Die Pflanze braucht reichlich Feuchtigkeit, um gedeihen zu können. Ernte und Aufbereitung: Man sammelt das blühende Kraut der Gundelrebe im Frühjahr, befreit es durch Abwaschen von Erdresten und trocknet an der Luft schnell und gründlich.

**Inhaltsstoffe (Wirkstoffe):** Bitterstoffe, Gerbstoffe, Vitamin C, Mineralstoffe (besonders Kalium) und verschiedene organische Säuren. Etwas Saponin ist auch vorhanden.

**Heilwirkung und Anwendung:** Die Inhaltsstoffe rechtfertigen alle Anwendungsgebiete der Volksmedizin, aber die Schulmedizin verwendet die Gundelrebe nicht. – Man kann jedoch neben jungen Schafgarbenblättern, Kerbelblättern, Brunnenkresse, Gänseblümchen, Brennnesselblättern und Birkenblättern gut auch etwas Gundelrebe mit in den Frühlingssalat geben. Diese Salate sind in letzter Zeit immer beliebter geworden und werden mitunter sogar vom Arzt empfohlen, weil sie durch leichte Reizwirkung die Aktivität der meisten Körperorgane steigern, was das Wohlbefinden fördert.

**Gundelrebe als Hausmittel:** In der Schrift »Volksmedizinische Botanik der Germanen« (Höfler) wird gesagt, daß die Gundelrebe eine wichtige Heilpflanze der Germanen gewesen ist. Die heutige Volksmedizin hat ihr Wissen aus den Schriften der Äbtissin Hildegard von Bingen, von Brunsfeld, Bock und anderen Autoren des Mittelalters. Man kann die Heilanzeigen etwa so zusammenfassen: Appetitlosigkeit, Magenverstimmung mit Durchfällen, Husten mit zähem Schleim, Gelbsucht, Galle-, Leber-, Nierenbeschwerden. Äußerlich zur Wundbehandlung und zum Spülen und Gurgeln bei Entzündungen in Mund und Rachen.

So wird Gundelreben-Tee bereitet: 1 bis 2 Teelöffel Gundelrebe werden mit $^1/_4$ l kochendem Wasser übergossen und 5 Minuten ausgezogen. Nach dem Abseihen gibt man bei Bedarf 1 Tasse Tee oder zur Kur 2mal täglich 1 Tasse.

**Nebenwirkungen:** Nicht überdosieren!

# Habichtskraut

→ Farbfoto Seite 159

*Hieracium pilosella L. (Compositae).*

Volksnamen: Felsenblümeli, Kleines Habichtskraut, Mausöhrlein, Nagelkraut.

**Arzneilich verwendete Pflanzenteile:** Das blühende Kraut (ohne die Wurzeln).

**Drogenbezeichnung:** Habichtskraut = *Herba Hiracii pilosellae.*

**Botanik und Sammeltips:** Pflanzenbeschreibung: Habichtskraut gehört in die große Familie der Körbchenblütler und unterscheidet sich von den nahe verwandten anderen Habichtskräutern durch den 10 bis 20 cm hohen blattlosen Blütenstengel, der nur ein einziges Blütenköpfchen mit unterseits rötlich gestreiften Randblüten trägt. Die lanzettlichen Rosettenblätter erscheinen unterseits durch angedrückte Haare weißfilzig, während die hellgrüne Blattoberseite zerstreut stehende, längere Borstenhaare besitzt. Blütezeit: Stark standortabhängig von Mai bis Oktober. Vorkommen: Man braucht nicht lange zu suchen, denn auf

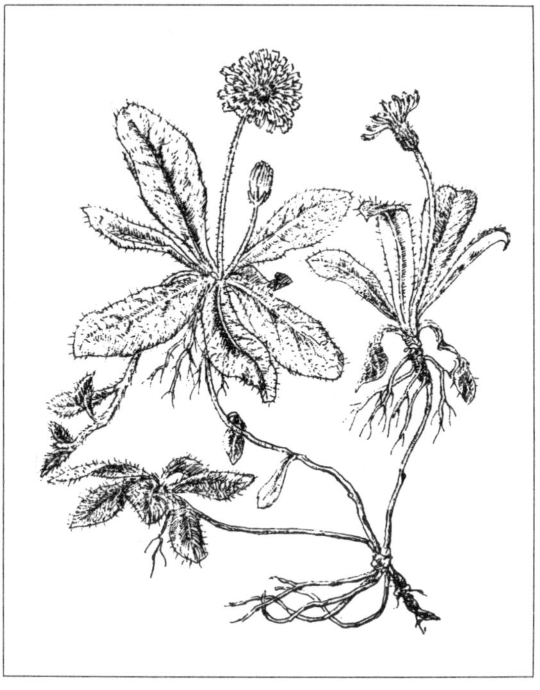

trockenen Wiesen, lichten Waldstellen, an Abhängen und Hügeln, Feldrainen und in der Heide findet man das leuchtend gelb blühende, bescheidene Habichtskraut häufig. Ernte und Aufbereitung: Gesammelt wird das blühende Kraut mit der Blattrosette. Man trocknet im Schatten.

**Inhaltsstoffe (Wirkstoffe):** Die Gerbstoffe und die Bitterstoffe sind in der Hauptsache für die Wirkung verantwortlich.

**Wirkung und Anwendung:** Die Ärzte verordnen Habichtskraut nicht mehr, weil es bessere Gerb- und Bitterstoffdrogen gibt. Wenn man diese Heilpflanze allerdings für völlig wirkungslos hält, so wird man ihr nicht gerecht. Sie ist ein mildes Mittel gegen Entzündungen in Mund und Rachen und gegen leichte Durchfälle, besonders bei Kindern und alten Leuten.

So wird Habichtskraut-Tee bereitet: 2 gehäufte Teelöffel Habichtskraut mit ¼ l kochendem Wasser übergießen, 10 Minuten lang ausziehen, abseihen und bei Bedarf ungesüßt 2mal täglich 1 Tasse Tee trinken. Dieser Tee wird auch zum Gurgeln und Mundspülen verwendet.

**Habichtskraut als Hausmittel:** In der Volksmedizin lebt diese Heilpflanze noch und wird fleißig genutzt. Im Vordergrund der Heilanzeigen stehen Magen- und Darmbeschwerden, Leberkrankheiten, Menstruationsbeschwerden und Wassersucht. Hinzu kommt noch die Verwendung als stärkendes Augenwasser. Man spült und wäscht die Augen mit Habichtskraut-Tee, um die Sehkraft lange gut zu erhalten. Der Name Habichtskraut – so sagt man – deute an, daß Habichte ihre Sehkraft dem Kraut verdanken.

**Nebenwirkungen:** Nebenwirkungen sind nicht bekannt.

# Hafer

→ Farbfoto Seite 298

*Avena sativa L. (Gramineae).*

Volksnamen: Biwen, Flöder, Haber, Hattel, Howern.

**Arzneilich verwendete Pflanzenteile:** Die entspelzten Früchte (als Nahrungsmittel und Diätetikum), die frische blühende Pflanze (Homöopathie) und das Haferstroh (für Bäder).

**Drogenbezeichnung:** Haferfrüchte = *Fructus Avenae excorticatus,* Haferpflanze (Haferkraut) = *Herba Avenae,* Haferstroh = *Avena stramentum.*

**Botanik und Sammeltips:** Pflanzenbeschreibung: Der Hafer ist eine Kulturpflanze, die überall angebaut wird. Botanisch ist er ein Rispengras. Wie alle Getreidearten wächst der Hafer aufrecht und trägt seine Blüten am Ende des hohlen Stengels. Sie sind in Rispen angeordnet, genauer gesagt, seine Ährchen, die aus 2 bis 4 Blüten bestehen, sind an Ästchen angeordnet, die ihrerseits die Rispe bilden. Die sich bei der Reife bildenden Haferkörner sind von

Spelzen umgeben, mit denen sie nicht verwachsen sind. Dadurch unterscheidet sich unter anderem der Hafer vom Weizen, der Gerste und dem Roggen. Blütezeit: Juni bis August. Vorkommen: Bei uns wird er überall angebaut.

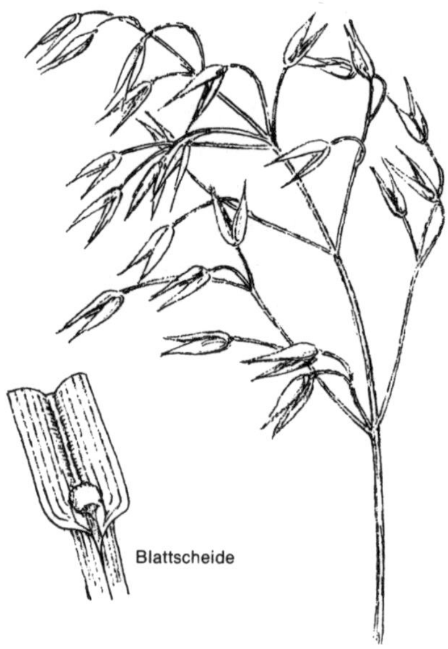


Seine Kultur ist sogar bis in Höhen von 1600 m möglich. Ernte und Aufbereitung: Man kann Haferfrüchte überall kaufen. Es lohnt sich nicht, sie selber zu sammeln. Auch das Haferstroh bekommt man beim Bauern. Für die Herstellung der homöopathischen Tinktur hingegen werden zumeist eigene Kulturen angelegt, weil man die blühende frische Pflanze benötigt.

**Inhaltsstoffe (Wirkstoffe):** Für die Verwendung als Diätetikum sind die wichtigen Aminosäuren der Eiweißstoffe, die Vitamine der B-Gruppe, die Mineralstoffe Phosphor, Eisen, Kobalt, Mangan, Zink, Aluminium, Kalium und andere, die Vitamine K und E sowie das Provitamin A (Carotin), die Spurenelemente Bor und Jod von hoher Bedeutung. Für die Verwendung des Haferstrohs als Bademittel steht die Kieselsäure an erster Stelle, doch für die reine medizinische Anwendung ist neben all diesen Inhaltsstoffen eine Substanz von Bedeutung, die sedative (beruhigende) Eigenschaften besitzt: das Avenin, ein Indol-Alkaloid.

**Heilwirkung und Anwendung:** Der große Nutzen der Haferflocken und anderer Zubereitungen aus dem Hafer bei Schwächezuständen, bei Ernährungsstörungen und als Diätetikum (Schonkost bei unzähligen Beschwerden) ist unumstritten, die Anwendung jedoch so verschiedenartig, daß es den Rahmen des Buches sprengen würde, wollte ich auf alle diese Zubereitungen eingehen. Hier interessiert die sedative Wirkung alkoholischer Auszüge aus dem Hafer in erster Linie. Man kann sie nach Art der Tinkturbereitung der Apotheker durch Ansetzen der Haferkörner mit verdünntem Weingeist im Verhältnis 1:10 herstellen, doch rate ich in diesem Fall, sich der homöopathischen Tinktur »Avena sativa« zu bedienen, mit der man die meisten Erfahrungen gemacht und gute Erfolge erzielt hat. Diese Tinktur kann man in der Apotheke bekommen. Beim Hafer als Sedativum gehen Allopathie und Homöopathie Hand in Hand.

**Anwendung in der Homöopathie:** Hier ist ausgeführt, was man heute in beiden Disziplinen, der Schulmedizin und der Homöopathie, mit Hafer behandelt. Im Vordergrund steht die nervöse Erschöpfung mit Appetitlosigkeit, Schlaflosigkeit, mangelnder Konzentration infolge von Sorgen. Herzklopfen als Begleiterscheinung bessert sich ebenfalls. Auch Erschöpfung nach sexuellen Exzessen oder überstandenen Infektionskrankheiten lassen sich mit »Hafertropfen« gut behandeln. Wer sich das Rauchen abgewöhnen möchte, findet Hilfe, wenn er diese Tropfen nimmt, in Entwöhnungsanstalten für Morphinisten versucht man das Mittel auch. Man gibt die Tinktur mehrmals täglich etwa 5 bis 10 (bis 15) Tropfen in Wasser. Bei akuter Schlaflosigkeit können auch 20 Tropfen etwa 2 bis 3 Stunden vor dem Zubettgehen genommen werden. Verdünnungen von $D_1$ bis $D_3$ werden selbst in der Homöopathie selten gegeben; allenfalls bei Appetitlosigkeit nach fieberhaften Erkrankungen.

**Mein besonderer Rat:** Es hat sich herausgestellt, daß »Avena sativa« überlasteten Managern und Schülern oder Studenten in Examensvorbereitungen sehr gute Dienste leistet, vor allem dann, wenn sie die Tinktur mit der gleichen Menge Baldriantinktur und (oder) dem Homöopathikum »Passiflora« kombiniert einnehmen. Als Schlafmittel wirkt diese Mixtur besonders gut, wenn sie in heißem Wasser genommen wird.

**Hafer als Hausmittel:** Hier ist an erster Stelle das Bad zu nennen. Bei Rheuma, Gicht und anderen Stoffwechselstörungen wird es empfohlen. Sitz- oder Teilbäder bei Frostbeulen, Grind und Frauenbeschwerden gelten ebenfalls als Heilanzeigen.

So wird das Haferstroh-Bad bereitet: Geschnittenes (gehäckseltes) Haferstroh – für ein Vollbad etwa 100 g – wird mit 3 l Wasser etwa 20 Minuten gekocht, abgeseiht und dem Bad zugesetzt.

Und natürlich sind auch in der Volksmedizin Hafersuppen, Haferschleim und Haferbrei als schonende und kräftigende Kost beliebt. Die Hafergrütze gibt man bei Magen- und Darmbeschwerden, bei Nieren- und Blasenleiden, bei Erkrankungen der Leber, der Milz und der Lunge, bei Nervenleiden und Schlaflosigkeit. – Und P. A. Matthiolus schreibt »über die Würkkung vom Habern« (1563) dies: »Die brüe / darin Habermehl gesotten ist / ist gutt wider den husten. Das Habermuss wol gekocht / vnd gegessen / stopft den stulgang. Wider den lendenstein pflegt der gemeine man Habern oder Wacholterbeere zuwermen / vnd in einem säckle auffzulegen. ... Wider die räude vnd schebichten grindt der kleinen Kindlen ist nichts besser / dann Haberstroh gesotten / vnd darinne gebadet.«

**Nebenwirkungen:** Nebenwirkungen sind nicht bekannt, es sei denn, die Tinktur wird mehrfach überdosiert. Dann soll es zu Kopfschmerzen kommen.

# Hagebutte (Heckenrose)

→ Farbfoto Seite 159

*Rosa canina L. (Rosaceae).*

Volksnamen: Hagrose, Hainrose, Heinzerlein, Hiefenstrauch, Hundsrose, Wilde Heiderose, Wildhips.

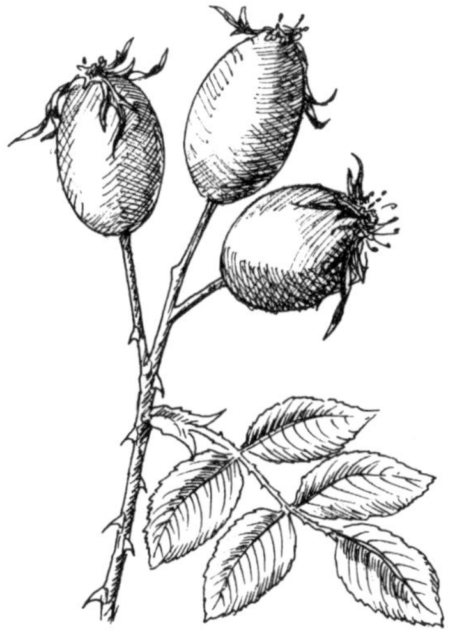

**Arzneilich verwendete Pflanzenteile:** Die Scheinfrüchte mit oder ohne Nüßchen (»Samen«), die Nüßchen (Samen).

**Drogenbezeichnung:** Hagebuttenfrüchte mit »Samen« = *Fructus Cynosbati cum semine*, ohne »Samen« = *sine semine*, Hagebutten»samen« (Nüßchen) = *Semen Cynosbati.*

**Botanik und Sammeltips:** Pflanzenbeschreibung: Die Heckenrose ist ein Strauch, der ein bis mehrere Meter hoch wird. Die Stämme und Äste hängen über. Sie sind mit unpaarig gefiederten Blättern besetzt, die am Grunde beiderseits geflügelt sind. Meist besteht ein Blatt aus 5 bis 7 Fiederblättchen. Stämmchen und Äste sind mit derben Stacheln besetzt. Die Blüten sind hellrosarot, ungefüllt und duftlos. Aus der fleischigen Blütenachse entwickeln sich die Scheinfrüchte, die in reifem Zustand leuchtend rot aussehen und im Innern zahlreiche steinharte Schließfrüchte (Nüßchen) enthalten; sie werden fälschlich Samen genannt. Im Innern sind die Hagebutten (die Scheinfrüchte) mit Borstenhaaren ausgestattet, die man als Juckpulver kennt. Blütezeit: Juni (Juli). Vorkommen: Waldränder, Raine, Gebüsche, Hecken und sonnige Heidehänge sind häufige Fundstellen der Heckenrose. Ernte und Aufbereitung: Im Herbst sammelt man die vollreifen (roten) Hagebutten. Zum Trocknen schneidet man sie auf; die Kerne (Semen) werden entfernt, wenn man diese extra haben möchte oder die Droge ohne Kerne (sine semine) wünscht. Das Trocknen soll sehr schnell geschehen. Künstliche Wärme bis 40°C ist erlaubt. Die Droge muß in gut schließenden Behältern aufbewahrt werden, damit die Inhaltsstoffe erhalten bleiben.

**Inhaltsstoffe (Wirkstoffe):** Viel Vitamin C, andere Vitamine (A, $B_1$, $B_2$, K, P), Mineralstoffe, Fruchtsäuren, Flavone, Gerbstoffe und Zukker. In den Kernen Vanillin.

**Heilwirkung und Anwendung:** Die Wirkstoffe machen die Hagebutte zu einer wertvollen Frucht, deren Tee nicht nur angenehm schmeckt, sondern gerade in Erkältungszeiten vorbeugend wirkt. Fieberkranke werden erfrischt, die Abwehrkräfte erhöht. Das Vitamin C hat nämlich eine wichtige biologische Bedeutung bei der Immunkörperbildung und der Steigerung der Abwehrkräfte gegen Infektionen. Bei Fieber wird Vitamin C im Organismus besonders schnell aufgebraucht, ein Zeichen dafür, daß der Körper es bei seinem Abwehrkampf benötigt – aber auch ein Hinweis darauf, wie wichtig es ist, dem Körper Vitamin C zuzuführen. Es hat ferner eine nachgewiesene Wirkung auf die Nebennieren, also auf die Produktion wichtiger Hormone und damit auf die Lebenskraft. Schließlich ist Vitamin C bei der Wundheilung unentbehrlich. Hagebutten-Tee also bei Infektionen und Fieber, bei allgemeiner Schwäche und bei schlecht heilenden Wunden. Wichtig aber auch für ältere Menschen, bei denen der Darm die zugeführten Vitamine nur noch spärlich aufnimmt. Wegen ihres Gehaltes an Fruchtsäuren und Pektinen wirken die Hagebutten leicht abführend. Sie eignen sich als Beigabe zu allen zur Frühjahrskur verwendeten Teemischungen.

So wird Hagebutten-Tee bereitet: 2 gehäufte Teelöffel zerkleinerte Hagebutten werden mit ¼ l Wasser übergossen, bis zum Sieden erhitzt und 10 Minuten lang gekocht. Während der Vitamingehalt von Tee im allgemeinen beim Stehen schnell abnimmt, behält der Hagebutten-Tee über mehrere Stunden seinen vollen Gehalt an Vitaminen. Das macht ihn zu einem empfehlenswerten Tee für die Thermosflasche.

**Mein besonderer Rat:** In Erkältungszeiten kann man mit Kräutertees aktive Vorbeugung leisten. Dafür eignen sich – wie bereits gesagt – die Hagebutten besonders gut. Nun gibt es noch andere Heilpflanzen, die die Abwehrkräfte unseres Körpers erhöhen, die helfen, Infektionen abzuwehren und uns damit schützen. Dazu gehören die Lindenblüten. Mischt man Lindenblüten zu gleichen Teilen mit Hagebutten, so vereinigen sich die Wirkungskomponenten beider Heilkräuter zu einem ganz besonders wirksamen und noch dazu sehr angenehm schmeckenden Tee, den man in Erkältungszeiten zum Haustee erheben sollte.

So wird diese Teemischung bereitet:

| | |
|---|---|
| Hagebutten mit Kernen (Fructus Cynosbati cum semine) | 25,0 |
| Lindenblüten (Flores Tiliae) | 25,0 |

2 gehäufte Teelöffel dieser Mischung mit ¼ l kaltem Wasser übergießen, zum Sieden erhitzen und 5 Minuten kochen. Mäßig warm mit Honig gesüßt oder mit 1 Teelöffel Zitronensaft versetzt zum Abendessen oder 2- bis 3mal täglich 1 Tasse Tee trinken.

**Hagebutten als Hausmittel:** Hagebutten-Tee, vornehmlich mit den Kernen, gilt in der Volksmedizin als Gesundheitstee, besonders bei Husten und anderen Erkältungen. Die aus den Hagebutten bereitete Marmelade wird gegen Appetitlosigkeit teelöffelweise gegeben. Die mit den Kernen gegessenen, frisch vom Strauch gepflückten Hagebutten sollen den Bandwurm abtreiben.

**Nebenwirkungen:** Nebenwirkungen sind nicht bekannt.

## Hahnenfuß, scharfer

giftig

→ Farbfoto Seite 170
*Ranunculus acer L. (Ranunculaceae).*
Volksnamen: Butterblume, Brennkraut, Gichtkraut, Gilberich, Hahnentritt, Schmalzblume.

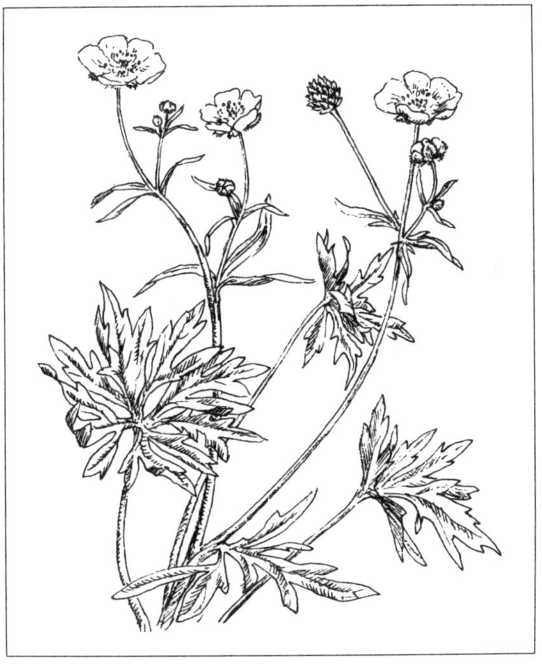

**Arzneilich verwendete Pflanzenteile:** Das Kraut (soll nur in frischem Zustand wirksam sein).
**Drogenbezeichnung:** Hahnenfußkraut = *Herba Ranunculi acris.*

**Botanik:** Pflanzenbeschreibung: Aus einem sehr kurzen verdickten Wurzelstock entspringen die aufrechten Stengel, die 30 bis 100 cm hoch werden. Sie sind unten hohl, verzweigt und schwach behaart. An den Enden der Zweige stehen die leuchtend goldgelben Blüten. Die Laubblätter werden verschiedenartig ausgebildet. Die grundständigen Blätter sind langgestielt und handförmig fünf- bis siebenteilig. Die Abschnitte sind geteilt, unregelmäßig eingeschnitten oder gekerbt. Die Stengelblätter sind einfacher und oben ungestielt. Blütezeit: Mai bis Juni. Vorkommen: Sehr häufig auf Wiesen, wo er vom Bauern gar nicht gern gelitten ist, denn in frischem Zustand ist der scharfe Hahnenfuß für das Weidevieh gefährlich giftig. Die Scharfstoffe werden erst unwirksam, wenn die Pflanzen getrocknet sind. Heu ist daher für das Vieh ungefährlich. – Es gibt noch andere gelbe Hahnenfußarten, die von ähnlichem Aussehen sind, und die zumindest in der Volksmedizin nicht unterschieden werden; beispielsweise der knollige Hahnenfuß (Ranunculus bulbosus L.), der von der Homöopathie genutzt wird. Er gedeiht auf sonnigen trockenen Wiesen, auf Äckern und Brachland und unterscheidet sich durch die gedrungenere Form, den derberen Stengel, die größeren Blüten und die knollige Basis von den anderen Arten.
**Inhaltsstoffe (Wirkstoffe):** Alle angegebenen Wirkstoffe sind fast in allen Hahnenfußarten zu finden. Der wichtigste Wirkstoff ist das Anemonin. Darauf geht die haut- und schleimhautreizende Wirkung zurück. An anderen Inhaltsstoffen sind zu nennen Vitamin C, Saponin, Gerbstoff, Asparagin und Arginin.
**Heilwirkung und Anwendung:** Die Schulmedizin gebraucht keine der zahlreichen Hahnenfußarten, doch in der Homöopathie und der Volksmedizin spielen sie eine wichtige Rolle.
**Anwendung in der Homöopathie:** Die Homöopathie bedient sich des Ranunculus bulbosus – und zwar der frischen Pflanze, aus der sie das Homöopathikum »Ranunculus bulbosus« bereitet. Es wird gegen Reizerscheinungen der Augen (Konjunktivitis), der Nase und des Rachens eingesetzt. Auch bei rheumaähnlichen Schmerzen im ganzen Brustraum (Stechen, schmerzhaft behinderte Atmung), bei schmerzenden Muskeln und bei Hautausschlägen mit Bläschenbildung gebraucht man es. Dosiert wird ab $D_3$. Man gibt 2- bis 5mal täglich 3 bis 5 (bis 8) Tropfen.
**Hahnenfuß als Hausmittel:** Hier sind alle gelben Hahnenfußarten gemeint, denn in der Volksmedizin wird nicht so genau unterschieden. *Man kennt zumeist die ätzende Wirkung und warnt davor, besonders die Kinder, die Blasenbildung an den Händen davontragen, wenn sie Hahnenfuß pflücken.* Arzneiliche Verwendung finden frische Blätter, fein zerhackt in Milch gegeben, als Abführmittel bei akuter

Stuhlverstopfung. Das sagt schon der Leibarzt Kaiser Ferdinands I., auf den auch die äußerliche Anwendung bei Warzen zurückgeht. In seinem Bericht über die »Krafft / vnd Würkkung der verschiedenen Hahnenfußarten oder Geißblumen« schreibt er im Jahre 1563 folgendes: »Die Hahnenfüß treiben unten auß / dann so man fünff oder sechs bletter mit Rosinlen isset / machen sie ettliche stulgänge. So man die bletter außen auflegt / etzen sie ab die runzlen von den fingernägeln / item die wartzen / masen / vnd andere vnförmliche gewächs. . . .Wider das hufftwee: Nim die bletter vom Hanenfuß / zerstoß / vnd leg sie auff die hüfft / laß sie darüber vngefähr fünff oder sechs stunden ligen / biß sie blasen machen / dann also ziehen sie die jnnerliche böse vnd schmerzhaffte feuchtung heraußer auff die haut.«

**Nebenwirkungen:** Das frische Kraut ist giftig! Die Scharfstoffe ätzen Haut und Schleimhäute und führen innerlich zu Magen- und Darmreizungen mit Durchfällen und Koliken. Bei Vergiftungen ist Erbrechen herbeizuführen und viel Kohle einzunehmen, die Verätzungen sind mit Schleim zu lindern. Der Arzt wird sich dann weiter um den Patienten bemühen. Die äußerlichen Hautschäden heilen ohne Narbenbildung wieder ab. *Keine Selbstbehandlung mit Hahnenfuß!*

## Haselwurz giftig

→ Farbfoto Seite 170

*Asarum europaeum L. (Aristolochiaceae).*

Volksnamen: Brechwurzel, Hasenblatt, Scheibelkraut.

**Arzneilich verwendete Pflanzenteile:** Der Wurzelstock. In der Volksmedizin auch die frischen Blätter.

**Drogenbezeichnung:** Haselwurz = *Rhizoma asari (Ph. Helv. VI).*

**Botanik:** Pflanzenbeschreibung: Die Haselwurz fällt durch die nierenförmigen, überwinternden, an der Oberfläche spiegelblanken und langgestielten Laubblätter auf. Sie entwickeln sich im Frühjahr an einem kurzen Stengel, der aus einem kriechenden verzweigten, mit schuppenförmigen Niederblättern besetzten Wurzelstock entspringt. Der Stengel ist, wie im jungen

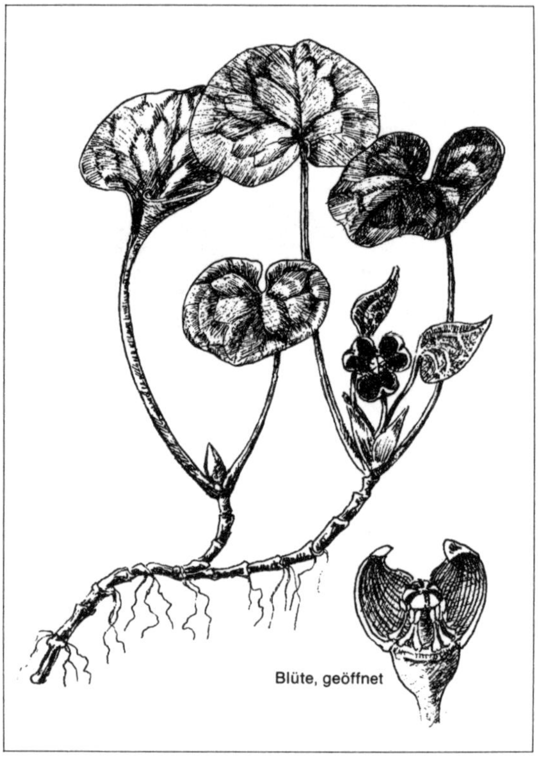


Zustand die ganze Pflanze, ein wenig zottig behaart. In den Achseln der zwei Laubblätter sitzt eine unscheinbare braunrote, glockenförmige, etwas nickende Blüte. Blütezeit: April und Mai. Vorkommen: Wer die Haselwurz erst einmal kennt, der wird feststellen, daß sie recht häufig ist. Sie wächst etwas versteckt in Gebüschen, Laubwäldern und schattigen Schluchten, kommt aber auch gelegentlich an Zäunen und Waldrändern vor.

**Inhaltsstoffe (Wirkstoffe):** Ätherisches Öl, Gerbstoffe, ein kampferähnlicher Stoff (Asaron), Zucker, Harz und Stärke. – Nach heutigen Anforderungen muß man sagen, daß die Inhaltsstoffe zu wenig erforscht sind.

**Heilwirkung und Anwendung:** Wenn die Haselwurz auch noch in der Schweiz offizinell ist, so wird sie doch nur wenig oder gar nicht mehr von Ärzten verwendet. Es ist auch nicht ratsam, sich als Laie dieser Droge zuzuwenden. Im Vordergrund der Wirkung steht die Brechreiz erregende Eigenschaft. Es gibt ungefährlichere Mittel, wenn man durch Erbrechen den Magen entleeren will. Zum Beispiel eine Kochsalzlösung (1 bis 2 Eßlöffel auf ein Glas warmes Wasser).

**Anwendung in der Homöopathie:** Die Homöopathie bereitet ihre Urtinktur (∅) aus dem frischen Wurzelstock und verwendet die Potenzen (nicht unter $D_3$) gegen abendliche Blutwallungen, nervöse Erschöpfung und frostig-kalte Hände.

**Haselwurz als Hausmittel:** Die Haselwurz ist eine der ältesten Heilpflanzen, die wir kennen. Im Altertum gebrauchte man sie gegen Wassersucht, Ischias, mangelhafte Menstruation und als Abführmittel. Die Römer brachten ihr Wissen um diese Droge über die Alpen. Sowohl im »Capitulare de villis« Karls des Großen und Ludwigs des Frommen als auch in der »Physika« der Äbtissin Hildegard von Bingen und bei Albertus Magnus können wir über die Wirkung der Haselwurz nachlesen. Die späteren Kräuterbücher von Fuchs (Basel 1543), Matthiolus (Prag 1563) und alle folgenden nennen als Heilanzeigen Wassersucht, Verstopfung, Husten, Kopfweh und Menstruationsbeschwerden. Das sind auch die Heilanzeigen der Volksmedizin heute. Um Alkoholiker zu entwöhnen, gab man auch Haselwurz-Extrakt in das Getränk. Es entsteht Übelkeit und es kommt zum Erbrechen. *Hiervor möchte ich jedoch ernsthaft warnen, weil die Reizwirkung zu Schäden in Darm, Galle, Niere und Leber führt.*

**Nebenwirkungen:** Eine Pflanze, die wir zu den Giftpflanzen zählen müssen, sollte – auch wenn sie zu den ältesten Heilpflanzen gehört – vom Laien niemals verwendet werden. Bei der Haselwurz muß man damit rechnen, daß Magen und Darm, Galle, Leber und Niere geschädigt werden.

# Hauhechel

→ Farbfoto Seite 170

*Ononis spinosa L. (Leguminosae-Papilionatae).*

Volksnamen: Hasenöhrle, Heudorn, Ochsenbrech, Schafhechle, Stachelkraut, Stallchrut, Weiberkrieg.

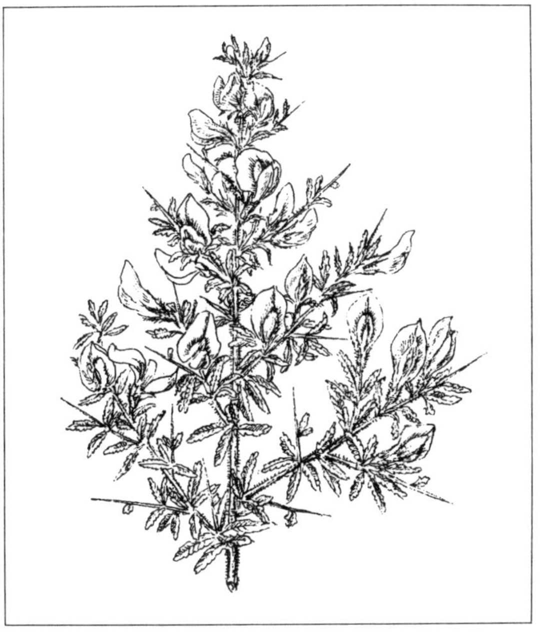

**Arzneilich verwendete Pflanzenteile:** Die Wurzel.

**Drogenbezeichnung:** Hauhechelwurzel = *Radix Ononidis spinosae.*

**Botanik und Sammeltips:** Pflanzenbeschreibung: 30 bis 60 cm hoch wird dieser Halbstrauch, der aus einer langen kräftigen Pfahlwurzel aufrechte einreihig behaarte, dornige Stengel bildet, an denen dreizählige, am Rande kleingezähnte Blätter mit Nebenblättern sitzen. Der Hauhechel ist wegen seiner in lockeren traubigen, beblätterten Blütenständen vereinigten oder zu ein bis drei an Kurztrieben sitzenden rosaroten Blüten eine attraktive Pflanze. Blütezeit: Juni bis August. Vorkommen: Hauhechel liebt sonnige trockene Plätze an Wald-, Weg- und Ackerrändern und kommt häufig auf Triften vor. Ernte und Aufbereitung: Man gräbt die 50 bis 100 cm lange Wurzel im Herbst. Das ist nicht ganz einfach, weil sie sich tief im Boden verankert. Wenn sie von anhaftender Erde befreit ist, schneidet man sie der Länge nach auf, um sie dann an der Luft oder auch bei künstlicher Wärme zu trocknen.

**Inhaltsstoffe (Wirkstoffe):** Ätherisches Öl, eine flüchtige Substanz mit hämolytischer Wirkung, Flavonglykoside, Gerbstoffe. Möglicherweise auch Saponine.

**Heilwirkung und Anwendung:** Seit alters her gilt Hauhechel in der Medizin als wassertreibendes Mittel. Diese Anwendung hat sich behauptet; wassertreibende Tees und die sogenannten Blutreinigungstees enthalten Hauhechelwurzel. In neuerer Zeit jedoch ist man der Droge gegenüber etwas skeptischer geworden, denn manchmal wirkt sie, manchmal aber auch nicht. Es hat sich herausgestellt, daß nicht in jedem Fall in der Hauhechelwurzel Saponine enthalten sind und auf diese Inhaltsstoffe stützt sich hauptsächlich die wassertreibende Wirkung. Es kann auch an der Zubereitung liegen, denn ein anderes diuretisch wirkendes Prinzip der Droge ist wasserdampfflüchtig. Bereitet man nun, wie das bei Wurzeldrogen oft geschieht, den Tee durch langes Auskochen, so gehen diese Wirkstoffe verloren. Trotz aller Schwierigkeiten bleibt Hauhechelwurzel nach meiner Überzeugung ein geschätzter Bestandteil in wassertreibenden Tees. Man kann diese Droge auch ungemischt bei Wassersucht verwenden.

So wird Hauhechel-Tee bereitet: 2 gehäufte Teelöffel geschnittene Wurzeln werden mit ¼ l kochendem Wasser übergossen und an warmem Ort ½ Stunde lang ausgezogen. 2 Tassen Tee pro Tag sind ausreichend.

**Anwendung in der Homöopathie:** Das Homöopathikum »Ononis spinosa« gilt in der Homöopathie als ein ganz ausgezeichnetes Diuretikum (wassertreibendes Mittel). Mit der Urtinktur (∅) erzielt man, 3mal täglich 10 Tropfen gegeben, gute Erfolge bei Bauchwassersucht und anderen Wasseransammlungen im Körper. Auch Harnverhaltungen bei Nierenerkrankungen können mit dieser Dosierung beseitigt werden.

**Hauhechel als Hausmittel:** Schon Theophrast berichtet etwa im 4. vorchristlichen Jahrhundert über die Verwendung der Hauhechelwurzel gegen Blasen- und Nierensteine. Auch bei Dioskorides und Plinius finden wir die gleichen Heilanzeigen; der römische Feldarzt Galenos weiß über vermehrte Harnausscheidung zu berichten und vertritt die Ansicht, Hauhechel verkleinere Harnsteine. In deutschen Kräuterbüchern wird Hauhechel erst im 16. Jahrhundert erwähnt. Die heutige Volksmedizin gebraucht diese Heilpflanze zur Behandlung von Wasserstauungen im Körper, zur Anregung des Stoffwechsels bei Blasen- und Nierensteinen, bei Gelenkrheuma und Gicht, bei Hautausschlägen und nässenden Ekzemen.

**Nebenwirkungen:** Nebenwirkungen sind keine zu erwarten.

# Heidekraut

→ Farbfoto Seite 160

*Calluna vulgaris (L.) Hull. / Syn. Erica vulgaris L. (Ericaceae).*

Volksnamen: Besenheide, Besenkraut, Brandheide, Hoaden, Immerschön, Kuhheide, Zetten.

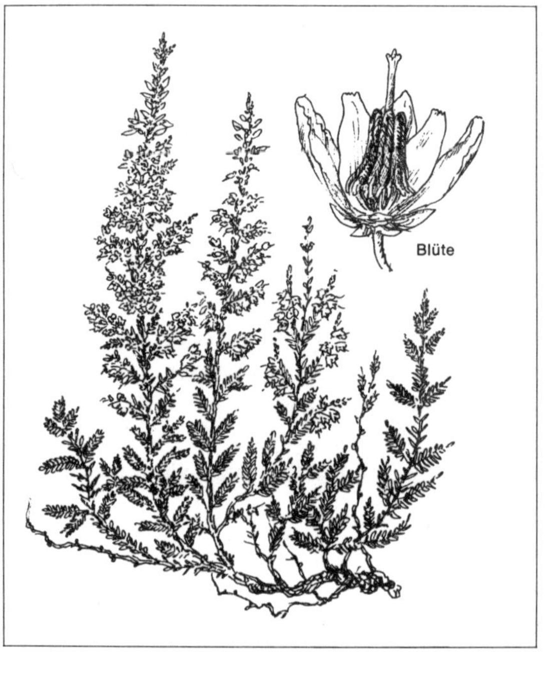

**Arzneilich verwendete Pflanzenteile:** Die Blüten und die blühenden Krautspitzen (Kraut).
**Drogenbezeichnung:** Heidekrautblüten = *Flores Callunae* (auch *Flores Ericae*), Heidekraut = *Herba Callunae* (auch *Herba Ericae*).

**Botanik und Sammeltips:** Pflanzenbeschreibung: Das Heidekraut ist ein ausdauernder Zwergstrauch, der ein sehr hohes Alter erreicht (bis etwa 45 Jahre). Die reich verästelten Stengel, die bis zu 1 m lang werden, liegen nieder, die Zweige hingegen streben auf. An den Zweigen sitzen die kleinen Blätter in vier Reihen. Sie sind lineallanzettlich und dachziegelartig angeordnet. Die kleinen hellvioletten Blüten stehen in einer einseitswendigen Traube, locker und mehr oder weniger zahlreich. Blütezeit: (August) September (Oktober). Vorkommen: Das Heidekraut kommt in großen Beständen in lichten trockenen Wäldern, Heiden, Hochmooren und im Sanddünengelände vor. Kalkarmer Boden wird bevorzugt. Ernte und Aufbereitung: Zur Blütezeit bringt man die blühenden beblätterten Triebspitzen ein oder rebelt die Blüten von den Zweigen. Das Trocknen soll im Schatten erfolgen.
**Inhaltsstoffe (Wirkstoffe):** Arbutin oder das Spaltprodukt Hydrochinon, Enzyme, Flavonglykoside, Gerbstoffe, Saponine, alkaloidähnliche Stoffe, Mineralstoffe, besonders Kalk und Kieselsäure.
**Heilwirkung und Anwendung:** Trotz der Wertschätzung, die Sebastian Kneipp der Heilpflanze zollte – er entdeckte die in Vergessenheit geratene Droge neu –, konnten sich die Schulmediziner bisher noch nicht entschließen, dieses Kraut näher zu prüfen. Die Volksmedizin hingegen denkt anders darüber.
**Heidekraut als Hausmittel:** Mittelalterliche Kräuterbücher sind die Quellen der Volksmedizin. Danach war – und ist es auch heute noch – Heidekraut ein vortreffliches Blutreinigungsmittel, ein harntreibendes Mittel und »ein vürtrefflich artzenei bei Blasen- und Nierensteinen, Rheuma und Gicht.« Doch mehr und mehr wurde diese Heilpflanze vergessen, bis Sebastian Kneipp ihre blutreinigende Wirkung und ihre Heilwirkung bei Rheuma und Gicht erkannte. Bei Ekzemen wird Heidekraut-Tee in der Volksmedizin ebenfalls gebraucht; innerlich und auch zu Waschungen und Umschlägen.
So wird Heidekraut-Tee bereitet: 1 bis 2 Teelöffel Heidekraut (oder 1 Teelöffel Heidekrautblüten) werden mit ¼ l kochendem Wasser übergossen und 10 Minuten lang ausgezogen. Nach dem Abseihen 2- bis 3mal täglich 1 Tasse Tee lauwarm und schluckweise trinken. Dieser Tee kann auch zu Überschlägen und Waschungen gebraucht werden. Wenn man ihn mit Honig süßt (dafür ist der Tee aus Blüten besser geeignet), fördert er das Einschlafen.
**Nebenwirkungen:** Überdosierungen sind zu vermeiden, weil es dann zu Magenbeschwerden kommt.

# Heidelbeere

→ Farbfoto Seite 170
*Vaccinium myrtillus L. (Ericaceae).*
Volksnamen: Bickbeere, Blaubeere, Griffelbeere, Haselbeeri, Krähenauge, Schnuderbeeri, Schwarzbeere, Sentbeere, Taubeere, Wehlen, Worbel.
**Arzneilich verwendete Pflanzenteile:** Die Früchte, die Blätter.
**Drogenbezeichnung:** Heidelbeeren = *Fructus Myrtilli* (auch *Baccae Myrtilli*), Heidelbeerblätter = *Folia Myrtilli.*

**Botanik und Sammeltips:** Pflanzenbeschreibung: Die Heidelbeerpflanze ist ein kleiner Halbstrauch, der bis zu 50 cm hoch wird. Seine grünen Stengel sind kantig und reich verästelt. Die derben Blätter sind kurz gestielt, eiförmig, am Rande leicht gesägt und wechselständig angeordnet. In ihren Achseln stehen einzeln oder zu zweien angeordnet die glockigen kugeligen, grünen, rot überlaufenen Blüten, die im Sommer in reifem Zustand blauschwarze Beeren ausbilden. Blütezeit: Mai bis Juni. Vorkommen: Die Heidelbeere ist sehr häufig zu finden.

Sie bevorzugt schattige Wälder, Torfmoore und Heiden, wo sie ausgedehnte Bestände bildet. Ernte und Aufbereitung: Die vollreifen Früchte werden gesammelt und bei künstlicher Wärme (40 bis 50°C) getrocknet. Die Blätter streift man in jungem Zustand von den Zweigen und trocknet im Schatten.

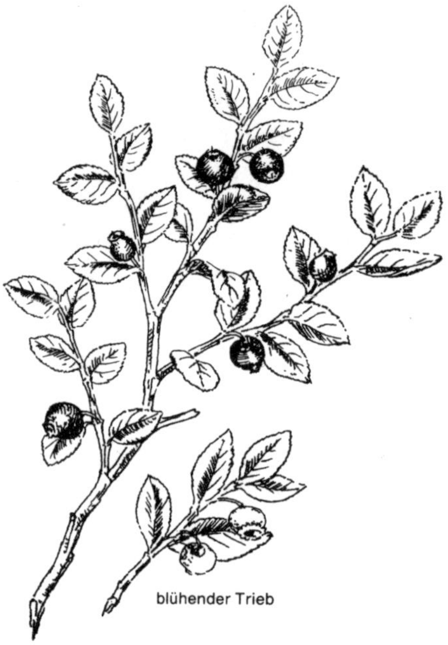


**Inhaltsstoffe (Wirkstoffe):** Der wichtigste Wirkstoff der Früchte, um dessentwillen man sie arzneilich verwendet, ist Gerbstoff. Die Mineralstoffe, Fruchtsäuren, Vitamine und Zukker sind sympathische Zugaben. Beachtung findet jedoch in letzter Zeit der blaue Farbstoff, der nach Ansicht bedeutender Wissenschaftler das Bakterienwachstum hemmt. R. F. Weiß zieht eine Parallele zum roten Farbstoff der Blutwurz und auch der roten Bete. Wirkstoffe der Blätter sind Flavone, Gerbstoffe, Arbutin, Glykoside und möglicherweise Substanzen, die den Blutzucker zu senken vermögen.

**Heilwirkung und Anwendung:** Im Vordergrund steht die Verwendung der Früchte, die in getrocknetem Zustand ein beliebtes Durchfallmittel sind, besonders in der Kleinkinderpraxis. Durchfälle, die mit Gärungserscheinungen verbunden sind, werden schnell und nachhaltig gebessert. Man kann die getrockneten Heidelbeeren unverarbeitet geben, doch ist es besser, eine konzentrierte Abkochung zu bereiten, von der man bei Bedarf so viel trinkt, wie in ein kleines Weinglas hineingeht. Die Kerne der Heidelbeeren wirken bei sehr empfindlichen Menschen leicht reizend auf die Magenschleimhäute, bei Verwendung der Abkochung wird diese Reizwirkung jedoch ausgeschaltet.

So wird Heidelbeer-Tee bereitet: 3 gehäufte Eßlöffel getrocknete Heidelbeeren werden mit $^1/_2$ l kaltem Wasser übergossen und etwa 10 Minuten gekocht. Nach dem Abseihen und Abkühlen ist diese Abkochung gebrauchsfertig. Außer bei Durchfall kann man diesen Tee auch als Gurgelmittel bei den verschiedensten Entzündungen in Mund und Rachen verwenden, denn Gerbstoffdrogen sind in solchen Fällen wirksam.

Die Verwendung frischer Heidelbeeren ist wegen der Vitamine, der Mineralstoffe und der erfrischenden Fruchtsäuren als Obst sehr empfehlenswert. Reife Heidelbeeren mit Milch, mit Zucker, als Mus oder Marmelade sind sehr gesund. Gegen Durchfall jedoch darf man sie nur getrocknet verwenden, weil sie in frischem Zustand eher das Gegenteil bewirken. Die Verwendung der Heidelbeerblätter ist der Volksmedizin vorbehalten.

**Heidelbeeren als Hausmittel:** Was über die Anwendung der getrockneten Beeren gesagt wurde, gilt in vollem Umfang ebenso für die Volksmedizin. Doch zusätzlich verwendet man hier auch die Blätter der Heidelbeeren als Tee. Sie werden ebenfalls bei Durchfall gebraucht, außerdem bei Husten, bei Magenbeschwerden, bei Blasenschwäche, bei Hautkrankheiten (besonders bei der Schuppenflechte) und äußerlich zu Waschungen, Umschlägen bei entzündeten Augen und zur Behandlung von Brandwunden.

So wird Heidelbeerblätter-Tee bereitet: 1 bis 2 Teelöffel Blätter mit $^1/_4$ l kochendem Wasser übergießen, 10 Minuten ausziehen und abseihen. 2- bis 3mal täglich 1 Tasse oder auch (unverdünnt) für Spülungen, Waschungen und Umschläge.

Immer wieder hört man Erfolgsberichte über

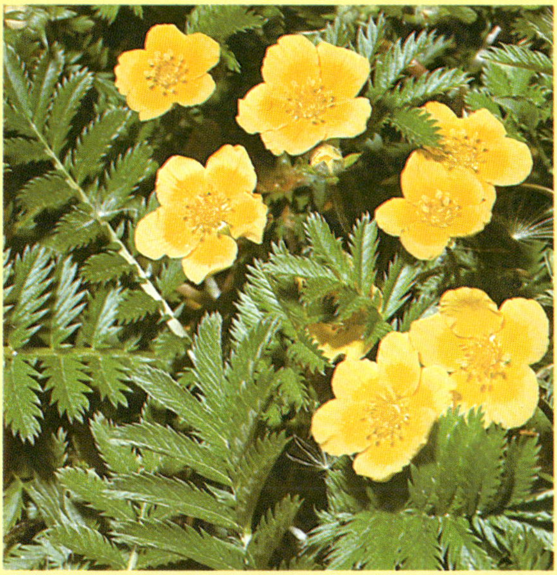
1

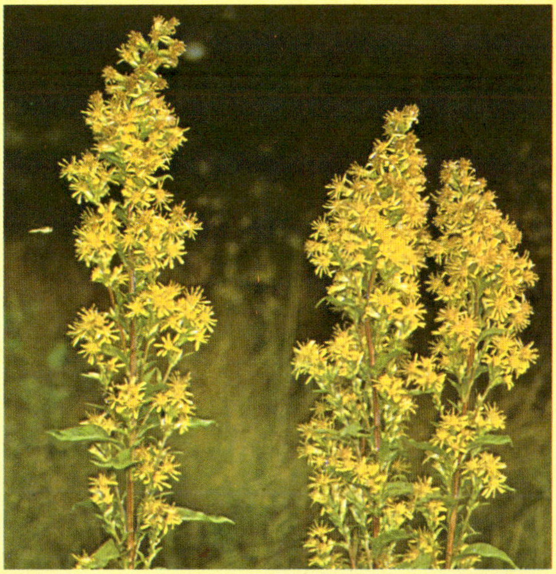
2

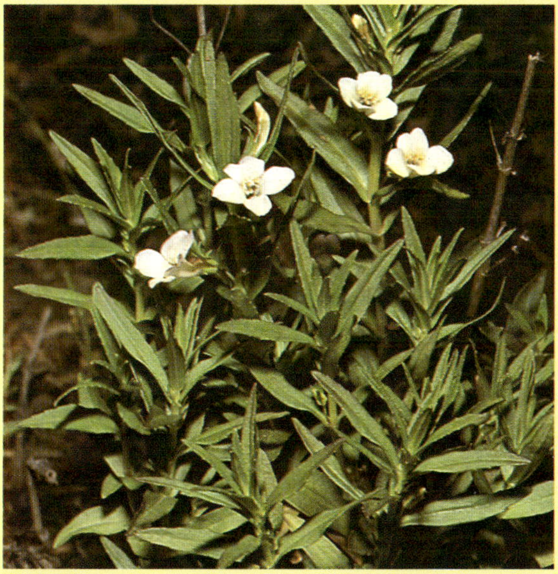
3

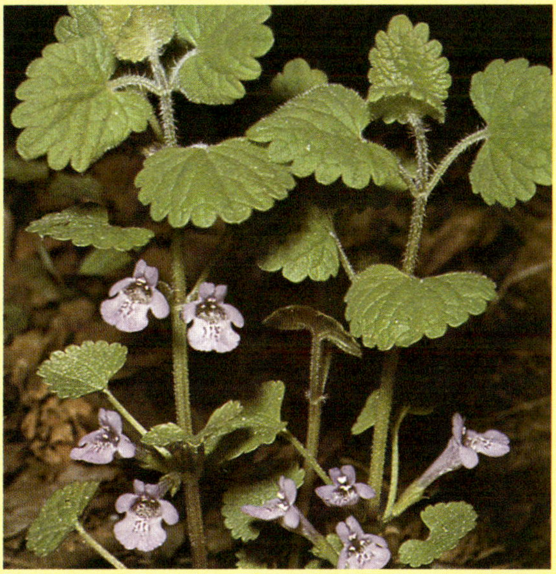
4

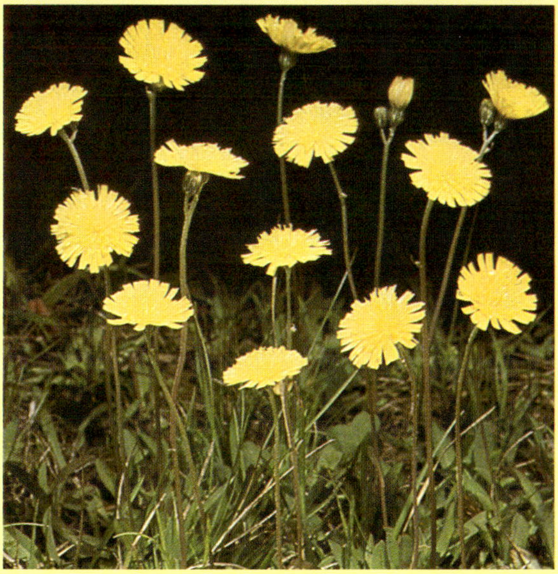
5

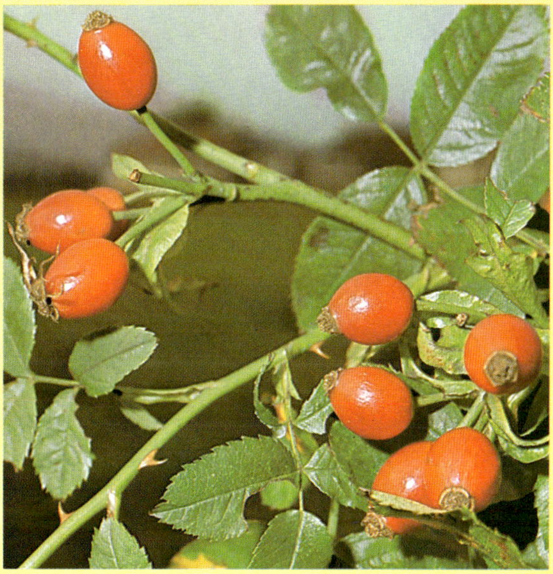
6

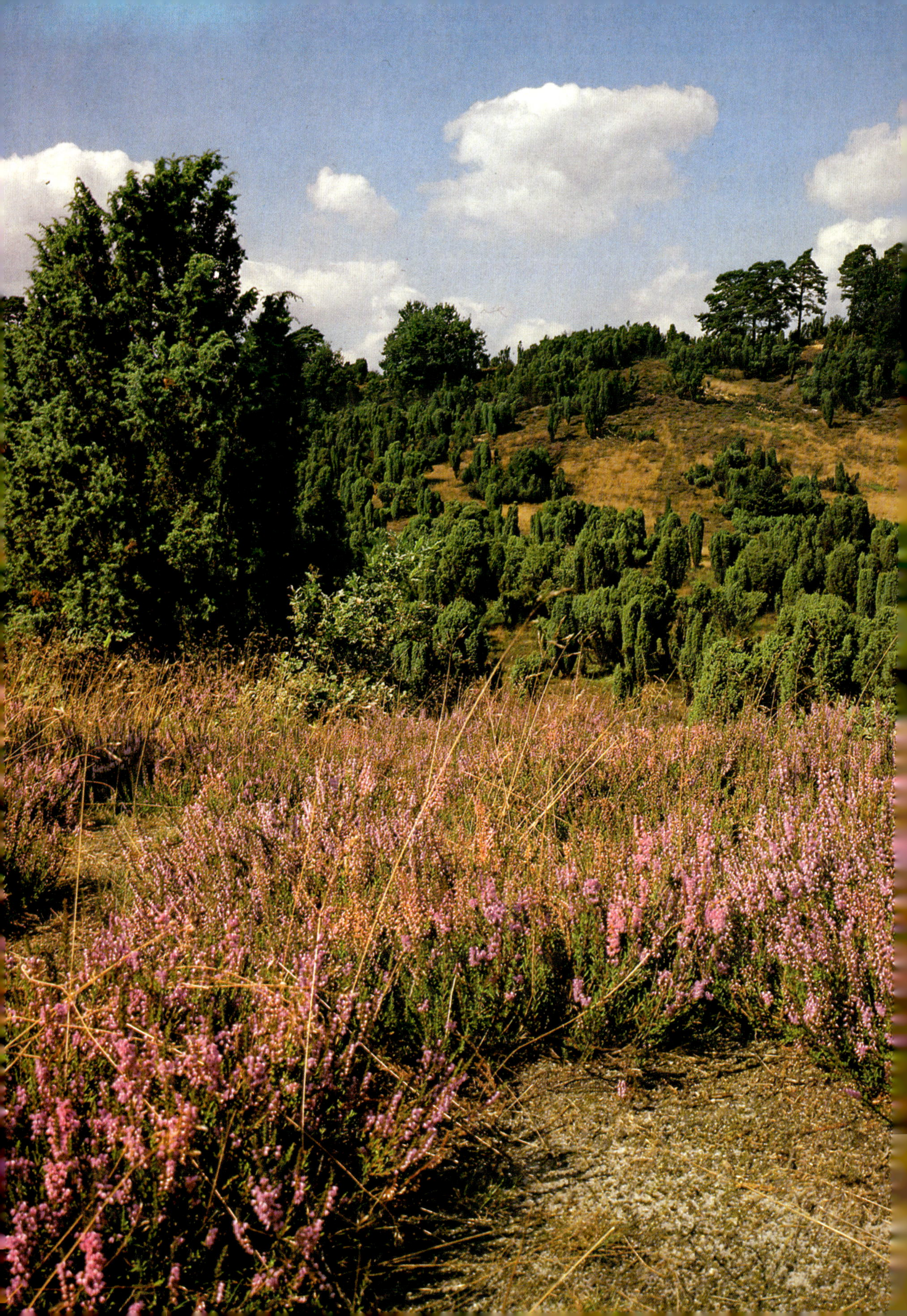

die Anwendung bei leichter Zuckerkrankheit. Es hat den Anschein, als sei ein antidiabetisch wirkender Stoff, ein Glukokinin in den Blättern vorhanden. Bis zum heutigen Tag aber sind sich die Wissenschaftler darüber nicht einig geworden. Ganz besonderer Wertschätzung erfreut sich ein Tee (Zubereitung wie oben beschrieben) aus den getrockneten Früchten in der Volksmedizin zur Behandlung von Hämorrhoiden. Nach einer Kur über 3 bis 4 Wochen, während der man 2mal täglich 1 Gläschen trinkt, seien die Hämorrhoiden völlig ausgeheilt, so heißt es.
**Nebenwirkungen:** Nebenwirkungen sind nicht zu befürchten.

## Herbstzeitlose tödlich giftig

→ Farbfoto Seite 169
*Colchicum autumnale L. / Syn. Colchicum crociflorum Anders. (Liliaceae).*

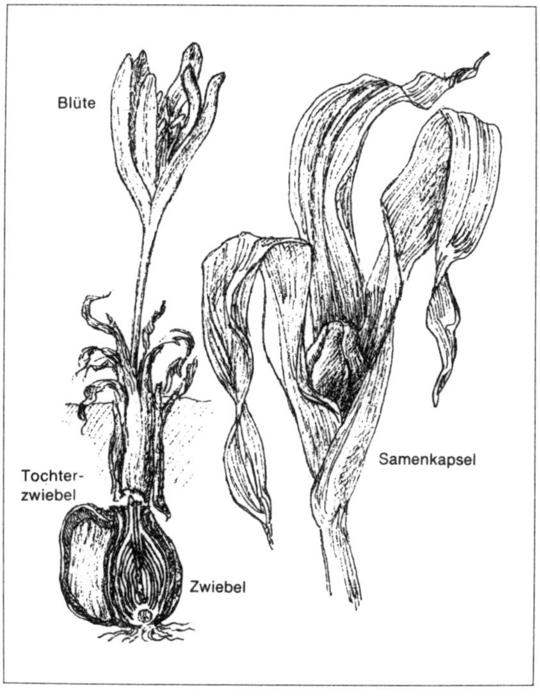


Volksnamen: Ägidibleamel, Butterwecken, Giftblume, Giftkrokus, Hennengift, Herbstblume, Heugucken, Hundszwiebel, Katharinenblume, Kuheuter, Lausblume, Lichtblume, Michaeliblume, Spinnblume, Teufelsbrot, Wiesensafran, wilde Zwiebel.
**Arzneilich verwendete Pflanzenteile:** Die Samen, die Knolle (Zwiebel).
**Drogenbezeichnung:** Herbstzeitlosensamen = *Semen Colchici*, Herbstzeitlosenknolle (Zwiebel) = *Bulbus Colchici.*

**Botanik:** Pflanzenbeschreibung: Wie blaue Krokusse sehen die Herbstzeitlosenblüten aus. Im Erdboden mit einer herzeiförmigen Zwiebelknolle tief verankert, entwickelt die Herbstzeitlose im September ihre Blühtriebe, die nackt an die Oberfläche gelangen. Die Blüten bestehen aus einer langen Kronröhre, die mit 6 Zipfeln abschließt. Staubbeutel und Griffel ragen aus der Kronröhre hervor. Nach der Befruchtung reift unter der Erde der Fruchtknoten mit den Samen heran, um im nächsten Frühjahr an die Oberfläche geschoben zu werden. Gleichzeitig wachsen auch die Blätter an die Erdoberfläche. Blütezeit: September. Vorkommen: Auf feuchten Wiesen; im Süden häufiger als im Norden.
**Inhaltsstoffe (Wirkstoffe):** Der Hauptwirkstoff ist das als Alkaloid bezeichnete Colchizin, das in der Knolle nur vor der Samenreife enthalten sein soll, in den Samen, wenn sie gut ausgereift sind, jedoch in zuverlässig konstanter Menge von 0,3 bis 0,5% vorkommt.
**Heilwirkung und Anwendung:** Zu Beginn eine Warnung: *Die Herbstzeitlose ist eine tödlich giftige Pflanze und in keinem Fall zur Selbstmedikation geeignet.* In der Hand des Arztes hingegen ist sie ein hervorragendes Mittel bei akuten Gichtanfällen. Die Dosierung bestimmt der Arzt, der auch die Behandlung überwachen muß. Er entscheidet ebenfalls, ob er reines Colchizin oder eine Tinktur aus der Pflanze verwendet. Da die Dosierung sehr hoch sein muß, treten auch unter ärztlicher Aufsicht gelegentlich Nebenreaktionen auf, die behandelt werden müssen: Durchfälle am 2. Tag der Therapie mit dieser Droge. – Wegen ihrer großen Giftigkeit kann die Herbstzeitlose auch nicht als Mittel gegen Krebs eingesetzt werden, wofür sie möglicherweise geeignet wäre.

**Anwendung in der Homöopathie:** Das Homöopathikum »Colchicum« wird zwar auch als Gichtmittel und bei Gelenkrheumatismus gebraucht, doch in der Hauptsache bei Magen- und Darmkatarrhen. Auch bei Kopfneuralgien, Kitzelhusten, Herz- und Kreislaufstörungen wird Colchicum gebraucht. Bei Gicht verwendet man die Urtinktur (∅) und die niederen Potenzen ($D_2$ bis $D_4$), bei Herzbeschwerden gibt man vornehmlich $D_3$ bis $D_6$, die man auch bei Magen- und Darmbeschwerden wählt.

**Nebenwirkungen:** Da die Herbstzeitlose in allen Teilen (auch in den Blüten) Colchizin enthält, kommt es beim Pflücken der Blüten durch Kinder, die sie gern in den Mund stecken, gelegentlich zu gefährlichen Vergiftungen. Weil sich die Beschwerden aber oft erst einige Stunden nach der Aufnahme der Giftpflanze bemerkbar machen, wenn das Gift schon in die Blutbahn gelangt ist, muß die erste Hilfe schnellstens erfolgen. *Diese Anzeichen lassen auf eine Vergiftung mit Herbstzeitlose schließen:* Heftiges Erbrechen, das nach der Magenentleerung nicht aufhört. Es werden dann Galle und reiswasserähnlicher Magenschleim erbrochen. Großer Durst stellt sich ein, gefolgt von Übelkeit, kolikartigen Durchfällen, die überaus übel riechen. Der Puls ist anfangs verlangsamt, steigt dann aber auf 150 Schläge pro Minute und mehr an und ist oft kaum wahrnehmbar. Die Gesichtsfarbe wird blaß, die Lippen werden blau, die Nasenspitze bekommt ebenfalls eine blaue Farbe. Die Haut bedeckt sich mit klebrigem Schleim, und es treten Krämpfe auf. Schließlich treten Lähmungserscheinungen ein. Es ist so schnell wie möglich ein Krankenhaus aufzusuchen, denn nur dort kann wirklich geholfen werden. Wenn feststeht, daß Kinder Herbstzeitlose gegessen haben, so ist so schnell wie möglich Erbrechen herbeizuführen (→ Seite 29).

# Herzblatt

→ Farbfoto Seite 170

*Parnassia palustris L. (Saxifragaceae).*
Volksnamen: Einblatt, Studentenröschen, Sumpfherzblatt, weißes Leberblümchen.

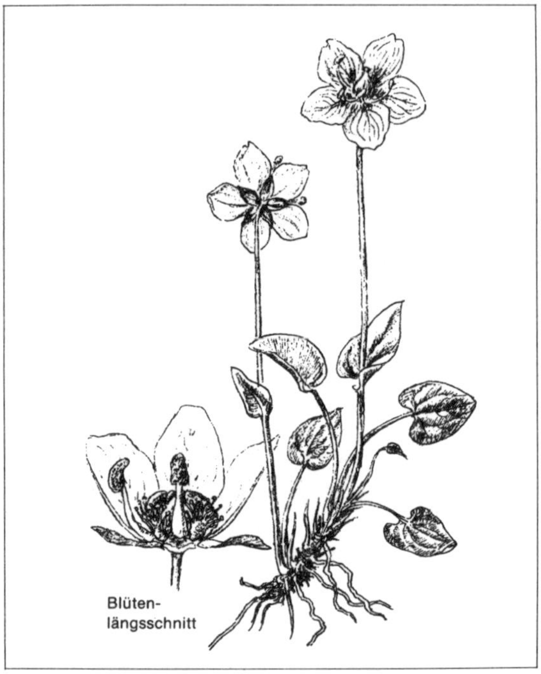


**Arzneilich verwendete Pflanzenteile:** Das blühende Kraut (ohne die Wurzeln).
**Drogenbezeichnung:** Herzblattkraut = *Herba Parnassiae palustris.*

**Botanik und Sammeltips:** Pflanzenbeschreibung: Aus einer grundständigen Blattrosette mit langgestielten ganzrandigen, herzeiförmigen Blättern wächst der kantige aufrechte Stengel, der in seinem unteren Drittel ein einziges Blatt trägt, und dessen Ende eine relativ große rein weiße Blüte ziert. Die Kronblätter – fünf an der Zahl – fallen durch die durchscheinenden Nerven auf. Auch das Innere der Blüte ist auffallend. Es stehen 5 Staubgefäße im Wechsel mit umgewandelten Staubgefäßen, die gefranst und drüsig ausgebildet sind. Vorkommen: Sumpfige Wiesen, feuchte Gräben und Moore werden durch das Sumpfherzblatt geschmückt. Ernte und Aufbereitung: Geerntet wird das Kraut zur Blütezeit. Es läßt sich leicht und schnell an der Luft trocknen.

**Inhaltsstoffe (Wirkstoffe):** Sie sind noch ungenügend erforscht; neben Gerbstoff müssen noch weitere Wirkstoffe enthalten sein, ohne die sich manche Wirkung nicht erklären läßt.

**Heilwirkung und Anwendung:** Zweifellos ist diese Heilpflanze noch zu wenig untersucht. Das bedeutet Vorsicht bei der Anwendung. Es sollen diese Ausführungen daher mehr der Information als der Ermunterung zum Ausprobieren dienen. Herzklopfen, nervöse Unruhe, Erregungzustände und Ängste sollen sich mit Herzblatt lindern lassen. Außerdem liest und hört man gelegentlich, daß unter Behandlung mit dieser Droge epileptische Anfälle weniger schwer verlaufen seien. Die Annahme reicht zwar nicht aus, um diese Heilpflanze gezielt einzusetzen, doch sie sollte ausreichen, um sich mehr darum zu kümmern.

**Herzblatt als Hausmittel:** Man hat dem Herzblatt auch den Namen »Weißes Leberblümchen« gegeben, weil es, so kann man in älteren Kräuterbüchern lesen, »die verstopfte Leber öffnet«. Und so gebraucht man diese Heilpflanze gegen die verschiedensten Leberleiden, gegen Gallebeschwerden und Unregelmäßigkeiten im Verdauungstrakt. Viele Anhänger hat das Herzblatt in der Volksmedizin nicht.

**Nebenwirkungen:** Weil die Pflanze noch zu wenig erforscht wurde, ist Vorsicht geboten.

# Herzgespann

→ Farbfoto Seite 170

*Leonurus cardiaca (L.) Benth. / Syn. Leonurus campestris Andrz. Cardiaca vulgaris Moench. (Labiatae).*

Volksnamen: Herzgold, Herzkräutel, Löwenschwanz, Schwanzchrut.

**Arzneilich verwendete Pflanzenteile:** Das blühende Kraut (ohne die Wurzeln). – Apothekerware verzichtet auf die besonders derben, stark verholzten Stengelteile.

**Drogenbezeichnung:** Herzgespannkraut = *Herba Leonuri.*

**Botanik und Sammeltips:** Pflanzenbeschreibung: Die ausdauernde Pflanze wird etwa 1 m hoch. Aus einem kurzen Wurzelstock bilden sich mehrere aufrechte, ästige, derbe Stengel, die vierkantig, gerillt, innen hohl und oft rot überlaufen sind. Die Blätter sind gestielt, gegenständig angeordnet, unten handförmig gespalten, im oberen Teil der Pflanze jedoch nur dreilappig. Sie sind dicht behaart und am Rande gesägt. Die kleinen blaßroten Lippenblüten sind in Scheinquirlen angeordnet. Blütezeit: Juli bis August. Vorkommen: Ob die Heimat Osteuropa oder Mittelasien ist, weiß niemand so recht zu sagen. Verbreitet ist das Herzgespann jedoch in Europa fast überall.

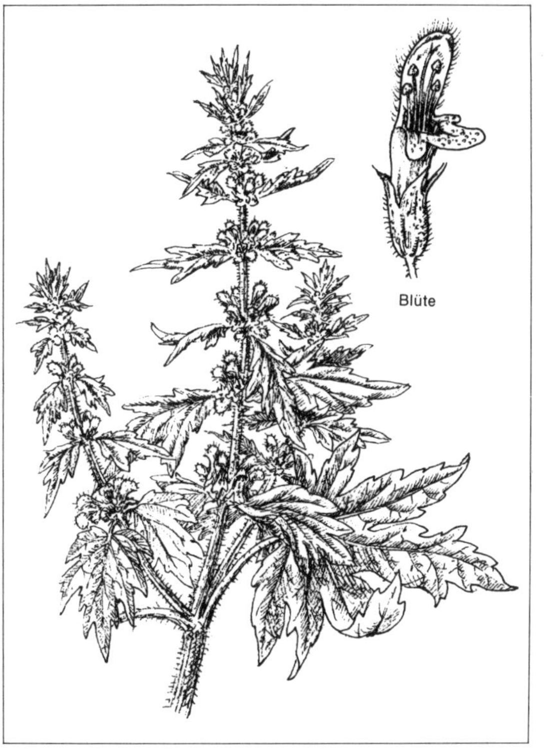


Man findet es an Zäunen und Hecken, an Wegrändern und Dorfstraßen, auf Schutt und trokkenen Weiden. Ernte und Aufbereitung: Zur Blütezeit soll man das Kraut sammeln. Es ist ratsam, die derben unteren Teile nicht zu nehmen, sondern sich lieber auf die obere Pflanzenregion zu beschränken. Getrocknet werden die gebündelten aufgehängten Pflanzen an der Luft im Schatten.

**Inhaltsstoffe (Wirkstoffe):** Bitterstoff, ätherisches Öl, Gerbstoffe, Harze, Cholin, Flavonoide, Glykoside und geringe Mengen von Alkaloiden (Stachydrin, Betonicin, Turicin).

**Heilwirkung und Anwendung:** Klimakterische Beschwerden mit Hitzewallungen und Angstzuständen, starkem Herzklopfen besonders im Liegen, nervöser Unruhe und Atemnot sind die Heilanzeigen, die nach neuesten Erkenntnissen im Vordergrund stehen. Aber auch Blähungen sowie Magen- und Darmstörungen sprechen auf Herzgespann gut an. Als Herzstärkungsmittel zusammen mit Baldrian, Weißdorn und Arnika wird es auch versucht. Man trinkt bei Bedarf 1 Tasse Tee oder verwendet ihn kurmäßig: 2- bis 3mal täglich 1 Tasse Tee über 2 bis 4 Wochen.

So wird Herzgespann-Tee bereitet: 2 gestrichene Teelöffel des getrockneten Krautes mit 1/4 l kochendem Wasser übergießen, 10 Minuten ausziehen, abseihen und ungesüßt schluckweise mäßig warm trinken.

**Mein besonderer Rat:** Vielfach sind es nervöse Herzbeschwerden, schlechte Durchblutung des Herzens und arteriosklerotische Gefäßveränderungen, die bei älteren Menschen zu Schlaflosigkeit, Verstimmung und Angstzuständen führen. In solchen Fällen empfehle ich einen Tee, der neben Herzgespann auch andere Heilpflanzen enthält: Johanniskraut, Baldrian, Weißdorn und Arnika.

So wird die Teemischung bereitet:

| | |
|---|---|
| Herzgespann (Herba Leonuri) | 20,0 |
| Johanniskraut (Herba Hyperici) | 15,0 |
| Weißdornblüten (Flores Crataegi) | 10,0 |
| Arnika (Flores Arnicae) | 10,0 |
| Baldrianwurzel (Radix Valerianae) | 5,0 |

2 Teelöffel dieser Mischung werden mit 1/4 l kochendem Wasser übergossen und nach 5 Minuten abgeseiht.

Ein Schlaf- und Beruhigungstee für Patienten mit Angstzuständen und Menschen, die unter vegetativer Dystonie leiden.

So wird die Teemischung bereitet:

| | |
|---|---|
| Herzgespann (Herba Leonuri) | 20,0 |
| Melissenblätter (Folia Melissae) | 10,0 |
| Johanniskraut (Herba Hyperici) | 10,0 |
| Baldrianwurzel (Radix Valerianae) | 10,0 |

2 Teelöffel dieser Mischung werden mit 1/4 l kochendem Wasser übergossen und nach 5 Minuten abgeseiht.

**Anwendung in der Homöopathie:** Die homöopathische Urtinktur »Leonurus cardiaca« wird aus dem frischen Kraut bereitet. Man verwendet vornehmlich die zweite Potenz ($D_2$), selten höhere Potenzen, eher $D_1$ oder die Urtinktur. Dosiert wird verhältnismäßig hoch: 2- bis 3mal täglich 10 bis 15 Tropfen. Bei klimakterischen Beschwerden, Herzschwäche, Nervenschwäche und Meteorismus (Blähungen). Überall da, wo Baldriantinktur gute Dienste leistet, kann auch Herzgespann verwendet werden.

**Herzgespann als Hausmittel:** Stärkend, belebend, anregend, wirksam gegen Angst und Unruhe, aber auch gegen Würmer, Magendrücken und Verschleimung – so charakterisiert die Volksmedizin diese Heilpflanze. Zusätzlich gilt Herzgespann als Mittel gegen Kropf. Ursprünglich glaubte ich, es handle sich bei dieser Angabe um eine Verwechslung mit dem botanisch ähnlichen Wolfstrapp (Lycopus), dessen Wirkung wissenschaftlich abgesichert ist, doch die moderne Medizin spricht dem Herzgespann diese Wirkung nicht ab, wenn auch dem Wolfstrapp bei Schilddrüsenüberfunktion der Vorzug gegeben werden muß.

**Nebenwirkungen:** In den angegebenen therapeutischen Dosen sind Nebenwirkungen nicht zu befürchten. In größerer Menge eingenommen führt es zu heftigem Erbrechen, Leibschmerzen, blutigen Stühlen und unstillbarem Durst.

# Himbeere

→ Farbfoto Seite 187

*Rubus idaeus L. (Rosaceae).*

Volksnamen: Ambas, Hohlbeere, Katzenbeere, Madebeere, Mollbeere, Runtzelbeere, Waldhimmelbeere.

**Arzneilich verwendete Pflanzenteile:** Junge Blätter, doch vornehmlich Saft aus den Früchten als Geschmackskorrigens.

**Drogenbezeichnung:** Himbeerblätter = *Folia Rubi idaei,* Himbeersirup = *Sirupus Rubi idaei.*

**Botanik und Sammeltips:** Pflanzenbeschreibung: Der Himbeerstrauch wird 1 bis 2 m hoch; er hat krautige, oft gebogene und schwach stachelige Stengel. Die Blätter sind handförmig zusammengesetzt, das Endblättchen ist gestielt. Die eiförmigen Blättchen sind an der Oberseite dunkler als an der Unterseite, an der sie weißfilzig behaart sind. Die weiß bis rosa gefärbten Blüten sind fünfzählig und stehen in lockeren Trauben. Blütezeit: Mai bis Juni. Vorkommen: Auf sonnigen Waldlichtungen, an Waldrändern und Böschungen, auf Halden und Kahlschlägen, ja selbst am Wegrand wächst die Waldhimbeere sowohl im Flachland als auch im Gebirge. Je höher der Standort, je kärglicher sie ihr Dasein fristen muß, desto aromatischer schmecken ihre Beeren. Ernte und Aufbereitung: Bis zum Herbst (Spätsommer) reifen die himbeerroten Früchte, die seit uralter Zeit vornehmlich zur Bereitung des so vielseitig verwendbaren Himbeersaftes auch heute noch in großer Menge geerntet werden. Wer die Blätter sammeln will, muß das im Frühjahr tun, wenn sie noch jung und zart sind. Getrocknet wird an der Luft oder bei künstlicher Wärme. Die Früchte sollen gut ausgereift geerntet werden.

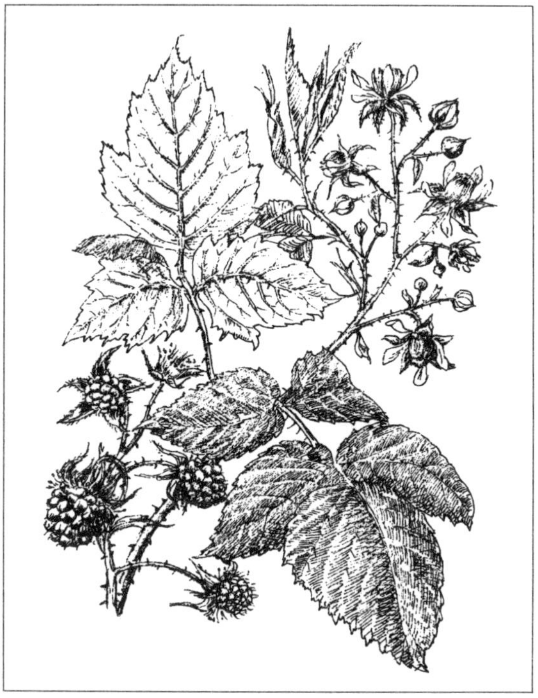

**Inhaltsstoffe (Wirkstoffe):** Gerbstoff ist hier, wie auch bei der Brombeere, der wichtigste Inhaltsstoff, außerdem Vitamin C, Flavone, Schleim und wenig Zucker. Und die Früchte enthalten neben Aromastoffen, erfrischenden Fruchtsäuren, Vitaminen der B-Gruppe und Provitamin A eine Menge Mineralstoffe, vor allen Dingen Kalium, Phosphor, Kalzium, Eisen und Magnesium.

**Heilwirkung und Anwendung:** Die Himbeerblätter wirken leicht adstringierend (zusammenziehend) und eignen sich daher zur Behandlung von Schleimhautentzündungen in Mund und Rachen. Und wie alle Gerbstoffdrogen wirken die Blätter auch gegen Durchfall. Dennoch spielen Himbeerblätter in der heutigen Medizin keine Rolle mehr. Sie finden sich höchstens als Beigabe in den verschiedensten Teemischungen zur »Blutreinigung«. Der Himbeersaft hingegen behauptet sich nach wie vor als gesundes Getränk für Fieberkranke, als geschmacksverbessernde Beigabe zur »bitteren Arznei« und als Erfrischungsgetränk für Groß und Klein. Es sah eine Zeitlang so aus, als ob die Zitrusfrüchte die Himbeeren verdrängen würden. Die Gefahr scheint gebannt zu sein, weil man eingesehen hat, daß Himbeeren im Hinblick auf den gesundheitlichen Nutzen den Zitrusfrüchten nicht nachstehen.

**Mein besonderer Rat:** Schon in der Beschreibung der Brombeere habe ich einen Tip gegeben für einen besonderen Tee zusammen mit Himbeerblättern, der sich auch als Grundlage für andere Teemischungen eignet. An dieser Stelle will ich ein Teerezept vorstellen, das sich bei uns und bei vielen meiner Freunde großer Beliebtheit erfreut, wenn es darum geht, im Winter ein gesundes Getränk zum Frühstück und Abendessen zu bereiten. Himbeerblätter spielen dabei eine wichtige Rolle, weil sie mild adstringieren, zur Bekömmlichkeit der Teemischung wesentlich beitragen und geschmacklich auch an schwarzen Tee erinnern.

Das Grundrezept dieser Teemischung:

| | |
|---|---|
| Himbeerblätter (Folia Rubi idaei) | 20,0 |
| Erdbeerblätter (Folia Fragariae) | 10,0 |
| Brombeerblätter (Folia Rubi fruticosi) | 5,0 |
| Waldmeisterkraut (Herba Asperulae) | 2,0 |

Von dieser Grundmischung nimmt man 2 gehäufte Teelöffel für 1/4 l Tee, für eine Kanne Tee (für 6 Personen) 2 Eßlöffel. Man übergießt mit kochendem Wasser und läßt etwa 5 Minuten durchziehen. Dann wird abgeseiht.

Mit diesem Tee läßt sich nun experimentieren. Man probiert aus, ob eine Prise Thymian, einige zerdrückte Wacholderbeeren, 1 Teelöffel Hibiskusblüten oder Melissenblätter die Zusätze sind, die man schätzt. Auch Hagebutten sind zu empfehlen. Auf alle Fälle bereitet man sich so einen gesunden Haustee, den man mit Zitrone (sogar mit Milch) versetzen und mit Honig oder Zucker süßen kann.

**Himbeere als Hausmittel:** In der Volksmedizin gebraucht man Himbeerblätter genauso wie Brombeerblätter. Auch die Blüten, die jungen Triebe und die Wurzeln werden so verwendet: Zur Kräftigung des Zahnfleisches, zur Blutreinigung, gegen Magen- und Darmbeschwerden, auch bei Hautausschlägen – es scheint fast, als handle es sich um ein und dieselbe Pflanze. In alten Kräuterbüchern hat man sicherlich nicht so genau unterschieden, so daß auch heute noch ein kleines Durcheinander herrscht, was in diesem Fall (Himbeere = Brombeere) auch keineswegs tragisch ist.

**Nebenwirkungen:** Nebenwirkungen oder Vergiftungserscheinungen sind nicht bekannt.

# Hirtentäschel

→ Farbfoto Seite 187

*Capsella bursa-pastoris (L.) Medik. / Syn. Thlapsi bursa pastoris L. (Cruciferae).*

Volksnamen: Bauernsenf, Herzkraut, Löffeli, Säcklichrut, Schinkenkraut, Schneiderbeutel, Taschenkraut.

**Arzneilich verwendete Pflanzenteile:** Das Kraut.

**Drogenbezeichnung:** Hirtentäschelkraut = *Herba Bursae pastoris* (gelegentlich auch *Thlapsi Bursa pastoris).*

**Botanik und Sammeltips:** Pflanzenbeschreibung: Das Hirtentäschelkraut ist ein zweijähriges Kraut. Ein Charakteristikum ist die Blattrosette, die – aus schrotsägeförmigen Blättern zusammengesetzt – dem Boden anliegt oder auch aufsteigt. Die Stengel können 20 bis 40 cm lang werden. Da Hirtentäschelkraut sehr genügsam ist, wächst es auch an den ungünstigsten Stellen (zum Beispiel zwischen Pflastersteinen), wo die Pflänzchen allerdings nur wenige Zentimeter hoch werden. Die Stengel können sowohl verzweigt als auch einfach sein.

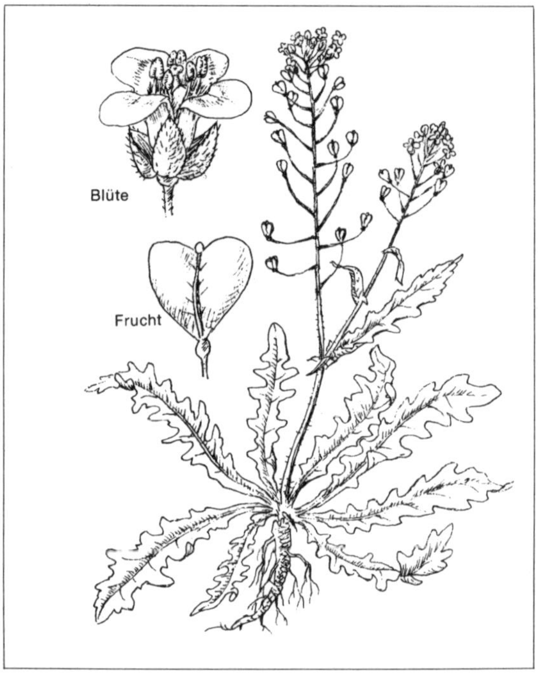


Die wenigen Stengelblätter sind sitzend angebracht. Auffallend an der Pflanze ist, daß sie das ganze Jahr hindurch blüht und fruchtet. Man findet an einer Pflanze oben noch Blütenknospen, darunter geöffnete vierzählige Blüten und weiter unten die gestielten, dreieckigen Kapselfrüchte. Blütezeit: März bis November. Vorkommen: Als Unkraut in Gärten, auf Äkkern, auf Schuttplätzen, an Wegen und Böschungen, auf Wiesen und Triften, Grasplätzen, Ödland und Mauern. Ernte und Aufbereitung: Die Heilpflanze kann das ganze Jahr hindurch gesammelt werden, doch sind die Frühjahrsmonate die günstigste Erntezeit. Man zupft das Kraut mit der Wurzel aus dem Boden, befreit es von anhaftendem Erdreich und hängt es gebündelt zum Trocknen an schattigem Ort auf.

**Inhaltsstoffe (Wirkstoffe):** Acetylcholin, Cholin, Diosmin, Tyramin, Histamin, Gerbstoffe, wenig ätherisches Öl, Saponine, Flavonoide, Vitamin C.

**Heilwirkung und Anwendung:** Um die Wirkung des Hirtentäschelkrautes ist in der Medizin sehr viel gestritten worden. Es ging dabei vornehmlich um die Verwendung als Hämostyptikum (Mittel gegen Blutungen) in der Frauenheilkunde. Manche Forscher behaupteten, das Hirtentäschel sei überhaupt nicht wirksam, sondern die Wirkung gehe auf einen Pilz zurück, der sehr häufig auf dieser Pflanze parasitiere. Andere erklärten, die Wirksamkeit sei fast so gut wie die des Mutterkorns. Nach dem heutigen Stand der Erkenntnisse dürfte feststehen, daß Hirtentäschel ein Hämostyptikum ist, wenn auch nur mit schwacher Wirkung und ohne große Zuverlässigkeit, weil die Droge einen sehr schwankenden Wirkstoffgehalt aufweist. Die Ärzte lehnen die Anwendung meist ab. Dennoch finden wir das Hirtentäschelkraut in verschiedenen Teemischungen und in Form einiger anderer galenischer Zubereitungen, die gegen Menstruationsbeschwerden gebraucht werden. Auch in den sogenannten Blutreinigungstees ist Hirtentäschel enthalten. – In letzter Zeit spricht man über die Herz- und Kreislaufwirksamkeit des Hirtentäschelkrautes. Es wirkt ähnlich wie die Mistel, ausgleichend und regulierend auf das geschwächte Herz; besonders das älterer Leute. Dabei ist es gleichgültig, ob der Blutdruck zu hoch oder zu niedrig ist. Ein Tee ist in solchen Fällen die geeignete Darreichungsform.

So wird Hirtentäschel-Tee bereitet: 2 Teelöffel Hirtentäschelkraut werden mit 1/4 l kochendem Wasser übergossen, 10 Minuten ausgezogen, danach abgeseiht. Regelmäßig 2 Tassen Tee täglich trinken.

So wird eine Teemischung gegen altersbedingte Herz- und Kreislaufbeschwerden bereitet:

| | |
|---|---|
| Hirtentäschelkraut (Herba Bursae pastoris) | 10,0 |
| Weißdornblüten (Flores Crataegi) | 10,0 |
| Arnikablüten (Flores Arnicae) | 10,0 |
| Baldrianwurzel (Radix Valerianae) | 5,0 |
| Melissenblätter (Folia Melissae) | 5,0 |

2 Teelöffel dieser Mischung mit 1/4 l kaltem Wasser übergießen, 10 Stunden ausziehen und dann angewärmt schluckweise trinken.

**Hirtentäschel als Hausmittel:** In der Volksmedizin hat diese Heilpflanze ihre eigentliche Heimat, unbeeinflußt vom Streit der Mediziner um die Wirksamkeit bei Uterus- und Regelblutung. Sie wendet die Droge an (als Tee, wie oben beschrieben) und hat wohl auch Erfolg damit. Auch als Blutreinigungsmittel zur Frühjahrskur wird Hirtentäschel empfohlen. Zusammen mit Zinnkraut gibt man den Tee bei Husten, bei Rheuma und Gicht. Auch bei Leber- und Gallebeschwerden gebraucht die Volksmedizin das Hirtentäschel. Äußerlich, als Gurgel- und Spülmittel, hat es als Mund- und Rachendesinfektionsmittel und zur Behandlung schlecht heilender Wunden einen festen Platz. – Auch bei Zuckerkrankheit soll man nach Ansicht der Volksmedizin Hirtentäschelkraut als Tee anwenden. Darüber gibt es aber keinerlei verläßliche Untersuchungen. Und weil die Zuckerkrankheit in jedem Fall ärztlich behandelt werden muß, sollte man Hirtentäschel auf keinen Fall selber ausprobieren wollen. – Empfehlenswert ist hingegen die Gepflogenheit, im Frühjahr frische Hirtentäschelblätter dem Frühlingssalat beizumischen.

**Nebenwirkungen:** Nebenwirkungen sind nicht bekannt.

# Hohlzahn

→ Farbfoto Seite 187
*Galeopsis segetum Necker / Syn. Galeopsis ochroleuca Lam., Galeopsis dubia Leers., Ladanum luteum Gilib. (Labiatae).*
Volksnamen: Bluttee, Brandkraut, Daunnessel, Gelbes Distelkraut, Haarige Kornwut, Mauschkraut, Stachelnessli.
**Arzneilich verwendete Pflanzenteile:** Das Kraut (ohne die Wurzeln).
**Drogenbezeichnung:** Hohlzahnkraut = *Herba Galeopsidis.*

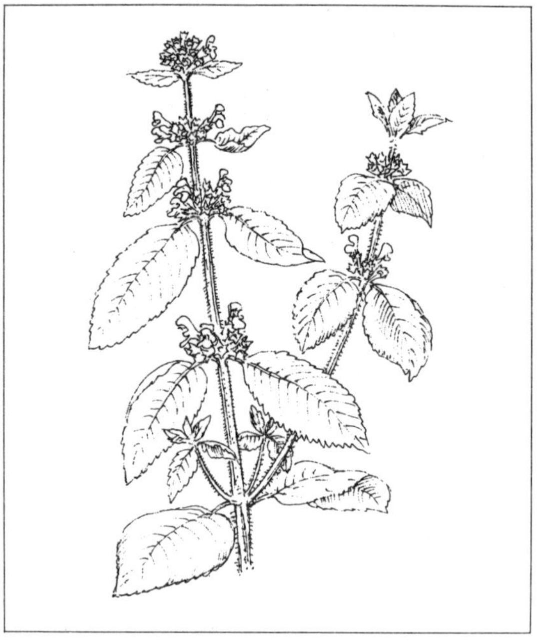

**Botanik und Sammeltips:** Pflanzenbeschreibung: Der Hohlzahn ist eine einjährige Pflanze, die eine Höhe von 10 bis 30 cm erreicht. Der deutlich vierkantige Stengel ist an den Knoten nicht verdickt, stark behaart und an der Basis oft rot gefärbt. Er ist ästig und mit behaarten stumpfzähnigen, eiförmig-lanzettlichen, gestielten Blättern besetzt. Die großen gelblichweißen Blüten mit einem deutlichen gelben Fleck und rotvioletter Zeichnung auf der Unterlippe sind seidigweich behaart. Blütezeit: (Juni) Juli, August (September). Vorkommen: Auf kalkhaltigem Boden, Geröll, Kieshalden, Steinbrüchen und Äckern. Ernte und Aufbereitung: Zur Blütezeit wird die Pflanze geerntet, indem man sie kurz über dem Erdboden abschneidet und an schattigem Ort trocknet.
**Inhaltsstoffe (Wirkstoffe):** Kieselsäure, Gerbstoffe, Bitterstoffe, wenig Saponine und ätherisches Öl.
**Heilwirkung und Anwendung:** Vom Hohlzahn sollte man keine Wunder erwarten, doch wenn man ihn richtig anwendet, nämlich mit Ausdauer und Gewissenhaftigkeit, kann er bei chronischen Lungenkrankheiten eine Menge helfen. Die Kieselsäure und die Saponine besitzen eine schleimlösende und auswurffördernde Wirkung, die Bitterstoffe sorgen für eine wohltuende Besserung des Allgemeinbefindens und regen den Appetit an. Selbst bei Keuchhusten kann Hohlzahn-Tee Erleichterung bringen.
So wird Hohlzahn-Tee bereitet: 2 gehäufte Teelöffel Hohlzahnkraut werden mit ¼ l kochendem Wasser übergossen, 10 Minuten ausgezogen und abgeseiht. Mit Honig gesüßt sollte er, besonders bei Husten, kurmäßig getrunken werden: 2 bis 3 Tassen täglich sind die richtige Dosierung.
**Mein besonderer Rat:** Gegen chronische Bronchitis, Lungenemphysem oder Staublunge kann man mit Arzneimitteln nicht viel ausrichten. Es ist daher jeder Versuch, den Patienten Linderung zu verschaffen, ihnen das morgendliche Abhusten zu erleichtern und ihre quälenden Hustenanfälle zu lindern, gerechtfertigt. Ich habe in diesem Buch schon mehrmals erwähnt, daß oft mit Heilpflanzen Besserung erzielt werden konnte, wo man es eigentlich kaum erwartete. Eine Heilpflanze, die alle Patienten zufriedenstellt, gibt es natürlich nicht. Deshalb ermuntere ich immer wieder zu Versuchen mit Heilpflanzen in den Fällen, in denen es – wie hier – Hoffnung auf Erfolg gibt.
So wird eine bewährte Teemischung bereitet:

| | |
|---|---|
| Hohlzahnkraut (Herba Galeopsidis) | 10,0 |
| Huflattichblätter (Folia Farfarae) | 10,0 |
| Thymiankraut (Herba Thymi) | 10,0 |

2 gehäufte Teelöffel von dieser Mischung mit ¼ l kochendem Wasser übergießen, 15 Minuten ausziehen, abseihen. Mit Honig süßen und schluckweise morgens vor dem Aufstehen trinken. Auch am Abend vor dem Zubettgehen

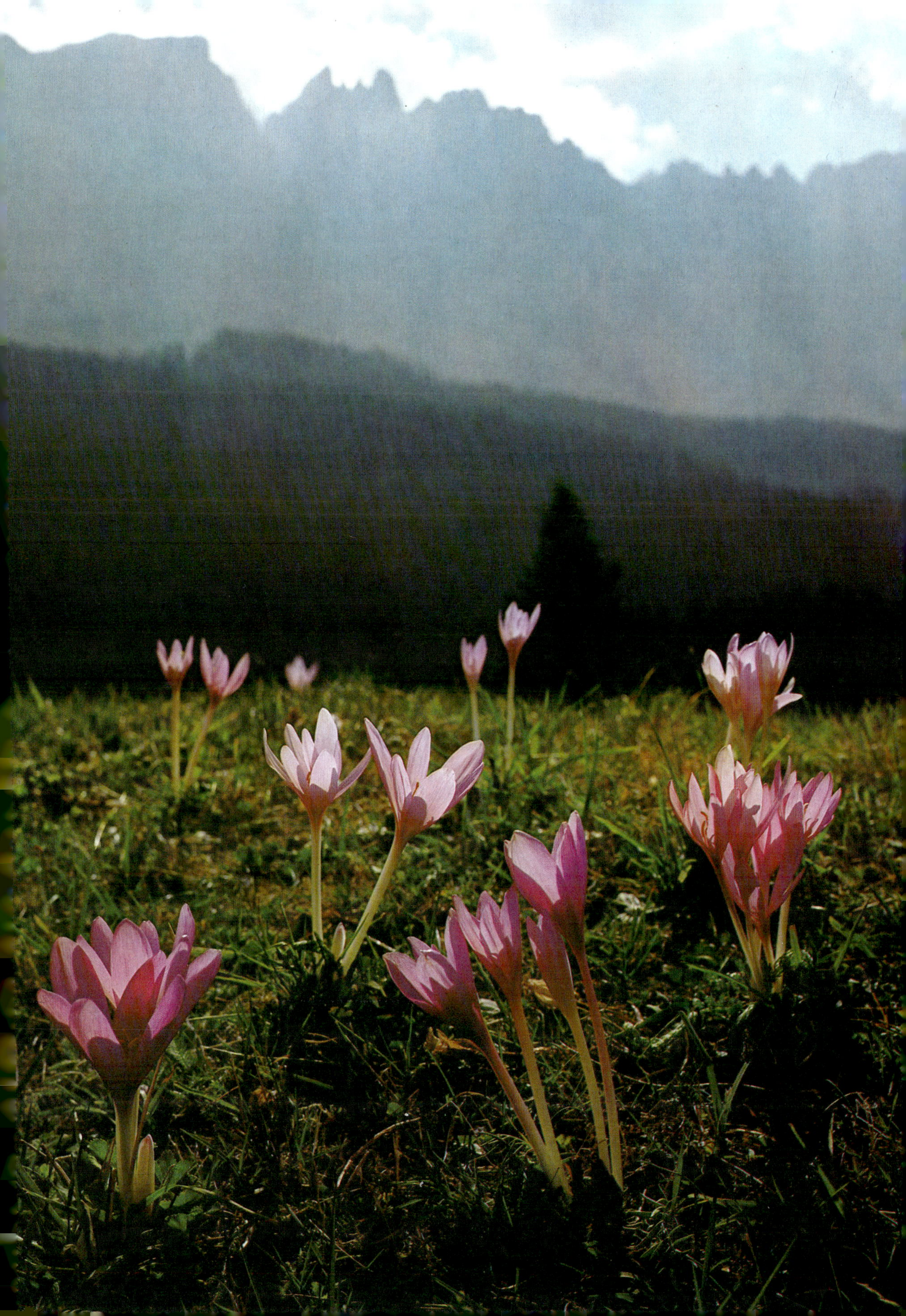

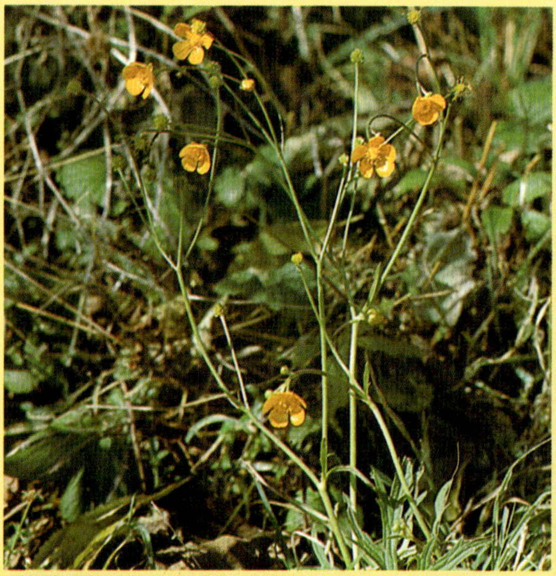

1

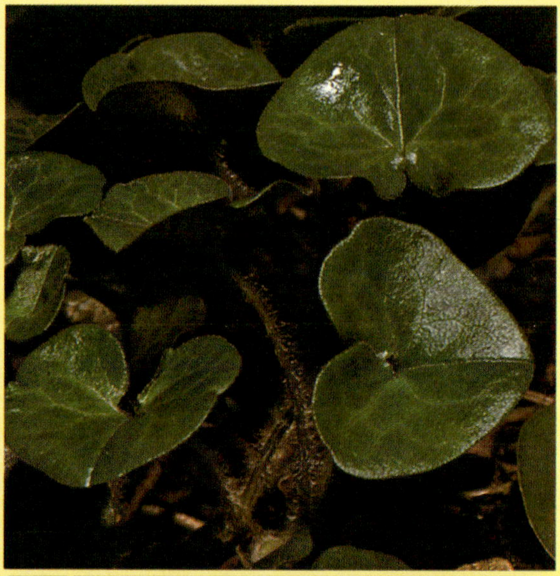

2

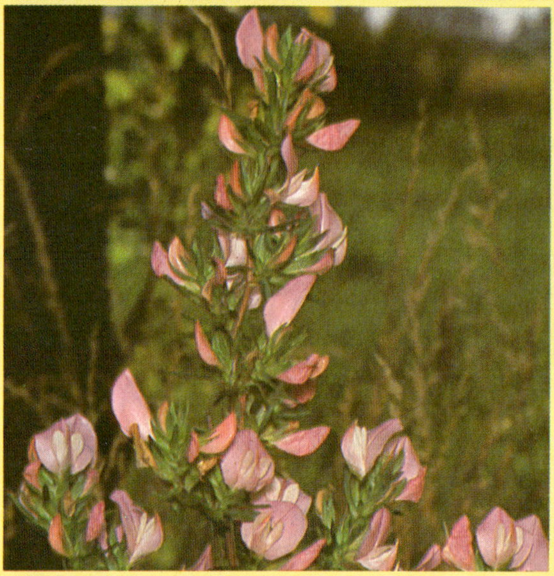

3

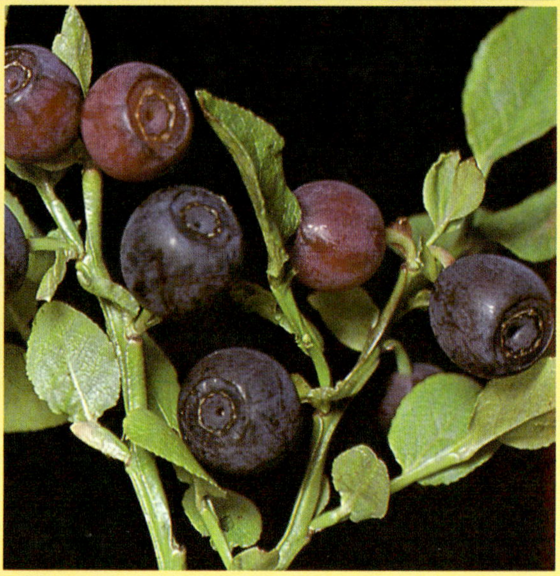

4

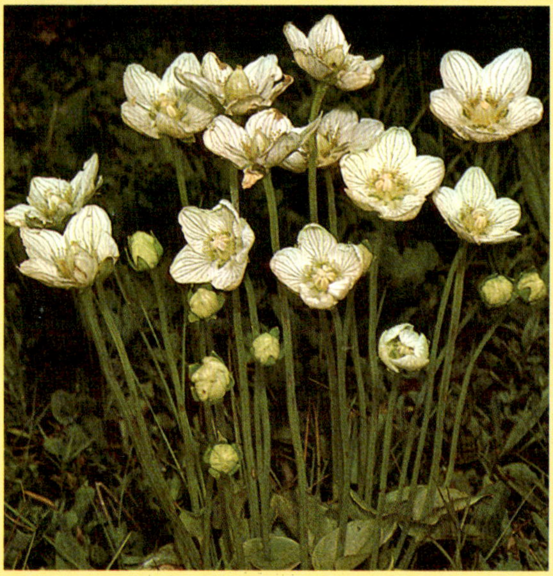

5

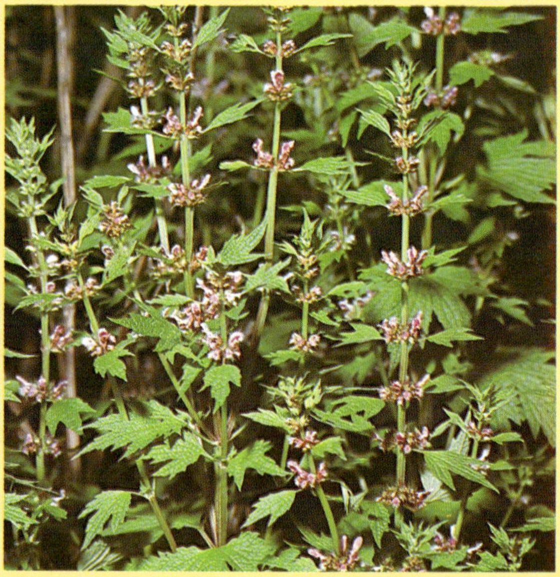

6

sollte 1 Tasse Tee getrunken werden. Bei Keuchhusten lohnt sich ein Versuch mit diesem Tee ebenfalls.

**Anwendung in der Homöopathie:** Nur gelegentlich gebraucht man heute noch das Homöopathikum »Galeopsis« bei Blasenbeschwerden und Nierenleiden. Die Dosierung ist recht unterschiedlich. Man gibt von der Urtinktur (∅) 3mal täglich 10 Tropfen, gebraucht aber auch die Dilutionen $D_3$ bis $D_6$, von denen man 3- bis 5mal täglich 5 bis 10 Tropfen verordnet.

**Hohlzahn als Hausmittel:** Auch die Volksmedizin gebraucht diese Heilpflanze in erster Linie bei Husten und Lungenleiden allgemein, darüber hinaus aber auch als Blutreinigungsmittel, bei Galle- und Leberbeschwerden, bei Blutarmut und als allgemeines Kräftigungsmittel nach überstandenen Infektionskrankheiten. Hervorzuheben ist die Anwendung bei Furunkulose und anderen Hautkrankheiten. Diese Wirkung dürfte auf das Vorhandensein von Kieselsäure in der Droge zurückzuführen sein. Die wassertreibende Wirkung dieser Heilpflanze wird allerdings in der Volksmedizin überbewertet.

**Nebenwirkungen:** Nebenwirkungen sind nicht bekannt.

# Holunder

→ Farbfoto Seite 187

*Sambucus nigra L. (Caprifoliaceae).*

Volksnamen: Elderbaum, Flieder, Holder, Holler, Husholder, Keilken, Kisseke, Schwarzholder, Schwitztee.

**Arzneilich verwendete Pflanzenteile:** Die Blüten, in der Homöopathie die Blüten und die Blätter, in der Volksmedizin auch gelegentlich die Rinde und die Früchte.

**Drogenbezeichnung:** Holunderblüten = Fliederblüten = *Flores Sambuci,* Holunderblätter = *Folia Sambuci,* Holunderbaumrinde = *Cortex Sambuci,* Holunderfrüchte = *Fructus Sambuci.*

**Botanik und Sammeltips:** Pflanzenbeschreibung: Der Holunder ist ein ästiger Strauch oder ein kleiner Baum, der zwischen 3 und 7 m hoch wird. Kennzeichen sind die warzige, unangenehm riechende Rinde, die markreichen Äste und Zweige mit gegenständig angeordneten, unpaarig gefiederten Blättern sowie die großen trugdoldigen, flachen Blütenstände mit den gelblichweißen, unangenehm riechenden

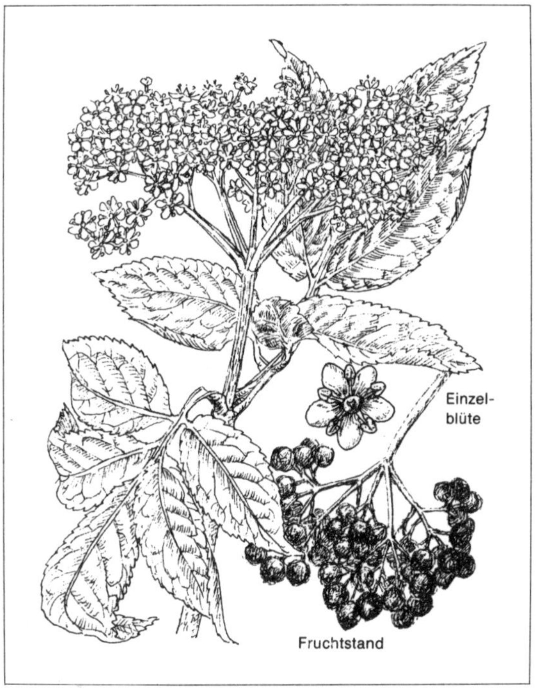


Blüten, aus denen sich im Herbst glänzendschwarze bis schwarzviolette Beeren entwikkeln. Blütezeit: Mai bis Juli. Vorkommen: In Gärten, Hecken, Gebüschen und an Bachufern findet man den Holunder recht häufig. In ländlichen Gegenden steht sehr oft ein Holunderstrauch in der Nähe der Viehställe, der Scheunen oder auch der Wohnhäuser. Hier spielt der Aberglaube eine Rolle, worauf ich noch eingehen werde. Ernte und Aufbereitung: Die Holunderblüten werden mit Abstand am meisten gebraucht. Man erntet sie, indem man die ganzen Blütenstände abschneidet und gebündelt oder auf Darren ausgebreitet trocknet. Dann werden die kleinen Blüten abgerebelt und noch einmal nachgetrocknet. Es ist wichtig, daß das Trocknen sehr sorgfältig geschieht, damit die

Fermente der Blüten die Wirkstoffe nicht zerstören. Die Blätter erntet man in ganz jungem Zustand und trocknet sie an der Luft. Auch die Rinde schält man von jungen Zweigen und trocknet schnell und schonend, im Schatten oder bei künstlicher Wärme, jedoch nicht über 40° C. Die Beeren (Früchte) müssen bei der Ernte vollreif (schwarzviolett bis schwarz) sein.

**Inhaltsstoffe (Wirkstoffe):** In den Blüten sind ätherische Öle, schweißtreibende Glykoside, Flavonoide und ein Schleim die wichtigsten Bestandteile, in den Blättern und der Rinde wurde ein Blausäure abspaltendes Glykosid nachgewiesen. Auch unreife Früchte sollen dieses Glykosid enthalten.

**Heilwirkung und Anwendung:** Im Vordergrund der Anwendung steht der Holunderblüten-Tee als Schwitztee bei fieberhaften Erkältungskrankheiten und – weniger stark aufgebrüht und nur lauwarm getrunken – neuerdings als Vorbeugungsmittel gegen Erkältungen und Grippe. Es hat sich gezeigt, daß Holunderblüten (auch Lindenblüten) in hervorragender Weise die körpereigenen Abwehrkräfte mobilisieren. Deshalb sind Holunderblüten auch Bestandteil der verschiedensten Tees gegen Erkältungskrankheiten. Gegen Rheuma gebraucht man ebenfalls gelegentlich Holunderblüten-Tee, wenn auch mit sehr bescheidenem Erfolg.

So wird Holunderblüten-Tee bereitet: 2 gehäufte Teelöffel Holunderblüten werden mit 1/4 l kochendem Wasser übergossen und 10 Minuten ausgezogen. Will man ihn als Schwitztee verwenden, so muß man etwa 1/2 l Tee sehr warm trinken. Halb so stark aufgebrüht und nur mäßig warm getrunken, kann man den Tee zur Vorbeugung verwenden oder gegen rheumatische Beschwerden kurmäßig (3 Wochen 3mal täglich 1 Tasse Tee) trinken.

So wird der Tee aus den Blättern oder der Rinde bereitet: 2 gestrichene Teelöffel Droge werden mit 1/4 l kaltem Wasser übergossen, bis zum Sieden erhitzt und sofort abgeseiht. Man trinkt etwa 1/4 l dieses Tees schluckweise über den Tag verteilt gegen Wasserstauungen im Körper, gegen Harnverhaltung, Stuhlträgheit und Rheumatismus.

**Anwendung in der Homöopathie:** Das Homöopathikum »Sambucus nigra« wird aus frischen Blüten und Blättern bereitet. Es findet Verwendung als Schnupfenmittel für Kleinkinder und Säuglinge und wird anfälligen und schwächlichen Kindern zur Vorbeugung und zur Aktivierung der körpereigenen Abwehrkräfte gegeben. Für die Schwitztherapie verordnen auch Homöopathen gern den sogenannten Flieder-Tee, die Holunderblüten also. Die Dosierung des Homöopathikums ist recht unterschiedlich. Man gebraucht sowohl die Urtinktur (∅) als auch die Dilutionen bis $D_6$. 3- bis 5mal täglich werden jeweils 5 bis 8 bis 10 Tropfen gegeben.

**Holunder als Hausmittel:** Es gibt nur wenige Heilpflanzen, die in der Volksmedizin so beliebt sind wie der Holunder. Aber nicht nur als Heilpflanze, auch als Wohnsitz der beschützenden Hausgötter war der Holunder im Volk berühmt. Es ist daher kein Zufall, daß er so häufig in der Nähe von oder direkt an Stallungen, Speichern oder bäuerlichen Wohnhäusern wächst, und daß es selbst heute keiner so recht wagt, einen Holunderbaum zu fällen oder einen Strauch auszurotten. Seit der Steinzeit, das ließ sich nachweisen, nutzte man den Holunder. Dabei spielten die Beeren eine ganz besondere Rolle, deren Saft man als Abführmittel verwendete und ein daraus bereitetes Mus auch gegen Husten und Erkältungskrankheiten als sehr wirksam lobte. Die Blüten verwendet man als Tee zum Schwitzen und gegen Infektionskrankheiten auch in der Volksmedizin nicht anders als in der Schulmedizin, aber zusätzlich gelten sie als das beste Blutreinigungsmittel bei Hautunreinheiten und üblem Körpergeruch. Auch bei Rheuma und Gicht gebraucht man die Holunderblüten, ebenso die Rinde und die Blätter. Von der Rinde wird im Volk behauptet, daß sie nur dann als Abführmittel wirksam sei, wenn man sie abschabe und zwar von oben nach unten. In entgegengesetzter Richtung sei sie ein Brechmittel. Das steht bei keinem Geringeren als bei Albertus Magnus zu lesen, zur Bekräftigung schrieb auch er noch dazu »et haec saepius est expertum« (und das ist oft ausprobiert worden).

**Nebenwirkungen:** Bei der Verwendung der Holunderblüten in angegebener Dosierung ist keine Nebenwirkung zu befürchten. Vorsichtiger sollte man Blätter und Rinde verwenden. Es sind gelegentlich Magen- und Darmreizungen beobachtet worden. Unreife Beeren sollte man nicht essen, weil sie schwach giftig sind. Der Saft ist in gekochtem Zustand sehr empfehlenswert, roh ruft er gelegentlich Übelkeit, Erbrechen und Durchfall hervor. Das gilt auch für die rohen Beeren. Als Mus hingegen sind sie sehr gesund, weil sie Vitamine und wertvolle Mineralstoffe enthalten.

# Hopfen

→ Farbfoto Seite 187
*Humulus lupulus L. (Moraceae).*
Volksnamen: Bierhopfen, Hopf, Hopfenzapfen, Hoppen, Hupfen, Wilder Hopfen.

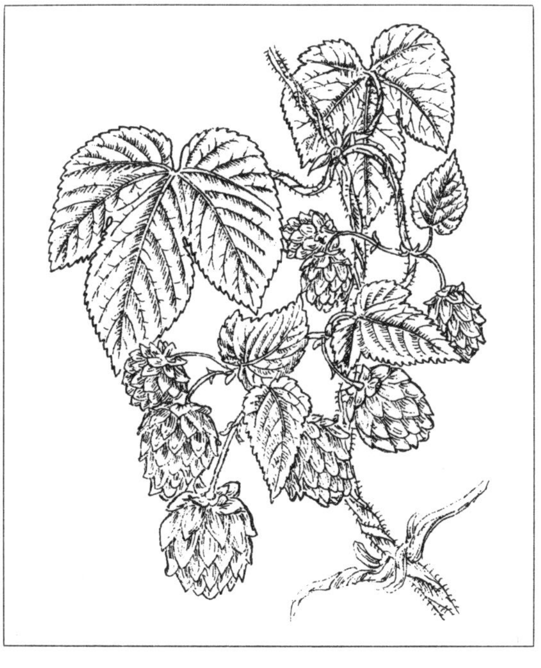

**Arzneilich verwendete Pflanzenteile:** Die weiblichen Blüten, die sogenannten Hopfenzapfen, und die Hopfendrüsen (Drüsenschuppen).

**Drogenbezeichnung:** Hopfenblüten = Hopfenzapfen = *Flores Humuli lupuli* = *Strobuli Lupuli,* Hopfendrüsen = Hopfenschuppen = *Glandulae Lupuli.*

**Botanik und Sammeltips:** Pflanzenbeschreibung: Der Hopfen ist ein ausdauerndes Schlinggewächs mit rechtswindendem Stengel, der durch Klimmhaare rauh ist. Er ist gegenständig mit langgestielten, drei- bis fünflappigen sehr rauhen Blättern besetzt. Hopfen wird etwa 3 bis 6 m hoch. Die männlichen Blütenstände bilden achselständige lockere Trugdolden mit unscheinbaren, grünlichweißen kleinen Blüten. Sowohl für die Brauindustrie als auch für die arzneiliche Nutzung des Hopfens sind aber nur die weiblichen Pflanzen von Interesse. Sie bilden dichtblütige Blütenstände aus, die in Scheinähren stehen, mit Lupulindrüsen besetzt sind und sich später zu den sogenannten Hopfenzapfen vergrößern. Diese werden arzneilich genutzt, aber auch die Lupulindrüsen, die an den »Zapfendeckblättern« und den »Vorblättern« der Einzelblüten sitzen. Blütezeit: Sommer. Vorkommen: Bei uns wird der Hopfen kultiviert, recht häufig jedoch findet er sich auch wild in feuchten Gebüschen, an Ufern, Waldrändern und in Hecken. Ernte und Aufbereitung: Man erntet die weiblichen Blütenstände im Spätsommer, kurz bevor sie völlig ausgereift sind, damit bei der Ernte die Drüsenschuppen nicht abfallen. Dann werden sie nachgetrocknet. Will man die Hopfendrüsen allein verwenden, so rubbelt man sie von den Deck- und Vorblättern ab. Das geschieht in ganz trockenem Zustand mit Hilfe von Sieben. Durch das Schütteln fallen die Drüsenschuppen ab und werden als grüngelbes, etwas klebriges Pulver gewonnen.

**Inhaltsstoffe (Wirkstoffe):** Bitterstoffe, Harzsubstanzen, ätherisches Öl und Gerbstoffe sind die wichtigsten Bestandteile des Hopfens. Welche Stoffe genau für die beruhigende Wirkung des Hopfens verantwortlich zu machen sind, ist nicht bekannt. Auch hier wird wohl das Zusammenspiel aller Inhaltsstoffe die typische Hopfenwirkung ergeben.

**Heilwirkung und Anwendung:** Es gibt drei

Wirkungsrichtungen, die für Hopfen charakteristisch sind. Zunächst sind die Gerb- und Bitterstoffe für die appetitanregende Wirkung verantwortlich, dann wirkt Hopfen bei nervöser Erregung, bei Einschlafstörungen und leichten Depressionen, und schließlich sagt man dem Hopfen eine anregende Wirkung auf den Periodenzyklus nach. Das trifft alles sowohl für die Hopfenblüten als auch für die Hopfenschuppen zu. Obwohl die Wirkung der Hopfenschuppen intensiver und stärker ist, gebraucht man meist den Tee aus den Hopfenblüten (Strobuli Lupuli).

So wird Hopfenblüten-Tee bereitet: 2 gehäufte Teelöffel Hopfenblüten werden mit 1/4 l kochendem Wasser übergossen und etwa 15 Minuten ausgezogen. Man trinkt entweder 2mal täglich 1 Tasse Tee als Beruhigungsmittel allgemein oder 1/2 Stunde vor dem Zubettgehen 1 Tasse Tee als Schlaftrunk. In letzterem Fall ist es angezeigt, bei der Teebereitung auch noch 1 Teelöffel Baldrian hinzuzugeben.

Bei dieser Gelegenheit eine Anmerkung: Das Anwendungsgebiet des Hopfens ist sehr weit gespannt, doch wird er meist anderen Heilpflanzen zur Unterstützung oder Verstärkung beigegeben, selten gebraucht man ihn alleine. Er ist also immer nur »Zweiter«. So ist er in Blutreinigungstees, in Magentees, in Beruhigungs- und Schlaftees vertreten, er findet sich zusammen mit Weißdorn, Mistel, Baldrian und Knoblauch in verschiedenen Galenika gegen Altersbeschwerden, und wenn von Teemischungen gegen die Hetze unseres Alltags die Rede ist, so ist auch da Hopfen häufiger Bestandteil. Man sollte sich merken: Tees gegen Magen- und Darmbeschwerden, gegen Appetitlosigkeit und auch gegen Galleleiden kann man immer mit Hopfen »aufbessern«, wenn die Beschwerden nervöser Art sind. 1/4 oder 1/5 der Mischung darf Hopfen sein. Auch bei Tees gegen nervöse Herzbeschwerden, Rhythmusstörungen (Herzjagen) und leichte Depressionen ist Hopfen eine wirksame Beigabe. Die Beliebtheit als Adjuvans wird auch dadurch deutlich, daß es sehr viele Arzneispezialitäten gibt, die neben anderen Wirkstoffen auch die des Hopfens enthalten.

**Anwendung in der Homöopathie:** Auch hier gilt das Homöopathikum »Humulus lupulus« in erster Linie als ein gutes Beruhigungsmittel, daneben als Magenmittel bei nervösen Magenbeschwerden. Es ist interessant, daß auch in der Homöopathie gerne Kombinationen mit anderen Mitteln (beispielsweise Hafer) probiert werden. Auch hier ist der Hopfen meistens Zweiter.

**Hopfen als Hausmittel:** Neben den Anwendungen, die schon oben genannt wurden, spielt Hopfen in der Volksmedizin eine besondere Rolle zur Behandlung der Periodenbeschwerden und Beschwerden verschiedenster Art, die ihre Ursache im Klimakterium haben. Auch gegen Blasen- und Nierenleiden wird Hopfen häufig gebraucht. Man gibt den Tee (Zubereitung wie beschrieben), oder man gebraucht die Hopfenschuppen, von denen 2- bis 3mal täglich 1 kleine Messerspitze voll genommen wird.

**Nebenwirkungen:** Bei normaler Dosierung sind keine Nebenwirkungen zu befürchten.

# Huflattich

→ Farbfoto Seite 187

*Tussilago farfara L. (Compositae).*

Volksnamen: Brandlattich, Chappeler, Eselschrut, Fohlenfuß, Hitzeblätter, Lehmblümel, Männerblume, Märzblume, Sandblume, Tabakkraut, Ohmblätter, Zytröseli.

**Arzneilich verwendete Pflanzenteile:** Die Blätter; seltener die Blütenköpfchen.

**Drogenbezeichnung:** Huflattichblätter = *Folia Farfarae,* Huflattichblüten = *Flores Farfarae.*

**Botanik und Sammeltips:** Pflanzenbeschreibung: Die leuchtend gelben Blütenköpfchen, die noch dazu nach Honig duften, erfreuen in jedem Jahr die Vorfrühlingswanderer. Lange bevor die Laubblätter erscheinen, entsendet der Wurzelstock die schon im Herbst angelegten Blühtriebe, die auf schuppigen, behaarten Stengeln ihre leuchtend gelben Blütenstände tragen. Erst viel später werden die Blätter ausgebildet. Sie sind langgestielt, rundlich herzförmig, handgroß, flach gebuchtet und grob gezähnt. Oben sind sie dunkelgrün und unterseits durch starke Behaarung weißfilzig. Blütezeit: Februar bis März. Vorkommen: Der Huflattich bevorzugt lehmigen und tonigen Boden. Man findet ihn meist auf Ödland, in der Nähe von Ziegeleien, auf Schuttplätzen, an Böschungen

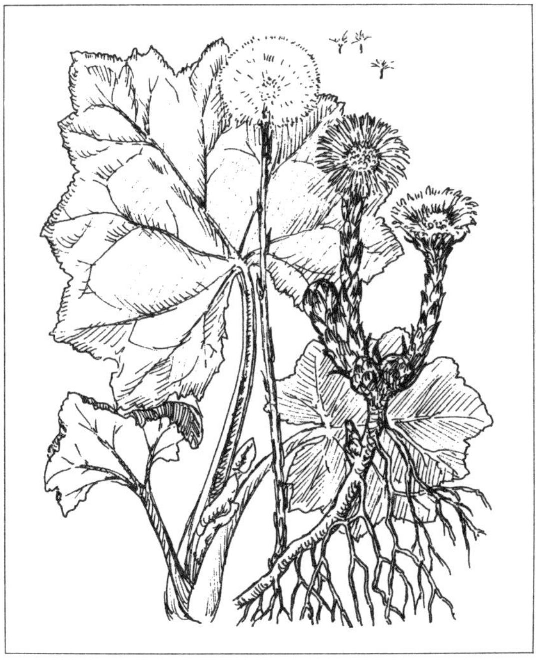

und Eisenbahndämmen, aber auch an Ackerund Wegrändern. Ernte und Aufbereitung: Die Blüten sammelt man bei schönen Wetter, wenn sie ganz entfaltet sind. Man muß sie schnell trocknen, um eine ansehnliche Ware zu erhalten. Doch weit mehr als die Blüten werden die Blätter für arzneiliche Zwecke genutzt. Man sammelt sie in den Monaten Mai und Juni, bevorzugt junge, meist handtellergroße Blätter und nimmt nur solche, die sauber und nicht von der Erde beschmutzt sind. Wegen des Schleimgehaltes ist Waschen unzweckmäßig. Es hat sich durch Untersuchungen herausgestellt, daß die Blätter von Huflattichpflanzen, die in der Sonne wachsen, inhaltsstoffreicher und besser sind als Schattenblätter. Das sollte bei der Ernte berücksichtigt werden. Auch ist es ratsam, die frischen Blätter schon zu zerschneiden, damit das Trocknen schneller geht. Nur intensiv getrocknete Blätter sind haltbar und gut.

**Inhaltsstoffe (Wirkstoffe):** Die wichtigsten Inhaltsstoffe (in den Blättern in weit größerer Menge enthalten als in den Blüten) sind Pflanzenschleime und Bitterstoffe, die sich bei der Behandlung von Lungen- und Bronchialleiden sehr gut ergänzen.

**Wirkung und Anwendung:** Huflattich ist ein bewährtes Hustenmittel besonders gegen Reiz- und Kitzelhusten, aber auch gegen Verschleimung. Mit Huflattich-Tee kann man das Abhusten erleichtern, den zähen Bronchialschleim verflüssigen und besonders Patienten mit chronischer Bronchitis, Staublunge und Lungenemphysem echte Linderung bringen.

So wird Huflattich-Tee bereitet: 2 gehäufte Teelöffel geschnittene Huflattichblätter werden mit 1/4 l kochendem Wasser übergossen, 10 Minuten ausgezogen und dann abgeseiht. Von diesem Tee sollten alle Hustenpatienten 3mal täglich 1 Tasse trinken. Das Süßen mit Honig ist empfehlenswert.

R. F. Weiß empfiehlt allen, die an chronischer Bronchitis leiden, eine Staublunge haben oder Emphysempatienten sind, schon morgens vor dem Aufstehen eine Tasse Tee zu trinken, weil dadurch das Abhusten des in der Nacht gestauten Schleims erleichtert wird. – Neben der Behandlung von Lungenleiden kann ein Huflattich-Tee auch bei Reizerscheinungen in Mund und Rachen als Gurgelmittel gute Dienste leisten. Gereizte Schleimhäute in Magen und Darm erfahren durch Huflattich-Tee ebenfalls Linderung. In solchen Fällen soll der Tee aber ungesüßt getrunken werden.

**Huflattich als Hausmittel:** Alles was bisher über die Anwendung der Huflattichblätter gesagt wurde, gilt auch für die Volksmedizin. Doch hier stehen die Blüten ebenso hoch im Kurs. In der Volksmedizin gebraucht man auch die Huflattich-Abkochung (Tee) zur Behandlung von Wunden und Entzündungen, Hautausschlägen und zur Blutreinigung.

**Nebenwirkungen:** Nach neuesten Untersuchungen kann bei Dauergebrauch eine Leberschädigung nicht ausgeschlossen werden. Teekur auf jeweils 2 bis 4 Wochen beschränken.

# Hundszunge

→ Farbfoto Seite 188
*Cynoglossum officinale L. (Boraginaceae).*
Volksnamen: Brandwurzel, Wolfszunge, Wundkraut.

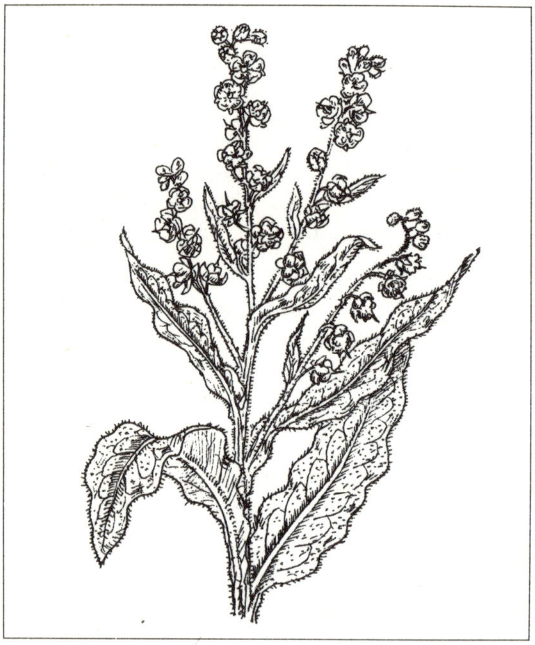

**Arzneilich verwendete Pflanzenteile:** Das Kraut und die Wurzel.
**Drogenbezeichnung:** Hundszungenkraut = *Herba Cynoglossi,* Hundszungenwurzel = *Radix Cynoglossi.*
**Botanik und Sammeltips:** Pflanzenbeschreibung: Die Hundszunge ist eine zweijährige Pflanze, die mit rübenförmiger Pfahlwurzel im Boden steckt. Die stark behaarten Sprosse sind starr, kantig, aufrecht, 30 bis 80 cm hoch und dicht beblättert. In der oberen Hälfte trägt sie in den Blattachseln zahlreiche Blühtriebe. Die dunkelvioletten, später rotbraunen Blüten sind trichterförmig und in Rispen angeordnet. Die ganze Pflanze riecht widerlich (nach Mäusen). Blütezeit: Mai bis Juni. Vorkommen: Sonnige Plätze, steiniges Ödland, Weg- und Ackerränder sind Fundstellen für diese Heilpflanze. Ernte und Aufbereitung: Das Kraut wird zur Blütezeit gesammelt und an luftigem Platz getrocknet. Die Wurzel gräbt man im Frühjahr oder Herbst, schneidet sie der Länge nach auf und trocknet sie an der Luft.
**Inhaltsstoffe (Wirkstoffe):** Gerbstoffe, Bitterstoffe, Glykoside, Alkaloide und Allantoin.
**Heilwirkung und Anwendung:** Die Verwendung dieser Droge entspricht der Verwendung von Beinwell in allen Punkten. Besonders die Anwendung bei schlecht heilenden Wunden ist auch hier erfolgversprechend.
**Hundszunge als Hausmittel:** Die Beliebtheit dieser Heilpflanze ist in der Volksmedizin nur noch gering. Verwendung finden da und dort noch Umschläge mit einer Abkochung aus der Wurzel bei schlecht heilenden Wunden.
So wird die Abkochung aus Hundszungenwurzel bereitet: 2 Teelöffel geschnittene Wurzel werden mit ¼ l heißem Wasser übergossen und 5 Minuten ausgezogen. Nach dem Abseihen und Abkühlen auf etwa 37° C ist die Abkochung gebrauchsfertig.
**Nebenwirkungen:** Schädliche Nebenwirkungen sind nicht bekannt.

# Immergrün

→ Farbfoto Seite 188
*Vinca minor L. (Apocynaceae).*
Volksnamen: Dauergrün, Singrün, Wintergrün.
**Arzneilich verwendete Pflanzenteile:** Das blühende Kraut mit den Wurzeln.
**Drogenbezeichnung:** Immergrün = *Herba Vincae pervincae.*

**Botanik und Sammeltips:** Pflanzenbeschreibung: Immergrün ist ein halbstrauchartiges Pflänzchen, das im Erdboden mit einem kriechenden Wurzelstock verankert ist und etwa 15 bis 20 cm hoch wird. Die am Boden dahinkriechenden Sprosse werden mehrere Meter lang und wurzeln an den Knoten. Die Stengelblätter sind gegenständig angeordnet, immergrün, kurz gestielt, ei- bis lanzettförmig, glänzend und ledrig. Blütezeit: Die hellblauen Blüten entwickeln sich aus gedrehter Knospenlage schon im zeitigen Frühjahr. Erst im Spätsommer ist die Blütezeit beendet. Vorkommen: Wo bei uns in Europa Buchen wachsen, da kann man auch auf das Immergrün hoffen,

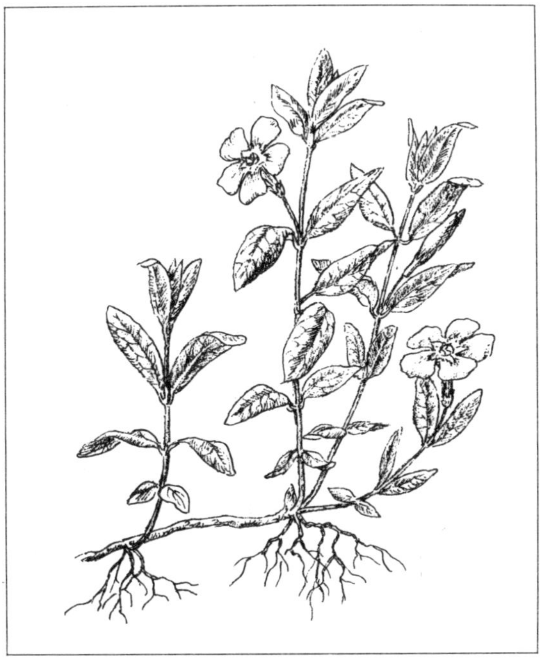

denn es besteht eine »botanische Freundschaft« zwischen diesen beiden Pflanzen. Ernte und Aufbereitung: Wer das Kraut sammeln möchte, der sollte es im Frühling tun, wenn es gerade zu erblühen beginnt. Man kann das Immergrün mit und auch ohne Wurzeln sammeln. Es wird zum Trocknen an einem schattigen Ort aufgehängt. Die Wurzeln müssen vorher gewaschen und so von der Erde befreit werden.

**Inhaltsstoffe (Wirkstoffe):** Die Inhaltsstoffe dieser Heilpflanze sind weitgehend erforscht. Es war ein Zufall, daß man sich ihrer so intensiv annahm; der Grund dafür: man hatte in einer nahen Verwandten (Cantharathus roseus = Vinca rosea) einen beziehungsweise mehrere onkolytisch (geschwulstabbauend) wirkende Stoffe entdeckt. Es handelt sich bei den Wirkstoffen, auch des Immergrüns, in erster Linie um verschiedene Alkaloide (Vincamin, Vincin, Vincristin, um einige zu nennen). Aber die Gerbstoffe, die Flavonoidglykoside, die Ursolsäure und andere dürfen auch nicht übersehen werden.

**Heilwirkung und Anwendung:** So intensiv man sich auch um die Inhaltsstoffe der Droge kümmert, so sehr vernachlässigt man die Anwendung der Heilpflanze selbst. Isolierte Wirkstoffe (Vincamin zum Beispiel) werden gegen zerebrale Durchblutungsstörungen eingesetzt, andere (Vincristin) gegen Leukämie, wieder andere gegen Bluthochdruck. Was man über die Anwendung und Wirkung der Droge auszusagen vermag, ist leider alles älteren Datums und stammt aus einer Zeit, zu der man die Wirkstoffe noch nicht kannte.

**Immergrün als Hausmittel:** Es bleibt also die Anwendung der Droge allein der Volksmedizin überlassen, die Immergrün zur Blutstillung, als wassertreibendes, stärkendes und blutreinigendes Mittel verwendet, es bei Husten und chronischen Katarrhen versucht und – äußerlich und innerlich angewendet – Hautausschläge damit behandelt. – Immergrün kann ein wertvoller Bestandteil von Teemischungen sein, die gegen nervöse Unruhe älterer Menschen mit Schlaflosigkeit, Angstzuständen und Aggressionen gegeben werden. Auch im Zusammenwirken mit Weißdornblüten gegen arteriosklerotische Veränderung am Herzmuskel könnte Immergrün sich als nützlich erweisen. Ebenso müßten sich Johanniskraut und Immergrün gegen Depressionen ausgezeichnet ergänzen. Die bisher von mir gemachten Beobachtungen reichen noch nicht aus, um eindeutige Aussagen machen zu können. – Eine Teemischung mit Immergrün wird jedoch gerne von alten Leuten zum Abendessen getrunken.

So wird die Teemischung bereitet:

| | |
|---|---|
| Immergrün (Herba Vincae pervincae) | 15,0 |
| Weißdornblüten (Flores Crataegi) | 15,0 |
| Melissenblätter (Folia Melissae) | 10,0 |
| Orangenblüten (Flores Citri aurantii) | 10,0 |

2 Teelöffel dieser Mischung mit 1/4 l kochendem Wasser übergießen, 5 bis 10 Minuten ziehen lassen, abseihen und zum Essen oder 1/2 Stunde vor dem Zubettgehen trinken.

**Anwendung in der Homöopathie:** Das Homöopathikum »Vinca« gebraucht man hauptsächlich gegen nässende Ekzeme. Üblich sind die Potenzen $D_1$ bis $D_6$, man gibt davon jeweils 2- bis 3mal täglich 3 bis 8 Tropfen.

**Nebenwirkungen:** Es ist darauf zu achten, daß bei der Verwendung von Immergrün die empfohlenen Mengen nicht überschritten werden. Sonst kann es zu den verschiedensten Vergiftungserscheinungen kommen, von denen Übelkeit, Erbrechen und Hautjucken neben Herzklopfen und Schwindel die häufigsten sind. Schwangere dürfen Immergrün nicht anwenden.

# Isländisch Moos

→ Farbfoto Seite 188
*Cetraria islandica (L.) Ach. / Syn. Lobaria islandica Hoffm. (Parmeliaceae).*

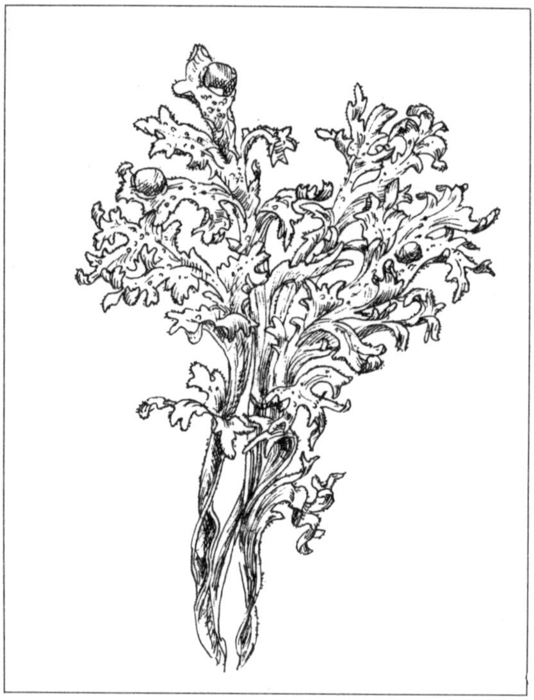

Volksnamen: Berggraupen, Blutlungenmoos, Brockenmoos, Fiebermoos, Hirschhornflechte, Isländische Flechte, Matzegge, Raspel, Rentierflechte, Purgiermoos, Strübli.
**Arzneilich verwendete Pflanzenteile:** Die ganze getrocknete Pflanze.

**Drogenbezeichnung:** Isländisch Moos = *Lichen islandicus.*

**Botanik und Sammeltips:** Pflanzenbeschreibung: Zunächst sei einmal richtiggestellt, daß die Bezeichnung »Isländisch Moos« botanisch nicht korrekt ist, denn es handelt sich um kein Moos, sondern um eine Flechte. Sie wird 4 bis 12 cm hoch, ist von sparriger, gabeliger oder geweihartig-verzweigter Wuchsform. Die einzelnen Triebe sind 5 bis 20 mm breit, blattartig, doch meistens verkrümmt oder rinnig verbogen. Die Farbe der Oberseite ist olivgrün bis braungrün, die der Unterseite weißgrün bis hell bräunlich und oft weißfleckig. Vorkommen: Zu finden ist diese Heilpflanze in bergigen Gegenden ebenso wie im Flachland. Sie ist eine der häufigsten Bodenflechten der Heiden und Wälder und wächst in Mittelgebirgen, im Fichtelgebirge, im Riesengebirge, im Bayerischen Wald oder im Thüringer Wald. Sie kommt vor in Bergtälern der Schweiz, Skandinaviens, Frankreichs, Spaniens und Tirols. Ernte und Aufbereitung: Man erntet im Spätsommer und Herbst die ganze Pflanze, trocknet sie an der Luft, und setzt sie geschnitten den verschiedensten Tees zu oder verarbeitet sie zu Arzneimitteln. Es ist wichtig, die Pflanze bei der Trocknung nicht zu lange dem Licht auszusetzen. Das schadet den wertvollen Inhaltsstoffen.
**Inhaltsstoffe (Wirkstoffe):** Isländisch Moos enthält eine ganze Reihe wirksamer Inhaltsstoffe. An erster Stelle sei der Schleim genannt, von dem die Pflanze bis zu 70% enthält. Dann folgen die bitteren Flechtensäuren, die schwach antibiotisch wirken und tuberkulostatisch sind. Zu nennen ist hier das ursinsaure Natrium, das nachweislich bakterizid gegen Mycobacterium tuberculosis hominis wirkt. Auch der Gehalt an Jod, an Enzymen, an Vitaminen ($A, B_1, B_{12}$) und flüchtigen Riechstoffen sei nicht vergessen.
**Heilwirkung und Anwendung:** Als Schleimdroge wirkt Isländisch Moos reizmildernd, weil die Schleimstoffe die entzündeten Schleimhäute in Mund und Rachen, in Magen und Darm einhüllen und beruhigen. Daraus ergibt sich die Anwendung als Tee gegen Reizhusten, als Gurgelmittel bei entzündeten Mandeln, als

Spülmittel bei Entzündungen im Mund und am Zahnfleisch und zur Wundbehandlung. Die Bitterstoffe wirken darüber hinaus tonisierend (kräftigend und anregend) auf Magen und Darm, wodurch die Verdauung aktiviert und der Appetit angeregt werden. Die antibiotisch wirkenden Inhaltsstoffe vervollständigen die Wirkung. Sie alleine reichen wohl kaum aus, um im Tee wirksam zu sein, doch das Zusammenspiel aller Wirkstoffe macht diese Heilpflanze zu einem wertvollen Arzneimittel, das leider allzusehr vernachlässigt wird. Ein Tee aus Isländisch Moos ist wirksam bei Reizhusten, bei Keuchhusten, bei Magen- und Darmbeschwerden, bei Appetitlosigkeit und Erschöpfungszuständen nach Infektionskrankheiten. In allen Teemischungen, die bei derartigen Beschwerden eingesetzt werden, bildet diese Droge eine echte Bereicherung.

So wird Isländisch-Moos-Tee bereitet: 2 gehäufte Teelöffel Isländisch Moos mit $^1/_4$ l kaltem Wasser übergießen, langsam bis zum Sieden erhitzen und sofort abseihen. 2- bis 3mal täglich 1 Tasse Tee trinken. Bei Husten sollte der Tee mit Honig gesüßt, sonst ungesüßt verwendet werden.

**Mein besonderer Rat:** Wer an chronischer Bronchitis erkrankt ist, unter den Beschwerden einer Staublunge oder eines Lungenemphysems leidet, hat besonders am Morgen heftige Hustenanfälle durchzustehen, bis der zähe Schleim abgehustet ist. Diesen Patienten empfehle ich, vor dem Aufstehen 1 Tasse Tee aus Huflattich und Isländisch Moos zu gleichen Teilen zu trinken. Es hat sich erwiesen, daß man sich dadurch das Abhusten erleichtert, und die Hustenanfälle auf ein erträgliches Maß reduziert werden. Zubereitung wie oben angegeben. Durch den Gehalt an Bitterstoffen, die beide Drogen beinhalten, wird auch das Allgemeinbefinden merklich gebessert.

So wird die Teemischung bei Keuchhusten bereitet: Es empfiehlt sich eine Mischung aus Thymian und Isländisch Moos zu gleichen Teilen. Man übergießt 1 gestrichenen Eßlöffel dieser Teemischung mit $^1/_4$ l kochendem Wasser, läßt 5 Minuten ziehen und seiht dann ab. 2- bis 3mal täglich 1 Tasse Tee trinken.

**Anwendung in der Homöopathie:** »Cetraria« heißt das Homöopathikum aus Isländisch Moos, das mit 60%igem Alkohol aus dem luftgetrockneten Thallus der Flechte bereitet wird. Diese Urtinktur (∅) gebraucht man bei Husten und Keuchhusten, bei Appetitlosigkeit und chronischen Magen- und Darmbeschwerden mit anhaltenden Durchfällen. Leider vernachlässigt die moderne Homöopathie diese Heilpflanze etwas. Neuere Erkenntnisse fehlen aus Mangel an Interesse, und in der einschlägigen Literatur wird Cetraria leider nur am Rande erwähnt.

**Isländisch Moos als Hausmittel:** Diese wertvolle Droge wird auch in der Volksmedizin erst seit dem 17. Jahrhundert gebraucht. Im Vordergrund der Heilanzeigen stehen Lungenleiden, wobei hauptsächlich Asthma, Lungentuberkulose und Keuchhusten genannt werden. Zusätzlich gibt man den Tee auch gegen hartnäckige Akne und andere Hautunreinheiten und rühmt die Wirkung. Da Akne trotz aller modernen Arzneimittel von der Schulmedizin nicht ausreichend beherrscht wird, lohnt sich der Versuch mit diesem Mittel in jedem Fall. Es müssen über längere Zeit täglich 3 Tassen Tee getrunken werden.

**Nebenwirkungen:** Die Inhaltsstoffe schließen eine unerwünschte Nebenwirkung aus. Isländisch Moos kann unbedenklich verwendet werden.

# Johannisbeere, schwarze

→ Farbfoto Seite 188

*Ribes nigrum L. (Saxifragaceae).*

Volksnamen: Albeere, Alpenbeere, Bocksbeere, Gichtbeere, Salbeere, schwarze Zeitbeere, Stinkstrauch, Wanzenbeere.

**Arzneilich verwendete Pflanzenteile:** Die reifen Früchte, die Blätter.

**Drogenbezeichnung:** Schwarze Johannisbeeren = *Fructus Ribi nigri,* Blätter der schwarzen Johannisbeere = *Folia Ribis nigri.*

**Botanik und Sammeltips:** Pflanzenbeschreibung: Die Schwarze Johannisbeere ist ein Strauch, der 1 bis 2 m hoch wird und im Gegensatz zur Stachelbeere gänzlich ohne Stacheln ist. Die drei- bis fünflappigen Blätter sind

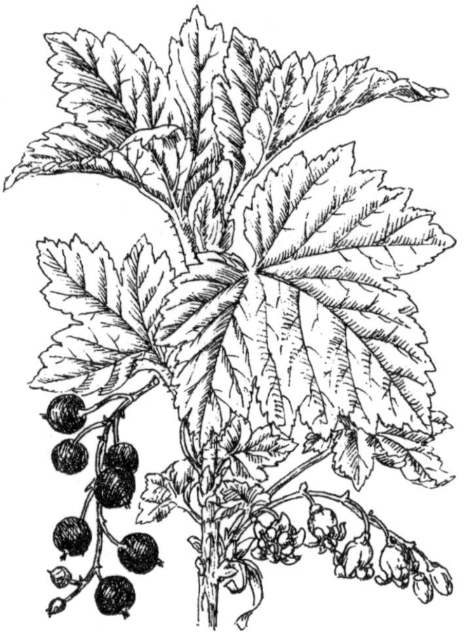

grob gesägt und tragen auf der Unterseite Öldrüsen. Die Blüten, in hängenden Trauben angeordnet, sind gelblichgrün und am Rande braunrot gefärbt. Daraus entwickeln sich zunächst braunschwarze, später tiefschwarze Beeren. Die Pflanze hat einen eigenartigen Geruch, der als unangenehm empfunden wird. Das drückt sich auch in einigen Volksnamen aus. Blütezeit: April bis Mai. Vorkommen: Man nimmt an, daß die Heimat der Schwarzen Johannisbeere das europäisch-asiatische Waldgebiet ist. Bei uns wird sie in Gärten und neuerdings auch in Kulturen gezogen. Gelegentlich aber kommt sie auch wild beziehungsweise verwildert vor. In feuchten Wäldern und Erlenbrüchen findet man sie oft. Ernte und Aufbereitung: Die Blätter der Schwarzen Johannisbeere werden im Juni geerntet. Man nimmt nur die Blattspreiten und muß sehr darauf achten, ausschließlich Blätter zu sammeln, die frei von Pilzen sind. Die Schwarze Johannisbeere wird nämlich häufig vom Kronrost befallen. Das Trocknen geschieht an der Luft. – Die Früchte erntet man in vollreifem Zustand. Sie werden meist zu Saft verarbeitet. Der arzneilich verwendete Saft soll ohne Zusätze in Flaschen gefüllt und sterilisiert werden. Daneben bereitet man auch Johannisbeersaft mit Zucker, eine haltbare Marmelade oder ein Mus.

**Inhaltsstoffe (Wirkstoffe):** Die Blätter enthalten wenig ätherisches Öl, dem man eine wassertreibende Wirkung zuschreibt, Gerbstoffe, Vitamin C und Rutin. In den reifen Beeren, den Früchten also, steht der Gehalt an Vitamin C im Vordergrund. Er ist sehr hoch und beträgt im Mittel 120 mg %. Außerdem das Vitamin $C_2$– Euler, auch Vitamin J genannt, das ist ein Antipneumoniefaktor, ein Stoff also, der vor Lungenentzündung schützen kann. Vitamine der B-Gruppe, Vitamin P, organische Säuren, Pektine, Gerbstoffe und Mineralien ergänzen die Hauptwirkstoffe. Der dunkelviolette Farbstoff soll dem Farbstoff der Holunderbeeren sehr ähnlich sein. Und schließlich ist noch zu erwähnen, daß der unangenehm riechende Stoff, der nicht ohne Wirksamkeit zu sein scheint, den man aber noch nicht genauer beschreiben kann, sowohl in den Blättern als auch in den Beeren enthalten ist. Beim Kochen der Beeren und beim Trocknen der Blätter verschwindet der Geruch weitgehend. Er wird entweder umgewandelt oder er ist flüchtig.

**Heilwirkung und Anwendung:** Die Verwendung der Blätter vermag sich in der Schulmedizin nicht durchzusetzen, obgleich erwiesen ist, daß sie diuretisch (wassertreibend) wirksam sind, und auch bei Rheuma und Gicht unterstützende Wirkung zeigen, denn die Schmerzattacken werden nach kurmäßiger Anwendung von Schwarzen Johannisbeeren als Tee seltener und leichter.

So wird Johannisbeerenblätter-Tee bereitet: 1 bis 2 gehäufte Teelöffel Blätter der Schwarzen Johannisbeere werden mit ¼ l kaltem Wasser übergossen, langsam zum Sieden erhitzt und sofort abgeseiht. 2 bis 3 Tassen täglich ist die richtige Dosierung bei Wassersucht, Harnverhaltung und Rheuma.

Die Früchte, besonders den daraus bereiteten

ungesüßten Saft, gibt man häufig und mit Erfolg bei Husten und Heiserkeit, als Vorbeugemittel gegen Erkältungskrankheiten und vor allen Dingen als Mittel gegen akute und chronische Durchfälle. Besonders Durchfälle, die mit Gärungserscheinungen einhergehen und auffallend übel riechen, werden durch den Saft der Schwarzen Johannisbeere schnell gebessert. Auch bei Keuchhusten will man mit dem Saft sehr gute Erfolge erzielt haben. Man gibt den Saft in allen hier beschriebenen Fällen mehrmals täglich tee- bis eßlöffelweise. Auch kann man bei Heiserkeit und Entzündungen in Mund und Rachen mit dem Saft gurgeln. Dafür verdünnt man mit der gleichen Menge warmen Wassers. Getrocknete Schwarze Johannisbeeren schließlich werden gelegentlich bei Harnbeschwerden gebraucht. Und auch die vielen gesüßten Zubereitungen sind gesund – ob es sich nun um den Süßmost, die Marmelade oder ein Gelee handelt. Wer den Geschmack mag und den relativ hohen Preis nicht scheut, der tut gut daran, fleißig davon zu essen.

**Schwarze Johannisbeere als Hausmittel:** Alles was bisher über die Anwendung der Schwarzen Johannisbeere gesagt wurde, gilt in ganz besonderem Maß für die Volksmedizin. Hier werden auch die Blätter viel genutzt; Rheuma, Gicht, Wassersucht und vor allen Dingen Keuchhusten sind die Krankheiten, gegen die man sie einsetzt. Natürlich gilt auch in der Volksmedizin der Saft als überaus gesund. Als Vorbeugemittel gegen Erkältungskrankheiten und zur Kräftigung allgemein, gegen Appetitlosigkeit und bei Magen- und Darmbeschwerden wird er gleichermaßen gebraucht.

**Nebenwirkungen:** Nachteilige Wirkungen sind nicht bekannt.

# Johanniskraut

→ Farbfoto Seite 188

*Hypericum perforatum L. (Guttiferae).*

Volksnamen: Blutkraut, Hartheu, Jesuwundenkraut, Johannisblut, Konradskraut, Wundkraut.

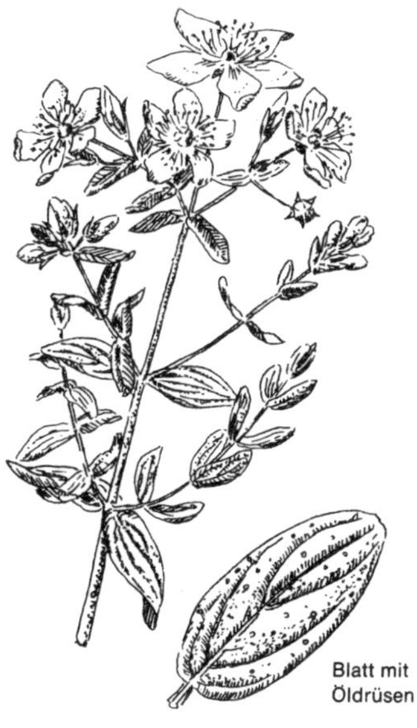


**Arzneilich verwendete Pflanzenteile:** Das Kraut (ohne die Wurzeln).

**Drogenbezeichnung:** Johanniskraut = *Herba Hyperici.*

**Botanik und Sammeltips:** Pflanzenbeschreibung: 25 bis 90 cm hoch wird das Johanniskraut, eine ausdauernde, Ausläufer treibende Staude. Im oberen Teil sind die Stengel reich verzweigt. Die gegenständig angeordneten Blätter sind elliptisch oder eiförmig, ganzrandig und kahl. Ihre Größe schwankt zwischen 1,5 und 3 cm. Die goldgelben Blüten sind fünfzählig und mit schwarzroten Drüsenschuppen besetzt. Das Johanniskraut besitzt drei außergewöhnliche Merkmale, die das Erkennen erleichtern: 1. Es hat einen zweikantigen Stengel, der im Pflanzenbereich selten vorkommt; Kräuter besitzen zumeist runde oder vierkantige Stengel. 2. Hält man die kleinen Blätter gegen das Licht, so entdeckt man darin helle kleine Punkte, die den Eindruck erwecken, als sei die Pflanze durchlöchert. Es handelt sich hier um Sekretbehälter, die eine helle Flüssigkeit aus ätherischem Öl und Harz enthalten. 3. Die gelben Blüten verfärben sich blutrot, wenn man sie zwischen den Fingern zerreibt. Blütezeit: Juli bis September. Vorkommen: An Wegrändern, Dämmen, Feldrainen, in lichten Wäldern und Gebüschen ist das Johanniskraut in Mitteleuropa sehr verbreitet. Ernte und Aufbereitung: Man sammelt das Johanniskraut, wenn es voll erblüht ist (um Johanni, 24. Juni, herum), indem man es kurz über dem Erdboden abschneidet, zu Büscheln vereinigt und an der Luft an schattigem Ort trocknet.

**Inhaltsstoffe (Wirkstoffe):** Ätherisches Öl, Harze und Gerbstoffe. Der wichtigste Wirkstoff ist aber das Hypericin, das auch Hypericumrot genannt wird. Rutin, Phlobaphene und Rhodan verdienen noch genannt zu werden.

**Heilwirkung und Anwendung:** Die Inhaltsstoffe in ihrer Gesamtheit regen die Drüsen der Verdauungsorgane (auch der Galle) an und tonisieren den Kreislauf. Das Hypericin übt eine leicht beruhigende Wirkung aus, darüber hinaus beeinflußt es depressive Zustände. Nach Behandlung mit Johanniskraut ist nach etwa 4 bis 6 Wochen eine deutliche Aufhellung der Stimmungslage zu erkennen. Man kann Johanniskraut deshalb als ein pflanzliches Antidepressivum bezeichnen. Zwar wirkt es nicht so stark, daß man mit ihm die echten schwer verlaufenden (sogenannten endogenen) Depressionen behandeln könnte. Bei den sogenannten symptomatischen und den reaktiven Depressionen kann Johanniskraut jedoch chemische Mittel weitgehend ersetzen. Auch bei der vegetativen Dystonie kann man es – andere Maßnahmen flankierend – einsetzen. Interessant ist, daß man auch Bettnässen mit dieser Heilpflanze behandeln kann. Verständlich, denn Bettnässen hat sehr oft seelische Gründe. Man gibt in all diesen Fällen Tee.

So wird Johanniskraut-Tee bereitet: 2 gehäufte Teelöffel Johanniskraut werden mit ¼ l Wasser übergossen und bis zum Sieden erhitzt. Nach wenigen Minuten seiht man ab. 2- bis 3mal täglich 1 Tasse Tee ist die richtige Dosierung. Die Kur sollte über mehrere Wochen konsequent durchgeführt werden. Da Johanniskraut lichtempfindlich macht, vermeide man während der Kur möglichst das pralle Sonnenlicht. Für die äußerliche Anwendung eignet sich das Johanniskraut-Öl besser. Man gebraucht es erfolgreich als Einreibung bei Rheuma und Hexenschuß, zur Förderung der Wundheilung und Schmerzlinderung nach Verstauchungen, Verrenkungen und bei Blutergüssen. Das Öl kann man selbst bereiten (oder es in bester Qualität in der Apotheke kaufen).

So wird Johanniskraut-Öl bereitet: Man gebraucht das Kraut, dessen Blüten gerade aufgegangen sind. Für ½ l Öl sollen es 25 g sein. Die frischen Blüten werden zerquetscht oder in einem Mörser zerstoßen und etwas zerrieben. Dann setzt man 500 g Olivenöl zu, mischt das Ganze und füllt es in eine geräumige Weithalsflasche aus weißem Glas, die zunächst unverschlossen bleibt. An einem warmen Ort überläßt man die Mischung – unter gelegentlichem Umrühren – der Gärung. Wenn sie nach 3 bis 5 Tagen beendet ist, wird die Flasche verschlossen und so lange dem Sonnenlicht ausgesetzt, bis der Inhalt eine leuchtend rote Farbe angenommen hat. Das ist nach etwa 6 Wochen der Fall. Dann wird abgepreßt, das Öl von der wäßrigen Schicht abgegossen und in gut schließenden Flaschen aufbewahrt. Dieses Öl kann man auch innerlich verwenden, zum Beispiel als leicht galletreibendes Mittel oder zur Beruhigung des nervös überreizten Magens. 2mal täglich 1 Teelöffel Johanniskraut-Öl ist die richtige Dosierung.

**Anwendung in der Homöopathie:** Zur Herstellung des Homöopathikums »Hypericum« gebraucht man die ganze blühende Pflanze. Man gibt es zur Linderung von Schmerzzuständen nach Gehirnerschütterung, bei Depressionen verschiedener Ursachen und bei Nervenschmerzen als Folge von Verletzungen.

**Johanniskraut als Hausmittel:** Hippokrates, Paracelsus, Bock, Matthiolus und viele andere sind die Gewährsleute, auf deren Aussagen sich die Anwendung in der Volksmedizin stützt. Genützt wird es ebenso in der Schulmedizin wie in der Homöopathie. Wund- und

Schmerzbehandlung stehen im Vordergrund, dann folgen Lungenleiden, Magen-, Darm- und Gallebeschwerden, Nervosität und Nervenleiden. Man gebraucht den Tee und das Öl gleichermaßen, doch auch einen reinen alkoholischen Auszug (die Tinktur), den man zur Wunddesinfektion verwendet.

So wird Johanniskraut-Tinktur bereitet: 10 g getrocknetes Johanniskraut werden mit 50 g Alkohol (70%) übergossen und 10 Tage lang ausgezogen. Nach dem Abpressen ist die Tinktur gebrauchsfertig.

**Nebenwirkungen:** Abgesehen von der Tatsache, daß Johanniskraut lichtempfindlich macht und man deshalb bei einer Tee- oder Ölkur das pralle Sonnenlicht meiden sollte, sind bei normaler Dosierung keine Nebenwirkungen bekannt. Selbst bei längerer Anwendung wird Johanniskraut gut vertragen.

# Kalmus

→ Farbfoto Seite 188

*Acorus calamus L. (Araceae).*

Volksnamen: Ackerwurz, Chalmis, Deutscher Ingwer, Deutscher Zitwer, Karmsem, Kolmes, Magenwurz, Schwerthenwurzel.

**Arzneilich verwendete Pflanzenteile:** Der Wurzelstock (ohne die anhaftenden Faserwurzeln). Für den innerlichen Gebrauch nutzt man nur den geschälten Wurzelstock, während man zu Bädern den ungeschälten Wurzelstock (Badekalmus) verwendet.

**Drogenbezeichung:** Kalmuswurzelstock = *Rhizoma Calami,* Kalmuswurzel = *Radix Calami ÖAB 9,* Kalmusöl = *Oleum Calami* (das ätherische Öl aus der Droge).

**Botanik und Sammeltips:** Pflanzenbeschreibung: Der Kalmus ist im Boden, der sumpfig oder sehr feucht sein muß, mit einem verzweigten, bis 3 cm dicken Wurzelstock verankert, der an der Unterseite zahlreiche Faserwurzeln hat, mit denen die Nährstoffe aufgenommen werden. Aus dem Wurzelstock treibt die Staude schwertförmige Blätter, die über 1 m lang werden können. Der Blütenstengel ist diesen Laubblättern sehr ähnlich. An seiner Seite bricht im Juni oder Juli ein Blühkolben hervor, der bei uns zwar kleine unscheinbare, grünliche Blüten ausbildet, doch nicht zur Reife kommt.

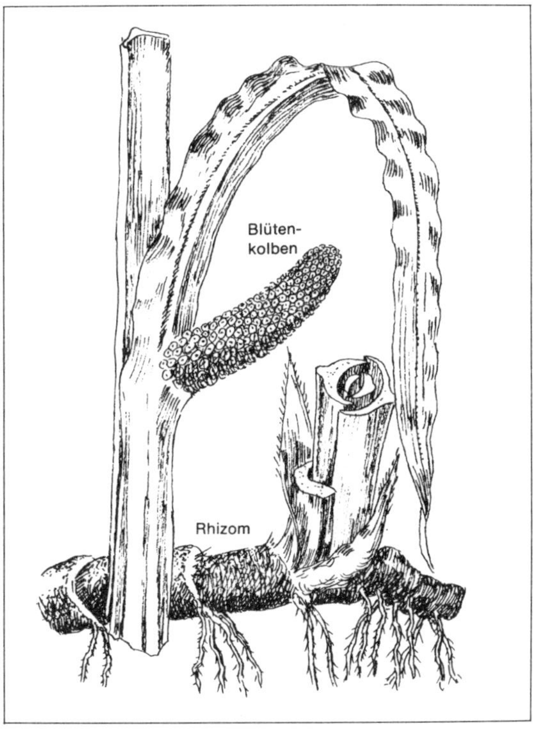


Die Vermehrung erfolgt daher durch den Wurzelstock (vegetativ). Blütezeit: Juni bis Juli. Vorkommen: Bei uns ist Kalmus nicht heimisch, jedoch seit etwa 1560 eigebürgert. Man findet ihn an Teichrändern, in Sumpfgräben und in waldigen Sumpfstellen, die aber ständig feucht sein müssen. Ernte und Aufbereitung: Es ist nicht ganz einfach bei uns, den Kalmus zu finden und in größerer Menge zu sammeln. Deshalb gibt es große Kulturen, in denen man Rhizomstücke verlegt, um daraus kräftige Pflanzen zu erhalten. In den Monaten Juni und Juli, doch auch später (in Kulturen ist der Frühherbst Erntezeit) gräbt man die Wurzelstöcke. Nach gründlicher Reinigung werden sie in 10 bis 20 cm lange Stücke zerschnitten, oftmals der Länge nach gespalten und an schattigem Ort zum Trocknen ausgelegt. Da für den innerlichen Gebrauch geschälte Ware Verwendung findet, ist es ratsam, den Wurzelstock noch vor dem Trocknen zu schälen.

**Inhaltsstoffe (Wirkstoffe):** Die Wirkstoffe des Kalmus sind ätherisches Öl und Bitterstoffe. Auch die in geringer Menge vorhandenen Gerbstoffe dürften an der Wirkung beteiligt sein. Vitamine, Mineralstoffe, Eiweiß und Stärke, Bestandteile der meisten Wurzelstöcke, sind beim Kalmus im Hinblick auf seine Wirkung nur Begleitstoffe.

**Heilwirkung und Anwendung:** Der Kalmus gehört in die Gruppe der aromatischen Bitterstoffe (Amara aromatica) und ist deshalb bei Magen-, Darm- und Gallebeschwerden, bei Appetitlosigkeit und zur allgemeinen Tonisierung des Verdauungstraktes verwendbar. Bei den Magen- und Darmbeschwerden, deren Ursache im vegetativen Nervensystem zu suchen ist oder die psychogen zu erklären sind, hilft Kalmus besonders gut. Hier denken wir an Patienten – häufig hager und gelegentlich untergewichtig – mit einem empfindlichen, nervösen Magen. Sie klagen darüber, daß sie selten richtigen Appetit haben, oft berichten sie, daß ihnen der Appetit vergehe, sobald sie sich – meist ohne Hunger – an den Tisch setzen. Menschen mit dieser Magenkonstitution essen überaus langsam und freuen sich über jede Pause, die dabei entsteht. In Gesellschaft »hinken« sie den anderen beim Essen immer nach. Nach dem Essen klagen sie über Völlegefühl, über Magendruck, gelegentlich über krampfartige Schmerzen und oft über saures Aufstoßen. Durchfälle und Verstopfungen wechseln miteinander ab. Es gibt Phasen, in denen sie völlig beschwerdefrei sind, bis eine berufliche Aufgabe mit Hetze und Aufregung oder eine private Belastung alles Wohlbefinden wieder zunichte macht. Der Arzt findet bei diesem Patienten kein organisches Leiden, er stellt nur erhöhte oder erniedrigte Magensäurewerte fest. Die verordneten Medikamente sprechen wohl an, doch überzeugt die Wirkung auf die Dauer nicht. Weder Spasmolytika (krampflösende Stoffe) noch Antacida (säurebindende Stoffe), Fermentpräperate (Präperate, die die Verdauung fördern) oder entsprechende Kombinationen führen zu dauerhafter Besserung. Gerade diese Patienten sprechen auf eine Kur mit Kalmus-Tee hervorragend an. Wenn man sie dazu bringt, regelmäßig und zuverlässig über längere Zeit vor jeder größeren Mahlzeit – mindestens jedoch 2mal täglich – 1 Tasse Kalmus-Tee lauwarm zu trinken, verschwinden alle Beschwerden langsam aber sicher. Es hat sich bewährt, zusätzlich Kalmus-Bäder zu nehmen, denn längst weiß man, wie wichtig Kräuterbäder zur Therapie-Unterstützung sind.

<u>So wird Kalmus-Tee bereitet:</u> 2 Teelöffel (etwa 3 g) zerschnittener geschälter Kalmuswurzelstock aus der Apotheke werden mit $^1/_4$ l Wasser heiß überbrüht und etwa 15 Minuten lang ausgezogen. Nach dem Abseihen muß der Tee lauwarm getrunken werden.

<u>So wird das Kalmus-Bad bereitet:</u> Für ein Kalmus-Bad – sofern man nicht die fertigen Badeextrakte vorzieht – benötigt man etwa 100 g des ungeschälten Kalmuswurzelstocks, die man 10 Minuten lang in 1 l Wasser kocht, um dann abzuseihen. Die abgeseihte Flüssigkeit reicht für 1 Vollbad. Da das Kalmus-Bad anregend wirkt, sollte man es nicht unbedingt am Abend nehmen.

Kalmus-Bäder beeinflussen auch allgemeine Erschöpfungszustände nach längerem Krankenlager günstig, außerdem die verschiedenen Stoffwechselkrankheiten einschließlich des Rheumatismus und des Diabetes.

**Kalmus als Hausmittel:** Es dürfte schwer sein, eine Heilpflanze zu finden, deren Verwendung nachweislich bis ins siebte vorchristliche Jahrhundert reicht. Kalmus, das belegen altpersische Schriften, wurde zu jener Zeit schon gebraucht. Nicht nur in Persien, sondern auch in China und Indien kannte man ihn als hervorragendes Magenmittel schon lange vor unserer Zeitrechnung. In Europa wurde es durch P. A. Matthiolus etwa 1560 eingeführt. Der Leibarzt von Kaiser Ferdinand I. erhielt die Pflanze aus Konstantinopel. Seit dieser Zeit schätzt man in der Volksmedizin den Kalmus als Mittel gegen Störungen im gesamten Verdauungssystem. Darüber hinaus verwendet man Kalmuswurzel-Tee auch als Waschmittel gegen Hautausschläge und Kopfschuppen. Das ätherische Kalmusöl (durch Wasserdampfdestillation gewonnen)

oder ein alkoholischer Auszug aus der Kalmuswurzel (Kalmustinktur) werden in der Volksmedizin auch als Einreibemittel gegen rheumatische Beschwerden genutzt.
**Nebenwirkungen:** Nebenwirkungen sind nicht bekannt.

# Kamille

→ Farbfoto Seite 206
*Matricaria chamomilla L. (Compositae).*
Volksnamen: Feldkamille, Garmille, Hermel, Kummerblume, Mägdeblume, Mueterchrut.

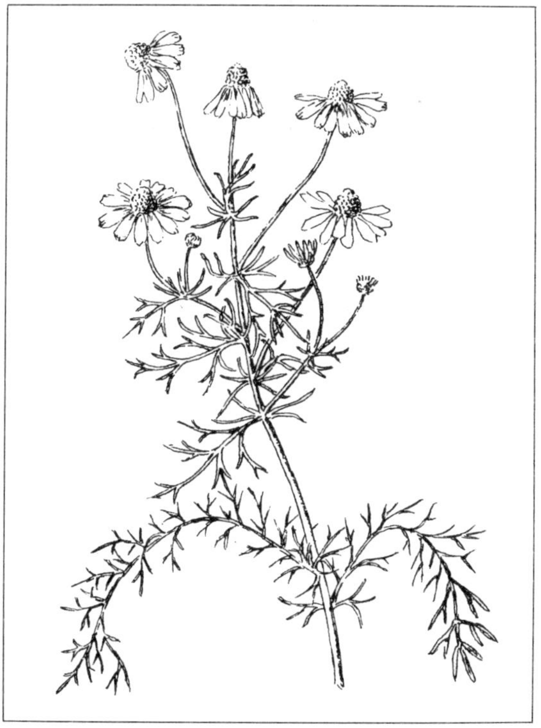

**Arzneilich verwendete Pflanzenteile:** Die Blüten und das daraus gewonnene ätherische Öl.
**Drogenbezeichnung:** Kamillenblüten = *Flores Chamomillae,* Kamillenöl = *Oleum Chamomillae.*

**Botanik und Sammeltips:** Pflanzenbeschreibung: Die Kamille treibt aus einer kurzen Wurzel 20 bis 50 cm lange Stengel, an denen zwei- bis dreifach fiederteilige Blätter sitzen. Die Blütenköpfchen stehen einzeln an den Enden der verzweigten Sproßspitzen. Das Blütenköpfchen besteht aus einem Kranz weißer Strahlenblüten und etwa 400 bis 500 gelben, röhrenförmigen Scheibenblüten. Die Früchte sind sehr klein. Etwa 20 000 Stück wiegen 1 g. Das Blütenköpfchen hat bei einer echten Kamille einen hohlen Blütenboden. Blütezeit: Mai bis Juni. Vorkommen: Die Kamille ist eine anspruchslose Pflanze. Sie wächst in fast ganz Europa auf Äckern, Schuttplätzen und Brachland, an Wegrändern, Böschungen, Feldrainen und vor allem in Getreidefeldern. Der Landwirt nennt diese Heilpflanze ein »übles Unkraut«. Ernte und Aufbereitung: Gesammelt werden von der Kamille in erster Linie die Blütenköpfchen ohne den Stiel und die anderen krautigen Bestandteile. Doch bei der Badekamille ist man ein wenig großzügiger, es dürfen Blütenstiele und etwas Blattanteil dabei sein. Weil die Qualität der Kamille in hohem Maß von dem Zeitpunkt des Einsammelns und der Art des Trocknens abhängt, ist hier große Sorgfalt nötig. Der beste Zeitpunkt für das Einsammeln ist der 3. bis 5. Tag nach dem Aufblühen. Zu dieser Zeit sind die meisten Wirkstoffe ausgebildet. Das Trocknen soll auf luftigen Darren erfolgen bei nicht zu hoher Temperatur (nicht über 45° C). Ein luftiger schattiger Ort ist dafür geeignet. Kamille für Badezwecke sammelt man als ganzes Kraut, bündelt sie und hängt sie so zum Trocknen auf. Bei Bedarf reißt man dann die oberen Teile (Blüten mit Stiel und Blattspitzen) ab. Kamillenöl gewinnt man durch Wasserdampfdestillation.
**Inhaltsstoffe (Wirkstoffe):** Der wichtigste Bestandteil der Kamille ist das ätherische Öl, das in Apothekerware zu mindestens 0,4 g/100 g enthalten ist. Es ist sehr kompliziert zusammengesetzt. Chamazulen, L-Bisabolol sind die wichtigsten Bestandteile des ätherischen Öls, das im Gegensatz zu anderen ätherischen Ölen eine blaue Farbe hat. Flavonglykoside und Cumarine sind weitere wichtige Bestandteile der Kamille, doch erst das Zusammenspiel aller Inhaltsstoffe ergibt die bekannte Kamillenwirkung.

**Heilwirkung und Anwendung:** Kamille wird innerlich und äußerlich gebraucht. Innerlich kann man die Kamille (als Tee) erfolgreich anwenden bei akuten Magenbeschwerden. Sie bringt rasche Linderung und beruhigt den Magen; schon nach kurzer Behandlung ist die akute Magenverstimmung beseitigt. Bei chronischen Entzündungszuständen der Magenschleimhaut, sogar bei Magengeschwüren, ist eine Kur mit Kamillen-Tee ebenfalls zu empfehlen: 3mal täglich jeweils auf leeren Magen 1 Tasse ungesüßten Kamillen-Tee trinken. Bei Magenbeschwerden, bei denen vermutlich ein Galleleiden zugrunde liegt, empfiehlt es sich, den Kamillen-Tee mit Pfefferminze und Melisse zu mischen. Pfefferminze und Kamille zu gleichen Teilen ergeben eine geeignete Kombination. Sind die Magenbeschwerden teilweise oder überwiegend nervöser Art, so ist die Kombination Kamille und Melisse – Verhältnis 1:1 – erfolgversprechend. Auch die Rollkur mit Kamillen-Tee bei Magenschleimhautentzündung ist eine erfolgreiche Behandlungsmethode. – Äußerlich wird die Kamille wegen ihrer entzündungswidrigen Eigenschaften bei schlecht heilenden Wunden genutzt. Bäder in Kamillen-Tee oder feuchte Umschläge auf Wunden haben sich ebenso bewährt wie Spülungen bei entzündeter Mund- und Rachenschleimhaut. Oft wird auch empfohlen, schlecht heilende Wunden mit Kamillen-Umschlägen zu behandeln. Die Heilkraft der Kamille bei Wunden steht außer Zweifel. Militärärzte aller Zeiten haben sie segensreich verwendet. Auch heute noch kann man sie sehr erfolgreich einsetzten. Entzündungen und Reizerscheinungen im Anal- und Vaginalbereich werden durch Spülungen mit Kamillen-Tee und durch Kamillen-Dampfbäder günstig beeinflußt. Auch zur Behandlung von chronischem Schnupfen, akuten und chronischen Schleimhautentzündungen der Nase und des Rachenraums, aber auch bei Entzündungen der Nebenhöhlen sind Kamillen-Dampfbäder sehr geeignet.

So wird Kamillen-Tee bereitet: 1 bis 2 gehäufte Teelöffel Kamillenblüten mit 1 Tasse heißem Wasser überbrühen und nach 10 Minuten abseihen. Man soll Kamillen-Tee gut warm trinken, jedoch nicht heiß.

So führt man eine Rollkur durch: Morgens vor dem Aufstehen 1 Tasse warmen Kamillen-Tee ungesüßt in bedächtigen Schlucken trinken (eventuell in der Thermosflasche neben das Bett stellen). Dann 5 Minuten entspannt auf den Rücken legen, 5 Minuten Seitenlage rechts, 5 Minuten auf dem Bauch, 5 Minuten Seitenlage links.

So wird ein Kamillen-Dampfbad gemacht: In einem Gefäß übergießt man 1 kleine Handvoll Kamillenblüten mit 1 l kochendem Wasser, 5 bis 10 Minuten lang atmet man, Kopf und Gefäß mit einem großen Tuch abgedeckt, die heißen Kamillendämpfe ein. Auch Dampf-Sitzbäder zur Behandlung entzündeter Hämorrhoiden oder einer entzündeter Vaginal-Schleimhaut sind zu empfehlen. Bei einem Dampfbad für diesen Anwendungsbereich – ebenso dosiert wie oben beschrieben – wird zweckmäßigerweise ein großes Gefäß genommen, das eine gute Standfestigkeit haben muß, etwa ein Eimer.

Bei der Empfehlung von Kamillen-Dampfbädern stößt man immer wieder auf Ablehnung, weil allgemein angenommen wird, diese Behandlung sei umständlich und verspreche zudem wenig Erfolg. Diese Annahme ist unrichtig; die Wirkung von Kamillen-Dampfbädern ist überraschend gut, die Behandlung einfach durchzuführen. Die gute Wirkung eines Kamillen-Dampfbades ist darauf zurückzuführen, daß die wasserdampfflüchtigen Wirkstoffe der Kamillenblüte mit dem Dampf Stellen erreichen, die beim Gurgeln oder Spülen unerreicht bleiben. Zudem beeinflußt der heiße Dampf jeden Heilungsprozeß günstig.

**Anwendung in der Homöopathie:** Das Homöopathikum »Chamomilla« ist in erster Linie als ein Heilmittel für das Nervensystem zu betrachten. Überempfindlichkeit der Sinnes- und auch der sensiblen Nerven werden durch Chamomilla günstig beeinflußt. Man gibt es daher bei Kopf- und Gesichtsneuralgien, stechenden Kopfschmerzen, entzündeten Augen und Ohren mit stechenden Schmerzen, Zahnschmerzen und krampfartigen Schmerzen im Bereich



*1 Himbeere, 2 Hirtentäschel, 3 Hohlzahn, 4 Holunder, 5 Hopfen, 6 Huflattich*

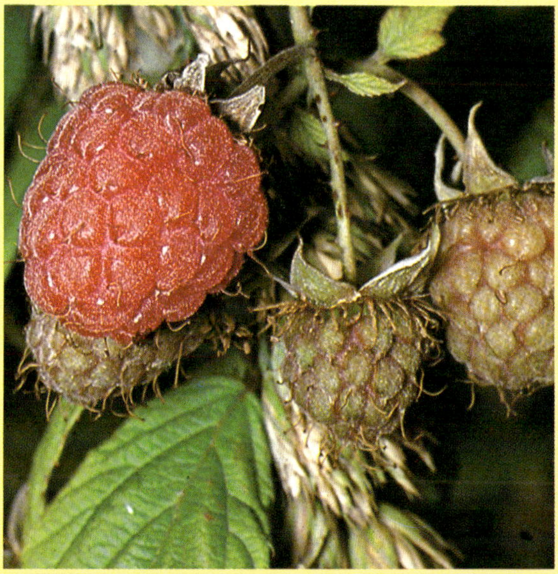
1
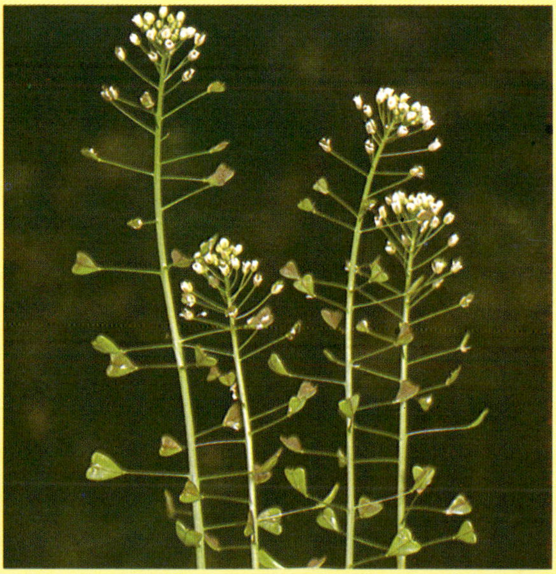
2
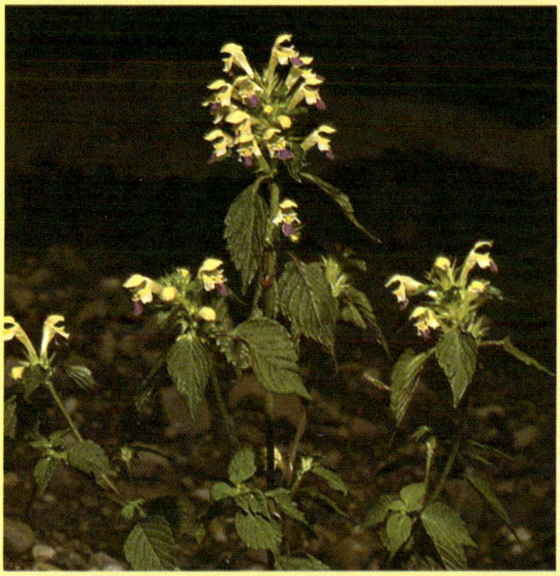
3
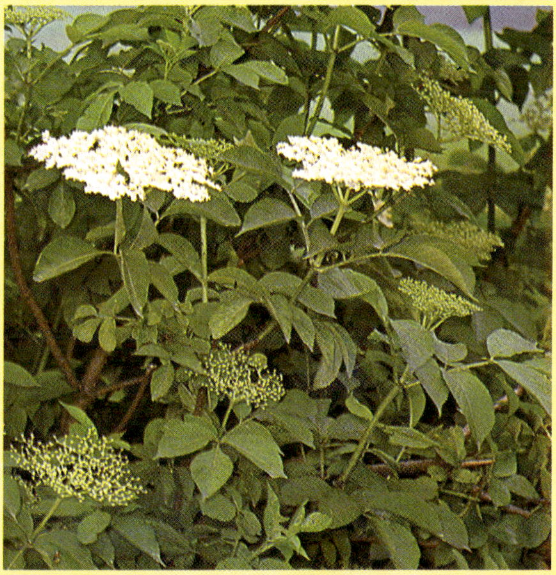
4
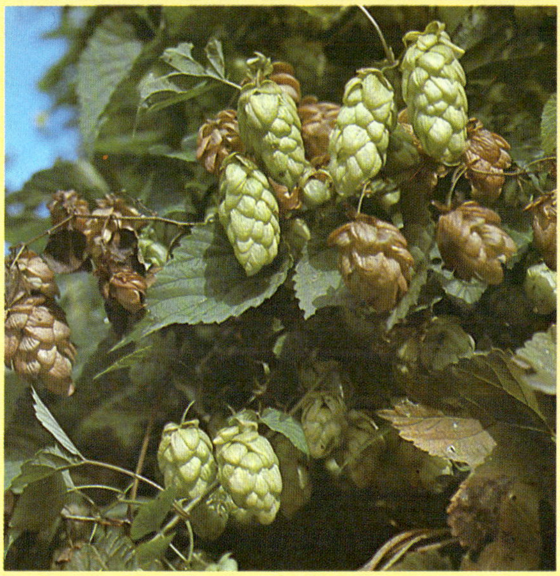
5
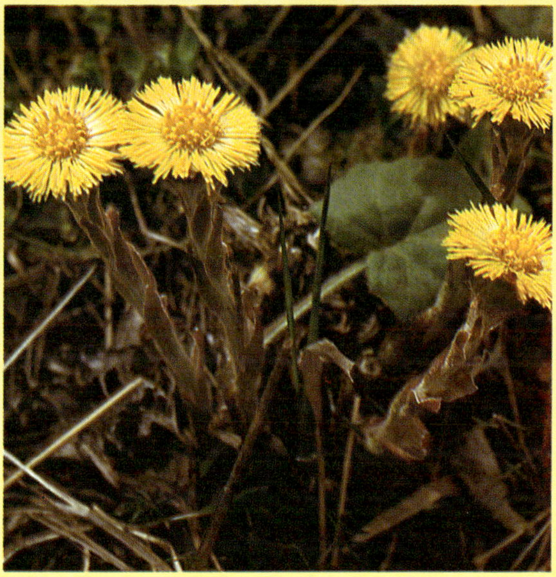
6

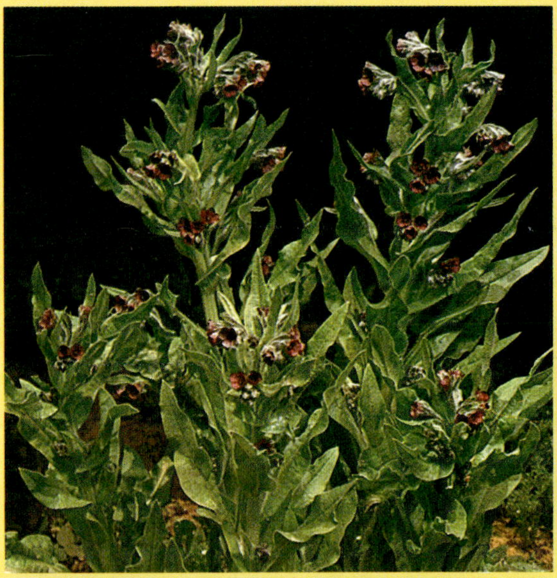
1
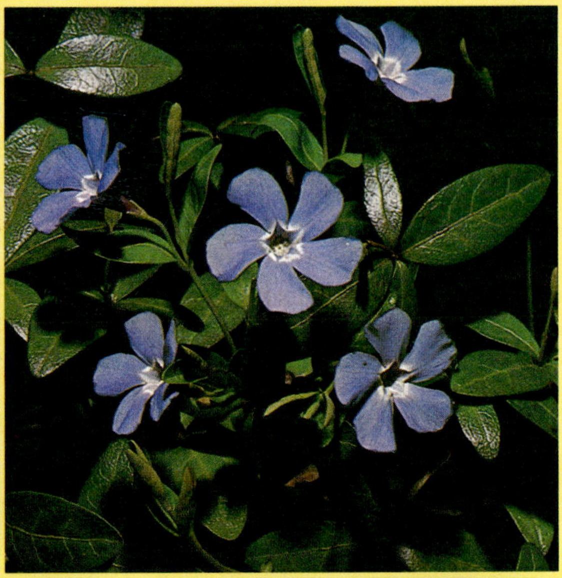
2
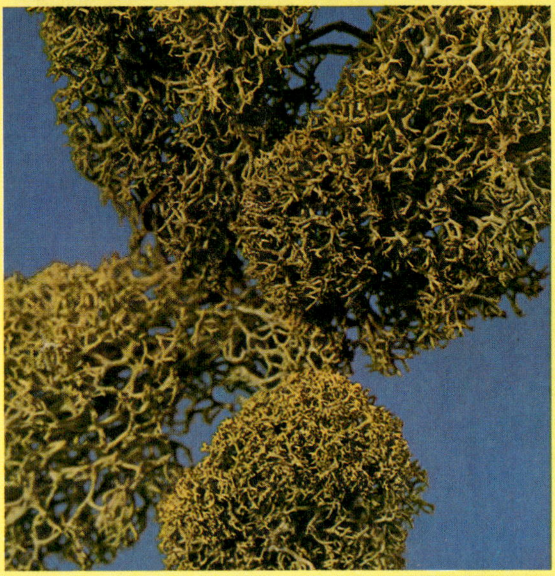
3
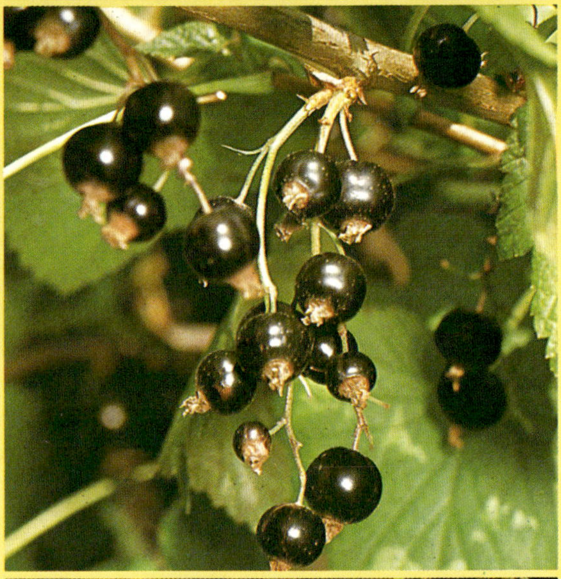
4
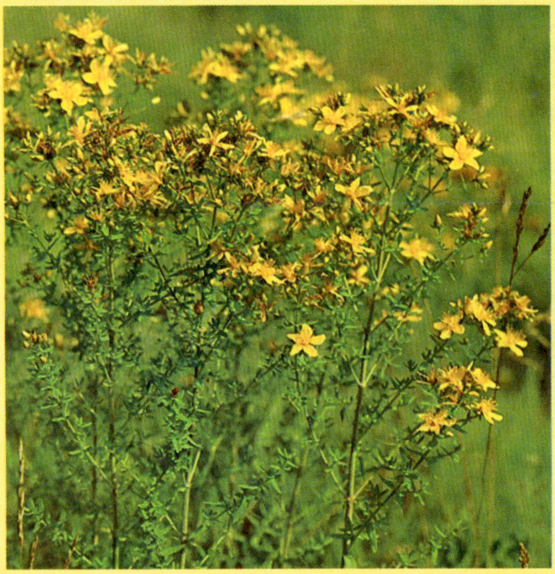
5
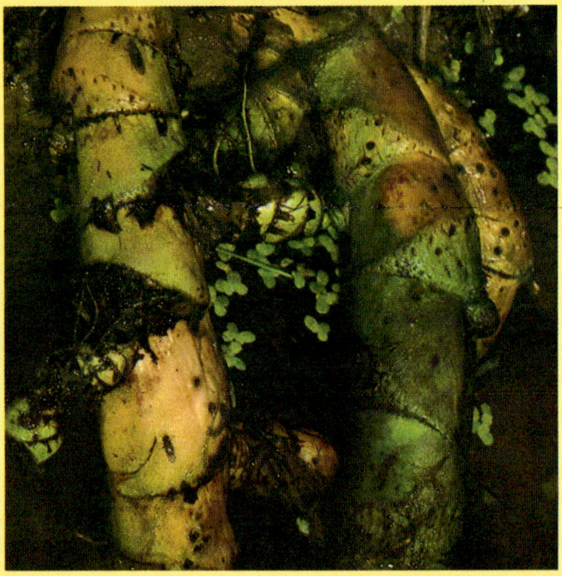
6

der Verdauungsorgane. Auch bei Husten (selbst bei Keuchhusten) kann Chamomilla gegeben werden. Glieder- und Muskelschmerzen (Rheumatismus) können ebenfalls mit Chamomilla günstig beeinflußt werden. Man verwendet meistens die sechste Potenz ($D_6$) von der man 3- bis 5- (bis 8)mal täglich 5 bis 10 Tropfen gibt.

**Kamille als Hausmittel:** Selbstverständlich wird eine Heilpflanze mit so vielen günstigen Eigenschaften auch in der Volksmedizin fleißig verwendet. Man muß allerdings feststellen, daß man hier der Kamille »alles zutraut«. Aber gerade das schadet einer Heilpflanze mehr als es nützt und führt oft zu falscher Anwendung. Keine Heilpflanze kann gegen alle Beschwerden helfen. Wenn man aber die drei Hauptwirkungen nutzt: die entzündungswidrige, die krampflösende und die karminative Eigenschaft, dann wird die Kamille selten enttäuschen. Die Volksmedizin war es wohl auch, die der Wissenschaft eine Erkenntnis aufdrängte, die heute große Beachtung findet. Man verwendete seit alters her die Kamille als Tee bei allen Infektionen und behauptete, daß die Patienten sich schnell erholten. Privatdozent Kienholz von der Universität Gießen hat nun festgestellt, daß die Kamille in der Lage ist, Bakteriengifte unschädlich zu machen. so daß bei Infektionskrankheiten – beispielsweise durch Staphylokokken und Streptokokken - die Bakteriengifte »entschärft« werden. Das erklärt, daß Kamillen-Tee bei Infektionskrankheiten eine positive Allgemeinwirkung hat, und es erklärt auch, warum Kamillendämpfe bei Erkrankungen der Bronchien und der Nasennebenhöhlen wirksam sind.

**Nebenwirkungen:** Bei richtiger Dosierung ist die Kamille ungiftig. Dennoch muß vor Dauergebrauch gewarnt werden. Manche Menschen erheben den Kamillentee zum Haustee, und trinken ihn täglich, um besonders gute Wirkung zu erzielen. In solchen Fällen kann es zu Schwindel, Bindehautentzündungen und nervöser Unruhe kommen.

# Kapuzinerkresse

→ Farbfoto Seite 205

*Tropaeolum maius L.(Tropaeolaceae).*

Volksnamen: gelbes Vögerl, Kapuzinerli, Salatblume.

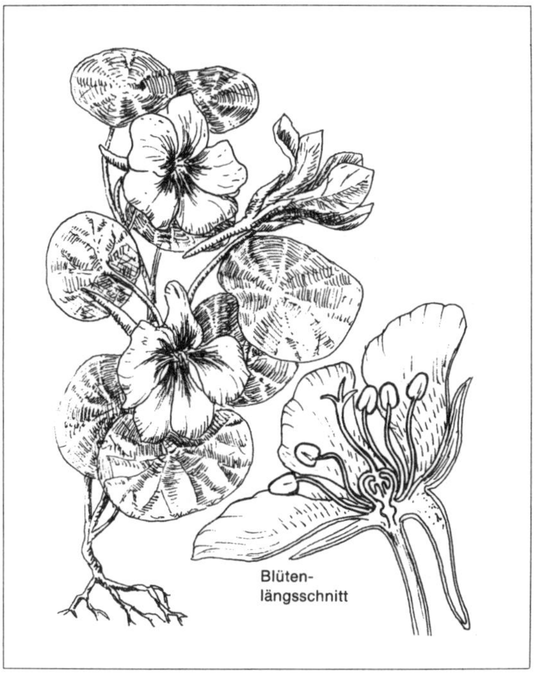


**Arzneilich verwendete Pflanzenteile:** Die ganze Pflanze.

**Drogenbezeichnung:** Kapuzinerkresse = *Herba Tropaeoli.*

**Botanik und Sammeltips:** Pflanzenbeschreibung: Das auffallendste Merkmal der Kapuzinerkresse sind die sattgrünen schildförmigen Blätter, weil dieser Ansatz der Blattspreite am Stiel bei den Pflanzen sehr selten ist. Der Blattdurchmesser beträgt 3 bis 5 cm, der Blattrand ist ausgerandet und die Blattform rund. Alle Teile der Pflanze sind saftig, die orangeroten Blüten groß und zart. Als beliebte Balkon- und Gartenblume ist die Kapuzinerkresse recht bekannt. Vorkommen: Die Heimat ist Peru. Von dort gelangte sie als Ziergewächs nach Europa, wo sie recht beliebt wurde und bis heute geblieben ist. In Balkonkästen und Blumenbeeten behauptet sie sich schon viele Jahrzehnte. Gelegentlich trifft man sie verwildert an, doch für arzneiliche Zwecke wird sie ausschließlich angebaut. Blütezeit: Mai bis Herbst. Ernte und Aufbereitung: Als Droge für Tees wird die Kapuzinerkresse nicht verwendet, und für die Bereitung der galenischen Präparate gebraucht man sie meistens in frischem Zustand. Man nimmt die ganze Pflanze und erntet sie zur Blütezeit.

**Inhaltsstoffe (Wirkstoffe):** 1952 wurden in der Kapuzinerkresse leicht flüchtige antibiotische Substanzen entdeckt. Das sind die Hauptwirkstoffe dieser Heilpflanze. Die Nebenwirkstoffe sind noch unzureichend untersucht.

**Heilwirkung und Anwendung:** In der Heimat Peru benutzt man die frischen Blätter schon seit alter Zeit zur Behandlung von Wunden aller Art, besonders von infizierten Wunden. Bei uns werden in neuerer Zeit galenische Präparate daraus hergestellt, die gegen Infektionskrankheiten, besonders im Bereich der Nieren, der ableitenden Harnwege und bei Bronchitis gebraucht werden; dieser Heilpflanze wird auch eine Aktivierung der körpereigenen Abwehrkräfte nachgesagt. – In der Volksmedizin gebraucht man die frischen Blätter als blutreinigenden Frühlingssalat und – selten zwar – die Blätter als kühlende Wundauflage.

**Nebenwirkungen:** Wenn man zuviel von den Blättern als Salat ißt, kann es zu Reizerscheinungen im Magen- und Darmbereich sowie an den Nieren kommen. Bei der Verwendung galenischer Präparate nach Vorschrift sind Nebenwirkungen nicht zu befürchten.

# Kardobenediktenkraut

→ Farbfoto Seite 205

*Cnicus benedictus L. / Syn. Carduus benedictus Bruns f. (Compositae).*

Volksnamen: Benediktenkraut, Bitterdistel, Heildistel, Spinnendistel.

**Arzneilich verwendete Pflanzenteile:** Das Kraut (ohne die Wurzeln).

**Drogenbezeichnung:** Kardobenediktenkraut = *Herba Cardui benedicti.*

**Botanik und Sammeltips:** Pflanzenbeschreibung: Die Pflanze ist einjährig, distelartig, wird etwa 30 bis 50 cm hoch und ist stark verästelt. Der aufrechte Stengel ist fünfkantig, gestreift, unten borstig und mit länglich-lanzettlichen, meist stengelumfassenden Blättern versehen,

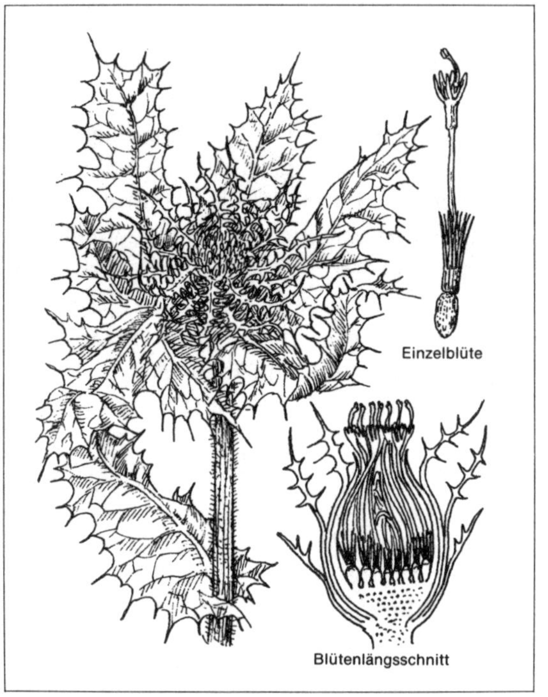


die schrotsägezähnig berandet, oftmals zottig behaart und klebrig sind. Versteckt in einem Trichter von Hochblättern sitzen die Blüten, die mit spinnenwebenartig behaarten Hüllkelchblättern ausgestattet sind. Blütezeit: Juni bis September. Vorkommen: Bei uns kommt die aus dem Mittelmeergebiet stammende Heilpflanze nur gelegentlich als Kulturflüchtling vor. Für arzneiliche Zwecke wird das Benediktenkraut angebaut; man sät in Reihen, die etwa 30 cm voneinander entfernt sind, aus und düngt gut. Ernte und Aufbereitung: Geerntet wird zur Blütezeit. Das Trocknen geschieht auf großen Darren im Schatten.

**Inhaltsstoffe (Wirkstoffe):** Bitterstoffe (Cnicin), etwas ätherisches Öl und Gerbstoffe.

**Heilwirkung und Anwendung:** In der Hauptsache sind die Bitterstoffe für die Wirkung verantwortlich zu machen. Sie regen die Magensaftsekretion an, vermehren die Galleerzeugung und verbessern den Galleabfluß. Nur selten gebraucht man den Tee. Meist sind es Teemischungen, in denen das Kardobenediktenkraut einen wichtigen Bestandteil bildet. Außerdem gibt es eine Menge galenischer Zubereitungen, die Wirkstoffe aus dieser Heilpflanze enthalten. Wer gegen Verdauungsschwäche den Benedikten-Tee trinken möchte, der muß das kurmäßig tun: Einige Wochen lang 2mal täglich 1 Stunde vor den Hauptmahlzeiten 1 Tasse Tee trinken.

So wird Kardobenediktenkraut-Tee bereitet: 1 gehäufter Eßlöffel wird mit $^1/_4$ l Wasser kalt übergossen, langsam zum Sieden erhitzt, dann vom Feuer genommen und nach etwa 2 Minuten abgeseiht. Lauwarm und schluckweise, doch ungesüßt trinken.

**Mein besonderer Rat:** Bei chronischen Magenbeschwerden, die mit Appetitlosigkeit einhergehen und möglicherweise nervöser Ursache sind, sowie bei Verdauungsstörungen verschiedenster Art werden Bitterstoffdrogen wirksam. Kombiniert man sie mit Heilpflanzen, die ätherisches Öl enthalten und sich außerdem durch besondere Wirkung auf Magen und Darm auszeichnen, so kann die Anwendungsbreite vergrößert werden. Als Partner für das Kardobenediktenkraut bietet sich die Kalmuswurzel an; folgende Teemischung hat schon vielen Magenpatienten geholfen.

So wird die Teemischung bereitet:

| | |
|---|---|
| Kardobenediktenkraut (Herba Cardui benedicti) | 20,0 |
| Kalmuswurzel (Rhizoma Calami) | 30,0 |

2 gehäufte Teelöffel dieser Mischung mit $^1/_4$ l Wasser kalt übergießen, langsam zum Sieden erhitzen, abseihen, ungesüßt 2mal täglich 1 Tasse Tee trinken.

**Kardobenediktenkraut als Hausmittel:** Auch in der Volksmedizin stehen bei der Anwendung dieser Heilpflanze Magen-, Galle-, Leber- und Darmstörungen im Vordergrund. Appetitlosigkeit, Blähungen, Verstopfungen sind die Beschwerden, die man damit lindert. Darüber hinaus gebraucht die Volksmedizin das Benediktenkraut auch bei Lungenleiden, bei Bleichsucht, Herzstörungen und äußerlich zur Behandlung schlecht heilender Wunden.

**Nebenwirkungen:** In normaler Dosierung sind keine Nebenwirkungen zu erwarten. Gebraucht man hingegen Kardobenediktenkraut überdosiert, so kann es zu Übelkeit und Erbrechen kommen.

# Katzenpfötchen

→ Farbfoto Seite 205

*Antennaria dioica (L.) Gaertn. / Syn. Gnaphalium dioicum L. (Compositae).*

Volksnamen: Chatzetöpli, Galtchrut, Immortelle, Ruhrkraut, Strohblume.

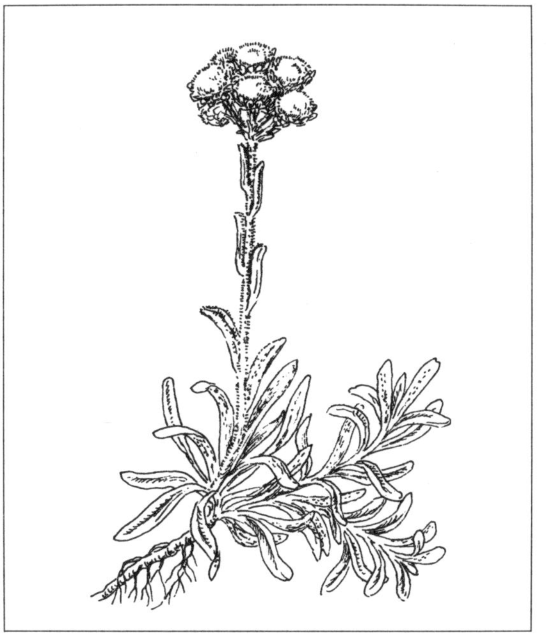

**Arzneilich verwendete Pflanzenteile:** Die Blüte und das ganze Kraut.

**Drogenbezeichnung:** Katzenpfötchenblüte = *Flores Antennariae dioicae,* Katzenpfötchenkraut = *Herba Antennariae dioicae.*

**Botanik und Sammeltips:** Pflanzenbeschreibung: Durch wollig behaarte Stengel und Blätter schützt sich die ausdauernde Pflanze vor dem Austrocknen. Sie wird bis 20 cm hoch, bildet Blattrosetten aus und treibt daraus Blühstengel, die beblättert sind. An der Spitze stehen die Blütenköpfchen, die rote oder weiße Hüllblätter und rote (rosarote) oder weiße Röhrenblüten besitzen. Blütezeit: Juni bis Oktober. Vorkommen: Magere Triften und sandige trockene Plätze sind die Lieblingsplätze des Katzenpfötchens. Ernte und Aufbereitung: Man sammelt das blühende Kraut oder die Blüten alleine und trocknet sie an der Luft.

**Inhaltsstoffe (Wirkstoffe):** Gerbstoffe und wenig ätherisches Öl sind die Wirkstoffe. Phytosterin, Harz und Bitterstoffe verdienen außerdem genannt zu werden.

**Heilwirkung und Anwendung:** Mehr als eine Beigabe in Teemischungen verschiedenster Art vermag ich in der Droge nicht zu sehen. Dennoch gilt sie als wirksam bei Galle- und Leberstörungen, als stopfend bei Durchfällen und als mildernd bei Hustenreiz.

**Anmerkung:** Es gibt noch eine andere Heilpflanze, die unter dem Namen Katzenpfötchen bekannt ist; zwischen diesen beiden Pflanzen wird weder in der Volksmedizin noch im Drogenhandel immer klar unterschieden. Es handelt sich um Helichrysum arenarium (L.) Moench, die auch unter dem Namen »gelbe Strohblume« bekannt ist. Flores Stoechados oder auch Flores Helichrysi sind die Drogenbezeichnungen, weil hauptsächlich die glänzenden, leuchtend gelben Blütenköpfchen verwendet werden. In vielen Teesorten, wohl auch in solchen, deren Wirkung sie kaum zu beeinflussen vermögen, sind sie als »Kosmetikum« vorhanden. Auch ihnen sagt man Gallewirksamkeit nach.

**Katzenpfötchen als Hausmittel:** Hier unterscheidet man nicht zwischen den beiden verschiedenen Vertretern, sondern nimmt beide Arten für den gleichen Zweck, nämlich als Mittel gegen Durchfall, Galle- und Leberleiden, Husten, Stoffwechselstörungen und als Beigabe zu vielerlei Tees.

**Nebenwirkungen:** Nebenwirkungen sind nicht zu erwarten.

# Klatschmohn

→ Farbfoto Seite 298

*Papaver rhoeas L. (Papaveraceae).*

Volksnamen: Blutblume, Feldmohn, Feuerblume, Flattermohn, Klatschrose, Kornrose, Schnalle.

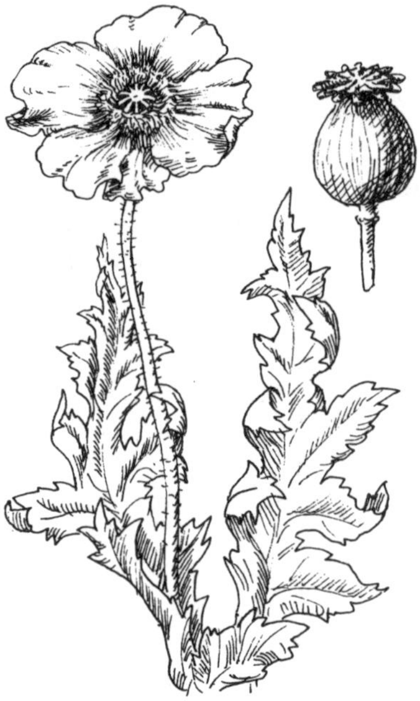


**Verwendete Pflanzenteile:** Die Blüten, seltener die Samen.

**Drogenbezeichnung:** Klatschmohnblüten = *Flores Rhoeados,* Klatschmohnsamen = *Semen Rhoeados.*

**Botanik und Sammeltips:** Pflanzenbeschreibung: Auf schwankendem Stiel aus nickender Knospe entwickelt sich die leuchtend rote Blüte des Klatschmohns mit sehr zarten Blütenblättern. Ist die Pflanze erst einmal erblüht, so währt die Pracht nicht lange. Wenige Tage nur, dann fallen die Blütenblätter ab und die Fruchtkapsel ragt ungeschmückt in die Luft. Blütezeit: Von Mai bis Juni. Vorkommen: Der Klatschmohn wächst als Ackerunkraut auf Getreideäckern, an Wegrändern, Abhängen, Böschungen und auf Schuttplätzen. Durch die moderne Unkrautbekämpfung ist er zwischen den Getreidepflanzen recht selten geworden, dagegen besiedelt er häufig die Ränder von Straßenbaustellen, wo frische Erde bewegt und aufgeworfen wurde. Er säumt oft in ungeheuer großer Menge die neuen Straßen und Autobahnen. Ernte und Aufbereitung: Die Blütenblätter müssen gleich nach dem Erblühen gesammelt und sofort getrocknet werden. Meist gelingt es nicht, ihre Farbe zu erhalten, sie werden grau und farblos. Die Samen erntet man im Herbst aus den Kapseln, wenn sie vollreif sind, was man daran erkennt, daß sie in den Kapseln klappern.

**Inhaltsstoffe (Wirkstoffe):** Rhoeadin (ein ungefährliches Alkaloid), ein roter Farbstoff, organische Säuren, Gerbstoff, Bitterstoff, Harz, Stärke und Gummi.

**Heilwirkung und Anwendung:** Die Schulmedizin verwendet die Klatschmohnblüten nicht und lehnt auch die Verwendung des Samens ab.

**Klatschmohn als Hausmittel:** In der Volksmedizin hingegen finden die Blütenblätter immer noch Anwendung in Form eines Sirups gegen Husten und Unruhezustände kleiner Kinder. Der Tee wird gegen Schmerzzustände verschiedenster Art gegeben und auch als Schlaftee gepriesen. Die Samen sollen ebenfalls schmerzstillend und beruhigend wirken.

So wird Klatschmohn-Tee bereitet: 1 gehäufter Eßlöffel getrocknete Blüten mit $^1/_4$ l kochendem Wasser überbrühen, nach 5 bis 10 Minuten abseihen und gegen Husten mit Honig gesüßt, sonst ungesüßt schluckweise und mäßig warm trinken. 2 bis 3 Tassen pro Tag sind ausreichend.

**Nebenwirkungen:** Ganz abgesehen davon, daß die Anwendung nicht zu empfehlen ist, kann man aber den Klatschmohn für ungefährlich erklären. Er besitzt die Inhaltsstoffe des Schlafmohns (Papaver somniferum L.) wie etwa Morphin, Papaverin und so weiter nicht.

# Klette

→ Farbfoto Seite 205

*Arctium lappa L. / Syn. Arctium majus Bernh. (Compositae).*

Volksnamen: Bardane, Bolstern, Chläbere, Haarballe, Haarwachswürze, Klebern, Roßklettenwurz.

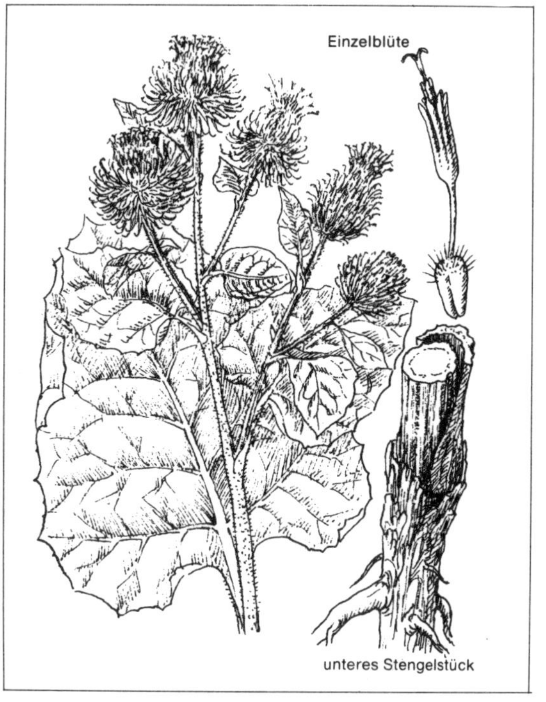


**Arzneilich verwendete Pflanzenteile:** Die Wurzel.

**Drogenbezeichnung:** Klettenwurzel = *Radix Bardanae* (auch *Radix Lappae* genannt).

**Botanik und Sammeltips:** Pflanzenbeschreibung: Die Klette ist zweijährig, wird 1 bis1,5 m hoch und besitzt eine fleischige, bis zu 60 cm lange Wurzel, die ästig verzweigt ist. Der längsfurchige Stengel ist kräftig, sehr oft rot überlaufen, markig und reichlich verzweigt. An den wollig behaarten Ästen finden sich gestielte, herz-eiförmige, oben grüne, unten graue, filzig behaarte Blätter, deren Größe von unten nach oben sehr stark abnimmt. Die bläulich roten Blütenstände stehen in locker doldentraubiger Anordnung. Die Blütenhüllblätter tragen an der Spitze gelbliche Widerhäkchen. Blütezeit:

Juni/Juli. Vorkommen: Die Klette ist sehr häufig an Wegrändern, Zäunen, Mauern und Dämmen, auf Ödland und Schuttplätzen sowie an Bachufern anzutreffen. Ernte und Aufbereitung: Im Herbst werden die Wurzeln gegraben, geteilt und an der Luft getrocknet.

**Inhaltsstoffe (Wirkstoffe):** Ätherisches Öl, Gerbstoff, Sitosterin, antibiotisch wirkende Stoffe, fungizid (pilztötend) wirkende und möglicherweise auch tumorhemmende Substanzen.

**Heilwirkung und Anwendung:** Im Vordergrund der Anwendung steht die Behandlung schuppiger Kopfhaut mit Klettenwurzelöl. Klettenwurzelöl ist ein Ölauszug aus der Wurzel, wobei man Olivenöl oder Sesamöl verwendet. Die Herstellungsverfahren sind recht unterschiedlich. Die Verwendung der Klettenwurzel als wassertreibendes Mittel ist stark rückläufig, und in den sogenannten Blutreinigungstees findet man sie immer seltener.

**Anwendung in der Homöopathie:** Das Homöopathikum »Arctium lappa« gebraucht man gegen Akne und Ekzeme, besonders gegen schuppige Erkrankungen der Kopfhaut. Empfohlen werden mittlere bis höhere Verdünnungen ($D_3$ bis $D_{12}$), wovon man mehrmals täglich 3 bis 5 (bis 10) Tropfen gibt.

**Klette als Hausmittel:** In der Hauptsache verwendet man die Klettenwurzel als sogenanntes Blutreinigungsmittel. Aber auch bei Leber- und Gallestörungen wird die Droge verwendet. Gleich danach kommt die innerliche und äußerliche Verwendung bei den verschiedensten Hautkrankheiten.

So wird Klettenwurzel-Tee bereitet: 2 gehäufte Teelöffel geschnittene Klettenwurzel werden mit ½ l kaltem Wasser übergossen. Nach 5 Stunden kurz zum Sieden erhitzt, 1 Minute im Sieden erhalten und abgeseiht. 3mal täglich 1 Tasse Tee ist die richtige Dosierung. — Mit diesem Tee werden auch Hautunreinheiten durch Betupfen, Waschen oder Überschläge behandelt. Daß man sich in der Volksmedizin auch des Klettenwurzelöls bedient, erübrigt sich wohl zu betonen.

**Nebenwirkungen:** Nebenwirkungen sind nicht bekannt.

# Knabenkraut-Arten (Salep)

→ Farbfoto Seite 205 geschützt

*Orchis morio L.* und viele weitere Orchis-Arten *(Orchidaceae).*

Volksnamen: Johannishände, Orchideen, Salepkräuter.

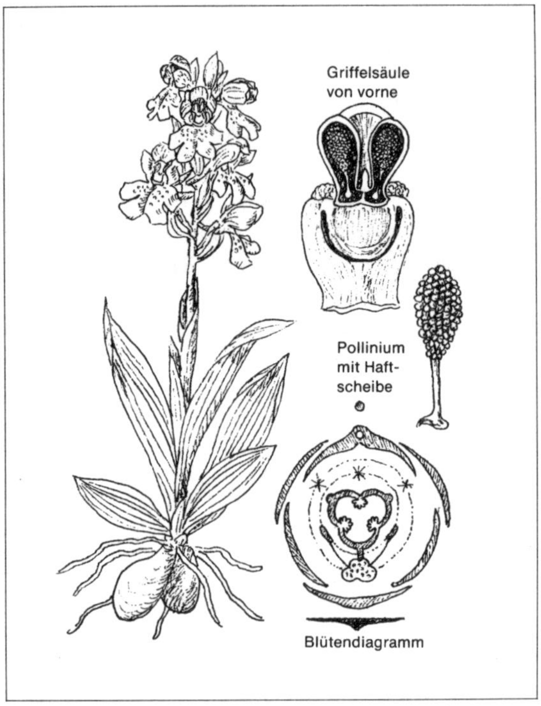


**Arzneilich verwendete Pflanzenteile:** Die Tochterknollen.

**Drogenbezeichnung:** Knabenkrautknolle = Salepknolle = *Tubera Salep.*

**Botanik und Sammeltips:** Pflanzenbeschreibung: Wenn es sich um mehrere, ja sogar viele Arten handelt, die als Stammpflanze einer Droge dienen, so ist es schwierig, hier eine Beschreibung zu geben. Ich will dennoch versuchen, unsere einheimischen Orchis-Arten in der Gesamtheit zu beschreiben. Es sind ausdauernde mittelgroße Kräuter, die in der Erde kugelige bis eiförmige oder auch geteilte Knollen besitzen. Sie senden kahle Stengel und saftige Blätter an die Erdoberfläche, ihre Blüten stehen am Stengelende in aufrechten Ähren. Die Blüten sind manchmal mit großen und gefärbten Tragblättern ausgestattet. Blütezeit:

April bis Juni, je nach Art. Vorkommen: Auf Wiesen, an Böschungen und auch in Wäldern, je nach Art. Ernte und Aufbereitung: Bei uns sind die Orchis-Arten so selten geworden, daß man sie unter Naturschutz gestellt hat – man wird wohl kaum noch eine Sammelgenehmigung erhalten. Früher sammelte man die Wurzelknollen zur Blütezeit. Vor allem in der Rhön, im Odenwald und im Taunus waren sie häufig. Man nimmt von den beiden Knollen die pralle Tochterknolle, wäscht sie, rubbelt die verkorkten Stellen ab und legt sie in Wasser, das dann zum Sieden gebracht wird. Nach 3 bis 5 Minuten wird abgeseiht und mit kaltem Wasser abgeschreckt. Die gebrühten Knollen werden zum Trocknen auf Darren ausgelegt, man trocknet bei künstlicher Wärme (50 bis 60° C). – Wir beziehen heute die aufbereiteten Salepknollen aus Kleinasien, Griechenland, Persien, Jugoslawien, Rumänien und Rußland.

**Inhaltsstoffe (Wirkstoffe):** Die wichtigsten Wirkstoffe der Salepknolle sind die Schleimstoffe, um deretwillen die Droge gebraucht wird. Sie sind bis zu 55% darin enthalten. Stärke, Eiweiße, Zucker, etwas Fett und verschiedene Mineralstoffe kann man nur als Begleitstoffe ansehen.

**Heilwirkung und Anwendung:** Das »heilende« Prinzip aller Schleimdrogen ist die Reizmilderung durch Umhüllung der entzündeten Schleimhäute mit reizlosem Schleim. Deshalb eignet sich auch der Salep-Schleim zur Behandlung von Durchfällen und Reizerscheinungen in Magen und Darm. Besonders Kleinkinder sprechen auf solche Behandlung gut an. Darüber hinaus gebraucht man den Salep-Schleim auch als Zusatz zu Arzneimitteln, deren Wirkstoffe entweder sehr schlecht schmekken oder schleimhautreizend wirken können.

So wird Salep-Schleim bereitet: Mittelfeingepulverte Salepknollen, 2 g, werden mit 2 g reinem Alkohol in einer Flasche gut vermischt. Dann gibt man 20 g siedendes Wasser hinzu und schüttelt kräftig durch. Das muß so lange geschehen, bis keine Klümpchen mehr zu erkennen sind. Danach wird mit 196 g kochendem Wasser aufgefüllt; so erhält man 200 g Salep-Schleim. Dieser Schleim ist zum alsbaldigen Gebrauch bestimmt, weil er sich nicht lange hält. Bei Durchfall gibt man 3- bis 5mal täglich jeweils 1 Teelöffel, bei Reizerscheinungen im Magen reicht eine dreimalige Einnahme täglich aus.

**Salep (Knabenkräuterknollen) als Hausmittel:** Die Salepknollen, besonders die prall gefüllten Tochterknollen, gelten in der Volksmedizin seit Plinius, Dioskorides und Theophrast, den Gewährsleuten der mittelalterlichen Kräuterbuchautoren, wegen ihrer Form, die an menschliche oder tierische Hoden erinnert, und nach der Signaturenlehre, wonach jedes Ding durch Gestalt oder Farbe kundtue, wozu es nützlich sei, als Aphrodisiakum. Man behauptet, daß der Genuß frischer Knollen die Potenz erhöhe. Das ist aber nicht mehr als ein »frommer Wunsch«. Die Verwendung des Salep-Schleims bei Husten, Mund- und Rachenentzündungen, bei Zahnfleischentzündung und äußerlich als lindernde Umschläge auf Geschwüre und Geschwulste hat jedoch ihre Berechtigung.

**Nebenwirkungen:** Salep-Schleim ist ohne Nebenwirkung, auch der Verzehr der Salepknollen in frischem Zustand ist unbedenklich. Die oberirdischen Teile hingegen sollten nicht gebraucht werden. Es kann zu Magenbeschwerden kommen.

# Knoblauch

→ Farbfoto Seite 205

*Allium sativum L. / Syn. Porrum sativum Mill. (Liliaceae).*

Volksnamen: Gruserich, Knofel, Knoflak, Look.

**Arzneilich verwendete Pflanzenteile:** Die frische Knoblauchknolle.

**Drogenbezeichnung:** Frische Knoblauchknolle – *Bulbus allii sativi recens.*

**Botanik und Sammeltips:** Pflanzenbeschreibung: Aus einer Zwiebel wächst im Frühjahr ein beblätterter, aufrechter runder Blütenschaft, der bis zu 1 m hoch werden kann. Die Blätter sind breitlineal und zugespitzt, ganzrandig und etwa 1 cm breit. Die Blüten sind in einer Dolde angeordnet, langgestielt und rötlichweiß. Neben den Blüten sitzen etwa 20 bis 25 Brutzwiebeln. Der gesamte Blütenstand ist

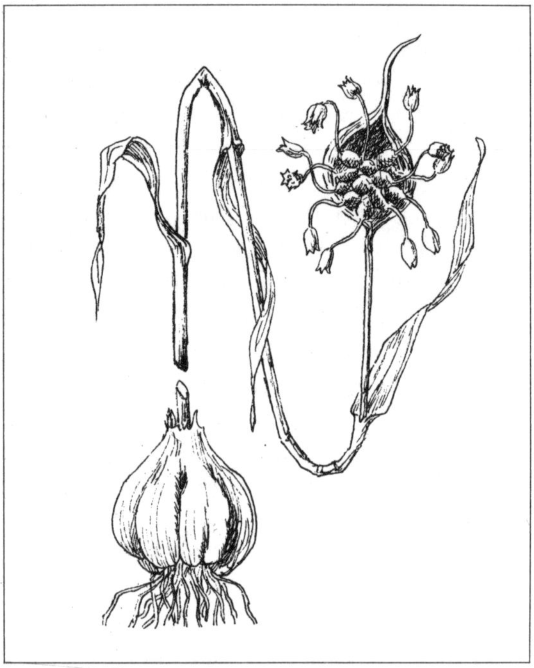

von einem Hochblatt umgeben, das als Ganzes abfällt. Im Boden entwickelt sich die Zwiebel, die fast kugelig ist und einen durchschnittlichen Durchmesser von 4 cm aufweist. Auf dem Zwiebelkuchen, der unterseits von Wurzeln bedeckt ist, sitzt die eiförmige Hauptzwiebel, um diese herum sind die gekrümmten Nebenzwiebeln, die man Knoblauchzehen nennt, angeordnet. Sie sind von weißlichen, trockenhäutigen Niederblättern gemeinsam umhüllt, und jede Zehe ist außerdem von einer Hülle umgeben. Blütezeit: Juli und August. Vorkommen: Knoblauch wird bei uns in Gärten und Kulturen gezogen. Ernte und Aufbereitung: In Kulturen verlangt die Knoblauchpflanze einen schweren, gut gedüngten, doch nur mäßig feuchten Boden. Im März und April setzt man die Zehen in den Boden, im Herbst kann man ernten. Wenn die Blätter dürr werden, werden Zwiebeln und Kraut zu Büscheln geflochten und zum Trocknen aufgehängt. Diese »Knoblauchzöpfe« sind die Handelsware.

**Inhaltsstoffe (Wirkstoffe):** Allicin mit antibiotischen Eigenschaften (es entwickelt sich durch Einwirkung eines Fermentes aus Alliin), Vitamin A, $B_1$, Nicotinsäureamid und Vitamin C. Außerdem Hormone, die ähnlich wie männliche und weibliche Sexualhormone wirken, und Fermente, Cholin, Rhodanwasserstoffsäure, Jod sowie Spuren von Uran.

**Heilwirkung und Anwendung:** Knoblauch ist wirksam bei Gärungsprozessen im Darm, bei damit verbundenen Blähungserscheinungen und spastischen (krampfartigen) Schmerzzuständen. Die Wirksubstanz gegen diese Beschwerden ist das Allicin mit seinen antibiotischen Eigenschaften. In frischem Knoblauch ist allerdings zunächst nur das unwirksame Alliin enthalten, aus dem sich erst durch Einwirkung eines Fermentes das bakterizide (bakterientötende) Allicin bildet. Aus diesem Allicin entsteht durch Einwirkung von Sauerstoff der typische Knoblauchgeruch, der dem Diallyldisulfid (einer organischen Schwefelverbindung) anhaftet. Gärungsdyspsien sind aber nicht die einzigen Anwendungsgebiete. Es hat sich gezeigt, daß Knoblauch auch karminative Eigenschaften besitzt und choleretisch (galletreibend) wirkt. Knoblauch wirkt darüber hinaus gefäßerweiternd und entspannend. Die Gefäße, besonders der Beine, aber auch des Augenhintergrundes und des Gehirns werden erweitert, dadurch besser ernährt und am zu schnellen »Altern« gehindert. Man weiß nicht, ob das Rhodan dies bewirkt, man weiß auch nicht sicher, ob es die Fermente sind, die die bessere Ausnutzung des Sauerstoffs im Gewebe fördern. Man kann den Knoblauch nicht als spezifisches Heilmittel gegen einzelne Beschwerden ansehen, man kann aber mit gutem Gewissen sagen: Knoblauch ist wirksam bei Magen- und Darmstörungen, er ist nützlich zur Vorbeugung und Behandlung von Alterungsprozessen des Gefäßsystems (Arteriosklerose) sowie zur Unterstützung der Behandlung von Schlafstörungen, Bluthochdruck, allgemeiner Schwäche und Leistungsminderung.

Wie wird Knoblauch angewendet? Darüber gehen die Meinungen weit auseinander. Der eine glaubt, nur mit frischem Knoblauch oder Knoblauchsaft Erfolg zu haben, der andere lehnt diese Anwendung ab, um seine Umwelt nicht durch den Knoblauchgeruch zu belästigen. Professor Petkow, der Knoblauch genau untersuchte, hat festgestellt, daß die Wirksamkeit der Knoblauchdragees, die man ohne Geruchsbelästigung nehmen kann, im Hinblick auf die Gesamtwirkung den Knoblauchzehen nicht nachsteht. Man kann also mit Knoblauch therapieren, ohne daß der Patient seine Mitmenschen mit seinem Geruch irritiert. Bei der Verwendung der Dragees oder anderer Fertigpräparate ist die empfohlene Dosierung zu beachten. Wer aber frischen Knoblauch essen möchte, der dosiert richtig, wenn er 2- bis 3mal täglich 1 Knoblauchzehe ißt.

**Anwendung in der Homöopathie:** Das Homöopathikum »Allium sativum« gebraucht man in den Potenzen $D_3$ bis $D_6$ bei chronischer Bronchitis, bei Verdauungsstörungen, bei Rheuma, Muskel- und Gliederschmerzen. Doch wird auch eine »Knoblauchkur« mit homöopathischen Verdünnungen als Vorbeugungsmaßnahme gegen vorzeitiges Altern empfohlen. Man muß auf jeden Fall über lange Zeit von der sechsten Potenz morgens und mittags 10 Tropfen nehmen. Dann sollen Leistungsfähigkeit und Wohlbefinden bis ins hohe Alter erhalten bleiben. Gelegentlich wird älteren Menschen zur Vorbeugung gegen Abbauerscheinungen Allium sativum $D_3$ empfohlen. Es handelt sich dabei um übergewichtige Menschen, die gern und viel (vor allem Fleisch) essen. Meistens sind sie kurzatmig oder asthmatisch. Bei der kleinsten Kostumstellung leiden sie unter Blähungen und Durchfällen. Mit 3mal täglich 10 Tropfen ist diesen Menschen meistens geholfen.

**Verwendung als Gewürz:** Wegen seiner vorzüglichen Wirkung auf Magen und Darm bietet sich der Knoblauch als Gewürz an, seines Geruchs wegen verzichtet man trotzdem häufig darauf. Hausfrauen und Köche sind jedoch gut beraten, wenn sie sparsam, aber regelmäßig mit Knoblauch würzen. Die Gerichte werden nicht nur bekömmlicher, sondern sie erhalten auch einen aparten Wohlgeschmack. Nicht jeder Mensch reagiert auf Knoblauchgenuß gleich. Der eine verträgt größere Mengen, ohne nachher zu »duften«, der andere nur ganz wenig. Zu welchem »Typ« Sie gehören, müßten Sie durch Experimente herausfinden. Eine Köstlichkeit für den Anfänger wird schon ein Toastbrot sein, das er mit einer halbierten Knoblauchzehe leicht einreibt, um es dann mit Wurst oder Käse zu belegen. Auch Salate lassen sich vorsichtig mit Knoblauch würzen. Zu Beginn nur die Schüssel mit einer halbierten Knoblauchzehe ausreiben, darin den Salat bereiten und vorsichtig probieren, ob noch ein wenig Knoblauch hineinpaßt. Haben Sie Ihre Toleranzgrenze erforscht, dann sollten Sie sie netterweise nur überschreiten, wenn Sie die nächsten 20 Stunden nicht »unter die Leute« müssen. Suppen, Gemüse- und Eintopfgerichte, Saucen aller Art und besonders Fleisch und Fisch können Sie mit Knoblauch gesund und schmackhaft würzen. Probieren Sie es! Es lohnt sich.

Eine besonders gut schmeckende Knoblauchsuppe: 5 bis 6 große Knoblauchzehen werden in sehr feine Stücke geschnitten und in etwas Olivenöl so lange erhitzt, bis sie glasig, aber nicht braun geworden sind. Darüber gießt man ³/₄ l kräftige Fleischbrühe und läßt kurz aufkochen. Nun stellt man den Topf vom Feuer und rührt die Eiweiße (Eiklar) von 2 Hühnereiern mit einem Schneebesen dazu. Die Eigelbe werden in einer Tasse mit 2 Eßlöffeln Obstessig verquirlt und der Suppe ebenfalls beigegeben. Mit Pfeffer und Salz abschmecken und frisches Basilikumkraut oder auch Dill, Thymian oder Kerbel kurz vor dem Servieren darüberstreuen. In vorbereitete Suppentassen reichlich geröstete Schwarzbrotstücke geben und mit der Suppe auffüllen.

**Knoblauch als Hausmittel:** Seit 5000 Jahren wird der Knoblauch arzneilich genutzt. Herodot berichtet, daß die Arbeiter an der Cheopspyramide bei Gise Knoblauch, Zwiebeln und Rettich zu essen bekamen, damit sie gesund und leistungsfähig blieben. Es ist bekannt, daß die Phönizier, Griechen, Römer und Germanen den Knoblauch als Gewürz und als Heilmittel gleichermaßen schätzten. Im Vordergrund der Anwendung stehen in der Volksheilkunde die Erkrankungen der Atemwege. Gegen Bronchitis und Keuchhusten gibt man gerne Knoblauchzubereitungen – frischen Knoblauchsaft, zerquetschte Knoblauchzehe in Milch mit Honig oder nach alten Hausrezepten auf verschiedenste Weise bereitete süße Knoblauchsäfte. Eines dieser Hausrezepte möchte ich als Beispiel hier erwähnen.

So wird Knoblauchsaft bereitet:

5 Knoblauchzehen werden zerquetscht oder fein zerhackt und mit 5 Teelöffeln Zucker vermischt. Dazu gibt man Wasser, erhitzt zum Sieden, läßt etwa 5 Minuten ziehen und seiht dann durch ein Tuch. Diese Flüssigkeit wird über den Tag verteilt löffelweise eingenommen. Bei Husten und Bronchitis soll dieser Saft hilfreich sein.

Erkrankungen der Verdauungsorgane im allerweitesten Sinn werden in der Volksmedizin mit Knoblauch behandelt, wobei das Essen von Knoblauch die häufigste Anwendung ist. 5 bis 10 Knoblauchzehen pro Tag sind die richtige Dosierung. Es soll aber nicht verschwiegen werden, daß die Anwendung von Knoblauch in der Volksmedizin rückläufig ist, weil der Geruch die meisten Menschen stört. Man wendet sich mehr und mehr den geruchlosen galenischen Präparaten zu, die in großer Auswahl in Form von Kapseln und Dragees zur Verfügung stehen. Bei der Einnahme dieser Präparate geht es den Menschen in der Hauptsache um die Erhaltung ihrer Leistungsfähigkeit.

**Nebenwirkungen:** Knoblauch ist ohne Nebenwirkung. Sein durchdringender Geruch ist nur als »Schönheitsfehler« zu bezeichnen.

# Kohl (Weißkohl, Weißkraut)

→ Farbfoto Seite 216

*Brassica oleracea varietas capitata L. (Cruciferae).*

Volksnamen: Kappes, Kohlkopf, Krautkopf.

**Arzneilich verwendete Pflanzenteile:** Die Kohlblätter.

**Botanik:** Pflanzenbeschreibung und Vorkommen: Wie ein Weißkohlkopf aussieht, brauche ich wohl niemandem zu erzählen, doch die Botanik ist recht interessant. Der sogenannte Saatkohl, eine von den Mittelmeerküsten bis nach Irland wild vorkommende und schon in vorgeschichtlicher Zeit genutzte Pflanze, dürfte im Laufe der Zeit zu unseren Kulturkohlarten geworden sein. Auf alle Fälle zählt der Kohl zu den ältesten Kulturpflanzen und seine unendlich vielen Formen sind äußerlich so verschiedenartig, daß die gleiche Abstammung kaum zu erkennen ist. So haben beispielsweise der Blumenkohl, der Kohlrabi, der Chinakohl, der Rosenkohl, der Braunkohl, auch die Kohlrübe und Steckrübe den gleichen Urahn. Kohl wird überall als Gemüse genutzt; erst in jüngerer Zeit wurde bekannt, daß Weißkohl ein hervorragendes Arzneimittel ist. Ernte und Aufbereitung: Im Herbst werden die Kohlköpfe abgeschnitten und eingelagert.

**Inhaltsstoffe (Wirkstoffe):** Die Inhaltsstoffe des Kohls unterscheiden sich gar nicht so wesentlich von denen anderer Gemüsearten. Mineralien und Spurenelemente, Vitamine, Zukker, Stärke, Zellulose, etwas Bitterstoff und organische Säuren sind zu nennen. Ausdrücklich genannt werden muß der besonders wirksame Stoff zur Behandlung von Magengeschwüren, der sogenannte Anti-Ulkus-Faktor (den Cheney 1950 gefunden und so genannt hat). Da man annimmt, daß dieser Stoff ein Vitamin ist, hat man ihn auch Vitamin U genannt.

**Heilwirkung und Anwendung, auch als Hausmittel:** Der Volksmedizin gebührt der Ruhm, permanent auf die Heilwirkung des Kohls hingewiesen zu haben, besonders auch auf die innerliche Anwendung des Saftes bei Magengeschwüren. Letzteres wurde von der Wissenschaft aufgegriffen und führte zu ganz erstaunlichen Feststellungen. Aber auch die äußerliche Anwendung, auf die die Volksmedizin schwört, ist es wert, diskutiert zu werden.

**Kohlsaft bei Magenleiden:** Aus den frischen Blättern des Weißkohlkopfes läßt sich durch Auspressen oder mittels Entsafter ein frischer konzentrierter Saft herstellen. Er besitzt einen merkwürdigen Geruch und einen faden Geschmack. Dieser rohe Kohlsaft, in primitiverer Form auch die zerstampften Kohlblätter, haben eine günstige Wirkung bei Magenleiden, besonders bei Magen- und Zwölffingerdarmgeschwüren. Das wurde durch Versuche in großen Krankenhäusern in den USA festgestellt. Amerikanische Ärzte berichteten schon 1956 darüber. Röntgenuntersuchungen zeigen deutlich, daß unter Behandlung mit Kohlsaft die Heilung schneller verläuft. Schweizer Kliniken konnten dies bestätigen. Der Kranke bekommt leichte Schonkost und soll jeweils nach dem Essen pro Tag etwa 1 l Saft trinken. Die subjektiven Beschwerden, vor allem das saure Aufstoßen und die Schmerzen, verschwinden unter dieser Behandlung sehr schnell. In den meisten Fällen wird der Kohlsaft gut vertragen. Treten gelegentlich Blähungen auf, so kann man diese durch Beimischen von Kümmel-Tee ausschalten. Entzündungen in Dünn- und Dickdarm lassen sich ebenfalls mit Kohlsaft günstig beeinflussen. Viele weitere Untersuchungen sind gemacht worden – immer wieder konnte bestätigt werden, daß Kohlsaft gut vertragen wird und heilsam ist. Die Wirkung geht auf den Anti-Ulkus-Faktor zurück, auch Vitamin U genannt. Ihm kommt eine besondere Schutzwirkung auf die Schleimhäute in Magen und Darm zu. Dieser Wirkstoff ist auch in anderen grünen Pflanzen vorhanden, doch am meisten wohl im Kohl. Wichtig erscheint mir der Hinweis, daß nur roher Kohlsaft verwendet werden soll, und daß eine Kur etwa 4 bis 5 Wochen dauert.

**Kohl als gesundes Nahrungsmittel und Diätetikum:** Wie gesund Salate aus den verschiedensten Kohlarten sind, brauche ich wohl nicht zu sagen, aber daß das rohe Sauerkraut dabei eine besondere Stellung einnimmt, verdient hervorgehoben zu werden. Ich kann deshalb jedem Menschen empfehlen, regelmäßig Sauerkraut zu essen, denn es verschafft den nützlichen Darmbakterien eine gesunde Wachstumsgrundlage. Der wichtigste Stoff im Sauerkraut ist die Milchsäure. Nach regelmäßigem und reichlichem Genuß von Kohl als Salat oder als Sauerkraut sollen Bronchialkatarrhe, Ekzeme, Darmträgheit, Ischias, Venenentzündung, selbst Rheuma Besserung erfahren. Nach den Schriften des Hippokrates im alten Griechenland und später im Römischen Reich schätzte man das Kohlblatt als Heilmittel sehr. Was man damals mit Kohl behandelte, ist heute bestätigt worden.

**Die äußerliche Anwendung:** Bei Geschwüren und Wunden, die nicht heilen wollen, besonders auch bei den hartnäckigen Unterschenkelgeschwüren, den sogenannten offenen Beinen, lassen sich durch Auflegen von Kohlblättern erstaunliche Erfolge erzielen. Man verwendet die inneren frischen Blätter, die mit lauwarmem Wasser abgespült, nach dem Abtropfen des Wassers und dem Herausschneiden der Mittelrippe mit einem Rollholz weich gewalzt werden. Die so präparierten Blätter legt man auf die Wunden und befestigt sie locker mit einer Mullbinde. Der Verband wird täglich 2mal gewechselt. Die Wunde reinigt sich dadurch, daß übelriechende Sekrete und Eiter abgesondert werden, was eine schnelle Heilung zur Folge hat. Bei jedem Verbandswechsel ist die Wunde gründlich zu reinigen, bevor neue Kohlblätter aufgelegt werden. Dafür nimmt man lauwarmen Kamillen-Tee, der die Heilung unterstützt und beschleunigt. Auch bei Gürtelrose, bei Röteln und anderen Ausschlägen bewähren sich Umschläge mit Kohlblättern. Verbrennungen und ein Panaritium (Nagelbettentzündung, Umlauf) lassen sich ebenfalls damit behandeln. Etwas kritischer – so meine ich – sollte man die Empfehlung sehen, Gesichtsneuralgien, Zahnschmerzen, Gicht und Rheuma durch einfaches Überlegen der Kohlblätter zu heilen. Das gilt auch für Brustwickel bei Asthma, Bronchitis und Lungentuberkulose. Schaden wird es sicherlich nicht, doch hier liegen zweifellos Übertreibungen vor.

**Nebenwirkungen:** Nach so viel Lobenswertem über die Wirkung der Kohlblätter und des Sauerkrautes braucht man wohl nicht zu befürchten, man könne sich damit vergiften. Der Vollständigkeit halber soll darüber berichtet werden, daß es Menschen gibt, die durch Kohl gebläht werden; das ist aber nur sehr selten der Fall, und manchmal ist auch die fehlerhafte

Zubereitung (nicht genügend durchgekocht) die Ursache. In solchen Fällen hilft schnell und nachhaltig eine Tasse Kümmel-Tee. – Auf das Vorhandensein der sogenannten Brassica-Faktoren unter den Inhaltsstoffen, die zur Kropfbildung führen können, sei hingewiesen. Beim Weißkohl kommen diese Stoffe nur in sehr geringer, beim Wirsing in größerer Menge vor.

# Kohldistel

→ Farbfoto Seite 216
*Cirsium oleraceum (L.) Scop. / Syn. Carduus oleraceus Vill. / Syn. Cnicus oleraceus L. (Compositae).*
Volksnamen: Federdistel, Kratzdistel, Pinseldistel, Wiesenkohl.

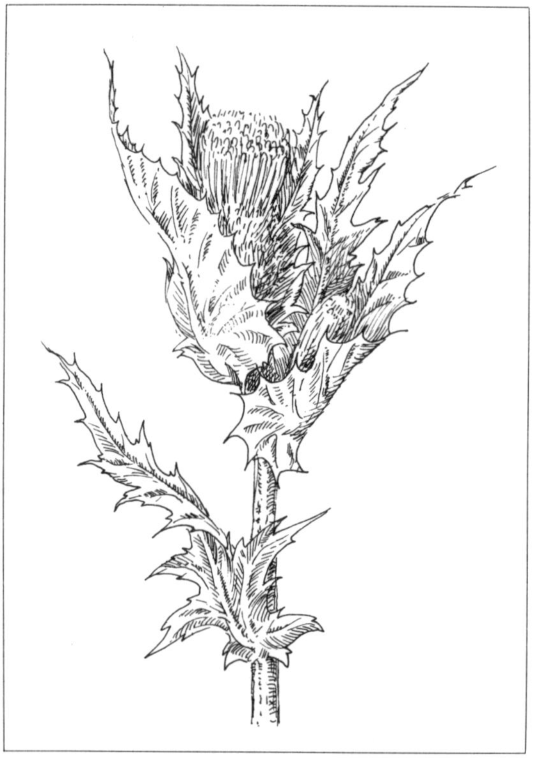

**Arzneilich verwendete Pflanzenteile:** Das Kraut, die Blätter und die Wurzel.
**Drogenbezeichnung:** Kohldistelkraut = *Herba Cirsii,* Kohldistelblätter = *Folia Cirsii,* Kohldistelwurzel = *Radix Cirsii.*

**Botanik und Sammeltips:** Pflanzenbeschreibung: Die Kohldistel wird über 1 m groß, an ihrer Spitze entwickeln sich gehäuft stehende und von großen, blaßgelben eiförmigen Deckblättern eingeschlossene Blütenköpfchen, die von Bienen gerne angeflogen werden. Sonst ist diese Pflanze mit dem röhrigen harzenden Stengel und den am Rande dornig bewimperten, fiederspaltigen, stengelumfassenden Blättern eine schlechte Futterpflanze, die der Landwirt gar nicht gerne sieht. Blütezeit: August, September. Vorkommen: Wer diese Pflanze erst einmal kennengelernt hat, der erkennt sie in freier Natur immer wieder. Sie wächst häufig auf feuchten und sauren Wiesen, an Gräben und Bachufern. Ernte und Aufbereitung: Die Kohldistel findet nur noch sehr selten Anwendung, selbst in der Volksmedizin. Sie wurde in dieses Buch aufgenommen, weil immer wieder behauptet wird, man könne mit einer Abkochung der Wurzel Rheuma und Gicht heilen. Wer also die Wurzel graben will, der sollte das im Herbst tun, sie gut abwaschen und schnell trocknen.
**Inhaltsstoffe (Wirkstoffe):** Um es gleich vorweg zu sagen, man weiß noch sehr wenig über die Wirkstoffe. Gerbstoffe, Alkaloide, ätherisches Öl, Harze, Fette, Flavone und Glykoside sind nachgewiesen worden.
**Heilwirkung und Anwendung, auch als Hausmittel:** Weil in den mittelalterlichen Kräuterbüchern nur wenig, vor allem nichts Eindeutiges zu finden ist, hielt sich auch die Volksmedizin bei der Verwendung der Heilpflanze zurück. Dennoch spielt sie in manchen Gegenden eine Rolle als Mittel gegen Rheuma und Gicht. Abkochungen aus der Wurzel sollen die Schmerzen lindern und die heftigen Anfälle mildern. Das erscheint mir zwar möglich, doch fehlt die Bestätigung durch eigene Beobachtungen oder durch wissenschaftliche Untersuchungen. Sicherlich darf man diese Heilpflanze nicht als indifferent bezeichnen, denn dort wo Alkaloide, Glykoside, Harze und Gerbstoffe vorhanden sind, fehlt es auch an Wirkungen nicht. Und außerdem fällt auf, daß – ebenfalls regional – sogenannte »Weise Frauen« damit Zahnschmerzen und Krämpfe behandeln.

Auch hierfür fehlen aber glaubhafte Bestätigungen. Es würde sich lohnen, diese Heilpflanze einmal näher zu untersuchen, doch den Laien möchte ich nicht dazu ermuntern, eine Selbstbehandlung zu probieren.

**Nebenwirkungen:** Die Inhaltsstoffe lassen eine Giftwirkung erwarten, worüber jedoch noch zu wenig bekannt ist. Es sei daher vorsorglich vor der Anwendung gewarnt.

# Kornblume

→ Farbfoto Seite 215

*Centaurea cyanus L. (Compositae).*

Volksnamen: Kornnelke, Rockenblume, Sichelblume, Zachariasblume.

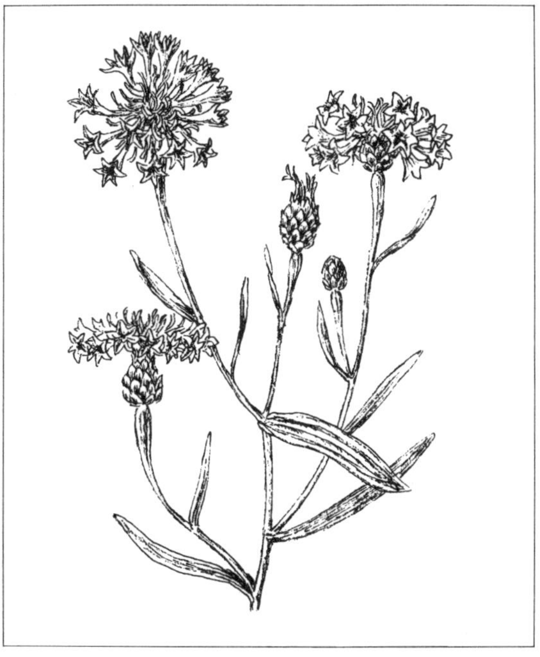

**Arzneilich verwendete Pflanzenteile:** Die ganzen Blütenköpfe, oft nur die ausgezupften Rand- und Röhrenblüten, seltener auch das ganze oberirdische Kraut.

**Drogenbezeichnung:** Kornblumenblüte = *Flores (Flos) Cyani,* Kornblumenkraut = *Herba Cyani.*

**Botanik und Sammeltips:** Pflanzenbeschreibung: Die Kornblume wird etwa 30 bis 50 cm hoch und trägt auf wollig behaarten, oben verzweigten Stengeln endständig himmelblaue Blütenköpfchen. Die inneren Blüten des Köpfchens sind fruchtbar, während die äußeren Trichterblüten mit 7- bis 8spaltigem Saum geschlechtslos sind. Die ebenfalls wollig behaarten, lanzettlichen Blätter sind unten am Stengel gestielt und fiederspaltig, oben sitzend und ungeteilt. Blütezeit: Juni bis September. Vorkommen: Es ist noch gar nicht so lange her, da fand man dieses Getreideunkraut aus der Familie der Körbchenblütler (Compositae) in großer Zahl in jedem Getreidefeld. Durch die moderne Unkrautbekämpfung wurde die Kornblume jedoch sehr dezimiert. Fast muß man sie schon als selten bezeichnen. Die Heimat ist der Mittelmeerraum, doch anzutreffen ist sie überall in der Welt. Wenn man die Kornblume in Getreidefeldern nicht mehr findet, so kann man sein Glück auf Schuttplätzen, an Wegrändern und an Großbaustellen (Straßenbau), an denen viel Erdreich bewegt wurde, versuchen. Dort trifft man die Kornblume in der Gesellschaft von Kamille und rotem Mohn. Ernte und Aufbereitung: Zur Blütezeit müssen die Kornblumen gesammelt werden. Der Sammler tut gut daran, das ganze oberirdische Kraut zu sammeln, um es dann gebündelt zum Trocknen an einem luftigen und schattigen Ort aufzuhängen. Nur so bleibt die himmelblaue Farbe erhalten, sonst läuft man Gefahr, daß die Blüten bleichen und schmutzig-weiß aussehen.

**Inhaltsstoffe (Wirkstoffe):** Blauer Blütenfarbstoff, Gerbstoff, Bitterstoffe, Schleim, Wachs.

**Heilwirkung und Anwendung:** Die Kornblume besitzt eine leichte harntreibende Wirkung, ist durch den Gerb- und Bitterstoffgehalt als Magen- und Darmtee geeignet, doch es gibt überzeugendere Heilpflanzen für diese Anwendungen. Ich möchte mich der Meinung Kroebers anschließen, der die Kornblume in Magen-, Galle-, Leber-, Blutreinigungs- sowie Blasen- und Nierentees als »brauchbares Kosmetikum beliebter Teemischungen« bezeichnet. Weil sie ja nicht ganz ohne Wirkstoff ist und das Aussehen eines Tees belebt, ist sie eine nützliche Heilpflanze.

**Kornblume als Hausmittel:** Eine so wunderbar aussehende Pflanze muß wirksam sein – das glaubten schon die Hippokratiker, die bereits den Namen Centaurea gebrauchten. Wir meinen heute, daß man diesen Namen mit dem Centauren Chiron in Verbindung bringen darf, der der Sage nach Wunderheilungen vollbracht hat. Unser Artname »cyanus« stammt ebenfalls aus dem Griechischen und heißt blau. Aus den Griechischen Schriften gelangte die Kunde über die Heilwirkung in die Kräuterbücher des Mittelalters, woraus die Volksmedizin ihrerseits ihr Wissen bezog. Bei P. A. Matthiolus »New Kreuterbuch« (Prag 1563) steht zu lesen: »Man achtet / das die Kornblumen widerstreben den Pestilentzischen febern / So jemandts hoch gefallen ist / vnnd blutt speiet / dem soll man die grosse Kornblumen zu trinkken geben mit Wegrichwasser. Die blumen vnd jr samen in wein gesotten / ist gutt getruncken für Spinnen vnd Scorpion gifft / mag vielleicht anderm gifft auch widerstand thuen. Die blaw Kornblum ist fürtreffenlich gutt zu den hitzigen roten augen / vnnd allen andern heyssen gebresten wider erste / zerstossen vnd vbergeschlagen. Sie dienet auch zu bösen faulen wunden vnd schäden / zerstossen / vnd den ausgedruckten safft darein gethan / oder dürr zu puluer gestossen vn darein gesprengt. Der safft ist auch gutt wider die mundfeule vnd blattern / den Mund darmitt ausgeschwenckt.« – Die heutige Volksmedizin gebraucht die Kornblume vornehmlich als Mittel gegen Augenleiden (aus der Zeit der Signaturenlehre), gegen Kopfschmerzen, Blasen- und Nierenbeschwerden, Gelbsucht, Husten und zur Blutreinigung.
**Nebenwirkungen:** Nebenwirkungen sind nicht bekannt.

# Kreuzblume, bittere

→ Farbfoto 216
*Polygala amara L. (Polygalaceae).*
Volksnamen: Bitteramselkraut, Bitteres Ramsli, Himmelfahrtsblume, Hustenblümlein, Milchkraut, Natterblume, Pilgerblume.

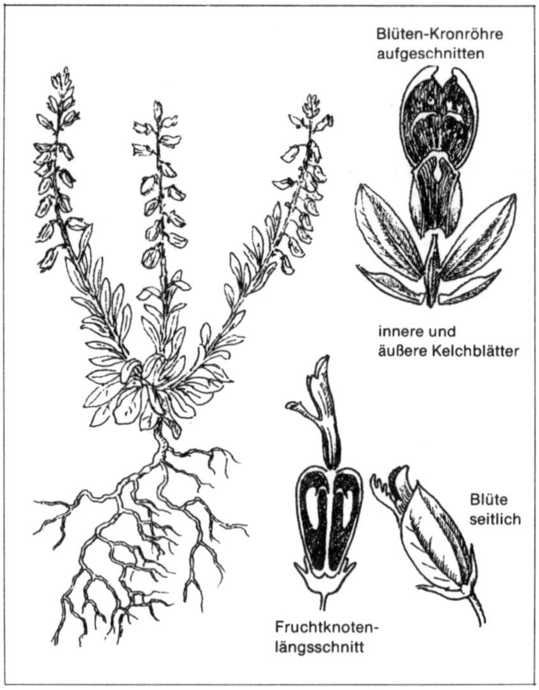


**Arzneilich verwendete Pflanzenteile:** Das ganze blühende Kraut (mit Wurzeln).
**Drogenbezeichnung:** Bitteres Kreuzblumenkraut = *Herba Polygalae amarae (cum radice et floribus).*

**Botanik und Sammeltips:** Pflanzenbeschreibung: Die Kreuzblume entwickelt aus einer mehrköpfigen Wurzel mehrere aufrechte, bis 20 cm hohe Stengel, die nicht verästelt sind. Die Blätter bilden am Grunde eine scheinbare Rosette aus und stehen am Stengel in schmaler Form aufgelockert, nach oben zu immer kleiner werdend. Am Stengelende sitzen die Blüten – in Trauben angeordnet, von kleinen Deckblättern gestützt. Die 5 bis 7 mm langen Kronblätter sind eiförmig. Das vordere ist mit einem vielspaltigen Anhängsel versehen, die seitlichen Kronblätter sind flügelartig gestaltet und außen mit dunkleren Adern durchzogen. Die Blüten sind meistens blau, seltener rötlich, gelegentlich auch weiß. Blütezeit: Mai bis August. Vorkommen: Die Kreuzblume bevorzugt feuchtere Plätze in lichten Wäldern, an Wegrändern und Rainen, kommt aber auch an trokkenen Hängen, auf Weiden und an Böschungen vor. Ernte und Aufbereitung: Man sammelt das blühende Kraut, befreit die Wurzeln von anhaftendem Erdreich und trocknet an luftigem Ort im Schatten oder in der Sonne.

**Inhaltsstoffe (Wirkstoffe):** Saponine, Bitterstoffe, ätherisches Öl, Gerbstoffe.

**Heilwirkung und Anwendung:** Die Wirkstoffe sind denen der ausländischen Senega (Schlangenwurzel) sehr ähnlich, doch wird die heimische Kreuzblume von der Schulmedizin weit weniger genutzt. Es gibt nur noch einige Teemischungen, Hustensäfte oder andere Hustenarzneien, die Auszüge aus der Kreuzblume enthalten. Nur in den sogenannten Blutreinigungstees ist diese Heilpflanze häufiger anzutreffen. Das liegt wohl an der diuretischen (harntreibenden) Wirkung, die der Droge bescheinigt werden muß. Früher gebrauchte man sie auch zur Förderung der Milchsekretion stillender Frauen. Diese Wirkung ist jedoch sehr unsicher.

**Anwendung in der Homöopathie:** Wegen der großen Ähnlichkeit mit der Senega gebraucht die Homöopathie die Kreuzblume (das aus der frischen Pflanze hergestellte Homöopathikum heißt »Polygala amara«) auch als Hustenmittel, besonders für ältere Menschen, denen das Abhusten des zähen Bronchialschleims schwerfällt. Gelegentlich wird es auch zur Linderung der Hustenanfälle bei Keuchhusten zusammen mit »Avena« (das Homöopathikum aus dem Hafer) und »Valeriana« (Baldrian) gebraucht. Es ist aber offensichtlich, daß man auch in der Homöopathie der Senega mehr Beachtung schenkt.

**Kreuzblume als Hausmittel:** In der Volksmedizin gilt die Kreuzblume als gutes Blutreinigungsmittel, als probates Mittel bei Husten, Asthma, Lungenleiden, Magenbeschwerden und Appetitlosigkeit. Da es den ganzen Stoffwechsel anregt, gebraucht man es auch bei Wassersucht, Nierenleiden, Rheuma und Gicht.

So wird Kreuzblumen-Tee bereitet: 2 gehäufte Teelöffel zerschnittenes Kreuzblumenkraut mit Wurzel werden mit 1/4 l kaltem Wasser übergossen, zum Sieden erhitzt und nach einer Minute abgeseiht. Bei Bedarf oder 2- bis 3mal täglich soll 1 Tasse Tee (bei Husten mit Honig gesüßt) langsam und schluckweise getrunken werden. Natürlich gibt man Kreuzblumen-Tee auch zur Anregung der Milchsekretion. Diese Weisheit stammt wohl von P. A. Matthiolus, der unter anderem schreibt: »Die in Wein gesottenen Blüten bringen der seugerin die versigene milch wider.« Äußerlich gebrauchte man früher das zerquetschte Kraut für Umschläge auf Geschwülste, Hautausschläge und Wunden. – In neuerer Zeit meint man, daß die Kreuzblume antimykotisch (gegen Pilzerkrankungen) wirkende Substanzen enthält und will auch eine antibiotische Wirkung nachgewiesen haben.

**Nebenwirkungen:** Nebenwirkungen sind nur zu befürchten, wenn man zuviel davon verwendet, denn alle Saponindrogen reizen bei Überdosierung Magen, Darm und Nieren.

# Kreuzdorn

→ Farbfoto Seite 216

*Rhamnus catharticus L. (Rhamnaceae).*

Volksnamen: Amselbeere, Chelgerli, Färberbeere, Hexendorn, Hirschdorn, Kreuzbeere, Purgierbeere, Purgierdorn, Schyßbeeri, Wegdorn.

**Arzneilich verwendete Pflanzenteile:** Die reifen Beeren.

**Drogenbezeichnung:** Kreuzdornbeeren = *Fructus Rhamni catharticae (= Baccae Spinae cervinae).*

**Botanik und Sammeltips:** Pflanzenbeschreibung: Der Kreuzdorn ist ein etwa 3 m hoher Strauch mit sparrig abstehenden Zweigen. Die Rinde ist in jungem Zustand silbergrau, später braunschwarz. Man erkennt den Strauch leicht daran, daß seine Zweige am Ende in einen geraden Dorn auslaufen. Die gestielten eiförmigen Blätter sind glänzend, mit vertieften Nerven versehen, am Rande kerbig gesägt und gegenständig angeordnet. In den Blattachseln stehen die vierzähligen, unscheinbar grüngelb

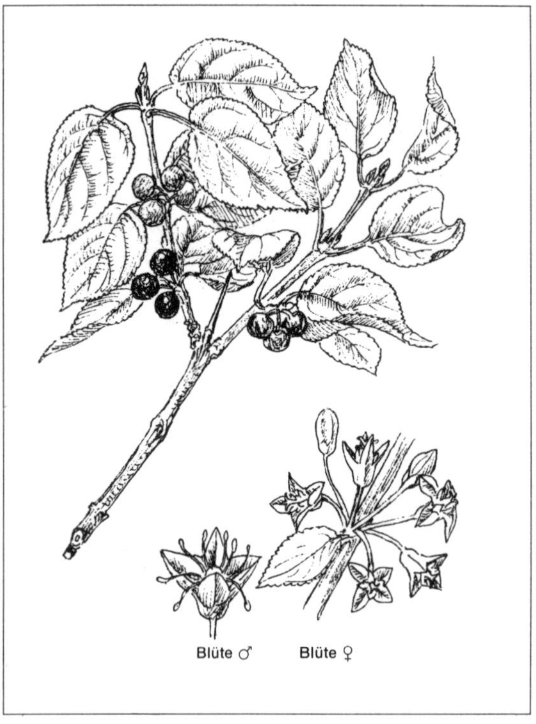


gefärbten Blüten in Trugdolden. Sie reifen zu anfangs grünen, dann fast schwarzen kugeligen Beeren heran, die etwa erbsengroß sind. Blütezeit: Mai bis Juni. Vorkommen: Nirgendwo sehr häufig wächst der Kreuzdorn sowohl an sonnigen trockenen Plätzen als auch auf feuchten Böden in Auwäldern. Man findet ihn an Hecken und an Zäunen, in Gebüschen und an Gräben, an Waldrändern und in Mooren. Ernte und Aufbereitung: Man sammelt die reifen Beeren in den Monaten August bis Oktober. Es ist wichtig, nur reife (= schwarze) Beeren zu nehmen, weil sie unreif Wirkstoffe enthalten, die bei der Anwendung zu Bauchgrimmen führen. Die Beeren können an der Sonne, doch auch bei künstlicher Wärme getrocknet werden. – Aus den frischen Beeren bereitet man den Kreuzdornbeeren-Saft durch Auspressen.

**Inhaltsstoffe (Wirkstoffe):** Die Wirkstoffe sind abführende Anthrachinonderivate, wie sie auch in der Faulbaumrinde oder in den Sennesblättern und dem medizinischen Rhabarber vorkommen. Daneben ist vielleicht der Farbstoff »Saftgrün« von Bedeutung.

**Heilwirkung und Anwendung:** Man macht sich die milde, doch sichere Abführwirkung zunutze. Aus den getrockneten Beeren bereitet man sich einen Tee, ißt sie gepulvert in Mus oder kaut einige Beeren (10 bis 20) unzubereitet. Kleinen Kindern gibt man häufig als Abführmittel den Sirup, der mit Zucker versetzt wurde. So wird Kreuzdornbeeren-Sirup bereitet: 70 g Kreuzdornbeeren-Saft werden mit 130 g Zucker versetzt und zum Sieden erhitzt. Hat sich der Zucker aufgelöst, kann in kleine Flaschen abgefüllt werden. Von diesem Sirup gibt man kleinen Kindern gegen Verstopfung täglich 1 bis 3 Teelöffel.

So wird Kreuzdornbeeren-Tee bereitet: 2 gehäufte Teelöffel getrocknete Kreuzdornbeeren werden mit 1/4 l kaltem Wasser übergossen, zum Sieden erhitzt und nach 2 bis 3 Minuten abgeseiht. Davon trinkt man am Abend 1 Tasse.

**Anwendung in der Homöopathie:** Das Homöopathikum »Rhamnus catharticus« gibt man bei Leberleiden sowie als abführendes und wassertreibendes Mittel. Es muß allerdings gesagt werden, daß der Gebrauch sehr selten ist. Das gilt auch für »Frangula«, das Homöopathikum aus der Faulbaumrinde.

**Kreuzdornbeeren als Hausmittel:** Gicht, Wassersucht, Steinleiden, Rheumatismus, Lähmungen, Gelbsucht, Verdauungsstörungen, Stuhlverstopfung, Appetitlosigkeit und chronische Hautausschläge sind die Indikationen der Volksmedizin. Man bereitet einen Tee (wie beschrieben) aus den Beeren, stellt auf die verschiedenste Weise einen »herben« und einen »süßen« Saft her, zieht die Beeren mit Wein oder Alkohol aus, ißt sie frisch oder getrocknet unter Mus gemischt, nimmt sie mit Milch oder auch Honig. Besonders Kindern gibt man Kreuzdornbeeren gerne, wenn sie unter Appetitlosigkeit leiden oder Hautausschläge haben. Auch gegen Akne empfiehlt die Volksmedizin Kreuzdornbeeren-Saft.

 *1 Kapuzinerkresse, 2 Kardobenediktenkraut, 3 Katzenpfötchen, 4 Klette, 5 Salep-Knabenkraut, 6 Knoblauch* ▷

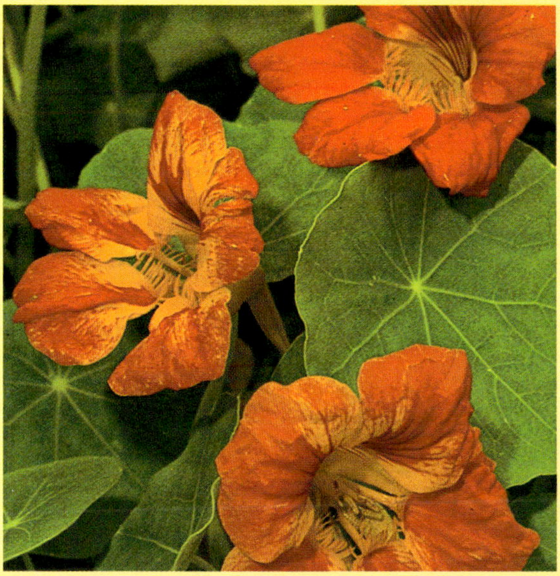
1

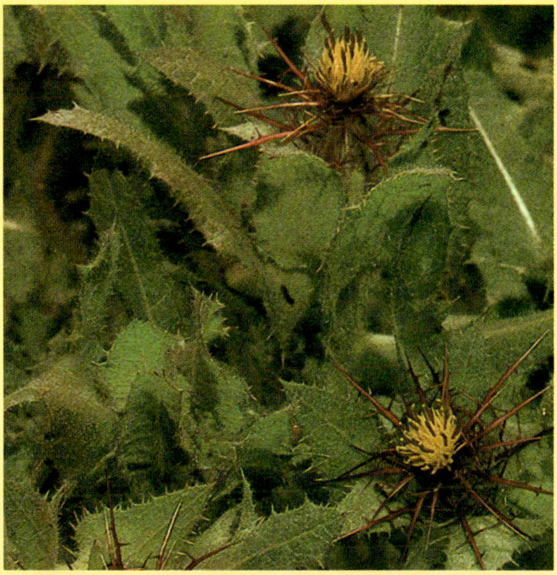
2

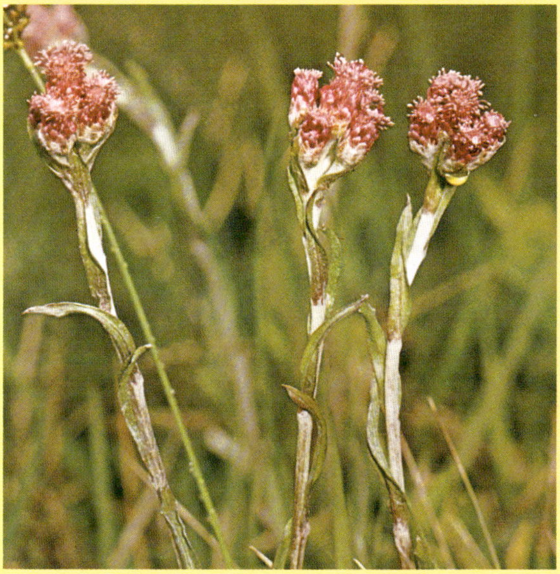
3

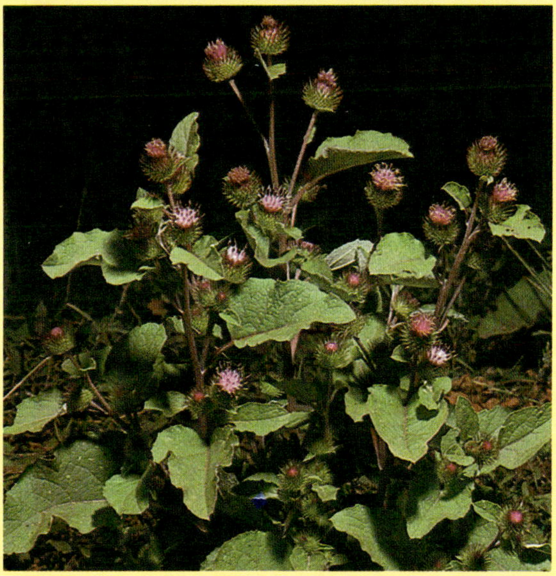
4

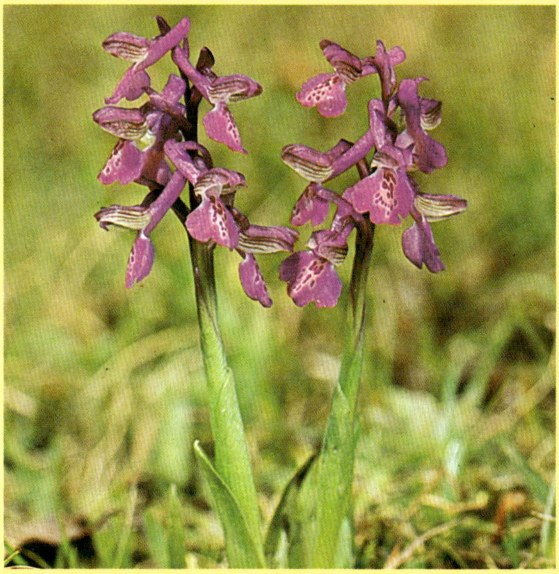
5

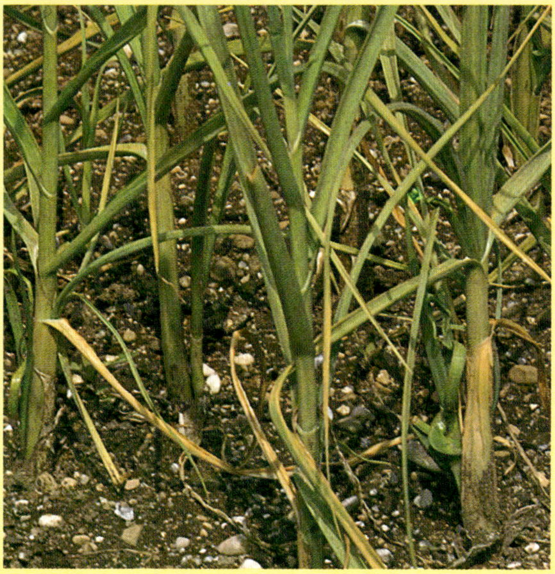
6

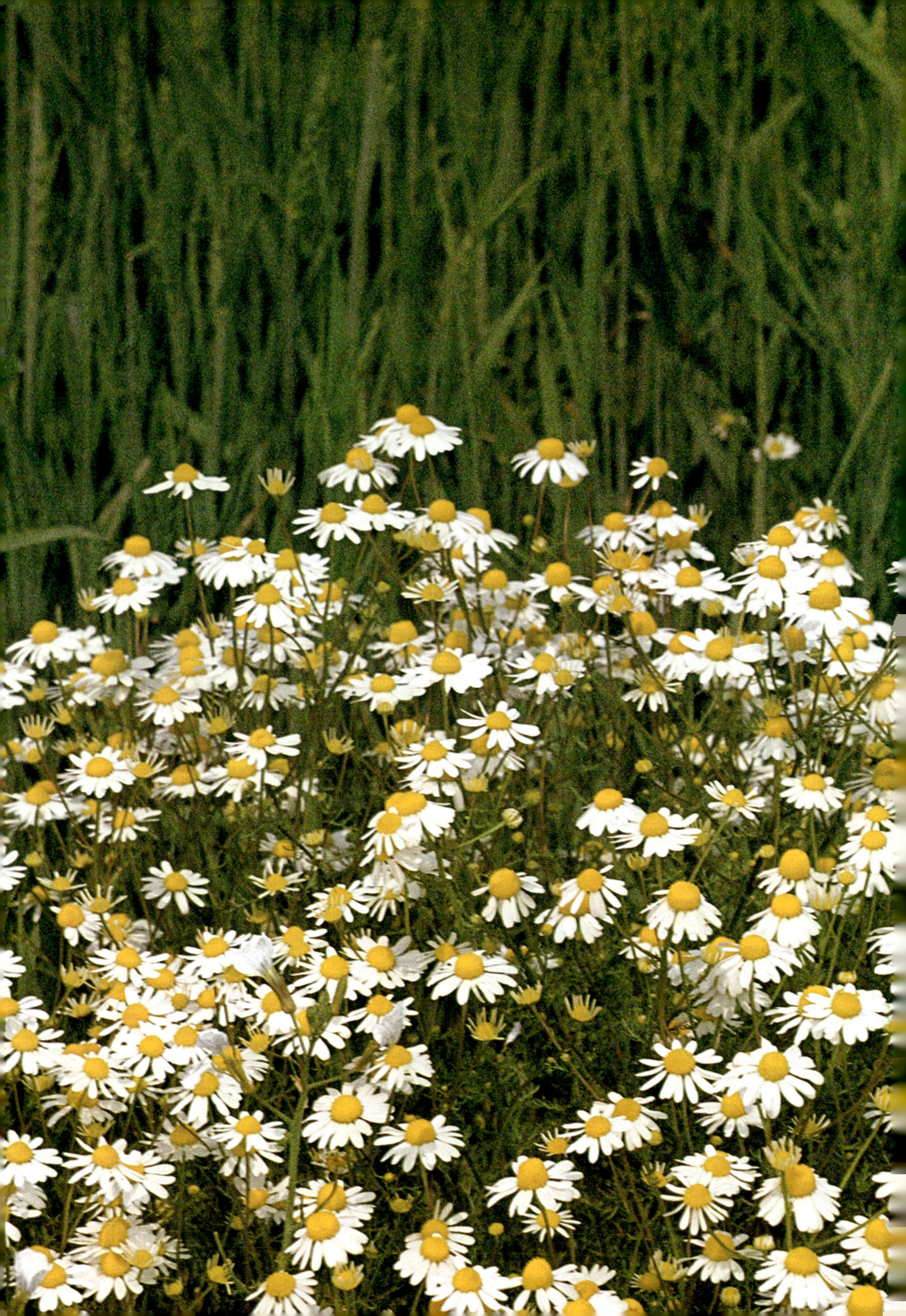

**Nebenwirkungen:** Wenn auch bei der Verwendung von Kreuzdornbeeren in pharmazeutischen Dosen (wie angegeben) kaum Nebenwirkungen zu erwarten sind, sollen Schwangere sich nicht selbst damit behandeln. Kreuzdornbeeren werden gelegentlich »giftig« genannt, wohl deshalb, weil man beim Genuß von mehr als 20 Beeren mit Bauchweh, Durchfällen und Erbrechen rechnen muß. Das ist ganz besonders bei unreifen Früchten der Fall.

## Küchenschelle

giftig
geschützt

→ Farbfoto Seite 216

*Pulsatilla vulgaris Mill. / Syn. Anemone pulsatilla L. (Ranunculaceae).*

Volksnamen: Kuhschellenkraut, Osterblume, Schlafblume, Windblume, Wolfspfote.

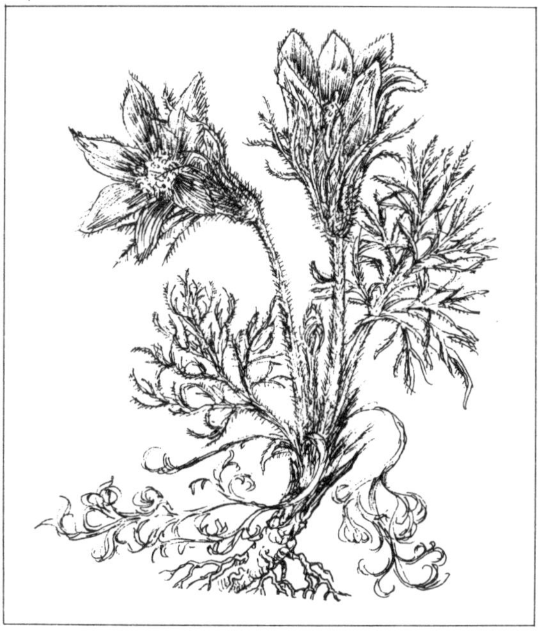

**Arzneilich verwendete Pflanzenteile:** Das Kraut.

**Drogenbezeichnung:** Küchenschellenkraut = *Herba Pulsatillae.*

**Botanik:** Pflanzenbeschreibung: Eine der schönsten Frühlingspflanzen ist die Küchenschelle. Sie ist ausdauernd und treibt im zeitigen Frühjahr aus dem derben, senkrecht im Boden steckenden Wurzelstock einen oder mehrere aufrechte Blütenstengel, die bis zu 25 cm hoch werden können. Sie sind seidig behaart und tragen an ihrem Ende eine große glockenförmige Blüte mit zahlreichen gelben Staubgefäßen, die von silberweiß behaarten Hochblättern umgeben ist. Rosettenförmig angeordnet bildet die Küchenschelle grundständige langgestielte, gefiederte Laubblätter mit unregelmäßig tiefen Einschnitten, die in der Jugend ebenfalls stark behaart sind. Blütezeit: März bis Mai. Vorkommen: Die unter Naturschutz stehende Küchenschelle wächst auf trockenen sonnigen Grasflächen, in Steppenheiden und an Hängen. Das Sammeln der Küchenschelle ist nicht gestattet.

**Inhaltsstoffe (Wirkstoffe):** Stark hautreizende Stoffe, Glykoside, Gerbstoffe, Harze, Saponine, antibiotische Substanzen (Protoanemonin und Anemonin).

**Anwendung in der Homöopathie:** Das Homöopathikum »Pulsatilla« wird aus der frischen, zur Blütezeit gesammelten Pflanze hergestellt. Während die Küchenschelle wegen ihrer starken Giftigkeit (Reizwirkung) in der Heilkunde keine Rolle mehr spielt und auch in der Volksmedzin kaum noch gebraucht wird, verwendet man sie als Homöopathikum häufig und gegen unendlich viele Beschwerden. Depressionszustände, besonders bei jungen Mädchen, Kopfschmerzen in Verbindung mit Magenbeschwerden und unregelmäßiger Periode, Migräne, Magen- und Darmbeschwerden, Galle- und Leberleiden, Blasen- und Nierenleiden gehören ebenso zu den Heilanzeigen wie Erkältungen (Ohr, Nase, Rachen, Kehlkopf, Bronchien). Und auch eine positive Wirkung auf die Haut bei Ekzemen, Frostschäden und Nesselausschlägen ist bei »Pulsatilla« feststellbar. Krampfadern und Venenentzündung sowie Rheuma und Gicht stehen ebenfalls im Heilanzeigenkatalog für dieses beliebte Homöopathikum. Auch die Dosierung ist bemerkenswert. Akute Erkrankungen werden mit $D_4$ bis $D_{12}$ behandelt, während bei chronischen Störungen $D_{30}$ gegeben wird.

**Nebenwirkungen:** Die Küchenschelle ist eine starke Giftpflanze, die außer in homöopathischen Verdünnungen – wie angegeben – arzneilich nicht verwendet werden sollte. Die Scharfstoffe der frischen Pflanzen sind so stark, daß es zu Blasenbildung kommt, wenn das Kraut auch nur kurze Zeit auf die Haut einwirkt. Entsprechend stärker ist die Wirkung auf Schleimhäute.

# Kümmel

→ Farbfoto Seite 216

*Carum carvi L. / Syn. Apium Carvi Crantz, Aegopodium carum (Umbelliferae).*

Volksnamen: Chümi, Feldkümmel, Kämen, Karbei, Köm, Kümmich, Wiesenkümmel.

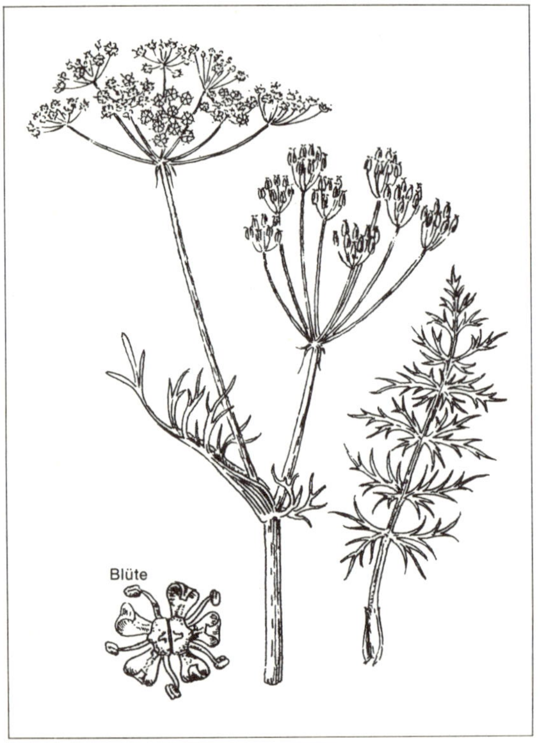


**Arzneilich verwendete Pflanzenteile:** Die reifen Früchte und das daraus bereitete ätherische Öl.

**Drogenbezeichnung:** Kümmel = Kümmelfrüchte = *Fructus Carvi*, Kümmelöl = *Oleum Carvi.*

**Botanik und Sammeltips:** Pflanzenbeschreibung: Die Stammpflanze ist zweijährig. Aus einer spindelförmigen oder rübenartigen Pfahlwurzel entwickelt sich ein aufrechter gefurchter, verästelter Stengel mit doppelfiederteiligen grasgrünen Blättern, deren Teilblättchen lineal zugespitzt sind. Die Blütenstände sind Doppeldolden ohne Hüll- und Hüllchenblätter. Die Einzelblüten sind klein und meist weiß gefärbt, seltener (im Gebirge) rötlich bis rot. Die Früchte zerfallen in reifem Zustand in zwei Teilfrüchte von gebogenem oder sichelförmigem Aussehen. Blütezeit: Mai bis Juni (Juli). Vorkommen: Bei uns in Mitteleuropa auf Wiesen, Weiden und Grasplätzen, an Wegrändern, Böschungen und Bahndämmen. Meist aber stammt der arzneilich verwendete Kümmel aus Kulturen. Ernte und Aufbereitung: Wer den Kümmel von wildwachsenden Pflanzen ernten möchte, der muß das in den Monaten Juli bis September tun, sobald die Früchte braun werden. Dann schneidet man die Dolden ab und hängt sie zum Nachreifen an luftigem Ort auf. Erst wenn die Früchte ganz trocken sind, werden sie von den Dolden abgerebelt und nach kurzer Nachtrocknung in Säcken oder Dosen aufbewahrt. Das ätherische Öl gewinnt man aus frisch geernteten und zerquetschten Früchten durch Wasserdampfdestillation.

**Inhaltsstoffe (Wirkstoffe):** Der wichtigste Wirkstoff des Kümmels ist das ätherische Öl, das aus Limonen, Carveol, Dihydrocarvon und bis zu 60 % aus Carvon besteht. Es ist zu 3 bis 7 % in der Droge enthalten. Das Deutsche Arzneibuch fordert mindestens 4 ml/100,0. Neben dem ätherischen Öl sind fettes Öl, Eiweiß, wenig Gerbstoff und Harz zu nennen.

**Heilwirkung und Anwendung:** Kümmelfrüchte sind das beste pflanzliche Karminativum (Mittel gegen Blähungen), über das wir verfügen. Sie haben sich daher einen sicheren Platz in der Medizin erobert. In unzähligen galenischen Präparaten ist Kümmel zu finden, doch auch als Tee ohne jeden weiteren Zusatz wird er gerne verordnet.

So wird Kümmel-Tee bereitet: 1 gehäufter Teelöffel zerdrückte Kümmelfrüchte wird mit ¼ l kochendem Wasser überbrüht und nach 10

Minuten abgeseiht. Dann soll der Tee gut warm und schluckweise getrunken werden. Blähungen, krampfartige Magen- und Darmbeschwerden lassen sich auf diese Weise schnell beseitigen.

**Verwendung als Gewürz:** Kümmel ist ein sehr gesundes Gewürz, auf das man nicht verzichten sollte. Es gibt leider viele Menschen, die den Geschmack nicht mögen. Das liegt aber oft nur daran, daß mit Kümmel falsch umgegangen wird. Ganze Kümmelfrüchte im Brot oder auf Semmeln, im Kraut, in Bratkartoffeln oder Salat sind vielleicht etwas für Kümmelliebhaber, doch einen Feinschmecker kann es stören, wenn er plötzlich durch Zerbeißen eines Kümmelkorns übertrieben mit dem Geschmack konfrontiert wird. Zermahlener Kümmel in frischem Brot, in Eintöpfen und Salaten dagegen stört weit weniger, auch in Bratkartoffeln oder im Sauerkraut wird er so häufig und gern gegessen. Für Sauerkraut, das durch Kümmelzusatz erst bekömmlich wird, ist das Kräutersäckchen zu empfehlen: Man gibt Kümmel in einem Säckchen vor dem Kochen ins Kraut, verändert gelegentlich die Lage, nimmt es nach dem Kochen heraus, und rührt gut durch. Auf diese Weise stört kein Kümmelkorn beim Essen, aber die Heilkraft wird genutzt. Kümmel ist eines der ältesten Gewürze der Welt, es fördert die Fettverdauung, ist gallefreundlich und sein Eigengeschmack verträgt sich mit fast allen Speisen. Er »zerschlägt« kein Gericht, duldet aber – wenn man vom Pfeffer einmal absieht – kein anderes aromatisches Gewürz neben sich. Eine sehr gute Würzmischung, die zu allen Käsesorten paßt, erhält man durch eine Verreibung von gleichen Teilen Pfeffer, Kümmel und Kochsalz. – Bei den Gewürzen muß auch noch der Kreuzkümmel (Cuminium cyminum L. = Fructus Cumini) genannt werden, wohl die Urform unseres Wiesenkümmels. In Asien zu Hause, im Mittelmeerraum verbreitet, wird er dort – und neuerdings auch bei uns – als Gewürz verwendet. Sein Geschmack ist herber und weniger angenehm. Zusammen mit Cayennepfeffer eignet er sich als gutes Gewürz für Hackfleisch. Manche Currymischungen enthalten ebenfalls Kreuzkümmel.

**Kümmel als Hausmittel:** In der Volksmedizin ist der Kümmel sehr beliebt sowohl als Magenmittel, als Mittel gegen Koliken, gegen Galle- und Leberbeschwerden als auch als Hustenmittel. Man gebraucht ihn als Tee (wie beschrieben), kaut aber ebenso die getrockneten Früchte oder nimmt mehrmals täglich 1 große Messerspitze gepulverten Kümmel ein. Die Verwendung als Beruhigungsmittel für Kleinkinder ist ebenfalls sehr verbreitet, wohl wegen der karminativen Wirkung, denn bei Säuglingen und Kleinkindern sind Blähungen oft Ursache der Unruhe. Gegen schmerzhafte Periode der jungen Mädchen – so behauptet die Volksmedizin – gäbe es kein besseres Mittel als Kümmel-Tee. Ein Säckchen mit Kümmel, vorsichtig auf der Herdplatte erwärmt, wird gern als Auflage bei rheumatischen Zahn- und Kopfschmerzen benutzt. – Und in der Tierheilkunde ist Kümmel-Tee ein beliebtes Mittel gegen Koliken bei Pferden und Rindern.

**Nebenwirkungen:** Kümmel ist unschädlich. Aber wie bei allen Drogen mit ätherischem Öl ist grobe Überdosierung nicht ratsam.

# Kürbis

→ Farbfoto Seite 225

*Cucurbita pepo L. / Syn. Cucumis macrocarpus Wender. (Cucurbitaceae).*

Volksnamen: Kerbs, Kerwes, Pepone, Plutzer, Rundgurke.

**Arzneilich verwendete Pflanzenteile:** Die Samen.

**Drogenbezeichnung:** Kürbissamen = *Semen Cucurbitae* (auch *Semen Peponis*).

**Botanik:** Anbau und Aufbereitung: Der Kürbis stammt aus Mexiko beziehungsweise aus Texas. Von dort brachten ihn die Spanier nach Europa. Dieser Kürbis hat sich bei uns durchgesetzt, während andere Arten (zum Beispiel der aus Indien stammende Flaschenkürbis) weniger häufig angebaut werden. Wer den Kürbis im Garten anbauen will, der muß einen sonnigen Standort wählen, den Boden gut düngen und einige Samen in den lockeren Boden legen. Nach der Keimung läßt man nur wenige kräftige Pflanzen weiterwachsen. Wenn die Pflanzen, die sich üppig ausbreiten, reiche Frucht tragen sollen, muß man ihr Wachstum steuern. Nach der 4. Nebenranke, dem 4. Seitentrieb also, schneidet man die Hauptranke ab und wartet den Fruchtansatz ab. Aus großen, leuchtend gelben Blüten entwickeln sich die Früchte. Mehr als 8 Früchte sollen nicht zur Reife gelangen. Sind die Blüten abgeblüht, so müssen auch

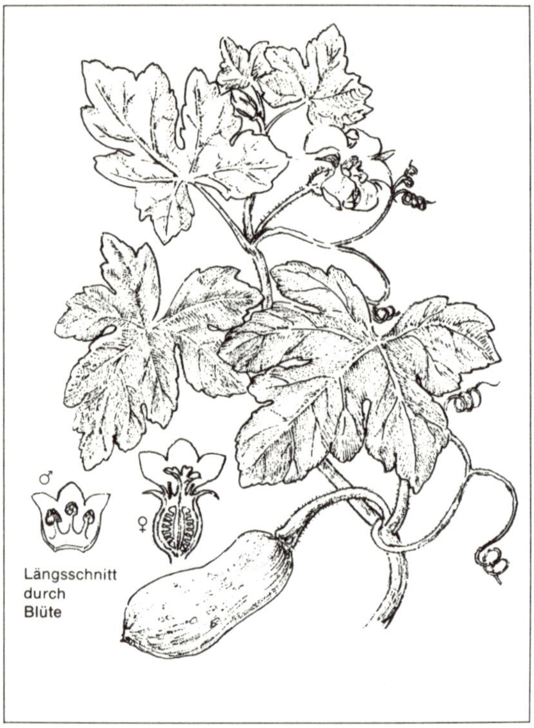


die Spitzen der Nebentriebe abgeschnitten werden. Wer so vorgeht, der erntet große und gesunde Kürbisse. Für arzneiliche Zwecke gebraucht man die geschälten Kürbiskerne, die Samen, die an der Luft getrocknet werden und das kalt gepreßte Kürbisöl. Aber auch das Fruchtfleisch sollte stets verwendet werden; eingemacht ist es eine gesunde Abwechslung auf dem Kompotteller, besonders im Winter und frühen Frühjahr.

**Inhaltsstoffe (Wirkstoffe):** Kürbiskerne enthalten viel fettes Öl, sogar etwas ätherisches Öl, an Wirkstoffen noch ein Phytosterin, möglicherweise geringe Mengen eines Alkaloids, Vitamine, hormonähnliche Stoffe, Eiweiße und Aminosäuren sowie weitere noch nicht näher bekannte Wirkstoffe.

**Heilwirkung und Anwendung:** Wir kennen die Inhaltsstoffe und auch deren Wirkung im einzelnen noch nicht gut genug, um die besondere Wirksamkeit der Kürbiskerne danach richtig beurteilen zu können. Wir wissen aber genau, daß sie wirksam sind, und zwar bei den verschiedensten Blasenleiden, besonders der Reizblase und der Tonusschwäche bei Prostataleiden älterer Männer (Prostata = Vorsteherdrüse, eine Drüse, die am Übergang der Harnblase zur Harnröhre liegt und sich im Alter häufig vergrößert). Namhafte Urologen haben bestätigt, daß Kürbiskerne wirksam sind, weil sie in den Mechanismus der Harnentleerung eingreifen. Es ist daher sinnvoll, dieses natürliche Medikament da einzusetzen, wo von ihm Hilfe zu erwarten ist, zumal keinerlei Nebenwirkungen registriert wurden. Täglich 2- bis 3mal 1 Eßlöffel Kürbiskerne reicht aus. Tee ist weniger empfehlenswert. Allerdings ist es nicht ganz einfach, optimal wirksame Kürbiskerne aus eigener Ernte zu bekommen. Man sollte sich daher der im Handel befindlichen Präparate bedienen, die aus hochwertigen Kernen bereitet werden, die in Spezialkulturen gezogen sind. In der Apotheke kennt man diese Präparate und wird Sie gerne beraten. Nachgetragen sei noch, daß Kürbiskerne auch bei Bettnässen von Kindern wirksam sein können, wenn kein organisches Leiden im Sinne einer Organanomalie vorliegt.

Kürbiskerne werden auch als Mittel gegen Eingeweidewürmer verwendet, und zwar in der Hauptsache gegen Bandwürmer. Es hat sich aber gezeigt, daß diese Wirkung – geht man von den Kernen unserer Kürbisart aus – sehr unsicher ist. Eine besondere Sorte, die in der Türkei gezogen wird, soll hier erfolgreicher sein. Anders verhält es sich mit dem fetten Öl aus Kürbiskernen. Seine Erfolge bei Eingeweidewürmern verschiedenster Art sollen sehr zufriedenstellend sein. Etwa 30 g Kürbiskernöl werden auf einmal eingenommen. Wer trotz der Bedenken im Hinblick auf die Zuverlässigkeit eine Wurmkur mit Kürbiskernen machen will, der muß 14 Tage lang täglich 1 Handvoll Kürbiskerne essen. Das geschieht zweckmäßigerweise mit Milch oder Quark. Zum Abschluß der Kur ist dann ein kräftiges Abführmittel empfehlenswert: etwa 1 Eßlöffel Rizinusöl.

**Kürbis als Hausmittel:** Alle oben beschriebenen Anwendungen gehen auf die Volksmedizin zurück, die uns ja in so vielen Fällen erst dazu veranlaßt, eine Heilpflanze genauer zu untersuchen. Wenn sich trotz der Ablehnung durch die Schulmedizin in der Volksmedizin eine bestimmte Anwendung hartnäckig hält, dann lohnt es sich meist, sich näher mit dieser Heilpflanze zu befassen. Abgesehen von den Anwendungen, die bereits genannt sind, empfiehlt die Volksmedizin die Früchte (das Fruchtfleisch) roh oder zubereitet, als Kompott oder Marmelade allen Menschen mit empfindlichen Nieren. Auch Schwangere würden durch Kürbiskompott das lästige Erbrechen los. Scheiben des Fruchtfleisches auf Wunden zu legen, dient wohl mehr der Kühlung als der echten Behandlung. – Bedenklich ist allerdings die Behauptung, daß Diabetes mit Tee aus Kürbiskernen behandelt werden könnte. Mir scheint, es wird lediglich die Harnmenge vergrößert, was bei einer Zuckerprobe im Urin zu »niederen« Werten führt.

**Nebenwirkungen:** Alle Anwendungsmethoden des Kürbisses, die hier beschrieben wurden, sind frei von Nebenwirkungen.

# Labkraut, echtes oder wahres

→ Farbfoto Seite 225

*Galiium verum L. (Rubiaceae).*

Volksnamen: Bettstroh, Gelber Butterstiel, Gelbes Käselab, Herzbresten, Lauritzen, Magerkraut.

**Arzneilich verwendete Pflanzenteile:** Das Kraut.

**Drogenbezeichnung:** Labkraut = *Herba Galii veri.*

**Botanik und Sammeltips:** Pflanzenbeschreibung: Das echte Labkraut ist eine ausdauernde Pflanze, die eine Höhe von 20 bis 80 cm erreicht. Der Stengel ist kantig, wenig verzweigt und mit quirlförmig angesetzten, schmal-linealen Blättern versehen. Sie werden etwa 1,5 bis

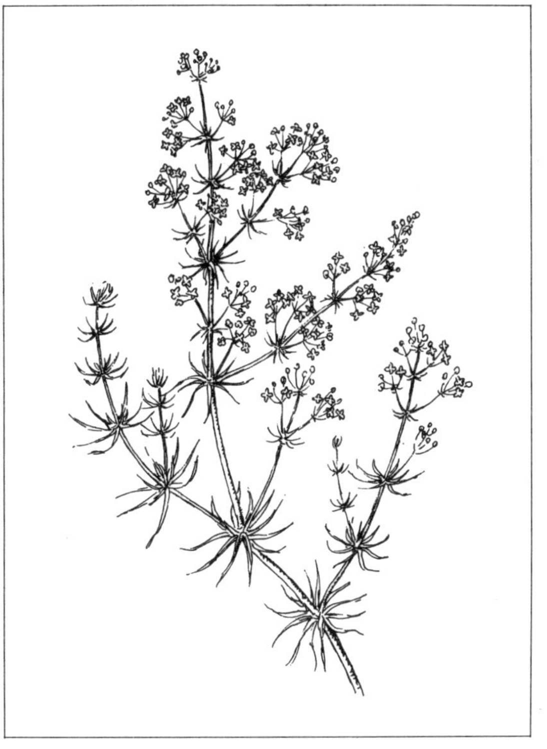

2 cm lang und sind nur 1 bis 2 mm breit. Oberseits sind sie spärlich, unterseits jedoch dicht behaart. Die kleinen Blüten sind goldgelb gefärbt und sitzen zahlreich an den Enden der Sprosse. Blütezeit: Von Juni bis September (Oktober). Vorkommen: Das echte Labkraut kommt an Waldrändern, auf trockenen Wiesen, an Hängen und Böschungen vor. Ernte und Aufbereitung: Verwendung findet das ganze Kraut, eingesammelt wird es zur Blütezeit. Man bündelt die etwa handbreit über dem Erdboden abgeschnittenen Triebe und hängt sie danach an einem luftigen Ort zum Trocknen auf.

**Inhaltsstoffe (Wirkstoffe):** Wenig ätherisches Öl, viel Kieselsäure, Gerbstoffe und Glykoside sowie Aucubin, organische Säuren und Flavonoide sind wohl die an der Wirkung beteiligten Inhaltsstoffe.

**Heilwirkung und Anwendung:** In der Hauptsache wirkt das echte Labkraut wassertreibend. Man gebraucht es allein nur wenig, und selten ist es ein Bestandteil der sogenannten Blutreinigungstees. Anders dachte darüber der Kräuterpfarrer Künzle, der das Labkraut als ausgezeichnetes Mittel gegen Nierenleiden aller Art lobte. Diese Ansicht teilt auch die Volksmedizin.

**Labkraut als Hausmittel:** Wenn bei langem Stehen die Knöchel anschwellen, wenn die Harnausscheidung gestört ist, wenn Niere und Blase infolge Erkältung schmerzen und brennen, dann gibt man einen Labkraut-Tee.

So wird Labkraut-Tee bereitet: 2 gehäufte Teelöffel Labkraut werden mit $^1/_4$ l kaltem Wasser übergossen und zum Sieden erhitzt. Man kocht diesen Ansatz noch etwa 2 Minuten, läßt erkalten und seiht ab. Dann ist der Tee gebrauchsfertig. 2 bis 3 Tassen Tee täglich sind die richtige Dosierung. Diesen Tee gebraucht man auch für feuchte Umschläge auf schlecht heilende Wunden.

**Nebenwirkungen:** Man kennt keine unangenehmen Nebenwirkungen bei der innerlichen oder äußerlichen Anwendung des Labkrautes.

# Lavendel

→ Farbfoto Seite 225

*Lavandula angustifolia Miller. / Syn. Lavandula spica L., Lavandula vera D C., Lavandula officinalis Chaix (Labiatae).*

Volksnamen: Lavendelkraut, Narden, Speik, Zöpfli.

**Arzneilich verwendete Pflanzenteile:** Die Blüten und das daraus gewonnene ätherische Öl.

**Drogenbezeichnung:** Lavendelblüten = *Flores Lavandulae, Flores Spicae;* Lavendelöl = *Oleum Lavandulae, Oleum Spicae.*

**Botanik und Sammeltips:** Pflanzenbeschreibung: Lavendel wird bis zu $^1/_2$ m hoch. Die aufrechten Zweige dieses Halbstrauches tragen gegenständig angeordnet lineale bis lanzettliche ganzrandige, graugrüne Blätter. Sie sind am Rande eingerollt, die unteren zeigen an beiden Seiten eine weißfilzige Behaarung. Die violetten Blüten stehen in Scheinquirlen, die eine unterbrochene Ähre bilden. Jeder Scheinquirl besteht aus 6 bis 10 Blüten. Blütezeit: Juli bis August. Vorkommen: Im westlichen Mittelmeer ist der Lavendel heimisch. Bei uns wird er in Gärten gezogen und kommt daraus verwildert gelegentlich frei vor. Der arzneilich genutzte Lavendel stammt aus Kulturen. Ernte und Aufbereitung: Wenn die Blüten sich gerade entfaltet haben, muß mit der Ernte begonnen werden. Man schneidet die Blühtriebe ab, hängt sie zum Trocknen auf und rebelt dann die Blüten ab. Das ätherische Öl gewinnt man durch Wasserdampfdestillation.

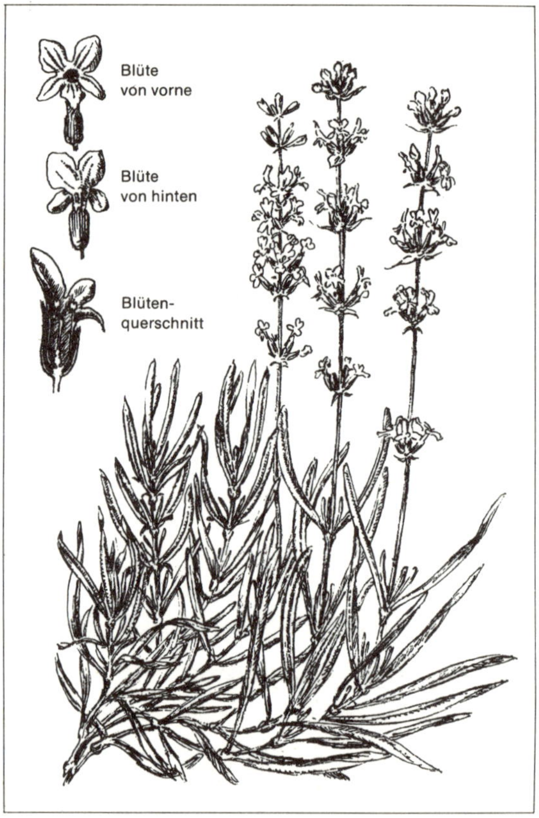


**Inhaltsstoffe (Wirkstoffe):** Das überaus angenehm duftende ätherische Öl der Blüten ist der Hauptwirkstoff des Lavendel. Zusätzlich sind noch Gerbstoffe zu nennen.

**Heilwirkung und Anwendung:** Lavendelblüten

wirken beruhigend auf das Zentralnervensystem und auch auf das Nervensystem der Luftröhre. Der Gerbstoffgehalt verleiht der Droge eine stopfende Wirkung bei Durchfällen, besonders bei solchen, die mit Gärungserscheinungen einhergehen. Nur noch selten gebraucht man Lavendelblüten-Tee alleine, meist gibt man ihn Mischungen bei, die das Einschlafen fördern oder strapazierte Nerven beruhigen sollen. Die sogenannte vegetative Dystonie ist heute das Hauptanwendungsgebiet für Lavendel, und da wird mehr das Lavendel-Bad als der Lavendel-Tee gebraucht.

So wird Lavendelblüten-Tee bereitet: 2 gehäufte Teelöffel Lavendelblüten werden mit $^1/_4$ l kochendem Wasser übergossen und nach 5 bis 10 Minuten abgeseiht. Mit Honig gesüßt (ungesüßt gegen Magen- und Darmbeschwerden sowie Durchfälle), langsam getrunken, beruhigt der Tee die überreizten Nerven.

So wird ein Lavendel-Bad bereitet: 50 bis 60 g Lavendelblüten werden mit 1 l Wasser übergossen, zum Sieden erhitzt und nach 10 Minuten abgeseiht. Die Flüssigkeit wird dem Vollbad zugesetzt.

Ein Lavendel-Bad bekommt Hypotonikern (Menschen mit zu niederem Blutdruck) besonders gut. Sie werden dadurch erfrischt. Überreizte Menschen erfahren durch ein Lavendel-Bad eine ausgleichende Beruhigung und Entspannung. – Schließlich ist der Lavendelspiritus noch zu erwähnen, eine Spezialität, die man in der Apotheke bekommt. Als Einreibung bei Rheuma wird er häufig verwendet.

**Lavendel als Hausmittel:** Matthiolus, dessen Aussagen über Heilpflanzen die Volksmedizin sehr stark beeinflußt haben, sagt, daß Lavendel gut sei, »wider alle kalte gebresten des hirns vn der Sennadern / als do ist der schwindel / gantze vn halbe schlag /der fallend siechtag / die schlaffsucht / krampff / zittern /contract vnd läme. Sie erwärmen den blöden kalten magen / zerteylen die Winde. Treiben den harn / der weiber zeit / das bürdle / vnd erwermen die mutter. Oeffnen die verstopffte leber vnd miltz / benemen also die geelsucht / vnd anhebende wasserseuch. – Lavendel in wein gelegt / dieser in mund genommen / stillet den schmertz der zan / bringet die verlegene sprach wiederumb. Ist auch gutt / die lamen / kalten glieder damit gerieben.«

Und so wurden im Laufe der Zeit folgende Krankheitsanzeigen (Indikationen) für Lavendel in der Volksmedizin bekannt: Appetitlosigkeit, Blutandrang zum Kopf, Blähungen, Kolik, Übelkeit, Schwindel, Ohnmacht, Migräne, Kopfschmerzen, Schlaganfall, Nervenschwäche, Gelbsucht, Leber- und Milzerkrankungen, beginnende Wassersucht, Lähmungen, Gliederschmerzen, Rheuma und Gicht.

**Nebenwirkungen:** Lavendelblüten sind unbedenklich anzuwenden. Bei der innerlichen Anwendung von Lavendelöl jedoch ist Vorsicht geboten. In größeren Gaben (etwa ab 1 g) kann es neben Reizerscheinungen in Magen und Darm zu Benommenheit und Bewußtseinsstörungen kommen.

# Leberblümchen

→ Farbfoto Seite 225

*Hepatica nobilis Miller. / Syn. Anemone hepatica L. Hepatica triloba Gilib. (Rannunculaceae).*

Volksnamen: blaues Herzblumenkraut, blaue Windblume, Fastenblume, Herzblümli, Hirschklee, Leberkraut.

**Arzneilich verwendete Pflanzenteile:** Das Kraut (ohne die Wurzeln).

**Drogenbezeichnung:** Leberblümchenkraut = *Herba Hepaticae (nobilis).*

**Botanik und Sammeltips:** Pflanzenbeschreibung: Das Leberblümchen ist ein mehrjähriges Kraut, das im frühen Frühjahr zwischen den grünbraunen Vorjahrsblättern zunächst nur die gestielten Blütenstengel mit den herrlich blauen Blüten zur Ausbildung bringt. Danach erst entfalten sich die langgestielten, unterseits behaarten dreilappigen Blätter, die bald ledrig werden. Die Blüten können auch weiß oder rötlich gefärbt sein. Blütezeit: März, April (in den Bergen auch Mai). Vorkommen: Schattige

Wälder mit Kalk- und Lehmböden beherbergen vereinzelt, oft aber auch massenweise das Leberblümchen. Ernte und Aufbereitung: Man sammelt das Kraut ohne die Wurzeln zur Blütezeit und trocknet im Schatten.

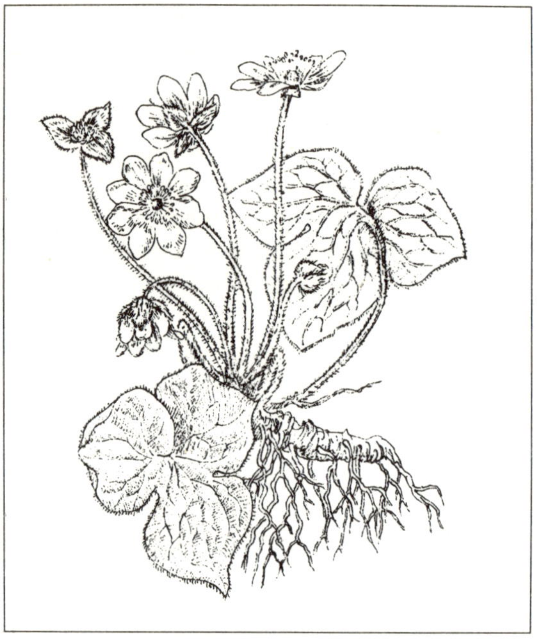

**Inhaltsstoffe (Wirkstoffe):** In der Droge, also im getrockneten Kraut, fehlen die allen Ranunculaceen in frischem Zustand innewohnenden scharfen und giftigen Reizstoffe. In der getrockneten Pflanze findet man Anemonin (es wirkt tuberkulostatisch, das heißt: es hemmt das Wachstum der Tuberkel-Bazillen), Anthocyane, Flavonoide, Glykoside und Gerbstoffe.
**Heilwirkung und Anwendung:** Die Schulmedizin verwendet das Leberblümchen nicht, obgleich es nicht unwirksam ist. Auch in der Homöopathie wird es nur ganz selten noch bei Leberstauungen und bei chronischer Bronchitis genutzt.
**Leberblümchen als Hausmittel:** In der Volksmedizin hat das Leberblümchen seine Heimat. Die leberartige Form der Blätter war ausschlaggebend dafür, daß diese Heilpflanze nach der mittelalterlichen Signaturenlehre, wonach ein jeglich Kraut durch Aussehen oder Farbe kundtut, wogegen es heilsam ist, bei Leberleiden ausprobiert wurde. Heute kann man sagen, daß der richtig bereitete Tee bei Leber- und Gallebeschwerden, bei Gallensteinen und Gallengrieß wirksam ist. Darüber hinaus gebraucht man den Tee in der Volksmedizin bei Reizerscheinungen im Kehlkopfbereich und bei Lungenleiden. Die nachgewiesene tuberkulostatische Wirkung des Anemonins rechtfertigt diese Anwendung.
So wird Leberblümchen-Tee bereitet: 1 bis 2 Teelöffel getrocknetes Leberblümchenkraut (frisch darf man es auf keinen Fall verwenden) werden mit $^1/_4$ l kaltem Wasser übergossen und 10 Stunden kalt ausgezogen. Nach dem Abseihen wird leicht angewärmt und schluckweise über den Tag verteilt ungesüßt $^1/_4$ l Tee getrunken.
**Nebenwirkungen:** Kein frisches Kraut verwenden! Nur in den angegebenen Mengen einnehmen! Sonst kommt es zu Magenbeschwerden.

# Lein

→ Farbfoto Seite 225
*Linum usitatissimum L. (Linaceae).*
Volksnamen: Flachs, Flachshere, Flachsleisi, Flachslinsen, Flas, Glix, Haarlinsen, Leinwanzen.
**Arzneilich verwendete Pflanzenteile:** Leinsamen und das daraus kalt geschlagene fette Öl (Leinöl).
**Drogenbezeichnung:** Leinsamen = *Semen Lini,* Leinöl = *Oleum Lini.*

**Botanik:** Pflanzenbeschreibung: Der Lein ist ein einjähriges Kraut, das bei uns nur in Kulturen vorkommt, woraus es allerdings gelegentlich verwildert. Auf zierlichen Stengeln, die etwa 50 bis 70 cm hoch werden und wechselständig mit vielen schmallanzettlichen Blättern besetzt sind, entwickelt sich endständig eine fünfzählige himmelblaue, gelegentlich auch weiße Blüte. Die Staubgefäße und der Griffel sind blau gefärbt. Bei der Reife entsteht eine rundliche Kapsel, die 8 bis 10 braune flache, glänzende Samen enthält. Blütezeit: Juli bis

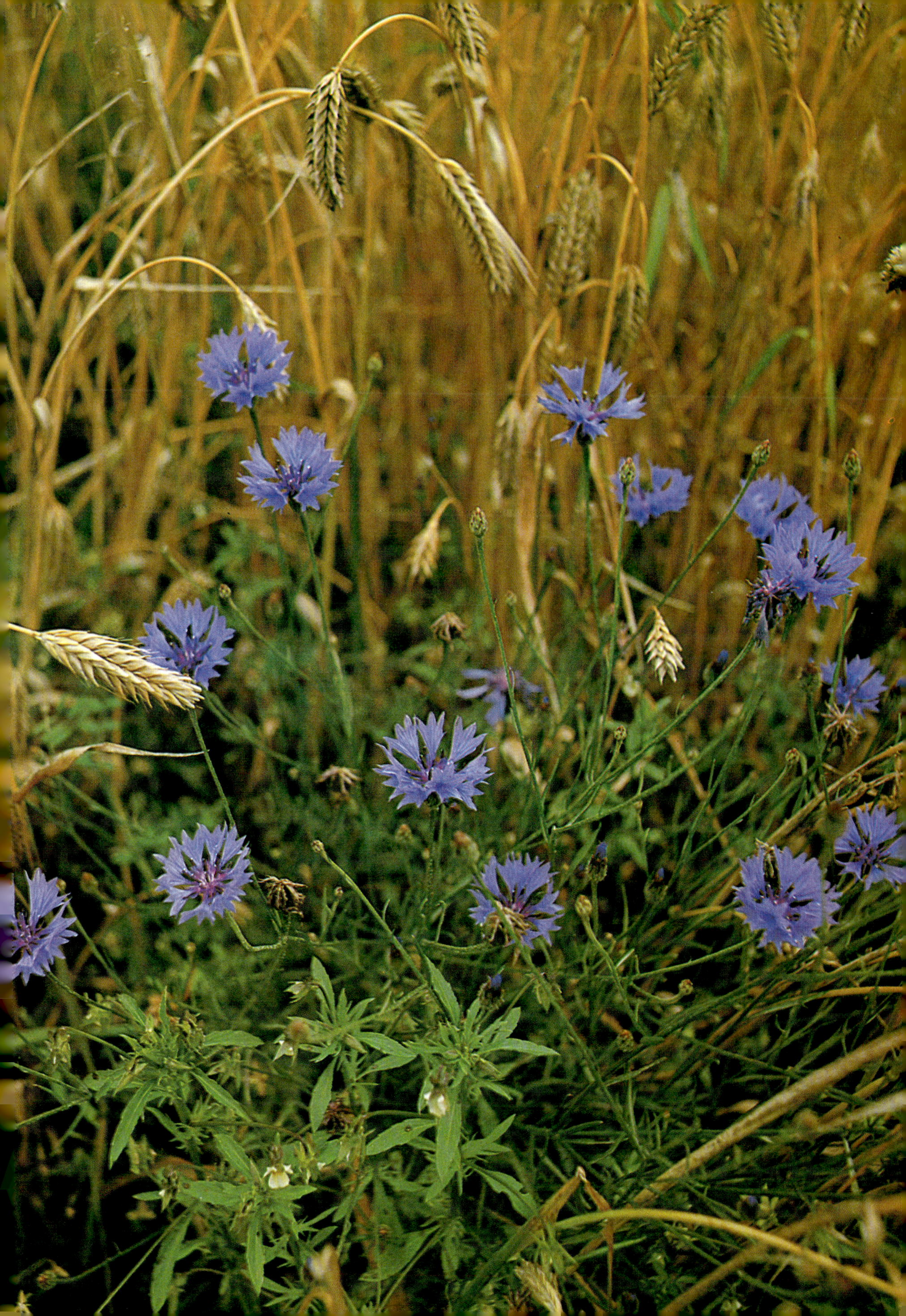

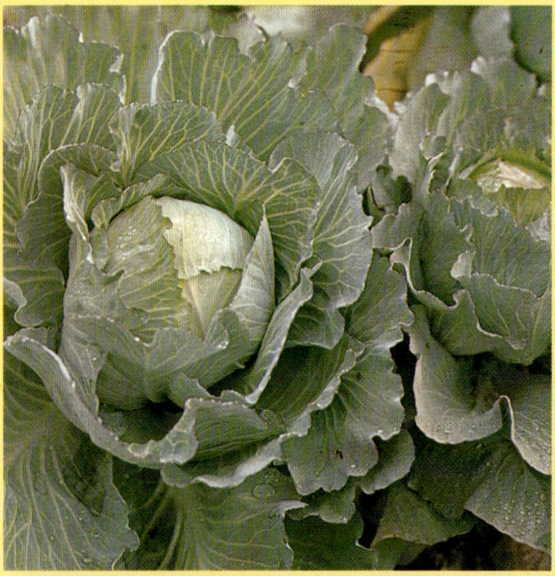
1

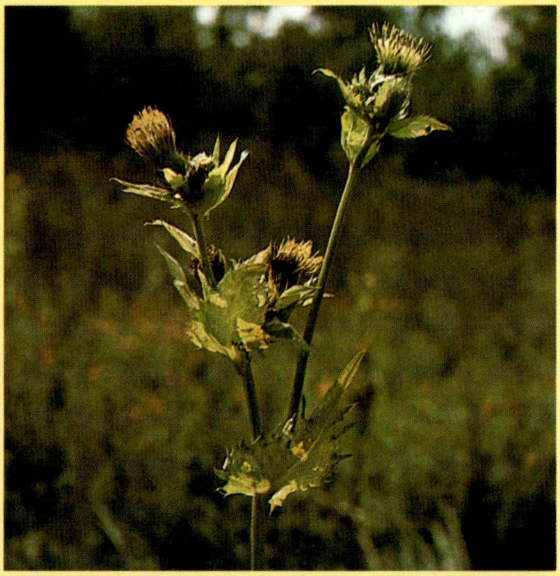
2

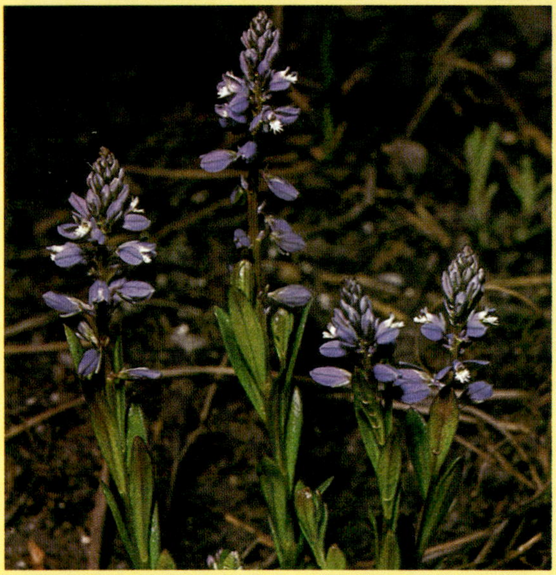
3

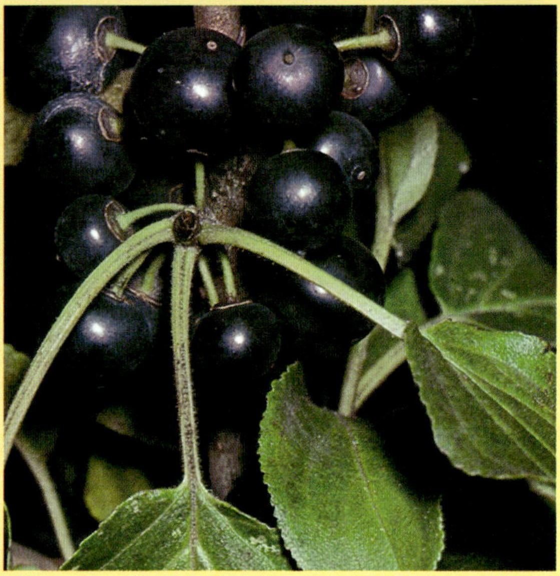
4

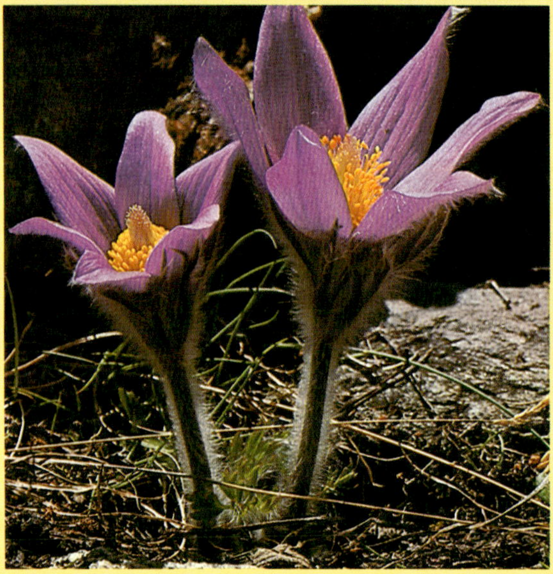
5

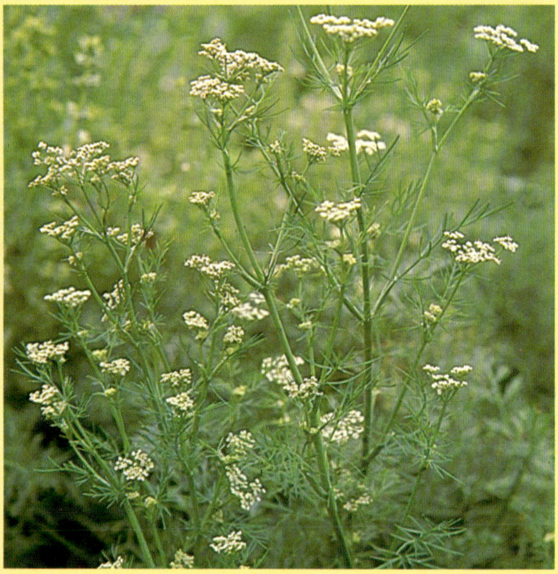
6

August. Vorkommen: Bei uns feldmäßig angebaut. Es gilt als erwiesen, daß der Lein schon seit der Steinzeit als Nutzpflanze gezogen wird.

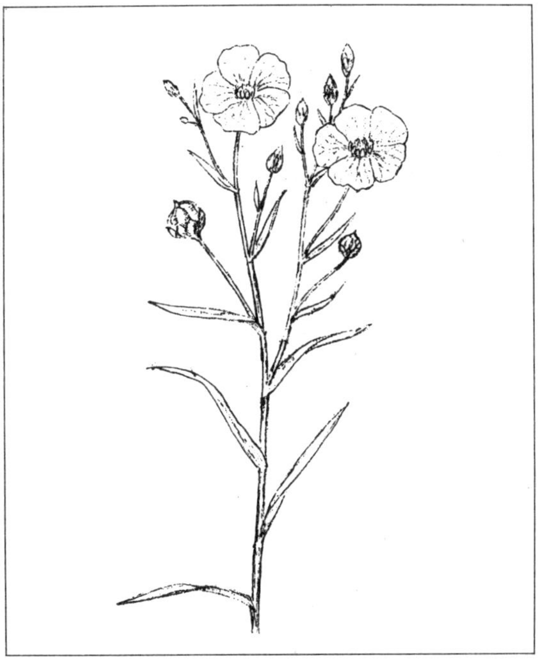

Ernte und Aufbereitung: Meist im September werden die Samen durch Dreschen geerntet und nachgetrocknet. Nur voll ausgereifte Samen sind wirksam (= reich an Schleim). Das Leinöl hingegen kann auch aus weniger ausgereiften Samen gewonnen werden. Man preßt es aus; das arzneilich gebrauchte Leinöl muß aus kalter Pressung (kalt geschlagen) stammen.

**Inhaltsstoffe (Wirkstoffe):** Der hohe Schleimgehalt ist der wichtigste Wirkstoff für die Verwendung des Leinsamen in der Medizin. Das fette Öl unterstützt die Wirkung, und neuerdings mißt man auch dem Linamarin, einem Glykosid, das fermentativ gespalten wird und dann kleine Mengen Blausäure freigibt, eine Wirkung bei.

**Heilwirkung und Anwendung:** Leinsamen findet sehr vielseitige Anwendung in der Medizin. Im Vordergrund steht die Verwendung als Abführmittel bei chronischer Stuhlträgheit. Denn man hat erkannt, daß die sogenannten drastischen Abführmittel im Dauergebrauch nachteilige Wirkung zeigen, weil sie den Darm reizen. Mit Leinsamen kann man den Darm »zur Pünktlichkeit« erziehen, bis die Stuhlentleerung wieder ganz ohne Hilfsmittel möglich ist. Infolge des Quellvermögens des Leinsamen wird das Volumen des Darminhalts vermehrt, wodurch es zu einer Dehnung kommt. Dieser Dehnungsreiz wiederum fördert die Darmbewegung (Peristaltik). Verwendet man frisch gemahlenen Leinsamen, so wird auch das fette Öl in den Abführprozeß mit eingeschaltet, weil es als Gleitmittel wirkt. Und schließlich ist auch die geringe Menge Blausäure mit an der Wirkung beteiligt. Leinsamen hat aber wegen seines Schleimgehaltes noch andere Vorzüge. Ein Aufguß bewährt sich als Gurgelmittel bei Entzündungen in Mund, Rachen und am Zahnfleisch, lauwarm getrunken bei Reizhusten, Heiserkeit und Magenschleimhautentzündung, wobei sich jeweils der Schleim als schützende Hülle um die entzündeten und gereizten Schleimhäute legt. Und als Breiumschlag lindert Leinsamen Schmerzen und erweicht Furunkel und Geschwüre. – Als Abführmittel nimmt man Leinsamen zerquetscht oder grob gemahlen. Vorheriges Einweichen ist nicht zu empfehlen, weil die Aufquellung des Leinsamen erst im Darm erfolgen soll. Vermischt man den Leinsamen mit Fruchtmus oder süßt mit Honig, dann verstärkt sich die Wirkung, ebenso beim Zusatz von Milchzucker im Verhältnis 1 : 1. Morgens und abends müssen jeweils mindestens 2 Eßlöffel Leinsamen genommen werden. Die Wirkung zeigt sich nicht sofort, wer Leinsamen als Abführmittel nimmt, der muß ein wenig Geduld aufbringen. Bei chronischer Verstopfung vergehen sogar manchmal 2 bis 3 Tage, bis sich der Erfolg einstellt. – Das Leinöl, das fette Öl aus dem Leinsamen, ist ebenfalls ein brauchbares Arzneimittel. Äußerlich bei schrundigen Hautaffekten, bei Restherden der Schuppenflechte (Psoriasis), trockenen Exanthemen (Hautausschlägen) und vor allen Dingen bei der schmerzhaften Gürtelrose (Herpes zoster) kann Leinöl oft lindern und das Abheilen unterstützen. Selbst bei Warzen (2mal täglich aufgetragen) und Hühneraugen ist Leinöl wirksam.

*1 Kohl, 2 Kohldistel, 3 Bittere Kreuzblume, 4 Kreuzdorn, 5 Küchenschelle, 6 Kümmel*

So wird der Leinsamen-Aufguß (Tee) bereitet: 1 bis 2 gehäufte Teelöffel ganze Leinsamen mit ¼ l kaltem Wasser übergießen und unter gelegentlichem Umrühren 20 Minuten stehen lassen. Ohne auszupressen die Flüssigkeit abgießen und zur Anwendung leicht erwärmen.
So wird der Leinsamen-Breiumschlag gemacht: Man gibt den zerquetschten Leinsamen in ein Säckchen aus Mull, hängt dieses etwa 10 Minuten lang in heißes Wasser und legt es dann heiß auf die erkrankten Stellen. – Worauf die Wirkung eines Breiumschlags bei Leberschwellungen zurückzuführen ist, kann nicht genau erklärt werden. Aber es tritt eine echte Linderung ein.
**Leinsamen und Leinsamenöl als Hausmittel:** Alles was bisher über die Verwendung von Leinsamen gesagt wurde, gilt auch für die Volksmedizin. Hier ist das Leinsamensäckchen ganz besonders beliebt zur Linderung von Schmerzen: Man legt es heiß auf die Wange bei Zahnschmerzen und behandelt auch Ischias und Rheuma, Gesichtsneuralgien, Bauchweh, Gallenkoliken, Blasen- und Nierenleiden durch Auflegen heißer Leinsamensäcke. Sicher mit Erfolg; vielleicht ist es die feuchte Wärme, die Linderung verschafft.
**Nebenwirkungen:** Nebenwirkungen sind bei der Verwendung von Leinsamen nicht zu befürchten.

# Leinkraut

→ Farbfoto Seite 225
*Linaria vulgaris Mill. / Syn. Antirrhinum linaria (Scrophulariaceae).*
Volksnamen: Flachskraut, Frauenflachs, Froschmaul, gelbes Löwenmaul, Maulaffen.
**Arzneilich verwendete Pflanzenteile:** Das Kraut (ohne die Wurzeln).
**Drogenbezeichnung:** Leinkraut = *Herba Linariae.*

**Botanik und Sammeltips:** Pflanzenbeschreibung: Die ausdauernde Wurzel entsendet einen meistens unverzweigten Stengel an die Oberfläche, der bis zu 60 cm hoch werden kann, in der Regel aber kleiner ist. Er trägt viele sitzende, lineal-lanzettliche Blätter und am Ende eine Blütentraube dicht zusammenstehender hellgelber Blüten, die am Gaumen

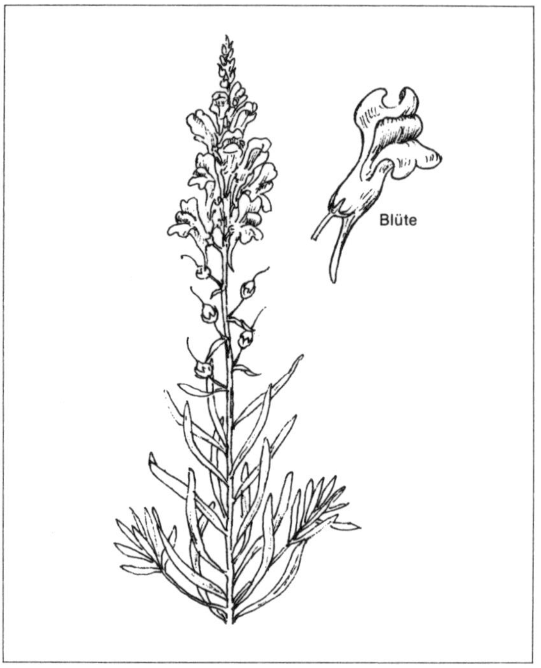


orange gefärbt sind und nach hinten in einen geraden Sporn auslaufen. Obwohl ein Unkraut, ist es eine zierliche Pflanze, die auch im Garten hübsch aussehen würde. Blütezeit: Juli bis September. Vorkommen: Auf Schutt, auf steinigen Äckern und auf Brachland, am Wegrand, an Böschungen und Feldwegen ist das Leinkraut recht häufig anzutreffen. Ernte und Aufbereitung: Gesammelt wird das blühende Kraut, das man kurz über dem Erdboden abschneidet, bündelt und so zum Trocknen an schattigem Ort aufhängt.
**Inhaltsstoffe (Wirkstoffe):** Die Wirkstoffe sind noch wenig erforscht. Flavonglykoside, Cholin und das Alkaloid Peganin werden genannt. Die organischen Säuren und Mineralstoffe sind sicher nur Begleitsubstanzen und wenig an der Wirkung beteiligt.
**Heilwirkung und Anwendung:** Wissenschaftlich ist die Heilwirkung dieser Heilpflanze wenig belegt. Das ist der Grund, weshalb sie in

der Schulmedizin nicht gebraucht wird, obgleich ein bekannter ärztlicher Empiriker (Rademacher) 1859 das Leinkraut als Heilmittel des Gefäßsystems bezeichnet, mit dem er unter anderem Hämorrhoiden erfolgreich behandelt hat. Mancherorts wird auch heute noch eine Leinkraut-Salbe gegen Venenentzündung und schmerzende Hämorrhoiden gebraucht.

**Anwendung in der Homöopathie:** Auch hier ist man recht zurückhaltend mit der Anwendung. Nur gelegentlich nutzt man das Homöopathikum »Linaria« bei Ohnmacht, Durchfällen, Bettnässen und allgemeiner Blasenschwäche.

**Leinkraut als Hausmittel:** Harn- und Stuhlverhaltung, Wassersucht und Gelbsucht sowie Venenentzündung, Hämorrhoiden und Hautunreinheiten sind die Heilanzeigen der Volksmedizin für das Leinkraut. Man gebraucht den Tee und die Salbe, die man sich oft selber bereitet.

So wird Leinkraut-Tee bereitet: 1 gehäufter Teelöffel Leinkraut wird mit 1/4 l kochendem Wasser übergossen und 10 Minuten ausgezogen. Nach dem Abseihen wird der Tee schluckweise über den Tag verteilt getrunken.

So wird Leinkraut-Salbe bereitet: 20 g frisches Leinkraut werden mit 30 g Alkohol angesetzt. Nach etwa 5 Tagen wird abgepreßt und je 5 g des Extraktes werden mit 50 g ungesalzenem Schweineschmalz vermischt.

**Nebenwirkungen:** Leinkraut ist zu wenig erforscht, als daß man ihm Unbedenklichkeit bescheinigen könnte. Ich rate daher von jedem Versuch der Selbstbehandlung ohne Rücksprache mit dem Arzt ab.

# Liebstöckel

→ Farbfoto Seite 226

*Levisticum officinale Koch (Umbelliferae).*

Volksnamen: Badekraut, Bärmutter, Gichtstock, Laubstecken, Liebstengel, Lustecken, Maggikraut, Nervenkräutel, Sauerkrautwurz, Wasserkräutel.

**Arzneilich verwendete Pflanzenteile:** Vornehmlich die Wurzel, doch gelegentlich auch das ganze Kraut. Als Gewürz meistens die Blätter – sowohl in frischem als auch getrocknetem Zustand. Auch die Früchte werden verwendet.

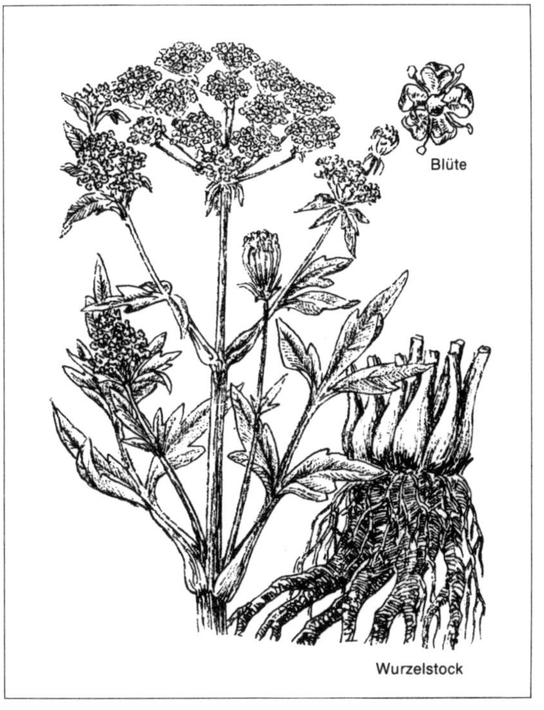


**Drogenbezeichnung:** Liebstöckelwurzel – *Radix Levistici,* Liebstöckelkraut = *Herba Levistici,* Liebstöckelblätter = *Folia Levistici,* Liebstöckelfrüchte = *Fructus Levistici.*

**Botanik und Sammeltips:** Pflanzenbeschreibung: Aus einer dicken Grundachse treibt ein röhriger kahler, im Oberteil verästelter Stengel, der eine Höhe von 2 m erreicht. Die unteren Blätter sind langgestielt und besitzen am Stielgrund eine breite Scheide. Die oberen Blätter sind kürzer gestielt, die Blätter an der Spitze der Pflanze sitzen direkt an den Scheiden. Die unteren Blätter sind dreizählig, 2- bis 3fach fiederschnittig, die mittleren weniger geteilt und die obersten einfach. Der Blütenstand ist eine Doppeldolde. Dolden und Döldchen tragen zahlreiche, nach unten geschlagene Hüll- beziehungsweise Hüllchenblätter. Die Blüten sind blaßgelb. Blütezeit: Juli und August. Vorkommen: Die Heimat dieses großen

Doldengewächses dürfte Südeuropa sein. In ganz Europa kultiviert man Liebstöckel in Gärten als Gewürz oder in Plantagen zur Drogengewinnung, doch trifft man die Pflanze bei uns nur selten als Kulturflüchtling an. Ernte und Aufbereitung: Die in Kulturen gezogenen Pflanzen läßt man ein Jahr wachsen und erntet höchstens einige Blätter als Gewürz. Erst im September des zweiten Jahres werden die Wurzeln gegraben, gereinigt, an Schnüren aufgereiht und zum Trocknen aufgehängt. Größere Wurzelstöcke halbiert man, um das Trocknen zu beschleunigen. Da die Droge häufig von Insekten befallen wird und obendrein auch noch hygroskopisch (wasseranziehend) ist, muß man sie in gut schließenden Gefäßen aufbewahren. Die Früchte werden im Spätherbst geerntet, wenn sie völlig ausgereift sind. Blätter für Gewürzzwecke kann man das ganze Jahr hindurch ernten; wer das ganze Kraut verwenden will, nimmt es dann, wenn auch die Wurzeln gegraben werden, trocknet es aber gesondert an der Luft.

**Inhaltsstoffe (Wirkstoffe):** Der wichtigste Inhaltsstoff ist das ätherische Öl mit Lingustinid, Terpinol, Carvacrol, Terpenen und Sesquiterpenen. Harz, Gummi, Zucker und Stärke sowie verschiedene Säuren. Die Bitterstoffe in Blättern und Kraut müssen als Nebenwirkstoffe angesehen werden.

**Heilwirkung und Anwendung:** Liebstöckel wirkt wassertreibend. Diese Wirkung ist auf das ätherische Öl zurückzuführen, das in der Wurzel bis zu 1% vorhanden ist. Dennoch wird die Wurzel nur selten alleine gebraucht. Sie ist hingegen »nur« wertvoller Bestandteil wassertreibender Teemischungen. Gelegentlich ist Liebstöckelwurzel oder Liebstöckelkraut in Magentees und Blutreinigungstees enthalten; ob wegen der Wirkung oder wegen des angenehmen Aromas, das schon kleine Mengen der Droge diesen Tees verleihen, ist schwer zu sagen.

**Verwendung als Gewürz:** Weit häufiger als die arzneiliche Anwendung ist die Verwendung von Liebstöckel (Wurzel – Kraut – Blätter) als Gewürz und zur Aromatisierung von Likören und bitteren Magenschnäpsen. »Macht einen guten Magen und vertreibt die Winde« schrieb schon zur Zeit Karls des Großen ein Koch, der diese Pflanze stets in seinem Garten zog. Wer es noch nicht probiert hat, der tut gut daran, Liebstöckel-Würze einmal zu versuchen. Frisches Kraut oder nur die frischen Blätter, kleingehackt Gemüsen und Eintöpfen beigegeben, erhöhen Bekömmlichkeit und Wohlgeschmack. Nur vor einem Zuviel muß gewarnt werden. Liebstöckel – auch das frische Kraut – muß mitgekocht werden, damit das ganze Aroma frei wird. Ein besonderer Tip: Kochen Sie etwas Liebstöckelwurzel bei der Bereitung von Fleischbrühen, Fleischsaucen und Hackfleischgerichten mit, denn dieses Gewürz hebt und verstärkt den Fleischgeschmack. Und was besonders hervorgehoben werden muß: Würzen mit Liebstöckel ist sehr gesund und in der Diätküche erlaubt!

**Anwendung in der Homöopathie:** Aus der frischen Wurzel wird das »Levisticum« der Homöopathie bereitet, doch die Verwendung dieser Tinktur und der Potenzen ist sehr selten. Mit 5 bis 10 Tropfen 3mal täglich kann man Appetitlosigkeit bei kleinen Kindern, Blähungen und Magenschmerzen bekämpfen. Es gibt aber Besseres.

**Liebstöckel als Hausmittel:** In der Volksmedizin hat die Droge ihre Heimat. Hier wird sie überaus geschätzt und seit alten Zeiten gebraucht gegen Magenbeschwerden, die auf Verdauungsschwäche zurückzuführen sind, gegen Blasen- und Nierenleiden, gegen rheumatische und gichtische Schmerzen, gegen Menstruationsstörungen und auch gegen Migräne. Meistens wird die Wurzel verwendet. Man nimmt die pulverisierte Wurzel bei Bedarf messerspitzenweise ein und trinkt einige Schluck Wasser hinterher, oder bevorzugt den Liebstöckel-Tee aus getrockneter Wurzel.

So wird der Liebstöckel-Tee bereitet: 2 gestrichene Teelöffel zerschnittene Wurzel mit 1/4 l kaltem Wasser übergießen, zum Sieden erhitzen und gleich danach abseihen. 2 Tassen Tee täglich reichen aus.

Der Name Liebstöckel verführt immer wieder dazu, der Droge eine potenzsteigernde Wirkung zuzuschreiben. In der Volksmedizin versucht man seit dem Mittelalter, daraus einen wirksamen Liebestrank zu bereiten. Ohne Erfolg. Der Name Liebstöckel soll hingegen aus dem lateinischen Levisticum hervorgegangen sein. Levisticum sei von Ligusticum und dies von Ligurien (der Heimat der Pflanze) abgeleitet.

**Nebenwirkungen:** In therapeutischen Dosen und bei nur vorübergehender Anwendung sind keinerlei Nebenwirkungen zu erwarten. Nur schwangere Frauen sollten Liebstöckel nicht verwenden, weil die stärkere Durchblutung der Beckenorgane zu dieser Zeit nicht erwünscht ist. Gelegentlich wird in der Literatur die Meinung vertreten, man dürfe Liebstöckel-Zubereitungen nur Patienten geben, die völlig fieberfrei seien. Wie es zu dieser Auffassung gekommen ist, läßt sich nicht ergründen.

## Linde (Sommerlinde und Winterlinde)

→ Farbfoto Seite 226

*Tilia platyphyllos Scopoli* (Sommerlinde), *Tilia cordata Miller* (Winterlinde) *(Tiliaceae).*
Volksname: Bastbaum.

**Arzneilich verwendete Pflanzenteile:** Die voll entwickelten Blütenstände mit dem pergamentartigen Hochblatt. In der Volksmedizin auch die Blätter, gelegentlich die Rinde. Bedeutsam ist die aus Lindenholz bereitete Kohle (Carbo ligni Tiliae).

**Drogenbezeichnung:** Lindenblüten = *Flores (Flos) Tiliae,* Lindenblätter = *Folia Tiliae,* Lindenholzkohle = *Carbo ligni Tiliae,* Lindenrinde = *Cortex Tiliae.*

**Botanik und Sammeltips:** Pflanzenbeschreibung: Der Lindenbaum ist auch heute noch so bekannt, daß jeder weiß, wovon die Rede ist. Daß es aber zwei Lindenarten bei uns gibt, ist schon nicht mehr so bekannt. Die Winterlinde hat kleinere Blätter und reichblütigere Blütenstände als die Sommerlinde. Sie blüht etwa 14 Tage später und ist häufiger anzutreffen als die Sommerlinde. Es gibt noch ein weiteres Unterscheidungsmerkmal: An der Unterseite der Laubblätter, in den Achseln der Blattnerven sitzen bei der Winterlinde rotgelbe, bei der

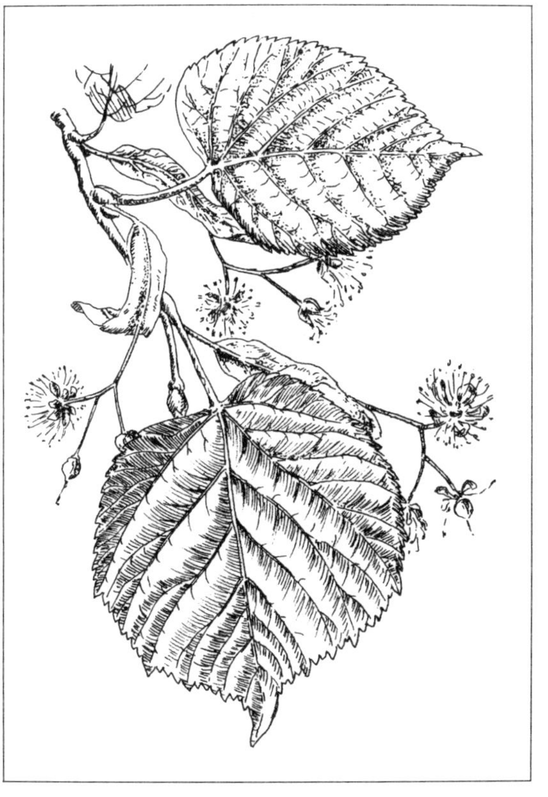

Sommerlinde weißliche Haarbüschel. Ernte und Aufbereitung: Die Droge, die Lindenblüten, stammt von beiden Bäumen und besteht aus den ganzen Blütenständen einschließlich des unverwechselbaren pergamentartigen Hochblattes. Wichtig ist, daß die Lindenblüten etwa 1, längstens 4 Tage nach dem Aufblühen gesammelt werden, weil zu diesem Zeitpunkt der Wirkstoffgehalt am größten ist. Man trocknet die Lindenblüten auf luftigen Darren. Das Trocknen darf nicht zu lange dauern, die Temperatur dabei nicht zu hoch sein – maximal 45° C. Lindenblüten sind sehr empfindlich. Sie müssen nach dem Trocknen und Zerschneiden in luftdicht verschlossenen Behältern aufbewahrt werden. Schon die geringste Feuchtigkeit bei der Lagerung zerstört den aromatischen Duft und mindert die Wirksamkeit.

**Inhaltsstoffe (Wirkstoffe):** Ätherisches Öl, Flavonoide, wenig Schleim, Gerbstoff und Zucker. Die zahlreichen weiteren Inhaltsstoffe sind, wie bei allen Heilpflanzen, an der Wirkung mit beteiligt, doch die Flavonoide und das ätherische Öl sind besonders wichtig.

**Heilwirkung und Anwendung:** Bekannt war zu allen Zeiten die schweißtreibende Wirkung des Lindenblüten-Tees, vornehmlich bei Erkältungskrankheiten, bei denen eine Schwitzkur anzuraten ist. Darüber hinaus aktiviert Lindenblüten-Tee die Abwehrkräfte des Körpers, so daß Erkältungskrankheiten, die mit Fieber einhergehen, unter der Behandlung mit Lindenblüten-Tee schneller überwunden werden. Ganz besonders trifft das bei Kindern zu. In einer Kinderklinik in Chicago stellten die Ärzte Traismann und Hardy bei einer Versuchsreihe fest, daß Aspirin plus Lindenblüten-Tee den Einsatz von Sulfonamiden oder Penicillinen entbehrlich macht. Die kleinen Patienten, die mit Lindenblüten-Tee und Aspirin behandelt wurden, gesundeten ohne Komplikationen und schneller als die Kinder, die Sulfonamide oder Antibiotika bekommen hatten. Lindenblüten-Tee kann auch als hervorragendes Prophylaktikum, also zur Vorbeugung, eingesetzt werden. Die Erfahrung hat gezeigt: Wer in der kalten Jahreszeit so richtig durchgefroren nach Hause kommt, wer lange mit nassen Füßen herumlief oder wer erhitzt in zugiger Umgebung warten mußte, der kann ziemlich sicher sein, daß er am nächsten Tag einen Schnupfen oder gar eine fiebrige Erkältung hat. Trinkt er dann, sobald er zu Hause ist, eine Tasse heißen Lindenblüten-Tee – und drei bis vier Stunden später eine zweite, so hat er gute Chancen, nicht zu erkranken. Es ist deshalb empfehlenswert, in Zeiten besonderer Ansteckungsgefahr regelmäßig Lindenblüten-Tee zu trinken. Er schmeckt ausgezeichnet, duftet anregend und läßt sich durch Süßen mit Honig geschmacklich noch veredeln. Und wer eine Bronchitis nicht loswerden kann, der probiere eine Mischung aus Huflattichblättern und Lindenblüten zu gleichen Teilen, die wie Lindenblüten-Tee zubereitet wird. Der Erfolg ist erstaunlich, wenn diese Teekur regelmäßig durchgeführt wird.

<u>So wird Lindenblüten-Tee bereitet:</u> Als Schwitztee (wenn vom Arzt empfohlen oder erlaubt): 2 leicht gehäufte Teelöffel Lindenblüten mit ¼ l kochendem Wasser übergießen, 10 Minuten ziehen lassen, abseihen und sehr heiß trinken. Zur Vorbeugung und als Haustee in Erkältungszeiten reicht 1 Teelöffel Lindenblüten für ¼ l Wasser aus. In diesem Fall sollte man den Tee nur mäßig warm trinken.

**Mein besonderer Rat:** Zwei bewährte Teemischungen, zur Vorbeugung und bei Erkältungskrankheiten getrunken, sind ganz besonders wirksam.

<u>So werden diese Teemischungen bereitet:</u>

| | |
|---|---|
| Lindenblüten (Flor. Tiliae) | 20,0 |
| Hagebutten (Fruct. Cynosbati) | 10,0 |
| Heidelbeeren, getrocknet (Fruct. Myrtilli) | 10,0 |
| Kamillenblüten (Flor. Chamomillae) | 10,0 |

1 gehäuften Eßlöffel dieser Mischung mit ¼ l kochendem Wasser übergießen, 1 Minute kochen, abseihen und bei Bedarf mit Honig süßen. 2 bis 3 Tassen Tee täglich.

| | |
|---|---|
| Huflattichblätter (Fol. Farfarae) | 15,0 |
| Lindenblüten (Flor. Tiliae) | 15,0 |
| Pfefferminzblätter (Fol. Menthae piperitae) | 10,0 |
| Kamillenblüten (Flor. Chamomillae) | 10,0 |

1 gehäuften Eßlöffel dieser Mischung mit ¼ l kochendem Wasser übergießen und zugedeckt 10 Minuten ziehen lassen. Nach dem Abseihen mäßig warm trinken. Süßen nach Geschmack.

**Anwendung in der Homöopathie:** Die Homöopathie bereitet aus frischen Lindenblüten die Urtinktur (∅). Gebraucht wird die homöopathische Zubereitung ($D_1$ bis $D_6$) nur noch selten bei Rheuma, allergischen Ausschlägen (Nesselsucht) und auch bei Heuschnupfen. Als Mittel gegen übermäßige Schweißabsonderung verwendet man Tilia auch gelegentlich. Von Homöopathen und Naturheilkundeärzten wird, so berichtet Dr. H. Wallnöfer, die Lindenholzkohle gerne gebraucht. Pulverisiert eingenommen, lösen sich schwere Krampfzustände in einem bestimmten Abschnitt des Dickdarms. Die Wirkung wurde wissenschaftlich nachgewiesen. Unter Anleitung eines Arztes sicher ein lohnendes Anwendungsgebiet.

**Lindenblüten, Lindenblätter und Lindenrinde als Hausmittel:** Die Verwendung der Lindenblüte in der Volksmedizin deckt sich mit dem, was unter dem Abschnitt Heilwirkung und Anwendung angegeben wurde. Die Blätter gebraucht man gelegentlich als Magenmittel und die Rinde zur Linderung von krampfartigen Schmerzen im Verdauungstrakt. Es sind wohl die Schleimstoffe, die hier wirksam werden. Manchmal wird auch ein Aufguß aus Lindenrinde zu Umschlägen und Spülungen gebraucht. Doch diese Anwendungen geraten alle mehr und mehr in Vergessenheit, weil bessere Mittel zur Hand sind.

**Nebenwirkungen:** In jüngster Zeit ist gelegentlich gesagt worden, daß der häufigere Gebrauch des Lindenblüten-Tees das Herz schädige. Das trifft aber wohl nur zu, wenn zu häufig Schwitzkuren mit Lindenblüten-Tee gemacht werden. Da aber das Schwitzen – zumindest am Anfang einer Erkältungskrankheit – gar nicht nötig ist und die Aktivierung der körpereigenen Abwehrkräfte auch so erfolgt, sollte jeder, der Auswirkungen auf sein Herz befürchtet, ruhig darauf verzichten und den Lindenblüten-Tee, weniger stark aufgebrüht, nur mäßig warm trinken; dann kann nichts passieren.

# Löffelkraut

→ Farbfoto Seite 226

*Cochlearia officinalis L. / Syn. Cochlearia arctica Schlecht (Cruciferae).*

Volksnamen: Bitteres Löffelkraut, Froschlöffel, Löffelkresse, Skorbutkraut.

**Arzneilich verwendete Pflanzenteile:** Das ganze frische Kraut, vor allen Dingen aber die frischen Blätter.

**Drogenbezeichnung:** Löffelkraut = *Herba Cochleariae,* Löffelkrautblätter = *Folia Cochleariae.*

**Botanik und Sammeltips:** Pflanzenbeschreibung: Löffelkraut ist zwei- bis mehrjährig, wird 15 bis 30 cm hoch, besitzt einen saftigen, wenig beblätterten Stengel, an dem im unteren Teil langgestielte, breit eiförmige, am Grunde leicht herzförmige saftige Blätter sitzen. Im Mittelabschnitt der Pflanze sind die Blätter kurzgestielt

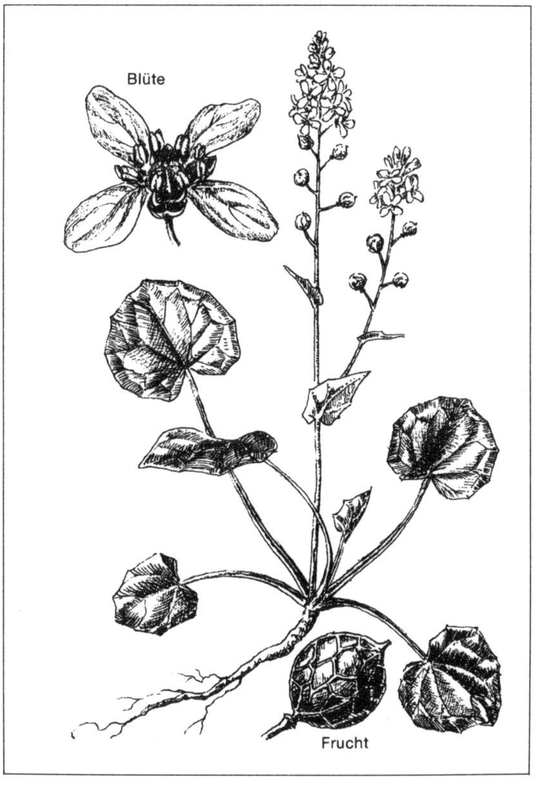


und oben stengelumfassend, am Grunde tief herzförmig. Blütezeit: Mai und Juni. Vorkommen: Weil das Löffelkraut eine typische Salzpflanze ist, findet man es naturgemäß nicht überall. Bei uns in Deutschland kommt es an der Nordseeküste, in Schleswig-Holstein und nur gelegentlich an salzhaltigen, sumpfigen Stellen des Binnenlandes vor. Ernte: Das frische Kraut sollte vor der Blüte gesammelt werden, weil zu diesem Zeitpunkt die Inhaltsstoffe optimal zusammengesetzt sind. Die weißen Blüten sind typische »Kreuzblüten«, die angenehm duften. Daraus entwickeln sich dann kugelige aufgeblasene Schötchen. Zerdrückt man die Blätter oder den saftigen Stengel, so entströmt ein scharfer senfartiger Geruch. Der Geschmack ist scharf und erinnert an den Geschmack der Kresse.

**Inhaltsstoffe (Wirkstoffe):** Glukocochlearin (ein Senfölglykosid), Isothiocyanate, Bitterstoffe, Mineralstoffe, Gerbstoffe und viel Vitamin C. Im frischen Kraut ist etwa 0,18 bis 0,3‰ ätherisches Öl enthalten.
**Heilwirkung und Anwendung:** Dort wo es wächst verwendet man das Löffelkraut sowohl als Küchen- und Salatkraut wie auch als Arzneimittel. Ersteres meist wegen des erfrischenden, würzenden und belebenden Geschmacks und wegen des Vitamin C, das besonders im Frühling sehr begehrt ist zur Infektabwehr und zur notwendigen Ergänzung der vitaminarmen Kost. Als Arzneimittel wird Löffelkraut gegen Verstopfung, gegen Appetitlosigkeit, gegen Galleabflußstörungen und zur Aktivierung der Leber häufig genommen. Man bevorzugt die frische Pflanze oder den daraus bereiteten Saft. Die Stoffwechselwirkung, die den Einsatz der frischen Heilpflanze auch gegen rheumatische Beschwerden und Gicht rechtfertigt, ist der Wirkung frischer Löwenzahnblätter ähnlich. Man macht sich auch die hyperämesierende (hautreizende) Wirkung dieser Heilpflanze nutzbar, um daraus Einreibungen herzustellen. Die Anwendung bei Husten und Asthma, die früher eine Rolle spielte, ist nicht mehr gebräuchlich.
**Nebenwirkungen:** Wenn man von möglichen Störungen durch die Anwendung des reinen ätherischen Öls der Pflanze absieht, das ohnehin nicht unverarbeitet verwendet wird, sind keine Nebenwirkungen zu befürchten.

# Löwenzahn

→ Farbfoto Seite 243
*Taraxacum officinale Weber (Compositae).*
Volksnamen: Butterblume, Kuhblume, Märzenbusch, Milchblume, Lichtli, Pusteblume, Ringelblume, Röhrlichrut, Schmalzblümlein.
**Arzneilich verwendete Pflanzenteile:** Das Kraut mit der Wurzel.
**Drogenbezeichnung:** Löwenzahn = *Radix Taraxaci cum herba.*

**Botanik und Sammeltips:** Pflanzenbeschreibung: Der Löwenzahn ist eine äußerst anpassungsfähige Pflanze, er ist mit jedem Boden zufrieden. Seine kräftige Pfahlwurzel, mit der er im Boden verankert ist, wird bis zu 30 cm lang. Die Blätter, rosettenartig angeordnet,

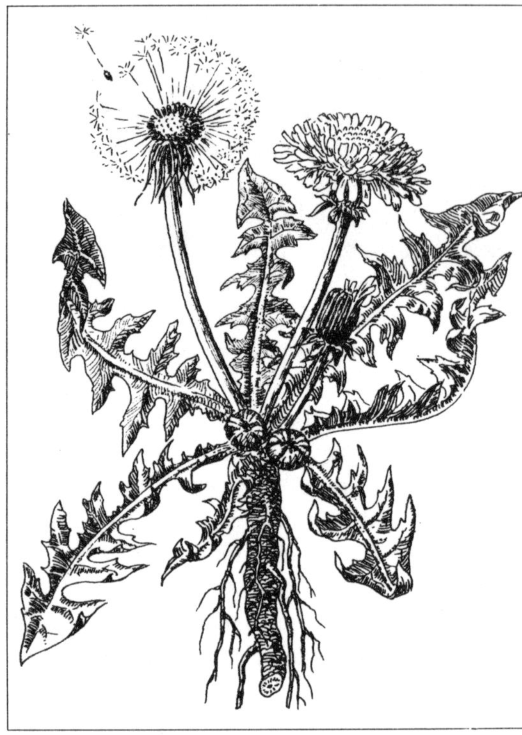

sind verschieden tief gesägt oder gespalten, lanzettlich und 5 bis 25 cm lang. Die leuchtend gelben Blütenköpfchen sitzen am Ende eines hohlen Blühstengels, er führt, wie auch Blätter und Wurzeln, einen weißen Milchsaft. Die reifen Früchte sind mit einem fallschirmartigen Anhängsel ausgestattet (Pusteblume). Der Wind kann sie dadurch sehr weit tragen. Blütezeit: März bis April (Mai). Vorkommen: Auf Wiesen und Feldern, in Gärten und Anlagen, kurz: überall da, wohin jemals ein Same gelangt ist. Selbst zwischen Pflastersteinen kann man Löwenzahn finden. Ernte und Aufbereitung: Löwenzahn muß im Frühjahr, in den Monaten April und Mai, gesammelt werden. Mit einem Wurzelstecher oder einem anderen geeigneten Gerät sticht man die Wurzeln aus dem Boden, spaltet sie und hängt sie zusammen mit


*1 Kürbis, 2 Gelbes Labkraut, 3 Lavendel, 4 Leberblümchen, 5 Lein, 6 Leinkraut*

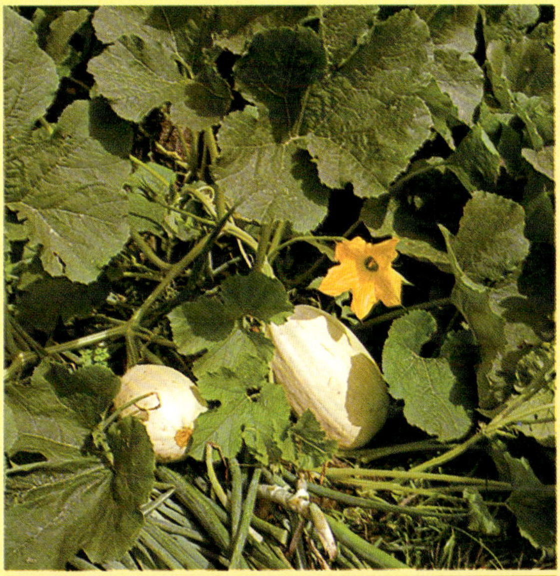

1

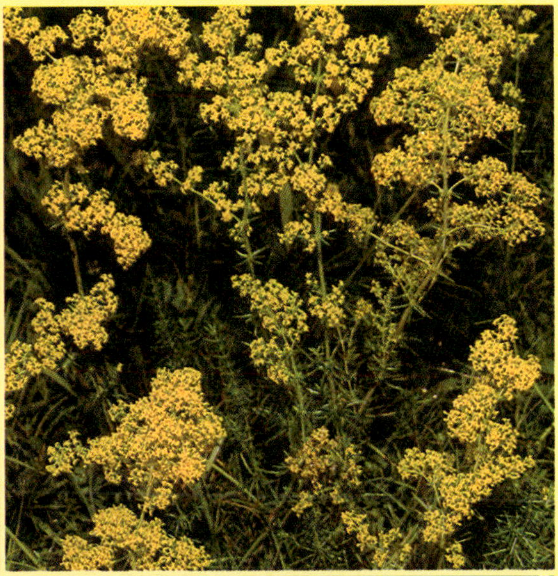

2

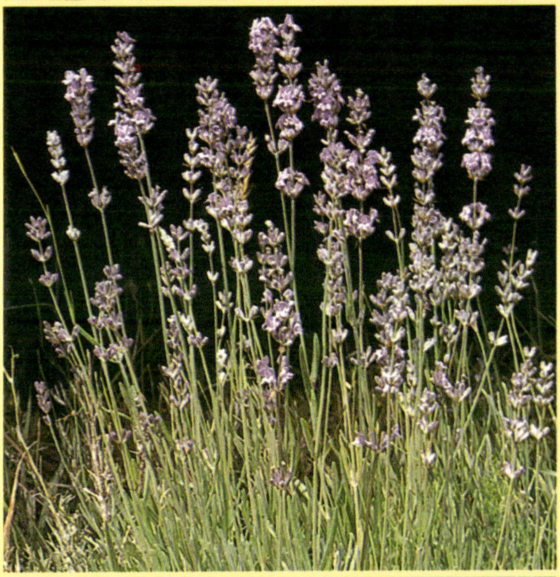

3

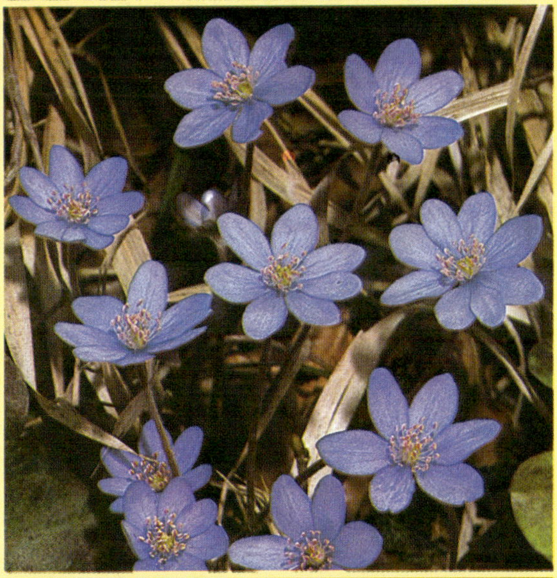

4

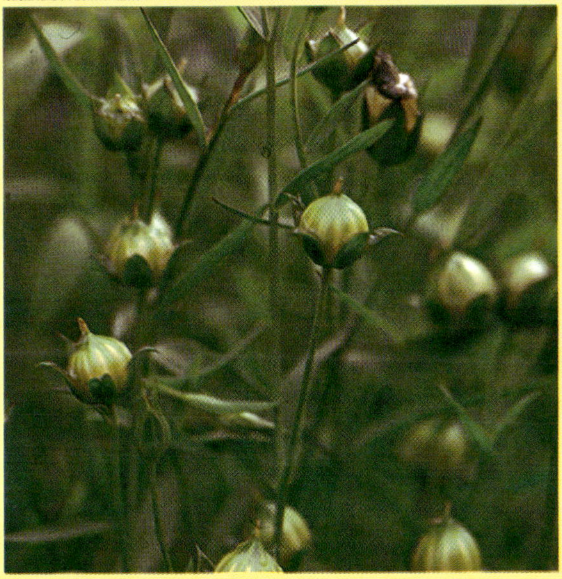

5

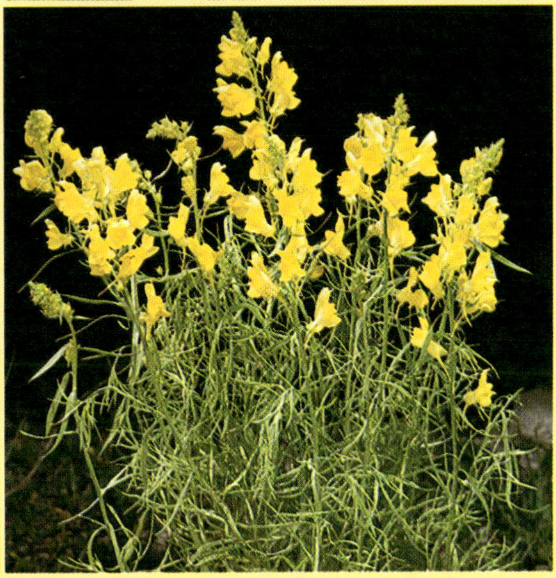

6

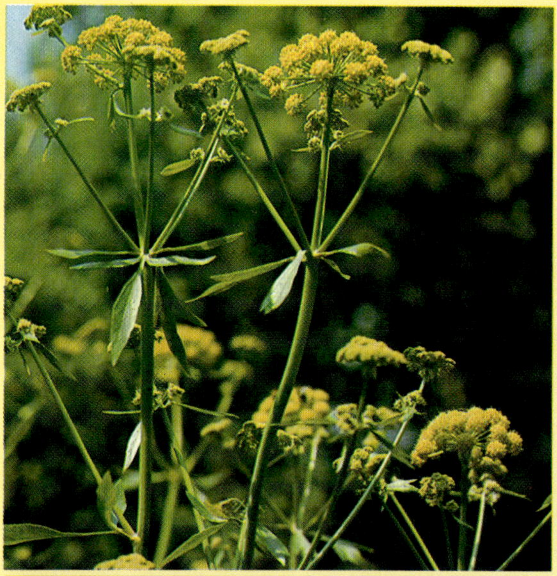
1

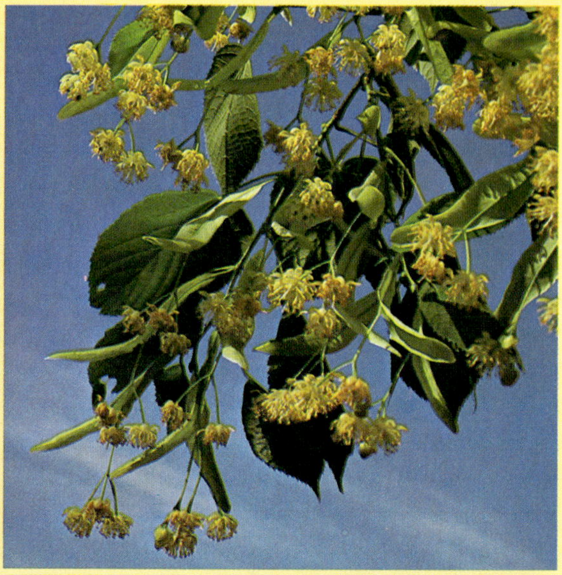
2

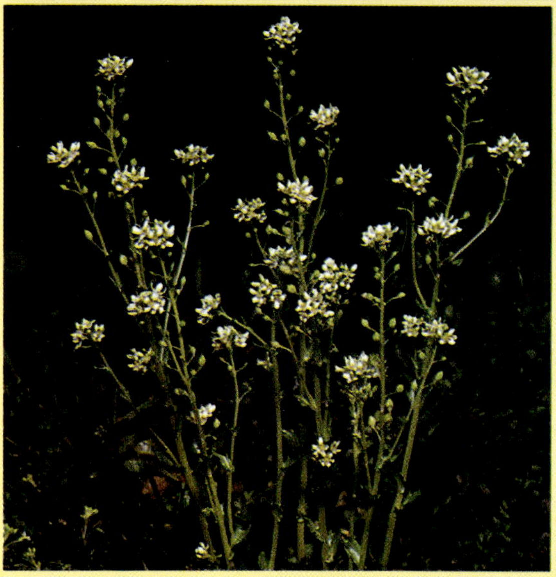
3

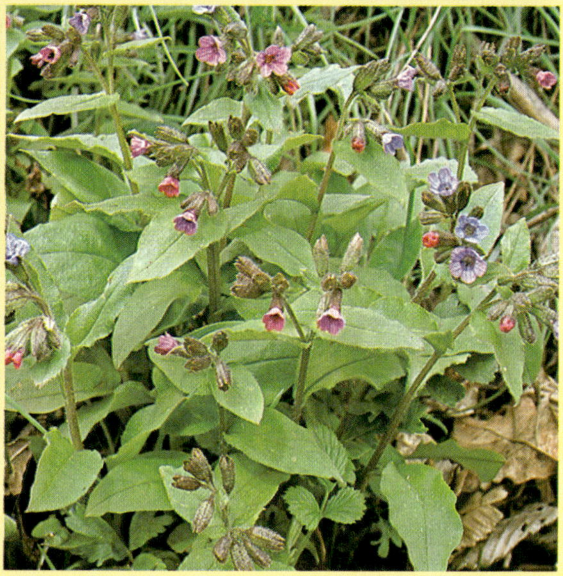
4

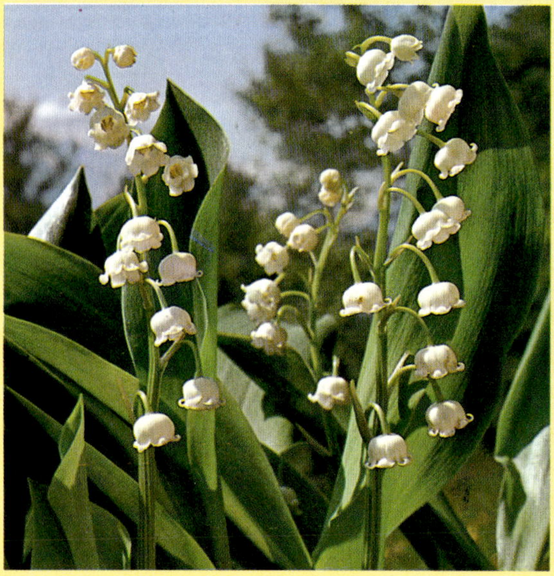
5

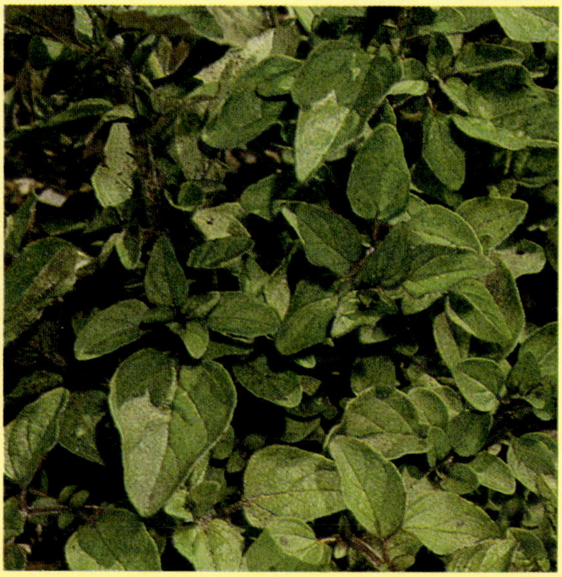
6

dem Kraut (hauptsächlich der Blattrosette) zum Trocknen an einem luftigen Ort auf. Bei Temperaturen bis 40° C darf auch im Ofen getrocknet werden.

**Inhaltsstoffe (Wirkstoffe):** Vitamine, Bitterstoffe, enzymatisch wirkende Stoffe, Saponine, Gerbstoffe, Mineralien und Spurenelemente, wenig ätherisches Öl, Inulin, Cholin, Eiweißstoffe und andere.

**Heilwirkung und Anwendung:** Will man die Wirkung des Löwenzahns zusammenfassen, so kann man sagen, daß diese Heilpflanze die Niere und die Leber zu erhöhter Aktivität anregt, daß sie einen günstigen Einfluß auf das Bindegewebe ausübt, das dadurch stärker durchblutet wird, und daß sie durch das Zusammenspiel aller Wirkstoffe das Allgemeinbefinden geschwächter Menschen bessert. Das erste wichtige Anwendungsgebiet ist die Frühjahrs- und Herbstkur, bei der es um die Entschlackung geht; und weil Löwenzahn die Ausscheidung fördert, Niere und Leber aktiviert, eignet er sich besonders gut dafür. Ob man den Löwenzahn-Saft aus der Apotheke verwendet oder ob man lieber eine Löwenzahn-Teekur macht, ist einerlei, wenn man nur daran denkt, daß eine solche Kur etwa 4 bis 6 Wochen dauern muß. Danach fühlt man sich wirklich wohl und »verjüngt«. Kurmäßig muß man 2mal täglich 1 Tasse Tee trinken oder statt des Tees jeweils 1 Eßlöffel Löwenzahn-Saft nehmen. – Die günstige Wirkung des Löwenzahns auf das Bindegewebe erklärt seine Heilwirkung bei Rheuma und Gicht, denn da handelt es sich um Stoffwechselstörungen, die auch das Bindegewebe schädigen. Rheumatiker stellen immer wieder fest, daß sie sich nach einer Löwenzahnkur besser fühlen, daß die Häufigkeit der Schmerzanfälle abnimmt und die Heftigkeit der Schmerzen nachläßt. – Neuere Forschungsergebnisse haben gezeigt, daß man mit Löwenzahn die Gallensteinbildung beeinflussen kann. Bei vielen Menschen kommt es immer wieder zur Neubildung von Gallensteinen, zu einer Stein-Diathese. Löwenzahn vermag eine solche Krankheitsdisposition zu ändern. Es kommt zu keinen Neubildungen oder Vergrößerungen von Gallensteinen, wenn 2mal jährlich eine Löwenzahnkur gemacht wird. Aufgelöst werden vorhandene Steine jedoch nicht. Wohl aber kann man mit Löwenzahn-Tee eine Steingalle beruhigen und Koliken weitgehend ausschalten.

So wird Löwenzahn-Tee bereitet: 1 bis 2 Teelöffel geschnittene Droge werden mit 1/4 l kaltem Wasser übergossen, zum Sieden erhitzt und 1 Minute lang gekocht. Dann wird nach 10 Minuten abgeseiht.

Schließlich macht man sich die harntreibende Wirkung des Löwenzahns bei dem Versuch zunutze, kleine Nierensteine durch einen Wasserstoß auszutreiben: Man bereitet sich einen Löwenzahn-Tee aus 2 Eßlöffeln Droge, die man mit 1/2 l kaltem Wasser übergießt, zum Sieden erhitzt und nach 20 Minuten abseiht. Die abgeseihte Flüssigkeit wird mit warmem Wasser auf 1 1/2 l verdünnt. Diese Menge muß man innerhalb von 15 bis 20 Minuten trinken. Es kommt dann zu starker Wasserausscheidung, bei der möglicherweise kleine Steine mit abgehen.

**Anwendung in der Homöopathie:** Das Homöopathikum »Taraxacum« wird bei Magenbeschwerden, Appetitlosigkeit, Leberleiden und Nierenleiden mit häufigem Harndrang gegeben. Auch bei Antriebsschwäche und Schmerzen (stechend) im Kopf und an den Augen wird Taraxacum versucht. Man gibt entweder von der Urtinktur (∅) 2- bis 3mal täglich 1 bis 3 Tropfen oder verwendet die Potenzen $D_1$ bis $D_3$, von denen jeweils 3 bis 5 (bis 8) Tropfen mehrmals täglich gegeben werden.

**Löwenzahn als Hausmittel:** Alles was über die Heilwirkung und Anwendung ausgeführt wurde, gilt in ganz besonderem Maße für die Volksmedizin. Hier schätzt man auch die Löwenzahnblätter als Salat oder als appetitanregende Beigabe zu Weichkäse. Ganz allgemein schreibt man dem Löwenzahn eine »stärkende« Wirkung zu.

**Nebenwirkungen:** Löwenzahn-Saft und Löwenzahn-Tee in therapeutischen Dosen sind nebenwirkungsfrei. Die frischen Löwenzahnstengel sollen schon bei Kindern, die sehr viel davon gegessen haben, Vergiftungen hervorgerufen haben. Vorsicht, wenn kleine Kinder mit der Ringelblume spielen!

*1 Liebstöckel, 2 Linde, 3 Löffelkraut, 4 Lungenkraut, 5 Maiglöckchen, 6 Majoran*

# Lungenkraut

→ Farbfoto Seite 226
*Pulmonaria officinalis L. (Boraginaceae).*
Volksnamen: Brunneschüsseli, Fleckenkraut, Güggelhose, Händschechrut, Hirschkoze, Königsstiefel, Luchslungenkraut, Lungenwurz, Waldochsenzunge.

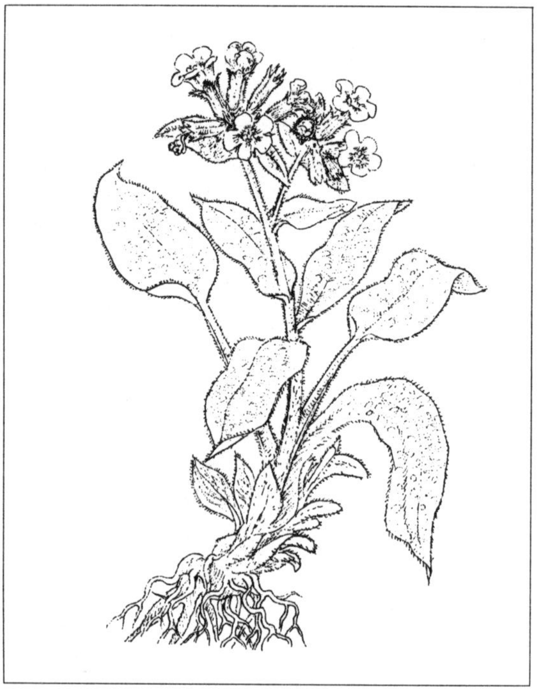

**Arzneilich verwendete Pflanzenteile:** Das Kraut (ohne die Wurzeln).
**Drogenbezeichnung:** Lungenkraut = *Herba Pulmonariae.*

**Botanik und Sammeltips:** Pflanzenbeschreibung: Im Erdreich liegt der Wurzelstock des Lungenkrauts einige Zentimeter tief und verläuft waagerecht. Bald nach der Schneeschmelze entwickeln sich daraus 10 bis 30 cm hohe Stengel mit sitzenden länglichen, rauhbehaarten Blättern. Am Stengelende sind die Blüten zu mehreren angeordnet. Beim Erblühen sind sie rötlich und werden später blau. Blütezeit: März, April. Vorkommen: Schattige Laubwälder, Gebüsche und Hecken. Ernte und Aufbereitung: Verwendet werden die blühenden oberirdischen Teile, die man kurz über dem Boden abschneidet und gebündelt zum Trocknen aufhängt. Wenn die Temperatur 45° C nicht übersteigt und für genügend Belüftung gesorgt wird, kann auch bei künstlicher Wärme getrocknet werden.
**Inhaltsstoffe (Wirkstoffe):** Schleimstoffe, Kieselsäure, Saponine, Gerbstoffe, Allantoine und Mineralsubstanzen.
**Heilwirkung und Anwendung:** Betrachtet man die Inhaltsstoffe, so darf man beim Lungenkraut eine schleimlösende (Saponine) Wirkung erwarten, man darf einen günstigen Einfluß auf das Bindegewebe (Kieselsäure) annehmen und man kann (der Gerbstoffe wegen) auch Linderung bei entzündeten Schleimhäuten in Magen und Darm, in Mund und Rachen erwarten. Dennoch wird das Lungenkraut in der Schulmedizin nicht verwendet. Nur wenige galenische Zubereitungen enthalten Lungenkraut.
**Lungenkraut als Hausmittel:** Anders ist das in der Volksmedizin, wo man bei Halsweh, Heiserkeit, Husten und Verschleimung, bei Ruhr und Durchfall und auch bei Blasenleiden sehr häufig einen Lungenkraut-Tee trinkt.
So wird Lungenkraut-Tee bereitet: 2 Teelöffel Lungenkraut werden mit 1/4 l kochendem Wasser übergossen, 10 Minuten ausgezogen und abgeseiht. Mit Honig gesüßt 3mal täglich 1 Tasse Tee trinken. Mit dem ungesüßten Tee behandelt man Durchfälle. Auch zum Gurgeln ist er geeignet.
Anmerkung: Die Verwendung des Lungenkrauts ist auch in der Volksmedizin noch nicht sehr alt. In den klassischen Kräuterbüchern der Alten ist Lungenkraut nicht zu finden und folglich auch wenig bei den mittelalterlichen Autoren. Die Signaturenlehre des Paracelsus (»Die Natur zeichnet ein jegliches Gewächs, so von ihr ausgeht, zu dem, dazu es gut ist«) dürfte auf diese Heilpflanze aufmerksam gemacht haben, weil man in den Blättern und auch den Blüten einen Hinweis auf Lungenleiden zu erkennen glaubte.
**Nebenwirkungen:** Bei Dauergebrauch sind Nebenwirkungen nicht auszuschließen.

# Maiglöckchen

tödlich giftig
geschützt

→ Farbfoto Seite 226

*Convallaria majalis L. (Liliaceae).*

Volksnamen: Augenkraut, Chaldron, Faldron, Galleieli, Glasblümli, Herrenblümli, Maienlilie, Maischelle, Marienglöckchen, Marienriesli, Schillerlilie, Schneetropfen, Springauf, Zaucken.

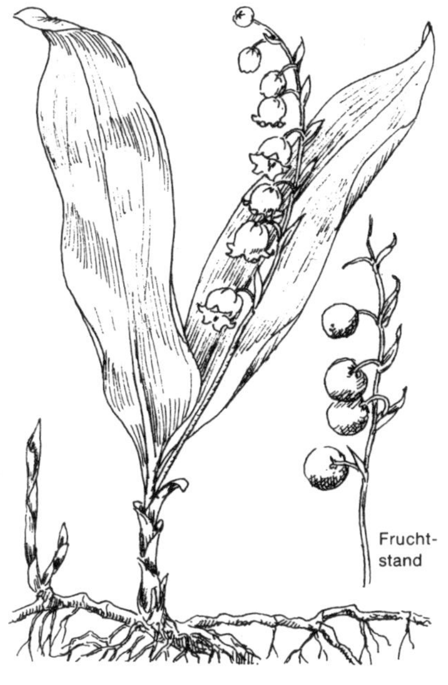


**Arzneilich verwendete Pflanzenteile:** Die Blätter.

**Drogenbezeichnung:** Maiglöckchenblätter = *Folia Convallariae (majalis).*

**Botanik:** Pflanzenbeschreibung: Das Augenfälligste am Fundort sind zunächst die großen dunkelgrünen, ovalen bis lanzettlichen Blätter, die über 10 cm lang und etwa 5 cm breit sind. Sie entspringen einem hellbraunen bis weißgrauen, waagrecht im Erdboden kriechenden Wurzelstock und sind durch einen starken Mittelnerv und viele parallele Seitennerven ausgezeichnet. Zu zweien umschließen sie den Blütenschaft, der unbeblättert ist und im oberen Teil wohlriechende glockenförmige, nickende, weiße Blüten trägt, die durch einen sechszipfligen Rand ausgezeichnet sind. Dieser Blütenstand ist eine einseitswendige Traube; nach der Reife trägt er leuchtend rote kugelige Beeren. Blütezeit: Mai/Juni. Vorkommen: Vornehmlich im Buchenwald, seltener in Hohlwegen. In Mittel-, Süd- und Osteuropa; auch in Nordamerika.

**Inhaltsstoffe (Wirkstoffe):** Herzglykoside mit Digitalis-Strophantus-ähnlicher Wirkung. Menge und Verhältnis der Glykoside untereinander sind stark vom Standort abhängig. Daneben sind Saponine, Asparagin und Chelidonsäure enthalten.

**Heilwirkung und Anwendung:** Die Droge selbst wird in der Medizin heute so gut wie gar nicht mehr verwendet, doch die galenischen Präparate zählen zu den wichtigsten Arzneimitteln bei der Behandlung von chronischen Herzschäden, Herzschwäche nach Infektionen, Reizleitungsstörungen und verschiedenen anderen Herz- und Kreislaufbeschwerden – auch nervöser Art.

**Anwendung in der Homöopathie:** Das Homöopathikum »Convallaria« wird aus der ganzen, frischen blühenden Pflanze bereitet. Es wird vornehmlich bei nervösen Herzstörungen in der 2. Potenz ($D_2$) gebraucht und zweckmäßigerweise in einer Dosierung von 2- bis 3mal täglich 5 bis 10 Tropfen gegeben. Bei Herzschwäche, besonders bei verlangsamter Herztätigkeit oder bei der sogenannten Herzwassersucht, verwendet man auch die Urtinktur (∅).

**Maiglöckchen als Hausmittel:** Das Maiglöckchen ist eine so starke Giftpflanze, daß man unbedingt davon ablassen sollte, die Pflanze selbst anzuwenden. Zur Information sei gesagt, daß in der Volksmedizin Maiglöckchenblätter als Tee zur Körperentwässerung und mitunter zur Blutreinigung gebraucht werden. Es gab eine Zeit, da die Bedeutung des Maiglöckchens so groß war, daß man glaubte, jede Krankheit damit behandeln zu können. Davon ist in der Volksmedizin eine Menge übriggeblieben. Besonders Schlaganfälle und Epilepsie versucht man damit zu behandeln. Erwähnt sei auch noch, daß getrocknete Maiglöckchenblüten ein Bestandteil des Schneeberger-Schnupftabaks sind.

**Nebenwirkung:** Bei der Anwendung der ärztlich verordneten Präparate aus dieser Heilpflanze und bei der richtigen Dosierung homöopathischer Zubereitungen sind Nebenwirkungen nicht zu befürchten. *Sonst aber sind die Inhaltsstoffe des Maiglöckchens, die sich in allen Teilen der Pflanze befinden, tödlich giftig.* Es sei schon vorgekommen, daß ein Kind gestorben ist, nachdem es das Wasser aus einer Blumenvase getrunken hat, in der Maiglöckchen standen – so wird berichtet.

# Majoran

→ Farbfoto Seite 226
*Origanum majorana L. / Syn. Majorana hortensis (Moench) (Labiatae).*
Volksnamen: Bratenkräutel, Gartenmajoran, Kuchelkraut, Mairan, Mairon, Miran, Wurstkraut.

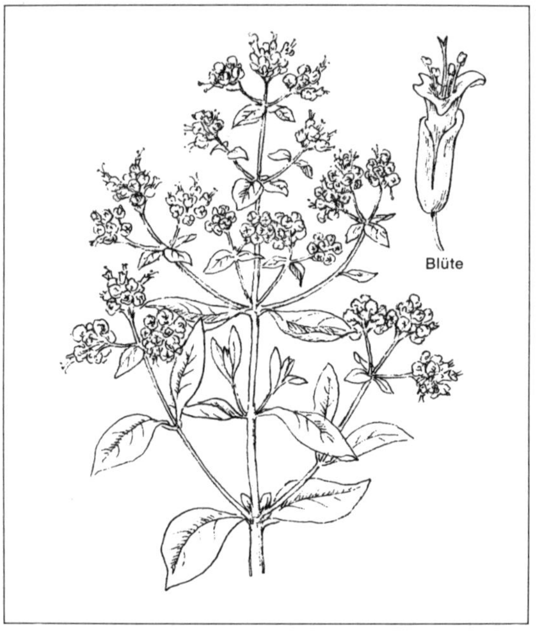


**Arzneilich verwendete Pflanzenteile:** Das ganze blühende Kraut (ohne die Wurzeln) und das daraus bereitete ätherische Öl.

**Drogenbezeichnung:** Majoran = *Herba Majoranae,* Majoranöl = *Oleum Majoranae aethereum.*

**Botanik und Anbau:** Pflanzenbeschreibung: Die Stammpflanze wird etwa 20 bis 50 cm hoch, ist stark verästelt, aufrecht und besitzt vierkantige, dünne zähe Stengel und Äste, an denen spatelige, ganzrandige abgerundete, beiderseits kurzbehaarte Blätter sitzend oder kurz gestielt kreuzgegenständig angeordnet sind. Die Sprosse sind flaumig behaart, zuweilen rötlich überlaufen. Die hellroten bis weißen Blüten sitzen in dichten, eiförmigen Scheinähren in den Achseln von Deckblättern. Die ganze Pflanze riecht stark aromatisch. Vorkommen: In Europa nördlich der Alpen hat sich der echte Majoran, der aus Vorderindien kommend in Arabien, Ägypten und den Mittelmeerländern heimisch wurde, nicht einbürgern können. Frei trifft man ihn nur gelegentlich als Gartenflüchtling an. Man kennt ihn bei uns allerdings schon sehr lange und baut ihn in Gärten und Kulturen an. Wer das auch in seinem Garten versuchen möchte, sät im März etwa 5 g Majoransamen in einem Frühbeetkasten aus – die Pflanze ist sehr kälteempfindlich und würde im Freien möglicherweise gar nicht keimen. Mitte Mai, wenn keine Fröste mehr zu erwarten sind, setzt man (für einen Normalhaushalt) 15 kräftige Pflanzen in leichten, doch nährstoffreichen Boden ins Freie. Der Abstand zwischen den einzelnen Pflänzchen soll 15 cm betragen. Windgeschützt und warm gedeihen die Setzlinge ausgezeichnet, doch wachsen sie nur langsam. Man braucht Geduld und muß fleißig jäten. Ausgewachsene Pflanzen werden etwa 30 bis 40 cm hoch. Wenn sie blühen – in den Monaten Juli und August – soll man ernten. Zu dieser Zeit ist der Gehalt an Aromastoffen besonders groß. Man schneidet das Kraut kurz über dem Boden ab und trocknet gebündelt an der Luft. In gut verschlossenen Gefäßen hält sich der Majoran mehrere Jahre lang, ohne merklich an Wirkstoffen zu verlieren.

**Inhaltsstoffe (Wirkstoffe):** Das ätherische Öl, das in guter Ware etwa zu 0,6 bis 1,0% enthalten ist, ist der Hauptwirkstoff. Bitterstoffe und Gerbstoffe ergänzen die Wirkung.

**Heilwirkung und Anwendung:** Es gibt eine Menge Ärzte, die immer noch den Majoran bei

Magen-, Darm- und Gallebeschwerden verordnen. Ihre Patienten bestätigen übereinstimmend die gute Wirkung bei Verdauungsschwäche, Appetitlosigkeit, Blähungen und Durchfällen. Andere Ärzte hingegen lassen dieses Kraut allenfalls noch als gesundes Gewürz gelten. Noch unterschiedlicher ist die Wertschätzung der alten Majoran-Salbe (Ungt. Majoranae), die als Schnupfensalbe, als Einreibung bei Nervenschmerzen und zur Behandlung von Verrenkungen, Wunden und Geschwüren einstmals hoch im Kurs stand. Ich meine, es lohnt sich, Kraut und Salbe zu versuchen.

So wird Majoran-Tee bereitet: 1 bis 2 Teelöffel Majoran mit ¼ l kochendem Wasser übergießen, 5 Minuten ziehen lassen, abseihen und schluckweise 1 bis 2 Tassen Tee täglich trinken.

**Mein besonderer Rat:** Säuglinge können oft nicht schlafen, weil sie unter Magendruck oder Blähungen leiden. Da hilft meistens ein Fenchel-Tee oder ein Kümmel-Tee, denn diese beiden Drogen sind die besten Karminativa (Mittel gegen Blähungen). Doch nicht immer ist es angebracht, zur Flasche noch einen Tee zu geben. Das erhöht die Trinkmenge und bringt Unruhe. Da bewährt es sich, die Nabelgegend mit einer Majoran-Salbe einzureiben. Viele Mütter berichten, daß etwa 10 bis 20 Minuten nach dem Einreiben die Blähungen vergehen. Und der Schnupfen bei Säuglingen läßt sich auch mit Majoran-Salbe behandeln. Die verstopfte Nase wird frei, der Säugling schläft beschwerdefrei. In der Apotheke bekommt man die Majoransalbe meist noch. Man kann sie sich aber auch selber herstellen. (Das Rezept stammt von meiner Großmutter.)

So wird Majoran-Salbe bereitet: 1 Teelöffel gepulverten Majoran übergießt man mit 1 Teelöffel Weingeist und läßt das Gemisch einige Stunden stehen. Dann gibt man 1 Teelöffel frische ungesalzene Butter dazu und erwärmt das Ganze im Wasserbad etwa 10 Minuten. Zuletzt seiht man durch ein Taschentuch und läßt abkühlen.

Mit dieser Salbe, die aromatisch duftet, kann man die Nase außen und innen leicht einschmieren. Wegen der geringen Haltbarkeit sollte man nur eine kleine Menge herstellen. Die haltbarere Majoran-Salbe, die man in der Apotheke bekommt (sie wirkt auch gut), ist mit weißer Vaseline bereitet, doch die Majoran-Salbe mit Butter hergestellt sei – so heißt es – eindeutig besser.

**Verwendung als Gewürz:** Seit dem 16. Jahrhundert kennt man in unseren Breiten den Majoran – seit dieser Zeit schätzt man ihn auch als Gewürz. Im Altertum war diese Pflanze der Aphrodite geweiht, und es ist ein wenig komisch, daß man Majoran heute als Wurstkraut bezeichnet. Zweifellos würzte man in der Antike nicht die Wurst, sondern den schweren Wein mit Majoran, um Liebeskräfte und Liebesverlangen zu wecken. – Fette Braten, Würste, Kartoffelsuppen und Gemüseeintöpfe mit einem hohen Anteil an Hülsenfrüchten werden durch Majoran nicht nur schmackhafter, sondern viel bekömmlicher. Saucen, die man zu Nudeln und Spaghetti zubereitet, und fette Bratkartoffeln vertragen Majoran gut. Majoran paßt auch sehr gut in Gewürzmischungen zusammen mit Thymian, Rosmarin, Basilikum und Beifuß.

**Anwendung in der Homöopathie:** Die Homöopathie verwendet »Origanum Majorana« in der Hauptsache bei Störungen der Sexualität, weil es eine besondere Wirkung auf das Nervensystem und die Sexualorgane der Frau hat. Aber auch als Magenmittel und als Tonikum wird es gelegentlich verwendet. Die Dosierung ist sehr unterschiedlich. $D_4$ bis $D_6$ sind wohl die geeignetsten Potenzen.

**Majoran als Hausmittel:** Nervenkrankheiten, Bleichsucht, Erkältungskrankheiten mit Husten und Verschleimung, Asthma, Verdauungsbeschwerden mit Blähungen und Krämpfen, Schnupfen, auch Heuschnupfen, Mundschleimhautentzündungen und Zahnfleischbluten – das alles sind Heilanzeigen für den Gebrauch des Majoran-Tees. Für die Salbe erweitert sich das Anwendungsgebiet. Man behandelt Nervenschmerzen, Verrenkungen und Verstauchungen, schlecht heilende Wunden, Geschwüre und Rheuma mit der Salbe. Hier ist es sehr schwer, eine Wertung vorzunehmen, denn die Inhaltsstoffe schließen keine der genannten Heilanzeigen ganz aus.

**Nebenwirkungen:** Überdosierung und zu langer Gebrauch (regelmäßig über mehrere Wochen) können zu Kopfschmerzen und Benommenheit führen. Diese Nebenwirkung dürfte auf das ätherische Öl zurückzuführen sein.

# Malve

→ Farbfoto Seite 244
*Malva silvestris L. (Malvaceae).*
Volksnamen: Feldmalve, Johannispappel, Käslikraut, Käspappel, Kaskraut, Katzenkäse, Nüsserli, Roßpappel, Schwellkraut, Wesing, Zigbli, Zigerli.

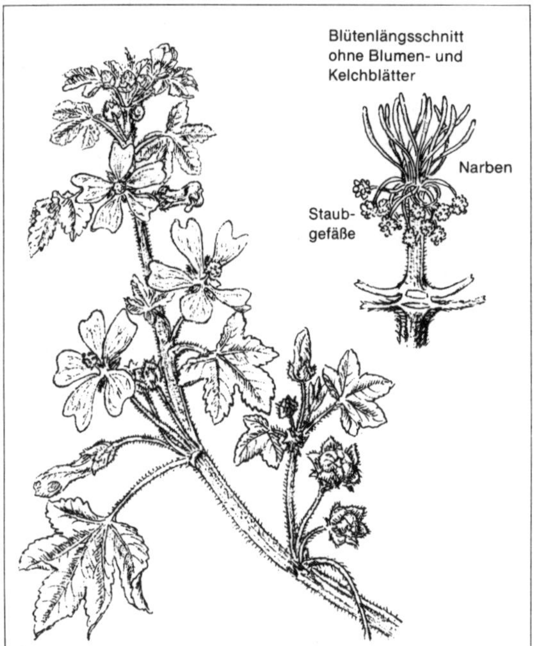


**Arzneilich verwendete Pflanzenteile:** Hauptsächlich die Blüten, gelegentlich auch das blühende Kraut oder die Blätter.
**Drogenbezeichnung:** Malvenblüten = *Flores Malvae (silvestris),* Malvenkraut = *Herba Malvae (silvestris),* Malvenblätter = *Folia Malvae (silvestris).*

**Botanik und Sammeltips:** Pflanzenbeschreibung: Die Pflanze ist mit einer spindelförmigen Wurzel im Boden verankert. Aus dieser Wurzel entspringen mehrere ästige, rauhhaarige Stengel; sie kommen aufrecht, aufsteigend oder niederlegend vor und tragen langgestielte, meist fünflappige Blätter, die beiderseits behaart und am Rand gekerbt sind. In den Blattachseln entspringen lange, ebenfalls behaarte Blütenstiele, die am Ende bläuliche bis rosarote Blüten tragen. Die 5 Kronblätter sind tief ausgerandet und mit 3 dunklen Längsstreifen versehen. Blütezeit: Juni bis August. Vorkommen: Wegränder, Feld- und Wiesenränder, Schuttplätze, sonnige Hänge und Mauern sind die Lieblingsplätze der Malve. Ernte und Aufbereitung: In den Monaten Juni bis August kann man die Heilpflanze sammeln. Die Blüten werden mit Kelch, doch ohne Stiel gepflückt und an schattigem, luftigem Ort getrocknet. Das ganze Kraut oder die Blätter bringt man zur gleichen Zeit ein und trocknet sie ebenfalls im Schatten.
**Inhaltsstoffe (Wirkstoffe):** Der Hauptwirkstoff ist der reichlich vorhandene Pflanzenschleim. Daneben sind wenig ätherisches Öl und Gerbstoff zu nennen.
**Heilwirkung und Anwendung:** Wie alle Schleimdrogen wirkt auch die Malve reizlindernd und einhüllend. Die Schulmedizin verwendet die Malve wenig, doch ist sie Bestandteil vieler Hustentees. Gelegentlich gebraucht man den Malvenblüten-Tee auch als Linderungsmittel bei Entzündungen in Mund und Rachen, zum Spülen und Gurgeln und bei leichten Durchfällen. Hier wirken Schleim und Gerbstoff zusammen.
So wird Malven-Tee bereitet: Ob man den Blüten, den Blättern oder dem Kraut den Vorzug gibt, ist bei der Zubereitung einerlei. Man übergießt 2 gehäufte Teelöffel der geschnittenen Droge mit ¼ l lauwarmem Wasser, läßt den Ansatz unter gelegentlichem Umrühren 5 bis 10 Stunden ziehen, seiht ab und hat einen gebrauchsfertigen Tee zum Einnehmen, zum Gurgeln und Spülen. Der Tee gegen Husten sollte mit Honig gesüßt werden.
Ein Hustentee, der als wirksam gepriesen wird, ist eine Mischung aus gleichen Teilen Malve mit Schlüsselblumenwurzel. Schleimlösend und

reizlindernd ist er besonders für Kinder geeignet. Auch hier ist Süßen mit Honig von Nutzen. So wird die Teemischung bereitet: 2 Teelöffel der Mischung werden mit 1/4 l kochendem Wasser übergossen und nach 10 Minuten abgeseiht. 2- bis 3mal täglich 1 Tasse Tee ist die richtige Dosierung.

**Malve als Hausmittel:** In der Volksmedizin ist der Malven-Tee sehr beliebt. Blüten, Blätter und Kraut werden gleichermaßen genutzt. Im Vordergrund steht die Verwendung bei Erkältungskrankheiten, besonders Husten, Heiserkeit und Halsweh werden damit behandelt. Hieronymus Bock (1577) meint dazu: »Plinius schreibt / welcher allen tag ein drunck thu vom Pappelsaft (gemeint ist die Malve) / der sei denselbigen tag für allen zufallenden kranckheiten behüt.« Auch Magenbeschwerden und Durchfälle heilt man in der Volksmedizin mit Malven-Tee (Zubereitung wie beschrieben). Nicht zu vergessen die Verwendung der Malve für Wundumschläge. Der hohe Schleimgehalt rechtfertigt diese Anwendung, wenn auch die Gefahr von Sekundärinfektionen durch unsachgemäße Handhabung (etwa das Auflegen frischer Blätter) nicht auszuschließen ist. Vorsicht! Wundbehandlung dieser Art ist heute wohl als überholt anzusehen. Anmerkung: In der Volksmedizin unterscheidet man nicht zwischen den verschiedenen Malvenarten. Es werden außerdem besonders die »kleine Malve« *(Malva neglecta)* und die Siegmarswurz *(Malva alcea)* neben weiteren Malvenarten gebraucht. Die rote Malve *(Hibiscus sabdariffa L.),* die uns die Hibiskusblüten liefert, enthält jedoch andere Wirkstoffe; man darf sie nicht mit unseren einheimischen Malvenarten »in einen Topf« werfen. Über diese Heilpflanze ist im Kapitel »Fremdländische Heilpflanzen« (→ Seite 392) berichtet.

**Nebenwirkungen:** Nebenwirkungen sind nicht bekannt.

# Mannstreu

→ Farbfoto Seite 244

*Eryngium campestre L. (Umbelliferae).*

Volksnamen: Brachdistel, Feldmannstreu.

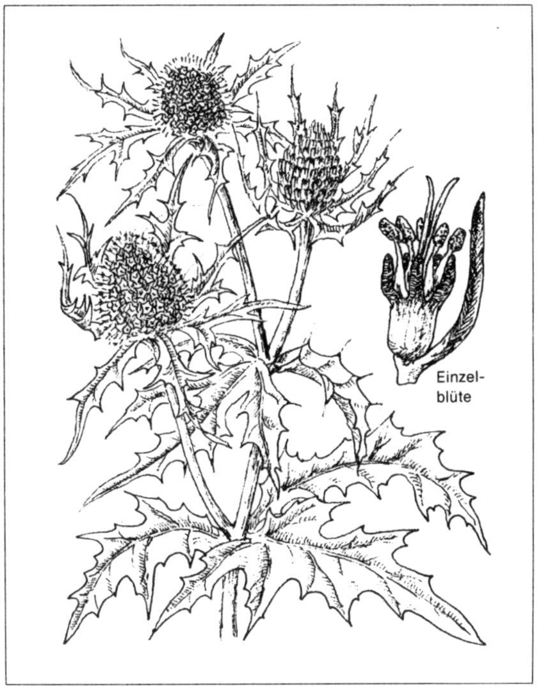


**Arzneilich verwendete Pflanzenteile:** Die Wurzel.

**Drogenbezeichnung:** Mannstreuwurzel = *Radix Eryngii.*

**Botanik und Sammeltips:** Pflanzenbeschreibung: Mannstreu ist ein ausdauernder Busch mit aufrechtem dickem, gerilltem sparrigem Stengel, der derbe kurzgestielte oder sitzende, dornig gezähnte Blätter besitzt. Die reichblütigen Doldenköpfchen sind mit Hüllblättern umgeben, die in einen stechenden Enddorn auslaufen. Die Spreublättchen der weißlichen oder graugrünlichen Einzelblüte sind pfriemlich und in einen langen Dorn verschmälert. Im Boden ist die Pflanze mit einem walzlichen, dicken braunen, verholzten Wurzelstock verankert. Blütezeit: Juli bis September. Vorkommen: Die Balkanländer, das südliche Sibirien und Nordafrika dürften die Heimat dieser Pflanze sein. Sie kommt aber mehr oder weniger häufig auch in ganz Mitteleuropa auf kargen Wiesen, Ödland, an sandigen Böschungen und Wegrändern vor. Ernte und Aufbereitung: Der Wurzelstock ist die Droge, die im Frühjahr und Herbst eingebracht wird. Man trocknet an der Luft, nachdem der Wurzelstock vorher halbiert worden ist.

**Inhaltsstoffe (Wirkstoffe):** Saponine, ätherisches Öl, wenig Gerbstoff, Spuren eines Alkaloids, Apfel-, Zitronen-, Malon-, Oxal- und Glykolsäure.

**Heilwirkung und Anwendung:** Wenn man von den Inhaltsstoffen ausgeht, so kann man die Droge gegen Bronchitis mit zähem Schleim einsetzen. Man muß ihr auch geringe wassertreibende Kraft zugestehen, doch wäre es übertrieben, Mannstreu ein Hustenmittel oder ein Diuretikum zu nennen. In Teemischungen gegen Husten und Bronchitis, Harnverhaltung, zur Frühjahrs- und Herbstkur hingegen ist die Droge eine echte Bereicherung.

**Mannstreu als Hausmittel:** Es gibt nicht viele Heilkräuter, die eine so ruhmreiche Vergangenheit haben wie Mannstreu. Nach der Sage soll die Dichterin Sappho dieses Mittel als Aphrodisiakum gebraucht haben. Im Altertum glaubte man ganz allgemein an diese Wirkung. Darüber hinaus schätzte man die Wurzel zur Regulierung der Menstruation und bei Magenbeschwerden, außerdem glaubte man an die vorbeugende Wirkung gegen Infektionskrankheiten. Im Mittelalter dann dehnte man die Verwendung weiter aus und nannte als Indikationen: Brustkrankheiten, Wassersucht, unterdrückte Periode, Harnverhaltung, Skorbut (Mundschleimhaut- und Zahnfleischentzündung, auch Zahnfleischschwund), Gelbsucht, Lungenschwindsucht und Hautkrankheiten. Die moderne Volksmedizin hat all diese Indikationen übernommen, wohl kritiklos, wie das so oft geschieht.

**Nebenwirkungen:** Nebenwirkungen bei der Anwendung dieser Pflanze sind nicht bekannt.

**Zusatz:** In neuerer Zeit interessierten sich Wissenschaftler auch noch für eine andere Eryngium-Art: für den Flachblättrigen Mannstreu (Eryngium planum), der recht gute Wirkung bei Keuchhusten zeigt. Er unterscheidet sich vom Feldmannstreu durch die stahlblaue Färbung seiner Stengel und Blütenköpfchen. Ungarn und andere Balkanländer dürften seine Heimat sein. Im Osten Deutschlands kommt er wild vor, sonst begegnet man ihm zuweilen als Gartenflüchtling. Es ist nicht ganz einfach, Radix Eryngii plani im Handel zu bekommen, weil sie wenig gefragt ist.

# Mariendistel

→ Farbfoto Seite 244

*Silybum marianum (L.) Gaertner / Syn. Carduus marianus L. (Compositae).*

Volksnamen: Christi Krone, Fieberdistel, Frauendistel, Heilandsdistel, Marienkörner, Stechkörner.

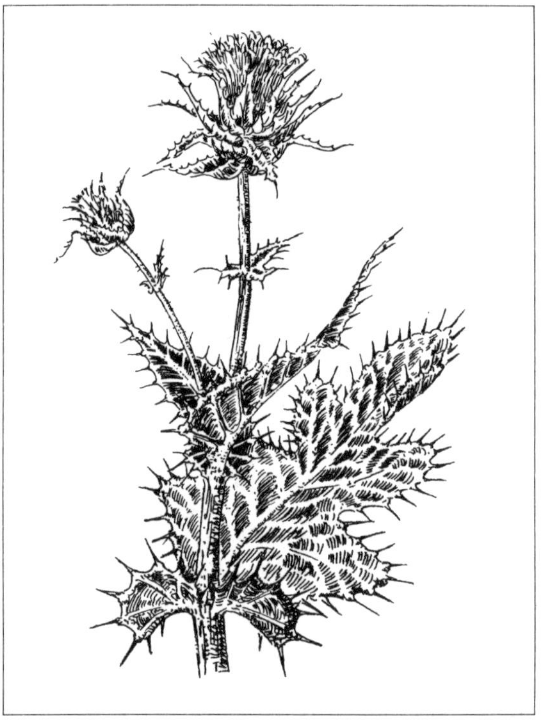

**Arzneilich verwendete Pflanzenteile:** Die Frucht ohne Pappus (= Haarkrone).

**Drogenbezeichnung:** Mariendistelfrüchte = *Fructus Cardui Mariae.*

**Botanik und Sammeltips:** Pflanzenbeschreibung: Eine der schönsten und größten Disteln ist die Mariendistel. Man kann sie sehr leicht erkennen an ihren großen, grünweiß marmorierten Blättern, die dornig gezähnt sind. An den Stengelspitzen sitzen einzeln die Körbchenblüten, die purpurrot gefärbt und kugelförmig sind. Aus dem befruchteten Blütenstand entwickeln sich hartschalige Früchte mit einem seidigen Pappus (Haarkrone), der aber bald abgeworfen wird. Die Früchte, die zu Heilzwecken verwendet werden, haben eine harte, glänzende schwarze Schale. Blütezeit: Juli bis August. Vorkommen: Bei uns wird sie in Gärten gezogen oder in Kulturen. Daraus ist sie hier und dort verwildert an warmen und trockenen Plätzen, an Bahndämmen und auf Ödland anzutreffen. Ernte und Aufbereitung: In den Monaten August und September sind die Samen reif. Der Pappus ist zu dieser Zeit meist völlig abgeworfen, so daß man die schwarzen Samen leicht ernten kann. Sie werden an der Luft gründlich getrocknet.

**Inhaltsstoffe (Wirkstoffe):** Bitterstoffe, ätherisches Öl, Harze, Tyramin, Histamin und Flavone. Der wichtigste Wirkstoff ist das Silymarin (= Silybin), eine flavonoide Verbindung, die für die Leberschutzwirkung verantwortlich ist.

**Heilwirkung und Anwendung:** Die Inhaltsstoffe können die Leber schützen und wirken bei der gerade heute so verbreiteten Fettleber regenerativ. Leberschäden sind sehr häufig. Die akute Hepatitis (ansteckende Leberentzündung), die meist mit Gelbsucht einhergeht, befällt die Menschen epidemisch. Sie hinterläßt oft schwere Dauerschäden, wenn der Patient seine Leber nicht schützt, indem er sich richtig ernährt und Alkohol strikt meidet, bis die vom Arzt vorzunehmenden Blutuntersuchungen über längere Zeit normale Werte liefern und somit eindeutig die Gesundung der Leber beweisen. Überernährung und übermäßiger Alkoholkonsum führen aber auch ohne vorhergehende Leberentzündung meist zur Leberverfettung, das heißt zu einer Zerstörung oder Stillegung eines großen Teils der Leberzellen. Hier bewährt sich die Mariendistel als unschädliches leberspezifisches Pflanzentherapeutikum. Ihr Wirkstoff ist das Flavonol Silymarin. Dieser Wirkstoff ist auch in höherer Dosierung nebenwirkungsfrei und im Hinblick auf die Regeneration der Leber außerordentlich wirksam. Die Leberschutzwirkung wurde im Tierexperiment eindeutig nachgewiesen; leberschädigende Stoffe konnten in ihrer Wirksamkeit abgeschwächt oder gar aufgehoben werden. In einem der Modellversuche verwendete man sogar das gefährlichste »Lebergift« – das Gift des Grünen Knollenblätterpilzes – mit zufriedenstellendem Erfolg. Nach den vorliegenden Untersuchungsergebnissen ist daher nicht daran zu zweifeln, daß die Mariendistel schützend und regenerierend auf die Leber wirkt. Für Leberkranke oder leberempfindliche Menschen ist deshalb eine Teekur mit Mariendistel empfehlenswert. Die Beschwerden lassen bald nach, das Wohlbefinden wird gesteigert. Auch eine überstandene akute Hepatitis wird erfolgreich mit Mariendistel-Tee nachbehandelt.

So wird Mariendistel-Tee bereitet: 1 Teelöffel Mariendistelfrüchte wird mit ¼ l kochendem Wasser übergossen, 10 bis 20 Minuten ausgezogen und abgeseiht. Der Tee wird heiß und schluckweise getrunken, morgens nüchtern, ½ Stunde vor dem Mittagessen und abends vor dem Schlafengehen jeweils 1 Tasse. Der Tee kann mit Pfefferminz-Tee gemischt werden. Dadurch erreicht man nicht nur eine Geschmacksverbesserung, sondern in manchen Fällen eine Wirkungssteigerung.

**Anwendung in der Homöopathie:** Das Homöopathikum »Carduus marianus« wird ebenfalls gegen Leberleiden verordnet, besonders solchen, die mit Schmerzen an Leber und Gallenblase einhergehen. Auch gegen Gallenblasenentzündung, Stirnkopfschmerzen, Ischias, Muskelrheuma und Unterschenkelgeschwüre setzt man mit Erfolg Carduus marianus ein. Gebraucht wird hauptsächlich die Urtinktur (∅) und die erste bis zweite Potenz ($D_1$ und $D_2$).

**Mariendistel als Hausmittel:** Alle Krankheiten, die bisher angesprochen wurden, behandelt auch die Volksmedizin mit Mariendistel. Zusätzlich wird sie häufig eingesetzt bei der Versorgung der schwer zu beeinflussenden Unterschenkelgeschwüre (Ulcus cruris), der offenen Beine. Auch bei Krampfadern gibt man inner-

lich gern Mariendistel-Tee. Die offenen Beine bestreut man auch mit gepulvertem Samen oder macht feuchte Umschläge mit Mariendistel-Tee.
**Nebenwirkungen:** Nebenwirkungen sind nicht bekannt.

# Mäuseklee

*Trifolium arvense L. (Leguminosae).*
Volksnamen: Hasenklee, Katzenklee.

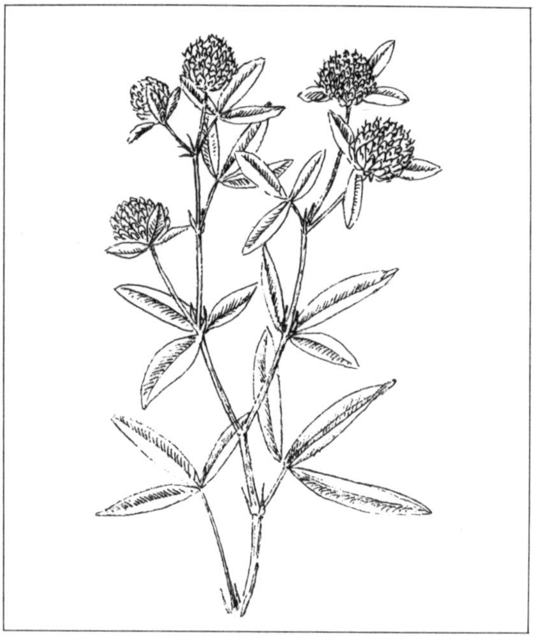

**Arzneilich verwendete Pflanzenteile:** Das blühende Kraut (ohne die Wurzeln).
**Drogenbezeichnung:** Mäusekleekraut = *Herba Trifolii arvensis.*

**Botanik und Sammeltips:** Pflanzenbeschreibung: Der Name Mäuseklee und auch die Volksnamen deuten schon an, daß sich die Blütenstände der kleeartigen Pflanze wollig und fellartig anfühlen. Das ist in der Tat das auffälligste Merkmal. Die Blüten sitzen in den köpfchenförmigen oder walzlichen Blütenständen zwischen den Kelchblättern versteckt, werden von den feinen Kelchzipfeln überragt und fallen selber mit ihrer unscheinbaren, rötlichen oder weißlichen Färbung gar nicht auf. Hinzu kommt, daß sich die ganze Pflanze durch die seidigen Haare weich anfühlt. Die einjährige Pflanze wird 10 bis 30 cm hoch. Der harte Stengel ist vom Grunde an sehr stark verästelt und zerstreut mit dreizähligen, kurzgestielten Blättern besetzt. Blütezeit: Von Juni bis in den Herbst hinein. Das hängt vom Standort ab. Vorkommen: Der Mäuseklee kommt bei uns auf sonnigen Hügeln oder Abhängen, an Waldrändern und auf trockenen Wiesen vor, er ist nicht selten, doch auch nicht überall reichlich zu finden. Ernte und Aufbereitung: Zur Blütezeit soll man die oberirdischen krautigen Teile ernten und an der Luft trocknen.
**Inhaltsstoffe (Wirkstoffe):** Der wichtigste Inhaltsstoff ist der Gerbstoff, der diese Heilpflanze zu einem brauchbaren Mittel bei chronischen Durchfällen Erwachsener und bei Durchfällen der Säuglinge und Kleinkinder macht. Etwas ätherisches Öl, Harz und wenig Schleimstoffe ergänzen die Wirkung, die Mineralstoffe sollte man auch nicht vergessen.
**Heilwirkung und Anwendung:** Immer wieder wird in letzter Zeit die gute Wirkung der Droge bei Durchfällen gerühmt. Man spricht ihr auch eine bakterizide Wirkung zu, was die Anwendung als Spül- und Gurgelmittel bei Enzündungen in Mund und Rachen und die Verwendung der Abkochung als Umschlag auf Wunden rechtfertigt. Im wissenschaftlichen Schrifttum ist man noch zurückhaltend.
So wird Mäuseklee-Tee bereitet: 2 Teelöffel Mäuseklee mit ¼ l kaltem Wasser übergießen, zum Sieden erhitzen, etwa 1 bis 2 Minuten ziehen lassen, abseihen und bei Bedarf schluckweise ungesüßt trinken. – Kann auch zur Wundbehandlung und zu Spülungen und für Fußbäder verwendet werden.
**Anwendung in der Homöopathie:** Auch hier ist das Homöopathikum »Trifolium arvense«, das fast vergessen war, wieder interessant. Aus dem frischen Kraut bereitet man die Urtinktur (∅). $D_1$ bis $D_3$ werden gern verwendet und zwar bei Durchfällen und chronischer Gastritis. Bei Rheuma lohnt sich ein Versuch. Über Er-

folge mit $D_2$ bei Gelenkrheuma wird berichtet.
**Mäuseklee als Hausmittel:** Mäuseklee ist in der Volksheilkunde ein beliebtes Mittel bei Magen- und Darmstörungen kleiner Kinder. Besonders gern gibt man den Tee bei den sogenannten Sommerdurchfällen und erzielt schnelle Heilung, wo alle anderen Mittel versagen. Bei Gicht und Rheuma gebraucht man Mäuseklee ebenfalls recht häufig. Auch zur Wundbehandlung und Fußpflege bei Schweißfüßen wird eine Abkochung (Tee) gebraucht.
**Nebenwirkungen:** Es sind keine Nebenwirkungen bekannt.

# Meerrettich

→ Farbfoto Seite 244
*Armoracia rusticana Ph. Gaertn. / Syn. Cochlearia armoracia L. (Cruciferae).*

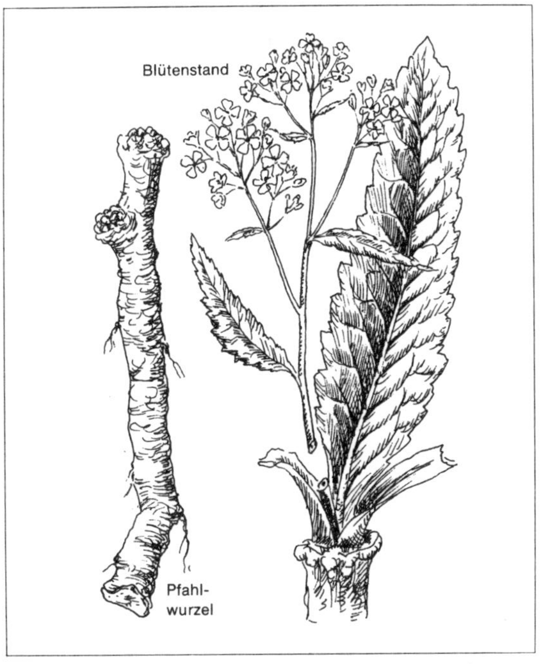


Volksnamen: Bauernsenf, Fleischkraut, Kren (slawischen Ursprungs), Krien, Pfefferwurzel, Waldrettich.
**Arzneilich verwendete Pflanzenteile:** Die Wurzel.
**Drogenbezeichnung:** Meerrettichwurzel = *Radix Armoraciae,* auch *Radix Raphani rustici.*

**Botanik und Sammeltips:** Pflanzenbeschreibung: Die ausdauernde Wurzel ist mehrköpfig, walzen- oder rübenförmig und sehr lang. Sie bildet zunächst große langgestielte, längliche gekerbte Blätter aus. Aus der Mitte schießt dann später der Blühschaft empor, der mit ungestielten, lineallanzettlichen Blättern besetzt ist. Die Blüten, in einer Rispe angeordnet, sind weiß. Daraus entwickeln sich schötchenförmige Früchte. Vorkommen: Der Meerrettich ist in Südeuropa beheimatet, wird aber ganz besonders in Deutschland und auch in den USA oft in Gärten oder Großkulturen gezogen. Besonders in Franken gibt es viele Anbaugebiete, und im Herbst ziehen dann die sogenannten Kren-Weiber aus, um die Meerrettichwurzelstangen zu verkaufen, denn neben der arzneilichen Verwendung ist der Meerrettich sehr beliebt als Fleischbeigabe, Gewürz und Gemüse. Wild wächst er bei uns nur als Kulturflüchtling. Blütezeit: Juni und Juli. Ernte und Aufbereitung: In den Monaten September bis Februar kann man die langen Wurzeln ernten. Sie werden ausgegraben und meistens frisch verwendet. Um sie auch nach der Ernte frisch zu erhalten, lagert man sie in frostfreiem Keller. Sie werden mit Erde bedeckt und müssen im Dunklen stehen, um ein Austreiben zu verhindern.
**Inhaltsstoffe (Wirkstoffe):** Ätherisches Öl mit Sinigrin (Senfölglykosid), Rhodanwasserstoff, Asparagin, Arginin. Flüchtige antibiotisch wirkende Stoffe, Kaliumverbindungen und reichlich Vitamin C.
**Heilwirkung und Anwendung:** Die Meerrettichwurzel wird von der Schulmedizin nicht gebraucht, ihre Anwendung ist der Volksmedizin vorbehalten. Seit man aber antibiotisch wirkende Stoffe darin gefunden hat, nimmt das Interesse an dieser Heilpflanze zu. Man hält Präparate, die diese Wirkstoffe enthalten, für wirksam bei Infektionen der Niere und der ableitenden Harnwege sowie bei Bronchitis.
**Meerrettich als Hausmittel:** In den Hauptanbaugebieten, wo jeder mit Kren umzugehen

versteht, gilt der Meerrettich als ausgezeichnetes Mittel bei Husten. Man vermischt fein geriebenen Meerrettich mit der gleichen Menge Zucker oder Honig und gibt bei Husten 2- bis 3mal täglich 1 Teelöffel voll. Auch bei Blasen- und Nierenleiden wird diese Zubereitung empfohlen. Rheumatikern gibt man geriebenen Meerrettich ein, und als Breiumschlag (frischen geriebenen Meerrettich messerrückendick auf ein Tuch gestrichen) auf den Nacken gelegt soll er Kopfschmerzen vertreiben, auf die Wange gelegt Zahnschmerzen beseitigen, auf das Gesicht gelegt Sommersprossen entfernen und (als Umschlag) auf der Brust Asthma lindern. Doch in diesen Fällen ist Vorsicht geboten, weil der Meerrettich stark hautreizend wirkt. Die Breiauflagen sollten nur 5 bis 10 Minuten liegenbleiben. Die Anwendung gegen Magen- und Darmbeschwerden ist selten.

**Meerrettich als Gewürz:** Frisch geriebener Meerrettich oder die milderen Spezialzubereitungen sind ein überaus beliebtes Gewürz für Fleischgerichte. Zu Rind- und auch zu Schweinefleisch paßt er ganz besonders, wenn diese als kalte Braten serviert werden. Auch als Beilage zu fetter Wurst ist Meerrettich zu empfehlen. In Franken gilt gekochtes Rindfleisch mit Meerrettichsauce als ein Festessen.

**Nebenwirkungen:** Bei allen scharfen, haut- und schleimhautreizenden Stoffen ist ein Zuviel schädlich. Wer zuviel Meerrettich einnimmt, wer zu stark damit würzt, der muß mit Reizerscheinungen in Magen, Darm und an der Niere rechnen. Vorsicht beim Reiben von Meerrettich – die Augen werden gereizt!

# Meisterwurz

→ Farbfoto Seite 244

*Peucedanum ostruthium (L.) Koch. / Syn. Imperatoria ostruthium L. (Umbelliferae).*

Volksnamen: Anstrenze, Beizichrut, Durstwurz, Haischwurz, Kaiserwurzel, Magisterwurz, Ostrutwurz, Sirenenwurzel.

**Arzneilich verwendete Pflanzenteile:** Wurzelstock, Ausläufer und Wurzeln.

**Drogenbezeichnung:** Meisterwurz = *Radix Imperatoriae (Rhizoma Imperatoriae, Radix Astrantiae, Radix Ostruthii).*

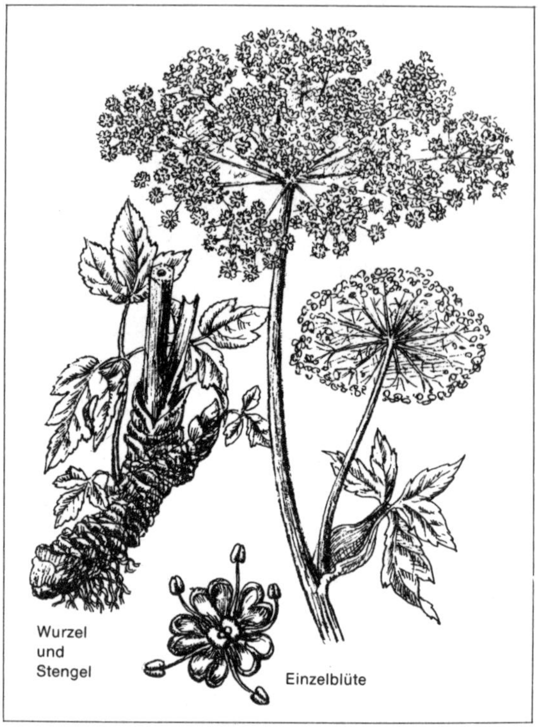


**Botanik und Sammeltips:** Pflanzenbeschreibung: Meisterwurz wird 40 bis 100 cm hoch, ist ausdauernd und trägt nur wenige Laubblätter. Mit einem etwa 1,5 cm dicken braunen Wurzelstock, von dem dünne Ausläufer ausgehen, ist sie im Boden verankert. Die Blätter sind einfach oder doppelt dreizählig und fiederschnittig. Die kleinen weißen Blüten sitzen in reichblütigen großen Dolden. Blütezeit: Juni bis August. Vorkommen: Diese Heilpflanze bildet oftmals große Bestände, ist bei uns aber nicht überall anzutreffen. Sie wächst vor allen Dingen in den Alpen in Höhen über 1000 m. Nur selten steigt sie tiefer ab. Sie bevorzugt Kalk und Kieselböden, feuchte Bergmatten, Bachufer und feuchte Gebüschzonen. Ernte und Aufbereitung: Alle Teile der Pflanze riechen stark aromatisch. Das trifft ganz besonders für den Wurzelstock zu, der deswegen auch arzneilich verwendet wird. Der Geruch erinnert an Sellerie und an die Engelwurz. Wie für alle unterirdischen Organe ist auch für die

Meisterwurz das frühe Frühjahr oder der späte Herbst die günstigste Sammelzeit. Nach dem Waschen trocknet man die Droge im Schatten.
**Inhaltsstoffe (Wirkstoffe):** Ätherisches Öl, Bitterstoffe und Gerbstoffe sind die Hauptwirkstoffe. Verschiedene Cumarine, Harze und Gummi unterstützen die Wirkung. Wie in fast allen Wurzeln und Wurzelstöcken finden sich auch in der Meisterwurz Stärke, Zucker und Pektin.
**Heilwirkung und Anwendung:** Wie die Engelwurz ist auch die Meisterwurz eine probate Heilpflanze aus der Gruppe der aromatischen Bitterstoffdrogen. Alles was im Kapitel Engelwurz an Heilanzeigen und Anwendungsmöglichkeiten genannt wurde, trifft für die Meisterwurz ebenso zu: Magen-, Darm-, Galle- und Leberstörungen. Als Erweiterung kann lediglich angegeben werden, daß man in manchen Gegenden, vornehmlich in Gebirgsländern (Österreich, Schweiz), mit der Droge Dampfbäder gegen Bronchitis und bei Asthma macht. Die Wirkung soll gut sein.
So wird das Dampfbad mit Meisterwurz bereitet: Man verwendet 2 Eßlöffel Droge als grobes Pulver oder fein geschnitten. Die Droge wird in einer Schüssel mit ½ l kochendem Wasser übergossen. Man inhaliert die heißen Dämpfe etwa 10 Minuten lang.
**Nebenwirkungen:** Nebenwirkungen sind bei sachgemäßer Anwendung der Droge nicht zu befürchten.

# Melde

→ Farbfoto Seite 244
*Atriplex hortensis L. (Chenopodiaceae).*
Volksnamen: Gartenmelde, Mehlkraut, Wilder Spinat.
**Arzneilich verwendete Pflanzenteile:** Das Kraut (ohne die Wurzeln).
**Drogenbezeichnung:** Meldekraut = *Herba Atriplicis.*

**Botanik und Sammeltips:** Pflanzenbeschreibung: Die Gartenmelde wird bis zu 1 m hoch. In der Jugend ist die ganze Pflanze blaugrün, später hellgrün. Die Blätter, in der unteren Region dreieckig, nach oben mehr länglich-spießförmig, sind ausgerandet oder gezähnt und in jungem Zustand mehlartig überzogen. Die sehr unscheinbaren Blüten sind in lockeren, rispigen

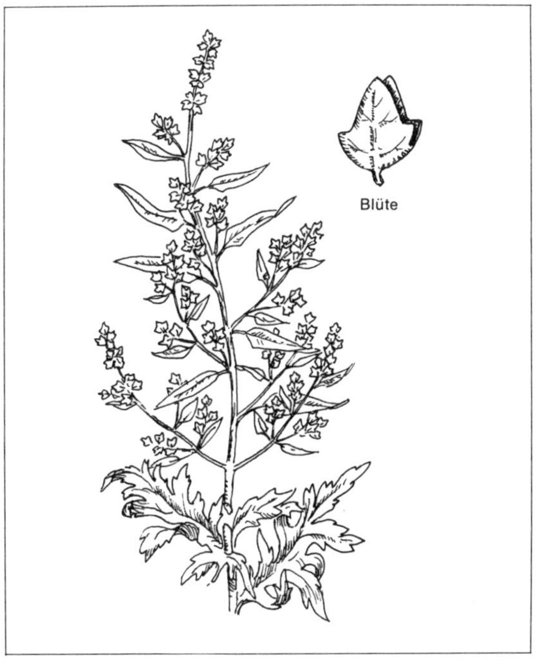


Scheinähren angeordnet. Blütezeit: Juli bis August. Vorkommen: Vornehmlich als Unkraut in Gärten, auf Brachland, auch an Wegrändern und auf Schuttplätzen. Ernte und Aufbereitung: Man sammelt das frische Kraut zu Beginn der Blütezeit. Es wird kurz über dem Erdboden abgeschnitten und gebündelt zum Trocknen aufgehängt.
**Inhaltsstoffe (Wirkstoffe):** Die Hauptwirkstoffe sind die Saponine. Daneben sind ein Alkaloid und ein noch unbekannter Stoff vorhanden, der für giftig gehalten wird. Der Gehalt an Mineralstoffen ist beachtlich.
**Heilwirkung und Anwendung:** Die Inhaltsstoffe der Melde und die exakte Wirksamkeit sind zu wenig belegt, als daß die Schulmedizin diese Heilpflanze verwenden könnte. Es lohnt sich aber, der Melde größere Beachtung zu schenken, zumal sie in der Volksmedizin einen guten Ruf hat. Die Saponine sind wirksam bei Stoffwechselstörungen und Verschleimung.

**Die Melde als Hausmittel:** Im »Hortus Sanitatis/gart der gesuntheit« von Peter Schöffer (1485), dem ersten in deutscher Sprache gedruckten Kräuterbuch, kann man lesen, daß die Melde zur Kühlung und Erweichung von Geschwülsten und ganz besonders zur Behandlung von Nagelbettentzündungen gut sei. Aber auch gegen Leber-, Blasen- und Lungenleiden könne man diese Heilpflanze mit Erfolg anwenden. Der Autor dieses Buches beruft sich auf Dioskorides, Galenos und Serapion. Heute gebraucht man in der Volksmedizin die Melde als Blutreinigungsmittel, also zur Anregung sämtlicher Körperdrüsen, bei Lungen-, Blasen- und Nierenleiden und häufig auch gegen Hautunreinheiten. Verwendet wird meistens eine Abkochung (Tee).
So wird Melde-Tee bereitet: 1 Teelöffel Melde wird mit ¼ l kochendem Wasser übergossen und nach 10 Minuten abgeseiht. 1 bis 2 Tassen Tee täglich sind die richtige Dosierung.
**Nebenwirkungen:** Wenn man die Melde als Tee gebraucht, wird man kaum Nebenwirkungen zu erwarten haben. Dennoch ist Vorsicht geboten, denn man kennt Hautausschläge, die auf den Genuß von Melde als Gemüse (wie Spinat) zurückzuführen sind.

# Melisse

→ Farbfoto Seite 261
*Melissa officinalis L. (Labiatae).*
Volksnamen: Bienenkraut, Frauenwohl, Herztrost, Immenblatt, Zitronenkraut, Zitronenmelisse.
**Arzneilich verwendete Pflanzenteile:** Die Blätter und das daraus bereitete ätherische Öl.
**Drogenbezeichnung:** Melissenblätter = *Folia Melissae,* ätherisches Melissenöl = *Oleum Melissae.*

**Botanik und Sammeltips:** Pflanzenbeschreibung: Etwa 30 bis 70 cm hoch wird die ausdauernde, zumeist stark verästelte Melisse. Gegenständige Blätter, vierkantiger Stengel, weißlichgelbe oder auch rein weiße Lippenblüten, die in Scheinquirlen in den Achseln der oberen Blätter angeordnet sind, zeichnen sie aus. Blütezeit: (Juni) Juli, August. Vorkommen: Die Heimat der Melisse ist das östliche Mittelmeer.

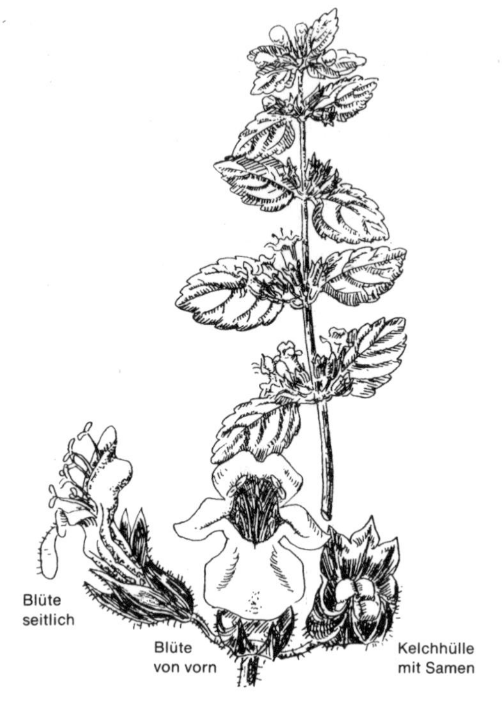


Bei uns fehlt sie in der freien Natur, doch wird sie zur Gewinnung der Droge für pharmazeutische Zwecke in Kulturen gezogen. Wie die Pfefferminze kann man auch die Melisse im Garten anbauen. So zieht man sich Melisse im Garten heran: Für einen kleinen Haushalt genügen 3 Stauden. Die Melisse ist nämlich eine ausdauernde Staude, die durch Stockteilung vermehrt wird. Im zeitigen Frühjahr werden die Stöcke in einem Abstand von 30 × 40 cm gepflanzt, sie brauchen einen feuchten humusreichen Boden und eine warme Lage. Wenn man mit etwas Mineraldünger düngt und um die Pflanze herum den Boden flach aufhackt, hat man alles zu ihrer Pflege getan. Die Ernte wird reichlich sein. Die jungen Blätter und Triebspitzen können laufend bei Bedarf geerntet werden. Ernte und Aufbereitung: Beim Ernten der Melissenblätter muß man darauf achten, daß dies vor der Blütezeit geschieht, denn wenn die Pflanze blüht, haben Melissenblätter weder einen sonderlich angenehmen Geruch noch einen guten Geschmack. Schonende Trocknung (nicht über 40° C) erhält der Droge das ätherische Öl. – Das ätherische Melissenöl wird durch Wasserdampfdestillation aus der ganzen Pflanze gewonnen.

**Inhaltsstoffe (Wirkstoffe):** Der wichtigste Inhaltsstoff ist das ätherische Melissenöl mit Citral, Citronellal, Linalool, Geraniol und Aldehyden. Aber auch die Gerbstoffe und die Bitterstoffe verdienen Beachtung.

**Heilwirkung und Anwendung:** Im Vordergrund steht die beruhigende Wirkung der Melisse, die sie zu einem guten Heilmittel bei nervösen Herzbeschwerden macht. Der nervöse Mensch, der Reizüberflutung von außen nicht verkraftet und auch am Abend nicht zur Ruhe kommt, oft lange im Bett liegt, ohne den ersehnten Schlaf zu finden, kann durch eine Kur mit Melissen-Tee wieder zur Ruhe kommen. 2 Teelöffel geschnittene Melissenblätter pro Tasse sollte man in diesen Fällen bei der Teezubereitung verwenden. Das scheint überdosiert zu sein, aber sowohl Melissen- wie auch Baldrian-Tee muß man stärker »brauen« als es bei Tees sonst üblich ist, will man den sedativen (beruhigenden) Effekt voll nutzen. Süßen mit Honig verstärkt die Wirkung des Schlaftees. 3 Tassen sollte man täglich von diesem Tee trinken.

So wird Melissen-Tee bereitet: 2 Teelöffel geschnittene Melissenblätter pro Tasse mit ¼ l kochendem Wasser übergießen und zugedeckt 10 Minuten ziehen lassen.

Die beruhigende Wirkung der Melisse macht man sich auch bei Magenbeschwerden zunutze, vor allem beim »nervösen« Magen. Neben der sedativen Komponente steht deutlich wahrnehmbar auch eine spasmolytische (krampflösende) und leicht karminative (windetreibende) Wirkung. Erst durch alle diese Eigenschaften wird der Melissen-Tee zu einem Linderungs- und Heilmittel bei Magenbeschwerden. Das ätherische Öl der Melisse ist Bestandteil sehr vieler Arzneispezialitäten, von denen der Melissengeist ganz besonders beliebt ist. Man nimmt ihn bei nervösen Herzbeschwerden, bei nervösen Magen- und Darmbeschwerden, als mildes Schlafmittel und äußerlich als belebende Einreibung. Der tonisierende Effekt rechtfertigt die Anwendung in Erkältungszeiten, weil die Abwehrlage des Körpers gebessert wird. Wenn man nicht den Fehler begeht, den Melissengeist als Allheilmittel anzusehen, dann leistet er als Hausmittel gute Dienste. Die ausgleichende Wirkung der Melisse macht man sich auch in Form des Melissen-Vollbades nutzbar. (Fertigbäder im Handel). Man kann sich auch das Bad selber bereiten.

So wird das Melissen-Bad bereitet: 50 bis 60 g Melissenblätter werden mit 1 l Wasser übergossen, zum Sieden erhitzt und nach 10 Minuten abgeseiht. Die Flüssigkeit wird dem Vollbad zugegeben.

**Verwendung als Gewürz:** Wer einen Küchenkräutergarten besitzt, der sollte darauf bedacht sein, auch Melisse anzubauen. Frische Melissenblätter sind nämlich ein ganz ausgezeichnetes Gewürz für Salate, Saucen, Gemüse, Eintöpfe und Suppen. Man gibt sie kurz vor dem Servieren hinzu. Beliebt ist auch fein gehackte Melisse in Weichkäse.

**Melisse als Hausmittel:** In der Volksmedizin wird nicht immer deutlich zwischen der Melisse und der Pfefferminze unterschieden. Man sagt vielerorts Melisse und verwendet Pfefferminze. Da sich beide Heilpflanzen in der Tat sehr ähnlich sind, ist die Verwechslung nicht so tragisch. Gebraucht wird Melisse bei Magen-, Leber- und Galleleiden, zur Beruhigung bei nervösem Herzen und auch zur Kräftigung nach Erkältungs- und Infektionskrankheiten.

**Nebenwirkungen:** Nebenwirkungen sind nicht zu erwarten.

**Anmerkung:** Unsere Melisse ist die Zitronenmelisse, von ihr ist oben die Rede. In der Schweiz meint man jedoch oft die Goldmelisse (Monarda didyma L.), wenn man von Melisse spricht. Die Goldmelisse ist rotblühend, in Südamerika heimisch und in der Schweiz als Heilpflanze gegen Verdauungsbeschwerden und Husten bekannt.

# Mistel

→ Farbfoto Seite 261
*Viscum album L. (Loranthaceae).*
Volksnamen: Donarbesen, Geißechrut, Hexennest, Vogelchrut, Vogelmistel, Wintergrün, Wintersamen.

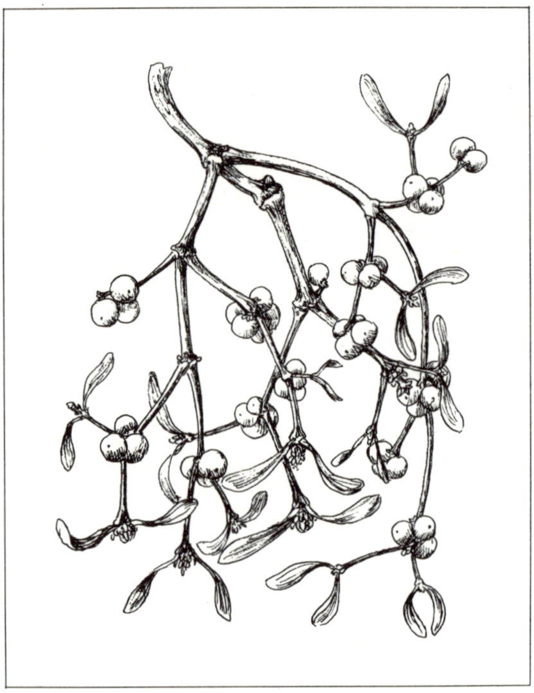

**Arzneilich verwendete Pflanzenteile:** Die beblätterten Zweige.
**Drogenbezeichnung:** Mistel = *Viscum album* = *Folia (Herba) Visci.*

**Botanik und Sammeltips:** Pflanzenbeschreibung: Die Mistel ist ein zweihäusiger, reich verästelter, in seiner Form rundlich bis kugeliger immergrüner Busch, der auf Nadelhölzern und besonders auch auf weichholzigen Laubbäumen schmarotzt. Die Rinde der Mistel ist gelbgrün und bildet keine Korkschicht aus. Die Blätter sind ledrig, umgekehrt länglich-eiförmig oder spatelig in den Grund verschmälert, undeutlich längsadrig und sitzen gegenständig an den Enden der Gabeläste. Die unscheinbaren bleichgelben Blüten stehen endständig dicht gedrängt. Sie werden schon im Vorjahr angelegt. Blütezeit: März bis April. Reifezeit der Beeren: Dezember. Vorkommen: Als Halbschmarotzer ist die Mistel auf ihre Wirtspflanze angewiesen. Sie kommt folglich dort vor, wo die Bäume wachsen, die sie bevorzugt besiedelt (Nadelhölzer, weichholzige Laubbäume). Ihre Samen werden durch Vögel verbreitet. Ernte und Aufbereitung: Die Mistel muß man zunächst ausfindig machen. Das geht bei Laubbäumen am besten im Spätherbst und Winter, wenn das Laub fehlt. Dann erkennt man die Mistel als rundliche »Nester« auf den Bäumen. Schwieriger ist es bei Nadelbäumen. Hier findet man jedoch häufig Mistelblätter auf dem Waldboden, wo sie »nicht hingehören«. Dadurch wird man auf einen Mistelstrauch, der auf einer Fichte oder Tanne wächst, aufmerksam. Die günstigste Erntezeit ist in den Monaten März und April. Man bringt beblätterte Zweigspitzen ein, trocknet sie schonend und zerschneidet sie dann.
**Inhaltsstoffe (Wirkstoffe):** Die Viscotoxine sind herzwirksam, Cholin, Acetylcholin und Histamine beeinflussen den Blutdruck, Saponine, Flavonoide, Harze und Schleimstoffe sind sicherlich wirksame Begleitstoffe. Ein noch nicht näher bestimmtes Prinzip, dem die Steigerung der Abwehrkräfte und eine tumorhemmende Wirkung zugeschrieben wird, ist in der Mistel nachgewiesen.
**Heilwirkung und Anwendung:** Obwohl es durchaus möglich ist, daß die Mistel in Zukunft als Krebsmittel Bedeutung erlangt, ist zur Zeit noch vor der Überbewertung dieser Heilpflanze zu warnen. Man kann sie zur Unterstützung der ärztlichen Therapie bei Bluthochdruck verwenden, man kann sie zusammen mit Weißdorn alten Menschen empfehlen, um die Leistung ihrer »müden« Herzen zu verbessern, und man kann sie Rekonvaleszenten (Genesenden) nach schweren Infektionskrankheiten zur Stärkung des geschwächten Herzmuskels geben. Neben den sehr vielen galenischen Präparaten, die Mistel enthalten, behauptet sich auch der Tee.
So wird Mistel-Tee bereitet: 2 gehäufte Teelöffel Mistel mit ¼ l kaltem Wasser übergießen, nach 10 bis 12 Stunden abseihen. 2 Tassen pro Tag sind die richtige Dosierung.

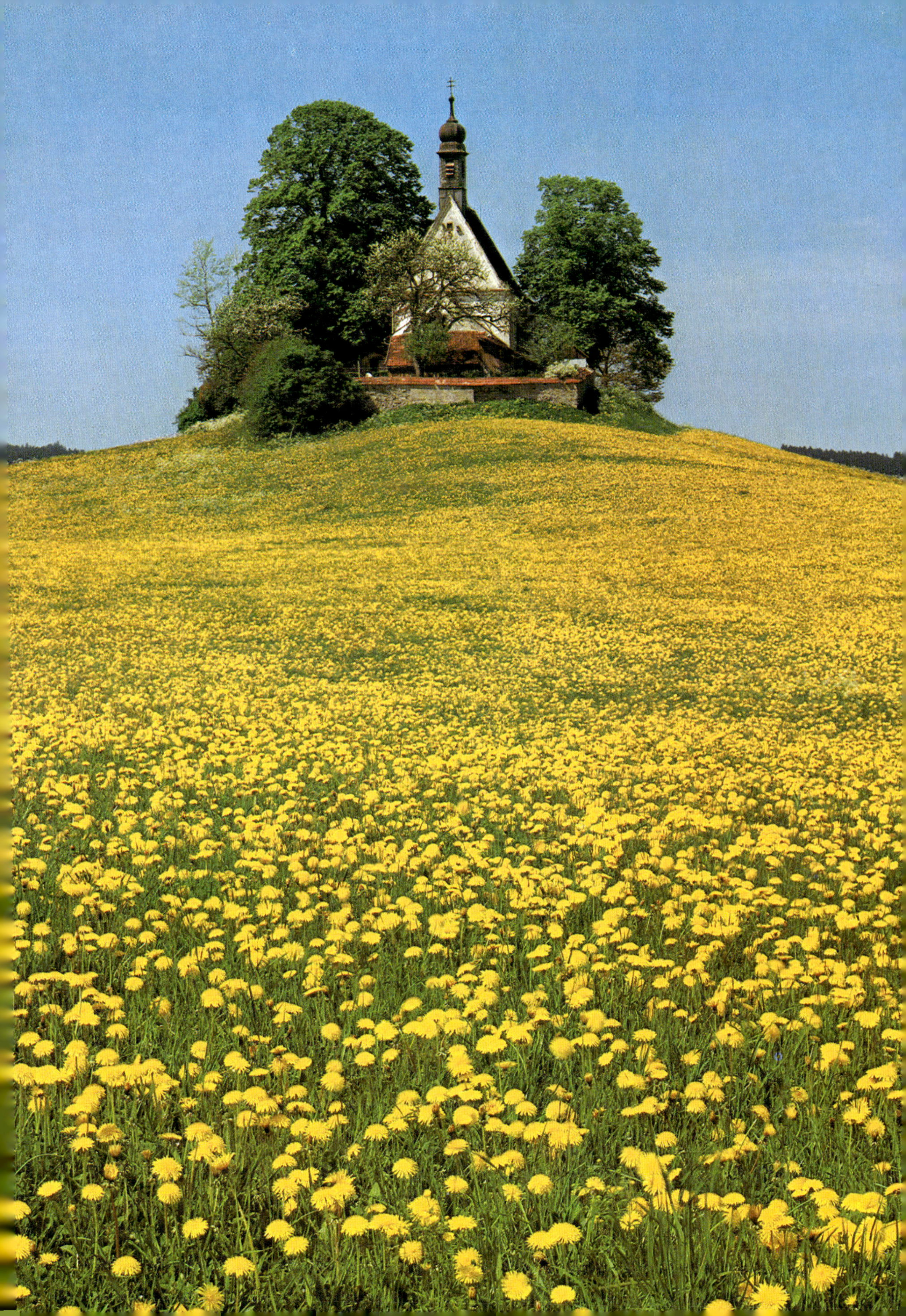

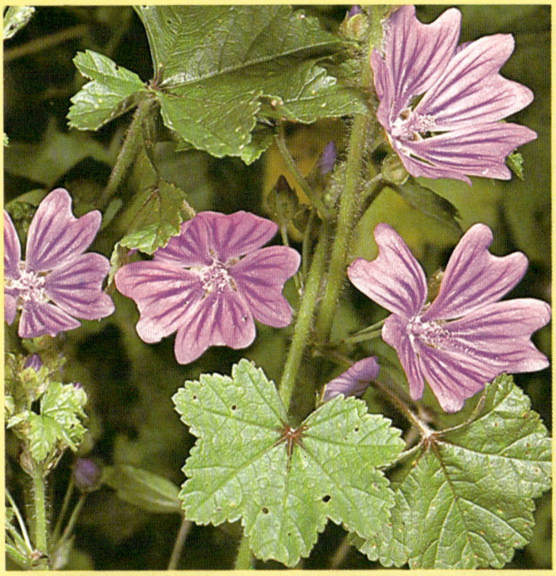
1

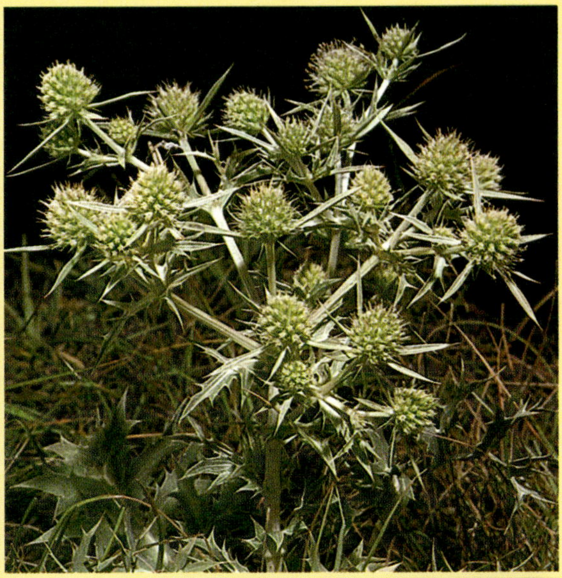
2

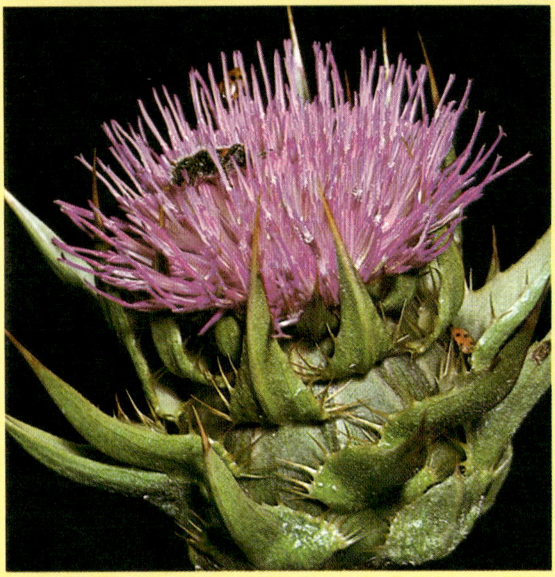
3

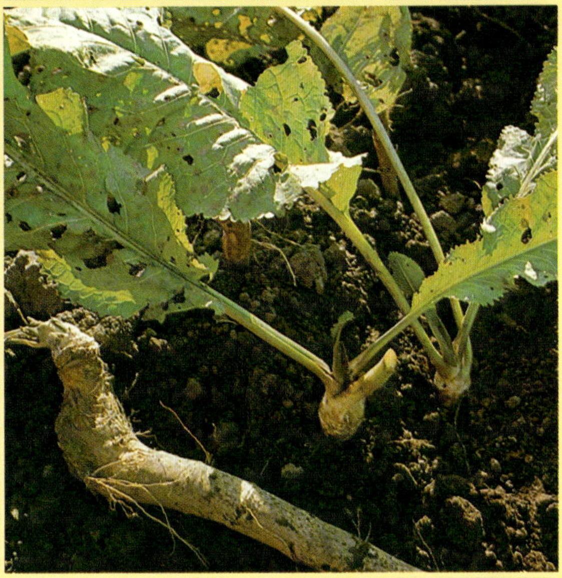
4

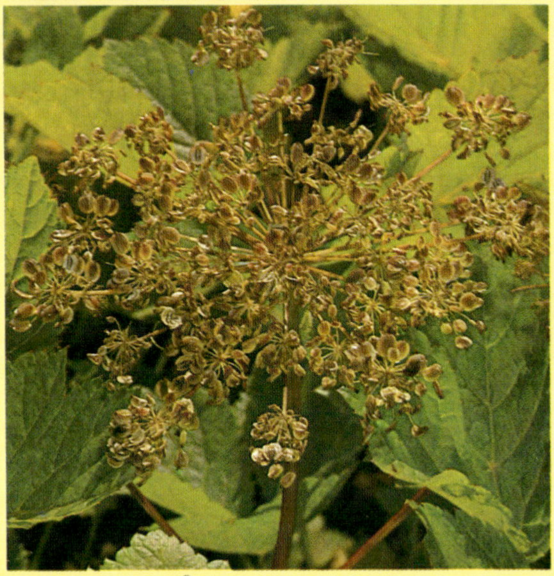
5

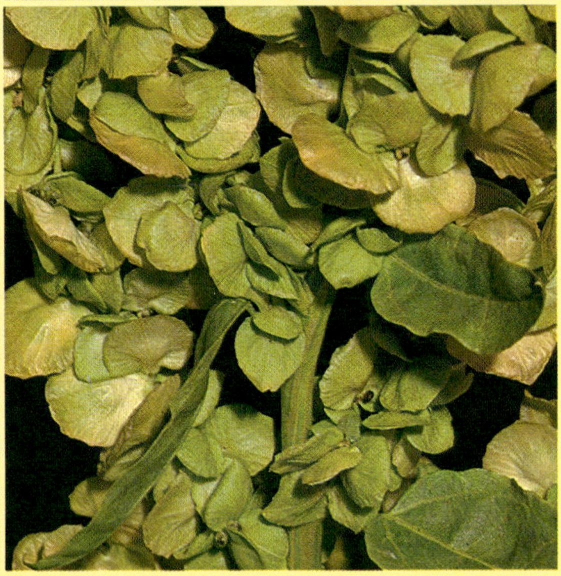
6

**Anwendung in der Homöopathie:** Das Homöopathikum »Viscum album« wird verschiedenartig verwendet. Man gebraucht es zur Hebung des Wohlbefindens älterer Leute, zur Vorbeugung und Linderung arteriosklerotischer Beschwerden sowie gegen Schwindelanfälle und epileptische Zustände. Bei der Anwendung gegen hohen Blutdruck übt man Zurückhaltung. Die Potenzen $D_3$ und $D_6$ werden bevorzugt gebraucht. 3mal täglich 5 bis 15 Tropfen ist die Dosierung.

**Mistel als Hausmittel:** Die arzneiliche Verwendung der Mistel läßt sich bis ins fünfte vorchristliche Jahrhundert zurückverfolgen. Im ersten Jahrhundert nach Christi findet man bei Plinius den Hinweis, daß die Mistel gegen Fallsucht und Schwindelanfälle hilfreich sei. Hieronymus Bock (1498–1554) und P. A. Matthiolus (1501–1577) übernehmen das und fügen hinzu, daß die Mistelsalbe Geschwüre und eitrige Wunden heile, und Pfarrer Kneipp empfiehlt die Mistel zur Stillung von Blutflüssen und zur Behandlung von Störungen im Blutumlauf. – Von alledem ist in der Volksmedizin ein wenig hängen geblieben, doch in der Hauptsache trinkt man den Mistel-Tee gegen leichte nervöse Herzstörungen.

**Nebenwirkungen:** Bei der Verwendung von Mistel-Tee in oben angegebener Dosierung sind Nebenwirkungen nicht bekannt.

# Möhre

→ Farbfoto Seite 261

*Daucus carota L. (Umbelliferae).*

Volksnamen: Gelbe Rübe, Karotte, Mohrrübe, Vogelnestchen.

**Arzneilich verwendete Pflanzenteile:** Die Wurzel, in der Volksmedizin (zwar selten) auch das Kraut und die Früchte.

**Drogenbezeichnung:** Möhrenwurzel = *Radix Dauci carotae,* Möhrenkraut = *Herba Dauci (carotae),* Möhrenfrüchte = *Fructus Dauci (carotae).*

**Botanik und Sammeltips:** Pflanzenbeschreibung: Die wilde Möhre, aus der die verschiedenen Gartenformen hervorgegangen sind, ist mit spindelförmiger, weißlicher, zumeist holziger Wurzel im Erdboden verankert. Der steif-haarige Stengel wird bis zu 1 m hoch. Er ist gefurcht und mit 2- bis 3fach gefiederten Blättern besetzt. Die »Doldenblüte« mit weißen Einzelblüten ist zunächst flach ausgebreitet. Sie zieht sich nach dem Abblühen nestartig zusammen.

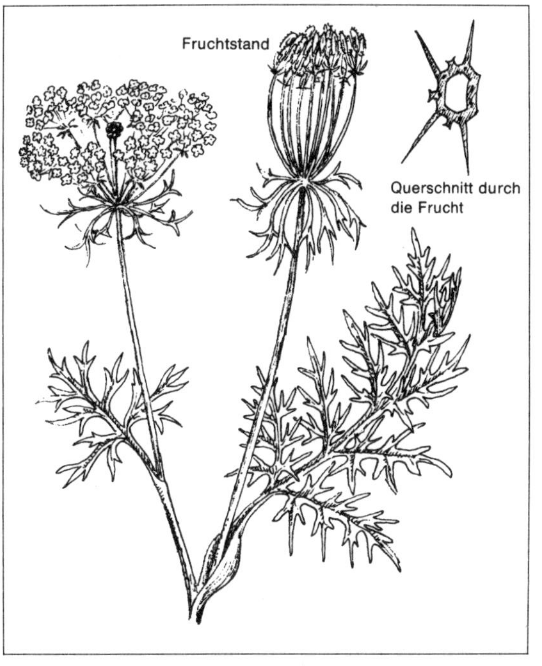


Doldenblütler sind für den Laien schwer voneinander zu unterscheiden, so daß auffallende Merkmale eine große Hilfe sind. Bei der Möhre haben wir ein solches Kennzeichen in Form schwarz-purpurfarbiger Einzelblüten inmitten der reichblütigen, sonst weißen Doppeldolde. Man hat den Eindruck, als säße mitten in der Dolde ein kleiner Käfer. Auch die stacheligen Früchte sind ein wichtiges Erkennungsmerkmal. Blütezeit: (Juni) Juli bis September (Oktober). Vorkommen: Die wilde Möhre ist häufig. Man findet sie auf Ödland, Schuttplätzen, mageren Wiesen, an Böschungen und Wegrändern. Ernte und Aufbereitung: Es wurde schon erwähnt, daß es viele Kulturformen gibt – diese sind es in der Hauptsache, die als Gemüse und für arzneiliche Zwecke

◁ *1 Malve, 2 Mannstreu, 3 Mariendistel, 4 Meerrettich, 5 Meisterwurz, 6 Melde* gebraucht werden. Wer hingegen die Wildform verwenden möchte, der muß die Wurzeln im zeitigen Frühjahr (März) oder im späten Herbst (Oktober) graben. Zumeist wird daraus mit einem Entsafter Möhrensaft bereitet. Nur selten wird die Wurzel getrocknet. Das Trocknen geschieht an luftigem Ort, nachdem die Wurzeln der Länge nach durchgeschnitten wurden. Das Kraut erntet man zur Blütezeit, schneidet es etwa handbreit über dem Boden ab und trocknet es gebündelt an der Luft. Kurz vor der Vollreife werden die fruchtenden Dolden eingebracht und an luftigem Ort getrocknet. Danach gewinnt man durch Abrebeln die Früchte.

**Inhaltsstoffe (Wirkstoffe):** Provitamin A, die Vitamine $B_1$, $B_2$ und C, Flavonoide, ätherisches Öl und andere.

**Heilwirkung und Anwendung:** Die Schulmedizin verwendet die Möhre in der Hauptsache bei Ernährungsstörungen von Säuglingen und bei Vitamin A-Mangel. Auch gegen Madenwürmer wird sie häufig gebraucht und nur gelegentlich als Diuretikum (zur Wasserausscheidung). Man verwendet den Möhrensaft oder frische geschabte oder zerhackte Wurzeln. Wer einen Entsafter besitzt, der kann sich den Möhrensaft selber frisch bereiten, denn Möhren bekommt man das ganze Jahr hindurch. Ob man den Saft oder frische gehackte Möhren bevorzugt, ist einerlei. Gekochtes Möhrengemüse ist sehr gesund, doch im Hinblick auf die arzneiliche Wirkung frischen Möhren unterlegen. Die Dosierung ist unterschiedlich. R. F. Weiß empfiehlt, Kindern mit Madenwürmern 1 bis 2 Tage lang nichts anderes zu geben als einen Brei aus geschabten oder geriebenen rohen Möhren. Sie sollen so viel davon essen wie sie mögen. Vom Möhrensaft gibt man etwa $^1/_2$ l pro Tag. Kindern mit Ernährungsstörungen gibt man zweckmäßigerweise mehrmals täglich 1 Eßlöffel Möhrensaft.

**Möhren als Hausmittel:** Was P. A. Matthiolus 1563 über die »Würckung von Mören / oder gelben Rüben« schrieb, wurde von der Volksmedizin in allen Einzelheiten übernommen. In der Volksmedizin wird die wilde Form als nützlicher angesehen als die Kulturformen. Matthiolus schrieb: »Die Mören gesotten / sindt lieblich zu essen / dem magen nützlich / treiben den harn / bringen lust zur speiss / vnd zu den ehlichen wercken. Der dürre samen gepuluert /vnd in wein eingenommen / ist gutt denen / so den heschen haben / vnd grimmen im leib. Er treibt den stein / vnd die weibliche blumen. Wider den stein: Nim Mören sampt den blettern / vnnd samen /seudts in wasser / geuss in ein wanne / vnd sitz darein / es hilfft.« Hervorzuheben ist noch, daß der Brei aus der süßen Möhre (der Gartenform also) zur Behandlung von Geschwüren, besonders der sogenannten offenen Beine gebraucht wird. Auch das zerriebene frische Kraut, das man mit Honig vermischt, wird zur Wundbehandlung verwendet. Außerdem hat die Möhre einen guten Ruf als Kräftigungs- und Beruhigungsmittel. Dazu verwendet man sie als Saft, als Brei und auch als Tee.

So wird Möhren-Tee aus getrockneten Möhrenwurzeln, aus dem Kraut oder den Früchten bereitet: Jeweils 2 Teelöffel Droge (auch gemischt) werden mit $^1/_4$ l kochendem Wasser übergossen und 5 Minuten ausgezogen. Dann trinkt man den Tee schluckweise über den Tag verteilt. $^1/_4$ bis $^1/_2$ l pro Tag sind empfehlenswert.

**Nebenwirkungen:** Möhren sind gesund und ohne Nebenwirkungen, wenn man nicht gerade mehrere Kilogramm täglich ißt. Dann nämlich kann es zu Störungen kommen, wohl durch ein Zuviel an Provitamin A.

## Mutterkorn

sehr giftig

→ Farbfoto Seite 261

*Claviceps purpurea (Fries) Tulasne (Ascomycetae).*

Volksnamen: Afterkorn, Brandkorn, Giftkorn, Hungerkorn, Schwarzkorn, Wolfszahn, Zapfenkorn.

**Arzneilich verwendete Pflanzenteile:** Das ganze auf der Roggenpflanze gewachsene Sklerotium (Pilzgeflecht).

**Drogenbezeichnung:** Mutterkorn = *Secale cornutum.*

**Botanik:** Der Entwicklungsgang des Pilzes, der zuerst 1863 von Tulasne entdeckt wurde, ist recht kompliziert: Das im Herbst auf den Boden gefallene Mutterkorn übersteht den Winter und entwickelt im nächsten Frühjahr kleine rötliche, schlauchförmige, an ihren Enden mit Köpfchen versehene Fruchtträger. Daran befinden sich zahlreiche flaschenförmige Einsenkungen, die Perithecien, in denen sich Sporenbehälter mit fadenförmigen Sporen befinden.

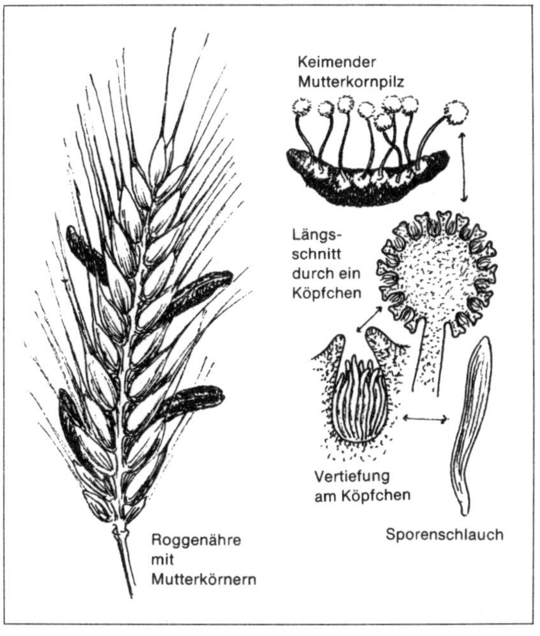


Diese Sporen gelangen durch den Wind auf Grasblüten, auf denen sie sofort auskeimen, in die Fruchtknotenhöhle eindringen und sich zu einem mächtigen Mycel (Pilzgeflecht) entwikkeln. Der Fruchtknoten ist zu einem Lager des Pilzes geworden. Hier werden Konidien (durch Abschnürung entstehende Sporen) gebildet, die sich in einem abgesonderten süßen Saft, dem sogenannten Honigtau, vereinigen. Insekten verbreiten die Sporen, indem sie den Honigtau aufnehmen und auf andere Gras- oder Getreideblüten übertragen. Nach Aufzehrung des Fruchtknotengewebes gehen die Sporen hier in ein Sklerotium über. Die Hyphenfäden wachsen dicht zusammen und werden schließlich zu dem langgestreckten, oberflächlich schwarzviolett gefärbten, aus der Roggenähre hervorragenden Mutterkorn.

**Inhaltsstoffe (Wirkstoffe):** Alkaloide:
1. Ergotamingruppe (wasserunlöslich): Ergotamin, Ergotamin-Ergosin, Ergosinin.
2. Ergotoxingruppe (wasserunlöslich): Ergocristin, Ergocristinin-Ergocryptin, Ergocryptinin-Ergocornin, Ergocorninin.
3. Ergobasingruppe (wasserlöslich): Ergobasin, Ergobasinin.

Daneben fettes Öl und Eiweißkörper.

**Heilwirkung und Anwendung:** Eine Warnung voraus: *Mutterkorn ist sehr giftig und darf vom Laien nie selbst angewendet werden.* In der Medizin wird das Mutterkorn selbst wegen des schwankenden Wirkstoffgehaltes nicht verwendet. Hingegen werden standardisierte Präparate oder Arzneimittel mit isolierten Wirkstoffen aus dem Mutterkorn sehr häufig verschrieben zur Behandlung von neurovegetativen Störungen, Erregungs- und Angstzuständen oder besonderen Schmerzzuständen (Migräne). Noch wichtiger aber ist die Wirkung auf den Uterus. Blutungen werden durch Mutterkornpräparate gestillt und auf dem Weg über das unbewußte (das vegetative) Nervensystem wird die Gebärmutter zum Zusammenziehen angeregt.

**Anwendung in der Homöopathie:** Das Homöopathikum »Secale cornutum« wird verwendet bei: Migräne, Gehirnerschütterung, Durchblutungsstörungen des Gehirns, Diabetes, Durchfällen, Wehenschwäche, offenen Beinen und hohem Blutdruck. $D_3$ bis $D_6$ sind die üblichen Dilutionen. *Nur der Arzt hat zu bestimmen, ob Secale genommen werden darf.*

**Aus der Geschichte des Mutterkorns:** Heute ist Mutterkorn auf dem Roggen so selten, daß man diesen Pilz in Kulturen zieht. Man infiziert Roggenblüten mit Sporen, danach entwickelt sich dann der Pilz. Früher hingegen war das Brotgetreide so stark mit dem giftigen Pilz »verseucht«, daß es zu Massenerkrankungen kam. Die erste sichere Nachricht darüber stammt aus dem Kloster Xanthen (857). Im Jahre 922 sollen in Spanien und Frankreich 40 000 Menschen einer solchen Epidemie zum Opfer gefallen sein. Die Krankheit trat in zwei verschiedenen Formen auf. Die eine begann mit dem Gefühl des »Ameisenlaufens«: Der Kranke verspürte ein Kribbeln auf der Haut als wenn Tausende von Ameisen darüberliefen. Dann folgten Taubheit und Darmstörungen, schmerzhafte Krämpfe der Skelettmuskulatur und zumeist Verblödung, ohne daß die Patienten starben. Auch die zweite Form begann mit Kribbeln, führte dann aber zum Absterben der Finger, dann der Extremitäten. An diesen Folgen starben die Kranken meistens. – Über die medizinische Verwendung des Mutterkorns ist erstmalig im Kräuterbuch des Lonicerus (1582) berichtet worden. Damals empfahl man es als wehenanregendes Mittel. Im 17. und 18. Jahrhundert gebrauchten es nur die Hebammen. Von diesen übernahmen es später die Ärzte. Die wissenschaftliche Medizin befaßte sich erst zu Beginn des 19. Jahrhunderts mit dieser Droge. – Die heutige Volksmedizin gebraucht das Mutterkorn nicht mehr, wohl deshalb, weil es schwer zu bekommen ist, denn unsere Roggenfelder sind frei von Mutterkorn; vielleicht aber auch, weil die Giftigkeit ein zu großes Risiko mit sich bringt.

**Nebenwirkungen:** Mutterkorn ist sehr giftig. Es darf vom Laien nicht verwendet werden. Ärztliche Verordnungen sind streng zu beachten, es darf niemals mehr als verordnet eingenommen werden! Vergiftungen mit Mutterkorn zeigen sich durch Übelkeit, Speichelfluß, Erbrechen, Durchfall, Schweißausbrüche, Augenflimmern, Pulsverlangsamung, Krämpfe und Lähmungen an. Dann kann es zum Tod durch Kreislaufkollaps kommen. Bei chronischen Vergiftungen ist das Gangrän (Brand) eine häufige Erscheinung. Kopfschmerzen, Übelkeit sowie Kribbeln und Taubheit zeigen sich zusätzlich. Bei akuten Vergiftungen muß man für rasche Magenentleerung sorgen. Der Arzt ist sofort aufzusuchen.

# Nelkenwurz

→ Farbfoto Seite 261
*Geum urbanum L. / Syn. Geum agrimonoides, Caryophyllata urbana Scop. (Rosaceae).*
Volksnamen: Benediktenkraut, gemeine Nelkenwurz, Mannskraftwurzel, Märzwurz.

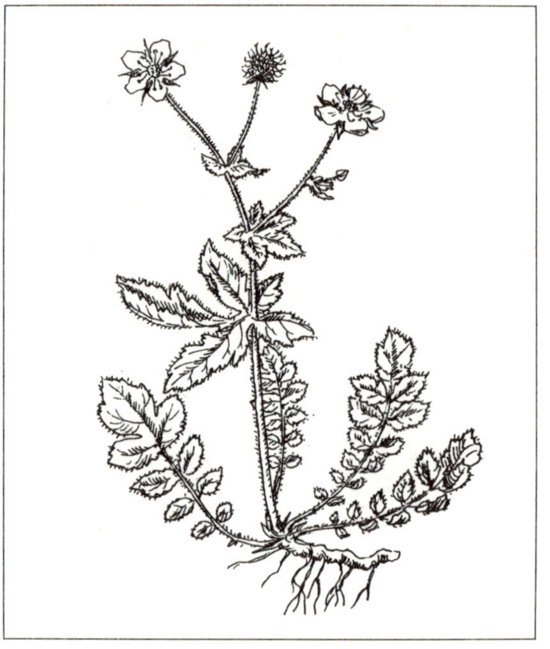

**Arzneilich verwendete Pflanzenteile:** Der getrocknete Wurzelstock, gelegentlich auch das blühende getrocknete Kraut.

**Drogenbezeichnung:** Nelkenwurzelstock = *Rhizoma (Radix) Gei urbani,* auch: *Rhizoma (Radix) Caryophyllatae,* Nelkenwurzkraut = *Herba Gei urbani,* auch: *Herba Caryophyllatae.*

**Botanik und Sammeltips:** Pflanzenbeschreibung: Die Nelkenwurz ist je nach Standort unterschiedlich groß (25 bis 135 cm). Im Erdboden ist sie mit einem 5 bis 7 cm langen und 1 bis 2 cm dicken Wurzelstock verankert, der selten verzweigt ist. Daraus entwickeln sich zunächst kurzgestielte, grundständige Rosettenblätter und dann seitlich flaumig behaarte Stengel, die mit dreizählig gefiederten, grob gesägten und behaarten Blättern besetzt sind. Die Blüten sind hellgelb, sie stehen aufrecht auf langen

Stielen und messen im Durchmesser kaum über 6 mm. Blütezeit: Mai bis Oktober. Vorkommen: Wälder und Waldränder, Hecken, Gebüsche und Mauern sind die Lieblingsplätze der Nelkenwurz. Ernte und Aufbereitung: In der Hauptsache wird der Wurzelstock gesammelt, seltener auch das ganze Kraut. Beides sollte man zu Beginn der Blütezeit ernten, also im Mai. Das Rhizom (Wurzelstock) wird von Erdresten befreit und an der Luft getrocknet. Das blühende Kraut schneidet man kurz über dem Erdboden ab und hängt es gebündelt an einem luftigen Ort zum Trocknen auf.

**Inhaltsstoffe (Wirkstoffe):** Die Nelkenwurz enthält ätherisches Öl (Eugenol), Gerbstoffe und Bitterstoffe.

**Heilwirkung und Anwendung:** Das ätherische Öl und die Bitterstoffe machen die Heilpflanze zu einem guten Tonikum (Kräftigungsmittel), der hohe Gerbstoffgehalt des Wurzelstocks zu einem Antidiarrhoicum (Mittel gegen Durchfall) und einem Adstringens (zusammenziehendes Mittel) mit breiter Wirkung. Schleimhautentzündungen in Mund und Rachen kann man mit der Droge ebenso behandeln wie Frostbeulen, Hämorrhoiden und offene Beine. Die Wirkung ist die einer echten Gerbstoffdroge wie Blutwurz und Eichenrinde. Das Kraut, das heute fast nicht mehr gebraucht wird, ist in der Wirkung der Wurzel (Wurzelstock) weit unterlegen. Man benutzt meistens die Abkochung (Tee), mit der man gurgelt, spült, Umschläge macht oder innerlich Magen- und Darmstörungen behandelt.

So wird Nelkenwurz-Tee bereitet: 2 gehäufte Teelöffel Nelkenwurz werden mit 1/4 l kochendem Wasser übergossen und 15 Minuten ausgezogen. Dann wird abgeseiht. 2 bis 3 Tassen Tee pro Tag sind angezeigt.

**Nelkenwurz in der Volksmedizin:** Die Heilanzeigen sind die gleichen wie oben angegeben. Darüber hinaus gilt die Droge in der Volksmedizin als wirksames Kräftigungsmittel.

**Nebenwirkungen:** Nebenwirkungen sind nicht zu befürchten.

## Nieswurz, weiße — tödlich giftig

→ Farbfoto Seite 261

*Veratrum album L. (Liliaceae).*

Volksnamen: Brechwurz, Gärwere, Germander, Germel, Germerwurzel, Läusekraut.

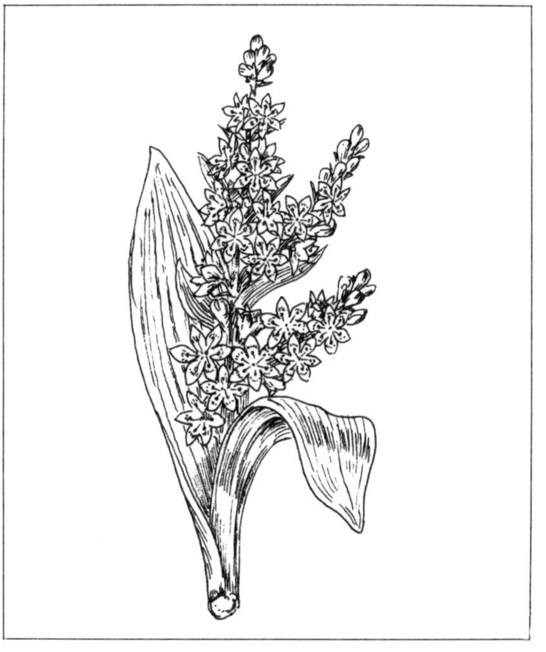

**Arzneilich verwendete Pflanzenteile:** Der Wurzelstock mit den Wurzeln.

**Drogenbezeichnung:** Nieswurz = *Rhizoma (Radix) Veratri albi (Hellebori albi).*

**Botanik:** Pflanzenbeschreibung: Die weiße Nieswurz wird bis über 1 m hoch. Sie ist ausdauernd und mit einem kurzen, walzenförmigen Wurzelstock, von dem zahlreiche bis 20 cm lange, nur 2 bis 3 mm dicke Wurzeln ausgehen, in der Erde verankert. Die Blätter sind 25 bis 30 cm lang, breit bis elliptisch und ganzrandig. Sie sind wechselständig angeordnet und zwar je 3 auf einem Stengelumfang, wodurch eine einfache Unterscheidung vom gelben Enzian möglich ist. Die Blüten, etwa 1 cm groß, sitzen büschelweise am oberen Teil des Stengels in einer sehr langen Rispe; sie sind weiß bis grünlich-weiß. Blütezeit: Juli bis August. Vorkommen: Die weiße Nieswurz ist eine Gebirgspflanze. Sie wächst gesellig auf feuchten Matten der Alpen und steigt dort bis in Höhen von 2000 m auf. Auch im Jura kommt die Nieswurz vor. Verwendet werden die Wurzelstöcke mit den anhaftenden Wurzeln. *Die Nieswurz ist tödlich giftig, man sollte sie nicht sammeln.*

**Inhaltsstoffe (Wirkstoffe):** Verschiedene Alkaloide, die besonders im Wurzelstock in großer Menge vorhanden sind.

**Heilwirkung und Anwendung:** In der Schulmedizin wird die Nieswurz nicht mehr verwendet. Doch in der Homöopathie und in der Volksmedizin gebraucht man diese Heilpflanze immer noch, deshalb ist sie hier erwähnt.

**Anwendung in der Homöopathie:** Das Homöopathikum »Veratrum album« findet in den Dilutionen $D_6$ bis $D_{12}$ häufig Anwendung bei Depressionen und anderen Gemütsleiden, bei Migräne und Bronchitis älterer Leute, bei Kreislaufstörungen infolge von Infektionskrankheiten, bei niederem Blutdruck mit Kollaps und auch bei Herzinfarkt. Die Dilutionen $D_3$ bis $D_6$ gibt man bei Durchfällen, Nahrungsmittelvergiftungen, Ischias, Wadenkrämpfen und Neuralgien. Meistens genügen 2mal täglich 5 bis 10 Tropfen. Wenn man am Anfang der Behandlung mehrmals täglich einige Tropfen verabreicht, soll man später die Häufigkeit auf 2mal täglich reduzieren. – *Auch hier ist Selbstmedikation nicht ratsam. Der Arzt muß bestimmen, ob, wann und wieviel davon genommen werden darf!*

**Nieswurz als Hausmittel:** Besonders im Bergland, wo es die Nieswurz reichlich gibt, kuriert man damit Mensch und Tier. Ich halte es für Leichtsinn und nenne die Indikationen nur zur Information, nicht zum eigenmächtigen Versuch. Man gebraucht das Pulver aus der Wurzel und gibt es bei Schwermut, Kolik, Asthma, Wassersucht, Rheuma und Ischias, bei Lähmungen und Fieber. – Eine Nieswurz-Salbe gilt als wirksam bei Hautausschlägen, Krätze und Schuppenflechte. Auch zu Umschlägen und Waschungen bei Hautleiden wird die Nieswurz (als Abkochung) versucht.

**Nebenwirkungen:** Nieswurz ist eine tödlich giftige Pflanze. Die Einnahme von 2,0 g der Droge kann schon zu tödlichen Vergiftungen führen. Übelkeit, Erbrechen und Pulsverlangsamung sind die ersten Anzeichen einer Vergiftung. Es ist dann lebenswichtig, das Gift durch Erbrechen so schnell wie möglich aus dem Körper herauszubringen (→ Seite 29). Es kommen glücklicherweise nur sehr selten Vergiftungen mit der Nieswurz vor, denn die Pflanze lädt nicht gerade zum Verzehr ein. Doch sollte man sie kennen, um Kinder, die nun einmal unberechenbar sind, vor Vergiftungen zu bewahren. Der Schneeberger Schnupftabak – er enthält nur wenig Nieswurz –, der so schön zum Niesen reizt und die Nase so wunderbar reinigt, kann in kleinen Mengen ohne Bedenken verwendet werden. Wer zu häufig oder zu viel schnupft, bekommt gelegentlich Nasenbluten.

# Odermennig

→ Farbfoto Seite 262

*Agrimonia eupatoria L. / Syn. Agrimonia officinalis Lam. (Rosaceae).*

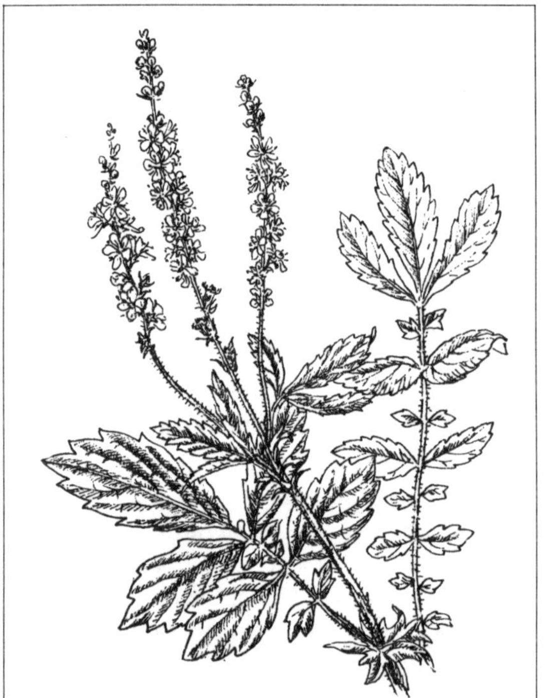

Volksnamen: Ackermännchen, Brustchrut, Bubenläuse, Fünfblatt, Griechisches Leber-

kraut, Hagemundiskraut, Leberklätte, Odermandli, Zöpfchen.
**Arzneilich verwendete Pflanzenteile:** Das ganze blühende Kraut (ohne die Wurzeln).
**Drogenbezeichnung:** Odermennigkraut = *Herba Agrimoniae.*

**Botanik und Sammeltips:** Pflanzenbeschreibung: Odermennig ist eine ausdauernde Pflanze, die einen nur wenig verzweigten behaarten Stengel entwickelt, der bis zu 1 m hoch wird. Am Stengel stehen große und bis zu 20 cm lange, ebenfalls behaarte unpaarig gefiederte Laubblätter. Der Blühstengel endet mit einem Blütenstand, der als lange lockere Ähre bezeichnet werden kann. Blütezeit: Die gelben Blüten erblühen von unten nach oben in den Monaten Juni bis September nacheinander. Vorkommen: Man findet Odermennig überall in Nord- und Mitteleuropa, den Balkanländern, Rußland und in klimatisch günstigen Gebieten Asiens. Auch in Nordamerika gibt es diese Heilpflanze. Hecken, Wegränder, lichte Gebüsche, Hügel und trockene Wiesen sind lohnende Fundorte. Verbreitet werden die Früchte durch Menschen und Tiere, denn sie sind mit kleinen Häkchen versehen, die sich im Fell der Tiere oder an den Kleidern der Menschen festsetzen. Ernte und Aufbereitung: Von Juni bis September soll man das Kraut einsammeln. Sehr gute Ware erhält man, wenn man in den Monaten Juni und Juli erntet. Das Erntegut wird zum Trocknen an der Luft ausgebreitet oder gebündelt aufgehängt. Wird bei künstlicher Wärme getrocknet, so müssen die Temperaturen unter 40° C liegen, um die Wirkstoffe nicht zu zerstören.
**Inhaltsstoffe (Wirkstoffe):** Gerbstoffe, Bitterstoffe und ätherisches Öl sind die wichtigsten Wirkstoffe, doch darf man die Kieselsäure, die Schleimstoffe und die zahlreichen Begleitstoffe nicht übersehen. Wohl die Gesamtheit aller Inhaltsstoffe macht die arzneiliche Wirkung aus.
**Heilwirkung und Anwendung:** Gerbstoffdrogen sind immer gegen Durchfall wirksam. Wenn zusätzlich noch Bitterstoffe und ätherisches Öl vorhanden sind, dann erweitert sich das Anwendungsgebiet erheblich, nämlich auf Magen- und Darmbeschwerden verschiedenster Art, einschließlich all der Beschwerden, die auf mangelnde Fermentabsonderung oder auf ungenügenden Gallefluß zurückzuführen sind. Man gebraucht daher Odermennig als Tee gegen Durchfälle, gegen Gallenstauungen, gegen Appetitlosigkeit und gegen akute Gallenkoliken. Die harntreibende Wirkung ist unsicher, so daß die Verwendung von Odermennig bei Blasen- und Nierenleiden und gegen Harnsteine der Vergangenheit angehört. Als Gurgelmittel bei entzündetem Zahnfleisch oder entzündeter Rachenschleimhaut leistet Odermennig hingegen gute Dienste. Besonders Redner und Sänger pflegen damit ihre Stimme. Die Angabe, daß ein Odermennig-Tee gegen Bettnässen wirksam sei, vermag ich nicht zu bestätigen, zumal Bettnässen oftmals auch psychisch bedingt ist.
So wird der Odermennig-Tee bereitet: 2 gestrichene Teelöffel Odermennig mit 1/4 l kochendem Wasser übergießen, 10 Minuten ziehen lassen, abseihen und bei Bedarf 2- bis 3mal täglich 1 Tasse Tee trinken. Mit diesem Tee kann man selbstverständlich auch gurgeln und spülen.
Neben der Verwendung als Einzeldroge ist Odermennig auch Bestandteil vieler gemischter Tees gegen Magen-, Darm-, Blasen-, Nieren-, Galle- und Leberleiden.
**Mein besonderer Rat:** Wer an Gallensteinen oder Gallengrieß leidet, wer sich über Stauungserscheinungen in der Gallenblase beklagt, der ist oft von heftigen Schmerzen, ja Koliken gepeinigt. Da gilt es, die Galle zu beruhigen, denn eine unruhige Galle macht Beschwerden. Hier hilft eine Teemischung aus Odermennig und Wermut.
So wird diese Teemischung bereitet:

| | |
|---|---|
| Wermut (Herba Absinthii) | 10,0 |
| Odermennig (Herba Agrimonii) | 20,0 |

1 gehäuften Teelöffel Teemischung mit 1/4 l kochendem Wasser übergießen und bereits nach 2 Minuten abseihen. Man erhält einen sehr bitteren Tee, den man schluckweise möglichst warm trinken muß. Bald beruhigt sich die Galle und die Schmerzen lassen nach. Süßen ist nicht erlaubt.

**Odermennig als Hausmittel:** Eine Heilpflanze, die in der Antike der Göttin Pallas Athene geweiht war, findet naturgemäß schnell Eingang in Kräuterbücher. Die Verwendung ist sehr alt; die mittelalterlichen Kräuterbücher berufen sich auf Galenos, auf Plinius, Dioskurides und andere Autoren, wenn sie Odermennig bei Fieber, bei Magen-, Leber-, Galle- und Darmbeschwerden verordnen oder die Wassersucht und chronische Schmerzen damit bekämpfen. Aus diesen Büchern bezog die Volksmedizin dann ihr Wissen, erweiterte es durch eigene Erfahrungen oder ungewollte Fehleinschätzung. So wurde der Katalog der Heilanzeigen riesengroß. Einige möchte ich hier mitteilen, weniger um zur Erprobung anzuregen als vielmehr aufzuzeigen, was man einer Heilpflanze alles zugesteht, wenn sie auf manchen Gebieten wirklich heilen und lindern kann: Blutspucken, Nierenbluten, weißer Ausfluß der Frauen, Seitenstechen, Fußschmerzen, Asthma, Grippe, Nasenbluten, Augenentzündung, Eiterungen und Furunkulose.
**Nebenwirkungen:** Nebenwirkungen oder Vergiftungen mit Odermennig sind nicht zu befürchten.

## Osterluzei

giftig

→ Farbfoto Seite 262
*Aristolochia clematitis L. (Aristolochiaceae).*
Volksnamen: Bruchwurz, Fieberwurzel, Gebärmutterwurzel, Hohlwurzel, Luzeiwurzel, Osterlug, Sarazenenkraut, Wolfskraut.
**Arzneilich verwendete Pflanzenteile:** Das ganze Kraut (ohne die Wurzeln), die Wurzel.
**Drogenbezeichnung:** Osterluzeikraut = *Herba Aristolochiae,* Osterluzeiwurzel = *Radix Aristolochiae.*

**Botanik:** Pflanzenbeschreibung: Die Osterluzei wird 25 bis 50 cm hoch, hat einen ausdauernden Wurzelstock, einen einfachen krautigen, recht eigenartig riechenden Stengel mit oberseits mattgrünen, unterseits hellgrünen langgestielten Blättern, die eine rundliche bis eiförmige, 5 bis 10 cm lange Spreite besitzen. In den Blattachseln sitzen die gelben, am Grunde bauchig erweiterten, oben in eine eiförmige Zunge verbreiterten Röhrenblüten. Interessant ist die Bestäubung dieser in vieler Hinsicht eigenartigen Pflanze: Hinter einer langen Blütenröhre

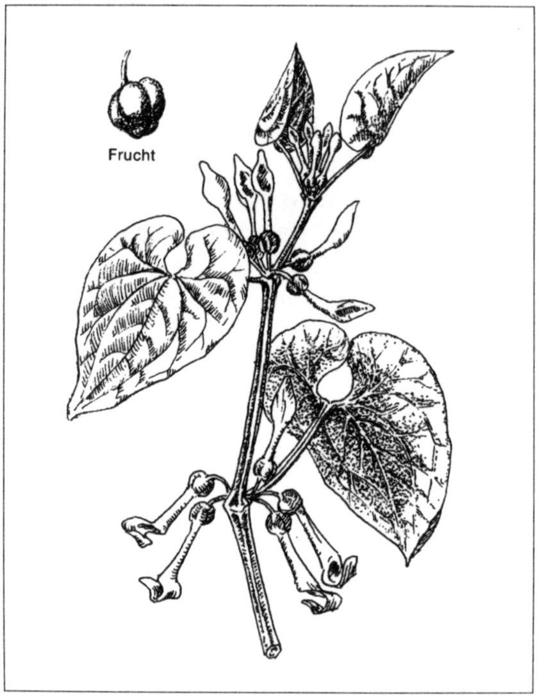


mit zunächst abwärts gerichteten Haaren, liegen 6 Staubgefäße und der Stempel des Fruchtknotens. Diese sind so miteinander verwachsen, daß der Blütenstaub die Narbe nicht erreichen kann, eine Selbstbestäubung daher ausgeschlossen ist. Durch den Duft angelockt, kriechen kleine Fliegen in die Röhre, bringen Blütenstaub anderer Pflanzen der gleichen Art mit und müssen, weil sich nach ihrem Einlaß die Röhrenhaare spreizen, so lange in Gefangenschaft bleiben, bis die Bestäubung vollzogen wurde. Dann senken sich die Röhrenhaare wieder und entlassen die Gehilfen, die ihrerseits aber auch wieder neuen Pollenstaub für andere Pflanzen mitnehmen. – Die Blütezeit der Osterluzei ist sehr unterschiedlich. Das hängt ungemein stark vom Standort ab und kann von April bis Oktober sein. Vorkommen: Die Heimat dieser Pflanze ist wohl der Mittelmeerraum. Heute findet man sie aber auch nördlich der Alpen häufig an Zäunen, sonnigen Abhängen, in alten Weinbergen, die noch nicht »bereinigt« wurden, in Hecken, Wäldern, auf Schutt und Geröllhalden. Man muß die Osterluzei daher als eingebürgert betrachten.

**Inhaltsstoffe (Wirkstoffe):** Aristolochiasäure ist der Hauptwirkstoff, ätherisches Öl, Bitterstoffe, Allantoin, Cholin und eine antibiotisch wirkende Substanz wurden ebenfalls nachgewiesen.

**Heilwirkung und Anwendung:** Wir haben es hier mit einer Heilpflanze zu tun, die man erst in neuerer Zeit so recht würdigt. Sie wurde zwar auch in alter Zeit viel gebraucht, geriet dann aber in Vergessenheit. Nur in der Volksmedizin hielt sie sich hartnäckig zur Behandlung von schlecht heilenden Wunden, Eiterungen und Geschwüren. Jetzt weiß man, warum das so ist: Wissenschaftler haben entdeckt, daß die Aristolochiasäure die Aktivität der Leukozyten im Kampf gegen Krankheitserreger erhöht und gleichzeitig ihre Vermehrung bewirkt. Zusätzlich wird die natürliche Abwehrkraft des Blutserums erhöht. Es handelt sich um eine echte Resistenzsteigerung des Organismus. Auch das Allantoin in der Pflanze fördert die Wundheilung, indem es Wundsekrete auflöst und den Eiter verflüssigt. Die antibiotisch wirkende Substanz unterstützt die Wirkung entscheidend. Äußerlich und innerlich kann man hier die Abkochung (Tee) verwenden.

<u>So wird Osterluzei-Tee bereitet:</u> 1 Eßlöffel geschnittene Osterluzei mit $^1/_4$ l Wasser überbrühen, 5 Minuten ziehen lassen, abseihen und bei Bedarf 2- bis 3mal täglich 1 Tasse Tee trinken. Mit dieser Zubereitung kann man auch Wundumschläge machen. Dabei ist zu beachten, daß der Umschlag luftdurchlässig ist, also nicht mit Plastikfolie abgedichtet wird. Sehr angenehm wirkt bei der Behandlung von Wunden auch eine Salbe, die Aristolochia-Wirkstoffe enthält. Als Stolochalsalbe bekommt man sie in Apotheken. – Anwendungen, die über das oben Gesagte hinausgehen, zum Beispiel bei Nebenhöhleneiterungen, Frauenleiden und Nierenerkrankungen, sollten nur vom Arzt versucht werden, denn so wohltuend die Aristolochia bei schlecht heilenden Wunden wirkt, so gefährlich kann sie sein, wenn man sie falsch anwendet oder überdosiert, denn die Aristolochiasäure wirkt in größeren Mengen stark giftig.

**Anwendung in der Homöopathie:** Die Homöopathie hat sich der Osterluzei mit besonderer Liebe angenommen und sehr gute Erfolge zu verzeichnen. Die Urtinktur »Aristolochia« wird aus der frischen blühenden Pflanze bereitet. Man verwendet die verschiedensten Potenzen, je nachdem, welches Organ man behandelt. Wenn eine Reizwirkung (zum Beispiel bei Nierenleiden) vermieden werden soll, so meidet man auch die niederen Potenzen. $D_5$ ist zumeist recht wirksam, wenn man über längere Zeit 3 bis 5 Tropfen 2mal täglich einnimmt. Der Katalog der Heilanzeigen ist groß. Man hat Erfolg bei klimakterischen Beschwerden, bei Frostschäden, bei Akne, Ekzemen, Krampfadern, Durchblutungsstörungen, Periodenschmerzen und Unregelmäßigkeiten im ganzen Verdauungstrakt. Die Stärkung der Abwehrkräfte ist wohl die wichtigste Eigenschaft, wenn man von den Erfolgen bei der Wundbehandlung einmal absieht, die letztlich gleiche Ursachen haben.

**Osterluzei als Hausmittel:** Alles was bisher über die Heilwirkung der Osterluzei berichtet wurde, war der Volksmedizin bekannt; lange bevor man die wissenschaftliche Erklärung fand. Das hartnäckige Festhalten an diesen alten Erfahrungen rief erst das Interesse der Forscher an dieser Heilpflanze wach. Zwei Anwendungsgebiete sollen hier noch ergänzend angefügt werden. Kein Mittel, so behaupten die »Phytotherapeuten der Volksmedizin«, könne ein Panaritium (Fingerwurm) so schnell und nachhaltig heilen wie eine Osterluzei-Abkochung, innerlich (als Tee) und äußerlich (als Fingerbad) angewandt. Und Marschblasen der Soldaten, wundgelaufene oder -gerittene Hautstellen heilen über Nacht, wenn man sie mit einer Osterluzei-Salbe oder -Umschlägen behandelt. Die Volksmedizin, das sollte der Exaktheit wegen angemerkt werden, verwendet hauptsächlich die Wurzeln oder zumindest das Kraut mit den Wurzeln.

**Nebenwirkungen:** Es wurde schon an anderer Stelle davor gewarnt, Osterluzei kritiklos und ohne ärztliche Aufsicht zu verwenden, denn Überdosierung kann Schaden anrichten. Die Aristolochiasäure wirkt in größeren Mengen stark giftig, ähnlich wie das Gift der Herbstzeitlose: Erbrechen, kolikartige Durchfälle, möglicherweise Krämpfe und Lähmungserscheinungen. Außerdem führt Überdosierung zu abnorm starker Regelblutung. Schwangere dürfen daher Osterluzei – auch äußerlich – nicht anwenden.

# Pastinak

→ Farbfoto Seite 262
*Pastinaca sativa L. (Umbelliferae).*
Volksnamen: Dickmöhre, Hirschfraß, Pastornak, Spindelwurz.

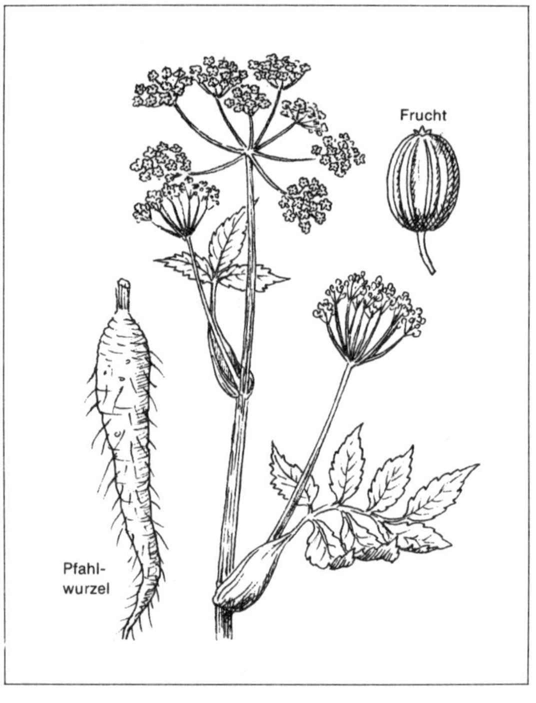


**Arzneilich verwendete Pflanzenteile:** Die Früchte.
**Drogenbezeichnung:** Pastinakfrüchte = *Fructus Pastinacae (Semen Pastinacae).*

**Botanik und Sammeltips:** Pflanzenbeschreibung: Der Pastinak ist ein zweijähriges Doldengewächs, das etwa 1 m hoch wird. Mit spindelförmiger weißlicher Wurzel ist die Pflanze im Boden verankert. Der Stengel ist kantig gefurcht und schon von der Mitte an ästig. Die Blüten, in Dolden angeordnet, sind goldgelb, im Gegensatz zu denen der anderen Umbelliferen, die meistens weiß blühen. Die ganze Pflanze riecht aromatisch. Die Blätter, meist einfach fiederschnittig mit dreilappigen Endabschnitten, sind unten kurz gestielt, im oberen Teil der Pflanze sitzend. Die Früchte sind zusammengedrückt, breit-elliptisch, grünlichgelb und deutlich geflügelt. Blütezeit: Juli bis August. Vorkommen: An Wegrändern, Rainen, Landstraßen, Gräben, steinigen Orten und Schuttplätzen findet man den Pastinak häufig. Aber auch trockene oder mäßig feuchte Wiesen besiedelt er reichlich. Dort kann er große Bestände bilden. Ernte und Aufbereitung: Kurz vor der Vollreife werden die Dolden abgeschnitten und in Bündeln zum Trocknen aufgehängt. Nach dem Trocknen rebelt man die Früchte ab.
**Inhaltsstoffe (Wirkstoffe):** Ätherisches Öl, fettes Öl, Furocumarine.
**Heilwirkung und Anwendung:** In der Schulmedizin ist der Pastinak ohne Bedeutung, obgleich das ätherische Öl dieser Pflanze bei Magen- und Darmbeschwerden in seiner Wirkung eine gewisse Ähnlichkeit mit dem ätherischen Kümmelöl hat.
**Verwendung als Gewürz:** In neuerer Zeit, in der man immer wieder aromatische Pflanzen als Gewürz ausprobiert, ist man auch an die Pastinakfrüchte geraten. In Mitteldeutschland allerdings wurden schon immer Gemüseeintöpfe, Suppen und frische Salate mit Pastinak gewürzt. Wem der Geschmack behagt, der würzt auf diese Weise nicht nur gesund, er beugt auch Blähungen vor. Zum Ausprobieren eignen sich zunächst alle grünen Salate, auch Gurken oder Tomaten. Man zerreibt die Früchte und gibt, vielleicht zusammen mit Dill, etwas davon in die Salatmischung. Auch zum Einmachen von Kürbissen und Essiggurken eignen sich Pastinakfrüchte gut. Und sowohl Sauerkraut als

auch alle blähenden Gemüse werden durch Pastinak bekömmlicher. Die Pastinakwurzel ist ebenso ein wohlschmeckendes Gemüse. Mancherorts baut man eine besondere Art zur Wurzelgewinnung an. Im Vergleich mit anderen Wurzelgemüsen (Rote Rübe, Möhre, Kohlrabi und anderen) ist die Bedeutung der Pastinakwurzel allerdings sehr gering. Einige Feinschmeckerlokale aber bieten diese Wurzel als aromatische Spezialität an.

**Pastinak als Hausmittel:** Auch beim Pastinak sind die mittelalterlichen Kräuterbuch-Autoren, besonders P. A. Matthiolus, die Gewährsleute. Sie berufen sich wiederum auf die Klassiker Plinius und Dioskorides. In Übereinstimmung mit diesen Angaben sind die Heilanzeigen für Pastinakfrüchte in der Volksmedizin: Wassersucht, Leibschmerzen, Nieren- und Blasenleiden (besonders Steinleiden), Magenbeschwerden und Fieber. Schlaflosigkeit, Rheuma und Lungenleiden werden in der Volksmedizin ebenfalls mit Pastinak behandelt. Verwendet wird der Tee, den man aus den zerstoßenen Früchten bereitet.

So wird Pastinak-Tee bereitet: Man zerstößt in einem Mörser 1 gehäuften Teelöffel Pastinakfrüchte, übergießt mit ¼ l kochendem Wasser, läßt 10 Minuten ziehen und seiht ab. Bei Bedarf sind 2 Tassen Tee täglich die richtige Dosierung.

**Nebenwirkungen:** Im allgemeinen ist die Anwendung von Pastinak ohne Nebenwirkungen. Es gibt jedoch Menschen, die weder die Wurzel als Gemüse noch die Früchte als Tee vertragen. Sie reagieren mit Hautausschlägen, die nach dem Absetzen allerdings sofort wieder verschwinden.

# Pestwurz

→ Farbfoto Seite 262

*Petasites hybridus (L.) Gaertn. / Syn. Petasites officinalis (L.) Moench. (Compositae).*

Volksnamen: Großer Huflattich, Hutpflanze, Kraftwurz, Schneewurz.

**Arzneilich verwendete Pflanzenteile:** Die Blätter und die Wurzel.

**Drogenbezeichnung:** Pestwurzblätter = *Folia Petasites,* Pestwurz(wurzel) = *Radix Petasites.*

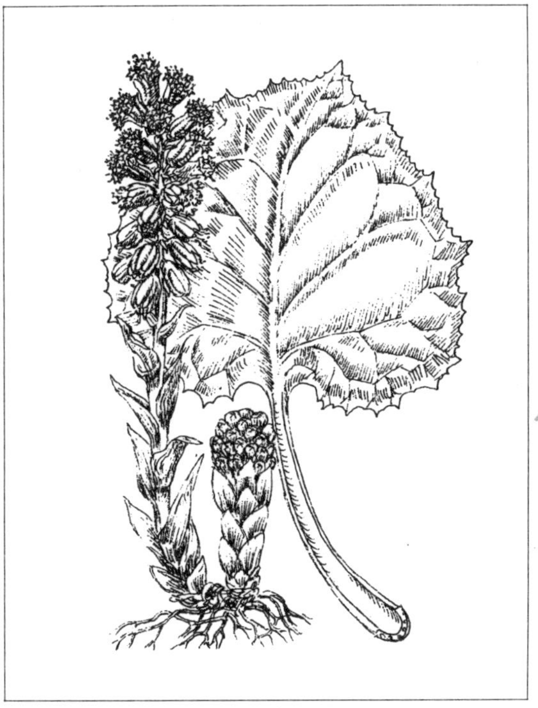

**Botanik und Sammeltips:** Pflanzenbeschreibung: Die Pestwurz ist eine ausdauernde Pflanze mit einem kräftigen, knollig-verdickten Wurzelstock. Daraus entwickeln sich zunächst röhrige Blühstengel mit in Trauben angeordneten, gestielten Korbblüten von schmutzig-purpurroter bis blaßroter Farbe. Nach dem Abblühen erscheinen grundständige, sehr langgestielte, auf der Unterseite grau behaarte Blätter, die einen Durchmesser von mehr als 30 cm erreichen. Blütezeit: März bis April. Vorkommen: Sehr feuchte Wiesen, Gräben, Bach- und Flußufer sind Lieblingsplätze der Pestwurz, besonders, wenn der Untergrund lehmig-tonig ist. Ernte und Aufbereitung: Die Blätter werden gesammelt, wenn sie handtellergroß sind, denn dann sind sie sehr reich an Wirkstoffen. Man sammelt sie zweckmäßigerweise ohne Stiel und trocknet sie schnell an der Luft. Die Wurzeln (genauer gesagt: die Wurzelstöcke) gräbt man im Februar, bevor die Blühtriebe an die Erd-

oberfläche gelangen. Man halbiert sie und trocknet sie an einem luftigen Ort.
**Inhaltsstoffe (Wirkstoffe):** Schleim, Petasitin, ätherisches Öl.
**Heilwirkung und Anwendung:** Ursprünglich gebrauchte man Pestwurzblätter wie Huflattichblätter gegen Husten und Bronchialkatarrhe, doch bald wurde diese Droge weitgehend vom Huflattich verdrängt und geriet fast völlig in Vergessenheit. Heute interessiert man sich wieder mehr für die Pestwurz; wissenschaftliche Untersuchungen haben ergeben, daß ihr eine spasmolytische (krampflösende) und schmerzstillende Wirkung zuzuschreiben ist, besonders bei Magenbeschwerden und Galleleiden. Eine chronische Gastritis und eine unruhige nervöse Galle reagieren auf Pestwurz positiv. Nach R. F. Weiß sind neurovegetative Zustände am Magen und an den Gallenwegen im Sinne eines Reizmagens und Unregelmäßigkeiten der Gallefunktion die neuen Indikationen, weil hier die Pestwurz ausgleichend und krampflösend wirkt. Der Tee aus den Blättern kommt neben galenischen Zubereitungen in Tropfenform zur Anwendung.
So wird Pestwurzblätter-Tee bereitet: 2 gehäufte Teelöffel Pestwurzblätter werden mit 1/4 l kochendem Wasser übergossen und nach 15 Minuten abgeseiht. Bei Bedarf trinkt man täglich 2- bis 3mal 1 Tasse Tee.
**Mein besonderer Rat:** Bitterstoffdrogen wie Wermut, Beifuß oder Tausendgüldenkraut haben sich bei Gallebeschwerden, besonders bei der unruhigen Steingalle, gut bewährt. Kombiniert man sie mit Pestwurzblättern, so ergibt das einen Tee mit größerer Wirkungsbreite. Aus Erfahrung kann ich berichten, daß Patienten mit Gallesteinen, die diesen Tee bei den ersten Anzeichen einer Gallenkolik möglichst heiß schluckweise trinken, die Kolik abwenden können. Die Kombination mit Wermut scheint mir die wirksamste zu sein.
So wird die Teemischung bereitet:

| | |
|---|---|
| Wermut (Herba Absinthii) | 20 g |
| Pestwurzblätter (Folia Petasitis) | 30 g |

Zubereitung: 2 gehäufte Teelöffel dieser Mischung werden mit 1/4 l kochendem Wasser übergossen, nach 3 Minuten abgeseiht und ungesüßt schluckweise möglichst heiß getrunken.
**Anwendung in der Homöopathie:** Das Homöopathikum »Petasites«, früher ausschließlich bei Husten, Heiserkeit und Harnbeschwerden empfohlen, wird heute auch bei Gallenkoliken verwendet. Neben der Urtinktur (∅) verwendet man die Potenzen $D_3$ bis $D_6$ und gibt mehrmals täglich 5 bis 15 Tropfen davon.
**Pestwurz als Hausmittel:** Neben Husten, Heiserkeit, Kurzatmigkeit und Asthma sind Harnbeschwerden, Epilepsie und Gicht die Hauptindikationen für die Pestwurz. Die Verwendung bei Gallensteinen und Magenkrämpfen (heute das Hauptanwendungsgebiet für die Droge) ist in der Volksmedizin nur gering, doch gegen Menstruationsbeschwerden gibt man häufig einen Tee aus Pestwurzblättern oder aus der Wurzel. Hier macht man sich die krampflösende Wirkung der Droge zunutze, denn das darin enthaltene Petasin soll 14mal stärker wirken als das Papaverin, das als eines der stärksten Spasmolytika aus dem Pflanzenreich bekannt ist.
**Nebenwirkungen:** Nebenwirkungen sind bei normaler Dosierung nicht zu befürchten.

# Pfefferminze

→ Farbfoto Seite 262
*Mentha piperita L. (Mentha arvensis x piperita L.) (Labiatae).*
Volksnamen: Aderminze, Edelminze, englische Minze, Gartenminze, Teeminze.
**Arzneilich verwendete Pflanzenteile:** Die Blätter und das daraus gewonnene ätherische Öl.
**Drogenbezeichnung:** Pfefferminzblätter = *Folia Menthae piperitae,* ätherisches Pfefferminzöl = *Oleum Menthae piperitae.*

**Botanik:** Unsere Pfefferminze ist ein Bastard, der in England im Jahre 1696 in einem Feld von Mentha spicata L. aufgetreten ist und fortan kultiviert wird. Wild kommt die Pfefferminze, die für arzneiliche Zwecke gebraucht wird, also nicht vor. Selbst die aus Kulturen stammenden »Wildlinge« kreuzen bald wieder zurück. Eine Vermehrung durch Samen ist deshalb natürlich nicht möglich; in Kulturen und im Garten geschieht das durch Ausläufer, und nur wenn man alle zwei Jahre umpflanzt, verhindert man die Rückkreuzung. Moorboden

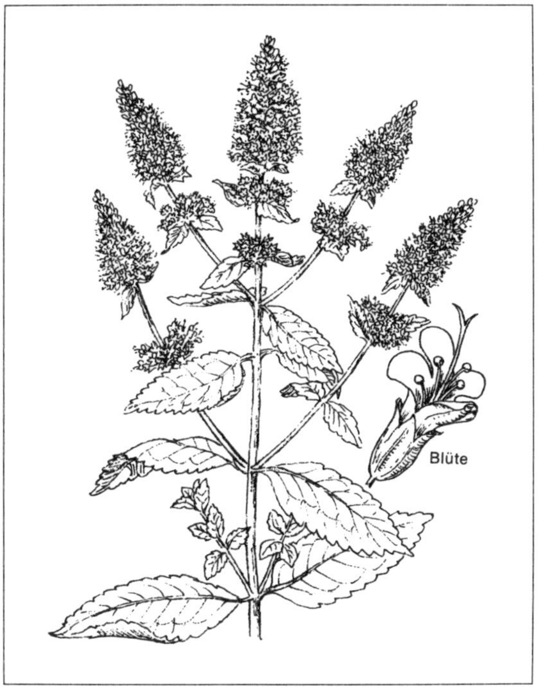


und toniger Kalk bringen reiche Ernte. Pflanzenbeschreibung: Die Pfefferminze bildet zahlreiche unterirdische und oberirdische Ausläufer und wird etwa 30 bis 80 cm groß. Die vierkantigen Stengel sind anfangs einfach, später wenig verzweigt. Die gegenständig angeordneten Blätter sind länglich-elliptisch, oft auch schmäler, 4 bis 7 cm lang und am Rand grob gezähnt. Die rosaroten Blüten stehen sehr dicht in oftmals unterteilten, ährenartigen Blütenständen. Es gibt in den Pfefferminzkulturen mehrere Rassen, die sich in Form und Farbe der Blätter voneinander unterscheiden. Die wildwachsenden Verwandten der Pfefferminze (Wasserminze, Kräuselminze und andere) kommen zwar bei uns reichlich vor, doch sind sie in Duft und Geschmack der echten Pfefferminze so eindeutig unterlegen, daß ich davon abrate, sie für arzneiliche Zwecke zu sammeln und zu verwenden.

**Inhaltsstoffe (Wirkstoffe):** Ätherisches Öl, Gerb- und Bitterstoffe sind die Hauptwirkstoffe. Der wichtigste Bestandteil im ätherischen Öl ist das Menthol, das bis zu 60% darin enthalten ist.

**Heilwirkung und Anwendung:** Pfefferminz-Tee ist ein überzeugendes Magenmittel, wenn Übelkeit, Brechreiz oder akutes Erbrechen im Vordergrund stehen. Mit einer einzigen Tasse Pfefferminz-Tee, langsam, schluckweise und mäßig warm getrunken, kann man sehr häufig eine sofortige Wirkung erzielen. Auch bei Magen- und Darmbeschwerden, die von Blähungen, Krämpfen und übelriechenden Stühlen begleitet sind, wirkt Pfefferminz-Tee sehr schnell. 3mal täglich 1 Tasse Tee ist da die richtige Dosierung. Nicht zuletzt fördert Pfefferminz-Tee den Galleabfluß und die Galleproduktion in der Leber. – Patienten mit Gallensteinen vertragen Pfefferminz-Tee sehr gut, während Patienten mit Magengeschwüren weniger davon angetan sind.

So wird Pfefferminz-Tee bereitet: 1 gehäufter Eßlöffel Pfefferminzblätter wird mit 1/4 l kochendem Wasser übergossen und zugedeckt 10 Minuten ausgezogen. Danach wird abgeseiht. Pfefferminz-Tee trinkt man am besten ungesüßt.

Pfefferminze ist Bestandteil sehr vieler Teemischungen, die gegen Magen-, Darm-, Galle- und Leberleiden verordnet werden. Aber auch in zahlreichen anderen Teemischungen sind Pfefferminzblätter enthalten. Sie verbessern jeden Tee durch Geschmack und Geruch und unterstützen häufig auch die Wirkung in angenehmer Weise, denn Drogen, die ätherisches Öl und Gerb- und Bitterstoffe enthalten, sind vielseitig in der Wirkung. – Eine besonders gute Kombination bei allen Magen- und Darmerkrankungen ist die mit Kamille zu gleichen Teilen. Das ätherische Öl, mit Alkohol verdünnt, ergibt die sogenannten »Pfefferminztropfen«, die man in jeder Apotheke kaufen kann. Sie wirken ähnlich wie der Tee, wenn man 15 Tropfen davon mit Wasser einnimmt.

**Pfefferminze als Hausmittel:** Die Anwendung der Pfefferminze in der Volksmedizin entspricht dem bisher Gesagten. Die große Beliebtheit dieser Droge spiegelt sich in der Tatsache wider, daß neben Kamillen-Tee der Pfefferminz-Tee in den meisten Hausapotheken zu finden ist. Der Gebrauch bei Kopfschmerzen, Herzklopfen und bei Schlafstörungen ist rückläufig, hingegen schätzt man eine Tasse Pfefferminz-Tee bei Periodenschmerzen.

**Verwendung als Gewürz:** In neueren Gewürzbüchern wird empfohlen, selber einige Pfefferminzpflanzen im Garten zu ziehen, zumal das sehr einfach ist, denn die Ausläufer wurzeln und wachsen ohne viel Pflege. Schon eine Fläche von 1 $m^2$ reicht aus, um für eine ganze Familie immer frische Pfefferminze bereit zu haben. – Wer eigene Pfefferminze zum Trocknen erntet, der muß die Blätter vor der Blüte sammeln, sie schnell trocknen (nicht über 35° C) und in gut schließenden Gefäßen aufbewahren. Feuchtigkeit macht die Pfefferminze unbrauchbar. – Salate, Suppen, Gemüse und Eintöpfe, die vor dem Servieren mit frischer fein gehackter Pfefferminze überstreut werden, sind nicht nur gut gewürzt, sondern auch bekömmlicher. Quark und Weichkäse »gewinnen« ebenfalls durch Beigabe von frischer Pfefferminze. – Getrocknete Pfefferminze gebraucht man weniger häufig, doch gibt es Fischzubereitungen, die durch Mitkochen weniger Blätter getrockneter Pfefferminze im Sud eine ganz besondere Note erhalten. Und wer sich seinen Kräuteressig selbst herstellt, sollte nicht vergessen, einige Blätter Pfefferminze (frisch oder getrocknet) mit hineinzugeben.

**Nebenwirkungen:** Säuglinge und Kleinkinder vertragen Pfefferminz-Tee nicht gut. Das liegt an dem Mentholgehalt des ätherischen Öls, auf das Säuglinge mit Erstickungserscheinungen reagieren. – In jedem Fall ist bei Magenverstimmung mit Blähungen (sehr häufig bei Säuglingen und Kleinkindern) eine Mischung aus Fenchel-Tee (oder Kümmel-Tee) mit Kamille besser.

# Pfennigkraut

→ Farbfoto Seite 262

*Lysimachia nummularia L. (Primulaceae).*

Volksnamen: Egelkraut, Hellerkraut, Münzkraut, Schlangenwurzel, Tausendkrankheitskraut, Wundkraut.

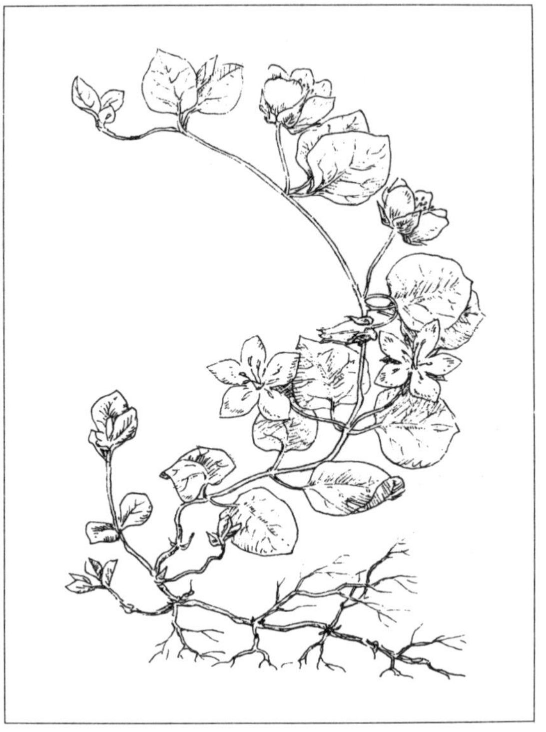

**Arzneilich verwendete Pflanzenteile:** Das ganze blühende Kraut mit Wurzeln.

**Drogenbezeichnung:** Pfennigkraut = *Herba Lysimachiae.*

**Botanik und Sammeltips:** Pflanzenbeschreibung: Das Pfennigkraut ist eine niederliegende Pflanze, die 10 bis 50 cm lang wird. Sie bewurzelt sich oftmals an den Knoten. Der Stengel ist meist einfach, selten verzweigt, vierkantig und mit gegenständig angeordneten kreisrunden bis elliptischen, ganzrandigen, kurzgestielten Blättern besetzt. Die gestielten Blüten sind goldgelb gefärbt, im Verhältnis zur Pflanze groß und innen durch dunkelrote Drüsen punktiert. Blütezeit: Juni bis Juli. Vorkommen: Das Pfennigkraut braucht Feuchtigkeit. Es wächst daher nur auf feuchten Wiesen, an Wassergräben und

Uferböschungen, auf feuchten Grasplätzen und in feuchten Gebüschen. Ernte und Aufbereitung: Pfennigkraut muß mit den Wurzeln zur Blütezeit gesammelt werden. Man befreit die kleinen Wurzeln von anhaftender Erde und trocknet die ganze Pflanze an luftigem Ort.

**Inhaltsstoffe (Wirkstoffe):** Gerbstoffe, Saponine, das Enzym Primverase und (reichlich) Kieselsäure.

**Heilwirkung und Anwendung:** Unsere Schulmedizin gebraucht das Pfennigkraut nicht, auch nur wenige Teemischungen gegen Husten und Erkältungskrankheiten enthalten diese Droge, obgleich sie als gerbstoffhaltige Saponindroge durchaus Heilwirkungen entfaltet.

**Mein besonderer Rat:** Huflattich-Tee ist das geeignete Getränk für Hustenpatienten, die aufgrund einer Staublunge oder eines Lungenemphysems besonders morgens große Schwierigkeiten haben, den Schleim abzuhusten. Auf der Suche nach einer Droge, die diese Wirkung noch verbessert, geriet ich an die Lysimachia, das Pfennigkraut, weil mir auffiel, daß mancherorts diese Heilpflanze immer wieder gegen Husten gebraucht wurde. Die Inhaltsstoffe rechtfertigen diese Anwendung, und den Huflattichblättern schadet die Beigabe einer Saponindroge bestimmt nicht. Der Erfolg, soweit ich ihn beobachten konnte, war gut.

So wird die Teemischung bereitet:

| | |
|---|---|
| Huflattichblätter (Folia Farfarae) | 35,0 |
| Pfennigkraut (Herba Lysimachiae) | 15,0 |

2 Teelöffel dieser Mischung werden mit 1/4 l kochendem Wasser übergossen und so lange ausgezogen, bis der Ansatz Trinktemperatur erreicht hat. Dann wird abgeseiht, ohne die Droge auszupressen. Diesen Tee sollte man schluckweise trinken und vor dem Herunterschlucken damit gurgeln – pro Tag 2 bis 3 Tassen. Süßen mit Honig ist nur dann anzuraten, wenn nicht gegurgelt wird.

**Pfennigkraut als Hausmittel:** In der Volksmedizin ist diese Droge ein Hustenmittel. Sie wird aber auch gegen Rheuma und Gicht, gegen Durchfälle und innerliche Blutungen gebraucht. Und immer wieder hört man, daß eine Abkochung der Droge (Tee) als Umschlag heilungsfördernd für Wunden sei, besonders solche, die eitern und schlechte Heilungstendenz zeigen.

So wird Pfennigkraut-Tee bereitet: 2 gehäufte Teelöffel Droge werden mit 1/4 l kochendem Wasser übergossen, 5 Minuten ausgezogen und dann abgeseiht. Gegen Husten trinkt man 2- bis 3mal täglich 1 Tasse Tee mit Honig gesüßt, gegen Magen- und Darmbeschwerden ungesüßt. Für Wundumschläge verdünnt man diesen Aufguß mit der gleichen Menge Kamillen-Tee. Das Auflegen der frischen zerquetschten Blätter auf offene Wunden ist wegen der Infektionsgefahr nicht zu empfehlen.

Und das berichtete Adam Lonicerus 1563: »Egel- oder Pfennigkraut (Numularia) ist ein sehr nützlich kraut zu frischen wunden / gebresten der brust vnnd lungen. Bletter vnd blumen zerstossen auffgelegt / trücknen vnd ziehen zusamen alle geschwer. In wein getruncken / ists für die rot rur vnd blutfluss. In wein gesotten / mit honig getruncken / heylt alle fehl der lungen vnd brust / fürn husten vn keichen / sonderlich den kindern / so sunst nicht einnemen / für den dürren husten. Magsts auch mit wasser vn zucker sieden. Diss kraut in wein gesotten / darmit wunden geseubert / vnd die bletlein darauff gelegt / ist ein wunderbarlich gute artznei. Die verwundten schlangen heylen sich mit disem kraut.«

**Nebenwirkungen:** Nebenwirkungen sind nicht zu befürchten.

# Quecke

→ Farbfoto Seite 272

*Agropyron repens (L.) Palisot de Beauvois (Gramineae).*

Volksnamen: Flechtgras, Graswurzel, Hundsgras, Rechgras, Ruchgras, Schließgraswurzel, Zwecke, Wurmgras.

**Arzneilich verwendete Pflanzenteile:** Der Wurzelstock.

**Drogenbezeichnung:** Queckenwurzelstock = *Rhizoma Graminis.*

**Botanik und Sammeltips:** Pflanzenbeschreibung: Im Erdboden ist dieses Gras verankert durch weitkriechende Wurzelstöcke, die zahlreiche Ausläufer bilden. Schon bald nach der Ansiedlung sind so viele unterirdische Organe ausgebildet, daß dieses Ackerunkraut nur schwer ausrottbar ist. Aus dem Wurzelstock

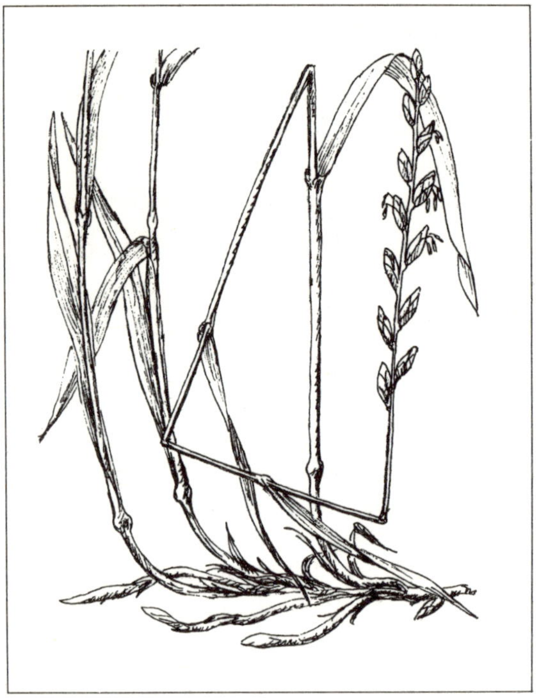

entwickelt sich der aufrechte, glatte kahle Stengel mit schmalen grünen oder bläulich-grünen flachen Blättern. Die Quecke wird über 1 m hoch und schließt mit einer Ähre ab. Blütezeit: Juni bis August. Vorkommen: Als Unkraut auf Äckern und im Garten, an Wegrändern, auf Schuttplätzen und Brachland. Ernte und Aufbereitung: Im zeitigen Frühjahr, bevor sich aus dem Wurzelstock frische Halme entwickeln, muß man die Wurzelstöcke der Quecke graben. Die sehr langen, stielrunden und strohgelben Wurzelstöcke werden durch Waschen vom Erdreich befreit und dann an der Luft getrocknet. Es ist ratsam, bei künstlicher Wärme (etwa 55° C) nachzutrocknen, weil eine Droge, die nicht durch und durch trocken ist, sehr leicht von Schimmelpilzen befallen wird und danach natürlich wertlos ist.

**Inhaltsstoffe (Wirkstoffe):** Viel Kohlenhydrate, Schleimstoffe und Saponine, viel Mineralsalze, besonders Kaliumsalze, Kieselsäure und Eisen, Vitamine (A und B) sowie organische Säuren sind die Wirkstoffe der Quecke.

**Heilwirkung und Anwendung:** In der Schweiz ist die Quecke zwar noch offizinell, aber sonst wird sie von der Schulmedizin sehr stiefmütterlich behandelt, obgleich es viele Beschwerden gibt, bei denen Quecke wirksam ist. Durch den Kieselsäuregehalt ist sie dem Schachtelhalm ähnlich und kann ebenfalls bei Bronchialleiden, Stoffwechselbeschwerden, Rheuma und Gicht eingesetzt werden. Die sogenannte Blutreinigung, also die Aktivierung der Drüsen, ist das Hauptanwendungsgebiet für Quecke. Dadurch wird eine Entwässerung erreicht, Körperschlacken werden beseitigt, Müdigkeit und Abgeschlagenheit aufgehoben und vor allen Dingen Hautunreinheiten gebessert. Dabei spielen wohl alle Inhaltsstoffe eine gemeinsame Rolle, die Vitamine wie die Mineralien, die Saponine und die Begleitstoffe. Man gebraucht in der Hauptsache den Tee, von dem man kurmäßig über einige Wochen täglich 2mal 1 Tasse trinkt.

So wird Quecken-Tee bereitet: 2 gehäufte Teelöffel Quecke mit ¼ l kaltem Wasser übergießen, ganz langsam zum Sieden erhitzen, dann sofort vom Herd nehmen und abseihen.

Empfehlenswert ist auch ein Saft aus der frischen Wurzel, den man mit Hilfe eines Entsafters bereitet; 3mal täglich 1 Eßlöffel muß man dann einnehmen.

**Mein besonderer Rat:** Da man die Akne junger Menschen medikamentös noch nicht beherrscht, versucht man häufig mit Heilkräutern, diesem Übel beizukommen. Eine Teemischung wird bei Akne immer wieder probiert und ist recht erfolgreich.

So wird die Teemischung bereitet:

| | |
|---|---|
| Quecke (Rhizoma Graminis) | 20,0 |
| Stiefmütterchen (Herba Violae tricoloris) | 10,0 |
| Schachtelhalm (Herba Equiseti) | 10,0 |
| Brennessel (Herba Urticae) | 10,0 |

2 gehäufte Teelöffel dieser Mischung werden mit ¼ l kochendem Wasser übergossen und nach 10 Minuten abgeseiht. Kurmäßig 3mal täglich 1 Tasse Tee trinken.

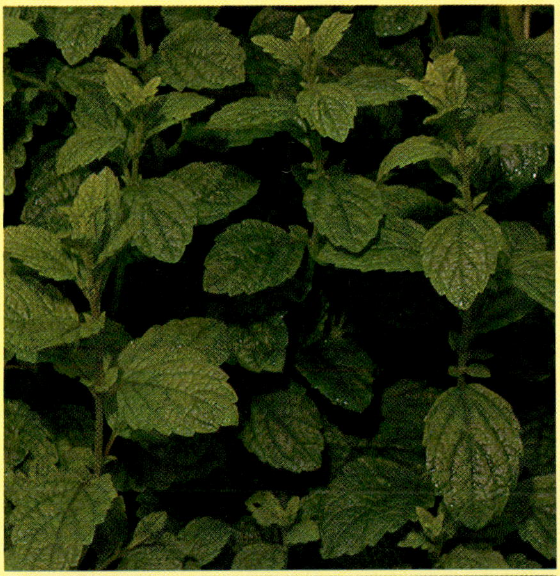
1

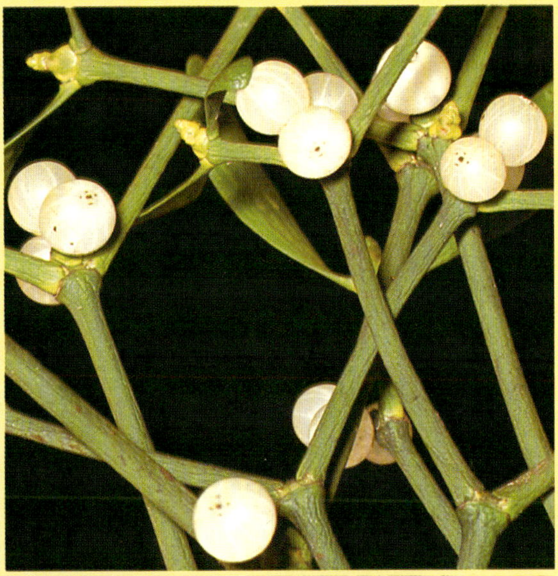
2

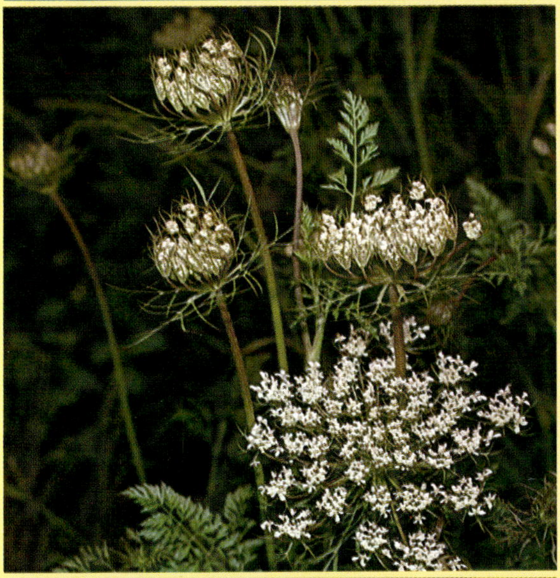
3

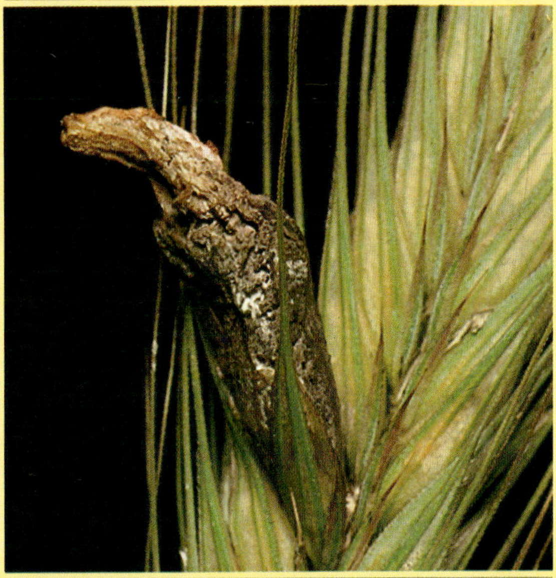
4

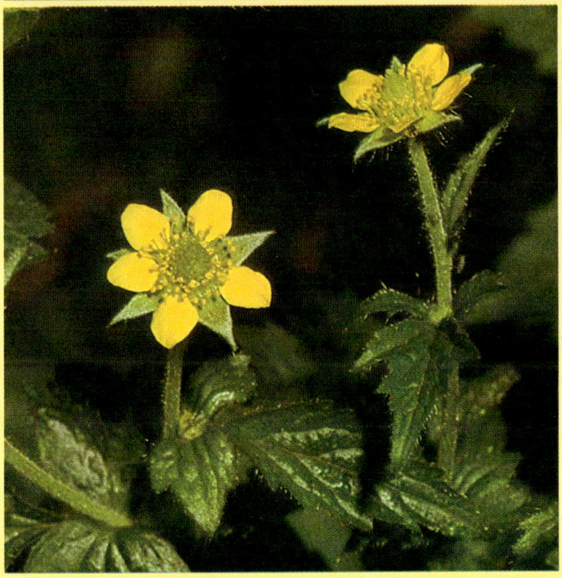
5

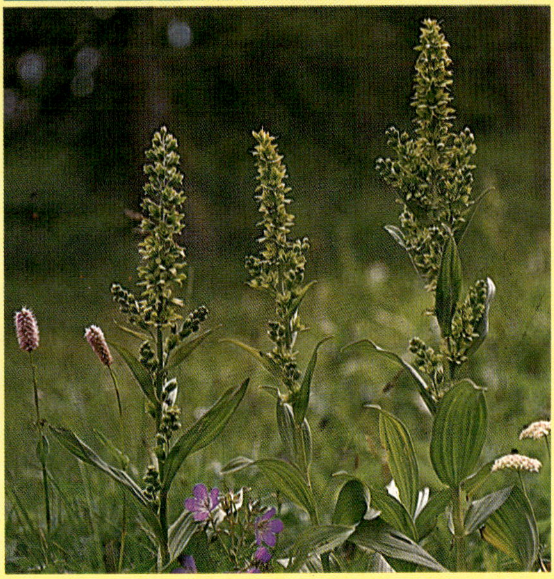
6

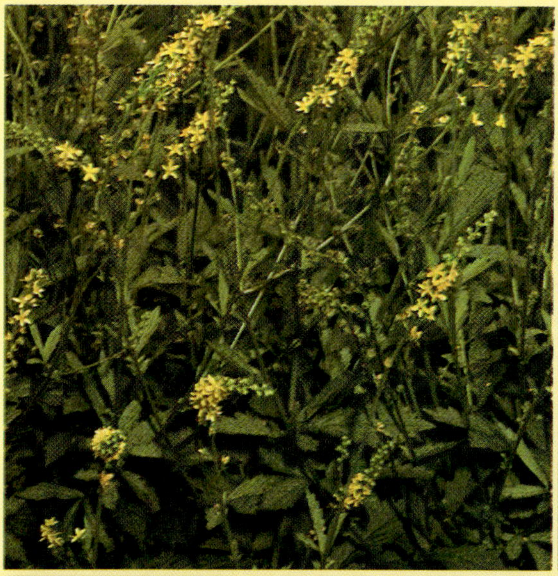
1

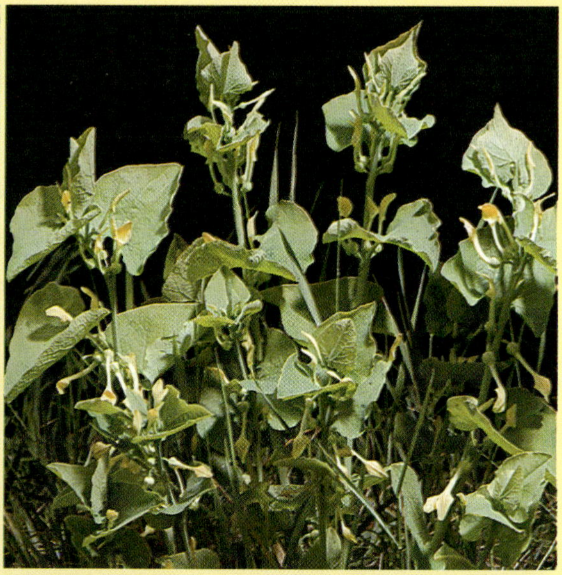
2

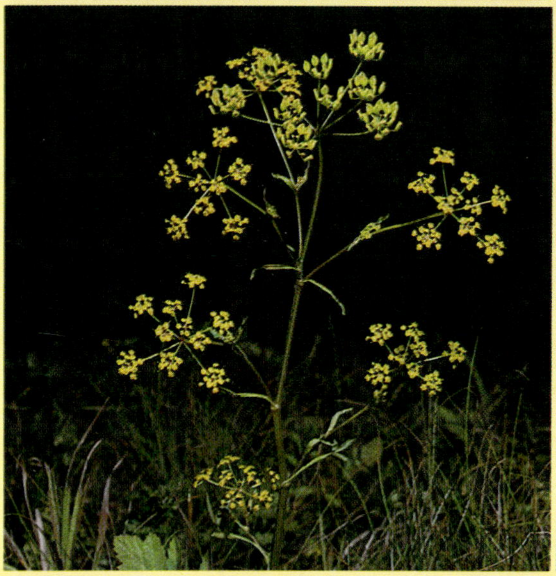
3

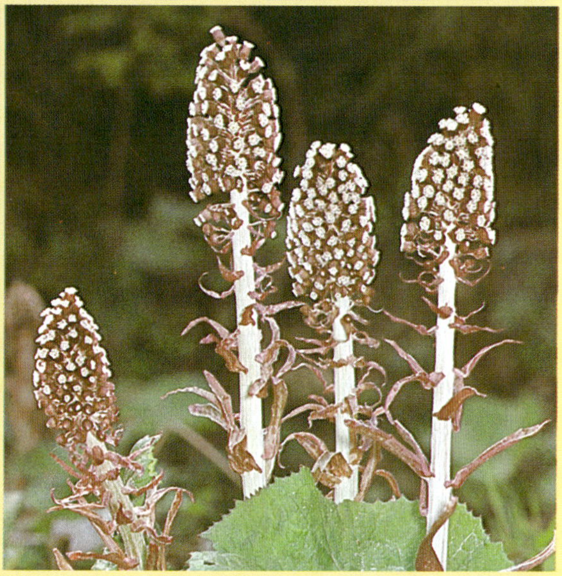
4

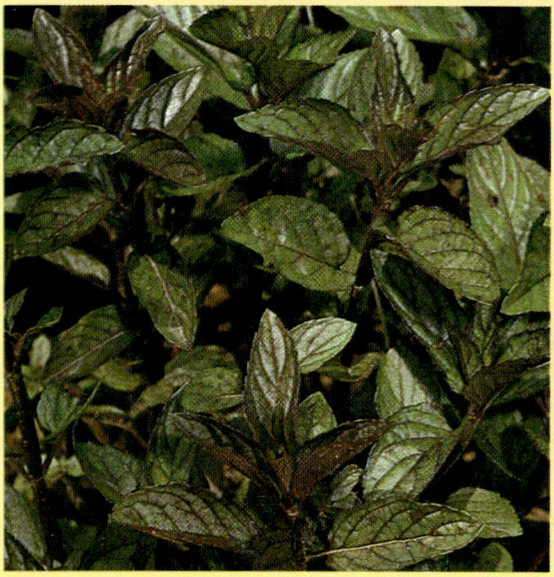
5

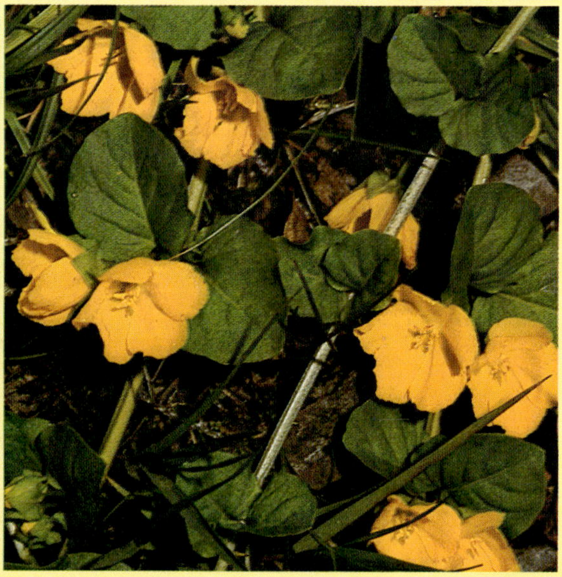
6

**Quecke als Hausmittel:** Zweifellos wird die Queckenwurzel in der Volksmedizin überbewertet, denn hier gibt es kaum ein Leiden, ob es der Säugling hat oder der Greis, das nicht irgendwie mit Queckenwurzel behandelt wird. Die wichtigsten Heilanzeigen der Volksmedizin sind Bleichsucht, Rachitis, Lungenleiden, Harnverhaltung, Leber- und Galleleiden, Magen- und Darmkatarrhe, Rheuma und Gicht, Hautunreinheiten und Menstruationsbeschwerden.
**Nebenwirkungen:** Nebenwirkungen kennt man nicht.

## Quendel (Feldthymian)

→ Farbfoto Seite 279
*Thymus serpyllum L. (Labiatae).*

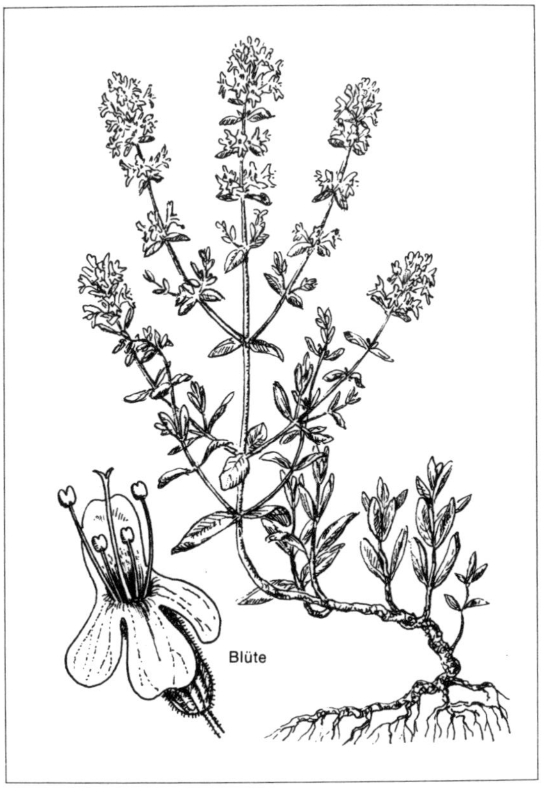


Volksnamen: Bergthymian, Chölm, Feldpolle, Geismajoran, Kudelkraut, Quandl, Rauschkraut, wilde Meron, Wilder Zimt, Zymsi.

**Arzneilich verwendete Pflanzenteile:** Das Kraut.
**Drogenbezeichnung:** Quendelkraut = *Herba Serpylli.*

**Botanik und Sammeltips:** Pflanzenbeschreibung: Der Quendel ist ein Halbstrauch von sehr unterschiedlicher Gestalt. Meist entwikkelt er aus einem dünnen verholzten Wurzelstock zahlreiche niederliegende, etwa 15 cm lange runde oder auch kantige, kahle oder behaarte Stengel, die mit kurzgestielten Blättchen gegenständig besetzt sind. Die Blätter sind lineal bis eiförmig, ganzrandig und oftmals auch behaart. Die rosaroten Blüten stehen in kugeligen Köpfchen oder in kurzen Ähren an den Stengelspitzen. Die ganze Pflanze, besonders aber die Blüte und das Blatt, enthält viel ätherisches Öl und duftet folglich stark und charakteristisch. Blütezeit: Mai bis August. Vorkommen: An trockenen steinigen Orten, an Böschungen und Wegrändern sowie auf trockenen sonnigen Waldwiesen und Waldrändern, sogar auf Felsen und Mauern. Oft wächst der Quendel spärlich und klein, oft üppige Rasen bildend. Ernte und Aufbereitung: Man sammelt das blühende Kraut ohne die Wurzeln und trocknet es sogleich an der Luft im Schatten.
**Inhaltsstoffe (Wirkstoffe):** Ätherisches Öl, etwas Gerbstoff, Bitterstoffe, ein Flavon. (Vielleicht Saponine.)
**Heilwirkung und Anwendung:** Der Hauptwirkstoff ist – wie beim Thymian – auch hier das ätherische Öl mit krampflösenden, desinfizierenden Eigenschaften. Lunge und Bronchien, Magen und Darm sind die Organe, die man mit Quendel behandelt: Reizhusten und Keuchhusten kann man mit Quendel-Tee lindern, Magen und Darm werden belebt, der Appetit wird angeregt und die Speisen besser verdaut. In den meisten Fällen gebraucht man den Tee aus der Heilpflanze, der gegen Husten mit Honig gesüßt werden kann, bei Magen- und Darmstörungen jedoch ungesüßt getrunken werden muß.
So wird Quendel-Tee bereitet: 1 bis 2 gehäufte Teelöffel Quendelkraut werden mit ¼ l kochendem Wasser übergossen, 10 Minuten lang

ausgezogen und abgeseiht. 3 Tassen Tee pro Tag sind die richtige Dosierung.

**Verwendung als Gewürz:** Heilpflanzen, die aromatisch duften, also viel ätherisches Öl enthalten, gebraucht man sehr häufig auch als Gewürz. Beim Quendel ist das ebenso der Fall, zumal es eine Varietät gibt, die sehr stark nach Zitrone duftet; man verwendet sie gern in frischem Zustand als aromatische Beigabe zu Salaten verschiedenster Art. Auch Obstsalate kann man – vorsichtig zwar – damit aromatisieren. Ebenso wie mit Thymian kann man mit getrocknetem Quendel sehr fette Speisen würzen, die dadurch leichter verdaulich werden. Bratkartoffeln, Rühreier mit fettem Speck, fette Fleischeintöpfe und kräftige Suppen vertragen Quendel besonders gut.

**Mein besonderer Rat:** Es gibt Menschen, die Eier nicht gut vertragen; das Frühstücksei beispielsweise liegt ihnen wie ein Stein im Magen, ebenso die Salate, die hart gekochte Eier enthalten. Für diese Menschen ist eine Gewürzmischung, die Quendel, Wermut, Rosmarin und ein wenig Salz enthält, eine echte Wohltat. Frühstücksei und Eierspeisen werden damit gewürzt und besser vertragen.

So ist die Gewürzmischung zusammengesetzt:

| | |
|---|---|
| Quendel gepulvert | 5,0 |
| Rosmarin gepulvert | 2,0 |
| Wermut gepulvert | 1,0 |
| Kochsalz | 12,0 |

**Quendel als Hausmittel:** Das aromatisch duftende Heilkraut ist in der Volksmedizin sehr beliebt. Husten und Lungenleiden, Blähungen und Darmbeschwerden werden damit behandelt – meistens erfolgreich. Man gebraucht den Tee, dessen Zubereitung bereits beschrieben wurde. Die mittelalterlichen Kräuterbücher rühmen den Quendel als »Frauenmittel«, in der Volksmedizin empfiehlt man den Tee daher bei schmerzhafter Periode. Außerdem wird ein alkoholischer Auszug, ein Quendel-Spiritus also, als Einreibung bei Rheuma und Gicht gebraucht. Auch Verstauchungen und Quetschungen werden damit behandelt. Die Herstellungsweise ist sehr unterschiedlich. Einen brauchbaren Quendel-Spiritus erhält man, wenn man 20 g Quendelkraut mit 250 g etwa 70%igem Alkohol übergießt und 10 Tage lang auszieht.

**Nebenwirkungen:** Nebenwirkungen sind nicht zu erwarten.

## Rainfarn

giftig

→ Farbfoto Seite 279

*Chrysanthemum vulgare (L.) Bernh. / Syn. Tanacetum vulgare L., Chrysanthemum tanacetum Karsch. (Compositae).*

Volksnamen: Michelkraut, Rehfarn, Revierblume, Tannkraut, Wurmkraut, Wurmsamen.

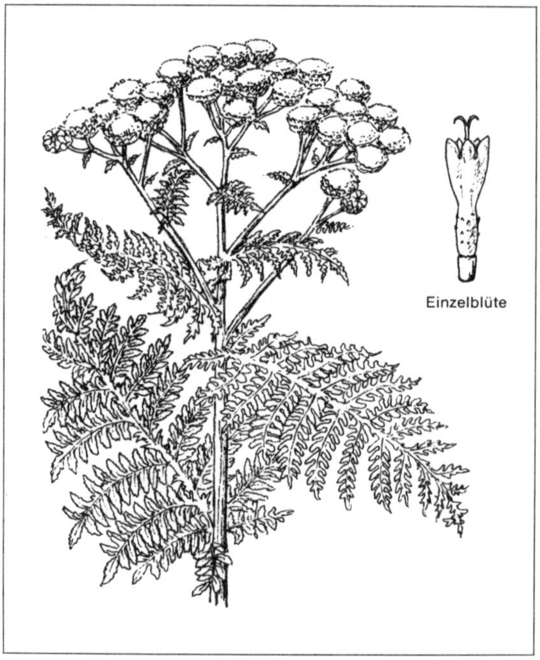


**Arzneilich verwendete Pflanzenteile:** Das blühende Kraut und auch die Blüten alleine.

**Drogenbezeichnung:** Rainfarnkraut = *Herba Tanaceti,* Rainfarnblüten = *Flores Tanaceti.*

**Botanik:** Pflanzenbeschreibung: Der Rainfarn ist eine ausdauernde Pflanze. Dem Wurzelstock entspringen mehrere aufrechte, meist unverzweigte Stengel, die in der oberen Region mitunter doldenrispig verzweigt sind und 40 bis 150 cm hoch werden. Die Blätter sind wechselständig angeordnet, einfach- bis doppeltfiederschnittig, die Fieder am Rand gesägt bis gezähnt. Die Blütenköpfchen, etwa 1 cm im Durchmesser und intensiv gelb, sitzen in doldigen Blütenständen im oberen Teil der Pflanze. Rainfarnblüten sind ohne Strahlenkranz und deshalb eine Besonderheit unter den Körbchenblütlern. Blütezeit: Juni bis September. Vorkommen: Sonnige Raine und Hügel, Waldränder, Schuttplätze und lichte Gebüsche sind Fundstellen für Rainfarn.

**Inhaltsstoffe (Wirkstoffe):** Ätherisches Öl mit viel Thujon, Bitterstoffe, Gerbstoffe, ein Glykosid und Vitamine.

**Heilwirkung und Anwendung:** Das ätherische Öl wirkt wurmwidrig, der Rainfarn wird, ebenso wie früher, auch heute noch gelegentlich als Wurmmittel verwendet – besonders bei Maden- und Spulwürmern. *Wegen der Giftigkeit ist allerdings die Anwendung nicht problemlos. Es sind schon tödliche Vergiftungen mit Rainfarn vorgekommen. Daher für den Laien die Warnung, keine Selbstbehandlung mit Rainfarn zu versuchen.* Das gilt auch für die Verwendung als Mittel zur Appetitanregung, wofür diese Droge ebenfalls gelegentlich gebraucht wird.

**Rainfarn als Hausmittel:** Die Anwendung gegen Würmer wird nur noch wenig geübt. Man fürchtet die Giftigkeit. Als Stärkungsmittel und gegen Appetitlosigkeit gebraucht man Rainfarn kaum noch.

**Nebenwirkungen:** Es gibt vom Rainfarn verschiedene Rassen, die äußerlich nicht oder sehr schwer zu erkennen und von einander zu unterscheiden sind. Einige sind besonders giftig – um diese handelt es sich wohl, wenn immer wieder von Vergiftungen die Rede ist. Vergiftungserscheinungen sind: Schwindel, Krämpfe, Leibschmerzen, Atemnot. Man muß bei Vergiftungen versuchen, den Magen schnell zu entleeren. Sofort den Arzt aufsuchen! (→ Seite 29.)

# Rauschbeere

→ Farbfoto Seite 279

*Vaccinium uliginosum L. (Ericaceae).*

Volksnamen: Heidelbeere, Lausbeere, Saftbeere, Schwindelbeeri, Sumpfheidelbeere, Tollbeere, Trunkelbeere.

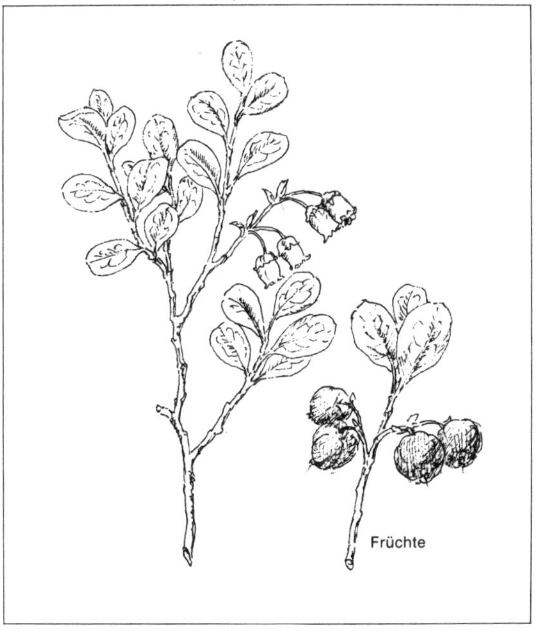


**Arzneilich verwendete Pflanzenteile:** Die Früchte und die Blätter.

**Drogenbezeichnung:** Rauschbeerfrüchte = *Fructus Uliginosi*, Rauschbeerblätter = *Folia Uliginosi.*

**Botanik und Sammeltips:** Pflanzenbeschreibung: Die Rauschbeere besitzt einen langen Wurzelstock, aus dem stielrunde, graubraune kahle verholzte Zweige aufstreben, die eine Länge von 1/2 m erreichen und die Pflanze zu einem sparrigen Strauch machen. An den Zweigen stehen kurzgestielte, verkehrt eiförmig oder längliche, ganzrandige, derbe Blätter mit unterseits deutlich netziger Nervatur. Oberseits sind sie blaugrün, unterseits mattgrün gefärbt. An den Enden der kurzen Seitenästchen stehen weiß oder rötlich gefärbte krugförmige Blüten, aus denen birnenförmige, seltener kugelige blaubereifte Beeren hervorgehen. Die Rauschbeere ist mit der Heidelbeere leicht zu verwechseln, obgleich sie derber, größer und sparriger im Wuchs ist. Das Hauptunterscheidungsmerkmal findet man in den Früchten mit ihrem grünlichen Fruchtfleisch und dem farblosen Saft. Der Geschmack der Früchte ist eher fad, im Gegensatz zu den Heidelbeeren, die aromatisch säuerlich schmekken. Blütezeit: Mai bis Juli. Vorkommen: Moorige Wälder und Gebüsche, Moore und Nadelwälder mit mooränhlichem Boden. Ernte und Aufbereitung: Die Blätter sammelt man zur Blütezeit und trocknet sie schnell im Schatten oder auch bei künstlicher Wärme. Die Beeren werden zur Reifezeit eingebracht und bei künstlicher Wärme oder an der Sonne getrocknet.

**Inhaltsstoffe (Wirkstoffe):** Organische Säuren, Mineralstoffe, Gerbstoffe, Vitamine (besonders C), ein Glykosid und Arbutin. Der Arbutingehalt ist in den Blättern größer als in den Früchten.

**Heilwirkung und Anwendung:** In vieler Hinsicht ist die Wirkung der Rauschbeere der Wirkung der Heidelbeere ähnlich. Zu den Verwandten gehören auch die Preiselbeere und die Bärentraube, so daß es nicht verwundert, daß in der Volksmedizin Rauschbeere, Heidelbeere, Preiselbeere und Bärentraube gleichermaßen verwendet werden. Die Schulmedizin gebraucht weder die Früchte noch die Blätter der – in ihrer Wirkung sehr umstrittenen – Rauschbeere. Auch was die mögliche Giftwirkung angeht, besteht keine Einigkeit. In manchen Beerenbüchern wird die Rauschbeere als giftig bezeichnet, in anderen wieder nicht.

**Rauschbeere als Hausmittel:** In der Volksmedizin gebraucht man die Blätter oder die getrockneten Beeren als Tee gegen Durchfälle und Blasenleiden. Aufgrund der Inhaltsstoffe (Gerbstoffe gegen Durchfall und Arbutin als Blasendesinfektionsmittel) ist diese Anwendung durchaus gerechtfertigt, doch da es für diese Beschwerden bessere Mittel gibt, ist es schwer zu verstehen, daß man so hartnäckig an der Rauschbeere festhält. Den Tee aus den getrockneten Beeren bereitet man in der Volksmedizin auf gleiche Weise wie den Tee aus Blättern.

So wird Rauschbeeren-Tee bereitet: 2 gehäufte Teelöffel Droge (Beeren oder Blätter) mit 1/4 l kaltem Wasser übergießen, 10 bis 12 Stunden ausziehen und abseihen. Dann auf Trinktemperatur erwärmen und ungesüßt 1- bis 2mal täglich 1 Tasse Tee trinken.

**Nebenwirkungen:** Es wurde schon gesagt, daß man sich nicht so recht einig ist, ob die Rauschbeeren giftig sind oder nicht. Nach dem Genuß größerer Mengen soll es zu rauschähnlichen Zuständen kommen, verbunden mit Übelkeit, Erbrechen und Kopfschmerzen. Da nicht festgestellt werden konnte, ob ein Giftstoff in Rauschbeeren enthalten ist, sind dies subjektive Beobachtungen, die jedoch Anlaß genug sein müssen, vor dem Genuß größerer Mengen dieser Beeren zu warnen.

## Raute

giftig

→ Farbfoto Seite 279

*Ruta graveolens L. (Rutaceae).*

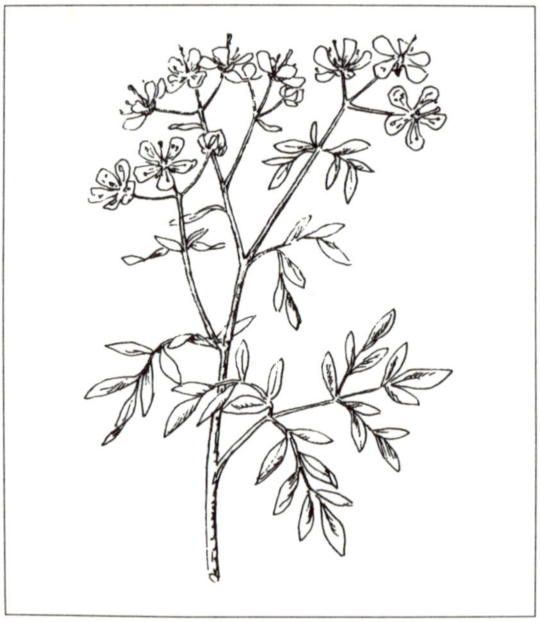

Volksnamen: Augenraute, Edelraute, Gartenraute, Weinkraut, Weinraute.

**Arzneilich verwendete Pflanzenteile:** Das Kraut.

**Drogenbezeichnung:** Rautenkraut = *Herba Rutae graveolentis.*

**Botanik:** Pflanzenbeschreibung: Die Raute ist eine stark duftende, graugrün gefärbte verästelte Staude mit runden, starren Stengeln. Die unpaarig gefiederten Blätter, die im Umriß dreieckig sind, werden bis 15 cm lang. Die Fieder der Blätter sind nochmals ein- bis zweifach fiederteilig, derb und durchscheinend drüsig punktiert. Die Blüten, in einem doldigen Blütenstand angeordnet, besitzen 4 oder 5 löffelartige grünlich-gelbe Kronblätter. Blütezeit: Juni bis August. Vorkommen: Bei uns in Kulturen und Gärten (Bauerngärten) und gelegentlich daraus verwildert. Die Heimat dürfte das Mittelmeergebiet sein, von wo sie die Benediktiner über die Alpen gebracht haben.

**Inhaltsstoffe (Wirkstoffe):** Ätherisches Öl, etwas Gerbstoff, Cumarinderivate, Alkaloide und das Flavonglykosid Rutin.

**Heilwirkung und Anwendung:** Die Raute besitzt eine Menge guter Eigenschaften, doch wegen der Giftigkeit ihres ätherischen Öls ist bei der Anwendung Vorsicht geboten. Die hier genannten Mengen dürfen auf keinen Fall überschritten werden. Rauten-Tee gebraucht man als leichtes Sedativum (beruhigendes und schlafförderndes Mittel), als Spasmolytikum (krampflösendes Mittel) und auch als Diuretikum (wassertreibendes Mittel). Auch als Appetitanregungsmittel wird die Raute gelegentlich gebraucht.

So wird Rauten-Tee bereitet: 1 gehäufter Teelöffel Raute wird mit ¼ l kochendem Wasser übergossen und 5 Minuten ausgezogen. 2 Tassen Tee als Tagesdosis reichen aus und sind ohne Nebenwirkungen. Schwangere dürfen Raute nicht nehmen, weil sie die Blutzufuhr zu den Bauchorganen – besonders zum Becken – erhöht, was zum Abort (Fehlgeburt) führen kann.

**Mein besonderer Rat:** Rauten-Tee allein zu verwenden, ist wenig empfehlenswert, weil die Wirkung in keinem der oben genannten Indikationsgebiete ganz überzeugend ist. Doch in Mischungen kann die Raute sehr häufig eine echte Bereicherung sein. – Hier eine Teemischung, die bei älteren Leuten als Beruhigungs- und Einschlaftee gute Wirkung zeigt.

So wird die Teemischung bereitet:

| | |
|---|---|
| Raute (Herba Rutae) | 10,0 |
| Baldrian (Radix Valerianae) | 10,0 |
| Melisse (Folia Melissae) | 15,0 |
| Weißdornblüten (Flores Crataegi) | 15,0 |
| Mistel (Viscum album) | 15,0 |
| Kümmel (Fructus Carvi cont.) | 5,0 |

2 gehäufte Teelöffel dieser Mischung mit ¼ l warmem (nicht heißem) Wasser übergießen und bedeckt 10 Stunden ausziehen. Bei Bedarf oder 2- bis 3mal täglich 1 Tasse Tee trinken.

**Anwendung in der Homöopathie:** Das Homöopathikum »Ruta greveolens« wird aus der frischen, vor der Blüte gesammelten Pflanze bereitet. Man gebraucht es innerlich und äußerlich bei Quetschungen, Verrenkungen, Sehnenzerrungen, Rheuma und Krampfadern. Auch bei Augenentzündungen wird die verdünnte Urtinktur (∅) zu Kompressen verwendet. Man gibt 20 bis 30 Tropfen auf 200 ml Wasser und macht mit dieser Verdünnung Augenkompressen. Innerlich gibt man die Verdünnungen $D_1$ bis $D_3$ mehrmals täglich 5 bis 10 Tropfen.

**Raute als Hausmittel:** In der Volksmedizin ist die Liste der Beschwerden, gegen die Raute als Abkochung (Tee) innerlich und äußerlich gebraucht wird, ellenlang. Auch Sebastian Kneipp war ein großer Befürworter der Rautenanwendung. Man gebrauchte diese Heilpflanze (und verwendet sie noch heute so) gegen Appetitlosigkeit, Schwindel, Herzklopfen, Blutandrang zum Kopf, Menstruationsbeschwerden, Nervenleiden, Atemnot, Magenschmerzen, Verrenkungen, Verstauchungen, Schwellungen nach stumpfen Schlägen und Verletzungen, Harndrang, Wassersucht, Rheuma, Gicht und Hautausschläge.

**Nebenwirkungen:** Dosiert man die Raute zu hoch, so kommt es zu Magen- und Darmstörungen, zum Anschwellen der Zunge und zu heftigem Speichelfluß. – Hautempfindliche Menschen können schon beim Pflücken der Raute Hautjucken oder Hautentzündungen mit Bläschenbildung bekommen. – Nicht für Schwangere geeignet.

# Rettich

*Raphanus sativus L. (Cruciferae).*
Volksnamen: Bierrettich, Bierwurz, Radi, Retwurzel.
**Arzneilich verwendete Pflanzenteile:** Die Wurzel.

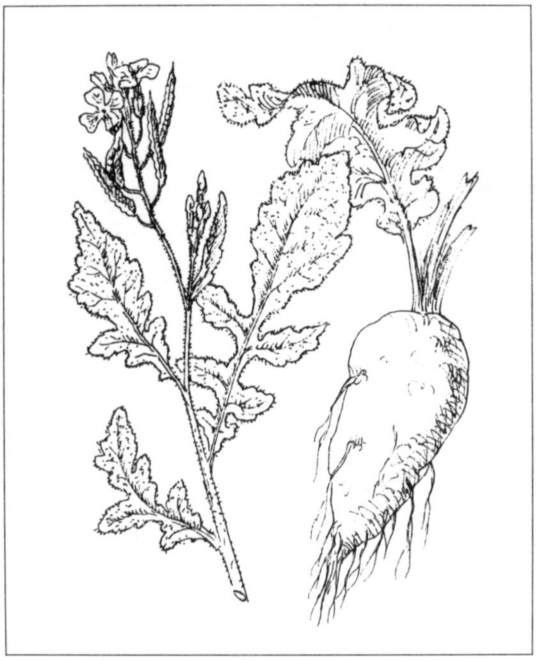

**Drogenbezeichnung:** Rettichwurzel = *Radix Raphani.*

**Botanik:** Der Rettich – nicht identisch mit dem Kren, dem Meerrettich also – ist eine Zuchtform, die schon uralt ist. Zusammen mit Knoblauch gaben die alten Ägypter den Arbeitern an den Pyramiden reichlich Rettich, um sie gesund und leistungsfähig zu erhalten. Man meint (aber ist sich nicht einig), der Rettich sei aus dem Hederich (heute als Viehfutter verwendet) hervorgegangen. Der als Gemüse und für medizinische Zwecke gebrauchte Rettich ist eine Kulturpflanze. Man kultiviert verschiedene Rassen, die sich in Form und Farbe der Wurzeln unterscheiden; welcher von ihnen man den Vorzug geben soll, ist schwer zu beantworten. Die schwarzen Formen sind meistens schärfer, und da die Schärfe das wirksame Prinzip darstellt, kann man wohl annehmen, daß der schwarze Rettich der wirksamere ist. Jedenfalls stellt die Firma Kneipp den Rettichsaft aus schwarzem Rettich her. In den Kulturen sorgt man dafür, daß keine Blühtriebe ausgebildet werden. Es kommt lediglich auf die Wurzeln an.
**Inhaltsstoffe (Wirkstoffe):** Schwefelhaltiges ätherisches Öl mit Allyl- und Butylsenföl, Raphanol und Rhaphanin sowie Vitamin C.
**Heilwirkung und Anwendung:** Auch die Schulmedizin erkennt die Rettichwirkung – zögernd zwar – bei Galle- und Leberleiden an. Der Rettichsaft wirkt galletreibend und bringt Entzündungen in den Gallewegen zum Abklingen, wirkt der Stein- und Grießbildung entgegen und unterstützt die Leberschontherapie. Es gibt im süddeutschen Raum, wo sehr viel mehr Rettich gegessen wird als im Norden, weit weniger Gallenblasenentzündungen, und man glaubt, dies dem Rettich zuschreiben zu können. Man kann den Rettich-Saft fertig kaufen, man kann ihn aber auch sehr gut selber herstellen.
So wird Rettich-Saft bereitet: Entweder gibt man den Rettich geschnitten in einen Entsafter oder reibt ihn auf einer Glasreibe und preßt gut aus. Die Kur beginnt mit 100,0 g täglich, nüchtern getrunken. Nach einigen Tagen steigert man langsam, bis man in jeweils 4 Portionen 400,0 g Rettichsaft pro Tag trinkt, um dann wieder zu reduzieren, bis man wiederum bei 100,0 g täglich angekommen ist.
**Rettich als Hausmittel:** Auch in der Volksmedizin gilt der Rettich als sehr wirksam bei Galle- und Leberbeschwerden, gegen die man ungesalzenen Rettich ißt oder den oben beschriebenen Saft trinkt. Rettich zu salzen sei zwar sehr beliebt, doch ungesund – das sagte Pfarrer Kneipp. Eine Erklärung dafür gab er offenbar nicht. Aber Galle- und Leberbeschwerden sind in der Volksmedizin nicht die einzigen Anwendungsgebiete. Man gibt Rettich recht häufig bei Husten. Beliebt ist auch der Rettich-Honig-Saft, der auf die verschiedensten Arten hergestellt wird. Er soll auch bei Keuchhusten wirksam sein.
So wird Rettich-Honig-Saft bereitet:
1. Man raspelt auf einer Glasreibe einen gro-

ßen Rettich, vermengt die Raspeln und den ausgetretenen Saft mit 3 Eßlöffeln Honig, läßt 10 Stunden stehen und preßt ab. Diesen Saft gibt man dann den Hustenpatienten löffelweise über den Tag verteilt.

2. Man nimmt einen großen Rettich und höhlt ihn aus. Dann füllt man ihn mit Honig und verriebenem Kandiszucker und stellt den Ansatz einige Stunden warm. Man ißt dann zunächst den Inhalt, danach erst die Hülle, also den Rettich.

**Nebenwirkungen:** Nebenwirkungen sind kaum zu erwarten. Magenempfindliche Patienten sollten jedoch zuerst vorsichtig versuchen, ob sie Rettich vertragen.

# Ringelblume

→ Farbfoto Seite 279

*Calendula officinalis L. / Syn. Calendula sativa, Calendula vulgaris (Compositae).*

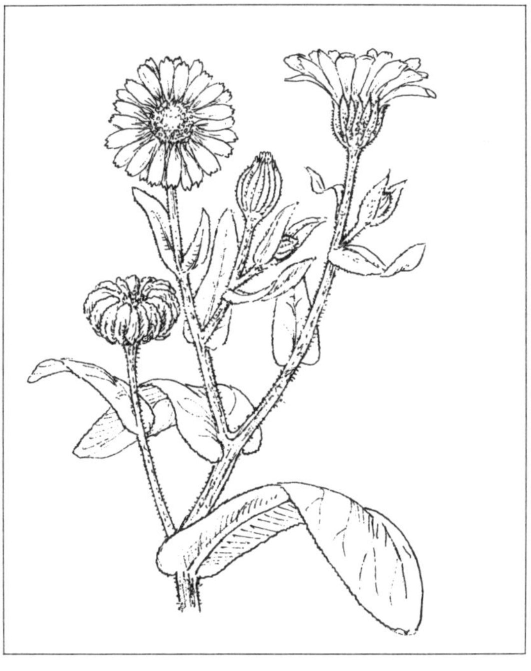

Volksnamen: Butterblume, Goldblume, Ringelrose, Sonnenwende, Studentenblume, Totenblume.

**Arzneilich verwendete Pflanzenteile:** Die Blüten.

**Drogenbezeichnung:** Ringelblumenblüten = *Flores Calendulae.*

**Botanik und Sammeltips:** Pflanzenbeschreibung: Die bis zu 70 cm hohe Ringelblume ist einjährig, ihr aufrechter, filzig behaarter Stengel ist verästelt und trägt wechselständig angeordnete, ebenfalls fein behaarte Blätter. Die leuchtend gelben Blütenköpfe sind groß, sie erreichen einen Durchmesser von über 4 cm. Blütezeit: Juni bis Oktober. Vorkommen: Als Zierpflanze in Gärten, als Arzneipflanze in Kulturen gezogen. Daraus gelegentlich verwildert. Ernte und Aufbereitung: Verwendet werden die Blüten, die in aufgeblühtem Zustand bei sehr trockenem Wetter eingebracht und schnell, doch ohne Anwendung von künstlicher Wärme, an einem luftigen Ort getrocknet werden müssen. Man gebraucht entweder die Strahlenblüten allein oder die ganzen Blüten, was vornehmlich in der Volksmedizin geschieht.

**Inhaltsstoffe (Wirkstoffe):** Ätherisches Öl, Calendula-Sapogenin, Saponine, Glykoside, Carotinoide, Xanthophylle, Bitterstoffe, Schleime, Fermente und organische Säuren.

**Heilwirkung und Anwendung:** Die innerliche Verwendung der Droge ist stark rückläufig. Sie gilt in Teemischungen meist nur noch als eine schönende Beigabe, die dem Tee etwas Farbe verleiht. Aber ganz ohne Wirkung sind die Ringelblumenblüten auch nicht. Man hat ihnen eine leichte krampflösende Wirkung bestätigt, und die Beeinflussung der Galleausscheidung steht ebenfalls außer Zweifel. Doch in der Hauptsache verwendet man die Ringelblume und viele daraus bereitete galenische Zubereitungen (Salben) zur Wundbehandlung. Hier steht sie der Arnika sehr nahe. Schlecht heilende Wunden, Unterschenkelgeschwüre, Nagelbettentzündungen, Verstauchungen und Verrenkungen werden durch Umschläge mit einer Abkochung (Tee) sehr günstig beeinflußt. Aber auch bei frischen Wunden vermag ein feuchter Verband mit einer Ringelblumen-Abkochung erstaunlich gut zu wirken. Und bei

Karbunkeln und Abszessen wird die heiße »Calendula-Kompresse« empfohlen.
So wird Ringelblumen-Tee bereitet: 1 bis 2 Teelöffel Droge werden mit ¼ l kochendem Wasser übergossen, 10 Minuten ausgezogen und dann abgeseiht. Diesen Tee kann man bei Gallebeschwerden mäßig warm trinken, 2- bis 3mal täglich 1 Tasse; er ist auch für Umschläge, Verbände und Kompressen anwendbar.
**Anwendung in der Homöopathie:** Das Homöopathikum »Calendula« wird innerlich ($D_2$ bis $D_6$) und äußerlich (1 Teelöffel der Urtinktur (∅) auf ½ Glas warmes Wasser) bei Riß- und Quetschwunden, bei Unterschenkelgeschwüren und zur Anregung der Granulation (Wundheilung) verwendet.
**Ringelblume als Hausmittel:** In der Volksmedizin hat diese Heilpflanze ihre eigentliche Heimat. Sie wird hoch geschätzt und viel gebraucht. Zunächst einmal gilt alles, was im Abschnitt »Heilwirkung und Anwendung« gesagt wurde, auch für die Volksmedizin. Darüber hinaus aber gilt die Ringelblume als Mittel gegen Warzen und Hautkrebs. Mit Hilfe des frischen Saftes – so heißt es im Volk – würden alle Hautkrebsgeschwüre abheilen und Umschläge einer Ringelblumen-Abkochung dienten zur Nachbehandlung. Sicher ist, daß Geschwüre und Geschwülste durch Ringelblumen-Umschläge oder durch Auftragen einer Ringelblumen-Salbe schneller heilen. Ob das aber auch für Krebsgeschwüre gilt, ist zweifelhaft. – Sehr beliebt in der Volksmedizin ist eine Salbe, die man »Ringelrosen-Butter« nennt. Man bestreicht damit den Leib bei Bauchweh, reibt schmerzende Gelenke und Muskeln damit ein und heilt alle Wunden schnell und schmerzlos.
So wird Ringelrosen-Butter bereitet: Man vermengt Ziegenbutter mit zerquetschten Ringelblumenblättern im Verhältnis 1:1 und erwärmt leicht, bis sie flüssig ist. Die Droge setzt sich dann ab, das Fett enthält die Wirkstoffe.
Auch als Blutreinigungstee und gegen Periodenschmerzen wird die Ringelblume in der Volksmedizin geschätzt. Eine Woche vor der Regel pro Tag 1 Tasse Tee trinken. Diese Anwendung normalisiert alle Unregelmäßigkeiten und nimmt die Schmerzen. Eine Teemischung aus Ringelblumen, Brennesseln, Ehrenpreis und Schöllkraut zu gleichen Teilen hilft bei Magengeschwüren.
**Nebenwirkungen:** Nebenwirkungen sind nicht bekannt.

# Rosmarin

→ Farbfoto Seite 280
*Rosmarinus officinalis L. (Labiatae).*
Volksnamen: Anthoskraut, Brautkleid, Hochzeitsbleaml, Kid, Meertau, Röselimarie, Weihrauchkraut.

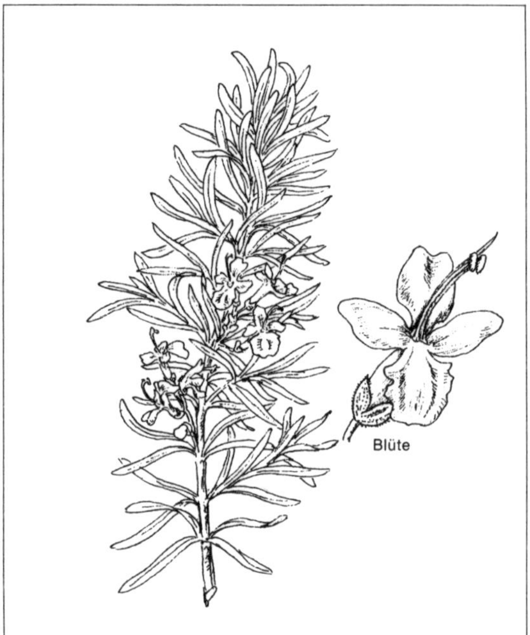


**Arzneilich verwendete Pflanzenteile:** Die Blätter und das daraus gewonnene ätherische Öl.
**Drogenbezeichnung:** Rosmarinblätter = *Folia Rosmarini,* Rosmarinöl = *Oleum Rosmarini.*

**Botanik und Sammeltips:** Pflanzenbeschreibung: Rosmarin ist ein stattlicher, aromatisch riechender Strauch, der bis über 2 m hoch werden kann. Seine stark verzweigten Äste sind sparrig und dicht mit linealen ledrigen, am

Rande umgeschlagenen Blättern besetzt, die oberseits glänzen und an der Unterseite filzig behaart sind. Die blaßblauen Blüten sind verhältnismäßig klein und im oberen Teil der Zweige in Scheinquirlen angeordnet. Sie werden häufig von Bienen angeflogen, weil sie ihnen viel Futter (Nektar) liefern. Blütezeit: März bis Mai. Vorkommen: Rosmarin ist eine typische Pflanze der Mittelmeerländer. Dort kommt er an trockenen Hängen reichlich vor. Über die Alpen gelangte er im ersten nachchristlichen Jahrhundert durch die Benediktiner. Da er nicht winterhart ist, gelingt es nur selten, ihm bei uns in Gärten eine Heimat zu geben. Dafür zieht man ihn reichlich in Blumentöpfen. In Oberbayern, wo er als Brautstrauß verwendet wird, ist er in jedem Bauernhaus anzutreffen. Ernte und Aufbereitung: Die Droge stammt aus Kulturen. Die Blätter müssen vor der Blütezeit geerntet und schnell, doch schonend getrocknet werden. Trockentemperaturen über 35° C sind zu vermeiden, um das ätherische Öl, den Hauptwirkstoff des Rosmarin, zu schonen.

**Inhaltsstoffe (Wirkstoffe):** Ätherisches Öl, Gerbstoffe, wenig Saponin, organische Säuren.

**Heilwirkung und Anwendung:** Das ätherische Öl enthält eine Substanz, die dem Kampfer aus dem Kampferbaum sehr ähnlich ist. Man nennt sie Rosmarin-Kampfer. Wegen dieses Inhaltsstoffes wirkt Rosmarin tonisierend für den Kreislauf und ausgleichend auf das Nervensystem. Bei allen chronischen Schwächezuständen, vor allem auch bei niederem Blutdruck ist Rosmarin wirksam. Den Tee, obgleich einfach zuzubereiten, verwendet man weniger häufig. Man bevorzugt den Rosmarin-Wein, den man fertig beziehen, aber auch selber ansetzen kann. Besonders beliebt ist das Rosmarin-Bad, das man zu den aktivierenden Bädern zählt; die Wirkung ist überzeugend. Man sollte dieses Bad, um den Schlaf nicht zu beeinträchtigen, jedoch niemals abends nehmen. Zahlreiche Rosmarin-Badeextrakte sind im Handel, doch wer will, kann sich sein Bad auch aus der Droge selber bereiten. Nicht zu vergessen der Rosmarin-Spiritus als beliebte und wirksame Einreibung zur Förderung der Durchblutung.

So wird Rosmarin-Tee bereitet: 1 gehäufter Teelöffel Rosmarinblätter wird mit ¼ l kaltem Wasser übergossen, langsam zum Sieden erhitzt, sofort vom Herd genommen und abgeseiht. Morgens und mittags 1 Tasse Tee ist angezeigt bei Erschöpfungszuständen, besonders nach Infektionskrankheiten und Grippe.

So wird der Rosmarin-Wein bereitet: 10 bis 20 g Rosmarinblätter werden in einer Weinflasche mit ¾ l leichtem Moselwein übergossen und 5 Tage beiseite gestellt. Danach wird abgeseiht. 2mal täglich 1 Gläschen Wein ist die richtige Dosierung.

So wird das Rosmarin-Bad bereitet: 50 g Rosmarinblätter werden mit 1 l Wasser versetzt, zum Sieden erhitzt, 30 Minuten lang ausgezogen und abgeseiht. Diese Flüssigkeit kommt ins Vollbad.

So wird der Rosmarin-Spiritus bereitet: 50 g Rosmarinblätter werden mit 250 g 70%igem Alkohol übergossen und 10 Tage lang ausgezogen. Danach wird abgepreßt und filtriert. – Man kann auch von Rosmarin-Öl ausgehen, das durch Wasserdampfdestillation aus den Blättern gewonnen wird und in der Apotheke erhältlich ist; davon werden 3 g in 1 l 70%igem Alkohol gelöst.

**Verwendung als Gewürz:** Rosmarin ist ein köstliches Gewürz, doch muß man es sehr vorsichtig dosieren. Ein Chefkoch sagte einmal über Rosmarin: »Die Hälfte ist immer noch zu viel!« Rosmarin paßt zu allen Gemüsesuppen, Gemüse- und Fleischeintöpfen, zu Braten und zu Bratensaucen, zu Geflügel und besonders zu Pilzen. Innereien vertragen Rosmarinwürze (wenig!) ebenso wie gekochter Fisch. Auch zu Käse paßt dieses Gewürz gut; mit Rosmarin (und auch mit Thymian) angemacht, wird jeder Weichkäse bekömmlicher und schmackhafter. Eine delikate Gewürzmischung aus Salz, Pfeffer, Thymian, Rosmarin und Cayennepfeffer zu gleichen Teilen zum Nachwürzen für alle, die es gern scharf mögen. Auch das Frühstücksei läßt sich auf diese Weise abwechslungsreich würzen.

**Rosmarin als Hausmittel:** Als Pflanze aus dem Mittelmeerraum war der Rosmarin natürlich den Alten wohlbekannt, was sie berichteten, wurde auch in die mittelalterlichen Kräuterbücher übernommen – dabei wurde das Heilanzeigenregister erheblich erweitert. Als dann auch noch Sebastian Kneipp dem Rosmarin seinen Segen gab, da beherrschte diese Heilpflanze die Volksmedizin. Verwendung finden der Tee, der Wein, das Bad und der Spiritus bei: Blähungen, Magen- und Darmbeschwerden, Appetitmangel, Krankheiten der Unterleibsorgane, Nieren-, Galle- und Leberleiden, Wassersucht, Herz- und Kreislaufbeschwerden, Rheuma und Gicht, Krämpfen und Lähmungen, vor allen Dingen aber bei nervöser Erschöpfung und zur Stärkung Genesender. Ferner behauptet die Volksmedizin, daß Rosmarin(-Wein) ein probates Mittel sei, die Potenz zu steigern.

**Nebenwirkungen:** Bei normaler Dosierung sind keine Nebenwirkungen zu befürchten. Das ätherische Öl hingegen sollte innerlich nicht verwendet werden, weil es Magen-, Darm- und Nierenreizungen verursacht. Das Rosmarin-Bad am Abend stört den Schlaf.

# Roßkastanie

→ Farbfoto Seite 280

*Aesculus hippocastanum L. (Hippocastanaceae).*

Volksnamen: Drusenkesten, Gichtbaum, Pferdekastanie, Saukastanie.

**Arzneilich verwendete Pflanzenteile:** Die Samen, gelegentlich auch die Blüten und die Blätter.

**Drogenbezeichnung:**

Roßkastaniensamen = *Semen Hippocastani,*
Roßkastanienblüten = *Flores Hippocastani,*
Roßkastanienblätter = *Folia Hippocastani.*

**Botanik:** Es ist wohl müßig, den Kastanienbaum zu beschreiben, denn Kinder und Erwachsene kennen ihn, weil er uns dreimal im Jahr Freude bereitet: Im zeitigen Frühjahr, wenn die großen Knospen aufspringen und den Beginn der wärmeren Jahreszeit ankündigen, im Mai, wenn uns die wunderbaren Blütenkerzen erfreuen und schließlich im Herbst, wenn die glänzenden Samen, ein interessantes Spielzeug für Kinder, von den Bäumen fallen. In jedem Ort gibt es Kastanienbäume. Als Hausbaum, als Gartenbaum, in Anlagen, Wirtsgärten und an Waldrändern ist er zu finden. Dennoch ist der Roßkastanienbaum nicht heimisch

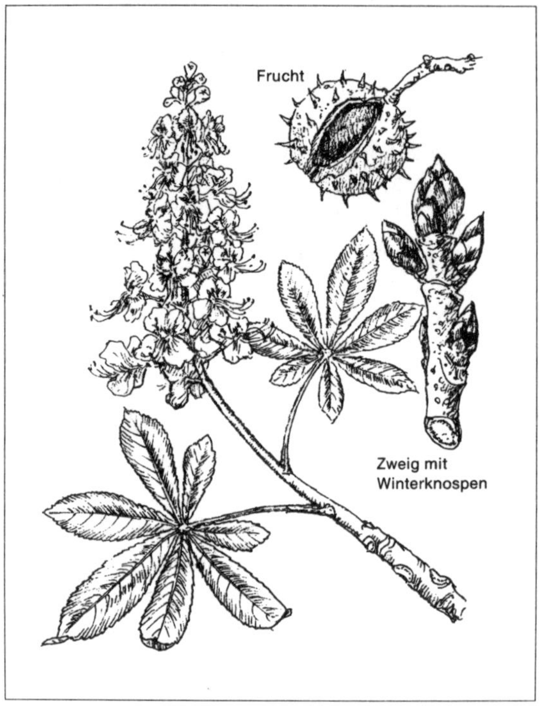


in Mitteleuropa. Erst in der zweiten Hälfte des 16. Jahrhunderts gelangte er aus dem nördlichen Griechenland zu uns. Die Samen, gewöhnlich Kastanien genannt, haben schon von Anfang an verschiedenartige Verwendung gefunden: Als Mastfutter, als Stärkelieferant und als Material zur winterlichen Wildfütterung; außerdem im Aberglauben als Abwehrmittel gegen verschiedene Krankheiten, wobei es genügen soll, drei Kastanien in der Tasche zu tragen. Zubereitungen aus der Kastanie zu Heilzwecken gibt es schon lange, doch die eigentliche Heilkraft kennt man erst seit 1896.

**Inhaltsstoffe (Wirkstoffe):** Aesculus-Saponin, Gerbstoffe, Flavonglykoside, Phytosterine, Purinderivate und verschiedene Vitamine sind die wichtigsten Wirkstoffe der Samen. Das wirksame Prinzip ist das Aescin. Auch in den Blüten und Blättern sind diese Stoffe im wesentlichen enthalten. Zahlreiche andere, hier nicht näher genannte Inhaltsstoffe sind sicher ebenfalls an der Wirkung beteiligt.

**Heilwirkung und Anwendung:** Es war ein französischer Arzt, der, angeregt durch die Verwendung der Samen in der Volksmedizin, daraus eine Tinktur bereitete, die überraschende Wirkung zeigte. 1896 berichtet er über Erfolge bei der Behandlung von Hämorrhoiden, später erkannte man die Wirkung auf das ganze Gefäßsystem, besonders auf die Venen. Die ödemausschwemmende und antiphlogistische Wirkung erweiterten die Anwendung. Aber einen Tee aus Roßkastanie gebraucht man nicht. Unzählige galenische Präparate in Form von Salben, Tropfen, Tabletten, Kapseln, Zäpfchen, ja sogar Einspritzungen werden heute als Venenmittel gebraucht. Der Bedarf ist groß, denn durch die Bewegungsarmut unserer Zeit wird die Entstehung von Gefäßerkrankungen gefördert. Ein Heilmittel dieser Art ist ein echter Nutzen.

**Anwendung in der Homöopathie:** Aus den frischen geschälten Früchten wird das Homöopathikum »Aesculus hippocastanum« gewonnen. Man gebraucht die erste bis dritte Potenz ($D_1$ bis $D_3$), von der man 2- bis 3mal täglich einige Tropfen gibt, bei trockenen Katarrhen im Nasen- und Rachenraum, bei Hämorrhoiden und Unterschenkelgeschwüren.

**Roßkastanie als Hausmittel:** Nur noch selten bereitet man in der Volksmedizin eine Tinktur aus Blüten und Blättern, die als Grundlage Kornschnaps enthält. Sie wird gegen Venenleiden und gegen rheumatische Beschwerden genutzt. Auch bei Magen- und Darmkrämpfen versucht man sie. Gelegentlich werden Roßkastanien geröstet, dann zerrieben, mit Mehl vermengt und mit Essig zu einem Brei angerührt, den man auf erhärtete Brüste legt, um sie zu erweichen. All dieses sollte jedoch nicht mehr gebraucht werden, weil die vielen Fertigpräparate, die zum größten Teil rezeptfrei in der Apotheke zu erhalten sind, ausreichen, um dort angewendet zu werden, wo sie echt von Nutzen sind: bei Venenleiden.

**Nebenwirkungen:** Wenn man die vielen galenischen Präparate aus der Roßkastanie nach Vorschrift des Arztes oder nach den den Packungen beiliegenden Gebrauchsanweisungen verwendet, sind keine Nebenwirkungen zu befürchten.

# Ruprechtskraut

→ Farbfoto Seite 280

*Geranium robertianum L. (Geraniaceae).*

Volksnamen: Gottesgnadenkraut, Robertsgeranium, Stinkender Storchschnabel.

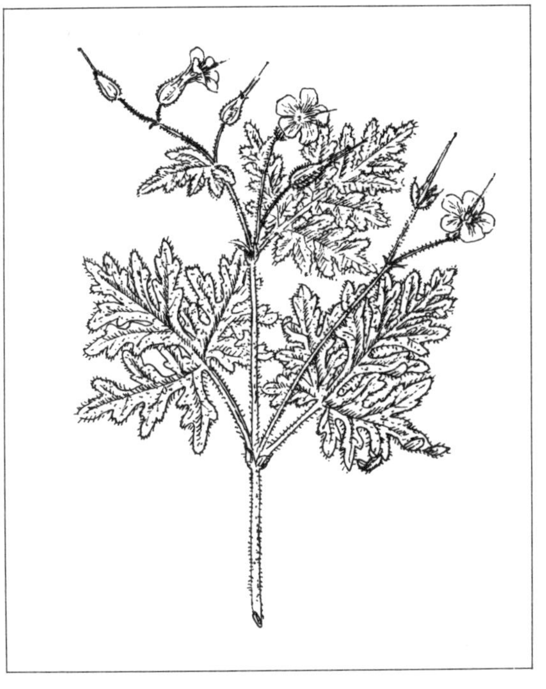

**Arzneilich verwendete Pflanzenteile:** Das Kraut und die Wurzel.

**Drogenbezeichnung:** Ruprechtskraut = *Herba Geranii Robertiani,* Ruprechtswurzel = *Radix Geranii Robertiani.*

**Botanik und Sammeltips:** Pflanzenbeschreibung: Der Stinkende Storchschnabel, wie man diese Heilpflanze sehr häufig nennt, fällt durch seinen unangenehmen Geruch auf, den man besonders dann wahrnimmt, wenn man die Blätter zwischen den Fingern verreibt. Die Pflanze wird 20 bis 50 cm hoch, ihre zarten Sprosse sind grün, oftmals auch karminrot gefärbt und mit Drüsenhaaren besetzt. Zahlreiche Blätter sitzen an den verzweigten Stengeln, gegenständig angeordnet, gestielt, handförmig geteilt und doppelt fiederspaltig. Die Blüten, zu je zweien an einem Stiel stehend, sind hell- bis kräftig karminrot gefärbt und häufig mit helleren Streifen versehen. Aus den Blüten entwickelt sich eine schnabelförmige zweiklappige Springfrucht. Blütezeit: Mai bis September. Vorkommen: Das Ruprechtskraut ist häufig. Es bevorzugt schattige Hecken, feuchte Felsen und Mauern, kommt gelegentlich sogar in Rissen alter Bäume vor und ist auch in Laub- und Nadelwäldern zu finden. Ernte und Aufbereitung: Meistens wird das Kraut gebraucht, das man zur Blütezeit sammeln muß. Es wird kurz über dem Boden abgeschnitten und gebündelt zum Trocknen aufgehängt. Auch die Wurzel findet Verwendung; man sammelt sie im zeitigen Frühjahr oder im späten Herbst, befreit sie von anhaftender Erde und trocknet sie im Schatten.

**Inhaltsstoffe (Wirkstoffe):** Gerbstoffe (besonders viel in der Wurzel), Bitterstoffe, ätherisches Öl (in der frischen Pflanze), organische Säuren.

**Heilwirkung und Anwendung:** Die Schulmedizin verwendet das Ruprechtskraut nicht, obgleich die Inhaltsstoffe durchaus eine Wirkung versprechen.

**Verwendung in der Homöopathie:** Das Homöopathikum heißt »Geranium maculatum«. Es wird nicht aus unserem Ruprechtskraut hergestellt, sondern aus dem in Nordamerika heimischen gefleckten Storchschnabel, dessen Wurzelstock zur Urtinktur verarbeitet wird. Man gebraucht es zur Blutstillung aller inneren Organe. Empfohlen werden die Urtinktur (∅) und $D_1$. 3mal täglich 5 bis 15 Tropfen sind die empfehlenswerte Dosierung.

**Ruprechtskraut als Hausmittel:** Die Lobreden der mittelalterlichen Ärzte über das Ruprechtskraut sind überschwenglich. Vielfach wird der Name Gottesgnadenkraut gebraucht. W. Ryffius (1573) schreibt: »Die herrlich nammen Gotts Genad / darmit dises kraut bei den gemeinen man sonderlichen wol bekant ist / gibt anzeigung das sein würckung / tugend vnnd krafft sehr groß vnd vilfaltig seind. Wie dann solchs die täglich erfahrung ohn vnderlass beweiset.« Und nun folgen Heilanzeigen, die wir auch bei P. A. Matthiolus und später bei Tabernaemontanus-Bauhinus (1731) wiederfinden, und die von der Volksmedizin übernommen wurden. Man verwendet den frisch gepreßten Saft oder eine Abkochung aus der getrockneten Pflanze bei Blutungen verschiedenster Art (Nasenbluten, Menstruationsblutungen, Hämorrhoidalblutungen und bei blutenden Wunden). Aber auch Halsschmerzen, Entzündungen am Zahnfleisch und im Mund, Entzündungen der Augen werden mit Ruprechtskraut behandelt. Dann folgen Gelbsucht, Wassersucht, Durchfälle und Steinleiden in der Liste der volksmedizinischen Heilanzeigen. Es wäre lohnend, wenn die Wissenschaft sich dieser Heilpflanze annähme, denn was im Volke so sehr gepriesen wird, birgt oft für die Wissenschaft Überraschungen.

So wird Ruprechtskraut-Tee bereitet: 2 Teelöffel des getrockneten Krautes (oder 1 Teelöffel der getrockneten Wurzel) mit $^1/_4$ l kochendem Wasser übergießen, 5 Minuten (beim Kraut), 15 Minuten (bei der Wurzel) ausziehen, abseihen und 2mal täglich 1 Tasse Tee trinken. Zum Gurgeln und zur Wundbehandlung ist diese Abkochung zweckmäßigerweise mit der gleichen Menge Kamillen-Tee zu verdünnen.

**Nebenwirkungen:** Überdosierung ist zu vermeiden, weil der hohe Gerbstoffgehalt dem Magen nicht immer gut bekommt. Ernste Nebenwirkungen sind nicht zu befürchten.

# Salbei

→ Farbfoto Seite 280
*Salvia officinalis L. (Labiatae).*
Volksnamen: Chüechlichrut, Edelsalbei, Kreuzsalbei, Müslibätter, Salbine, Salver.

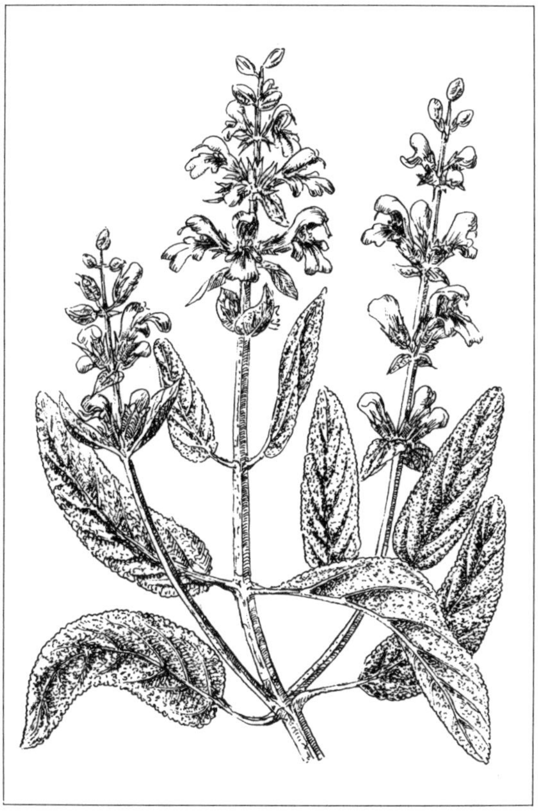

**Arzneilich verwendete Pflanzenteile:** Die Blätter und das daraus gewonnene ätherische Öl.
**Drogenbezeichnung:** Salbeiblätter = *Folia Salviae,* Salbeiöl = *Oleum Salviae.*

**Botanik und Sammeltips:** Pflanzenbeschreibung: Um es gleich vorweg zu sagen: Die bei uns wildwachsende Wiesensalbei (Salvia pratensis L.) wird für arzneiliche Zwecke nicht verwendet, weil ihr Gehalt an ätherischem Öl viel geringer ist als der von der offizinellen Salbei, die im Mittelmeergebiet heimisch ist und bei uns kultiviert wird. Diese Arzneipflanze ist ein 20 bis 60 cm hoher Halbstrauch, unten verholzt, oben krautig, mit einem vierkantigen, filzig behaarten Stengel. Die Blätter sind elliptisch, länglich oder eiförmig, gestielt oder sitzend, gegenständig am Stengel angeordnet, grünlich-grau und von unterschiedlicher Länge. Die hellblauen bis violettblauen Blüten sitzen an den Enden der Triebe in lokkerer Traube. Ernte und Aufbereitung: Da man die Salbei bei uns nicht wild findet, baut man sie gern in Gärten an. Dazu möchte ich hier ermuntern, weil Salbeiblätter sowohl ein vorzügliches Gewürz als auch ein vielseitig verwendbares Arzneimittel sind. Man kann Salbei aussäen, doch die Vermehrung durch Stockteilung ist besser. Wenn man im Frühjahr eine Staude in den Garten pflanzt, kann bereits im August geerntet werden. Im darauf folgenden Jahr braucht man nicht so lange zu warten, sondern kann schon ab dem Frühjahr bei Bedarf laufend junge Triebe und Blätter ernten. Für arzneiliche Zwecke verwendet man das getrocknete Kraut, zweckmäßigerweise nur die Blätter. Man erntet sie vor der Blütezeit und trocknet sie rasch aber schonend an einem schattigen Ort.
**Inhaltsstoffe (Wirkstoffe):** Ätherisches Öl, Gerbstoffe, Bitterstoffe.
**Heilwirkung und Anwendung:** Salbei ist eine vielseitig verwendbare Heil- und Gewürzpflanze. Ein Salbei-Tee heilt Entzündungen am Zahnfleisch, in Mund und Rachen, er wirkt beruhigend, setzt die Schweißabsonderung herab und beeinflußt Magen und Darm günstig. Das ätherische Öl hat eine desinfizierende und krampflösende Wirkung, der Gerbstoffgehalt unterstützt diese Wirkung bei Durchfällen. So wird Salbei-Tee bereitet: 1 bis 2 Teelöffel Salbeiblätter mit ¼ l Wasser übergießen, langsam zum Sieden erhitzen und abseihen. Dieser Tee ist innerlich (2–3 Tassen Tee pro Tag) und äußerlich zu verwenden.
**Mein besonderer Rat:** Bei der Verwendung der Salbeiblätter steht die äußerliche Anwendung zweifellos im Vordergrund, denn in der Tat sind Entzündungen im Mund- und Rachenraum durch Salbei-Tee sehr gut zu beeinflussen. Verstärken kann man die Wirkung noch, wenn man Kamille mit Salbei zu gleichen Teilen mischt und sich daraus einen Tee bereitet. Der eignet sich dann zum Gurgeln und Spülen,

für Wundumschläge und feuchte Verbände.
So wird die Tee-Mischung bereitet: 2 gehäufte Teelöffel dieser Mischung mit ¼ l kochendem Wasser übergießen und 15 Minuten ausziehen. Nach dem Abseihen ist der Tee gebrauchsfertig.
Die Wirkung des Salbei-Tees gegen übermäßige Schweißabsonderung wird meist als enttäuschend bezeichnet. Wenn man allerdings den Tee stärker aufbrüht (3 gehäufte Teelöffel Salbeiblätter pro Tasse), ist die Wirkung günstiger. Leider vertragen magenempfindliche Patienten diese Dosierung nicht gut.
**Verwendung in der Homöopathie:** Das Homöopathikum »Salvia officinalis« wird aus frischen Blättern hergestellt. Man verwendet es vornehmlich als schweißhemmendes Mittel und gibt zu diesem Zweck von der zweiten Potenz ($D_2$) mehrmals täglich einige Tropfen.
**Verwendung als Gewürz:** Hier sollte man, wann immer es möglich ist, den frischen Salbeiblättern den Vorzug geben. Wie alle aromatischen Küchenkräuter kann man sie fein gehackt kurz vor dem Servieren allen Suppen, Eintöpfen und Gemüsegerichten beigeben. Bratensaucen vertragen auch eine Salbeiwürze, und selbst Fisch läßt sich mit Salbei aromatisch und bekömmlich zubereiten. Unter Quark und Weichkäse gemischt, ergänzt Salbei Schnittlauch und Zwiebel vorzüglich.
**Salbei als Hausmittel:** Alles was bisher über die Anwendung von Salbei gesagt wurde, gilt ganz besonders für die Volksmedizin. Zu ergänzen ist noch, daß man hier Salbei-Abkochungen zur Unterstützung des Abstillens gibt; Salbei soll nämlich die Milchsekretion unterbinden. Diese Wirkung ist umstritten, die Anwendung wird aber immer wieder versucht – und wie man sagt – erfolgreich. Zur Kräftigung und Stärkung schwacher Kinder gibt man Salbei, mit Honig gesüßt, als Tee. Und ebenso bekämpft man damit den Reizhusten.
**Nebenwirkungen:** Drogen mit viel ätherischem Öl sowie Gerb- und Bitterstoffen soll man nicht überdosieren, um den Magen nicht zu belasten. Das gilt auch für die Salbei. Sonst sind keine Nebenwirkungen zu befürchten.

# Sanddorn

→ Farbfoto Seite 280
*Hippophae rhamnoides L. (Elaeagnaceae).*
Volksnamen: Audorn, Dünendorn, Fasanenbeere, Haffdorn, Korallenbeere, rote Schlehe, Sandbeere.

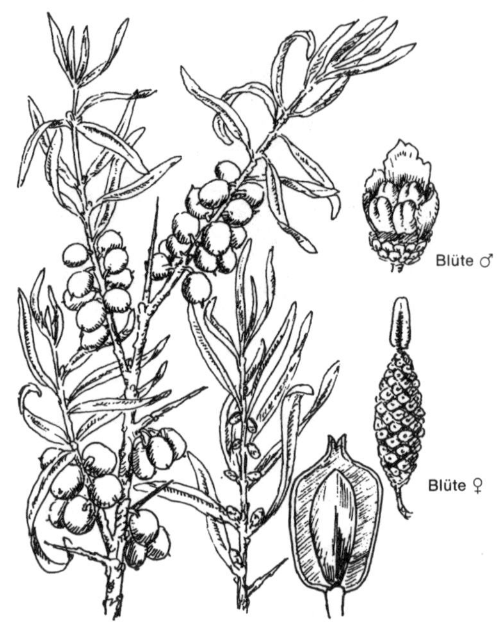


**Arzneilich verwendete Pflanzenteile:** Die reifen Beeren.
**Drogenbezeichnung:** Sanddornbeeren = *Fructus Hippophae rhamnoides.*

**Botanik und Drogengewinnung:** Pflanzenbeschreibung: Sanddorn ist ein kleiner bis mittelgroßer Strauch, der allerdings auch baumförmig wachsen kann. Dann wird er bis über 5 m hoch. Seine Wurzel steckt tief im Boden, von der Hauptwurzel gehen kriechende Seitenwurzeln (Wurzelausläufer) aus. Die Äste und Zweige sind dornig und sparrig. Die Blätter des Sanddorns ähneln den Blättern der Weide. Sie sind lineal und unterseits weißsilbrig behaart. Die unscheinbaren Blüten bilden nach der Befruchtung orangerote leuchtende Beeren aus. Sie sind von eiförmiger Gestalt und selten größer als 1 cm, enthalten einen nußartigen Kern,

schmecken sehr sauer und riechen etwas herb. Vorkommen: Dünen am Meer, Ufer von Flüssen und Bächen sowie Böschungen sind die natürlichen Standorte des Sanddorns. In neuerer Zeit zieht er mehr und mehr in Gärten und Parkanlagen ein. Weil er sich gut dafür eignet, Böschungen und lose Böden zu festigen, pflanzt man ihn auch gern an Straßen- und Autobahnböschungen an. Blütezeit: April. Fruchtreife: September/Oktober. Ernte und Aufbereitung: Wegen der sparrigen Äste und der spitzen Dornen ist das Einsammeln der Beeren (der reifen Früchte) recht mühsam. Folgende Methode hat sich bewährt: Man bindet um größere Äste eine Schnur, zieht sie damit in Reichweite, legt ein Tuch darunter auf den Erdboden und schneidet mit einer Schere die vollreifen Beeren ab. Das Abpflücken mit den Fingern ist nicht zu empfehlen, weil man dadurch die Beeren zerdrückt und den wertvollen Saft verspritzt. Danach werden die Beeren zu Saft, Mus oder Marmelade verarbeitet.
**Inhaltsstoffe (Wirkstoffe):** 200 bis 900 mg % Vitamin C, andere Vitamine (Provitamin A, Vitamine der B-Gruppe, Vitamin E, F und P), Mineralstoffe, Fruchtsäuren, Zucker, Flavonoide, Anthocyane.
**Heilwirkung und Anwendung:** Früchte mit so viel Vitamin C sind geeignete Erfrischungsmittel bei Erkältungen und Erkrankungen mit Fieber. Man gibt den Sanddornsaft, den man in Apotheken, Reformhäusern und Drogerien bekommt, löffelweise (3mal täglich) oder bereitet daraus mit Zucker vermischt (1 Teil Sanddornsaft und 1 Teil Zucker) ein Mus, von dem man mehrmals täglich 1 Teelöffel nimmt. Es gibt im Handel auch bereits gesüßte Sanddornsäfte.
**Sanddorn als Hausmittel:** Dort wo der Sanddorn reichlich vorkommt, sammelt man die Beeren, um daraus nach den verschiedensten Rezepten haltbare Säfte, Marmeladen und Mus-Zubereitungen herzustellen. Diese werden vornehmlich in Erkältungszeiten eingenommen, als Brotaufstrich verwendet oder als erfrischende Getränke bei Erkrankungen mit Fieber gereicht.
**Nebenwirkungen:** Sind nicht bekannt.

# Sandsegge

→ Farbfoto Seite 280
*Carex arenaria L. / Syn. Carex repens Schleich. (Cyperaceae).*
Volksnamen: Deutsche Sarsaparille, Riedgras, Rote Queckenwurzel, Seegraswurzel.

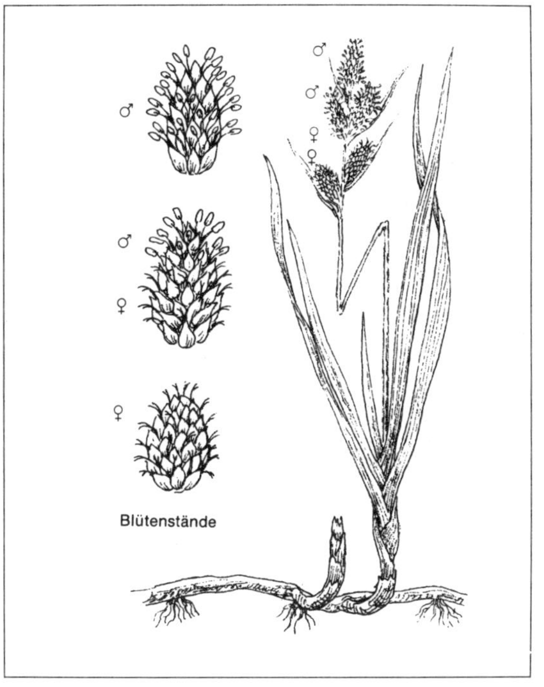


**Arzneilich verwendete Pflanzenteile:** Der Wurzelstock.
**Drogenbezeichnung:** Sandseggewurzel(stock) = *Radix (Rhizoma) Caricis arenariae.*

**Botanik und Sammeltips:** Pflanzenbeschreibung: 10 m und länger ist der Wurzelstock der Sandsegge, der waagrecht im Boden kriecht und in mehr oder weniger großen Abständen Sprosse an die Oberfläche schickt. Die Sandsegge ist ausdauernd, wird 15 bis 30 cm hoch und bildet dreikantige Stengel aus, die im oberen Teil scharf rauh behaart und mit rinnigen Blättern besetzt sind. Wie jedes Gras endet auch diese Pflanze mit einem ährenartigen Blütenstand, der oft etwas überhängt. Vorkommen: Die Sandsegge ist eine typische nordeuropäische Pflanze, die bei uns an den Meeresküsten der Nord- und Ostsee, auf Dünen und Heiden sowie in sandigen Kieferwäldern wächst. Ernte und Aufbereitung: Im Frühjahr, bevor die neuen Triebe an die Oberfläche geschickt werden, muß der Wurzelstock gegraben werden. Man befreit ihn vom Sand, zerschneidet ihn in etwa 10 cm lange Stücke und trocknet ihn im Schatten. Dann muß er noch nachgetrocknet werden, um Schimmelpilzen das Ansiedeln zu vereiteln. Aufbewahrt wird die Droge in gut schließenden Gefäßen.

**Inhaltsstoffe (Wirkstoffe):** Saponine, Gerbstoffe, Glykoside, Kieselsäure, Schleim, Stärke, sehr wenig ätherisches Öl.

**Heilwirkung und Anwendung:** Wer die Wirkung einer Heilpflanze aufgrund der Inhaltsstoffe etwas beurteilen kann, wird wissen, daß sich diese Droge vorzüglich als »Blutreinigungsmittel« eignet. Besonders bei Stoffwechselleiden wie Rheuma und Gicht wird die Sandsegge (als Tee) gebraucht. Die Schulmedizin ist dabei zurückhaltend, doch in der Volksmedizin mißt man dieser Heilpflanze erhebliche Bedeutung bei.

So wird Sandseggen-Tee bereitet: 2 gehäufte Teelöffel Droge werden mit ¼ l kaltem Wasser übergossen, zum Sieden erhitzt und danach noch 10 Minuten ausgezogen. Nach dem Abseihen sollte der Tee kurmäßig 2- bis 3mal täglich getrunken werden.

**Sandsegge als Hausmittel:** In der Volksmedizin gilt die Heilpflanze als heilsam bei chronischen Bronchialkatarrhen, bei Lungenleiden, Rheuma und Gicht, bei Blasenleiden und vor allen Dingen bei Hautunreinheiten. Auch bei mangelhafter Verdauung und Darmbeschwerden mit Koliken und Durchfällen wird die Sandsegge empfohlen. Sebastian Kneipp sprach sich seinerzeit sehr lobend über die Sandsegge aus.

**Nebenwirkungen:** Bei akuter Nierenentzündung sollte man Sandsegge wegen möglicher Nierenreizung durch Saponine nicht geben. Sonst sind keine Nebenwirkungen zu erwarten.

# Sanikel

→ Farbfoto Seite 297

*Sanicula europaea L. (Umbelliferae).*

Volksnamen: Bauchwehkraut, Heil aller Schäden, Heildolde, Schornigel.

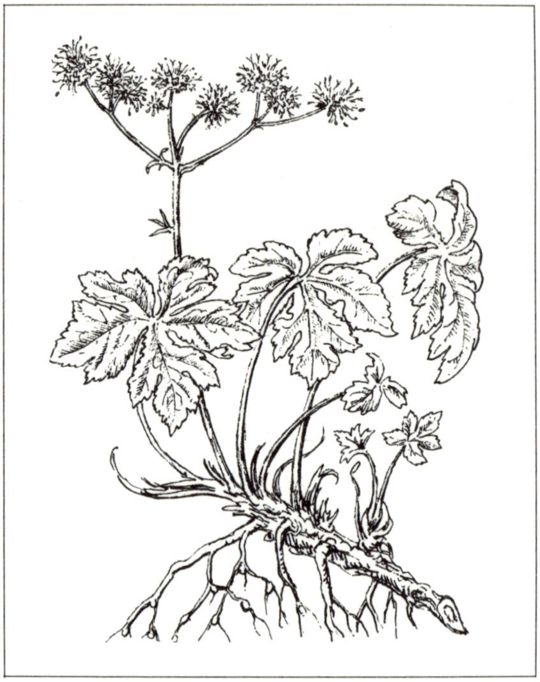

**Arzneilich verwendete Pflanzenteile:** Das Kraut und die Wurzel

**Drogenbezeichnung:** Sanikelkraut = *Herba Saniculae,* Sanikelwurzel = *Radix Saniculae.*

**Botanik und Sammeltips:** Pflanzenbeschreibung: Der Sanikel ist ein ausdauerndes Doldengewächs, das 20 bis 50 cm hoch wird. Mit einem kurzen braunen Wurzelstock, der mit dünnen Wurzeln besetzt ist, ist er im Boden verankert. Die Blätter sind langgestielt, grundständig, handförmig geteilt und am Rand gesägt. Der obere Teil des Stengels ist blattlos. Selten sitzen 1 bis 2 stiellose Blättchen daran. Die Stengelspitze ist in der Blütenregion verzweigt und bildet 1 bis 5 Dolden aus, die kleine weiße oder rötliche Blüten tragen. Blütezeit: Mai bis Juli. Vorkommen: In humusreichen Laubwäldern und in Gebüschen, Schatten und Feuchtigkeit bevorzugend, wächst der Sanikel



*1 Quecke, 2 Quendel, 3 Rainfarn, 4 Rauschbeere, 5 Raute, 6 Ringelblume* ▷

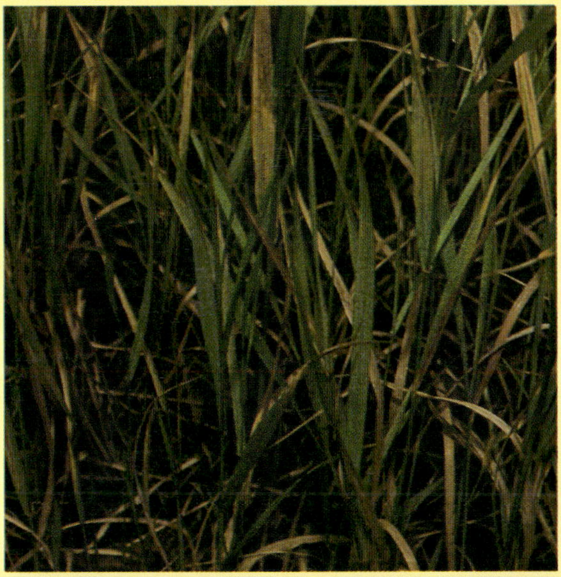
1

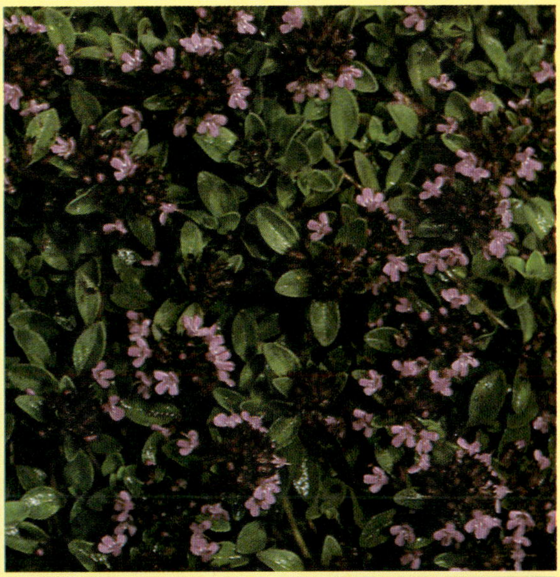
2

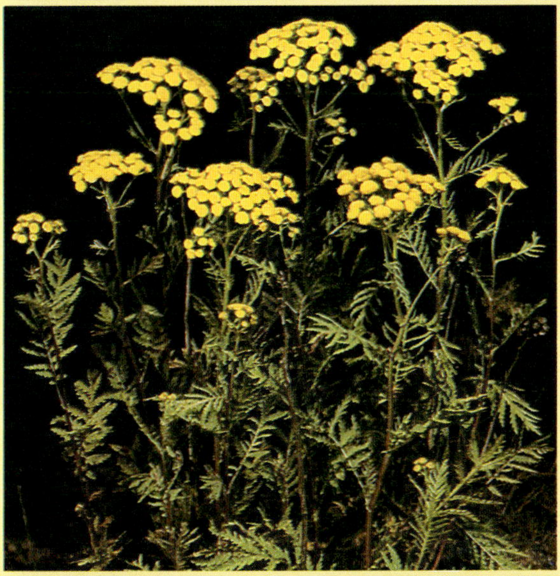
3

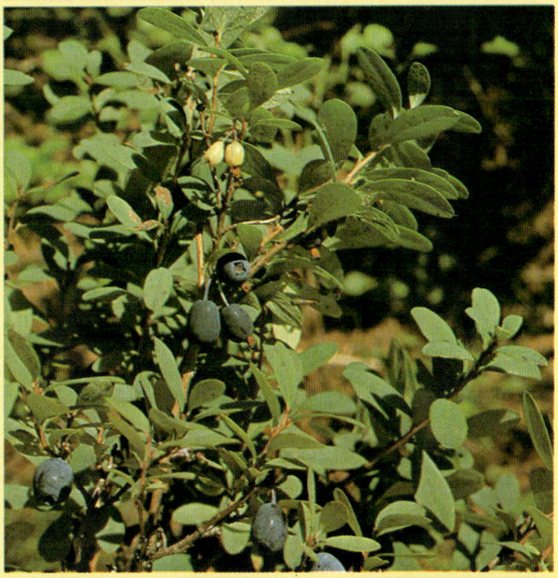
4

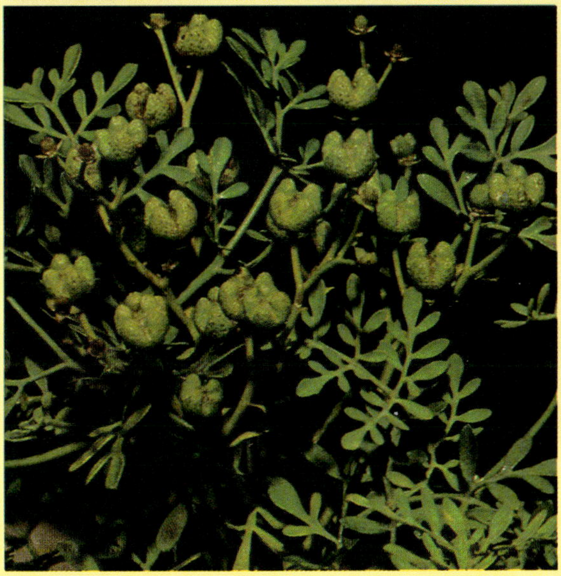
5

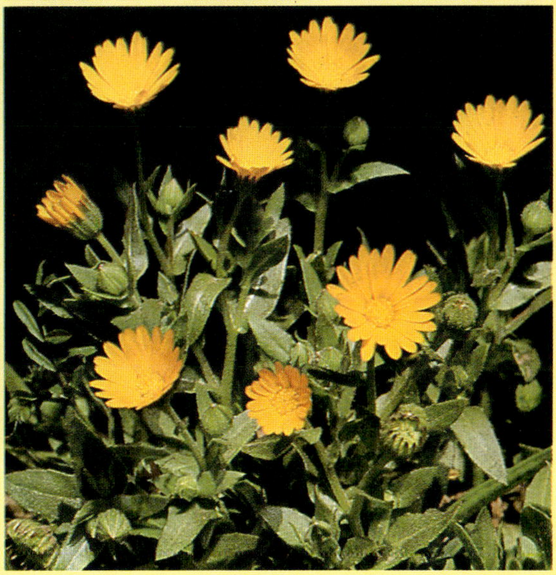
6

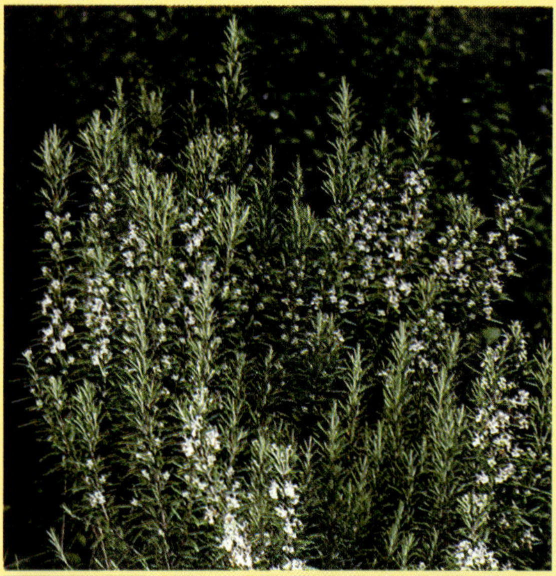
1

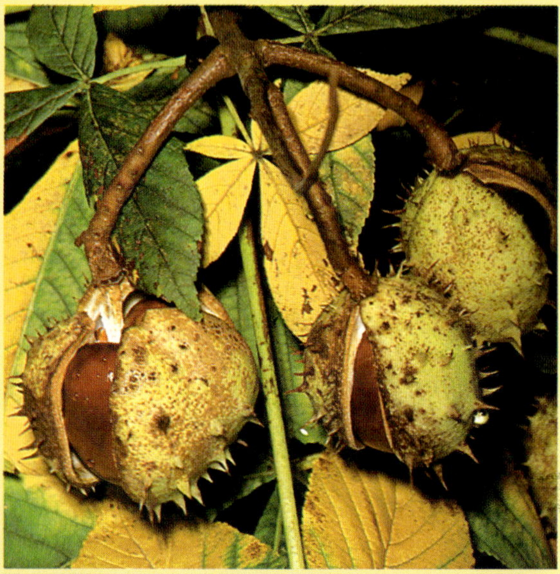
2

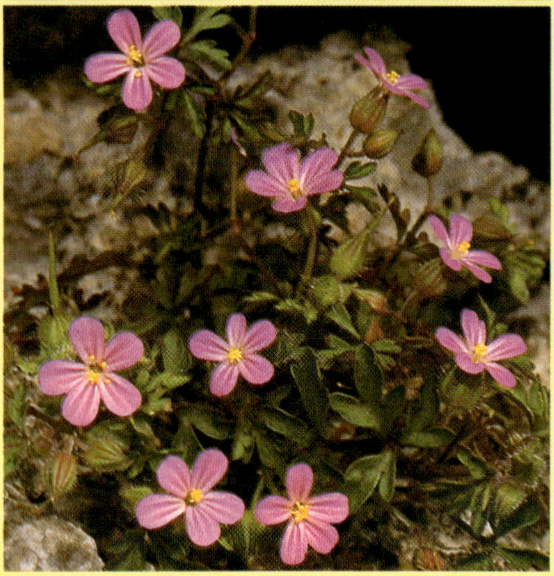
3

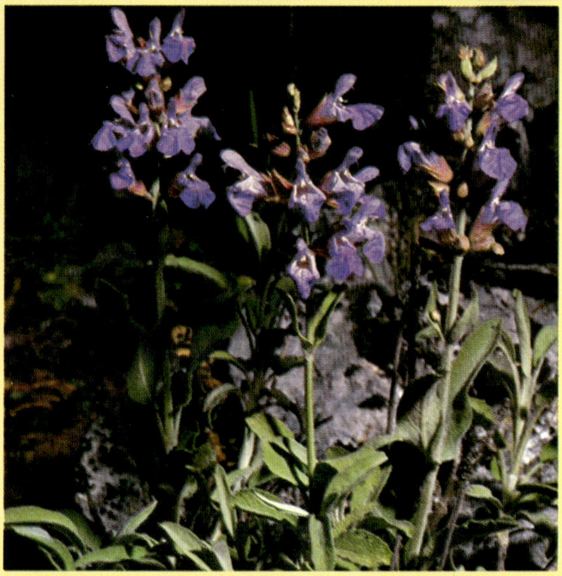
4

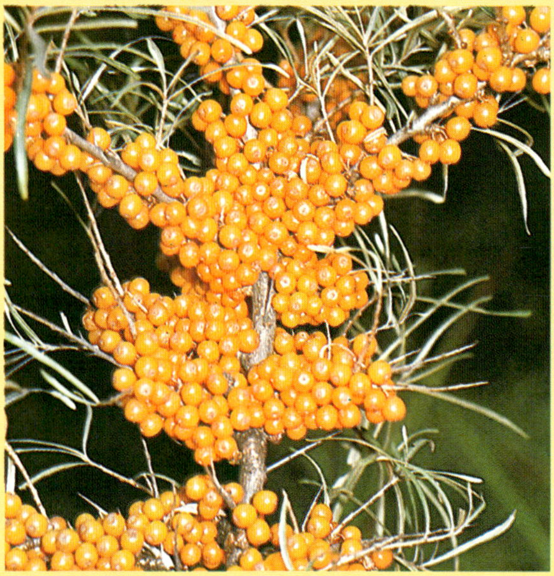
5

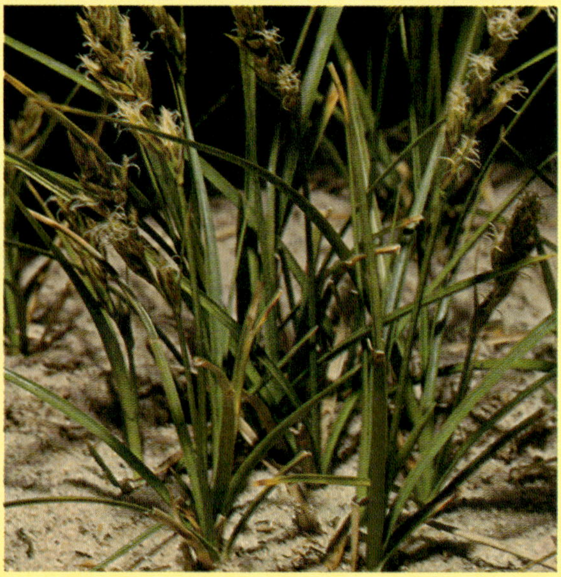
6

mehr oder weniger häufig in bergigen Landstrichen. Ernte und Aufbereitung: Man sammelt das Kraut zur Blütezeit mit den grundständigen Blättern und hängt es gebündelt zum Trocknen an einem schattigen Ort auf. Der Wurzelstock wird zusammen mit den Faserwurzeln im Herbst gegraben, gewaschen und schonend im Schatten getrocknet.

**Inhaltsstoffe (Wirkstoffe):** Sowohl in den Wurzeln als auch im Kraut sind Saponine, Gerbstoffe, Bitterstoffe und wenig ätherisches Öl enthalten. Im Kraut findet man zusätzlich Vitamin C und Allantoin, das in der Gesamtwirkung zweifellos eine Rolle spielt (vergleiche dazu Beinwell).

**Heilwirkung und Anwendung**: Der Sanikel teilt das Schicksal vieler Heilpflanzen, deren Wirkstoffe Bitterstoffe, Gerbstoffe und Saponine sind. Es gibt eine Menge davon und die Wissenschaft hat sich nur einige herausgefischt, um sie näher zu untersuchen. So findet man den Sanikel nur gelegentlich als Bestandteil von Blutreinigungstees und von Magentees.

**Mein besonderer Rat:** Ich halte den Sanikel für eine ausgezeichnete Heilpflanze, die im Verein mit Fenchel, Kümmel und Pfefferminze gegen Blähungen und Durchfälle eingesetzt werden kann.

So wird die Teemischung bereitet:

| | |
|---|---|
| Sanikelkraut (Herba Saniculae) | 10,0 |
| Kümmelfrüchte (Fructus Carvi cont.) | 10,0 |
| Pfefferminze (Folia Menthae pip.) | 10,0 |
| Fenchelfrüchte (Fructus Foeniculi cont.) | 5,0 |

2 gehäufte Teelöffel dieser Mischung werden mit 1/4 l kochendem Wasser übergossen, 10 Minuten ausgezogen und abgeseiht. Ungesüßt trinkt man ihn gegen Blähungen, Magen- und Darmbeschwerden: bei Bedarf 2mal täglich 1 Tasse.

**Sanikel als Hausmittel:** Alles was die mittelalterlichen Kräuterbuchautoren über den Sanikel schrieben, finden wir auch bei A. P. Dinand in seinem »Handbuch der Heilpflanzenkunde« (Eßlingen 1921); die von ihm genannten Heilanzeigen sind die Anwendungsgebiete der Volksmedizin: als schleimlösendes und auswurfförderndes Hustenmittel, wozu er durch den Saponingehalt durchaus in Frage kommt; als Mittel gegen Magen- und Darmbeschwerden, Menstruationsbeschwerden, Nierenblutungen und Ruhr. Heute verwendet man den Sanikel in der Volksmedizin jedoch häufiger gegen Entzündungen am Zahnfleisch und im gesamten Mund- und Rachenraum zum Spülen und Gurgeln. Umschläge und Waschungen bei Hautausschlägen, Geschwüren, Quetschungen, Zerrungen sind wirksam und sehr beliebt. Hier kommt vielleicht die Wirkung des Allantoin und mit Sicherheit die Gerbstoffwirkung zur Geltung. Man verwendet sowohl das Kraut als auch die Wurzel; oftmals das ganze Kraut mit der Wurzel.

So wird die Sanikel-Abkochung (Tee) bereitet: 2 gehäufte Teelöffel Sanikel werden mit 1/4 l kochendem Wasser übergossen und 10 Minuten ausgezogen. Nach dem Abseihen ist die Abkochung gebrauchsfertig für Umschläge, Waschungen, zum Gurgeln und Mundspülen sowie für den innerlichen Gebrauch: 2mal täglich 1 Tasse Tee.

**Nebenwirkungen:** Nicht überdosieren! Dann sind keine Nebenwirkungen zu befürchten.

# Sauerampfer

→ Farbfoto Seite 297

*Rumex acetosa L. (Polygonaceae).*

Volksnamen: Salatampfer, Sauergras, Sauerknöterich.

**Arzneilich verwendete Pflanzenteile:** Das Kraut.

**Drogenbezeichnung:** Sauerampferkraut = *Herba Rumicis acetosae.*

**Botanik und Sammeltips:** Pflanzenbeschreibung: Der Sauerampfer wird 30 bis 60 cm hoch. Der Stengel ist aufrecht, einfach, kantig, im unteren Teil rot und oben grün. Er trägt grasgrüne ganzrandige, spießförmige saftige Blätter, die im unteren Teil langgestielt, oben sitzend sind. Die ganze Pflanze schmeckt säuerlich. Die Blüten sind unscheinbar grün, etwas rot überlaufen und stehen an blattlosen gipfelständigen Scheinquirlen. Leuchtend rot hingegen sind die dreikantigen Früchte. Blütezeit: Der Sauerampfer blüht zweimal im Jahr – im Mai und im August. Vorkommen: Der Sauerampfer ist ein Wiesenunkraut, er liebt die

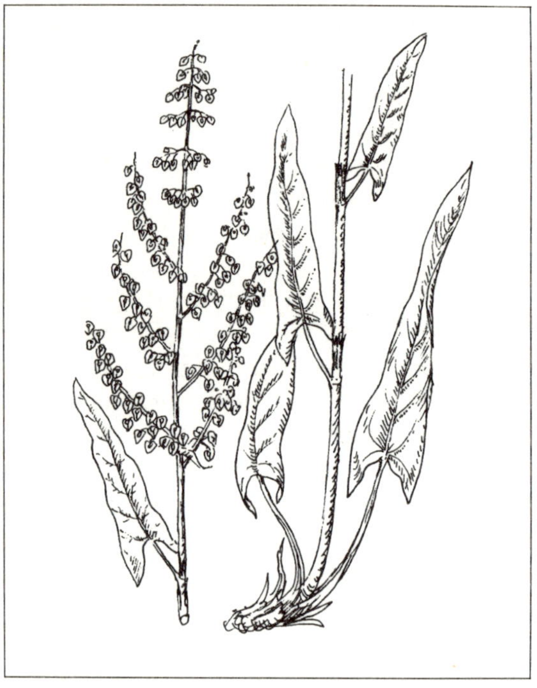

Feuchtigkeit und bevorzugt daher feuchte Wiesen, feuchte Gebüsche, Grabenränder und kommt auch in feuchten Wäldern gelegentlich vor. Ernte und Aufbereitung: Man sammelt das Kraut kurz vor oder zu Beginn der Blütezeit, indem man es kurz über dem Boden abschneidet, bündelt und an luftigem Ort trocknet. Nachtrocknen bei künstlicher Wärme ist zu empfehlen, weil die Pflanze sehr saftig ist.

**Inhaltsstoffe (Wirkstoffe):** Primäres Kaliumoxalat, Oxalsäure, ein Flavonglykosid und Vitamin C.

**Heilwirkung und Anwendung:** Die Schulmedizin verwendet den Sauerampfer nicht, die Volksmedizin hingegen häufig und gern.

**Anwendung in der Homöopathie:** Das Homöopathikum »Rumex« wird aus dem Krausen Ampfer (Rumex crispus) hergestellt; und zwar aus dem frischen Wurzelstock. Es wird gebraucht bei Reizhusten, Kehlkopf- und Bronchialkatarrhen, Magen- und Darmstörungen mit Durchfällen. Empfohlen wird die erste bis dritte Potenz ($D_1$ bis $D_3$).

**Sauerampfer als Hausmittel:** Im alten Schrifttum ist hauptsächlich vom frischen Sauerampfer die Rede, der die Kranken erfrischen soll und gegen »jnnerliche, hitzige oder auch Pestilentzischen febern« gegeben wird. Heute hingegen gibt man frischen Sauerampfer bei mangelndem Appetit, bei Harnverhaltung und zur Blutreinigung. Auch schreibt man ihm einen günstigen Einfluß auf die Leber zu. Sebastian Kneipp ließ Sauerampfer, in Wein gekocht, gegen Unterleibschmerzen nehmen. Der Tee aus dem getrockneten Kraut wird innerlich und äußerlich gegen Hautkrankheiten gebraucht.

So wird Sauerampfer-Tee bereitet: 2 Teelöffel Sauerampfer mit ¼ l kochendem Wasser übergießen, 10 Minuten ziehen lassen, abseihen. Innerlich sind 2 Tassen die richtige Dosierung, äußerlich kann dieser Tee unverdünnt zu Hautwaschungen gebraucht werden.

**Nebenwirkungen:** Die Verwendung des Sauerampfer ist nicht problemlos, denn Oxalsäure und ihre Alkalisalze sind giftig. Erbrechen, Durchfälle, Schluckbeschwerden, Harnbeschwerden können die Folge sein. Vorsicht bei größeren Mengen! Die angegebenen Dosierungen einhalten!

## Schachtelhalm

→ Farbfoto Seite 297

*Equisetum arvense L. (Equisetaceae).*

Volksnamen: Dubockkraut, Fegekraut, Katzenschwanz, Pferdeschwanz, Schaftelen, Scheuergras, Zinnkraut.

**Arzneilich verwendete Pflanzenteile:** Das Kraut.

**Drogenbezeichnung:** Schachtelhalmkraut = *Herba Equiseti.*

**Botanik und Sammeltips:** Pflanzenbeschreibung: Im zeitigen Frühjahr treibt der Schachtelhalm aus einem Wurzelstock, der verzweigt waagrecht im Boden liegt, braune Sporentriebe mit endständiger Sporenähre an die Oberfläche. Einige Wochen später dann werden die unfruchtbaren grünen Triebe ausgebildet. Sie bestehen aus einem Stengel, der 20 bis 30 cm

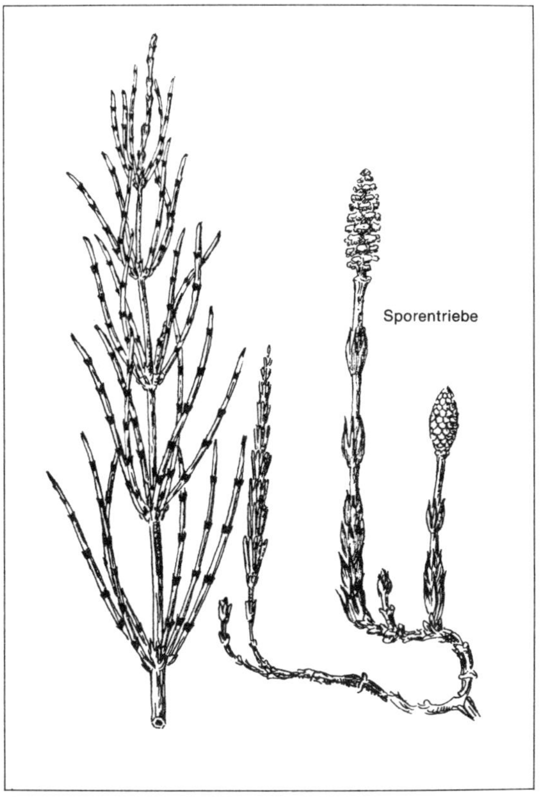


hoch werden kann und in Quirlen angeordnete Seitenäste trägt. Diese grünen Triebe sind die Droge »Herba Equiseti«. Vorkommen: Der Schachtelhalm ist auf Ackerland als lästiges Unkraut weit verbreitet. Aber auch Wiesenränder, Ödland, Grabenränder und Böschungen besiedelt er gern, wenn nur der Boden feucht und lehmig ist. Ernte und Aufbereitung: Wer Schachtelhalm sammeln möchte, der sollte das im Frühsommer tun, wenn die Triebe sattgrün und frisch sind. Es dürfen nur die unfruchtbaren Triebe gesammelt werden. Man schneidet sie kurz über dem Erdboden ab, hängt sie gebündelt an einem luftigen Ort auf und trocknet sie so lange, bis die Seitenzweige sich leicht abbrechen lassen. Dann erst sind sie gut durchgetrocknet.

**Inhaltsstoffe (Wirkstoffe):** Kieselsäure (bis zu 10%), Flavone und Saponin sind die wichtigsten Inhaltsstoffe des Schachtelhalms.

**Heilwirkung und Anwendung:** Ackerschachtelhalm als Tee ist wirksam bei rheumatischen Beschwerden, bei chronischem Husten und stoffwechselbedingter Anschwellung der Beine; er findet sich deshalb in vielen Husten-, Rheuma-, Blasen-, Nieren- und Blutreinigungstees.

So wird Schachtelhalm-Tee bereitet: 1 bis 2 Teelöffel des geschnittenen Krautes pro 1/4 l werden entweder 12 Stunden lang mit kaltem Wasser ausgezogen oder mit heißem Wasser übergossen und nach etwa 1/2 Stunde abgeseiht. 3 Tassen pro Tag sollten über längere Zeit getrunken werden.

Die Anwendung des Schachtelhalms im Laufe der Geschichte ist interessant. Im Altertum nutzte man den Schachtelhalm als blutstillendes Mittel, im Mittelalter verwendete man ihn bei Husten, Gicht, Ruhr und Steinleiden. Nachdem er als Heilpflanze in Vergessenheit geraten war – die grünen Sommerwedel wurden nur noch als »Zinnkraut« zum Putzen des kostbaren Zinngeschirrs geschätzt –, entdeckte Sebastian Kneipp den Schachtelhalm neu. Er wurde als leicht harntreibend, gegen Rheuma und Gicht, als Auflage auf schlecht heilende Wunden, zum Gurgeln, zum Mundspülen und als Badezusatz empfohlen. – Die Flavone wirken im Zusammenspiel mit dem Saponin leicht diuretisch (harntreibend). Deshalb ist der Schachtelhalm zu Recht Bestandteil vieler Blasen- und Nierentees. Sich jedoch bei Harnverhaltung oder zur Entwässerung ausschließlich auf ihn zu verlassen, ist nicht anzuraten. Viel wichtiger als die harntreibende Wirkung ist die wohltuende Wirkung des Schachtelhalms auf das Bindegewebe; als Tee oder Badezusatz wirkt er lokal anregend, die Widerstandskraft wird erheblich heraufgesetzt. Das bewirkt vornehmlich die Kieselsäure, die bei der Teezubereitung zu einem großen Teil in Lösung geht. Aber erst durch das Zusammenspiel aller drei oben erwähnten Inhaltsstoffe ist die Wirkung optimal. In den folgenden Fällen kann Schachtelhalm mit großem Erfolg angewandt werden: Zu Bädern, die den Stoffwechsel der Haut anregen und dadurch Durchblutungsstörungen, Schwellungen nach Knochenbrüchen, Frostbeulen und Beingeschwüre (offene Beine) günstig beeinflussen. Da auch die meisten rheumatischen Erkrankungen und die Gicht Stoffwechselleiden sind, und die lösliche Kieselsäure beim Baden teilweise vom Körper aufgenommen (resorbiert) wird, sind Schachtelhalm-Bäder auch hier lindernd.

So wird ein Schachtelhalm-Bad bereitet: Für 1 Vollbad benötigt man etwa 100 g Schachtelhalmkraut, das 1 Stunde in heißem Wasser ausgezogen und dann dem Bad zugesetzt wird. Auch die fertigen Schachtelhalm-Badeextrakte sind empfehlenswert.

**Mein besonderer Rat:** Nicht nur weil Sebastian Kneipp ein großer Fürsprecher des Schachtelhalms bei Husten, Bronchial- und Lungenleiden war, sondern weil auch ich der Meinung bin, daß diese Heilpflanze in Hustentees ihre Berechtigung hat, habe ich einen Tee zusammengestellt, der Hustenpatienten jeden Alters – auch Asthmatikern – gute Dienste leistet, und bei dem der Schachtelhalm eine wichtige Rolle spielt. Dieser Tee bewährt sich auch in Erkältungszeiten zur Vorbeugung, weil er die Abwehrkräfte des Körpers aktiviert. Mit Honig gesüßt schmeckt er gut und kann sogar im Winter zum Haustee erhoben werden.

So wird die Tee-Mischung bereitet:

| | |
|---|---|
| Schachtelhalm (Herba Equiseti) | 10,0 |
| Huflattichblätter (Folia Farfarae) | 10,0 |
| Lindenblüten (Flores Tiliae) | 10,0 |
| Spitzwegerich (Herba Plantaginis) | 10,0 |
| Fenchelfrüchte (Fructus Foeniculi) | 5,0 |
| Holunderblüten (Flores Sambuci) | 5,0 |
| Thymian (Herba Thymi) | 5,0 |

2 Teelöffel dieser Mischung werden mit ¼ l kochendem Wasser übergossen, 15 Minuten ausgezogen und abgeseiht. 2 bis 3 Tassen Tee täglich sind die richtige Dosierung. Mit Honig süßen!

**Anwendung in der Homöopathie:** Das Homöopathikum »Equisetum hiemale« wird nicht aus dem Ackerschachtelhalm (Equisetum arvense) hergestellt, sondern aus dem frischen, sterilen, unfruchtbaren Stengel des Winterschachtelhalms bereitet, der in Europa und Nordamerika vorkommt. Bei uns findet man ihn im Rheingebiet häufig, sonst nur gelegentlich. Im Hinblick auf die Inhaltsstoffe besteht aber kaum ein Unterschied zum Schachtelhalm. Die Homöopathie verwendet die Urtinktur (∅), um die Wasserausscheidung anzuregen. Gegen Blasen- und Nierenleiden (Koliken und Steine), gegen Reizblase und nächtliches Einnässen bevorzugt man die zweite bis sechste Potenz ($D_2$ bis $D_6$). Mehrmals täglich 5 bis 15 Tropfen ist jeweils die richtige Dosierung.

**Schachtelhalm als Hausmittel:** In der Volksmedizin verwendet man den Schachtelhalm-Tee bei Lungenleiden, Rheuma und Gicht, zum Gurgeln und Mundspülen, bei Entzündungen im Rachenraum, als Umschlag auf schlecht heilenden Wunden und gegen Blasen- und Nierenleiden. Teezubereitung wie angegeben.

**Nebenwirkungen:** Keine Nebenwirkungen. Vor allem der Standort des Ackerschachtelhalms bewahrt uns vor Verwechslungen mit giftigen Schachtelhalmarten – sie wachsen nicht auf Äckern und Ödland.

# Schafgarbe

→ Farbfoto Seite 297

*Achillea millefolium L. (Compositae).*

Volksnamen: Achilles, Gänsezungen, Grillenkraut, Judenkraut, Kachelkraut, Schafrippl, Schafzunge, Tausendblatt.

**Arzneilich verwendete Pflanzenteile:** Das ganze blühende Kraut (ohne die Wurzeln). Die Apothekerware verzichtet auf die dickeren Stengelteile. Zuweilen werden auch nur die Blüten verwendet.

**Drogenbezeichnung:** Schafgarbenkraut = *Herba Millefolii,* Schafgarbenblüten = *Flores Millefolii.*

**Botanik und Sammeltips:** Pflanzenbeschreibung: Die Schafgarbe ist eine Komposite (ein Körbchenblütler) mit kriechendem Wurzelstock, aus dem sich zuerst eine Laubblattrosette und danach die Blütentriebe entwickeln. Der zylindrische Stengel ist innen markig, außen je nach Höhenlage kahl oder schwach behaart. Er wird 20 bis 45 (bis 60) cm hoch, trägt 2- bis 3fach fiederschnittige Blätter und bildet im oberen Teil Blütenstände aus, die in rispiger Scheindolde angeordnet sind. Die Scheibenblüten der Köpfchen sind weiß bis schwach-

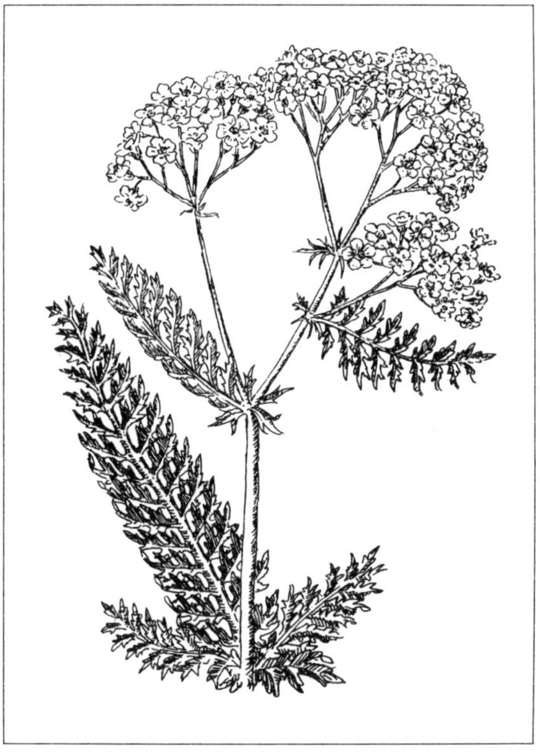

gelblich, die Zungenblüten hingegen sind weiß, rosa oder auch kräftiger rot gefärbt. Blütezeit: Juni bis Oktober (November). Vorkommen: Die Schafgarbe ist in ganz Europa zu Hause und wächst auf Wiesen, an Weg- und Feldrändern. Sie ist sehr genügsam, widerstandsfähig gegen Hitze und Kälte und stellt keine besonderen Ansprüche an den Boden. Nur nasse oder sehr feuchte Böden meidet sie. Ernte und Aufbereitung: Man sammelt das ganze blühende Kraut in den Monaten Juni bis September, indem man es handbreit über dem Boden abschneidet und dann gebündelt an einem schattigen Ort zum Trocknen aufhängt. Sehr dicke und holzige Stengelteile werden aussortiert. Mancherorts (beispielsweise in der Schweiz) verwendet man nur die Blüten(stände).

**Inhaltsstoffe (Wirkstoffe):** Bitterstoff (Achillein), ätherisches Öl (mit Azulenogenen, Chamazulen), Gerbstoffe, Harz, Inulin, Asparagin, Gummi und verschiedene Mineralien (besonders Kalium). Das Chlorophyll der Schafgarbe enthält einen Stoff, der dem Vitamin A ähnlich ist.

**Heilwirkung und Anwendung:** Das ätherische Öl und der Bitterstoff machen die Schafgarbe zu einem aromatischen Bittermittel (Aromatikum amarum), wodurch ihre Verwendung als Magenmittel, zur Appetitanregung, bei Darm- und Gallebeschwerden gerechtfertigt ist. Das Azulen enthaltende ätherische Öl wirkt darüber hinaus desinfizierend, entzündungswidrig und krampfstillend.

Der hohe Gehalt an Kalium regt – gemeinsam mit den anderen Wirkstoffen – die Tätigkeit der Nieren an, was die Schafgarbe für Frühjahrs- und Herbstkuren, meistens in Teemischungen, sehr geeignet macht. Sie hat außerdem die Eigenschaft, äußere und innere Blutungen (Lunge, Darm, Nase, Uterus, Niere) zu stillen. Eine Schafgarben-Abkochung ist auch zur Wundbehandlung geeignet. Schafgarben-Bäder unterstützen die innerliche Anwendung.

So wird Schafgarben-Tee bereitet: 2 gehäufte Teelöffel Schafgarbenkraut mit ¼ l kochendem Wasser übergießen und nach 15 Minuten abseihen. Mäßig warm 2 bis 3 Tassen Tee trinken.

Die Schafgarbe ist zweifellos eine wertvolle Heilpflanze, doch sollte man sie nicht überbewerten. Für alle bisher angesprochenen Beschwerden gibt es aus dem Pflanzenreich viele andere, oft wirksamere Mittel. In gemischten Tees hingegen ist Schafgarbe ein sehr nützlicher Bestandteil. Bei Magen-, Darm- und Gallebeschwerden ist folgende Tee-Mischung sehr zu empfehlen:

| | |
|---|---|
| Schafgarbe (Herba Millefolii) | 30,0 |
| Kamille (Flores Chamomillae) | 50,0 |
| Pfefferminze (Folia Menthae pip.) | 50,0 |

Zubereitung wie oben.

In Blutreinigungstees, in Husten- und Erkältungstees hat Schafgarbe auch ihre Berechtigung, weil sie mit ihren Inhaltsstoffen die Wirkung anderer Heilkräuter unterstützt und tonisierend (kräftigend) wirkt.

Das wichtigste Anwendungsgebiet der Schafgarbe ist allerdings die sogenannte vegetative Dystonie des kleinen Beckens (Parametropathia spastica) bei Mädchen und Frauen. Die Symptome sind krampfartige Schmerzen im Unterleib, meist an verschiedenen Stellen, verbunden mit Kreuzschmerzen. Oft klagen diese Frauen über besonders schmerzhafte Regelblutungen und Schmerzen in den Brüsten vor der Regel. In diesen Fällen eine Kur mit Schafgarben-Tee zu machen, ist erfolgversprechend, sofern man sie über mehrere Wochen ausdehnt. Die krampflösenden Eigenschaften, die entzündungswidrigen Bestandteile (Azulenogene, Chamazulen) und die tonisierenden Eigenschaften der Bitterstoffe bewirken eine Besserung der Beschwerden. Wie bei allen Beschwerden im weiblichen Unterleib, so ist auch hier eine eindeutige diagnostische Klärung vonnöten, bevor man anfängt, ungezielt herumzukurieren. Man muß also den Arzt aufsuchen. Ist erst einmal festgestellt, daß es sich um nichts anderes als um die beschriebene Funktionsstörung handelt, dann wird die Schafgarbe helfen und auch vom Arzt nicht abgelehnt werden. – Zusätzlich ist das Schafgarben-Bad zu empfehlen, als Sitzbad oder als Vollbad gleichermaßen wirksam. Man bekommt fertige Badeextrakte in der Apotheke, man kann sich aber das Schafgarben-Bad auch selbst bereiten.
So wird das Schafgarben-Bad bereitet: 50 bis 75 g Schafgarbe werden mit 1 l kochendem Wasser übergossen, 20 Minuten ausgezogen und abgeseiht. Die Flüssigkeit wird dem Vollbad zugesetzt. Für ein Sitzbad verwendet man entsprechend weniger.

**Verwendung als Gewürz:** Als Gewürz für die Zubereitung fetter Speisen (zum Beispiel Gänsebraten, Fleischeintöpfe, Wurst) ist Schafgarbe nur regional bekannt. Sie würzt angenehm und fördert die Verdauung. Als Grüngewürz für Salate und Suppen, Eintöpfe und Weichkäsezubereitungen eignen sich junge Schafgarbenblätter ganz hervorragend. Fein gehackt werden sie unter Weichkäse gemischt, über Salate gestreut und unmittelbar vor dem Servieren auch Suppen und Eintöpfen zugegeben. Eine gesunde und erfrischende Beigabe.

**Anwendung in der Homöopathie:** Die Homöopathie bereitet ihre Urtinktur (∅) »Millefolium« aus dem frischen blühenden Kraut und verwendet die erste bis sechste Potenz ($D_1$ bis $D_6$) bei Blutungen verschiedenster Art (Lunge, Darm, Nase, Uterus) sowie als Kreislaufmittel, bei Krampfadern und Unstimmigkeiten in Magen, Darm und Unterleib.

**Schafgarbe als Hausmittel:** Die Schafgarbe zählt zu den Heilpflanzen, die in der Volksmedizin besonders beliebt sind, in der Hauptsache mit den Heilanzeigen, die in den vorangehenden Abschnitten beschrieben wurden. Darüber hinaus verwendet man Schafgarbe bei Kopfschmerzen, nächtlichen Wadenkrämpfen, gegen Würmer, bei zu starker Monatsblutung, bei Blutarmut, Fluor albus junger Mädchen und als Auflage bei Geschwüren, Blutergüssen, eiternden Wunden. Die Sage berichtet, daß Achilles und auch sein Freund Patroklos vom heilkundigen Zentauren Chiron auf die wundheilende Wirkung dieser Heilpflanze hingewiesen wurden. Auch Telephus, der König der Myser, soll durch Schafgarbe von seinen Wunden geheilt worden sein. Dennoch darf man wohl daran zweifeln, daß die von den Griechen benutzte Heilpflanze und ebenso die Stratiotes (Soldatenkraut) des Dioskorides unsere Schafgarbe war, weil diese mehr eine Pflanze der nördlichen Gegend ist. – Interessant dürfte noch sein, daß man früher an Stelle von Hopfen Schafgarbe zum Bierbrauen benutzte.

**Nebenwirkungen:** Es gibt Menschen, die bei der Berührung mit der Schafgarbe oder durch ein Schafgarben-Bad, oft auch schon beim Lagern auf einer Wiese, auf der Schafgarbe wächst, spezifische Hautausschläge bekommen. Diese Menschen vertragen meistens auch den Schafgarben-Tee oder den Schafgarben-Saft nicht. Wenn derartiges festgestellt wird, muß die Behandlung sofort abgebrochen werden.

# Scharbockskraut

→ Farbfoto Seite 297
*Ranunculus ficaria L. / Syn. Ficaria verna Huds. (Ranunculaceae).*
Volksnamen: Butterblume, Frühsalat, Gichtblatt.

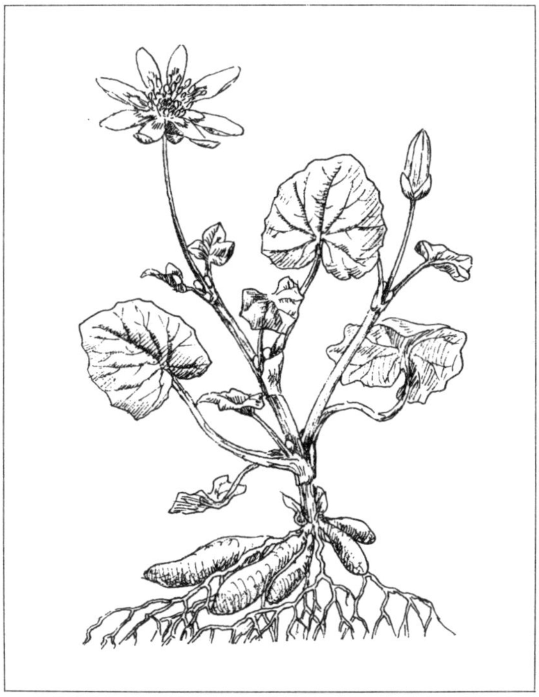

**Arzneilich verwendete Pflanzenteile:** Das frische Kraut.
**Drogenbezeichnung:** Scharbockskraut = *Herba Ranunculus Ficaria.*

**Botanik und Sammeltips:** Pflanzenbeschreibung: Eine der am meisten beachteten Frühlingspflanzen ist das Scharbockskraut. Im zeitigen Frühjahr entwickeln sich aus fleischigen Wurzelknollen gestielte Blätter mit breiter Scheide, sie sind herz- bis nierenförmig, am Rand gesägt oder gezähnt, saftig, an der Oberseite fettig-glänzend. Sie bilden zuweilen einen ausgedehnten Blätterteppich. Der wenig verzweigte Stengel trägt mehrere Blätter, die den Grundblättern ähnlich sind. Die endständigen Blüten stehen einzeln. Sie sind sternförmig, leuchtend gelb und an der Oberseite ebenfalls fettig-glänzend. In den Achseln der untersten Blätter bilden sich häufig weiße Brutknospen (sie sehen aus wie Weizenkörner), die der vegetativen Fortpflanzung dienen. Sie fallen bei der Reife ab und entwickeln sich zu neuen Jungpflanzen. Manchmal werden sie in so großer Menge ausgebildet und durch heftige Regenschauer weggespült, daß man das Gefühl hat, hier habe es »Weizen geregnet«.
**Inhaltsstoffe (Wirkstoffe):** Die Scharfstoffe der Rannunculaceae Protoanemonin beziehungsweise Anemonin sind im Scharbockskraut nur wenig enthalten. Daneben sind Saponine und Vitamin C zu nennen.
**Heilwirkung und Anwendung:** Wegen des Vitamin C und weil das Scharbockskraut zum ersten Frühlingsgrün gehört, gebraucht man es schon lange für die sogenannten blutreinigenden Frühlingssalate. Als eigentliches Arzneimittel kann man Scharbockskraut kaum bezeichnen, zumindest gebraucht die Schulmedizin diese Heilpflanze nicht.
**Scharbockskraut als Hausmittel:** Im Frühling gibt man das frische Kraut zur Behandlung von Vitamin-C-Mangelerscheinungen als Salat oder preßt den Saft daraus, der dann mit Milch gemischt löffelweise eingenommen wird. Selbstverständlich spielt Scharbockskraut bei der Blutreinigungskur auch in der Volksmedizin eine große Rolle. Gegen Hautleiden gibt man auch den Tee aus getrockneten Pflanzen.
So wird Scharbockskraut-Tee bereitet: 2 bis 3 Teelöffel Scharbockskraut werden mit $^1/_4$ l Wasser übergossen, langsam zum Sieden erhitzt und dann abgeseiht. Diesen Tee trinkt man gegen Hautunreinheiten, schluckweise über den Tag verteilt und macht in Verdünnung mit der gleichen Menge Kamillen-Tee zusätzlich warme Waschungen der befallenen Hautpartien. Auch bei Hämorrhoiden soll eine Behandlung erfolgreich sein.
**Nebenwirkungen:** Wenn in der frischen Pflanze auch nur wenig der Rannunculaceen-Scharfstoffe enthalten sind, so muß doch vor Überdosierung gewarnt werden. Magen-, Darm- und Nierenreizung können sonst die Folge sein. – Der Tee hingegen ist weniger gefährlich, da die Scharfstoffe beim Trocknen umgewandelt und dadurch unschädlich werden.

# Schlafmohn

→ Farbfoto Seite 298
*Papaver somniferum L. (Papaveraceae).*
Volksnamen: Gartenmohn, Ölmohn.

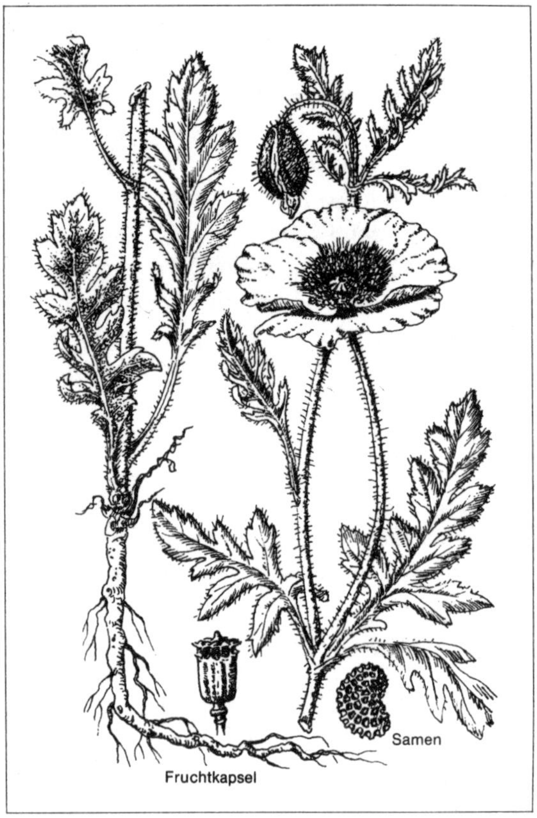


**Arzneilich verwendete Pflanzenteile:** Die Blätter und die Samen.
**Drogenbezeichnung:** Schlafmohnblätter = *Folia Papaveris,* Schlafmohnsamen = *Semen Papaveris.*

**Botanik und Sammeltips:** Pflanzenbeschreibung: Unter dem Namen Schlafmohn möchte ich hier die vielen Rassen und Abarten, die bei uns zur Gewinnung der Samen (für Bäcker) und zur Ölgewinnung gezogen werden, zusammenfassen. Sie unterscheiden sich durch die Farben der Samen und der Blüten voneinander. Auch sind die Kapseln verschiedenartig gestaltet. Manche öffnen sich bei der Reife, manche bleiben geschlossen. Die nachfolgende Pflanzenbeschreibung charakterisiert diese Pflanze aber dennoch ausreichend. Der Stengel wird etwa 1 m hoch, ist aufrecht, stielrund, einfach oder auch verzweigt. Die Blätter sind unten gestielt, oben sitzend, länglich-eiförmig, eingeschnitten oder buchtig gezähnt mit blaugrün bereifter Unterseite. An langen, abstehend borstig behaarten Blütenstielen bildet sich die Blüte aus, die zuerst nickt und sich beim Aufblühen aus ihrer hängenden Lage aufrichtet. 2 grüne Kelchblätter fallen bald ab, die 4 Kronblätter umgeben zahlreiche Staubgefäße und den Fruchtknoten, der zu einer Kapselfrucht heranreift. Alle Teile der Pflanze enthalten einen weißen Milchsaft. Blütezeit: Juni bis August. Vorkommen: Feldmäßig angebaut und in Gärten gezogen. Daraus gelegentlich verwildert. Ernte und Aufbereitung: An dieser Stelle sei lediglich darauf hingewiesen, daß die Mohnsamen, die für Backwaren genutzt werden, zum Beispiel für Mohnsemmeln, in völlig reifem Zustand geerntet werden müssen, sonst schmecken sie unangenehm bitter und modrig. Man trocknet sie an der Luft oder bei künstlicher Wärme unter 50° Celsius.
**Inhaltsstoffe (Wirkstoffe):** In den Blättern sind nur geringe Mengen von Alkaloiden enthalten und in den Samen ebenfalls. Morphin soll in den Samen sogar überhaupt nicht enthalten sein.
**Der Schlafmohn als Hausmittel:** Weil man ihn leicht bekommt und weil die Großmutter so viel Lobendes über das Mohnsäckchen zu berichten weiß, durch das die Kinder so gut schlafen, wird diese so gefährliche Unsitte, Mohnsamen in ein Säckchen zu geben, um es kleinen Kindern statt eines Schnullers zu überlassen, auch heute immer noch praktiziert. *Das ist sträflicher Leichtsinn und sollte unterlassen werden!* – Ebenso halte ich die Verwendung der Mohnblätter als Schlaftee für nicht gut. Auch zur Schmerzlinderung gibt es andere Mittel als Mohnblätter oder Mohnsamen.
**Mohn zur Opiumgewinnung:** Es ist die gleiche Pflanze, aus der man Opium gewinnt. Zu diesem Zweck baut man sie in Kleinasien, Mazedonien, Indien und Persien feldmäßig an. Opium ist der eingetrocknete Milchsaft des Schlafmohns. Aus dem Opium wiederum ge-

winnt man wertvolle und für die Medizin sehr wichtige Alkaloide. Das Morphin, das der Apotheker Sertürner 1804 erstmals daraus isolierte, ist das bekannteste Opium-Alkaloid. Es spielt auch heute noch bei der Schmerzbekämpfung eine sehr wichtige Rolle. Leider aber auch als Rauschgift. Um Mißbrauch zu verhindern, unterliegt die Anwendung dieses so segensreichen Medikamentes und doch so gefährlichen Arzneimittels strengen Bestimmungen. Neben dem Morphin werden noch Papaverin – zur Bekämpfung von krampfartigen Beschwerden im Verdauungstrakt – und Kodein – zur Hustenstillung – oft gebraucht.

## Schlangenknöterich

→ Farbfoto Seite 297
*Polygonum bistorta L. (Polygonaceae).*

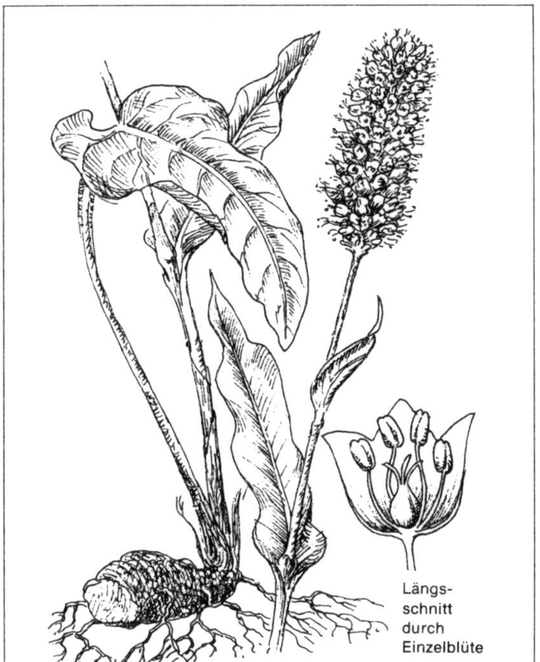


Volksnamen: Kalbszunge, Natterkraut, Schlangenwurz, Schluche, Wiesenfuchsschwanz, Wiesenknöterich.

**Arzneilich verwendete Pflanzenteile:** Der Wurzelstock.

**Drogenbezeichnung:** Schlangenknöterichwurzel(-stock) = *Radix (Rhizoma) Bistortae.*

**Botanik und Sammeltips:** Pflanzenbeschreibung: Aus einem festen, häufig zu einem S gewundenen, plattgedrückten und quergeringelten Wurzelstock, der mit vielen Wurzeln besetzt und innen rotbraun gefärbt ist, entspringt die 30 bis 120 cm hohe, ausläufertreibende Pflanze. Die Grundblätter sind groß, an der Oberseite dunkelgrün, unten bläulich-grün. Der Blattstiel ist dreikantig, die Blattspreite am Rand wellig. Der Blühstengel endet oben mit einem großen walzenförmigen Blütenstand. Die Blüten sind rosa, mal heller, mal dunkler. Blütezeit: Mai bis Juli. Vorkommen: Fette Wiesen sind reich an Schlangenknöterich. Er kommt aber auch an Bachufern und lichten Waldplätzen vor. Ernte und Aufbereitung: Man kann den Knöterich, dessen Wurzel (-stock) arzneilich verwendet wird, das ganze Jahr hindurch sammeln, doch sollen im Mai am meisten Gerbstoffe darin enthalten sein. In der Schweiz sammelt man im August und September. Nachdem anhaftende Schmutzteile abgewaschen worden sind, schneidet man die Wurzel der Länge nach durch und legt sie an der Sonne zum Trocknen aus.

**Inhaltsstoffe (Wirkstoffe):** Der einzige Wirkstoff dürfte hier der Gerbstoff sein. Wie alle Wurzeln und Wurzelstöcke enthält auch Schlangenknöterich Stärke und Eiweiß.

**Heilwirkung und Anwendung:** Als Gerbstoffdroge, die noch dazu die verträglichen Catechingerbstoffe enthält, ist der Schlangenknöterich eine Heilpflanze, die bei Durchfall und als Gurgelmittel bei Mund- und Rachenentzündungen gute Dienste leistet. Man kann sie in ihrer Wirkung mit der Eichenrinde und der Tormentill (Blutwurz) vergleichen, dennoch wird sie wenig gebraucht.

**Schlangenknöterich als Hausmittel:** Im Vordergrund der Anwendung steht hier der Tee als Gurgel- und Spülmittel bei allen Entzündungen im Mund- und Rachenraum. Zur Wundbehandlung gebraucht man ihn für Umschläge und Teilbäder. Und innerlich ist Schlangenknöterich-Tee in der Volksmedizin ein sehr beliebtes Mittel bei Durchfällen aller Art, besonders solchen, die mit Gärungserscheinungen und Koliken verbunden sind.

So wird Schlangenknöterich-Tee bereitet: 2 gehäufte Teelöffel Droge werden mit 1/4 l Wasser lauwarm angesetzt. Diesen Ansatz läßt man unter gelegentlichem Umrühren etwa 5 Stunden stehen. Nach dem Abseihen ist der Auszug (Tee) verwendbar. Gelegentlich wird auch die feingepulverte Droge messerspitzenweise unzubereitet eingenommen.

**Nebenwirkungen:** Magenempfindliche Patienten vertragen mitunter größere Gerbstoffmengen schlecht. Solche Menschen sollten auf die Anwendung dieser Droge verzichten.

# Schlehe (Schlehdorn)

→ Farbfoto Seite 308

*Prunus spinosa L. (Rosaceae).*

Volksnamen: Bockbeerli, Haferpflaume, Hagedorn, Kietschkepflaume, Sauerpflaume, Schwarzdorn.

**Arzneilich verwendete Pflanzenteile:** Die Blüten, die Früchte und die Blätter.

**Drogenbezeichnung:** Schlehdornblüten = *Flores Pruni spinosae,* Schlehdornfrüchte = *Fructus Pruni spinosae,* Schlehdornblätter = *Herba Pruni spinosae.*

**Botanik und Sammeltips:** Pflanzenbeschreibung: Die Schlehe ist ein Strauch von 1 bis über 3 m Höhe. Die Zweige sind in jungem Zustand samtartig behaart und laufen in spitze Dornen aus, was der Pflanze den Namen Schlehdorn eingebracht hat. Die gestielten elliptischen Blätter sind am Rand gesägt. Noch bevor sie ausgebildet werden, entfalten sich die weißen Blüten, die so dicht stehen, daß der ganze Strauch weiß übersät ist. Aus den Blüten entstehen die Beeren, die zunächst grün, dann dunkelblau aussehen und bereift sind. Sie erreichen einen Durchmesser von 1 cm. Blütezeit: März, April. Vorkommen: Waldränder, sonnige Berghänge, Wegränder, Heiden und Triften sind die wichtigsten Standorte für die

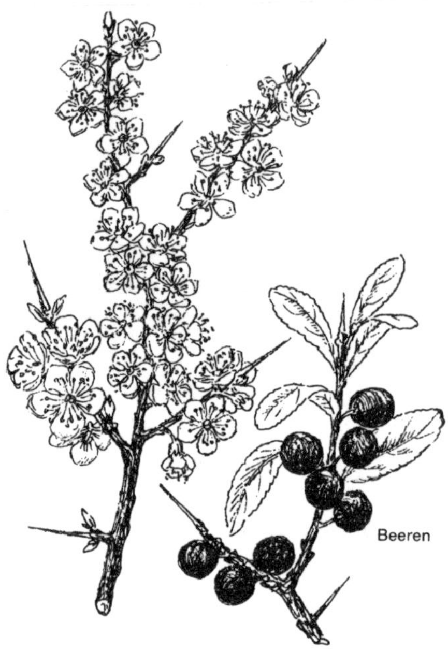


Schlehe. Der Strauch liebt Kalkboden. Ernte und Aufbereitung: Die Blüten sammelt man in den Monaten März und April, unmittelbar nach dem Aufblühen. Das Trocknen erfolgt an einem schattigen Ort. Die Blätter müssen gleich nach dem Abblühen der Sträucher geerntet werden, wenn sie noch jung sind, die Früchte erntet man im späten Herbst, wenn sie den ersten Nachtfrost überstanden haben. Man verwendet die Früchte meistens frisch, doch lassen sie sich auch bei künstlicher Wärme trocknen.

**Inhaltsstoffe (Wirkstoffe):** Die Blüten enthalten Nitrilglukosid, Spuren von Amygdalin (Blausäureglukosid), Cumarinderivate und Flavonglykoside, die Blätter daneben Gerb- und Bitterstoffe, die Früchte beinhalten Gerbstoffe, Amygdalin, Säuren und Vitamin C.

**Heilwirkung und Anwendung:** Blüten und Blätter, vor allen Dingen jedoch die Blüten, gebraucht man als mildes Abführmittel. Auch die leichte harntreibende Wirkung wird ge-

nutzt. Sebastian Kneipp lobte die Schlehdornblüten sehr. Aus den Beeren bereitet man ein Mus oder eine Marmelade, die gegen Appetitlosigkeit gegeben wird.
So wird Tee aus Schlehenblüten oder -blättern (auch gemischt) bereitet: 2 gehäufte Teelöffel Droge übergießt man mit 1/4 l Wasser, erhitzt langsam zum Sieden und seiht ab. 2 Tassen Tee (ungesüßt) sind die richtige Dosierung.
So wird Schlehen-Marmelade bereitet: Die Schlehen werden gewaschen und mit frischem kaltem Wasser übergossen, in dem sie über Nacht liegenbleiben. Dann wird das Wasser abgegossen, die Beeren werden erneut mit Wein und Wasser versetzt: pro kg Schlehen 1/4 l Weißwein und 1/8 l Wasser. Danach werden die Schlehen unter ständigem Rühren weichgekocht. Nach dem Erkalten passiert man sie durch ein Sieb und wiegt den Brei ab. Dann werden pro kg Schlehenbrei 1/4 l Wein und 375 g Zucker hinzugegeben und das Ganze zu Marmelade dickgekocht. Anstelle von Wein kann in jedem Fall auch Essig (3%ig) verwendet werden. Diese Marmelade bewährt sich bei morgendlicher Appetitlosigkeit. Es gibt Menschen, die am Morgen nichts essen können, weil ihre Magensaftsekretion noch nicht funktioniert. Gibt man ihnen 1 bis 2 Eßlöffel Schlehen-Marmelade oder ein Brot mit Schlehen-Marmelade, bekommen sie bald Appetit und müssen nicht mehr, wie das so oft geschieht, mit leerem Magen aus dem Haus gehen. Weil das morgendliche Frühstück sehr wichtig ist, sollte man dieser Methode mehr Beachtung schenken. Auch 1 Eßlöffel Schlehen-Saft nach dem Aufstehen erfüllt den Zweck der Appetitanregung.
So wird Schlehen-Saft bereitet: Die gewaschenen Schlehen – am besten erst geerntet nach der ersten Frostnacht – werden mit so viel kochendem Wasser übergossen, daß sie gerade überdeckt sind. Nach 1 bis 2 Tagen gießt man den tiefroten Saft ab, gibt für 1 l Saft 500 g Zucker hinzu und kocht unter Abschäumen und ständigem Umrühren mehrmals auf. Der Saft kann dann in Flaschen sterilisiert werden.
**Schlehe als Hausmittel:** Die Liste der Beschwerden, gegen die Schlehenblüten, -blätter und -früchte in der Volksmedizin Verwendung finden, ist sehr lang. Man gibt den Tee aus Blüten und Blättern als Abführmittel, zur Blutreinigung, bei Magenkrämpfen, Husten, verzögerter Menstruation, Wassersucht, Harnverhaltung, Steinleiden und vor allen Dingen bei Hautausschlägen der Kinder. Das aus reifen Früchten hergestellte Schlehen-Mus (Marmelade) verwendet man gegen Magen-, Nieren- und Blasenleiden, den Saft bei Nasenbluten, als Gurgelmittel bei Entzündungen am Zahnfleisch und bei Mundschleimhaut- und Halsentzündung.
**Nebenwirkungen:** Wer nicht überdosiert, braucht in keinem Fall Nebenwirkungen zu befürchten.

# Schlüsselblume

→ Farbfoto Seite 308
*Primula veris L. em Huds. / Syn. Primula officinalis Scop. (Primulaceae).*
Volksnamen: Auritzel, Ehrezeicheli, Himmelschlüssel, Madäneli, Petriblume, Primel, Trubechnöpfli.
**Arzneilich verwendete Pflanzenteile:** Die Wurzel.
**Drogenbezeichnung:** Schlüsselblumenwurzel = *Radix Primulae.*

**Botanik und Sammeltips:** Pflanzenbeschreibung: Die so beliebte Frühlingsblume ist mit einem Wurzelstock, der zahlreiche Faserwurzeln ausbildet, im Boden verankert. Die grundständigen Blätter sind länglich bis eiförmig und unterseits behaart. Die Blattspreite verschmälert sich nach unten zu. Auf einem mehr oder weniger langen Stengel sitzen endständig die Blüten in einer Dolde angeordnet. Der Blütenkelch ist weißlich-grün und kantig, die Blumenkrone röhrenförmig, oben ausgebreitet, gelb mit tief goldgelbem Ton in der Mitte. Blütezeit: März bis April. Vorkommen: Auf Wiesen. Ernte und Aufbereitung: Wer Schlüsselblumenwurzeln sammeln will, der braucht dafür eine Sammelgenehmigung, die von Landratsämtern erteilt wird. Man erntet die Wurzeln im September. Nach dem Abwaschen der anhaftenden Erde werden sie im Schatten getrocknet.

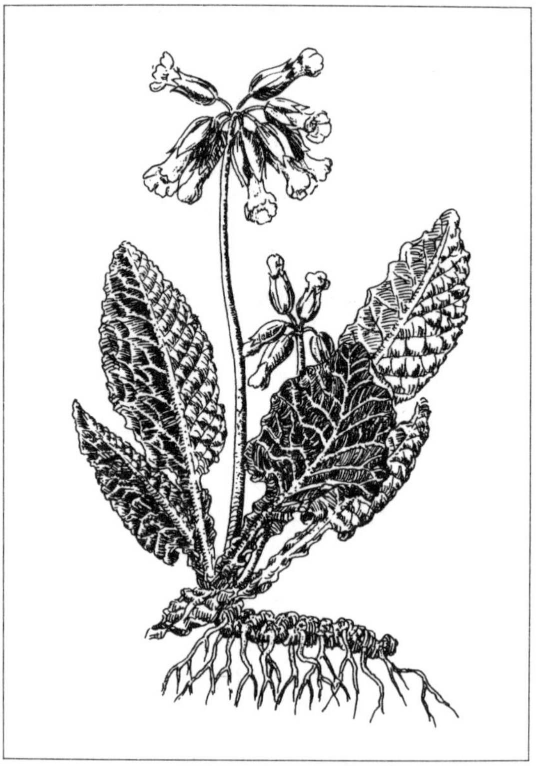

**Inhaltsstoffe (Wirkstoffe):** Der Hauptwirkstoff ist Saponin; daneben finden sich Flavone und ätherisches Öl. Auch Kieselsäure und Gerbstoff verdienen genannt zu werden.

**Heilwirkung und Anwendung:** Wenn es darum geht, einen Husten zu behandeln, der festsitzt und bei dem das Abhusten zäher Sekrete Schwierigkeiten macht, bewähren sich die saponinhaltigen Heilpflanzen vorzüglich. Besonders günstig wirkt sich die Schlüsselblume bei der chronischen Bronchitis der älteren Menschen aus, beim sogenannten Altershusten. Er entsteht oft durch die verminderte Arbeitsleistung des Altersherzens, die zu einem Blutrückstau in den Lungen und damit zur Hustenreizung führt. Um diesen Menschen zu helfen, muß man nicht nur das Abhusten erleichtern, sondern gleichzeitig auch den Kreislauf entlasten, indem man für eine verstärkte Wasserausscheidung sorgt. Genau das bewirkt die Schlüsselblume: Sie erleichtert das Abhusten und wirkt harntreibend. Gemischt mit Fenchel und Anis sind Schlüsselblumenwurzeln ein hervorragender Hustentee. Mischt man noch Huflattichblätter mit hinein, so ist der Tee für fast alle Formen des Erkältungshustens geeignet.

So wird die Teemischung bereitet:

| | |
|---|---|
| Schlüsselblumenwurzel (Radix Primulae) | 30,0 |
| Anis (Fructus Anisi) | 10,0 |
| Huflattich (Folia Farfarae) | 10,0 |
| Fenchel (Fructus Foeniculi) | 10,0 |

2 Teelöffel dieser Mischung werden mit 1/4 l kochendem Wasser übergossen und nach 10 Minuten abgeseiht. Mit Honig süßen und gut heiß trinken.

**Schlüsselblume als Hausmittel:** Auch in der Volksmedizin wird die Schlüsselblume als Hustenmittel gebraucht. Man gibt den Tee, man bereitet sich aber auch häufig einen Sirup: 1 gehäuften Teelöffel zerkleinerte Schlüsselblumenwurzel mit wenig Wasser etwa 5 Minuten auskochen, die Flüssigkeit abseihen und mit so viel Honig vermischen, daß man eine sirupartige Flüssigkeit erhält. Diesen Sirup gibt man teelöffelweise.

So wird Schlüsselblumen-Tee bereitet: 1 Teelöffel Schlüsselblumenwurzel mit 1/4 l Wasser zum Sieden erhitzen, 5 Minuten ziehen lassen. 2 bis 3 Tassen Tee pro Tag.

Beliebt ist auch die Verwendung der Blüten, obgleich sie viel weniger Wirkstoffe enthalten. Neben der Behandlung von Husten bescheinigt die Volksmedizin dem Schlüsselbumen-Tee auch eine gute Wirkung bei Migräne, Neuralgie, bei Gicht und Rheuma.

**Nebenwirkungen:** Wenn man nicht überdosiert, sind keine Nebenwirkungen zu befürchten.

**Zusatz:** Die andere bei uns vorkommende Schlüsselblume, die Waldschlüsselblume (Primula elation (L.) Hill.), auch »Hohe Schlüsselblume« genannt, wird ebenfalls als Heilpflanze gebraucht. Sie unterscheidet sich in der Wirkung kaum von der beschriebenen Art, nur im Wuchs ist sie höher und ihre Blüten sind gleichmäßig schwefelgelb.

## Schöllkraut

giftig

→ Farbfoto Seite 308

*Chelidonium majus L. / Syn. Chelidonium luteum Gilib. (Papaveraceae).*

Volksnamen: Gilbkraut, Goldkraut, Schälkraut, Schwalbenkraut, Teufelsmilchkraut, Trudenmilch, Warzenkraut.

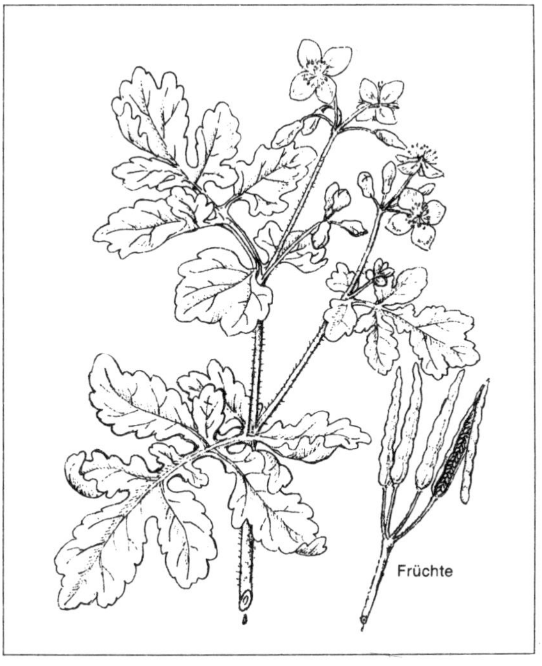


**Arzneilich verwendete Pflanzenteile:** Das Kraut und die Wurzel.

**Drogenbezeichnung:** Schöllkraut = *Herba Chelidonii,* Schöllkrautwurzel = *Radix Chelidonii.*

**Botanik:** Pflanzenbeschreibung: Das Schöllkraut ist eine ausdauernde Pflanze, die mit einer kräftigen (zuweilen jedoch nur fingerdikken) Wurzel im Erdboden verankert ist. Je nach Standort wird sie 30 cm bis über 1 m hoch. Alle Teile der Pflanze (auch die Wurzeln) führen einen gelben Milchsaft, der sehr scharf schmeckt und ätzend wirkt. Die Stengel sind verzweigt, leicht behaart und mit ebenfalls behaarten, wechselständig angeordneten, unten gefiederten, oben nur noch fiederspaltigen großen bläulich-grünen Blättern besetzt. Die leuchtend goldgelben Blüten mit ihren 4 Kronblättern und zahlreichen Staubgefäßen stehen in doldenartigen Blütenständen. Aus der Blüte entwickelt sich eine lange Frucht mit Samen, die ein weißes Anhängsel tragen, das von Ameisen gerne gefressen wird. Infolgedessen werden die Schöllkrautsamen oft an ungewöhnliche Plätze verschleppt. Vorkommen: In der Hauptsache findet man Schöllkraut in der Nähe menschlicher Behausungen an Mauern, Wegrändern, Zäunen und auf Schuttplätzen. Blütezeit: Das Schöllkraut blüht das ganze Jahr hindurch, von (März) April bis Oktober (November), doch liegt die Hauptblütezeit in den Monaten Mai und Juni.

**Inhaltsstoffe (Wirkstoffe):** Verschiedene Alkaloide, die den Opiumalkaloiden nahe stehen, sind im gelben Milchsaft vorhanden. Ein Alkaloid wird als cytotoxisch (zellgiftig) angesehen. Saponine, etwas ätherisches Öl, Carotinoide, ein herzwirksamer Stoff und Fermente sind außerdem vorhanden.

**Heilwirkung und Anwendung:** Die Inhaltsstoffe garantieren, daß Schöllkraut schwach beruhigend, zudem krampflösend auf Bronchien, Darm und Gallenblase sowie galletreibend wirkt. Das herzwirksame Prinzip führt zu leichter Anhebung des Blutdrucks. Die Verwendung bei Darmbeschwerden, Magenleiden und Gallestauungen ist angezeigt. Aber darüber sollte immer der Arzt entscheiden. Er wird wahrscheinlich die vielen galenischen Zubereitungen in Form von Tropfen bevorzugen, weil das Schöllkraut als Tee sehr unsicher in der Wirkung ist. Die Wirkstoffe zersetzen sich bei langer Lagerung und sind in unterschiedlicher Menge im Drogengut enthalten. Das Schöllkraut oder auch die Schöllkrautwurzel findet man in vielen Teemischungen gegen Magen-, Darm- und Gallebeschwerden. Wer gegen diese Beschwerden eine Behandlung mit reinem Schöllkraut anstrebt, muß eine Kur über 3 bis 4 Wochen machen.

So wird Schöllkraut-Tee bereitet: 2 Teelöffel Schöllkraut werden mit 1/4 l kochendem Wasser überbrüht und 10 Minuten ausgezogen. Nach dem Abseihen ist der Tee gebrauchsfertig. Während der Kur muß 2- bis 3mal täglich 1 Tasse getrunken werden.

Die Darstellung der Wirkung des Schöllkrautes wäre unvollständig, wenn man die Anwendung des frischen Milchsaftes bei Warzen übergehen würde. In der Tat verschwinden Warzen, die mit dem frischen Milchsaft mehrmals täglich betupft werden, bei manchen Menschen schon nach einigen Tagen. Warum sie bei anderen Patienten selbst bei längerer Behandlungsdauer nicht verschwinden, konnte bisher nicht ergründet werden.

**Mein besonderer Rat:** Die Wirkung des Schöllkrautes wird meist überbewertet. Ich rate daher, diese Droge lieber in Teemischungen zu verwenden. Sie bringt die oben geschilderte Wirkung mit ein und unterstützt dadurch andere Heilpflanzen gegen Magen-, Darm- und Gallebeschwerden. Eine Kombination mit Wermut, Pfefferminze und Kümmel hat sich bewährt.

So wird die Teemischung bereitet:

| | |
|---|---|
| Schöllkraut (Herba Chelidonii) | 10,0 |
| Pfefferminze (Folia Menthae piperitae) | 10,0 |
| Kümmel (Fructus carvi cont.) | 5,0 |
| Wermut (Herba Absinthii) | 5,0 |

2 Teelöffel dieser Mischung mit $^1/_4$ l kochendem Wasser übergießen und 15 Minuten ausziehen. Nach dem Abseihen kann man entweder bei Bedarf 2mal täglich 1 Tasse Tee trinken, oder über 2 bis 3 Wochen eine Kur in dieser Dosierung machen.

**Anwendung in der Homöopathie:** Das Homöopathikum »Chelidonium« wird aus der frischen Wurzel bereitet. Es gilt als ein hervorragendes Galle- und Lebermittel und gehört zu den am häufigsten verordneten Mitteln. Auch bei Grippe, Bronchitis und Lungenentzündung gebraucht man Chelidonium. Dann folgt die Anwendung gegen Neuralgien und Muskelrheumatismus. Verordnet werden zumeist die erste bis sechste Potenz ($D_1$ bis $D_6$), wovon man mehrmals täglich 5 bis 10 (bis 15) Tropfen verabfolgt.

**Schöllkraut als Hausmittel:** Der Gebrauch des Schöllkrautes ist schon sehr alt. Schon bei Theophrast (372 bis 287 v. Chr.) kann man lesen, daß er diese Heilpflanze bei Gelbsucht, Leberschwellung, Gallensteinen und Verstopfung verordnete. Und so gelangte das Wissen über die späteren Kräuterbuchautoren auch in die Kräuterbücher des Mittelalters, aus denen die Volksmedizin ihr Wissen schöpft. Neu ist die Anwendung von Schöllkraut bei Asthmaanfällen, darüber wird immer wieder Lobenswertes berichtet. Die Wirkung läßt sich wohl durch die beruhigenden und krampflösenden Inhaltsstoffe erklären. Auch die äußerliche Anwendung wird viel geübt. Man behandelt nicht nur Warzen mit dem frischen Saft, sondern auch andere Hautkrankheiten mit einer Schöllkraut-Abkochung (Tee). Da einige der Alkaloide bakterizid wirken, ist das sicher nicht ganz falsch.

**Nebenwirkungen:** Wenn es auch bei der Anwendung in den hier genannten Mengen nicht zu Nebenwirkungen kommt, so ist doch anzuraten, die Droge nur nach Rücksprache mit dem Arzt anzuwenden. Schließlich enthält sie mehrere Alkaloide und ist strenggenommen zu den Giftpflanzen zu zählen.

## Schwalbenwurz

giftig

→ Farbfoto Seite 308

*Cynanchum vincetoxicum (L.) Pers. / Syn. Vincetoxicum officinale Moench. / Asclepias vincetoxicum L. (Asclepiadaceae).*

Volksnamen: Giftwende, Hundswürger, Judenwurz, Schwalbenschwanz, St. Lorenz-Kraut.

**Arzneilich verwendete Pflanzenteile:** Der Wurzelstock.

**Drogenbezeichnung:** Schwalbenwurzelstock = *Rhizoma Vincetoxici.*

**Botanik:** Pflanzenbeschreibung: Die Schwalbenwurz treibt aus einem verzweigten Wurzelstock mit vielen dünnen und weißlich aussehenden Wurzeln mehrere dünne aufrechte, runde rutenartige Stengel, die etwa 75 cm hoch werden. Gelegentlich wächst die Schwalbenwurz auch als windende Pflanze und wird dann bis zu 2 m groß. Die Blätter sind gegenständig angeordnet, kurz gestielt, an der Oberseite dunkler gefärbt als unterseits. Die oberen Blätter sind länglich, die unteren mehr eiförmiglänglich und zugespitzt. In Trugdolden stehen unscheinbare gelbliche Blüten, aus denen sich relativ große Balgkapseln entwickeln, die bei

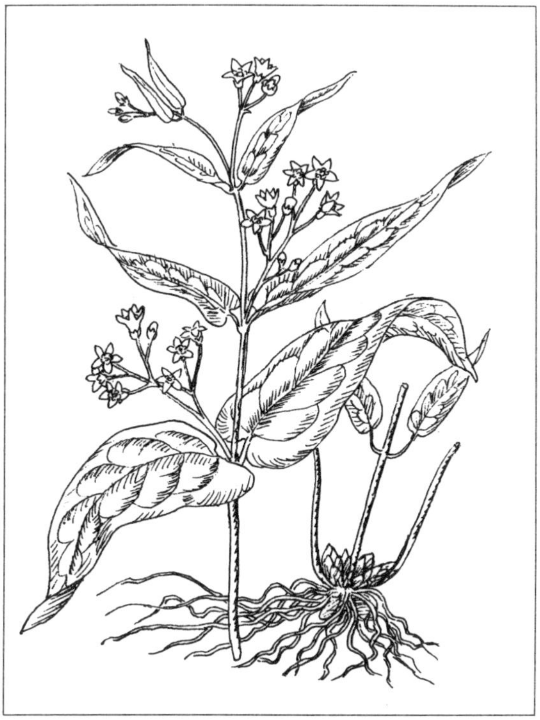

der Reife aufspringen und zahlreiche eiförmige, flachgedrückte Samen enthalten, die seidenhaarig beschopft sind. Blütezeit: Mai bis August. Vorkommen: An sonnigen Plätzen, auf Schuttplätzen, in lichten Gebüschen und Hecken, in Wäldern und auch (meistens als Kletterpflanze) in feuchten moorigen, nährstoffreichen Gebüschen findet man die Schwalbenwurz häufig.

**Inhaltsstoffe (Wirkstoffe):** Glykoside von teilweise digitalisartiger Wirkung, Sitosterin, Alkaloide.

**Heilwirkung und Anwendung:** Da es sich um eine Giftpflanze handelt, muß vor der Anwendung gewarnt werden. Die Schulmedizin verwendet sie ohnehin nicht. Wenn sie dennoch in dieses Buch aufgenommen wurde, so deshalb, weil die Schwalbenwurz einstmals zu den beliebtesten Heilpflanzen gehörte. Die Droge wirkt schweißtreibend, harntreibend und abführend.

**Schwalbenwurz als Hausmittel:** In der Volksmedizin gebraucht man Schwalbenwurz-Tee als Blutreinigungsmittel besonders dann, wenn es darum geht, schlecht heilende Wunden, eitrige Geschwüre und Geschwülste zur Abheilung zu bringen. Als Mittel bei Wassersucht sowie als Abführmittel wird er auch gebraucht.

**Nebenwirkungen:** Man sollte trotz der Lobreden, die man mancherorts noch heute über die Schwalbenwurz hört, von der Anwendung dieser Droge absehen, denn die geringste Überdosierung führt zu Vergiftungserscheinungen. Es beginnt mit Speichelfluß, Schwindel, Erbrechen, Durchfall und führt zu Krämpfen und auch zur Lähmung der Herzmuskulatur. – Bei Vergiftungen ist sofort eine Magenentleerung zu veranlassen (→ Seite 29) und der Arzt oder ein Krankenhaus aufzusuchen.

# Schwarzkümmel

→ Farbfoto Seite 308

*Nigella sativa L. (Ranunculaceae).*

Volksnamen: Römischer Kümmel, schwarzer Koriander.

**Arzneilich verwendete Pflanzenteile:** Der Samen.

**Drogenbezeichnung:** Schwarzkümmelsamen = *Semen Nigellae sativae.*

**Botanik und Sammeltips:** Pflanzenbeschreibung: Die krautige Pflanze wird bis 30 cm hoch und trägt wechselständige, dreifach fiederteilige Blätter. Die Abschnitte sind schmal-lanzettlich. Die ganze Pflanze ist (besonders am Stengel) leicht behaart, der Stengel einfach oder verzweigt. Die weißen Blüten, endständig sitzend, fallen dadurch auf, daß sie an den Spitzen der Blütenblätter eine grünliche oder bläuliche Färbung besitzen und ohne Außenhülle sind. Aus den Blüten entwickeln sich die Samen, die scharf dreikantig, runzelig und schwarz sind.

Blütezeit: Juli bis September. Vorkommen: Man kann den Schwarzkümmel im Freien nicht mehr häufig finden, denn in Gärten wird er immer weniger kultiviert, so daß auch verwilderte Exemplare selten sind. Die Heimat

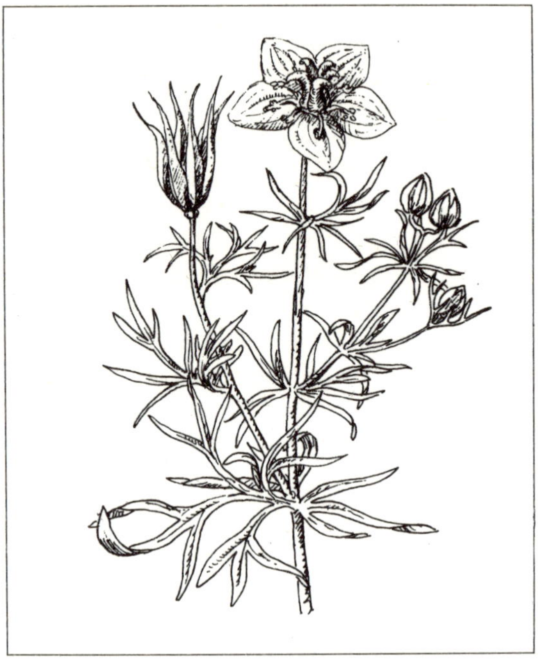

dürfte Südeuropa sein. Ernte und Aufbereitung: Wer sich für diese alte Heilpflanze interessiert, der sollte den Schwarzkümmel im Garten aussähen. Gebraucht werden die reifen Samen, die nach der Ernte noch ein wenig nachgetrocknet werden müssen.

**Inhaltsstoffe (Wirkstoffe):** Ätherisches Öl, fettes Öl, ein Saponin, Gerbstoffe und Bitterstoffe. Das sogenannte Nigellon erwies sich als aktiv gegen Bronchialspasmen, Thymochinon als galletreibend.

**Heilwirkung und Anwendung:** Die Inhaltsstoffe weisen auf eine Magen- und Gallewirksamkeit hin, die sicher ebenso den Darm günstig beeinflußt. Besonders auch gegen Blähungen ist die Droge wirksam. Dennoch findet sie kaum Verwendung. Es ist aber zu hoffen, daß sich die Wissenschaft mit dieser Heilpflanze näher beschäftigen wird, weil die Samen gegen Keuchhusten und Asthma wirksam sein sollen. Die Ergebnisse bleiben abzuwarten. Vorerst ist der Schwarzkümmel nur ein Volksheilmittel und in manchen Gegenden ein Gewürz.

**Verwendung als Gewürz:** Als Karl der Große und Ludwig der Fromme befahlen, daß die Pächter der Landgüter »Schwartzen Coriander« anzubauen hätten, war diese Pflanze nicht nur Arznei, sondern auch ein geschätztes Gewürz. Und als Gewürz wurde der Schwarzkümmel ebenfalls vielfach in Bauerngärten gezogen. Noch heute verwendet man Schwarzkümmel statt Pfeffer und als Brotgewürz »zum Wohle« der Verdauung. Es lohnt sich wirklich, die Würzkraft einmal selber auszuprobieren.

**Schwarzkümmel als Hausmittel:** Hier gilt der Tee aus den Samen als Mittel gegen Blähungen, gegen Durchfall und gegen Gallekoliken. Bei mangelnder Milchsekretion gibt man ihn auch Wöchnerinnen.

So wird Schwarzkümmel-Tee bereitet: 1 Teelöffel zerstoßene Samen wird mit $\frac{1}{4}$ l kochendem Wasser übergossen und nach 15 Minuten abgeseiht. 2mal täglich 1 Tasse Tee ist empfehlenswert.

**Nebenwirkungen:** Nebenwirkungen sind nicht zu befürchten. Überdosierungen sind zu vermeiden, um Reizwirkungen auf Magen und Darm auszuschließen.

## Seidelbast

sehr giftig

→ Farbfoto Seite 308

*Daphne mezereum L. (Thymelaeaceae).*

Volksnamen: Giftbäumlein, Giftbeere, Kellerhalsrinde, Pfefferstrauch, Seidelbaum, Wilder spanischer Pfeffer, Zahnwehholz, Zeiland.

**Arzneilich verwendete Pflanzenteile:** Die Rinde, in der Volksmedizin auch die Beeren.

**Drogenbezeichnung:** Seidelbastrinde = *Cortex Mezerei.*

**Botanik:** Pflanzenbeschreibung: Der Seidelbast ist ein kleiner Strauch, der meistens 50 cm bis 1 m, an günstigen Standorten (in Gärten oder Parkanlagen) sogar bis zu $2\frac{1}{2}$ m hoch wird. Die Rinde der Stämme und Zweige ist



*1 Sanikel, 2 Sauerampfer, 3 Schachtelhalm, 4 Schafgarbe, 5 Scharbockskraut, 6 Schlangenknöterich*

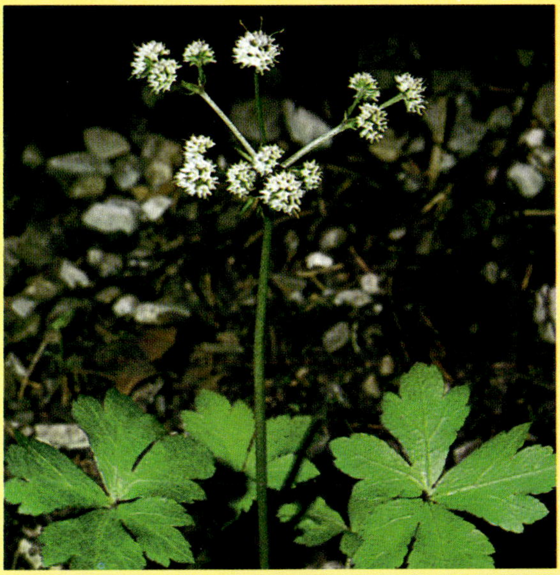
1

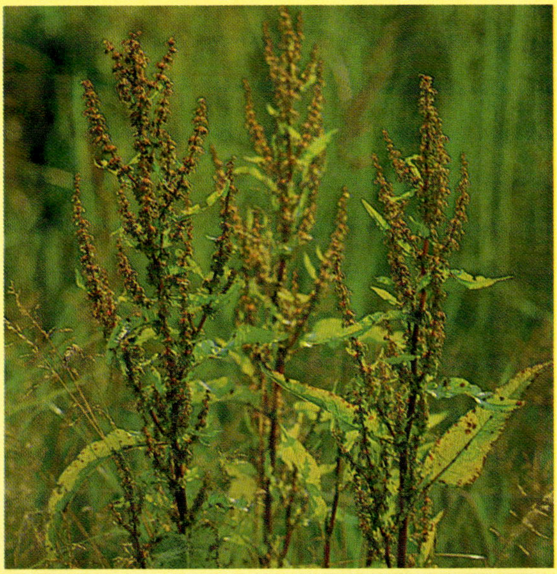
2

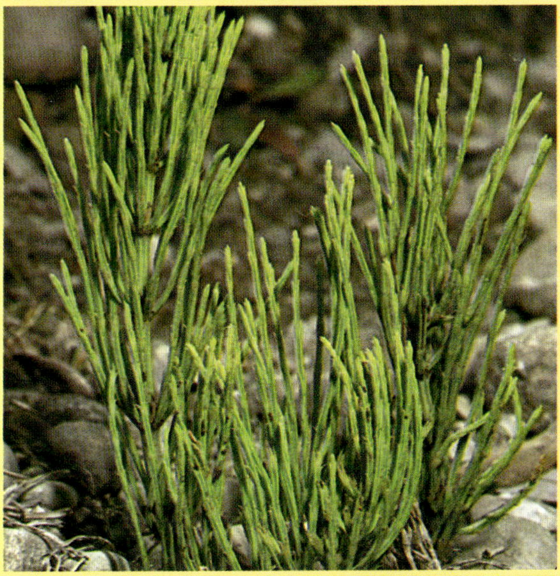
3

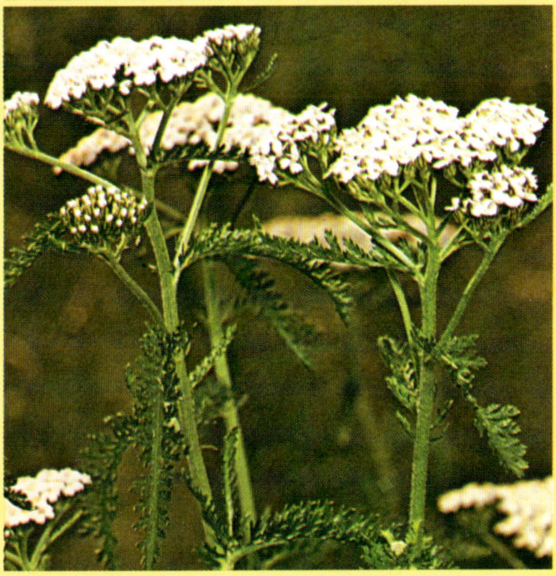
4

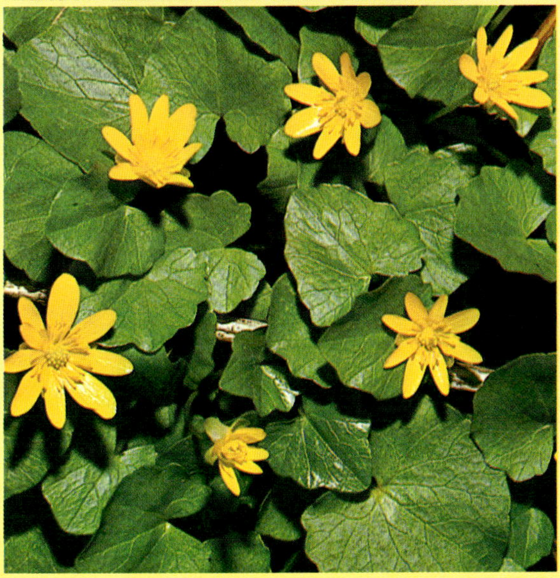
5

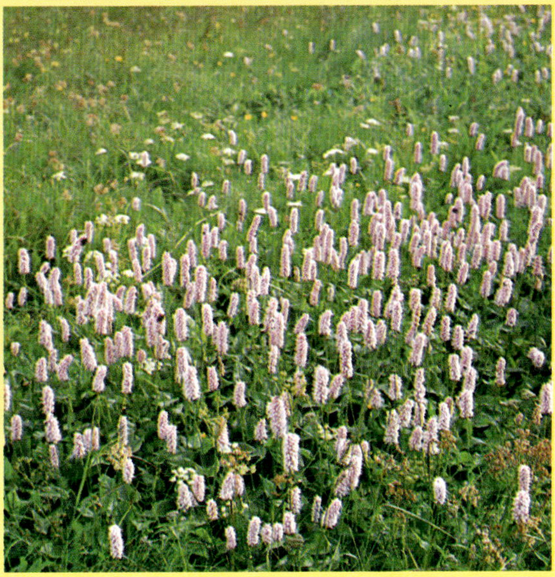
6

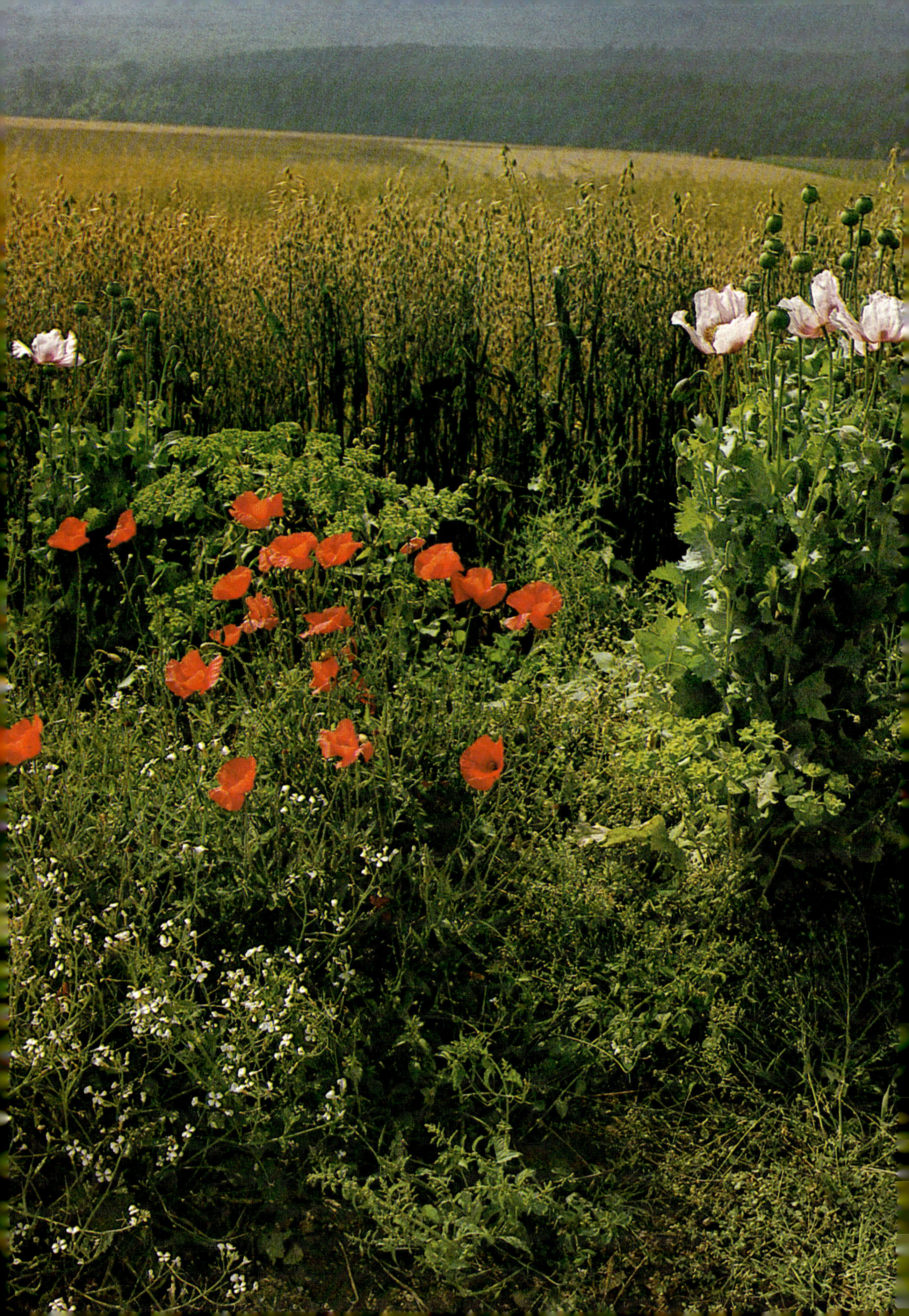

graubraun. Noch bevor sich die Blätter ausbilden, erscheinen die ungestielten, rosa bis leuchtend roten Blüten, die sehr stark (angenehm) duften. Sie sitzen meist zu dreien in den Achseln der abgefallenen Vorjahrsblätter. Die Blätter sind lanzettlich und ganzrandig, die sich

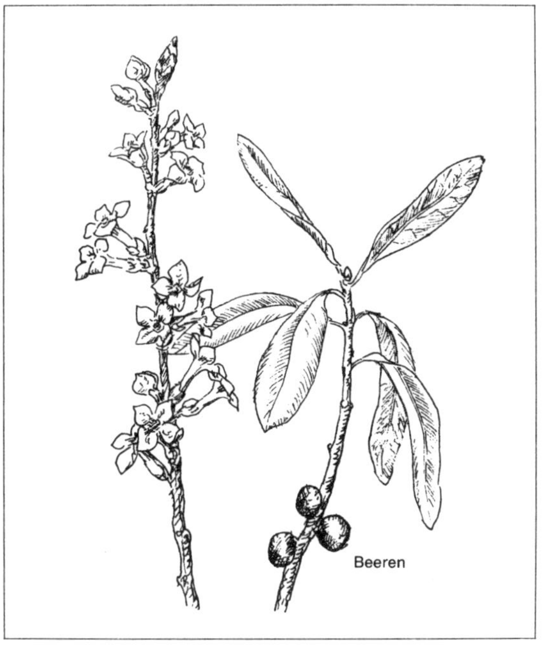


aus den Blüten entwickelnden Beeren eiförmig und leuchtend rot. Blütezeit: Februar bis März. Vorkommen: Der Seidelbast bevorzugt schattige Standorte und nährstoffreichen Boden. Man findet ihn an Waldrändern, in Auwäldern, an Bachufern und in Hecken. In Nordeuropa ist er seltener als im Süden. Der Seidelbast steht, wie auch alle anderen Seidelbastarten, unter Naturschutz.

**Inhaltsstoffe (Wirkstoffe):** Daphnin ist ein Glykosid, Daphnetoxin ein ätzender Scharfstoff. Daneben enthält die Rinde Flavonoide, Sitosterin, Harz und andere.

**Heilwirkung und Anwendung:** Vor der innerlichen Anwendung des Seidelbastes muß gewarnt werden, weil er sehr giftige Reizstoffe enthält. Als Abführmittel – obwohl seit alters her gebräuchlich – sollte er wegen der Giftigkeit nicht verwendet werden. Die in der Volksmedizin noch geübte äußerliche Anwendung als blasenziehendes Mittel ist zu gefährlich. Nur homöopathische Verdünnungen sind zu empfehlen, doch auch da nur unter Aufsicht des Arztes.

**Anwendung in der Homöopathie:** Das Homöopathikum »Mezereum« wird aus der frischen Rinde bereitet, die vor der Blütezeit gesammelt werden soll. Es wird häufig angewendet bei den verschiedensten Hautkrankheiten, bei Ekzemen, nässenden und krustigen Ausschlägen, Hautrötungen, Gürtelrose und auch bei offenen Beinen. Selbst bei entzündeten Augen, bei Zahnschmerzen, Kopfschmerzen, Gliederschmerzen und Magenbeschwerden wird Mezereum gebraucht. Die dritte Potenz ($D_3$) sollte die stärkste Form sein. Ab $D_6$ sind alle Potenzen ohne Gefahr anzuwenden.

**Nebenwirkungen:** Seidelbast ist sehr giftig. Besonders die Beeren stellen für Kinder eine ernste Gefahr dar. Schon 10 bis 15 Beeren können tödlich sein. Auf der Haut rufen alle Teile der Pflanze starke Reizungen und Blasenbildung hervor. Es kann sogar zu Nekrosen (Gewebezerstörungen) kommen. Innerlich werden Magen, Darm und Niere schwer gereizt. Durchfall, Erbrechen, Brennen an allen Schleimhäuten sind erste Anzeichen einer Vergiftung. Die Entleerung des Magens ist oberstes Gebot (→ Erste-Hilfe-Maßnahmen Seite 29), der Arzt oder ein Krankenhaus sind schnellstens aufzusuchen. Dort werden auch die Mund- und Rachenschleimhäute behandelt.

# Seifenkraut

→ Farbfoto Seite 317

*Saponaria officinalis L. (Caryophyllaceae).*

Volksnamen: Hustenwurzel, rote Seifenwurzel, Waschlaugenkraut.

**Arzneilich verwendete Pflanzenteile:** Das Kraut und die Wurzel.

**Drogenbezeichnung:** Seifenkraut = *Herba Saponariae,* Seifenkrautwurzel = *Radix Saponariae.*

**Botanik und Sammeltips:** Pflanzenbeschreibung: Das Seifenkraut ist ein buschig wachsendes Kraut mit entweder reinweißen oder leicht rosarot schimmernden Blüten. Im Boden steckt ein rotbrauner, innen gelber reichverzweigter Wurzelstock, der fingerdick wird. Daraus entwickeln sich 25 bis 80 cm hohe Stengel, die

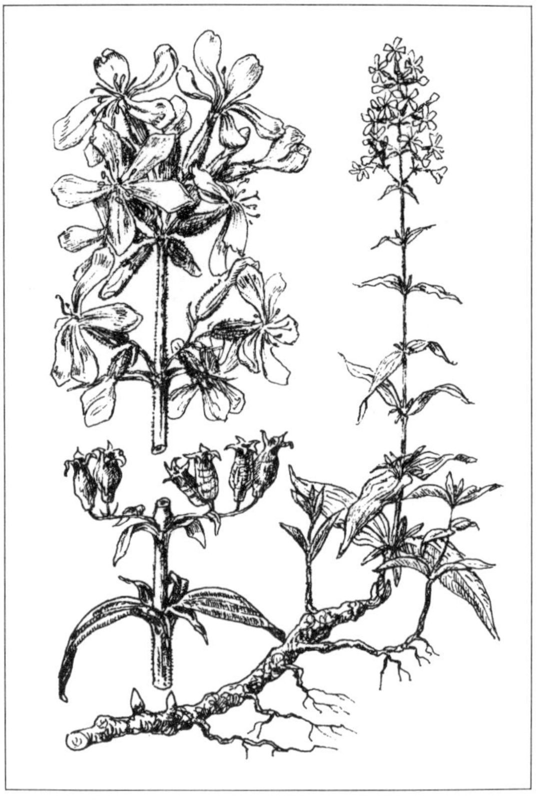

nach oben verzweigt sind. Der Stengel ist kantig gegliedert und trägt in gekreuzt gegenständiger Anordnung längliche, dunkelgrüne dreinervige Blätter mit rauhem Rand. Die Blüten sind in Rispen büschelig angeordnet. Sie duften schwach. Blütezeit: (Mai) Juni bis September. Vorkommen: Auwälder, sandige Ufer, Schutt- und Geröllhalden, Hecken und Gebüsche sind Fundstellen für Seifenkraut. Ernte und Aufbereitung: Wer das Kraut ernten will, der muß das zur Blütezeit tun. Das Trocknen soll schnell geschehen. Künstliche Wärme bei Temperaturen um 50° C sind dafür geeignet. Beim Einbringen der Wurzel hat man die Wahl zwischen dem zeitigen Frühjahr oder dem späten Herbst. Man befreit die gegrabenen Wurzeln von anhaftender Erde und trocknet sie an der Luft, nachdem man sie vorher halbiert hat.

**Inhaltsstoffe (Wirkstoffe):** Die Wirkstoffe sind Saponine. Im Kraut ist auch ein Flavonglykosid nachgewiesen.

**Heilwirkung und Anwendung:** Das Seifenkraut ist eine ausgesprochene Saponindroge und folglich zur Verflüssigung zähen Bronchialschleims verwendbar. Es wird bei Husten und Bronchialleiden eingesetzt, doch im Vergleich zu anderen Saponindrogen (Königskerze, Schlüsselblume) recht wenig. Da Seifenkraut auch leicht wassertreibend wirkt und schwach abführend, ist es noch gelegentlich Bestandteil der sogenannten Blutreinigungstees. – Die früher viel gebrauchte Seifenkraut-Abkochung (Tee) für Umschläge bei Hautleiden könnte auch heute wieder aktuell werden, weil man eine fungizide (pilzfeindliche) Wirkung der Saponine des Seifenkrautes festgestellt hat.

So wird Seifenkraut-Tee bereitet: 1 gehäufter Teelöffel Seifenkrautwurzel wird mit ¼ l Wasser kalt angesetzt und einige Stunden ausgezogen. Dann wird der Ansatz zum Sieden erhitzt und abgepreßt. 2 Tassen Tee bei Husten sind die richtige Dosierung. Für Hautwaschungen und Umschläge ist es ratsam, diesen Tee mit der gleichen Menge Kamillen-Tee zu verdünnen.

**Seifenkraut als Hausmittel:** Auch in der Volksmedizin ist die Droge (sowohl Wurzel als auch Kraut) in erster Linie ein Hustenmittel. Dann folgen die chronischen Hautleiden, die innerlich und äußerlich mit Seifenkraut-Tee behandelt werden, und schließlich gilt Seifenkraut als eines der wirksamsten Blutreinigungsmittel. Was Hieronymus Bock (1577) über die »Krafft vnd Würckung« der Seifenwurzel schrieb, liest sich so: »Seiffenwurtzel / mehr oder minder mit Honig vermischet vnd eingenommen / soll den zähen koder zertheilen / die groben Phlegmata trennen vnd aussführen / dienet wol für Leber und Miltz süchtige / auch für keichende Menschen / so stäts mit schwerem athem husten / treibet den harn / den stulgang / vnd Frawen blödigkeit. Soll auch den schwachen kalten Männern wider auff helffen. Bey den Alten hat man dise wurtzel auch zu den dunkeln Augen gebrauchet / vnd wann sie wolten beulen vn harte knollen ertheilen / haben sie gemelte wurtzel vbergelegt / zuuor zerknütscht / dessgleichen gifftige raude vnd grindt zuuertreiben ist sie nutz inn Essig oder Wein gesotten vnd vberschlagen. Die Ordensleut / als Barfüsser wäschen jhre Kappen darmit / haben nicht gelt / Seiffen zu kauffen / oder Wescherinen zu dingen / wie sich dann die arme Brüder Sanct Francisci höchlich beklagen.«

**Nebenwirkungen:** Wie alle Saponindrogen soll man auch das Seifenkraut bei der Anwendung nicht zu hoch dosieren. Es können sich sonst Reizerscheinungen in Magen und Darm oder an der Niere bemerkbar machen. Bei der Anwendung in der angegebenen Dosierung sind keine Nebenwirkungen zu befürchten.

# Sellerie

*Apium graveolens L. (Umbelliferae).*
Volksnamen: Eppich, Gailwurz, Schoppenkraut, Suppenkraut, Zellerer.

**Arzneilich verwendete Pflanzenteile:** Das Kraut, die Frucht und das daraus gewonnene ätherische Öl, die Wurzel.

**Drogenbezeichnung:** Selleriekraut = *Herba Apii graveolentis,* Selleriefrucht = *Fructus Apii graveolentis,* Sellerieöl = *Oleum Apii aethereum e fructi,* Selleriewurzel = *Radix Apii graveolentis.*

**Botanik:** Pflanzenbeschreibung: Um es gleich vorweg zu sagen: Es gibt bei uns noch wildwachsende Sellerie und zwar an feuchten, salzhaltigen Stellen an den Küsten der Nord- und Ostsee, im Binnenland auf feuchten Wiesen und an Gräben. Diese Wildform der Sellerie spielt aber keine Rolle mehr, weil sie schlecht schmeckt und sogar als giftverdächtig gilt. Wir bedienen uns auch für medizinische Zwecke der Gartensellerie, einer bis zu etwa 1 m hohen Pflanze, die eine knollige Wurzel besitzt und einen verzweigten Stengel ausbildet. Die großen dunkelgrünen, glänzenden Blätter sind meist fünfpaarig fiederschnittig, im oberen Teil jedoch nur dreizählig. Die Dolden und Döldchen sind ohne Hüll- und Hüllchenblätter, die Blüten klein und weiß. Daraus entwickeln sich fast kugelrunde Früchte mit deutlichen Ölstriemen. Blütezeit: Juli bis September.

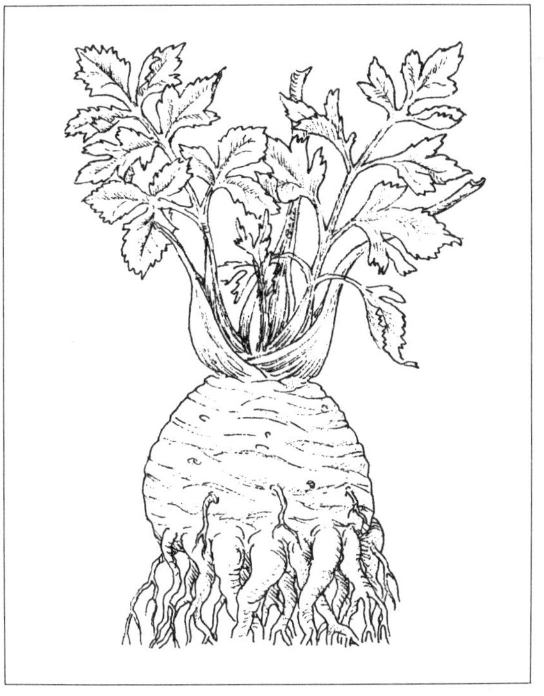

**Inhaltsstoffe (Wirkstoffe):** Die Wirkstoffe der Wurzel und des Krauts sind Appiin, ätherisches Öl, Vitamine und Spurenelemente, Bitterstoffe und andere. Der Hauptwirkstoff der Früchte ist das ätherische Öl mit Limonen (60%), Selinen (10%) und anderen Verbindungen. Auch die Früchte enthalten Apiin.

**Heilwirkung und Anwendung:** Sowohl der frische Saft aus den Wurzeln und dem Kraut als auch die Früchte und das daraus gewonnene ätherische Öl wirken wassertreibend. Da diese Wirkung auch dann eintritt, wenn man mit Sellerie würzt oder die Knolle als Gemüse verwendet, verzichtet man häufig auf Saft und Tee und »verordnet« einfach, reichlich Sellerie als Gemüse oder Salat zu essen. – Als Potenzmittel wird Sellerie meistens überbewertet.

**Sellerie als Hausmittel:** Obgleich die Schulmedizin die Sellerie nicht viel einsetzt, ist sie in der Volksmedizin immer noch sehr beliebt. Man gibt Selleriesalat Menschen, die an Wassersucht leiden, die Schwierigkeiten beim Harnlassen und Blasen- oder Nierensteine haben. Auch der frisch gepreßte Saft ist sehr wirksam und beliebt. 2 bis 3 Eßlöffel täglich eingenommen, treiben den Harn. Der Tee wird bei Nervenschwäche, chronischem Lungenleiden, bei Rheuma und Gicht empfohlen. Man bereitet ihn aus dem getrockneten Kraut.

So wird Sellerie-Tee bereitet: 2 gehäufte Teelöffel Selleriekraut werden mit 1/4 l kaltem Wasser übergossen, schnell zum Sieden erhitzt und dann abgeseiht. 2 Tassen Tee täglich sind die richtige Dosierung.

**Nebenwirkungen:** Bei normaler Dosierung (wie oben angegeben) sind Nebenwirkungen nicht zu erwarten. Schwangere sollten auf die Anwendung verzichten.

## Senf (schwarzer)

→ Farbfoto Seite 317

*Brassica nigra (L.) W. D. J. Koch / Syn. Sinapis nigra L. (Cruciferae).*

Volksnamen: Gartensenf, Mostersad, Mostrich.

**Arzneilich verwendete Pflanzenteile:** Die Samen und das daraus gewonnene ätherische Öl.

**Drogenbezeichnung:** Senfsamen = *Semen Sinapis (nigrae),* ätherisches Senföl = *Oleum Sinapis.*

**Botanik:** Pflanzenbeschreibung: Der verwilderte Senf wird nicht gebraucht. Wir verwenden nur den Kultursenf, der bis 1 m hoch wird, im oberen Teil verästelt und unten leicht behaart ist. Er bildet in lockeren Doldentrauben stehende gelbe Blüten aus. Die langen Schoten beherbergen kugelrunde dunkelbraune Samen. Die Stengelblätter sind wechselständig angeordnet, im unteren Teil gestielt und leierförmig gelappt, in der Mitte gesägt, im oberen Teil lineal und meist ganzrandig. Blütezeit: Juni/Juli. – Schon einige Jahrhunderte vor Christi gab es Kulturanweisungen für den Senf, der Speisesenf war auch schon im alten Rom bekannt.

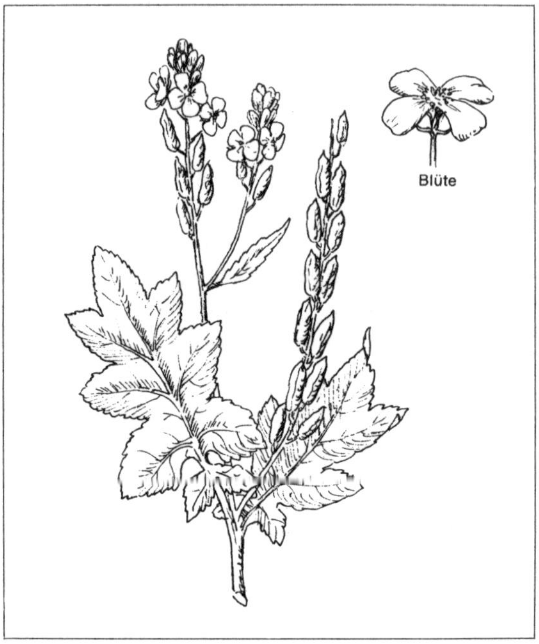


**Inhaltsstoffe (Wirkstoffe):** Der wirksame Bestandteil ist das Glukosid Sinigrin, das bei Anwesenheit von Wasser durch das ebenfalls in der Droge vorhandene Ferment Myrosin in Allylsenföl und Traubenzucker gespalten wird. Daneben ist fettes Öl, Eiweiß und Schleim in den Samen vorhanden.

**Heilwirkung und Anwendung:** Senfkörner werden als Hautreizmittel bei Brustfellentzündungen, rheumatischen Schmerzen und überall da verwendet, wo eine Hyperaemie (bessere Hautdurchblutung) hervorgerufen werden soll. Zu diesem Zweck legt man einen wäßrigen Brei aus zerkleinerten Senfkörnern auf die zu behandelnden Stellen oder benutzt das schon vorbereitete Senfpflaster. Man kann auch das sogenannte Senfmehl verwenden, das es in der Apotheke unter der Bezeichnung Semen Sinapis pulveratum exoleatum (entölter und gepulverter Senfsamen, der bei der Gewinnung des fetten Senföls als Preßrückstand abfällt) gibt. Das reine ätherische Senföl (Allylsenföl) kann man wegen seiner zu starken Reizwirkung nicht gebrauchen. Aber mit Alkohol verdünnt

(Spiritus Sinapis) wird es zum Einreiben verwendet.

So wird ein Senfumschlag (Senfkataplasma oder Senfwickel) bereitet: 100 g gepulverten Senfsamen verrührt man mit lauwarmem Wasser zu einem dicken Brei, den man dann in Leinwand verpackt etwa 10 Minuten auf die zu behandelnde Stelle (bei Lungenentzündung und fiebriger Bronchitis auf die Brust) legt. Danach muß die Stelle gut abgewaschen werden. Bei Kindern reichen schon 3 bis 5 Minuten Dauer aus.

Innerlich verwendet man die Senfsamen teelöffelweise gegen die verschiedensten Magen- und Darmbeschwerden. Der Appetit wird angeregt, die Stuhlentleerung erleichtert und selbst bei Magengeschwüren soll Senf angezeigt sein. In den meisten Fällen kann man auch den Speisesenf für die innerliche Behandlung wählen, denn er ist eine Zubereitung aus schwarzen Senfkörnern.

**Anwendung in der Homöopathie:** Das Homöopathikum »Sinapis« wird aus den reifen Samen hergestellt und innerlich und äußerlich gebraucht. Die äußerliche Anwendung als Hautreizmittel – wobei man sich der Urtinktur (∅) bedient – ersetzt hier den Senfumschlag oder wird als Einreibung gegen Rheuma und Gicht geübt. Innerlich gibt man »Sinapis« in Form der dritten bis sechsten Potenz ($D_3$ bis $D_6$) gegen Heuschnupfen, Erkältungsschnupfen, Rachenkatarrh, Heiserkeit und auch gegen Sodbrennen.

**Senf als Hausmittel:** Die Beliebtheit des Senfs in der Volksmedizin ist sehr groß. An erster Stelle steht das Senfpflaster gegen Rheuma, Ischias und Gicht. Dann folgt der Senf-Spiritus als Einreibung bei Muskelschmerzen, Verstauchungen, Verrenkungen und natürlich auch bei Rheuma. Auch der Senfwickel ist besonders beliebt bei der Behandlung von fiebrigen Bronchialkatarrhen. Für Kinder macht man ihn etwas milder, indem man etwa 20% Schweineschmalz dazugibt.

**Verwendung als Gewürz:** »Nur wer nicht recht würzen kann, der greift zum Senf!« So hieß es früher, doch heute denkt man anders. Neuere Untersuchungen haben ergeben, daß Senf eines der gesündesten Gewürze überhaupt ist. Er fördert die Verdauung vorzüglich, macht alle fetten Gerichte verträglicher und ist dafür verantwortlich, daß fette Speisen nicht »wie Blei« im Magen liegenbleiben, sondern ihn schnell passieren und im Darm gut weiterverdaut werden. Bei älteren Menschen entlastet Senf den durch den Verdauungsprozeß sehr beanspruchten Kreislauf wesentlich. – Senf ist gesund. Wenn Kinder keinen Appetit haben, greifen sie oftmals zum Senftopf; man soll sie gewähren lassen. Sie wählen instinktiv das, was ihnen gut tut. Wo in diesem Abschnitt von Senf gesprochen wurde, war der fertige Speisesenf (Mostrich) gemeint. Er wird nach den verschiedensten Rezepten – (mal mild, mal süßlich, mal scharf, mal feurig) aus Senfsamen hergestellt, die zur Entwicklung des Scharfstoffes, des Allylsenföls, zuerst der fermentativen Aufspaltung überlassen werden müssen.

Der weiße Senf (Brassica alba L.) bildet helle gelbliche Samen aus, die geschmacklich milder und – so man will – eleganter sind. Er wird auch zur Herstellung von Speisesenf gebraucht, doch medizinisch hat er kaum eine Bedeutung erlangt.

**Nebenwirkungen:** Allylsenföl ist ein starkes Hautreizmittel. Da es sich bei den Senfwickeln bildet, dürfen diese nicht zu lange aufgelegt werden. Auch die Einreibungen sollten nicht zu scharf sein, es können sonst heftige Entzündungen mit Blasenbildung auftreten. – Senföl innerlich zu verabreichen ist verboten, die anderen Senfzubereitungen dürfen nicht überdosiert werden, auch Speisesenf nicht.

# Sommeradonis

→ Farbfoto Seite 317

*Adonis aestivalis L. / Syn. Adonis miniatus Jacq. Adonis flammula (Rannunculaceae).*

Volksnamen: Blutauge, Feuerröschen, Margaretenröschen, Marienauge, Sommerteufelsauge.

**Arzneilich verwendete Pflanzenteile:** Das Kraut.

**Drogenbezeichnung:** Sommeradoniskraut = *Herba Adonidis aestivalis.*

**Botanik und Sammeltips:** Pflanzenbeschreibung: Das Sommeradonis(-röschen) wird etwa 30 bis 50 cm hoch. Der Stengel ist einfach oder oben verzweigt und mit 3- bis 4fach fiederteiligen Blättern besetzt. Den Abschluß der

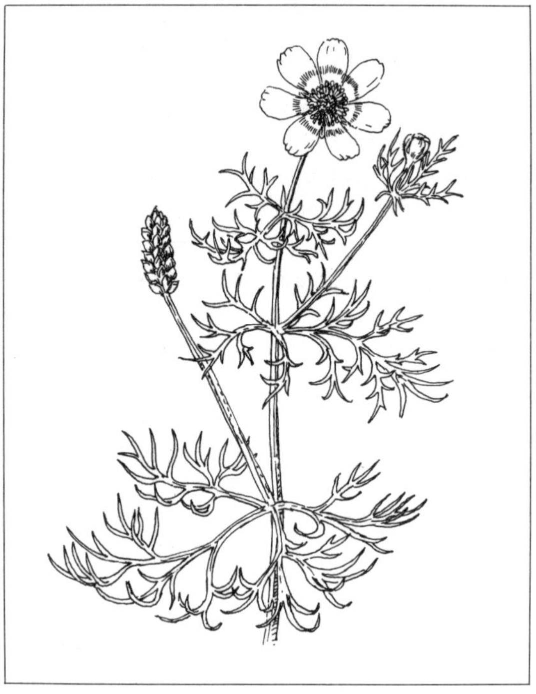

Pflanze bildet eine mennigrote Blüte mit einem schwarzen Fleck am Blütengrund. Eine Blume, die man immer wieder erkennen wird, wenn man sie einmal gesehen hat. Blütezeit: Juli bis September. Vorkommen: Als Unkraut auf Wiesen und Äckern, Brachland und Schuttplätzen. Ernte und Aufbereitung: Zur Blütezeit muß man ernten. Die Pflanze wird kurz über dem Erdboden abgeschnitten, zu einem Bündel zusammengefaßt und im Schatten an der Luft getrocknet.

**Inhaltsstoffe (Wirkstoffe):** Auch im Sommeradonis hat man herzwirksame Glykoside gefunden. Die Menge ist zwar gering, doch unwirksam kann man die Droge nicht nennen. Weitere Wirkstoffe werden vermutet; sie sind aber noch nicht genügend untersucht.

**Heilwirkung und Anwendung:** Weil sie kein vollwertiger Ersatz für das (schwer zu beschaffende) Frühlingsadonisröschen ist, wird diese Heilpflanze von der Schulmedizin auch nicht verwendet. Nur in der Volksmedizin nutzt man sie nach den Angaben alter Kräuterbuchautoren.

**Sommeradonis als Hausmittel:** Ein Tee aus dieser Heilpflanze wird in der Volksmedizin häufig verwendet. Man trinkt ihn zur Blutreinigung, man gibt ihn bei Husten, als mildes Schlafmittel für ältere Leute und bei Wasseransammlungen im Körper.

So wird Sommeradonis-Tee bereitet: 2 Teelöffel Droge werden mit 1/4 l kaltem Wasser angesetzt und nach 10 Stunden abgeseiht. Von diesem Tee trinkt man dann bei Bedarf 1 Tasse oder kurmäßig 2mal täglich 1 Tasse. Bei Husten und als Schlafmittel sollte man den Tee mit Honig süßen.

**Nebenwirkungen:** Während man das Frühlingsadonisröschen eine echte Giftpflanze nennen muß, ist die Bezeichnung »Giftpflanze« für die Sommeradonis wohl etwas hart. Die herzwirksamen Glykoside sind in sehr geringer Menge darin enthalten. Dennoch möchte ich davon abraten, diese Droge zur Selbstbehandlung zu benutzen.

# Sonnenblume

→ Farbfoto Seite 307

*Helianthus annuus L. (Compositae).*

Volksnamen: Gottesauge, Goldblume, Sonnenkrone, Sunnstern.

**Arzneilich verwendete Pflanzenteile:** Die Blütenblätter und das fette Öl der Kerne.

**Drogenbezeichnung:** Sonnenblumenblütenblätter = *Flores Helianthii annui,* Sonnenblumenkernöl = *Oleum Helianthii annui.*

**Botanik:** Pflanzenbeschreibung: Die Sonnenblume ist die größte unter den Korbblütlern und vielleicht auch die beliebteste. Kaum ein Blumengarten in ländlichen Gegenden, in dem sie fehlt, und im Schrebergarten steht – sofern etwas Platz übrig ist – ebenfalls ein Riesenexemplar der Sonnenblume. Sie ist trotz ihrer

Größe ein einjähriges Gewächs, das aus der Faserwurzel Stengel entwickelt, die bis zu 3 m hoch werden können. Diese Stengel sind kräftig, innen mit Mark gefüllt und oben von einer großen Blüte gekrönt. Die gestielten Blätter

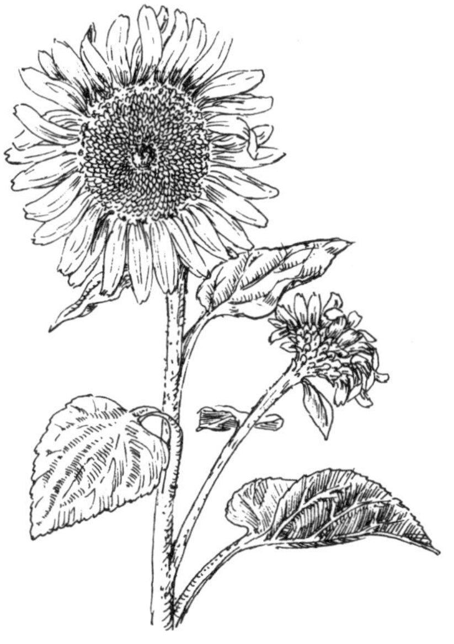

sind am Stengel wechselständig angeordnet, herzförmig-dreieckig, zugespitzt und rauh behaart. Die Blütenköpfe sind sehr groß. Sie erreichen einen Durchmesser von 10 bis 35 cm und werden von einem dachziegelartig angeordneten, grünen krautigen Hüllkelch eingefaßt. Die Scheibenblüten sind klein, doch die leuchtend gelben Strahlenblüten am Rand erreichen eine Größe bis zu 10 cm. Der ganze Blütenstand hängt zur Blütezeit nickend über. Blütezeit: Juli bis September. Vorkommen: Die Sonnenblume wird bei uns in Gärten und in Kulturen gezogen. Es gibt mehrere Sorten und Rassen, die sich durch die Größe und auch durch den Ölgehalt der Kerne voneinander unterscheiden. Aus diesen Kulturen »flüchten« immer einige Exemplare ins Freie, so daß an Bahndämmen, auf Komposthaufen und an Ödplätzen verwilderte Sonnenblumen auftauchen. Es lohnt sich aber nicht, sie zu ernten. Die für arzneiliche Zwecke benötigten Blütenblätter stammen aus Kulturen, und das Öl aus den Samen preßt man ohnehin nicht selber.

**Inhaltsstoffe (Wirkstoffe):** Die Blütenblätter enthalten Flavonglykoside, Anthocyanglykoside, Xanthophyll, Cholin, Betain, Sapogenin und Solanthussäure. Die Kerne sind sehr fettreich, enthalten aber auch wertvolle Eiweißstoffe. Das aus den Kernen gepreßte Öl ist reich an ungesättigten Fettsäuren. Daneben sind Carotinoide und Lecithin nachgewiesen worden.

**Heilwirkung und Anwendung:** Aus den frischen Blütenblättern bereitet man eine Tinktur, die als Fiebermittel Anwendung findet. Das gilt hauptsächlich für Malaria und soll selbst dann noch Hilfe bringen, wenn hohe Dosen von Chinin versagen. Auch bei fiebernden Lungenkranken soll diese Tinktur wirksam sein. Hergestellt wird sie entweder aus den Blütenblättern allein oder unter Einbeziehung der fein zerschnittenen oberen Stengelteile. Die Herstellungsart ist ebenfalls unterschiedlich. Der Ansatz (1:10) wird oft mit 70%igem Alkohol, oft aber auch mit 35%igem Alkohol bereitet, die Länge der Extraktionszeit schwankt zwischen 10 und 20 Tagen. Für den gleichen Zweck, nämlich zur Bekämpfung von Fieber verschiedenster Ursache, gebraucht man auch den Tee aus getrockneten Blütenblättern. Aber die Wirkung ist nicht überzeugend.

So wird Sonnenblumen-Tee bereitet: 1 gehäufter Eßlöffel getrocknete Blütenblätter werden mit ¼ l kochendem Wasser übergossen und 10 Minuten ausgezogen. Nach dem Abseihen ist der Tee gebrauchsfertig. Man süßt mit Honig und gibt ihn Fieberkranken 2- bis 3mal täglich.

**Sonnenblume als Hausmittel:** Hier ist es besonders das fette Öl aus den Samen, das in der Volksmedizin genutzt wird. Man massiert damit schmerzende Glieder und legtÖlläppchen auf schlecht heilende Wunden. Innerlich verabreicht man auch Sonnenblumenöl als leichtes Abführmittel, wobei ihm die Rolle eines Gleitmittels zukommt. Den Tee aus den Blütenblättern gibt man gelegentlich als Grippemittel zusammen mit Lindenblüten. Die Erfahrung zeigt, daß diese Zusammensetzung günstig ist. Lindenblüten stärken die Widerstandskraft unseres Körpers und verbessern die Abwehrlage,

die Sonnenblumenblätter wirken zudem fiebersenkend. Das Mischungsverhältnis ist 1:1, die Zubereitung erfolgt wie oben angegeben. Süßen mit Honig ist auch hier sehr beliebt.
**Nebenwirkungen:** Nebenwirkungen sind bei der Anwendung der Sonnenblume nicht zu erwarten. Die Dosierung der Tinktur gegen Malaria bestimmt der Arzt.

## Sonnenhut

→ Farbfoto Seite 317
*Echinacea angustifolia DC. / Syn. Rudbeckia pallida Nutt. / Brauneria angustifolia (DC.) Heller.* Daneben auch *Echinacea purpurea (L.) Moench (Compositae).*
Volksnamen: Amerikanischer Sonnenhut, Kegelblume, Kleine Sonnenblume.

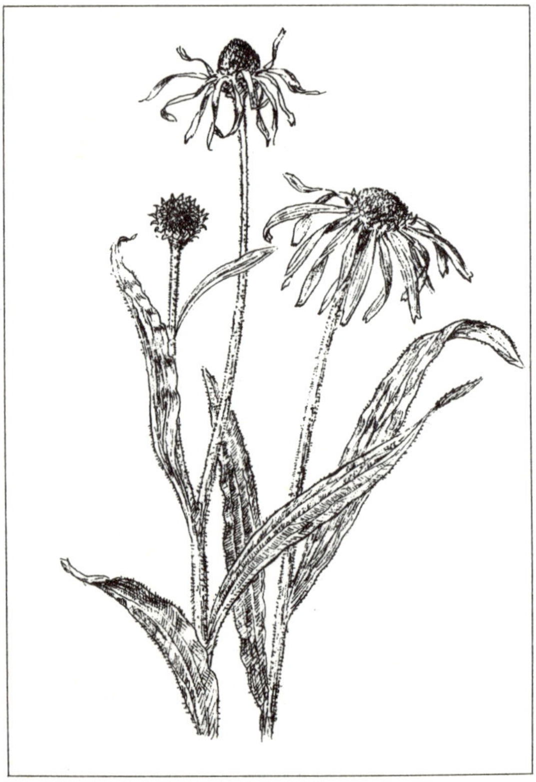

**Arzneilich verwendete Pflanzenteile:** Die ganze Pflanze oder häufiger nur die Wurzel.

**Drogenbezeichnung:** Sonnenhutkraut = *Herba Echinaceae,* Sonnenhutwurzel = *Radix Echinaceae.*

**Botanik und Sammeltips:** Pflanzenbeschreibung: Der Sonnenhut ist mit einer Pfahlwurzel, die zahlreiche Nebenwurzeln hat, senkrecht im Boden verankert. Der aufrechte, im Verhältnis zur Länge (30 bis 120 cm) dünne Stengel ist, wie auch die Blätter, mit Borstenhaaren besetzt. Die lanzettlichen Blätter sind ganzrandig und stehen zerstreut am Stengel. Der Blattstiel ist nur kurz. An der Spitze des Stengels sitzt eine einzige große Körbchenblüte mit kegelförmigem Blütenboden und 12 bis 15 rosa bis purpurrot gefärbten Strahlenblüten. Fruchtbar sind nur die Scheibenblüten. Blütezeit: Der Sonnenhut blüht den ganzen Sommer hindurch. Vorkommen: Der Sonnenhut ist in Amerika heimisch. Wegen seiner wunderschönen Blüten wird er jedoch schon lange bei uns in Gärten als Zierpflanze angepflanzt, von dort gelangte er da und dort auch ins Freie. Aber von nennenswerten verwilderten Beständen kann man nicht sprechen. Ernte und Aufbereitung: Wer die Wurzeln graben will, muß das im Frühjahr oder im Herbst tun, sie von anhaftender Erde befreien und im Schatten trocknen. Will man das Kraut ernten, sollte man die gerade aufgeblühten Pflanzen auswählen. Auch hier ist Trocknung im Schatten anzuraten.
**Inhaltsstoffe (Wirkstoffe):** Echinacin, ätherisches Öl, Harze, Bitterstoffe, Phytosterine, Kompositenstärke, Zucker und das bakteriostatische Prinzip Echinacosid.
**Heilwirkung und Anwendung:** Die medizinische Verwendung dieser Pflanze haben wir von den Indianern Nordamerikas erlernt; sie verwendeten die Wurzel, aber auch die Blätter der Pflanze zur Heilung von Wunden aller Art. Diese speziellen Anwendungen wurden wissenschaftlich überprüft. Seit 1950 wissen wir, daß im Sonnenhut Prinzipien vorhanden sind, die gegen Bakterien wirksam werden. Wir wissen weiterhin, daß diese Wirksamkeit gegen Bakterien eine Verstärkung erfährt durch Wirkstoffe, die als unspezifische Reizkörper die Abwehrkräfte steigern und somit bei Infek-

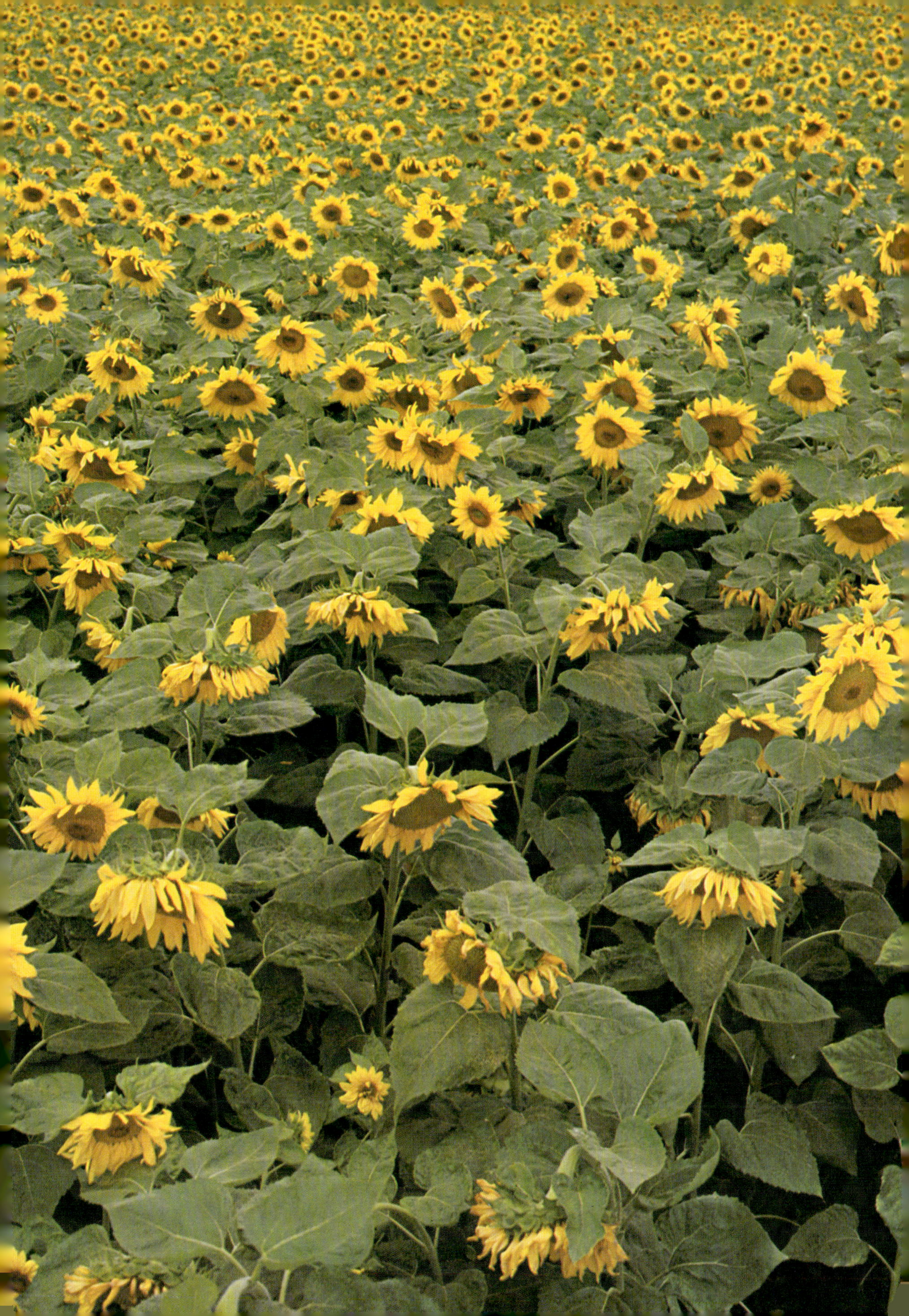

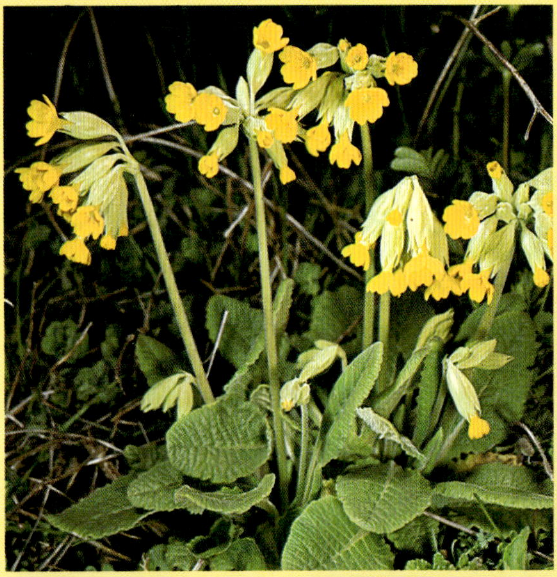

1

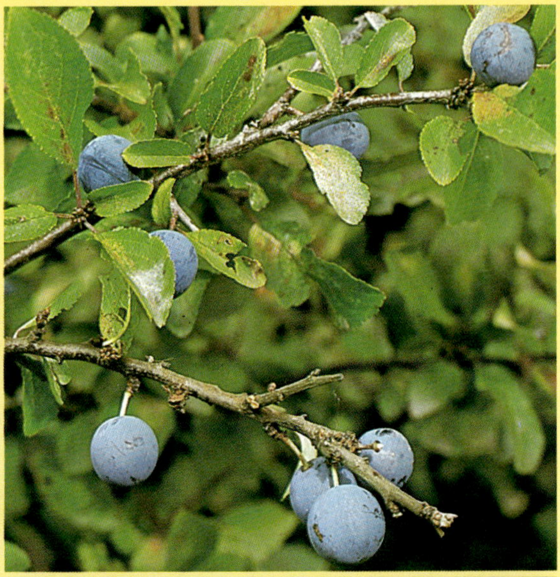

2

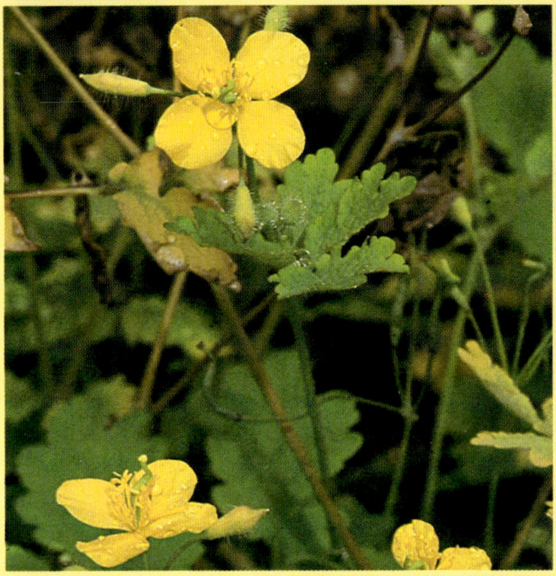

3

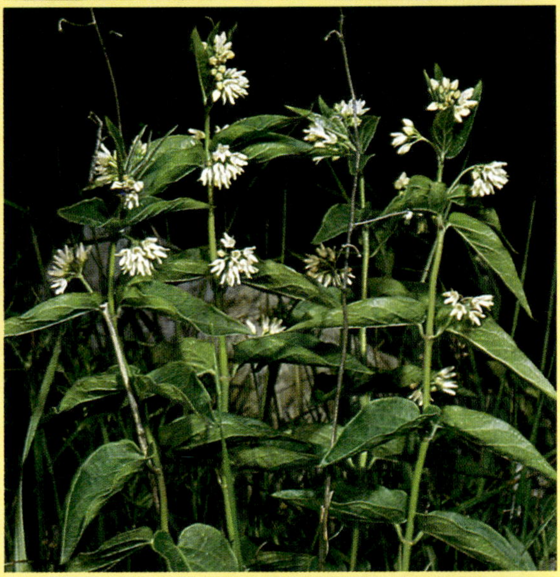

4

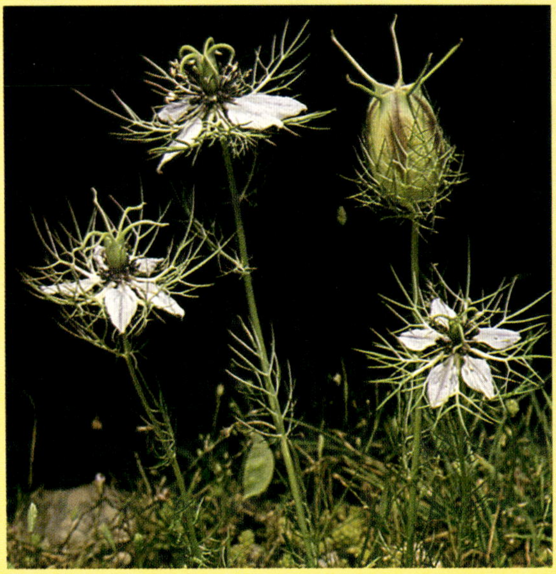

5

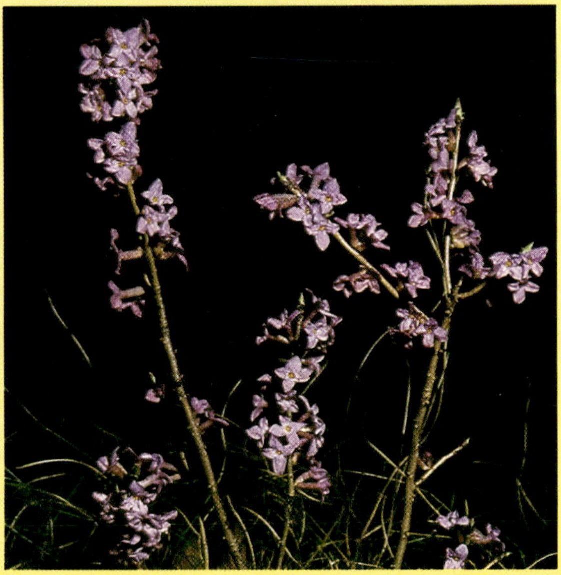

6

tionen Hilfe leisten. Beides zusammen macht Sonnenhutpräparate für uns in der Medizin sehr wertvoll. Es ist nämlich wichtiger, die Abwehrkräfte zu stärken, als mit Sulfonamiden und Antibiotika Krankheitserreger zu bekämpfen. – Es hat den Anschein, daß diese Wirkstoffe beim Trocknen stark abnehmen und möglicherweise ganz verlorengehen. Deshalb spielt der Sonnenhut als Tee nur eine sehr untergeordnete Rolle, während die galenischen Zubereitungen einschließlich des Homöopathikums »Echinacea angustifolia« äußerst wirksam sind und sehr häufig innerlich in Form von Tropfen und äußerlich, besonders als Salbe, verwendet werden. Für die innerliche Anwendung steht die Abwehr von Infektionskrankheiten und die Unterstützung der Chemotherapie im Vordergrund. Tropfen, unter der Bezeichnung Echinacin ® im Handel, verwendet man bei leichten Allgemeininfektionen, zur Grippevorbeugung, bei Anfälligkeit gegenüber Erkältungskrankheiten und zur Unterstützung bei verschiedenen Hautkrankheiten, beispielsweise der Schuppenflechte. Unter der gleichen Bezeichnung ist auch eine Salbe im Handel, die mit Erfolg zur Wundbehandlung eingesetzt wird. Es hat sich herausgestellt, daß die Sonnenhutpräparate am wirksamsten sind, die nicht nur einen einzelnen Inhaltsstoff der Droge enthalten, sondern die als Gesamtauszüge gebraucht werden, wie beispielsweise das genannte Echinacin®. Es ist eine nicht zu widerlegende Tatsache, daß Gesamtauszüge aus Heilpflanzen oft mehr vermögen, in jedem Fall aber anders wirken als einzelne isolierte Wirkstoffe.

**Anwendung in der Homöopathie:** Die Verwendung in der Homöopathie beruht auf Erfahrung, die abgesichert ist. Im Vordergrund steht auch hier die Abwehr von Infektionen. Die homöopathische Zubereitung stammt aus der Frischpflanze, die Tinktur beziehungsweise die Verdünnungen daraus werden äußerlich und innerlich gebraucht. Lehrbücher der Homöopathie empfehlen Echinacea besonders bei Karbunkeln und Furunkeln, bei Erysipel (Wundrose), bei geschwürigen Prozessen, schlecht heilenden Wunden, Komplikationen nach Pockenimpfung und Wochenbettfieber. Selbst Injektionen mit diesem Homöopathikum sind möglich. Verordnet wird die Tinktur 3mal täglich 5 bis 10 Tropfen oder auch 2stündlich 5 Tropfen. Potenzen sind ebenfalls gebräuchlich, doch meist nicht über $D_3$. Für Umschläge gebraucht man die Tinktur im Verhältnis 1:3 mit Wasser verdünnt. Derartigen Wundumschlägen schreibt man eine ganz besonders schmerzstillende Wirkung zu.

**Sonnenhut als Hausmittel:** In der deutschen Volksmedizin kennt man verständlicherweise den Sonnenhut nicht, weil er bei uns nur als Zierpflanze bekannt ist. Die Verwendung von Zierpflanzen zu Heilzwecken ist auch in der Volksmedizin nicht üblich. Doch die Indianer Amerikas gebrauchen den bei ihnen heimischen Sonnenhut erfolgreich und in großer Menge. Die Anwendungsgebiete sind die gleichen wie die in den Abschnitten »Homöopathie« und »Heilwirkung« genannten.

**Nebenwirkungen:** Nebenwirkungen bei Anwendung der Droge in der oben beschriebenen Dosierung sind nicht zu befürchten. Wegen des bitteren Geschmacks ist die Gefahr einer Überdosierung gering.

# Sonnentau

geschützt

→ Farbfoto Seite 317

*Drosera rotundifolia L. / Syn. Drosera septentrionalis Stokes / Drosera capillaris / Rorella rotundifolia All. (Droseraceae).*

Volksnamen: Bauernlöffel, Engelkraut, Fliegenfalle, Himmelstau, Immertau, Jungferntröpfle, Marienträne, Perlknöpf, Rossolikraut, Sintau, Sondau, Sonnenlöffelkraut, Wettertau.

**Arzneilich verwendete Pflanzenteile:** Das Kraut.

**Drogenbezeichnung:** Sonnentaukraut = *Herba Droserae.*

**Botanik:** Pflanzenbeschreibung: Der Sonnentau bildet eine Blattrosette von langgestielten Blättern aus, die über und über mit Drüsenhaaren besetzt sind; sie funkeln in der Sonne, weil sie ein zähes Sekret absondern, an dem kleine Insekten hängenbleiben, die dann durch ein fermentartiges anderes Sekret »verdaut« werden. Auf diese Weise holt sich die Pflanze,

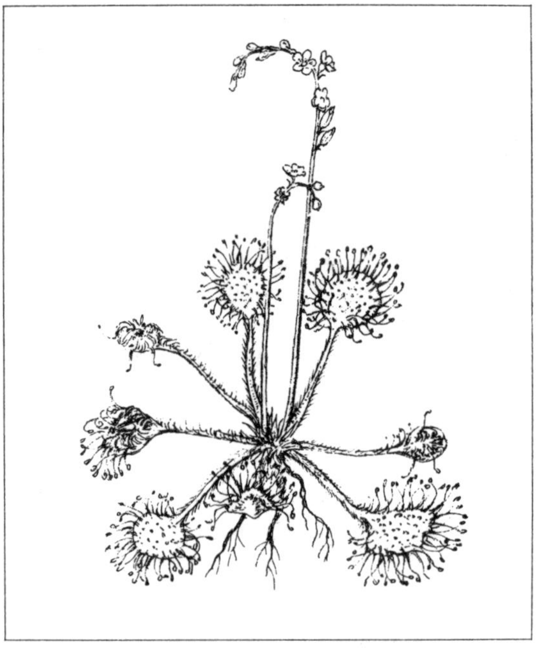

die auf stickstoffarmem Boden lebt, den notwendigen Stickstoff. Aus der Blattrosette entwickelt sich der bis 25 cm hohe Blütenstengel, der rötlich überlaufen, oft etwas verbogen, zart und ohne Blätter ist. Die Blüten sind in einem traubenähnlichen Blütenstand vereinigt, etwa 5 bis 8 mm groß und weiß. Blütezeit: Juli bis August. Vorkommen: Der Sonnentau ist eine Pflanze unserer Hochmoore. Er ist vom Aussterben bedroht, deshalb rate ich davon ab, ihn zu sammeln. Als Tee ist seine Wirksamkeit ohnehin unbedeutend, erst in galenischen Zubereitungen verdient er besondere Beachtung, zumal er dort andere Heilkräuter ergänzt. Ernte und Aufbereitung: Arzneilich verwendet wird die ganze blühende Pflanze ohne die Wurzeln. Man muß sie sehr schnell, doch nicht über 40° C trocknen, damit die Wirkstoffe erhalten bleiben.

**Inhaltsstoffe (Wirkstoffe):** Droseron (= Hydrooxyplumbagin) ist ein krampflösend wirkender Stoff, der wohl als der Hauptwirkstoff anzusehen ist. Daneben sind Flavonoide und Mineralstoffe, ätherisches Öl, organische Säuren, Naphthochinonderivate, Enzyme und andere (noch nicht richtig aufgeklärte) Stoffe vorhanden, die zweifellos an der Wirkung mitbeteiligt sind.

**Heilwirkung und Anwendung:** In der Schulmedizin wird der Sonnentau als Tee nicht gebraucht, doch die Tinktur und der Fluidextrakt sind Bestandteile vieler Arzneimittel gegen Husten, ganz besonders gegen Reizhusten und Keuchhusten der Kinder. Auch Asthmatiker bezeugen, daß ihnen diese Präparate gute Dienste leisten, weil sie die schweren Anfälle abmildern. Ganz besonders ist das der Fall, wenn man Sonnentau-Fluidextrakt mit Thymian-Fluidextrakt zusammen gibt. Selbst bei Lungentuberkulose sind Zubereitungen aus dieser Heilpflanze nützlich und empfehlenswert. Da die Hauptwirkstoffe krampflösend sind, lohnt sich auch ein Versuch bei Magen- und Darmbeschwerden, die mit krampfartigen Schmerzen einhergehen.

**Anwendung in der Homöopathie:** Das Homöopathikum »Drosera« wird häufig und mit großem Erfolg gegen Reiz-, Keuch-, Kitzel- und Krampfhusten verschrieben. Als besondere Leitsymptome werden dort angegeben: Krampfhaftes Husten nachts mit Schmerzen in der Brust. Erbrechen ist oft die Folge dieses Hustens. Dann hilft Drosera in den Potenzen von $D_1$ bis $D_6$. Bei Keuchhusten seien – das meinen einige Homöopathen – höhere Potenzen (über $D_6$ bis $D_{10}$ und darüber) wirksamer. Doch das müßte unter ärztlicher Aufsicht ausprobiert werden. Die Dosierung ist 3- bis 5mal täglich 3 bis 10 (bis 15) Tropfen.

**Sonnentau als Hausmittel:** Eine Pflanze, die in der Sonne glitzert, als sei sie mit lauter Diamanten besetzt, mußte die Aufmerksamkeit der Laien auch in medizinischer Sicht auf sich ziehen. Da sie den Alten nicht bekannt war, weil es sie in Griechenland nicht gibt, konnten auch die Ärzte des Mittelalters nur ihre eigenen Erfahrungen nutzen. Arnoldus de Villanova aus Barcelona beschäftigte sich – mündlichen Überlieferungen zufolge – zuerst mit dieser Heilpflanze; seine Erfahrungen konnten

schriftlich nicht verbreitet werden, weil seine Schriften durch die Inquisition vernichtet wurden. So stammen fundierte Kenntnisse eigentlich erst aus »neuerer Zeit«, wenn man das 18. und 19. Jahrhundert so bezeichnen will. Seit dieser Zeit rühmt man die Sonnentauwirkung bei Husten verschiedener Art, und die Volksmedizin stürzte sich mit besonderem Eifer auf diese Heilpflanze. Dieser Übereifer brachte das Kraut bei Ärzten zunächst in Mißkredit, doch die moderne Forschung bestätigt die gute Wirkung bei Husten. Während die Schulmedizin fast nur galenische Zubereitungen verwendet, bereitet man sich in der Volksmedizin auch gern einen Tee aus der getrockneten Pflanze.
So wird Sonnentau-Tee bereitet: Man übergießt 1 Teelöffel Sonnentau mit ¼ l kochendem Wasser, zieht 10 Minuten aus und seiht ab. 2 Tassen Tee (nicht mehr!) täglich, mit Honig gesüßt und schluckweise getrunken, sind die richtige Dosierung.
Man mischt Sonnentau auch gern mit Spitzwegerich, Thymian und Fenchel zu gleichen Teilen. Zubereitung wie oben, nur 2 Teelöffel Teemischung für ¼ l Tee.
**Nebenwirkung:** Bei richtiger Dosierung ist die Anwendung von Sonnentau gefahrlos, doch hört man Klagen darüber, daß Überdosierung zu verstärkten Hustenanfällen führt. Das Kauen der frischen Blätter hat Entzündungen an den Schleimhäuten zur Folge, ißt man davon, dann reagiert der Magen mit Erbrechen und der Darm mit Durchfall darauf.

# Spargel

→ Farbfoto Seite 317
*Asparagus officinalis L. (Liliaceae).*
Volksnamen: Aspars, Korallenkraut, Schwammwurz, Sparsich.
**Arzneilich verwendete Pflanzenteile:** Die Wurzel, doch auch die Gemüsespargel-Triebe.
**Drogenbezeichnung:** Spargelwurzel = *Radix Asparagi.*

**Botanik:** Pflanzenbeschreibung: Der Spargel ist mit einem holzigen Wurzelstock, der mit dicken Wurzelfasern versehen ist, im Boden verankert. Im Frühjahr treiben aus diesem Wurzelstock fingerdicke Sprosse an die Oberfläche, die wir als den weißen Gemüsespargel

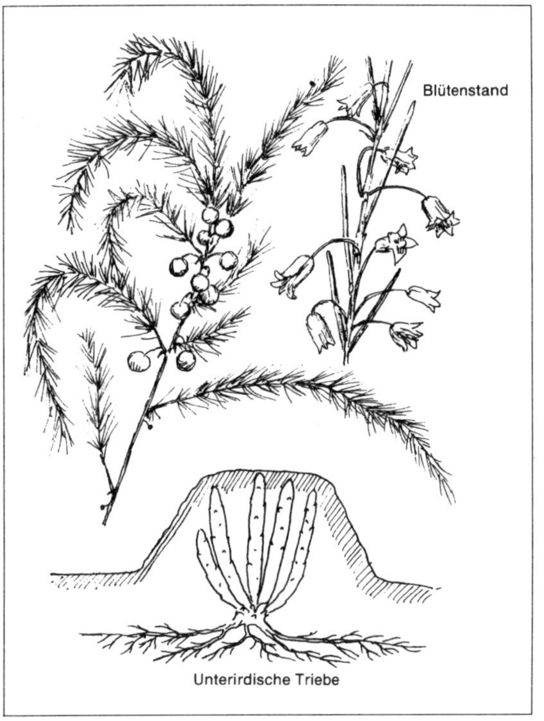


kennen. Diese Triebe ergrünen, sobald sie den Boden durchstoßen haben. Die Stengel werden dann über 1 m lang, verzweigen sich und tragen kleine Blättchen. Die grünlichweißen Blüten entwickeln sich etwa im Juni und bilden im August rote Beeren aus. Die schwarzen Samen wurden im ersten Weltkrieg als Kaffee-Ersatz genutzt. Der Spargel ist aus dem Orient zu uns gekommen und gilt noch heute als das beliebteste Gemüse. Er wird in großer Menge kultiviert.
**Inhaltsstoffe (Wirkstoffe):** Asparagin, Arginin, Asparagose, Coniferin (Glykosid), Chelindonsäure, Cholin, Saponine, Flavonoide, Zucker, Protein, Fett, Säuren, Vitamine und Mineralstoffe.
**Heilwirkung und Anwendung:** Man kann den Gemüsespargel schwerlich als echte Heilpflanze bezeichnen, wenngleich er diese Rolle früher durchaus gespielt hat. Heute hingegen ist er

eine Delikatesse. Wenn man Nierenkranken zu einer Spargelkur rät, wenn man Übergewichtige im Frühling mit Spargel »füttert«, dann ist das wohl mehr ein Vergnügen als eine richtige Kur. Aber man muß auch dem Gemüsespargel bescheinigen, daß er die Zelltätigkeit der Nieren steigert und die Wasserausscheidung fördert. Weil er auch eine Abführwirkung hat, ist der Gemüsespargel ein hervorragendes »Blutreinigungsmittel«. Für arzneiliche Zwecke verwendet man hauptsächlich die Wurzel. Diese ist, selten zwar, Bestandteil verschiedener Teemischungen gegen Blasen- und Nierenbeschwerden. Einen Tee aus reiner Spargelwurzel verwendet man jedoch sehr selten.

**Spargel als Hausmittel:** Harnzwang, Harnverhaltung, Wassersucht, Blasen- und Nierenleiden, Herzklopfen, Leber- und Milzleiden, Gelbsucht, Rheumatismus und Gicht sind in der Volksmedizin die wichtigsten Heilanzeigen für die Spargelwurzel. Aber auch Hautunreinheiten werden mit einer Abkochung aus der Spargelwurzel behandelt.

So wird Spargel-Tee bereitet: 2 gehäufte Teelöffel Spargelwurzel werden mit $^{1}/_{4}$ l kaltem Wasser übergossen, zum Sieden erhitzt und abgeseiht. Innerlich sind 2 bis 3 Tassen Tee empfehlenswert, äußerlich kann diese Abkochung zur Behandlung von Hautausschlägen verwendet werden.

**Nebenwirkungen:** Wer die Spargeldiät auf etwa 10 Tage begrenzt und wer den Tee wie oben angegeben dosiert, braucht keine Nebenwirkungen zu befürchten. Es gibt allerdings Menschen, die gegen Spargel überempfindlich sind, die schon bei der Berührung einen Hautausschlag bekommen, der im Volksmund »Spargelkrätze« genannt wird. Diese Menschen dürfen natürlich keinen Spargel verwenden. Hin und wieder hört man, daß größere Spargelmengen einen Diabetes auslösen würden. Das konnte jedoch durch Untersuchungen nicht bestätigt werden.

**Aus der Geschichte des Spargels:** Die Verwendung des Spargels für Heilzwecke läßt sich bis etwa 3000 Jahre vor Christi zurückverfolgen. In China gegen Husten und Geschwüre verwendet, im alten Ägypten ein Lebermittel, galt er nach Dioskorides in der Antike als heilkräftiges Nierenmittel. Zu allen Zeiten wurde der Spargel auch als Genußmittel beziehungsweise als Gemüse geschätzt. In Mitteleuropa ist der Spargel erst seit dem 16. Jahrhundert bekannt.

# Spierstrauch

*Filipendula ulmaria (L.) Maxim. / Syn. Spiraea ulmaria L. (Rosaceae).*

Volksnamen: Beielichrut, Geißbart, Geißleitere, Mädesüß, Rüsterstaude, Wiesengeißbart, Wiesenkönigin.

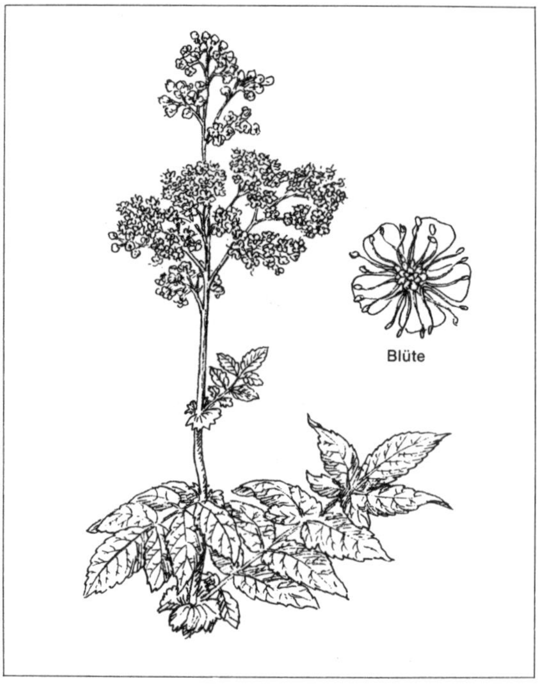


**Arzneilich verwendete Pflanzenteile:** Das blühende Kraut.

**Drogenbezeichnung:** Spierstrauchkraut = *Herba Spireae ulmariae.*

**Botanik und Sammeltips:** Pflanzenbeschreibung: Der Spierstrauch ist eine ausdauernde Staude. Er ist mit einem kräftigen Wurzelstock im Boden verankert, aus dem sich Stengel entwickeln, die eine Höhe bis zu 1 m erreichen und oft rot überlaufen sind. Die Blätter, wechselständig angeordnet, sind unterbrochen gefiedert. Große und kleine Fiederblättchen wechseln miteinander ab. Die einzelnen Fiederblättchen mit ausgeprägt fiedriger Nervatur sind am Rand gekerbt bis gesägt und unterseits silbrig behaart. Zahlreiche kleine weiße Blüten mit sehr vielen Staubgefäßen stehen in trugdoldigen Blütenständen am Stengelende. Blütezeit: Juni bis August. Vorkommen: Gräben und Bachufer, vor allen Dingen aber moorige feuchte Wiesen sind die Lieblingsstellen des Spierstrauches, der schon von weitem zu erkennen ist, weil seine Blühtriebe das Gras um einige Dezimeter überragen. Ernte und Aufbereitung: Man sammelt die oberen Teile der Pflanze, wenn die Blüten voll erblüht sind, bündelt sie und hängt sie zum Trocknen auf. Um auch die abfallenden Blüten zu bekommen, legt man ein Tuch unter. Die Trockentemperatur sollte 40° C nicht übersteigen.

**Inhaltsstoffe (Wirkstoffe):** Wenig ätherisches Öl, Flavonglykoside und Salicylsäureverbindungen sind die wesentlichsten Wirkstoffe. Gerbstoffe und Schleim ergänzen die Wirkung.

**Heilwirkung und Anwendung:** Man kann den Tee gegen Rheuma und Gicht verwenden, man macht sich auch die leicht harntreibende Wirkung bei der sogenannten Blutreinigungskur zunutze. Bei den Ärzten ist der Wert dieser Heilpflanze umstritten.

**Anwendung in der Homöopathie:** Das Homöopathikum »Spirea ulmaria« wird aus der frischen Wurzel bereitet. Es gilt als gutes Mittel gegen chronischen und akuten Gelenkrheumatismus und wird auch bei Ischias gegeben. Man verwendet die Urtinktur (∅) und die beiden ersten Potenzen ($D_1$ und $D_2$), wovon man 2mal bis mehrmals täglich 5 bis 10 bis 15 Tropfen verordnet.

**Der Spierstrauch als Hausmittel:** Hier gilt die Droge als probates Mittel gegen Wassersucht, gegen Rheuma und Gicht.

So wird Spierstrauch-Tee bereitet: 1 bis 2 Teelöffel geschnittene Droge werden mit $^1/_4$ l kochendem Wasser übergossen und 10 Minuten ausgezogen. Nach dem Abseihen soll der Tee 2mal täglich schluckweise getrunken werden. Gelegentlich gebraucht man den Tee auch bei Erkältungen mit Fieber.

**Nebenwirkungen:** Nur bei Überdosierung kann es zu Magenbeschwerden und Übelkeit kommen.

# Spitzwegerich

→ Farbfoto Seite 318

*Plantago lanceolata L. sensu latiore (Plantaginaceae).*

Volksnamen: Heufressa, Ripplichrut, Roßrippe, Spießkraut, Spitzfederich, Spitz-Wegeblatt, Wegetritt.

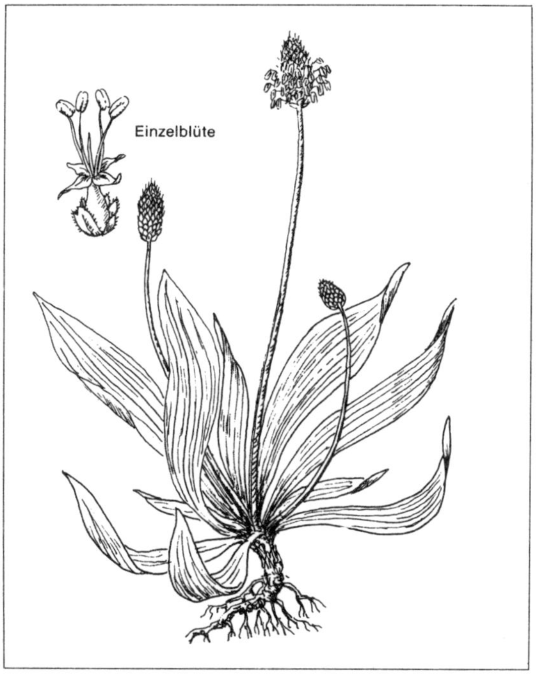


**Arzneilich verwendete Pflanzenteile:** Die Blätter.

**Drogenbezeichnung:** Spitzwegerichblätter = *Folia Plantaginis lanceolatae.*

**Botanik und Sammeltips:** Pflanzenbeschreibung: Der Spitzwegerich ist ausdauernd. Die Blätter stehen alle in einer Grundrosette. Sie werden 20 bis 40 cm lang, sind schmallanzettlich, wenig behaart, am Rand nur gelegentlich mit kurzen Zähnen versehen und deutlich längsadrig. 3 bis 7 Blattnerven sind deutlich zu erkennen. Aus der Mitte der grundständigen Blattrosette entspringen 10 bis 40 cm lange aufrechte, blattlose Stengel, die Längsfurchen aufweisen. Am Ende dieser Stengel sitzt eine kurze walzliche bis kugelige Blütenähre mit unscheinbaren Blüten, sie bilden zierliche Staubgefäße aus, die zur Blütezeit lang aus den Blüten heraushängen. Blütezeit: Mai bis September. Vorkommen: Der Spitzwegerich gehört zu den häufigsten Heilpflanzen unserer Flora. Überall auf trockenen Wiesen, auf Feldern, Schuttplätzen und an Wegrändern ist er zu finden. Er kommt oft in Gesellschaft mit zwei anderen Wegericharten vor, dem Breitblättrigen Wegerich (Plantago major L.), der breite ovale Blätter ausbildet und einen viel längeren Blütenstand auf kürzeren Stengeln trägt, und dem Mittleren Wegerich (Plantago media L.), der in Bezug auf die Blätter und den Blütenstand eine Mittelstellung einnimmt. Da auch diese (und andere) Wegericharten wirksam sind, ist eine Verwechslung nicht sehr bedeutend. Dennoch sollte der Sammler reinen Spitzwegerich einbringen. Ernte und Aufbereitung: Man kann die Spitzwegerichblätter den ganzen Sommer hindurch sammeln. Es ist aber besser, die frischen Blätter kurz vor der Blütezeit zu ernten. Auch sollte der Sammler darauf achten, daß er keine staubigen Blätter von Wegrändern sammelt; die Wiese ist der richtige Platz. Man kann hier wählerisch sein, weil der Spitzwegerich häufig vorkommt.

**Inhaltsstoffe (Wirkstoffe):** Schleim, Bitterstoffe, Kieselsäure und das Glykosid Aucubin sind die Hauptwirkstoffe dieser Droge. Eine antibiotische Wirkung ist nachgewiesen.

**Heilwirkung und Anwendung:** Der Spitzwegerich ist ein ausgezeichnetes Hustenmittel. Sein Schleimgehalt, die tonisierenden Bitterstoffe und nicht zuletzt die Kieselsäure bürgen für die Wirkung, die in gewisser Beziehung den Huflattichblättern ähnlich ist. In neuer Zeit hat man außerdem antibiotisch wirkende Stoffe im Spitzwegerich gefunden. Man wurde darauf aufmerksam, als man bemerkte, daß der Spitzwegerich-Saft, im Gegensatz zu anderen Pflanzensäften, wenig oder überhaupt nicht schimmelt. Sicher ist das Vorhandensein dieser Stoffe mit ein Grund, warum gerade der Spitzwegerich bei fiebrigen Lungen- und Bronchialleiden so überzeugend wirksam ist. Sowohl der Tee als auch die verschiedenen galenischen Zubereitungen werden verordnet. Eine besondere Stellung nehmen dabei die Hustensäfte ein, die sehr häufig Auszüge aus dem Spitzwegerich enthalten. Es ist noch nicht so lange her, da war die Bezeichnung »Spitzwegerich-Saft« ein Name für Hustensäfte allgemein.

So wird Spitzwegerich-Tee bereitet: 1 bis 2 Teelöffel Spitzwegerichblätter werden mit 1/4 l kochendem Wasser übergossen und 15 Minuten ausgezogen. Nach dem Abseihen ist der Tee gebrauchsfertig. Süßen mit Honig ist empfehlenswert. 2 bis 3 Tassen Tee täglich (die erste Tasse morgens noch vor dem Aufstehen) sind die richtige Dosierung.

**Anwendung in der Homöopathie:** In der Homöopathie verwendet man statt des Spitzwegerich den Breitblättrigen Wegerich (Breitwegerich), von dem auch schon die Rede war. Das Homöopathikum – aus der frischen Pflanze bereitet – heißt folglich »Plantago major«. Es verwundert zunächst, daß die Homöopathie den Wegerich nicht gegen Husten verwendet, sondern hauptsächlich bei Zahnschmerzen, Ohrenschmerzen, Neuralgien und bei Bettnässen einsetzt. Empfohlen werden die Urtinktur (∅) und die Verdünnungen bis $D_3$, wovon man mehrmals täglich 5 bis 15 Tropfen einnehmen läßt. Bei Ohrenschmerzen gebraucht man auch eine Verdünnung der Urtinktur mit Glycerin (1:1); davon gibt man einige Tropfen in das Ohr. Das Aucubin ist wohl hier für die Wirkung verantwortlich zu machen. Ganz allgemein scheint es sich um das Spaltprodukt des Aucubin, das Aucubigenin zu handeln, das die antibiotische Wirkung des Spitzwegerich trägt.

**Spitzwegerich als Hausmittel:** Es gibt nicht viele Heilpflanzen, deren Wirkung auch in der Volksmedizin so bekannt ist wie die des Spitzwegerich. Der Saft spielt als Frischsaft (aus frischen Blättern gepreßt) eine große Rolle bei der Frühjahrskur, zur »Blutreinigung«. Auch zur Behandlung schlecht heilender Wunden gebraucht man den frischen Saft, der mit Kamillen-Tee verdünnt für Umschläge verwendet wird. Auf frische Verletzungen gibt man auch einfach die vorher gewaschenen und dann zerdrückten Blätter. Der Landwirt schwört darauf, doch da wir heute eine andere Vorstellung von guter Wundversorgung haben, meine ich, hier eine Warnung aussprechen zu müssen. Was ich aber uneingeschränkt gelten lasse, ist das Überlegen zerdrückter Spitzwegerichblätter bei Insektenstichen; Juckreiz und Schwellungen verschwinden schnell. Der Spitzwegerich-Saft gegen Husten ist entweder eine fertige Arzneispezialität aus der Apotheke oder ein Hausmittel, das aus Frischsaft und Honig besteht. Die Vorschriften der Herstellung sind so unterschiedlich, daß es schwierig ist, die beste auszuwählen. Ich weiß noch, wie meine Großmutter das machte:

So wird Spitzwegerich-Saft bereitet: Frische Spitzwegerichblätter (im Winter aber auch den Tee) in einem Mörser verreiben, danach etwas Wasser zufügen und den Ansatz zum Sieden erhitzen. Ohne abzuseihen reichlich Honig dazugeben. Von dieser Mischung bei Husten und Fieber alle Stunde 1 Teelöffel nehmen.

Der Spitzwegerich-Tee (Zubereitung wie beschrieben) wird bei Husten, Heiserkeit, Asthma und auch allgemeinen Erkältungskrankheiten häufig und mit Erfolg verwendet. Besonders der Keuchhusten soll auf Spitzwegerich gut ansprechen. Was man zusätzlich mit Spitzwegerich-Tee zu heilen versucht, verdient zwar erwähnt zu werden, ich bitte jedoch, es nicht als Empfehlung anzusehen. Im Volk gebraucht man Spitzwegerich-Tee auch bei Hämorrhoiden, bei Blasen- und Nierenleiden, bei zu starker Menstruation, bei weißem Ausfluß (besonders junger Mädchen) und gegen Spulwürmer. – Und wer regelmäßig Spitzwegerich-Tee trinkt oder die homöopathischen Zubereitungen einnimmt, der könne sich das Rauchen abgewöhnen, so heißt es.

**Nebenwirkungen:** Nebenwirkungen sind nicht zu befürchten.

## Stechapfel

sehr giftig

→ Farbfoto Seite 318

*Datura stramonium L. (Solanaceae).*

Volksnamen: Asthmakraut, Donnerkugel, Dornkraut, Hexenkraut, Schlafkraut, Teufelsapfel, Zigeunerapfel.

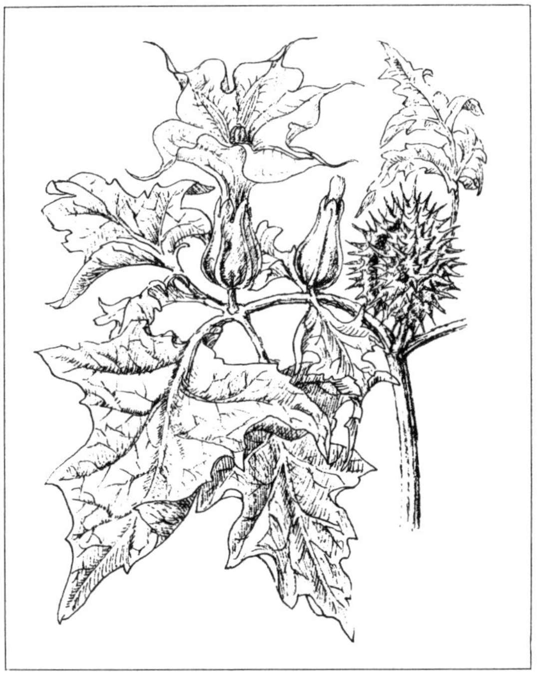

**Arzneilich verwendete Pflanzenteile:** Die Blätter und die Samen.

**Drogenbezeichnung:** Stechapfelblätter = *Folia Stramonii,* Stechapfelsamen = *Semen Stramonii.*

**Botanik:** Pflanzenbeschreibung: Der Stechapfel ist einjährig und ungemein schnellwüchsig. Er erreicht an günstigen Standorten eine Höhe von weit über 1 m. Er besitzt eine Pfahlwurzel und einen gabelästig verzweigten Stengel. In den Astgabeln stehen die gestielten Blüten einzeln. Die große trichterförmige Blüte ist weiß und hat 5 Blütenzipfel. Der Kelch ist fünfzähnig und am Grund etwas aufgeblasen. Die großen Früchte sind stachelig, kugelig oder eiförmig. Sie springen vierklappig auf und enthalten kleine schwarze Samen. Blütezeit: Juni bis Oktober. Die Blüten öffnen sich am Abend und sind schnell verblüht. Vorkommen: Die Heimat des Stechapfels ist Mexiko und das östliche Nordamerika. Er wächst in ganz Europa auf Schutt und Brachland, an Wegrändern, in Gärten und auf Feldern. *Der Stechapfel ist sehr giftig und sollte nicht von Laien angewendet werden. Unglücksfälle passieren jedoch recht selten, weil die Pflanze nicht zum Verzehr einlädt. Die Vergiftungserscheinungen ähneln denen der Tollkirsche, treten allerdings nicht in so starker Form auf: Kratzen im Hals, Erregung, Lähmungserscheinungen. Die Erste Hilfe muß sofort erfolgen.*

**Inhaltsstoffe (Wirkstoffe):** Hyoscyamin, Atropin und wenig Skopolamin sowie weitere Nebenalkaloide.

**Heilwirkung und Anwendung:** Wenn man von Räucherpulvern und Asthmazigaretten absieht, so werden Stechapfelblätter nur noch in »verarbeitetem« Zustand (als Tinktur oder Extrakt) gebraucht. Auch aus den Samen wird eine Tinktur bereitet, die Bestandteil verschiedener Asthmatropfen ist. Doch es muß davor gewarnt werden, eine Selbstbehandlung mit dem Stechapfel zu versuchen, denn er ist in allen Teilen sehr giftig! Wenn auch die Wirkung der der Tollkirsche sehr ähnlich ist, so gebraucht man den Stechapfel doch viel weniger. In der Hauptsache gegen Asthma und Krampfhusten.

**Anwendung in der Homöopathie:** Die Homöopathie, die aus der frischen jungen Pflanze, zu Beginn der Blütezeit geerntet, ihre Urtinktur bereitet, verwendet »Hyoscyamus« bei hochgradig nervösen Reizzuständen in höheren Potenzen ab $D_6$, sonst als $D_3$ bis $D_6$ auch bei Keuchhusten, Asthma und verschiedenen Neuralgien.

**Stechapfel als Hausmittel:** Es ist anzunehmen, daß man in der Antike unseren Stechapfel nicht kannte. Zu uns gelangte er nachweislich erst gegen Ende des 16. Jahrhunderts aus Südrußland. Der Wiener Hof- und Leibarzt A. von Stoerck (1731–1808) hat ihn in die Medizin eingeführt. In der Volksmedizin wurden in früheren Jahren vielerlei Tränke, Einreibungen und »Zaubersalben« aus dem Stechapfel gebraut, doch heute ist davon nichts mehr übrig geblieben. Nur gegen Asthma und Keuchhusten gebraucht die Volksmedizin noch weiterhin Stechapfelzubereitungen.

**Nebenwirkungen:** Alle Teile des Stechapfels sind wegen ihres Gehaltes an Alkaloiden giftig. Die Gefahr, sich versehentlich zu vergiften, ist nur gering, weil diese Pflanze, wie bereits gesagt, im Gegensatz zu den Früchten der Tollkirsche nicht zum Verzehr einlädt. Die Vergiftungen äußern sich (wenn auch in abgeschwächter Form) wie bei der Tollkirsche: Kratzen im Hals, Erregung, Lähmungserscheinungen. Erste Hilfe-Maßnahmen müssen sofort erfolgen (→ Seite 29).

# Steinklee

→ Farbfoto Seite 318

*Melilotus officinalis (L.) Pallas (Leguminosae-Papilionatae).*

Volksnamen: Gelber Steinklee, Honigklee, Melilotenklee, Mottenklee.

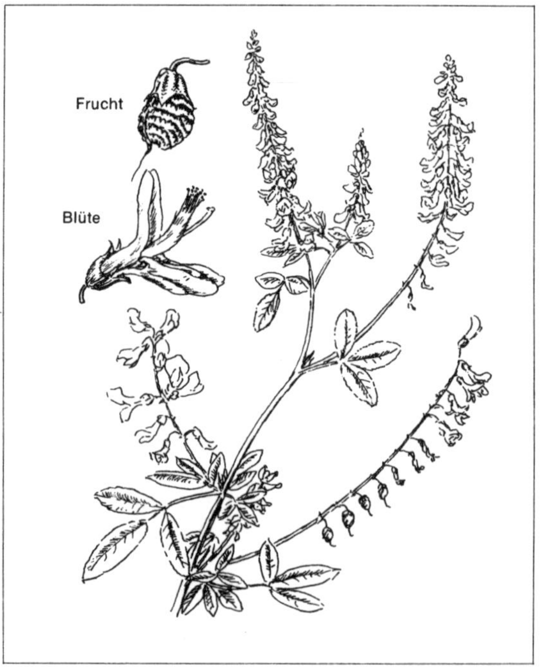


**Arzneilich verwendete Pflanzenteile:** Das Kraut.



*1 Seifenkraut, 2 Schwarzer Senf, 3 Sommer-Adonisröschen, 4 Sonnenhut, 5 Sonnentau, 6 Spargel* ▷

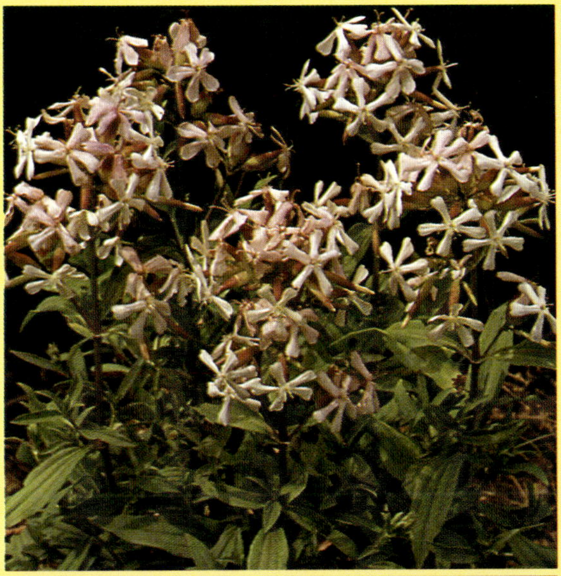
1

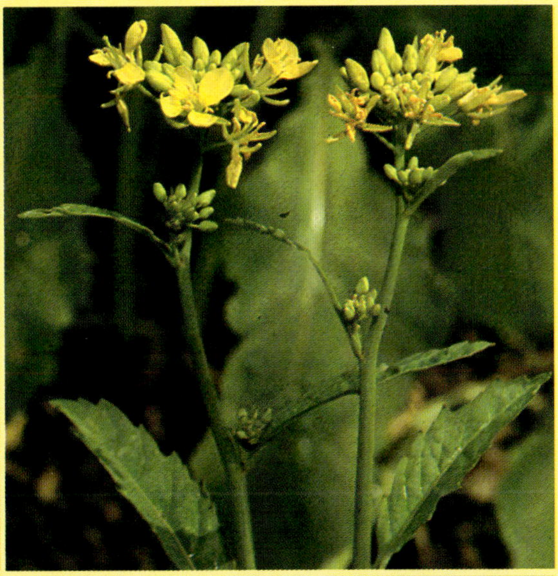
2

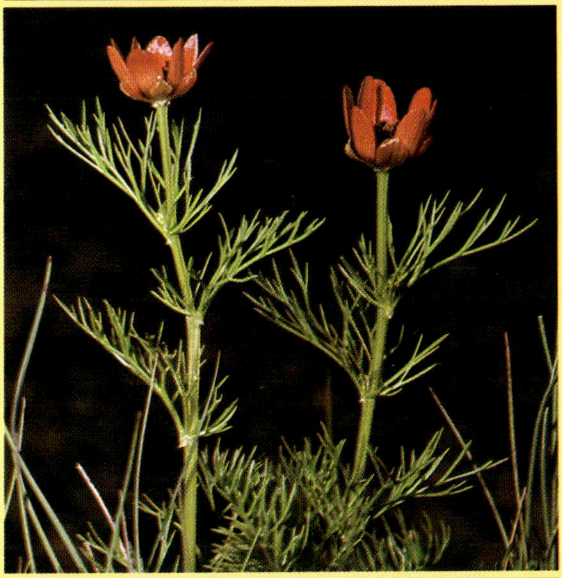
3

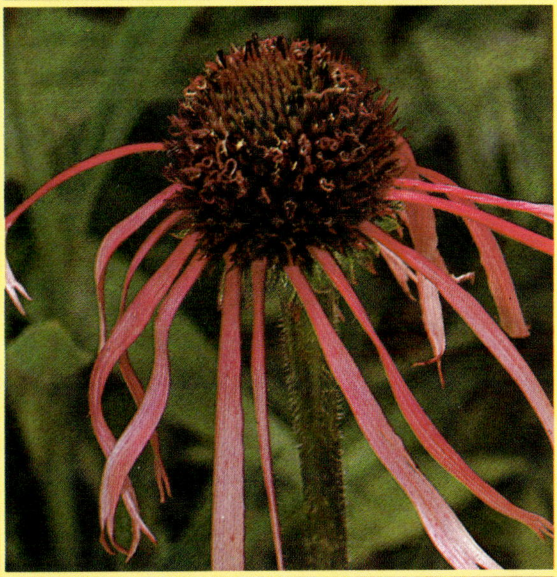
4

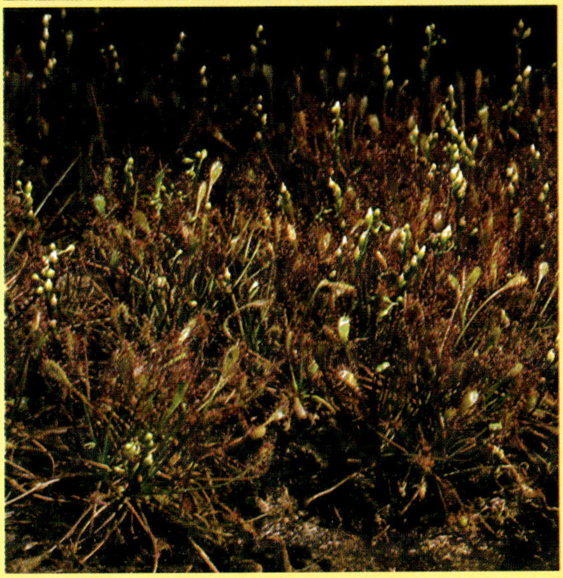
5

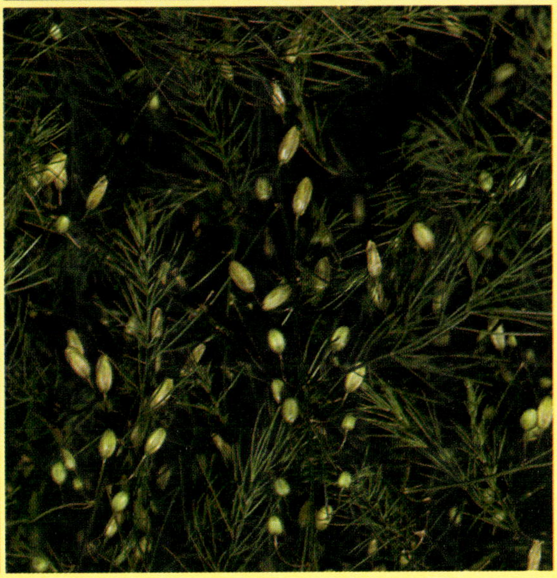
6

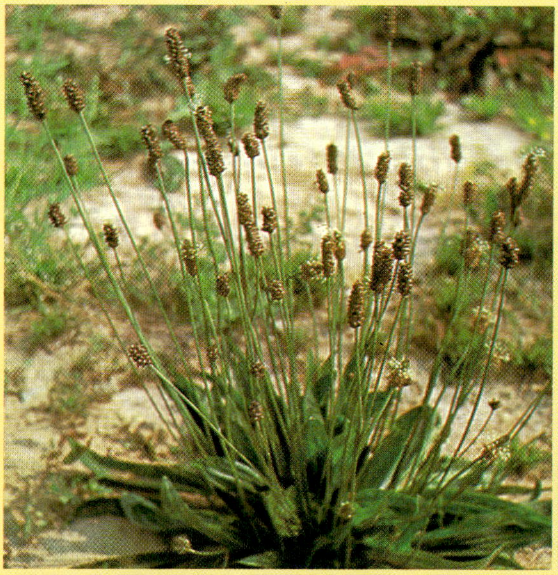
1

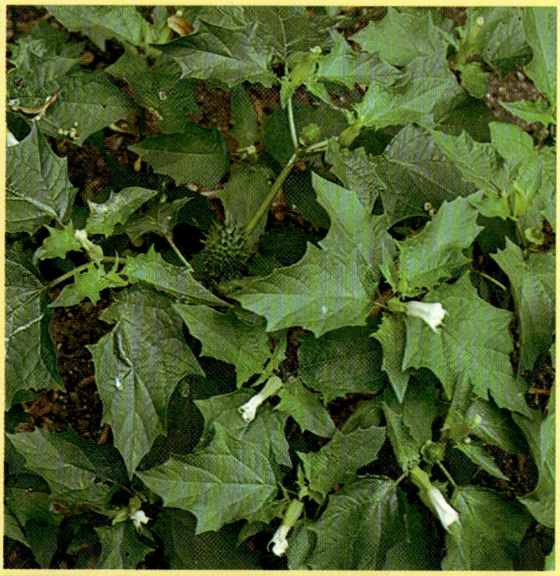
2

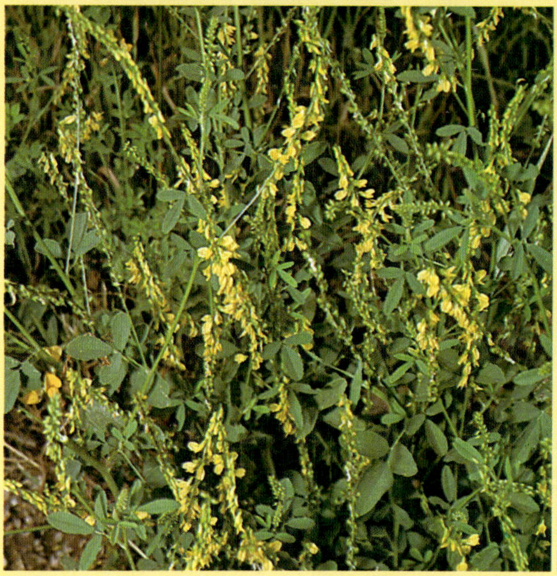
3

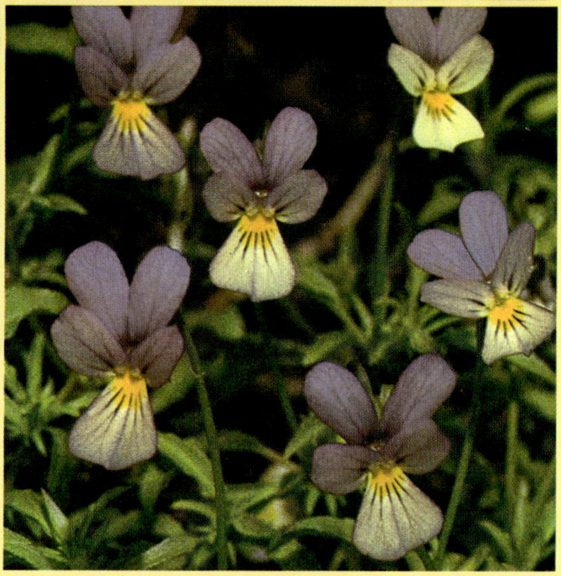
4

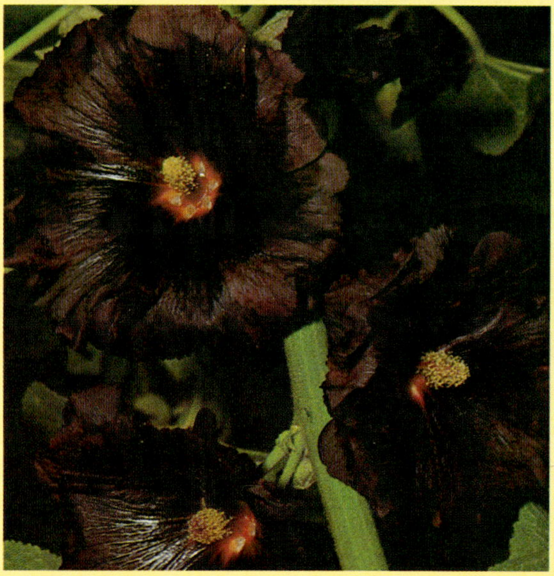
5

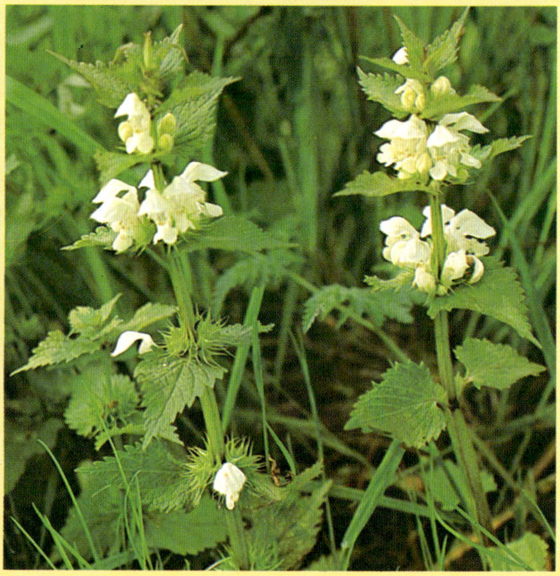
6

**Drogenbezeichnung:** Steinkleekraut = *Herba Meliloti.*

**Botanik und Sammeltips:** Pflanzenbeschreibung: Der Steinklee ist eine zweijährige Pflanze mit verästelten aufsteigenden oder aufrechten Stengeln. Die Höhe schwankt zwischen 50 und 150 cm. Die Blätter sind dreizählig und am Rand gesägt. In lockeren achselständigen Trauben angeordnet, bildet die Pflanze zahlreiche gelbe Schmetterlingsblüten aus. Die ganze Pflanze duftet nach Cumarin. Dieser Geruch verstärkt sich beim Trocknen erheblich. Blütezeit: Juni bis August. Vorkommen: Kiesige Schuttplätze sind die Lieblingsstandorte dieser Pflanze. Aber auch an Wegrändern, auf Brachland und an Bahndämmen kommt Steinklee vor. – Melilotus altissimus, der Hohe Steinklee, unterscheidet sich von der beschriebenen Art nur sehr wenig. Auch er wird in gleicher Weise arzneilich genutzt. – Melilotus albus, der Weiße Steinklee, mit weißen Blüten soll weniger wirksam sein. Ernte und Aufbereitung: Man erntet das blühende Kraut, wobei man die oberen unverholzten Teile bevorzugt. Das Trocknen geschieht im Schatten. Temperaturen über 35° C sind zu vermeiden. Da sich das Aroma erst bei dem Trockenvorgang entwikkelt, sollte man nicht zu schnell trocknen.

**Inhaltsstoffe (Wirkstoffe):** Melilotin, aus dem beim Trocknen durch enzymatische Spaltung Cumarin entsteht, Gerbstoffe, Flavone, Schleim, Cholin und etwas ätherisches Öl, vornehmlich in den Blüten.

**Heilwirkung und Anwendung:** Die Wirkung der Pflanze erstreckt sich hauptsächlich auf die Venen. Man kann sagen, daß durch Steinklee die Kapillarresistenz (Widerstandskraft feinster Blutgefäße) gesteigert und die Kapillardurchlässigkeit herabgesetzt wird. Das Hauptanwendungsgebiet sind Krampfadern und Hämorrhoiden. Es gibt zahlreiche galenische Präparate, die innerlich gegen diese Leiden empfohlen werden, es gibt aber auch Salben, die Wirkstoffe des Steinklee enthalten. Wegen des schwankenden Gehalts an Wirkstoffen in der Droge meinen viele Ärzte, auf die Anwendung des Tees verzichten zu sollen, doch meine ich, daß ein Tee gegen Venenleiden dennoch zu empfehlen ist.

So wird Steinklee-Tee bereitet: 1 bis 2 Teelöffel kleingeschnittene Droge werden mit $^1/_4$ l kochendem Wasser überbrüht und 10 Minuten ausgezogen. Nach dem Abseihen ist der Tee gebrauchsfertig. 2 bis 3 Tassen Tee täglich sind die richtige Dosierung.

**Anwendung in der Homöopathie:** Das Homöopathikum »Melilotus« wird aus der frischen blühenden Pflanze bereitet. Man gebraucht es gegen heftige Kopfschmerzen, gegen Migräne und Nasenbluten. Kinder, die häufig Krämpfe bekommen, finden auch Linderung nach homöopathischer Anwendung von Melilotus. $D_4$ bis $D_6$ sind die empfohlenen Verdünnungen, von denen zweistündlich, auf alle Fälle aber mehrmals täglich (5 bis 10 Tropfen) genommen werden sollen.

**Steinklee als Hausmittel:** Auch in der Volksmedizin wird der Steinklee häufig als Mittel gegen Krampfadern und Hämorrhoiden gebraucht. Man verwendet hauptsächlich den Tee, doch stellt man vielfach auch Salben her, die Schweineschmalz als Grundlage enthalten. Diese Salben gebraucht man zur Venenpflege und als Einreibung bei geschwollenen Beinen. Kräuterkissen mit Steinklee legt man auf entzündete Gelenke und Geschwülste. Furunkel und Karbunkel versucht man mit Kräuterkissen zu »reifen« oder zu »verteilen«. Und auch gegen Husten gebraucht man einen Tee aus Steinklee. Im alten Deutschen Arzneibuch aus dem Jahre 1926 (DAB 6), das erst 1968 außer Kraft gesetzt wurde, ist eine Kräutermischung unter der Bezeichnung »Species emollientes« (Erweichende Kräuter) aufgeführt, die Steinklee enthält. Diese Mischung wird noch heute häufig verwendet, deshalb hier das Rezept.

So ist die Kräutermischung zusammengesetzt und so wird sie verwendet: Eibischblätter, Malvenblätter, Steinklee, Kamillen, Leinsamen werden in grob gepulvertem Zustand zu gleichen Teilen gemischt und für Umschläge gebraucht. Man gibt sie in ein Leinensäckchen, hängt dieses etwa 10 Minuten in heißes Wasser und legt es auf die zu behandelnden Stellen.

**Nebenwirkungen:** Im allgemeinen sind bei der

◁ *1 Spitzwegerich, 2 Stechapfel, 3 Steinklee, 4 Stiefmütterchen, 5 Stockrose, 6 Taubnessel*

Anwendung von Steinklee keine Nebenwirkungen zu befürchten. Gelegentlich kommt es bei empfindlichen Patienten nach der Einnahme des Tees zu Kopfschmerzen, was auf den Gehalt an Cumarin zurückzuführen ist.

## Stiefmütterchen

→ Farbfoto Seite 318

*Viola tricolor L. (Violaceae).*

Volksnamen: Ackerstiefmütterchen, Feldstiefmütterchen, Dreifaltigkeitsblümchen, Fäldänkeli, Jesusli, Sammetblüemli, Schwägerli.

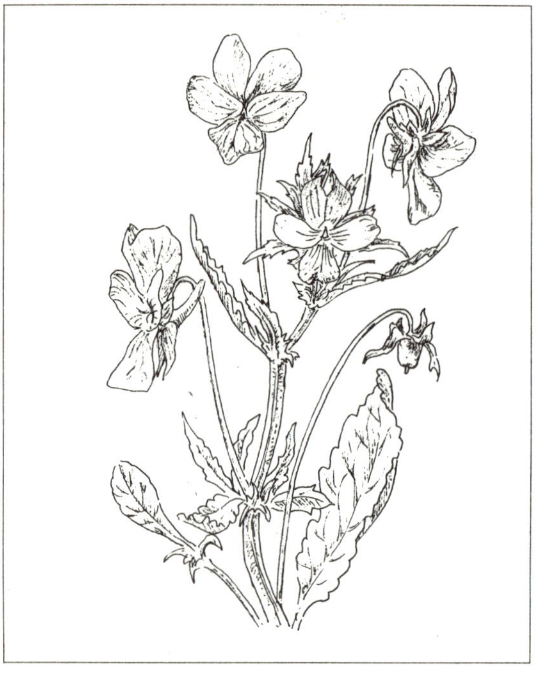

**Arzneilich verwendete Pflanzenteile:** Das Kraut.

**Drogenbezeichnung:** Stiefmütterchenkraut = *Herba Violae tricoloris.*

**Botanik und Sammeltips:** Pflanzenbeschreibung: Das Stiefmütterchen ist eine einjährige Pflanze, die etwa 20 bis 30 cm hoch wird. Der Stengel ist sparrig und mit lanzettlichen bis herzeiförmigen Blättern besetzt, die am Rand gesägt sind. Die Ansatzstellen der Blätter am Stengel sind begleitet von verhältnismäßig großen, leierförmig gespaltenen Nebenblättern. Die dem Gartenstiefmütterchen ähnlichen Blüten sind in der Farbe sehr unterschiedlich. Sie können rein gelb, blau, violett oder gemischtfarbig sein. Der Meinung, daß die blauviolett blühende Rasse am wirksamsten sei, kann ich mich nicht anschließen. Blütezeit: Mai bis August. Vorkommen: Das Stiefmütterchen kommt häufig auf Äckern, trockenen Wiesen und Gartenland vor. Ernte und Aufbereitung: Man sammelt das blühende Kraut, bündelt es und hängt es im Schatten zum Trocknen auf. Das Trocknen sollte zur Schonung der Wirkstoffe möglichst schnell erfolgen.

**Inhaltsstoffe (Wirkstoffe):** Saponine, Falvonoide und Salicylsäureverbindungen sind die hauptsächlichen Wirkstoffe, die durch Gerbstoffe, Bitterstoffe und die anderen Inhaltsstoffe unterstützt werden.

**Heilwirkung und Anwendung:** Dieser Heilpflanze ganz gerecht zu werden, ist schwierig. Fest steht, daß sie bei den verschiedensten Hautkrankheiten, vor allem bei Milchschorf und Ekzemen der Kleinkinder, wirksam ist. Und es hat sich herausgestellt, daß diese Heilpflanze auch bei Katarrhen der Luftwege, die mit Fieber einhergehen, bei denen trockener Husten im Vordergrund steht und eine mangelhafte Schleimsekretion zu beobachten ist, ausgezeichnet wirkt. Dennoch wird sie nur zögernd verordnet; es fehlt dem Stiefmütterchen an attraktiven Inhaltsstoffen. Bei Hautkrankheiten der Säuglinge und Kleinkinder kann man Stiefmütterchen-Tee anstelle von Wasser für die Zubereitung der Nahrung erfolgreich verwenden. Größere Kinder und Erwachsene machen am besten eine Teekur. Morgens und abends 1 Tasse Tee, etwa 8 Wochen hintereinander. Danach kann man sogar Besserung hartnäckiger Akne beobachten. Auch Umschläge und feuchte Gesichtspackungen mit Stiefmütterchen-Tee sind erfolgversprechend. Bei Rheuma lohnt sich ein Versuch mit Stiefmütterchen-Tee ebenfalls.

So wird Stiefmütterchen-Tee bereitet: 2 Teelöffel Droge mit $^1/_4$ l heißem Wasser übergießen

und etwa 10 Minuten ziehen lassen, 3 Tassen Tee täglich. Man kann den Stiefmütterchen-Tee auch zu gleichen Teilen mit Lindenblüten mischen und diesen Tee in Erkältungszeiten regelmäßig zur Prophylaxe trinken.
So wird ein Blutreinigungstee mit Stiefmütterchen bereitet:

| | |
|---|---|
| Löwenzahn (Radix Taraxaci cum Herba) | 15,0 |
| Stiefmütterchen (Herba Viola tricoloris) | 10,0 |
| Faulbaumrinde (Cortex Frangulae) | 10,0 |
| Holunderblüten (Flores Sambuci) | 5,0 |
| Fenchelfrüchte (Fructus Foeniculi) | 5,0 |
| Schachtelhalm (Herba Equiseti) | 5,0 |

1 gehäuften Teelöffel dieser Mischung mit 1/4 l heißem Wasser übergießen, 15 Minuten lang zugedeckt auf warmer Unterlage ausziehen, schluckweise und mäßig warm 2- bis 3mal täglich 1 Tasse Tee trinken.

**Anwendung in der Homöopathie:** Das Homöopathikum »Viola tricoloris« wird aus der frischen blühenden Pflanze gewonnen. Verordnet wird es bei Hautausschlägen, trockenen und nässenden Ekzemen, Milchschorf und Juckreiz im Bereich der Scheide. Ein Versuch bei Rheuma ist lohnend, und wer unter Nachtschweiß in den Wechseljahren zu leiden hat, der kann »Viola tricoloris« ebenfalls probieren. Empfohlen werden die Urtinktur (∅) und die dritte Potenz ($D_3$). Mehrmals täglich 5 bis 10 Tropfen sind die richtige Dosierung.

**Stiefmütterchen als Hausmittel:** Gegen die verschiedensten Hautunreinheiten, besonders gegen Akne und die sogenannten Faulecken bei Kindern gebraucht man Stiefmütterchen-Tee häufig. Natürlich auch zur Blutreinigung und gegen Rheuma und Gicht. Es wird eine Teekur über einige Wochen empfohlen, während dieser Zeit werden bei Hautleiden Waschungen mit Stiefmütterchen-Tee angeraten.

**Nebenwirkungen:** Es heißt, daß nicht alle Menschen den Stiefmütterchen-Tee gut vertragen. Bei manchen kommt es bei längerem Gebrauch zu allergischen Hautreaktionen, die aber nach dem Absetzen wieder verschwinden. Doch solche Fälle sind sehr selten.

# Stockrose

→ Farbfoto Seite 318

*Althaea rosea (L.) Cav. varietas nigra Hort./ Syn. Alcea rosea L. (Malvaceae).*

Volksnamen: Bauerneibisch, Baummalve, Gartenmalve, Herbstrose, Pappelrose, Roseneibisch, Schwarze Malve, Stockmalve.

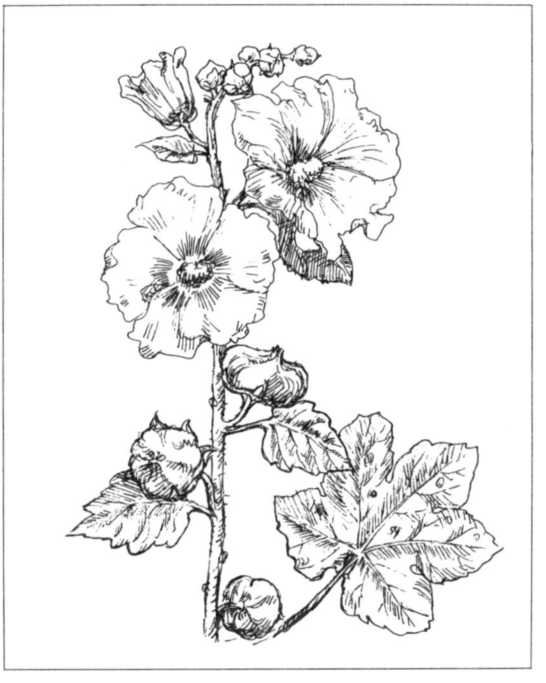

**Arzneilich verwendete Pflanzenteile:** Die Blüten.

**Drogenbezeichnung:** Stockrosenblüten = *Flores Malvae arboreae*, auch *Flores Malvae hortensis, Flores Alceae.*

**Botanik und Sammeltips:** Pflanzenbeschreibung: Eine zwei- bis mehrjährige Pflanze mit aufrechtem steifem rauh behaartem Stengel. Langgestielte, fünf- bis siebenlappige, filzigbehaarte Blätter mit herzförmigem Grund und stark hervortretenden Blattnerven. Die schwarzpurpurnen Blüten sitzen in endständiger lockerer Traube oder auch weiter unten einzeln gestielt in den Blattachseln. Es gibt Züchtungen mit gefüllten Blüten und hellerer, ja sogar roter, gelber oder weißer Blütenfarbe.
Vorkommen: Die Heimat der Stockrose ist

wohl die Balkanhalbinsel, vielleicht auch Kreta und Süditalien. Heute wächst sie in Gärten und Kulturen fast überall. Für arzneiliche Zwecke wird sie angebaut. Blütezeit: Spätsommer bis Herbst. Ernte und Aufbereitung: Es werden die voll erblühten ganzen Blüten (mit Kelch also) gesammelt und bei mäßiger Wärme schnell getrocknet.

**Inhaltsstoffe (Wirkstoffe):** Die wichtigsten Wirkstoffe sind die Pflanzenschleime, die reichlich vorhanden sind. Mineralstoffe, Anthocyanfarbstoff, Gerb- und Bitterstoffe, Stärke und Phytosterin sind ebenfalls vorhanden.

**Heilwirkung und Anwendung:** Als Schleimdroge ist die Stockrose Bestandteil verschiedener Teemischungen gegen Husten und Bronchitis. Alleine gebraucht die Schulmedizin diese Droge nicht. Man hält sie für überflüssig, (R. F. Weiß) weil es bessere Schleimdrogen gibt.

**Stockrose als Hausmittel:** Zunächst ist die Stockrose wohl als Gartenschmuck in die Bauerngärten eingezogen. Doch nach und nach gebrauchte man die Blüten als Hustentee, der zusammen mit Honig Reizhusten lindert. Der Tee wird nach folgender Vorschrift bereitet: 2 Teelöffel geschnittene Stockrosenblüten übergießt man mit $^1/_4$ l heißem Wasser, läßt 10 Minuten ziehen und trinkt den Tee 3mal täglich mit jeweils 1 Eßlöffel Honig gesüßt bei Husten, Heiserkeit und Asthma. Ungesüßt gilt der Tee in der Volksmedizin als Heilmittel bei Durchfällen und Magenbeschwerden. Auch gegen Nierenleiden wird er gebraucht. Äußerlich verwendet man die beschriebene Teezubereitung auch zum Gurgeln bei Mund-, Rachen- und Halsentzündung (natürlich ungesüßt) und für Umschläge bei Verletzungen.

**Nebenwirkungen:** Sind nicht bekannt.

# Sumpfdotterblume

frisch schwach giftig

→ Farbfoto Seite 328

*Caltha palustris L. (Ranunculaceae).*

Volksnamen: Butterblume, Dotterblume, Kuhblume, Schmalzblume.

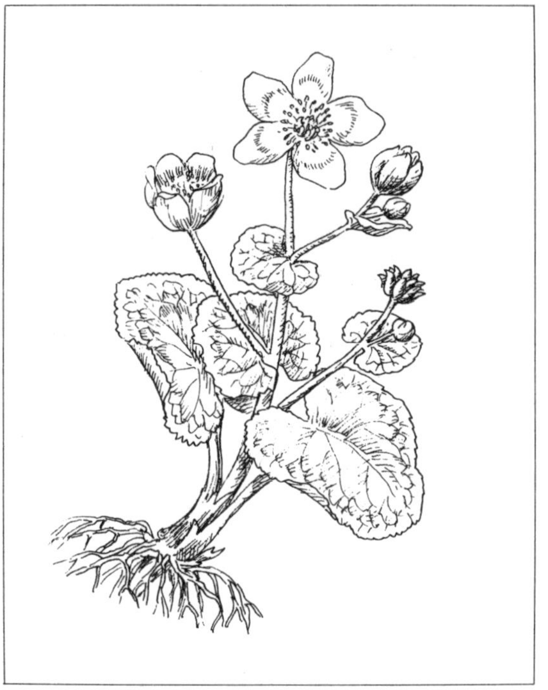

**Arzneilich verwendete Pflanzenteile:** Das Kraut.

**Drogenbezeichnung:** Sumpfdotterblumenkraut = *Herba Calthae palustris.*

**Botanik:** Pflanzenbeschreibung: Die Sumpfdotterblume ist eine auffallende Frühlingspflanze, die leuchtendgelbe glänzende Blüten besitzt. Sie ist ausdauernd und wächst buschig. Alle Teile der Pflanze sind lebhaft grün und saftig. Aus einem kräftigen, sehr kurzen Wurzelstock entwickeln sich aus bereits im Herbst angelegten Knospen die Stengel, die oberwärts reich verzweigt sind und deren Enden mit den schon erwähnten leuchtenden Blüten geschmückt sind. Die Höhe ist unterschiedlich. Je nach Standort wird die Sumpfdotterblume 5 bis 30 cm hoch, das hängt davon ab, ob die Stengel aufsteigen oder niederliegen. Die Laubblätter sind sowohl grundständig als auch am Stengel ausgebildet. Sie sind herz- bis nierenförmig im Umriß und am Rand mehr oder weniger deutlich gekerbt bis gesägt. An der Unterseite tritt die Nervatur stark hervor. Blütezeit: (März) April (Mai). Vorkommen: Feuchte Wiesen und Gräben sind die Lieblingsstandorte der Sumpfdotterblume. Daß sie feuchte sumpfige Stellen bevorzugt, sagt schon der Name.

**Inhaltsstoffe (Wirkstoffe):** Saponine, Flavone, Anemonol, Cholin und in den Blüten zusätzlich Xanthophyll und Carotin.

**Heilwirkung und Anwendung:** Als Saponindroge könnte die Sumpfdotterblume ohne weiteres ihren Anwendungsbereich haben, doch gibt es über die mögliche Giftigkeit so viele einander widersprechende Angaben, daß hier große Zurückhaltung geübt wird. Das Anemonol als ätzender Stoff wird gefürchtet, doch weiß man, daß es beim Trocknen abgebaut wird. Außerdem werden frische Blätter in ganz jungem Zustand als Salat gegessen, ohne Schaden zu verursachen. Wenn von Vergiftungen berichtet wird, so handelt es sich bestimmt nur um solche, die nach dem Verzehr größerer Mengen frischer Blätter entstanden sind. Aber da es wenig Klarheit gibt, hier mein Rat: Finger weg von frischen Sumpfdotterblumen!

**Anwendung in der Homöopathie:** Das Homöopathikum »Caltha palustris« wird aus der frischen blühenden Pflanze bereitet. Man gibt die mittleren Verdünnungen ($D_3$ bis $D_6$) bei der sogenannten Bläschenflechte, bei Keuchhusten, Bronchialkatarrh und auch gegen Regelbeschwerden junger Frauen. Mehrmals täglich 5- bis 10 Tropfen sind die richtige Dosierung.

**Sumpfdotterblume als Hausmittel:** Als volkstümliches Heilmittel ist die Sumpfdotterblume nur noch wenig im Gebrauch. Da und dort findet sie Verwendung bei Galle- und Leberbeschwerden, was vermutlich auf die früher sehr beachtete Signaturenlehre zurückgeht, nach der eine Pflanze durch Form oder Farbe zu erkennen gebe, wogegen sie gut und nützlich sei. Und die gelbe Farbe der Blüten wurde auf die Leber bezogen. Als Hustenmittel, zusammen mit Huflattich und Spitzwegerich, begegnet man ihr schon häufiger. – Sehr beliebt sind die »eingemachten« Blütenknospen als appetitanregendes »Gewürz«. Dafür sammelt man im frühen Frühjahr die noch grünen Blütenknospen, legt sie in gesalzenes Essigwasser, um sie dann nach einigen Tagen – wie Kapern – zum Würzen und als Beilage zu Eierspeisen zu reichen. – Vorsicht vor Überdosierung!

**Nebenwirkungen:** Über mögliche Vergiftungen und Nebenwirkungen wurde schon berichtet. Zusammenfassend muß festgestellt werden: Die Sumpfdotterblume gilt als schwach giftig, eine Selbstbehandlung mit ihr ist daher nicht zu empfehlen!

# Taubnessel, weiße

→ Farbfoto Seite 318

*Lamium album L. (Labiatae).*

Volksnamen: Bienensaug, Blumennessel, Kuckucksnessel, Sügerli, tote Nessel, weiße Nessel.

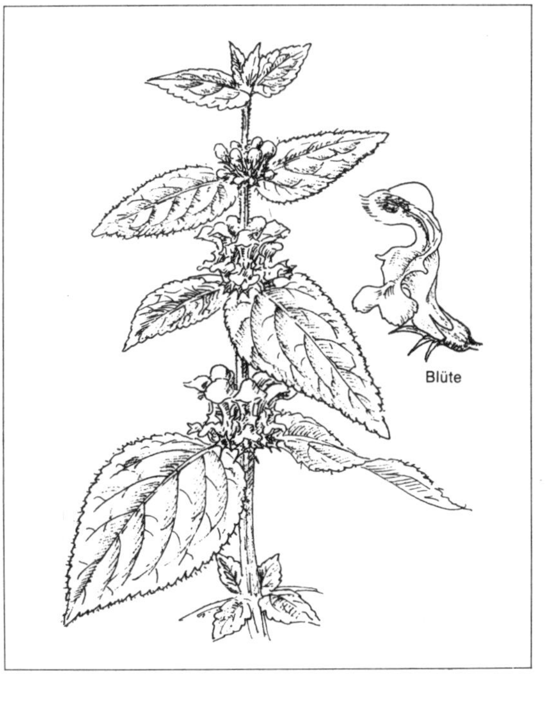


**Arzneilich verwendete Pflanzenteile:** Die Blüten.

**Drogenbezeichnung:** Taubnesselblüten = *Flores Lamii albi.*

**Botanik und Sammeltips:** Pflanzenbeschreibung: Die weiße Taubnessel besitzt einen vierkantigen Stengel, an dem, in Quirlen angeordnet, verhältnismäßig große rein weiße Lippenblüten stehen. Sie duften honigartig. Der Stengel wird etwa 30 bis 40 cm hoch. Er ist hohl und gegenständig mit Blättern besetzt, die am Rand gesägt, herzeiförmig und lang gestielt sind. Die Pflanze besitzt einen waagrecht im Boden kriechenden Wurzelstock, der reichlich verzweigt ist. Blütezeit: April bis Oktober. Vorkommen: Auf Schutt, an Wegen, im Gebüsch und an Zäunen ist die weiße Taubnessel weit verbreitet. Ernte und Aufbereitung: Man sammelt die voll entwickelten Blüten ohne den Kelch, trocknet sie schonend, aber gründlich im Schatten und bewahrt sie in gut schließenden Gefäßen auf, weil sie sonst leicht schimmeln. Dabei nehmen sie eine schmutziggraue bis bräunliche Farbe an.

**Inhaltsstoffe (Wirkstoffe):** Saponine, Schleim, Gerbstoffe, ätherisches Öl, Flavonglykoside und das Alkaloid Lamiin.

**Heilwirkung und Anwendung:** Die Schulmedizin ist bei der Verwendung der weißen Taubnessel sehr zurückhaltend. Man will sich der Erfahrung, die lehrt, daß man durch innerliche und äußerliche Anwendung den weißen Ausfluß junger Mädchen erfolgreich behandeln kann, nicht recht anschließen. Auch bei der Behandlung der unregelmäßigen und schmerzhaften Periode mit dieser Heilpflanze übt die Schulmedizin Zurückhaltung. Zusammen mit Schafgarbe jedoch wird die weiße Taubnessel für die genannten Beschwerden häufiger gebraucht. Das Mischungsverhältnis ist in diesem Fall 1 : 1. Sowohl diese Mischung als auch den Taubnessel-Tee allein kann man Mädchen und jungen Frauen geben, die schon Tage vor der Periode heftige Leibschmerzen verspüren.

So wird Taubnessel-Tee bereitet: 1 bis 2 Teelöffel Taubnesselblüten (oder die Mischung mit Schafgarbe) übergießt man mit 1/4 l Wasser, erhitzt zum Sieden und läßt 5 Minuten ziehen. Nach dem Abseihen ist der Tee gebrauchsfertig. 2- bis 3mal täglich 1 Tasse Tee über längere Zeit zu trinken, ist bei den oben genannten Beschwerden empfehlenswert.

**Anwendung in der Homöopathie:** Das Homöopathikum »Lamium album« wird aus frischen Blättern und Blüten gewonnen und in mittleren Potenzen ($D_3$ bis $D_6$) gegen Blasen- und Nierenleiden verwendet. Mehrmals täglich 10 bis 15 Tropfen sind die richtige Dosierung.

**Weiße Taubnessel als Hausmittel:** Mancherorts trinkt man einen Tee aus Taubnesselblüten, weil er zum Frühstück und zum Abendessen gut schmeckt. Es wird behauptet, daß man dadurch der Blutarmut, der Appetitlosigkeit, Hautunreinheiten und Lungenerkrankungen entgegenwirke. Als »Heilmittel« schätzt die Volksmedizin diesen Tee bei Menstruationsbeschwerden und weißem Ausfluß bei Frauen und Mädchen. Auch als Schlafmittel und Nervenmittel für ältere Leute gibt man einen Tee aus weißer Taubnessel. Hierbei wird großer Wert darauf gelegt, daß der Tee reichlich mit Honig gesüßt ist. Die äußerliche Anwendung erfolgt bei weißem Ausfluß als Waschung, aber auch zur Behandlung von Nagelbetteiterungen (Panaritium). Hier verwendet man häufig eine Mischung mit Osterluzei zu gleichen Teilen. Als Tee zubereitet, dient diese Mischung auch als Umschlag auf schlecht heilende Wunden.

**Zusatz:** Die jungen Blätter sowohl der weißen als auch der roten Taubnessel sind im Frühjahr ein beliebtes Gemüse. Man bereitet sie wie Spinat zu.

**Nebenwirkungen:** Weder bei der äußerlichen noch bei der innerlichen Anwendung sind Nebenwirkungen zu befürchten.

# Tausendgüldenkraut

→ Farbfoto Seite 327

*Centaurium erythraea Rafn. / Syn. Centaurium minus auct., Centaurium umbellatum auct. (Gentianaceae).*

Volksnamen: Centorelle, Fieberkraut, Laurinkraut, Magenkraut, Piferkraut, Sanktorikraut.

**Arzneilich verwendete Pflanzenteile:** Das Kraut.
**Drogenbezeichnung:** Tausendgüldenkraut = *Herba Centaurii.*

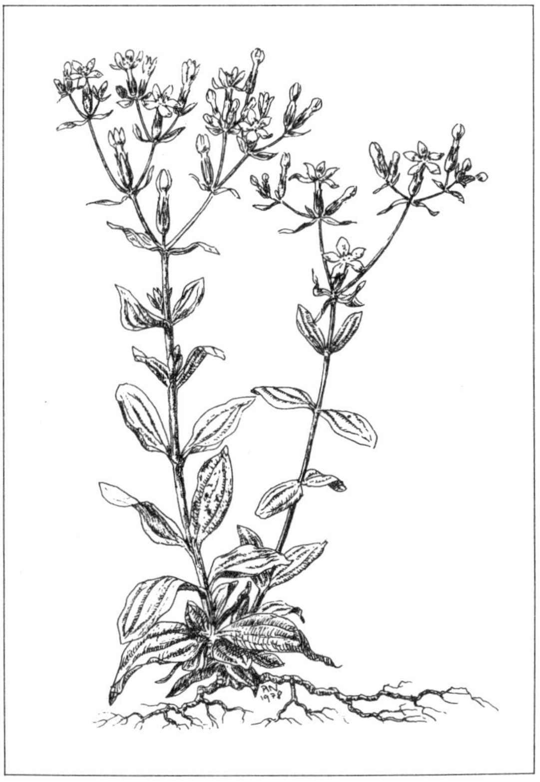

**Botanik und Sammeltips:** Pflanzenbeschreibung: Das hübsche Tausendgüldenkraut wächst so versteckt, daß man es gar nicht so recht bewundern kann, zumal die Blüten auch nur bei strahlender Sonne vollständig geöffnet sind. Aus einer hellen Pfahlwurzel bildet sich ein vierkantiger Stengel, der 10 bis 50 cm hoch wird. Die grundständige Blattrosette übersieht man meist, weil sie zur Blütezeit oft schon verwelkt ist, oder weil dichtes Gras sie zudeckt. Die Stengelblätter sind kreuzgegenständig angeordnet, länglich eiförmig oder lanzettlich und mit Längsadern versehen. In gabelförmiger Anordnung, doldenrispig zusammengesetzt, sitzen im oberen Teil der Pflanze zahlreiche Blüten. Umgeben von einem fünfzipfeligen Kelch endet die weißliche Kronröhre in 5 roten Blütenzipfeln, die sich bei Sonne sternförmig öffnen. Blütezeit: (Juni) Juli bis September. Vorkommen: Auf lichten Waldungen und feuchten Wiesen wächst das Tausendgüldenkraut. Es ist nicht sonderlich häufig, doch standorttreu. Ernte und Aufbereitung: Man gebraucht das ganze Kraut, das zur Blütezeit gesammelt werden muß. Weil es zu der Zeit an den Fundstellen durch Morgentau meist recht feucht ist, darf man diese Heilpflanze erst in den frühen Nachmittagsstunden sammeln. Man schneidet das Kraut über der Grundrosette ab, bündelt es und hängt es zum Trocknen an einem luftigen Ort auf.
**Inhaltsstoffe (Wirkstoffe):** Die Bitterstoffglykoside Amarogentin und Gentiopikrin sind die Hauptwirkstoffe des Tausendgüldenkrauts, das zu den reinen Bitterstoffdrogen zählt. Blüten und Stengel sind besonders reich an diesen Wirkstoffen, während in den Blättern nur wenig enthalten ist. Deshalb nimmt man die grundständige Blattrosette beim Sammeln auch nicht mit.
**Heilwirkung und Anwendung:** Appetitlosigkeit, Magenschwäche mit mangelnder Magensaftsekretion (Absonderung), Störungen der Magenentleerung, Blähungen sowie Krampf- und Erschlaffungszustände des Magens und des Darms können mit einem Tee aus Tausendgüldenkraut erfolgreich behandelt werden. Die Bitterstoffe wirken schon nach Berührung mit der Mundschleimhaut, indem sie heilende Reflexe auslösen, danach direkt durch Aufnahme in den Körper tonisierend und stimulierend auf alle Verdauungsvorgänge. Man sollte aber, und das gilt für alle reinen Bitterstoffdrogen, unterscheiden, um welche Magenfunktionsstörungen es sich handelt. Beim saftlosen, erschlafften (»müden«) Magen ist eine Bitterstoffdroge wie Tausendgüldenkraut das Mittel der Wahl, während bei Übersäuerung, was sich durch häufiges saures Aufstoßen zu erkennen gibt, Vorsicht anzuraten ist. Hier sind Mischungen mit anderen Heilpflanzen angezeigt: Kümmel, Fenchel, Anis, Melisse, Kamille und Pfefferminze bieten sich an, und wenn es darum geht, auch Beruhigung der Magennerven zu erreichen, kann man mit Baldrian und Johanniskraut die Wirkung unterstützen. Zu erwähnen ist, daß Bitterstoffdrogen (also auch das Tau-

sendgüldenkraut) kreislaufwirksam sind. Das hat Professor Glatzl besonders für Enzian nachgewiesen. – Tausendgüldenkraut hat auch ein ganz spezifisches Anwendungsgebiet, nämlich die Anorexia nervosa, die psychogen bedingte Eßunlust junger Mädchen. Und noch etwas sei zum Lob des Tausendgüldenkrauts gesagt: Ein Tee eignet sich auch bei nervöser Erschöpfung, über die sich Menschen, die körperlich und seelisch überlastet sind – zum Beispiel berufstätige Hausfrauen und Mütter – sehr häufig beklagen. Und Patienten mit Gallensteinen können ihre unruhige Galle damit beruhigen und Koliken vorbeugen.

So wird Tausendgüldenkraut-Tee bereitet: Er wirkt besser, wenn er kalt ausgezogen wird. Man übergießt 1 gehäuften Teelöffel zerschnittenes Kraut mit 1/4 l kaltem Wasser und zieht unter gelegentlichem Umrühren 6 bis 10 Stunden aus, seiht ab und erwärmt auf Trinktemperatur. Der Tee soll vor den Mahlzeiten ungesüßt getrunken werden. Bei Bitterstoffen ist es sinnlos, den bitteren Geschmack durch Zucker überdecken zu wollen. Das führt nur zur Säurebildung im Magen. Die Erfahrung lehrt jedoch, daß man sich beim Tausendgüldenkraut sehr schnell an den bitteren Geschmack gewöhnt.

**Tausendgüldenkraut als Hausmittel:** »Eine Arznei muß bitter schmecken, sonst nützt sie nichts« sagt der Volksmund – was bitter schmeckt, ist auch beliebt. Beim Tausendgüldenkraut trifft dies zu. Ein Tee, aus dieser Heilpflanze bereitet, hilft bei Magenbeschwerden. In der Volksmedizin aber kennt man noch zahlreiche andere Anwendungsgebiete: Bei Bleichsucht und Blutarmut, Leberleiden und Fettsucht, zur Blutreinigung und bei Hautausschlägen gibt man häufig den Tee oder einen Tausendgüldenkraut-Wein.

So wird Tausendgüldenkraut-Wein bereitet: Pfefferminze und Tausendgüldenkraut (jeweils 30 g) und 1 ganze Zitrone (zerschnitten, mit Schale) werden mit 1 l leichtem Moselwein übergossen und etwa 10 Tage lang beiseite gestellt. Dann wird abgeseiht und in Flaschen gefüllt. Ein kleines Gläschen dieses »Arzneiweins« bei Bedarf oder regelmäßig vor den Hauptmahlzeiten getrunken, soll stärken, den Appetit anregen, die Verdauung fördern und die Galle beruhigen.

**Nebenwirkungen:** Nebenwirkungen sind nicht zu befürchten. Der bittere Geschmack der Droge verhindert ohnehin ein Zuviel.

# Teufelsabbiß

*Succisa pratensis Moench/Syn. Scabiosa succisa L. (Dipsaceae).*

Volksnamen: Abbebis, Abbißkraut, Ackerskabiose, Satanswurz, Teufelswurz.

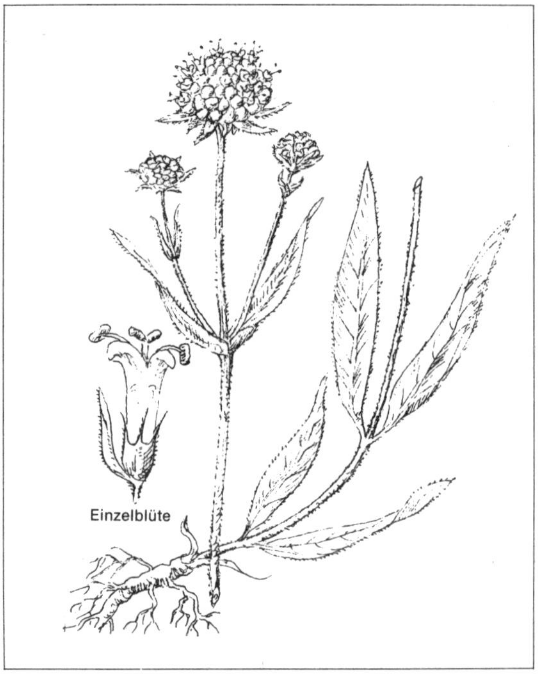


**Arzneilich verwendete Pflanzenteile:** Das Kraut und auch die Wurzel.

**Drogenbezeichnung:** Teufelsabbißkraut = *Herba Succisae*. In älteren Kräuterbüchern steht auch dafür: *Radix* beziehungsweise *Herba Morsus Diaboli*, Teufelsabbißwurzel = *Radix Succisae*.

**Botanik und Sammeltips:** Aus dem etwa 1 cm dicken kurzen, mit zahlreichen Wurzeln be-

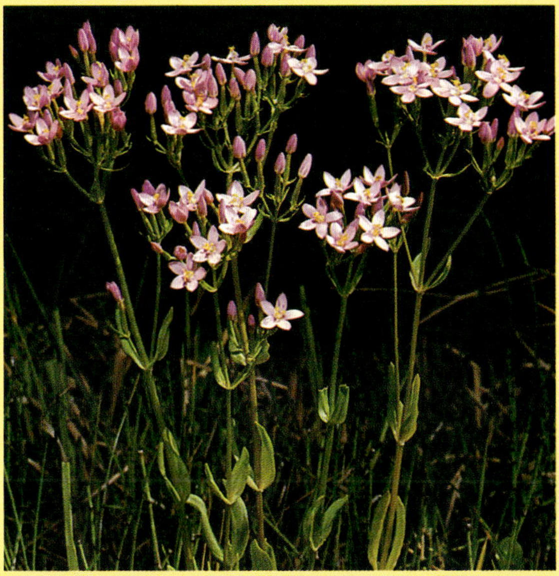
1

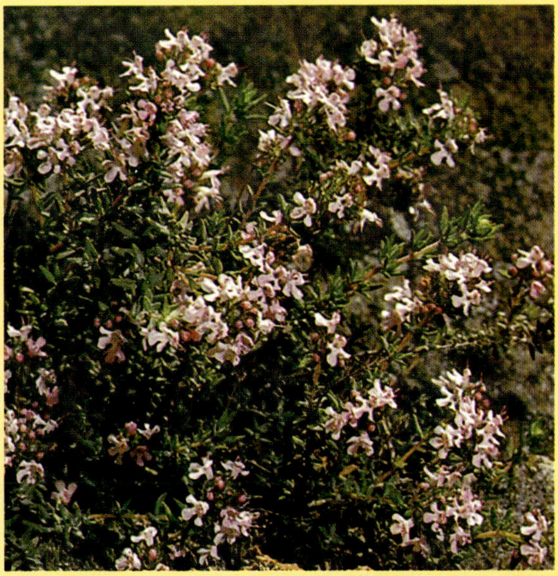
2

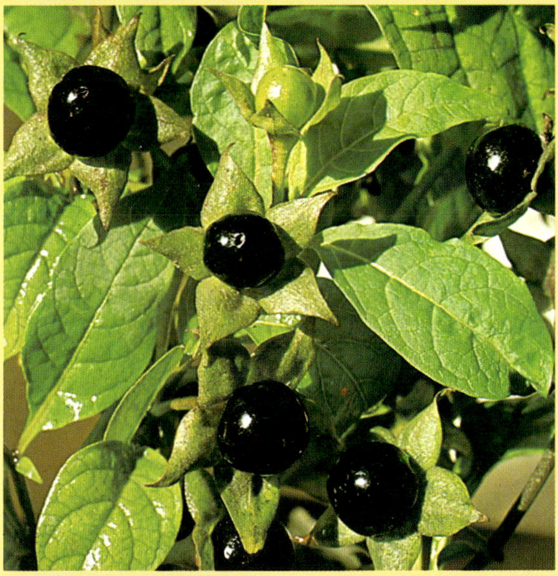
3

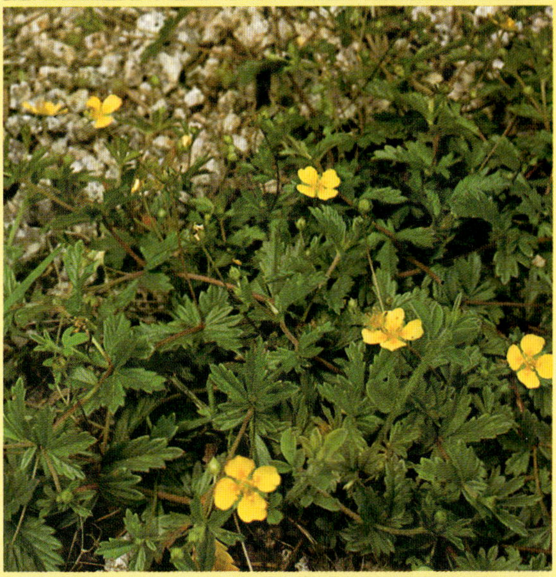
4

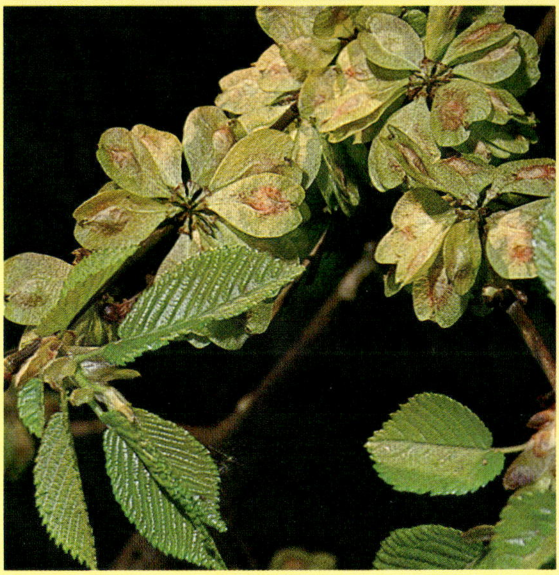
5

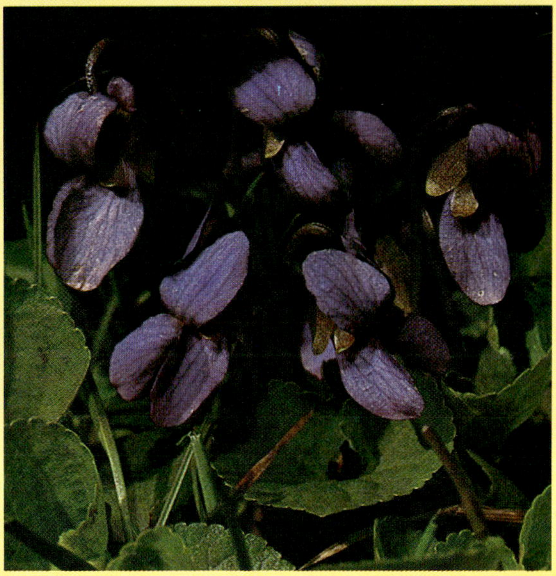
6

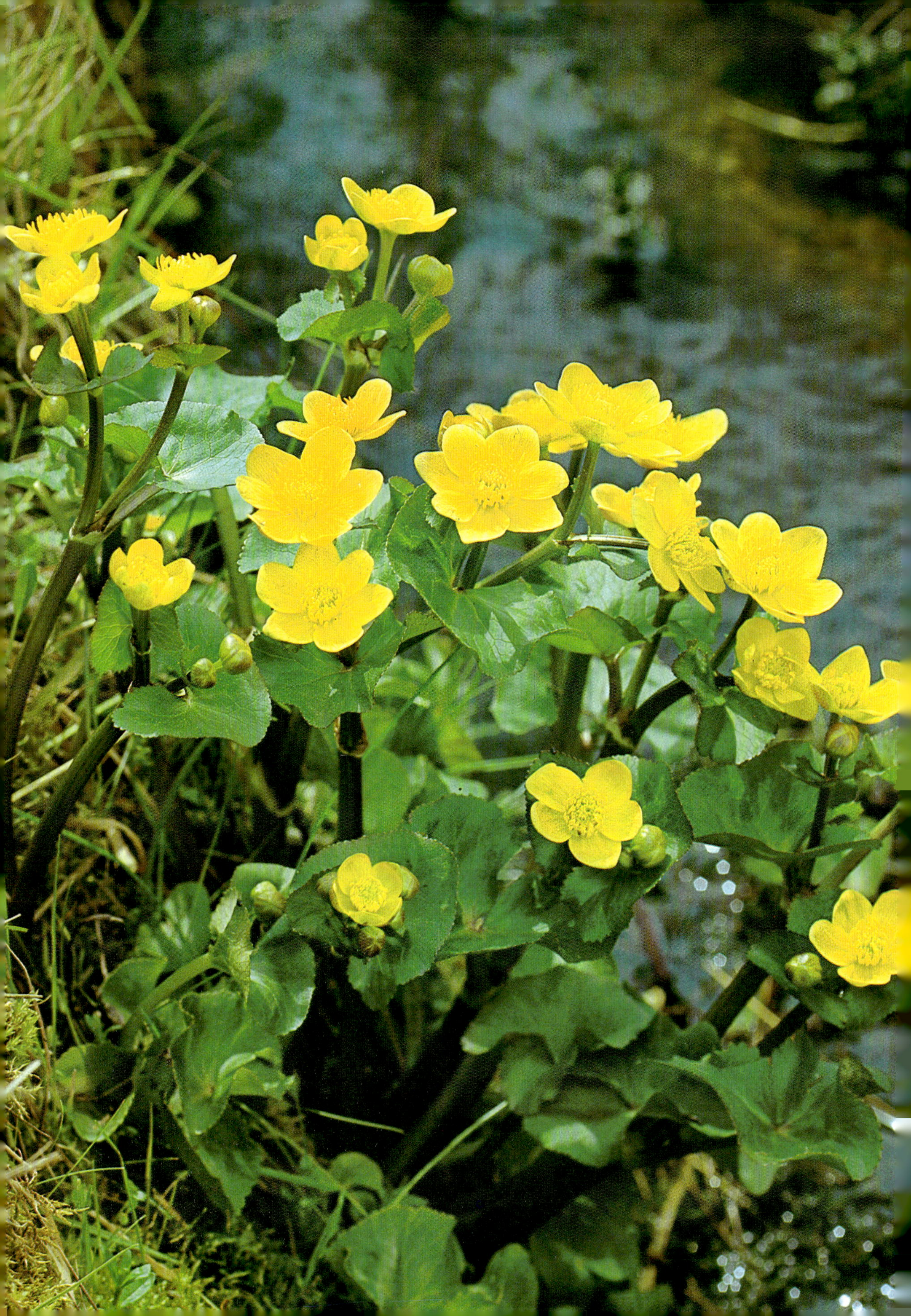

setzten Wurzelstock entwickelt sich eine Rosette elliptischer, meist ganzrandiger Blätter, aus deren Mitte die Stengel aufsteigen. Sie werden etwa 50 cm hoch und sind im oberen Teil zuweilen verzweigt. Nur wenige Laubblätter sitzen gegenständig angeordnet an dem schwach behaarten Stengel, an dessen Ende kugelförmige Blütenstände ausgebildet werden. Die kleinen Einzelblüten sind meist blau, seltener weiß oder rosa gefärbt. Blütezeit: Juli bis September. Vorkommen: Der Teufelsabbiß ist auf feuchten Wiesen und Waldlichtungen zu Hause. Ernte und Aufbereitung: Das Kraut muß zur Blütezeit gesammelt werden. Das Trocknen erfolgt gebündelt an schattigem Ort. Die Wurzeln gräbt man im Spätherbst und trocknet sie langsam und gründlich im Schatten oder auch an der Sonne.

**Inhaltsstoffe (Wirkstoffe):** Saponine, Gerbstoffe und Bitterstoffe sind die Wirkstoffe der Pflanze.

**Heilwirkung und Anwendung:** Wir kennen zahlreiche Heilpflanzen mit dieser Wirkstoffkombination, die alle leicht abführend und schwach wassertreibend wirken. Folglich werden sie Teemischungen beigegeben, die der sogenannten Blutreinigung dienen. Mit dem Teufelsabbiß ist das nicht anders. Wegen der Saponine ist er auch ein leichtes Expektorans (schleimlösendes Mittel). Die Schulmedizin hält sowohl die Inhaltsstoffe als auch die Wirkung für zu wenig erforscht, so daß diese Heilpflanze mehr in der Volksmedizin von Bedeutung ist.

**Teufelsabbiß als Hausmittel:** Es ist interessant, was die mittelalterlichen Kräuterbuchautoren über diese Heilpflanze zu berichten wissen, denn gegen dieselben Beschwerden wird der Teufelsabbiß auch heute noch in der Volksmedizin verwendet. P. A. Matthiolus schreibt: »Teuffels abbiss soll bewert sein wider die Pestilentz/so manns in wein siedet/vnd daruon trinckt/auch die grüne gestossene bletter auff die drüse vberlegt. Gleich krafft hat die wurtzel, Gemelter tranck zertreibet auch das untergerunnen blutt im leibe/so sich vom stossen oder schlagen gesamelt hat. Diese wurtzel gesotten/vnd daruon getruncken/hat ein besondere art zu stillen die weetage der mutter/vnd die bauchwürme zu tödten. Das gebrannt wasser auss Teuffels abbiss/getruncken/dienet wider alle gebresten der brust/husten/heyserkeit/schweren athem/so sich von zähem schleim/vnd kalten flüssen erheben . . .« Besonders gegen Husten versteht man in der Volksmedizin eine gute Arznei aus dem Teufelsabbiß zu brauen. Man bereitet sich einen Tee, entweder aus dem Kraut oder aus der Wurzel.

So wird Teufelsabbiß-Tee bereitet: 2 gehäufte Teelöffel Droge werden mit 1/4 l kaltem Wasser übergossen, zum Sieden erhitzt und etwa 1 Minute im Sieden gehalten. Dann wird abgeseiht. Zu diesem Tee gibt man so viel braunen Zukker, wie sich darin auflöst. Zum Schluß werden noch 2 Teelöffel Honig zugegeben. Von diesem Sirup sollen 3- bis 5mal täglich 2 Teelöffel genommen werden. Gegen Würmer wird der Tee ohne Zusatz getrunken, zur Blutreinigung trinkt man den Tee mit 1 Eßlöffel Obstessig vermischt.

**Nebenwirkungen:** Wenn man nicht überdosiert, sind keine Nebenwirkungen zu befürchten.

# Thymian

→ Farbfoto Seite 177

*Thymus vulgaris L. / Syn. Thymus officinalis (Labiatae).*

Volksnamen: Demut, Gartenthymian, Immenkraut, Römischer Quendel, Welscher Quendel, Zimis.

**Arzneilich verwendete Pflanzenteile:** Das ganze blühende Kraut (ohne die Wurzeln). Gute Ware besteht nur aus den oberen Teilen blühender Triebe. Als Gewürz nutzt man oft nur die abgerebelten Blätter.

**Drogenbezeichnung:** Thymiankraut = *Herba Thymi*, Thymianblätter = *Folia Thymi.*

**Botanik und Sammeltips:** Pflanzenbeschreibung: Ein kleiner Halbstrauch aus der Familie der Lippenblütler, der 10 bis 40 cm hoch wird. Die aufrechten vierkantigen Stengel sind kurz behaart und mit kleinen, 4 bis 10 mm langen elliptischen, kurz gestielten oder sitzenden Blättchen besetzt. Sie sind unterseits dicht graufilzig behaart, oberseits glatt und am Rand

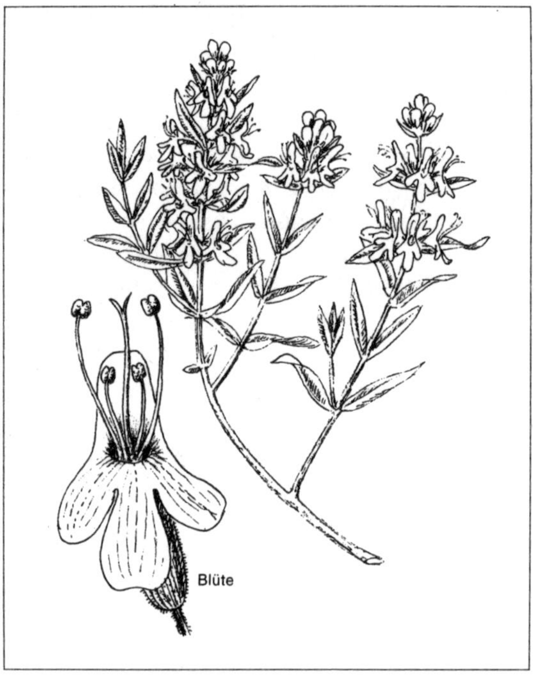


eingerollt. Die typischen Lippenblüten stehen in Ähren und sind blaßrötlich gefärbt. Die ganze Pflanze duftet stark aromatisch. Blütezeit: (Mai) Juni-August (September). Vorkommen: Die Heimat dieser Heil- und Gewürzpflanze sind die Felsenheiden und immergrünen Buschwälder des Mittelmeerraums. Bei uns, in Kulturen und Gärten gezogen, kommt sie nur gelegentlich verwildert vor. Ernte und Aufbereitung: Man erntet das blühende Kraut, wobei man die Triebspitzen bevorzugt. Gebündelt oder ausgebreitet trocknet man an der Luft im Halbschatten. Wird bei künstlicher Wärme getrocknet, so darf die Temperatur (wie bei allen ätherischen Öldrogen) nicht über 35° C ansteigen.

**Inhaltsstoffe (Wirkstoffe):** Ätherisches Öl mit Thymol (bis zu 50%), Carvacrol, Borneol, Cymol, Pinen, und andere, etwas Gerbstoff, Glykoside und Harze.

**Heilwirkung und Anwendung:** Der Hauptwirkstoff ist das ätherische Öl, weshalb der Pflanze eine krampflösende und desinfizierende Wirkung zukommt. Lunge und Bronchien, Magen und Darm sind die Organe, denen Thymian hauptsächlich Hilfe bringt. – Krampfartiger Husten (auch Keuchhusten) wird durch Thymian-Tee oder durch Auszüge aus der Heilpflanze in Form von Tropfen und Säften gestillt, chronische und akute Bronchitis werden gebessert und asthmatische Anfälle gemildert. – Auf den Verdauungstrakt wirkt Thymian belebend. Der Appetit wird angeregt, und somit die Speisen besser verdaut. Gärungserscheinungen und krampfartige Beschwerden werden beseitigt, übelriechende dünne Stühle normalisiert.

Thymian wird als Tee allein verwendet. Er ist aber auch Bestandteil vieler Hustentees, kommt in Magentees vor, und ein Vollauszug aus der Droge ist wirksamer Bestandteil von Hustentropfen, Säften und Elixieren.

Ein Thymian-Bad ist bei Husten, Nervenschwäche, Rheuma und Darmbeschwerden angezeigt.

So wird Thymian-Tee bereitet: 1 gehäuften Teelöffel Thymiankraut mit 1/4 l Wasser übergießen, zum Sieden erhitzen, abseihen. Mäßig warm 3 Tassen Tee täglich trinken (bei Husten mit Honig gesüßt).

So wird das Thymian-Bad bereitet: 100 g Thymiankraut übergießt man mit 1 l kochendem Wasser, zieht 15 bis 20 Minuten lang aus, seiht ab und setzt die Flüssigkeit dem Vollbad zu.

**Mein besonderer Rat:** In den meisten Fällen wirken Teemischungen gegen Magenbeschwerden und gegen Krampfhusten besser:

Magenteemischung mit Thymian:

| | |
|---|---|
| Thymiankraut *(Herba Thymi)* | 20,0 |
| Kümmelfrüchte *(Fruct. Carvi)* | 10,0 |
| Pfefferminzblätter *(Fol. Menthae piperitae)* | 10,0 |
| Tausendgüldenkraut *(Herba Centaurii)* | 10,0 |

Hustenteemischung mit Thymian:

| | |
|---|---|
| Thymiankraut *(Herba Thymi)* | 20,0 |
| Schlüsselblumenwurzel *(Radix Primulae)* | 10,0 |
| Anisfrüchte *(Fruct. Anisi)* | 10,0 |
| Huflattichblätter *(Fol. Farfarae)* | 10,0 |
| Sonnentau *(Herba Droserae)* | 10,0 |

Die Zubereitungsvorschrift ist für beide Tees die gleiche: 2 gehäufte Teelöffel dieser Mischung mit 1/4 l kochendem Wasser übergießen, 10 Minuten ziehen lassen, abseihen. Mäßig warm 3 Tassen Tee täglich trinken. Den Magentee nicht, den Hustentee mit Honig süßen.

**Verwendung als Gewürz:** Es ist verständlich, daß eine auf Magen und Darm wirkende Heilpflanze, die so köstlich duftet, auch als Gewürz Verwendung findet. Thymian ist das Gewürz für fette Speisen, die dadurch nicht nur geschmacklich bereichert, sondern vor allem leichter verdaut werden. Alles was fett ist, verträgt Thymian, wobei nicht nur an fettes Fleisch gedacht ist, sondern auch an Bratkartoffeln oder Rühreier mit Speck, an fette Wurst und fetten Käse. Zusammen mit Rosmarin und etwas Salz ergibt Thymian eine empfehlenswerte Gewürzmischung für fette Fleischeintöpfe.

**Anwendung in der Homöopathie:** Die Homöopathie bereitet aus der frischen blühenden Pflanze eine Urtinktur (∅) und verwendet – zwar nur noch selten – die erste und zweite Potenz ($D_1$ und $D_2$) bei Magenbeschwerden und Husten.

**Thymian als Hausmittel:** Im alten Ägypten baute man schon Thymus-Arten an, um damit die Leichenharze zu parfümieren. Man kann annehmen, daß man den Thymian damals auch schon arzneilich gebrauchte. Das taten auch die Griechen und Römer, wie man bei Plinius, Dioskorides und Theophrast nachlesen kann. Über die Alpen gelangte der Thymian jedoch erst im 11. Jahrhundert. Die ersten Belegstellen findet man in der »Physika« der Äbtissin Hildegard von Bingen und bei Albertus Magnus. Aus dem Kräuterbuch des P. A. Matthiolus (Prag 1563) schöpften alle folgenden Kräuterbücher und auch die Volksmedizin ihr Wissen, denn dort wird erstmals ausführlich über die »Krafft und Würckung« des Thymian berichtet. Die Anwendung in der Volksmedizin deckt sich mit dem, was im Abschnitt Heilwirkung und Anwendung mitgeteilt wurde. Darüber hinaus rühmt man Thymian als Mittel »zur Förderung der Monatsblutung« der Frau, empfiehlt ihn bei Akne und unreiner Haut und – mit viel Honig – als Kräftigungsmittel. Auch als Wurmmittel, gegen Kopfschmerzen und zum Gurgeln bei Halsweh und Heiserkeit wird Thymian in der Volksmedizin häufig gebraucht. – Aus dem ätherischen Öl mit dem Wirkstoff Thymol bereitet man einen Spiritus, der zur Wunddesinfektion und zum Einreiben bei Altersjucken gebraucht wird.

**Nebenwirkungen:** Thymol, der wichtigste Wirkstoff aus dem Thymian, kann zur Überfunktion der Schilddrüse Anlaß geben. Bei der Verwendung des Thymian als Tee ist das aber nicht zu befürchten. Überdosierungen sollte man jedoch vermeiden. Wer sich an die vorgeschlagenen Dosierungen hält, braucht Nebenwirkungen nicht zu befürchten.

## Tollkirsche

tödlich giftig

→ Farbfoto Seite 327

*Atropa belladonna L. (Solanaceae).*

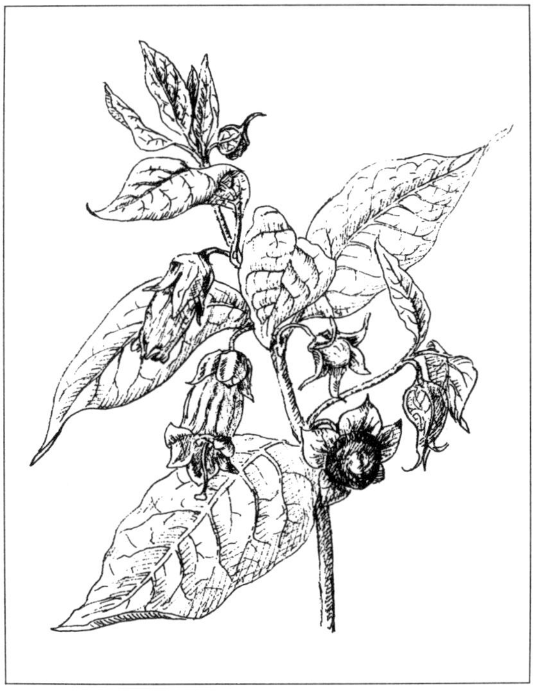

Volksnamen: Belladonna, Irrbeere, Schlafkirsche, Taumelstrauch, Teufelsbeere.

**Arzneilich verwendete Pflanzenteile:** Die Blätter, gelegentlich auch das ganze Kraut, die Wurzel.

**Drogenbezeichnung:** Tollkirschenblätter = *Folia Belladonnae*, Tollkirschenkraut = *Herba Belladonnae*, Tollkirschenwurzel = *Radix Belladonnae.*

**Botanik:** Pflanzenbeschreibung: Aus der sehr langen Pfahlwurzel der Tollkirsche wachsen jährlich mehrere aufrechte stumpfkantige und stark verästelte Stengel, die bis zu 1,50 m hoch werden. Sie tragen große und kleinere Blätter, die einander an den oberen Sproßteilen paarig gegenüberstehen. Zwischen beiden befinden sich die einzelstehenden langgestielten, überhängenden, außen braunvioletten, innen schmutziggelb und purpurrot geaderten Blüten. Die reifen Früchte sind kirschgroße, glänzendschwarze saftige Beeren. Blütezeit: Juni bis August. Vorkommen: Die Tollkirsche liebt Kalk- und Urgestein. Sie wächst in Europa und Kleinasien auf lichten Waldstellen. *Die Tollkirsche ist eine tödlich giftige Pflanze! Der Laie sollte sie weder sammeln noch anwenden! In allen Teilen befinden sich die Giftstoffe. Für Kinder besonders gefährlich sind die glänzenden blauen Früchte, die nicht einmal schlecht schmecken. Schon wenige Beeren können für Kinder tödlich sein. Daß Drosseln, Spatzen und andere Vögel Tollkirschen fressen, ohne Schaden zu nehmen, darf nicht über die Giftigkeit für den Menschen hinwegtäuschen.*

**Inhaltsstoffe (Wirkstoffe):** Atropin, Hyoscyamin, Skopolamin und verschiedene Nebenalkaloide.

**Heilwirkung und Anwendung:** Es kann nicht deutlich genug vor der Selbstanwendung mit der Tollkirsche gewarnt werden. Dennoch muß festgestellt werden, daß es sich um eine äußerst wichtige Heilpflanze handelt, die in der Hand des Arztes hauptsächlich in Form von Fertigpräparaten unersetzlich scheint. Besonders dienen Tollkirschen-Präparate (Extrakte oder Tinkturen) zur Behandlung von Magen- und Darmerkrankungen, die mit krampfartigen Schmerzen verbunden sind. Auch bei Bronchialasthma und verschiedenen Neuralgien werden Tollkirschen-Präparate vom Arzt verordnet, in der Augenheilkunde bedient man sich des reinen Atropins.

**Anwendung in der Homöopathie:** Das Homöopathikum »Belladonna« wird aus der ganzen frischen Pflanze hergestellt. Man verwendet meist $D_3$ bis $D_6$ bei krampfartigen Zuständen aller Hohlorgane, bei Asthma, Magengeschwüren und Koliken. Bei Periodenschmerzen, verschiedenen Neuralgien und selbst bei Gicht wird Belladonna verwendet.

**Tollkirsche als Hausmittel:** Heute läßt man in der Volksmedizin weitgehend von der Verwendung dieser so gefährlichen Heilpflanze ab, doch früher verwendete man Extrakte, Auszüge mit Wein und Säften, bei den verschiedensten Schmerzzuständen innerlich und äußerlich. – Es erscheint etwas merkwürdig, daß wir aus den Schriften der Antike fast nichts über die Anwendung der Tollkirsche in der Medizin erfahren, obwohl es ganz sicher ist, daß die Giftwirkung im Altertum bekannt war. Erst die Kräuterbuchautoren des Mittelalters lassen sich über diese Heilpflanze näher aus. Bei Tabernaemontanus-Bauhinus erfahren wir in seinem Kräuterbuch (Basel 1731) unter dem Kapitel »Von Wald-Nachtschatten – Solanum bacca nigra cerasi simili«, daß das zerschnittene und aufgelegte Kraut alle Geschwüre und Geschwulste, entzündeten Magen und entzündete Leber heile, indem es die Hitze lösche. Aber es gab noch eine andere – unrühmliche – Verwendung der Tollkirsche. Man bereitete daraus eine Salbe, die man bei Hexenprozessen gebrauchte. Durch Einreiben gelangten die Wirkstoffe ins Blut, führten bei den Opfern zu Halluzinationen, so daß die Betroffenen unter dem Druck der Folter aussagten, was man von ihnen erpreßte. Auch zur Herstellung von Gift- und Liebestränken gebrauchte man früher die Tollkirsche.

**Nebenwirkungen:** Die Vergiftungserscheinungen äußern sich durch Trockenheit im Mund, Kratzen im Hals mit Schluckbeschwerden, Durstgefühl, Erbrechen, Kopfweh und Schwindel. Wahnvorstellungen mit Tobsuchtsanfällen und Krämpfe folgen, bis oft nach 3 bis 15 Stunden der Tod eintritt. Ein auffallendes Zeichen sind die großen weiten Pupillen, die schon früh eine Tollkirschenvergiftung anzeigen. Bei Vergiftungserscheinungen muß sofort Erste Hilfe geleistet werden (→ Seite 29).

# Tormentill (Blutwurz)

→ Farbfoto Seite 327

*Potentilla erecta (L.) Räuschel / Syn. Potentilla tormentilla Necker, Potentilla silvestris Necker, Tormentilla erecta L. (Rosaceae).*

Volksnamen: Blutwurz, Dilledapp, Rotwurz, Ruhrwurz, Siebenfinger.

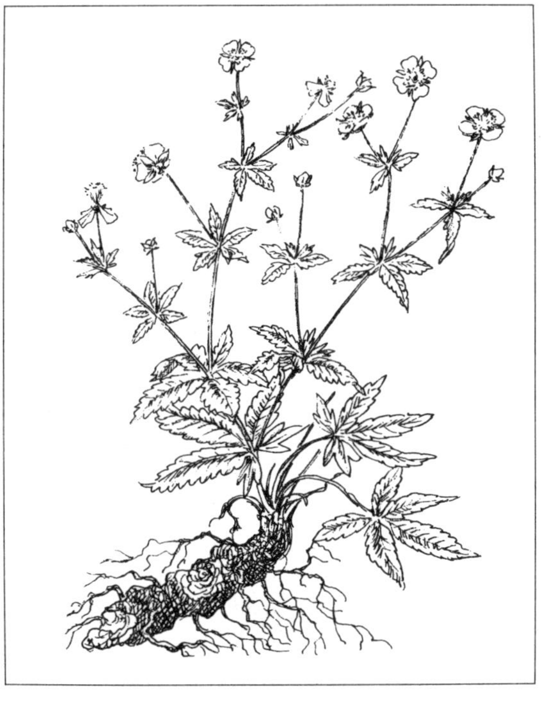

**Arzneilich verwendete Pflanzenteile:** Der Wurzelstock.

**Drogenbezeichnung:** Tormentillwurzel(stock) = *Rhizoma Tormentillae, Radix Tormentillae.*

**Botanik und Sammeltips:** Pflanzenbeschreibung: Im Boden ist Tormentill mit einem kräftigen, unregelmäßig dicken Wurzelstock verankert, der auch die Droge bildet. Zunächst ist die Bruch- oder Schnittstelle weiß, bald erfolgt aber eine intensive Rotfärbung. Aus diesem Wurzelstock wachsen mehrere gabelästige Stengel, die aufrecht oder aufsteigend eine Höhe von 10 bis 40 cm erreichen. Diese Stengel tragen gefingerte Blätter, die entweder ohne Stiel sind oder aber einen sehr kurzen Stiel tragen. Am Ende der Gabeläste sitzt jeweils eine gelbe Blüte mit 4 Kronblättern. Blütezeit: März bis Mai (Juni). Vorkommen: Die Pflanze ist weit verbreitet. Sie liebt sandigen Boden ebenso wie feuchten Moorboden, doch ohne Sonne und Wärme mag sie nicht auskommen. Man findet sie daher häufig an Abhängen, auf Heiden, Waldlichtungen und Böschungen. Ernte und Aufbereitung: Man sammelt den Wurzelstock entweder im Frühjahr oder im Herbst. Nach der Reinigung werden die Wurzeln schnell im Schatten oder auch in der Sonne getrocknet.

**Inhaltsstoffe (Wirkstoffe):** Die Blutwurz ist eine reine Gerbstoffdroge. Sie enthält reichlich Catechingerbstoffe, die auch von magenempfindlichen Patienten meist gut vertragen werden. Daneben spielt der rote Farbstoff, das sogenannte Tormentillrot eine Rolle, weil dieser Farbstoff (auch in der Heidelbeere enthalten) das Bakterienwachstum hemmt. Das Tormentillin (ein Glykosid), Harz, ätherisches Öl und andere Inhaltsstoffe runden die Wirkung ab.

**Heilwirkung und Anwendung:** Für die Tormentill (Blutwurz) gibt es zwei Anwendungsbereiche: Man gebraucht sie äußerlich als Gurgel- und Spülmittel bei Entzündungen in Mund und Rachen, am Zahnfleisch und an den Schleimhäuten. Besonders wirksam ist das Gurgeln bei entzündeten Mandeln. Außerdem wirkt eine Abkochung der Wurzel in Form von Teilbädern oder Umschlägen bei Erfrierungen und schlecht heilenden Wunden, bei Hämorrhoiden und Verbrennungen. Innerlich gibt man Blutwurz (Tormentill) bei Magen- und Darmstörungen, besonders bei Blähungen und Durchfällen, die mit Gärungserscheinungen in Verbindung stehen. Man gebraucht innerlich und äußerlich den Tee (die Abkochung).

So wird Tormentill-Tee bereitet: 1 bis 3 Eßlöffel Tormentill mit $^1/_2$ l kaltem Wasser übergießen und zum Sieden erhitzen. Der Ansatz wird etwa 15 Minuten lang gekocht. Von diesem Tee soll 3mal täglich 1 Tasse schluckweise getrunken werden. Für den äußerlichen Gebrauch kann man ihn entweder unverdünnt verwenden oder verdünnt mit Kamillen-Tee zu gleichen Teilen.

Auch die Tinktur aus der Tormentill (Tinctura Tormentillae heißt sie in der Apotheke) ist innerlich und äußerlich wirksam. Die Einzelgabe zum inneren Gebrauch bei Durchfällen beträgt bei Bedarf 50 Tropfen. Zum Gurgeln oder für Teilbäder gibt man 2 Teelöffel der Tinktur in ½ l Wasser.

**Mein besonderer Rat:** Es ist nicht gut, bei Hals- und Mandelentzündungen sofort nach starken Arzneimitteln (wie etwa Antibiotika oder Sulfonamide) zu greifen. Es gibt gute Heiltees für diese Erkrankungen; bei Lindenblüten wurde schon darauf hingewiesen. Als Gurgelmittel empfehle ich, die Tormentill, die Salbei und die Kamille – gemischt oder im Wechsel – zu verwenden. Alle drei Heilpflanzen haben ihre Besonderheiten und ergänzen sich sehr gut. Schneller als man es für möglich hält, verschwinden die Halsbeschwerden komplikationslos und vollständig, außerdem hat der Organismus eigene Abwehrkräfte entwickelt, woran ihn die »drastischen Mittel« sonst hindern.

**Tormentill (Blutwurz) als Hausmittel:** Mal nennt man diese Heilpflanze Tormentill, mal Blutwurz, doch in jedem Fall ist die gleiche Droge gemeint. Sie gilt vielerorts als Hausmittel bei Durchfällen, bei Blähungen (gemischt mit Kümmel-Tee 1 : 1) und Magenbeschwerden (gemischt mit Pfefferminze 1 : 1). Aber auch die äußerliche Anwendung, besonders bei Frostschäden wird in der Volksmedizin sehr geschätzt. Statt des Tees verwendet man auch die gepulverte Droge gegen Durchfall, wovon man, in Wasser oder Rotwein aufgeschwemmt, 3- bis 5mal täglich ½ bis 1 Teelöffel gibt. Die immer noch geübte Anwendung gegen zu heftige oder schmerzhafte Monatsblutungen ist sehr umstritten. Das gilt auch für die Anwendung bei Gelbsucht, wie sie seinerzeit Sebastian Kneipp versuchte. – H. Marzell erzählt in seinen »Ethnobotanischen Streifzügen«, wie die Menschheit zu dieser Heilpflanze kam oder auf sie aufmerksam gemacht wurde: Im Jahre 1348/49 herrschte im badischen Wiesental die Pest. In der Zeit, als die Not am größten war, als Rettung unmöglich erschien, sei ein Vogel vom Himmel gekommen und habe folgendes Lied gepfiffen, so deutlich, daß es alle verstehen konnten: »Aesst Durmedill und Bibernell, Sterbt nüt so schnell.«

**Nebenwirkungen:** Bei Überdosierung kann es wegen der hohen Gerbstoffmenge der Droge bei empfindlichen Patienten zu Magenbeschwerden und Erbrechen kommen. Das ist jedoch sehr selten der Fall.

# Ulme

→ Farbfoto Seite 327

*Ulmus minor mill. / Syn. Ulmus carpinifolia Gled., Ulmus campestris L. (Ulmaceae).*

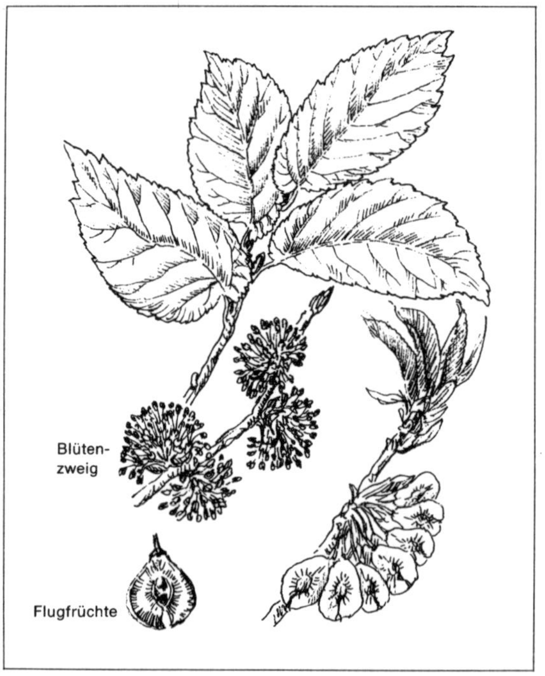


Volksnamen: Feldulme, Parkulme, Rüster.

**Arzneilich verwendete Pflanzenteile:** Die Rinde.

**Drogenbezeichnung:** Ulmenrinde = *Cortex Ulmi (campestris).*

**Botanik und Sammeltips:** Pflanzenbeschreibung: Die Ulme kann eine Höhe bis zu 40 m erreichen. Der Stammumfang ist gewaltig und man sagt, daß kaum ein anderer heimischer Baum das Alter einer Ulme erreicht. Der Stamm, er verzweigt sich erst weit über dem Boden, besitzt anfangs eine glatte, später aber eine rissige Rinde von dunkelgrauem Aussehen. Außer den fächerartigen ausgebreiteten langen Zweigen sind für die Ulme besonders kennzeichnend die kurzgestielten eiförmigen, gesägten, zugespitzten, lebhaft grünen, an der Unterseite helleren Blätter, deren eine Seitenhälfte größer ist als die andere. Die Blüten, aus denen sich weißhäutig geflügelte Früchte bilden, stehen büschelig zusammengedrängt. Blütezeit: März bis April. Vorkommen: In Auwäldern, an sonnigen Hängen und Waldrändern, an Flußufern und in Parkanlagen findet man die Ulme. Ernte und Aufbereitung: Von der Ulme gebraucht man die Rinde. Es ist wohl selbstverständlich, daß man nicht die borkige und rissige Rinde älterer, sondern die glatte Rinde jüngerer Äste und Zweige nimmt. Die richtige Sammelzeit ist das zeitige Frühjahr (Ende März bis April). Zu dieser Zeit läßt sie sich leicht abschälen. Getrocknet wird die Rinde an der Sonne oder im Schatten an einem luftigen Platz.

**Inhaltsstoffe (Wirkstoffe):** Der wichtigste Wirkstoff ist der Schleim. Gerbstoffe, Bitterstoffe, Phlobaphene und andere Inhaltsstoffe sind gewiß an der Wirkung beteiligt.

**Heilwirkung und Anwendung:** Ulmenrinde wirkt entzündungswidrig auf Schleimhäute. Man kann bei Mund- und Rachenentzündungen damit gurgeln, man kann entzündete Magen- und Darmschleimhaut damit behandeln, man kann die Ulmenrinde aber auch zur Wundbehandlung in Form feuchter Umschläge verwenden. Gebraucht wird für all diese Anwendungen ein Tee-Aufguß.

So wird Ulmenrinden-Tee bereitet: 2 gehäufte Teelöffel Ulmenrinde werden mit $^1/_4$ l kaltem Wasser übergossen, langsam zum Sieden erhitzt und dann abgeseiht. Innerlich gibt man 2mal täglich 1 Tasse Tee, besonders bei Durchfällen. Zum Gurgeln und Spülen sowie zur Wundbehandlung wird dieser Tee unverdünnt gebraucht.

**Ulmenrinde als Hausmittel:** Die Verwendung der Ulmenrinde ist regional bedingt. Dort wo sie gebraucht wird, nimmt man sie vornehmlich für Teilbäder bei Hämorrhoiden und zur Wundbehandlung. Gegen Durchfall gebraucht man auch die feingepulverte Droge, von der man 2mal täglich $^1/_2$ Teelöffel mit etwas Wasser verabreicht.

**Nebenwirkungen:** Nebenwirkungen sind nicht bekannt.

# Veilchen, wohlriechendes

→ Farbfoto Seite 327

*Viola odorata L. (Violaceae).*

Volksnamen: Märzveilchen, Marienstengel, Oeschen, Osterveigerl, Schwalbenblume, Veicherln, Veieli, Viönli.

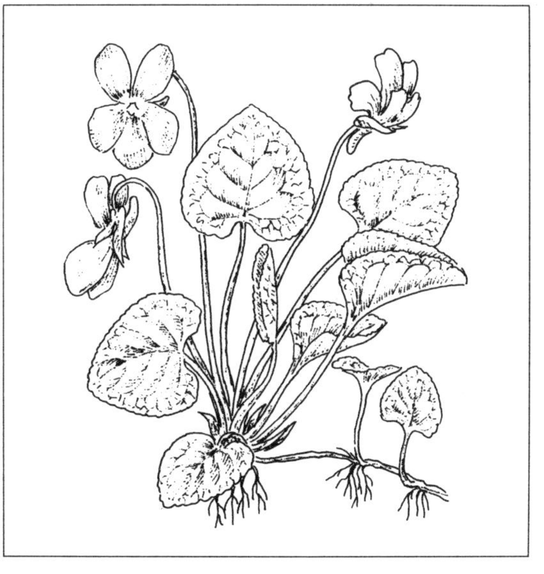

**Arzneilich verwendete Pflanzenteile:** Das Kraut.

**Drogenbezeichnung:** Veilchenkraut = *Herba Violae odoratae.*

**Botanik und Sammeltips:** Pflanzenbeschreibung: Im Boden ist das Veilchen mit einem kriechenden, sich ausbreitenden Wurzelstock verankert. Daraus entwickeln sich die Blühtriebe und Ausläufer, die sich bewurzeln können. Die Blätter der Pflanze sind herzförmig und gestielt. Der Blütenstengel trägt neben den Blüten, die tiefviolett, seltener weiß oder rötlich gefärbt sind und angenehm duften, gelegentlich kleine Nebenblätter. Die Frucht ist eine Kapselfrucht mit kleinen Samen. Blütezeit: März bis April (Mai). Vorkommen: Das Veilchen wächst vornehmlich an Zäunen, Hekken und an Waldrändern. Ernte und Aufbereitung: Das Kraut wird zur Blütezeit gesammelt und an der Luft getrocknet.

**Inhaltsstoffe (Wirkstoffe):** Saponine, Bitterstoffe, ein Glykosid, Salizylsäuremethylester und Odoratin, das blutdrucksenkend wirken soll.

**Heilwirkung und Anwendung:** Bei Halsentzündung, Bronchitis mit festsitzendem Schleim und zur Blutreinigung verwendet man das Kraut des wohlriechenden Veilchens. Man lobt es sehr als Linderungsmittel bei Keuchhusten, aber auch als Mittel gegen verschiedene Hautkrankheiten. Gebraucht wird der Tee sowohl innerlich als auch äußerlich zu Hautwaschungen.

So wird Veilchen-Tee bereitet: 2 Teelöffel Veilchenkraut werden mit 1/4 l kaltem Wasser übergossen, zum Sieden erhitzt und noch weitere 5 Minuten ausgezogen. Nach dem Abseihen kann von dem Tee (bei Husten mit Honig gesüßt) 2- bis 3mal täglich 1 Tasse getrunken werden. Zum Gurgeln und zu Hautwaschungen ist er unverdünnt zu verwenden.

**Verwendung in der Homöopathie:** Aus der frischen blühenden Pflanze (ohne Wurzeln) wird das Homöopathikum »Viola odorata« bereitet, das bei Ohrenschmerzen, rheumatischen Gelenkerkrankungen, Asthma und Keuchhusten sowie gegen Hautunreinheiten verwendet wird. Man gebraucht die Urtinktur (∅), aber auch die mittleren Dilutionen ($D_3$ bis $D_6$) und gibt mehrmals täglich 5 bis 8 bis 15 Tropfen.

**Veilchen als Hausmittel:** Sowohl zur Blutreinigung als auch zur Behandlung hartnäckiger Bronchitis wird der Tee aus dem wohlriechenden Veilchen in der Volksmedizin gebraucht. Beliebt ist hier ein Sirup.

So wird Veilchen-Sirup bereitet: Man sammelt einen Tassenkopf voll frische Veilchenblüten und gibt sie in eine Flasche, gießt 1/4 l heißes Wasser darüber und läßt den Ansatz 24 Stunden stehen. Dann wird abgeseiht. Die abgeseihte Flüssigkeit gießt man, nachdem man sie zum Sieden erhitzt hat, über eine neue Portion (1 Tassenkopf voll) Veilchenblüten und läßt ebenfalls 24 Stunden ziehen. Diesen Ansatz versetzt man nach dem Abseihen mit der gleichen Menge Honig und gibt ihn Kindern teelöffelweise gegen Husten. Gelegentlich werden Veilchenblüten auch als Nervenberuhigungsmittel empfohlen. Sie sollen frisch sein und werden mit Orangenmarmelade vermischt gegessen. – Auch Sebastian Kneipp hielt viel von dem Veilchen bei Husten und Lungenleiden, bei Atemnot und Kopfweh, bei Halsentzündung (zum Gurgeln), aber auch bei Podagra, wogegen er einen Absud in Essigwasser für Umschläge empfohlen hat.

**Nebenwirkungen:** Nebenwirkungen sind nicht zu befürchten.

# Vogelknöterich

→ Farbfoto Seite 338

*Polygonum aviculare L. (Polygonaceae).*

Volksnamen: Angerkraut, Blutgarbe, Ferkelkraut, Hühnergras, Knotengras, Närvechrut, Saugras, Vogelchrut, Wegtritt, Zehrgras.

**Arzneilich verwendete Pflanzenteile:** Das Kraut.

**Drogenbezeichnung:** Vogelknöterichkraut = *Herba Polygoni avicularis.*

**Botanik und Sammeltips:** Pflanzenbeschreibung: Vogelknöterich entwickelt sich recht unterschiedlich. Mal ist die Pflanze niederliegend, mal haftet sie dem Erdboden fast an, mal steigt sie auf; das hängt vom Standort ab. Wenn sie niederliegt, sind die Triebe mager, wenn sie

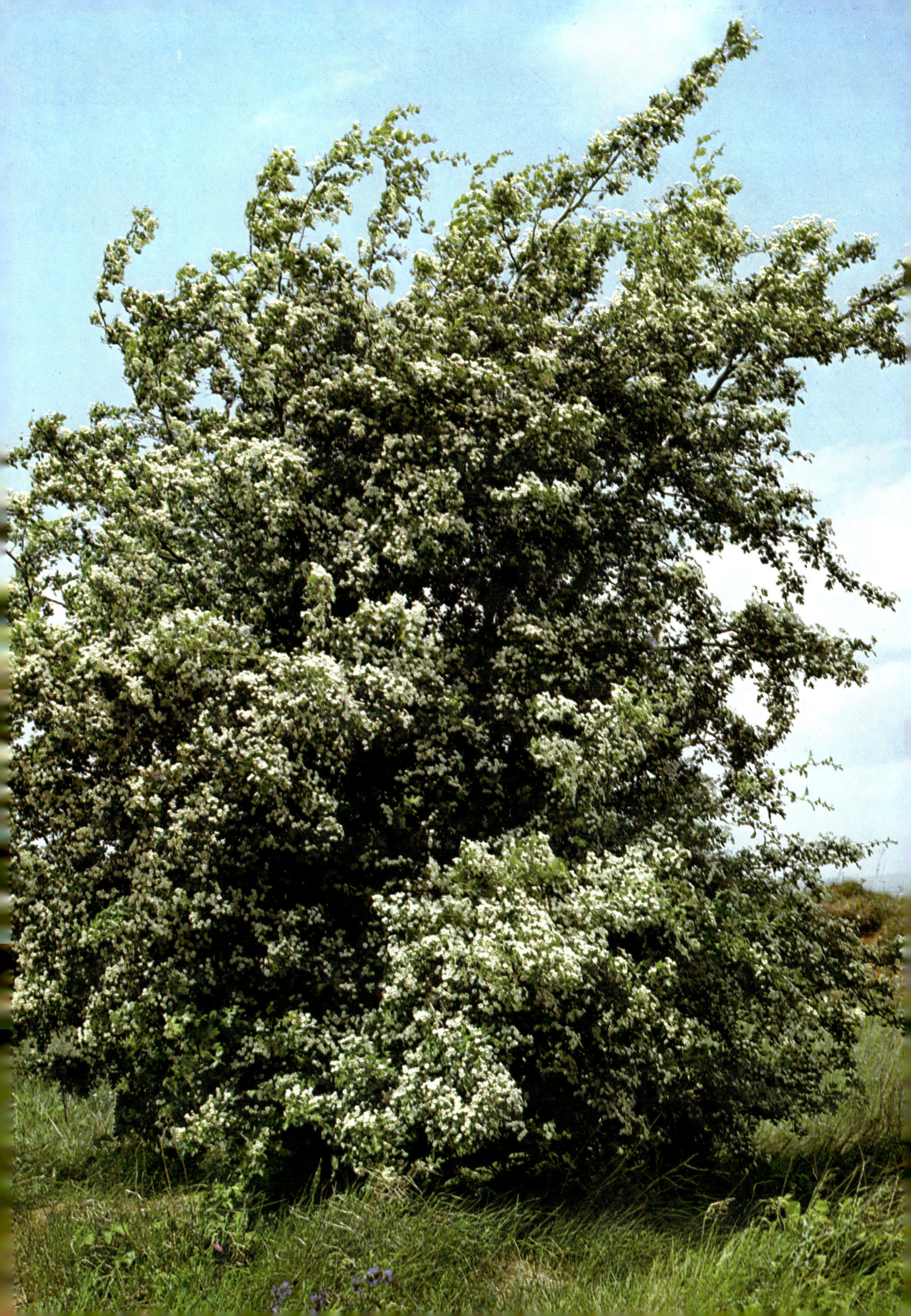

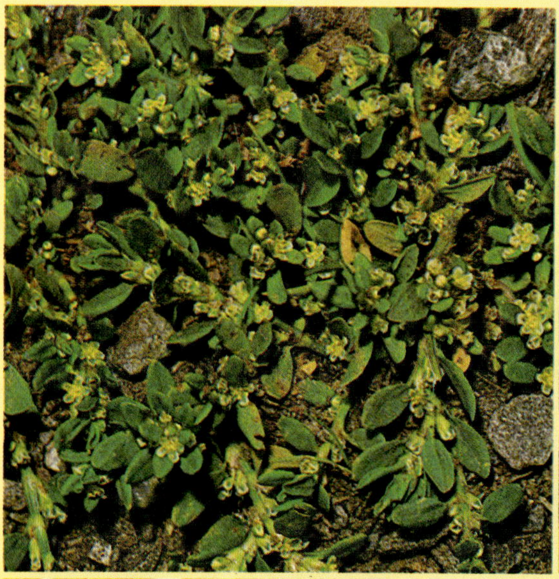
1

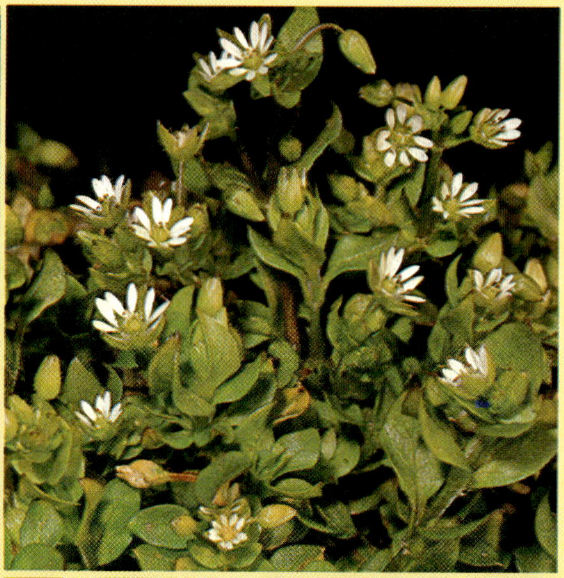
2

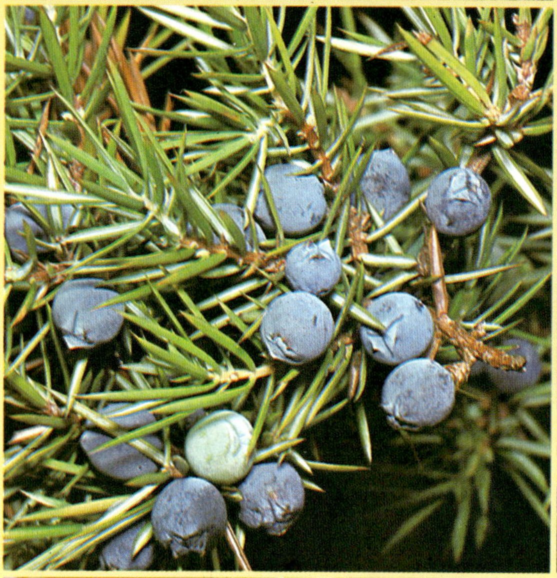
3

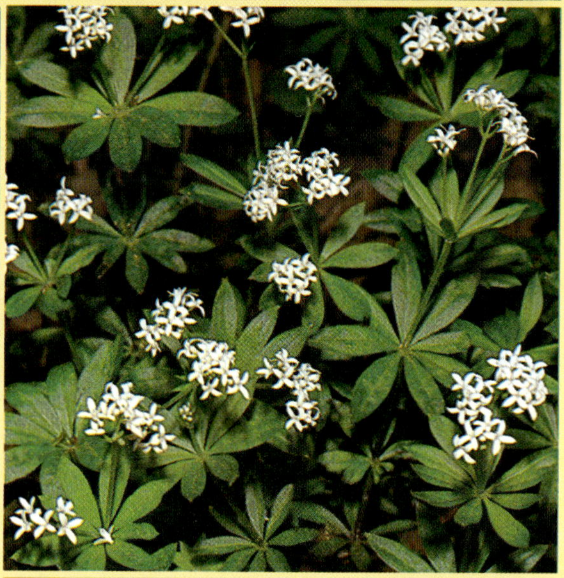
4

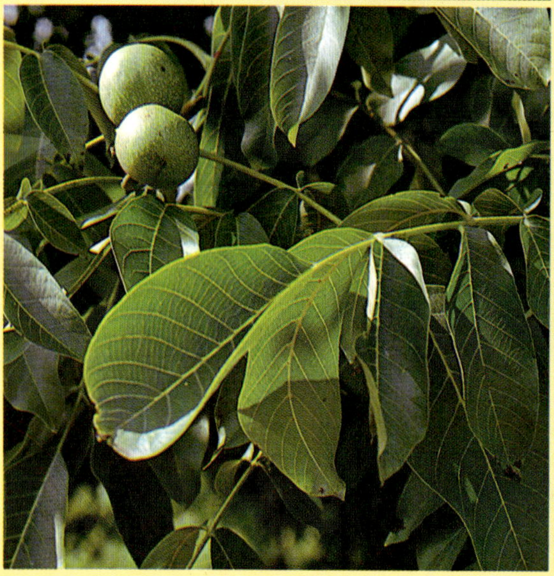
5

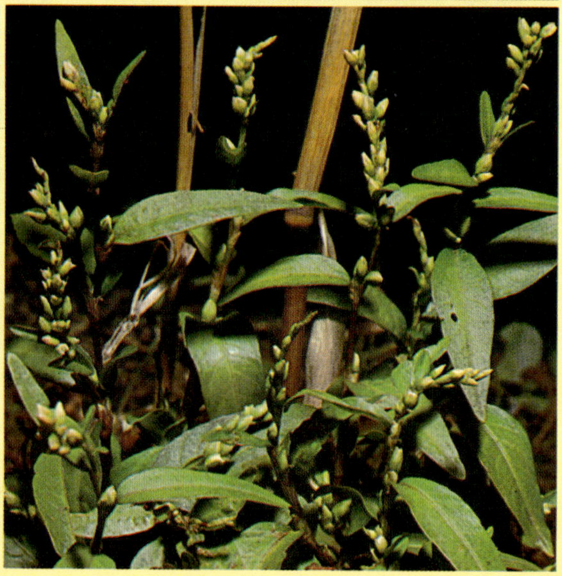
6

aufsteigt, sind sie kräftiger und erreichen eine Höhe bis zu 40 cm. Die verzweigten Stengel tragen wechselständig angeordnete schmale und spitz auslaufende Blätter ohne Stiel, die auch gelegentlich oval sein können, ihre Länge schwankt zwischen ½ und 3 cm. Die Blüten

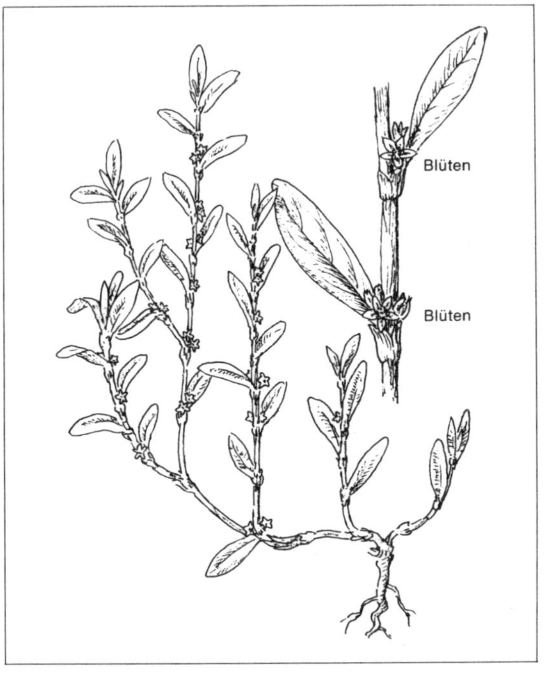


sind unscheinbar, trichterförmig und rosarot, weißlich oder gar grünlich gefärbt. Blütezeit: Juni bis August. Vorkommen: Der Vogelknöterich wächst auf allen Böden. Zwischen Grobkies ebenso wie auf fruchtbarem Ackerboden. Auch auf Höfen, Ödplätzen und Brachland, an Wegrändern und Bahngeleisen ist er zu finden. Ernte und Aufbereitung: Man sammelt die Pflanze zur Blütezeit und trocknet im Schatten oder in der Sonne.

**Inhaltsstoffe (Wirkstoffe):** Von den vielen Inhaltsstoffen interessieren in der Hauptsache die Kieselsäure, die Gerbstoffe und die nur geringen Mengen an Saponin.

**Heilwirkung und Anwendung:** Der Vogelknöterich ist Bestandteil einiger Tees, die gegen Husten und Lungenleiden gebraucht werden. Auch in den sogenannten Blutreinigungstees ist er enthalten, hier trägt er mit dazu bei, den Stoffwechsel anzuregen. In der Schulmedizin ist seine Bedeutung jedoch nur gering. Als Kieselsäuredroge behauptet sich da der Schachtelhalm.

**Vogelknöterich als Hausmittel:** Weil er so häufig ist, weil man ihn auf dem Land überall kennt und nicht zuletzt, weil die alten Kräuterbücher viel Lobenswertes über den Vogelknöterich berichten, ist diese Heilpflanze ein beliebtes Hausmittel. Verwendet wird fast ausschließlich der Tee.

So wird Vogelknöterich-Tee bereitet: 2 gehäufte Eßlöffel Vogelknöterich werden mit ¼ l kaltem Wasser angesetzt und zum Sieden erhitzt. Danach wird abgeseiht. Kurmäßig (gegen Hautunreinheiten und zur Frühjahrs- und Herbstkur) werden 2 bis 3 Tassen täglich über mehrere Wochen getrunken. Bei Durchfall gibt man 3 Tassen pro Tag und ebenfalls bei den vielen anderen Heilanzeigen der Volksmedizin; Husten und Heiserkeit, Rheuma und Gicht, Blasen- und Nierenleiden, Harnverhaltung und Periodenbeschwerden sowie Hämorrhoiden. Gegen diese Leiden empfahl ihn auch Sebastian Kneipp. Mit dem Tee behandelt man äußerlich in Form von Umschlägen auch schlecht heilende Wunden, besonders die sogenannten offenen Beine.

**Nebenwirkungen:** Keine Nebenwirkungen.

# Vogelmiere

→ Farbfoto Seite 338

*Stellaria media (L.) Vill. / Syn. Alsine media (Caryophyllaceae).*

Volksnamen: Alsine, Feldsternmiere, Hühnerbiß, Hühnerdarm, Hühnermiere, Mausdarm.

**Arzneilich verwendete Pflanzenteile:** Das Kraut.

**Drogenbezeichnung:** Vogelmierenkraut = *Herba Stellariae mediae*, selten auch noch: Alsine = *Herba Alsines*.

**Botanik und Sammeltips:** Pflanzenbeschreibung: Die stark verästelten Stengel der Vogelmiere, schwach und meist niederliegend, sind

◁ *1 Vogelknöterich, 2 Vogelmiere, 3 Wacholder, 4 Waldmeister, 5 Walnuß, 6 Wasserpfeffer*

stielrund, einreihig behaart und bilden lockere grüne Rasen. Die Blätter sind unten lang-, oben kurzgestielt, sattgrün, ganzrandig und zugespitzt eiförmig bis lanzettlich-elliptisch. Sie sitzen gegenständig angeordnet an den niederliegenden und aufsteigenden Stengeln. Die kleinen Blüten stehen in lockeren wenigblütigen Trugdolden. Sie besitzen schneeweiße Blütenblätter, die vorn tief ausgeschnitten sind, und rotviolette oder purpurne Staubgefäße.

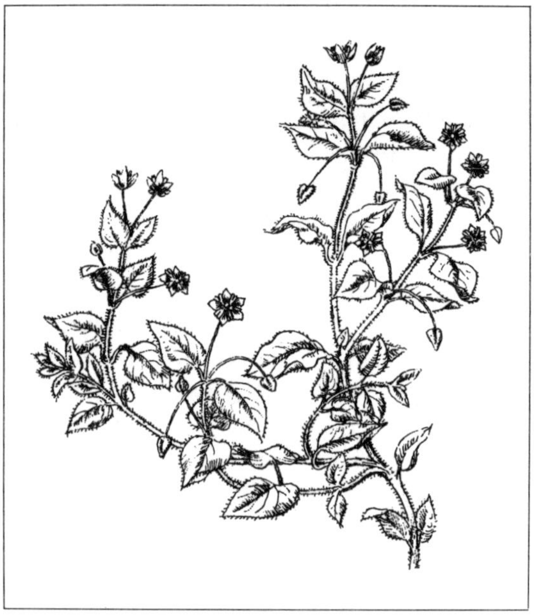

Blütezeit: Die Vogelmiere blüht das ganze Jahr hindurch; wenn die Bedingungen nur einigermaßen erträglich sind, kennt sie keine Winterruhe. Vorkommen: Auf Äckern, Gartenland, Schuttplätzen, an Wegrändern und auf Waldböden wächst die unscheinbare Vogelmiere. Ernte und Aufbereitung: Man sammelt das ganze Kraut im Frühling und trocknet es an der Luft.

**Inhaltsstoffe (Wirkstoffe):** Der Inhaltsstoff, dem die Wirkung zuzuschreiben ist, ist ein Saponin (oder mehrere Saponine). Der hohe Gehalt an Kalium ist ebenfalls bemerkenswert.

**Heilwirkung und Anwendung:** Hier zitiere ich Sebastian Kneipp, der die Vogelmiere (er nannte sie Hühnerdarm) in die Heilkunde einführte: »Man kann den Hühnerdarm recht passend ein Lungenkraut im eigentlichen Sinne des Wortes nennen, weil er auflösend und schleimauslösend wirkt und auch bei Blutbrechen und Bluthusten sowie bei Hämorrhoiden, bei Nieren- und Blasenverschleimung sehr gute Dienste leistet. Auch äußerlich ist der Hühnerdarm sehr wirksam bei offenen Schäden, Ausschlägen und alten, faulen Geschwüren. Mischt man ihm noch Spitzwegerich und Zinnkraut bei, so kann man damit große Erfolge erzielen.« Und daraus ergibt sich, daß man einen Vogelmieren-Tee bei Husten und Lungenleiden allein, doch noch besser in gemischten Tees versuchen kann.

So wird Vogelmiere-Tee bereitet: 2 Teelöffel Vogelmiere mit ¼ l kochendem Wasser übergießen, 5 bis 10 Minuten ziehen lassen, abseihen und warm 2mal täglich 1 Tasse Tee trinken. Zum Behandeln von Wunden in Form von Umschlägen und Bädern ist dieser Aufguß auch zu verwenden.

So wird eine Hustenteemischung mit Vogelmierenkraut bereitet:

| | |
|---|---|
| Vogelmierenkraut (Herba Stellariae mediae) | 10,0 |
| Huflattichblätter (Folia Farfarae) | 10,0 |
| Spitzwegerichblätter (Folia Plantaginis lanc.) | 10,0 |
| Zinnkraut (Herba Equiseti) | 10,0 |
| Tausendgüldenkraut (Herba Centaurii) | 10,0 |
| Thymian (Herba Thymi) | 10,0 |
| Primelwurzel (Radix Primulae) | 10,0 |

Zubereitet wird dieser Tee genauso wie oben angegeben.

**Anwendung in der Homöopathie:** Aus der frischen Pflanze wird die Urtinktur »Stellaria media« bereitet. Man gebraucht vornehmlich die zweite Potenz ($D_2$) bei akutem und chronischem Gelenkrheumatismus, wobei 2 bis 4 Tropfen alle 2 bis 3 Stunden verabreicht werden. Auch bei Leberschmerzen könne man mit diesem Mittel Linderung verschaffen, wird im homöopathischen Schrifttum berichtet.

**Vogelmiere als Hausmittel:** Alles was Sebastian Kneipp mit dem Hühnerdarm, wie er diese Heilpflanze nannte, behandelt hat, wird auch heute noch in der Volksmedizin damit kuriert. Hinzu kommt, daß man entzündete Augen mit einer Abkochung der Vogelmiere

auswäscht, zur Heilung und zur Stärkung der Sehkraft. – Und als erstes Grün oder Dauergrün, weil die Pflanze auch im Winter weiter wächst, nutzt man die Vogelmiere zum Garnieren von Fleischgerichten und als Suppengrün.
**Nebenwirkungen:** Keine Nebenwirkungen.

# Wacholder

→ Farbfoto Seite 338
*Juniperus communis L. (Cupressaceae).*
Volksnamen: Feuerbaum, Krammetsbeerenstrauch, Kranawitten, Kranewitt, Machandel, Reckholder, Weckhalter, Weihrauchbaum.

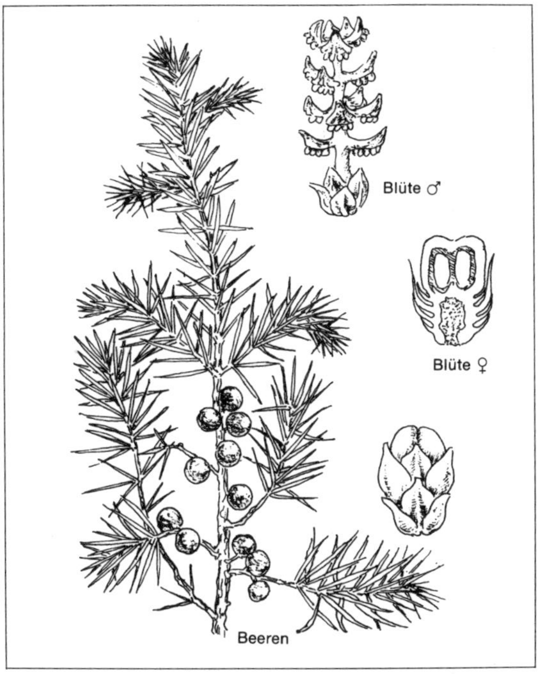


**Arzneilich verwendete Pflanzenteile:** Die Früchte und das daraus gewonnene ätherische Öl.
**Drogenbezeichnung:** Wacholderbeeren = *Fructus Juniperi*, Wacholderöl = *Oleum Juniperi.*

**Botanik und Sammeltips:** Pflanzenbeschreibung: Der Wacholder kommt entweder als niederliegender Strauch oder aber als größerer säulenförmiger Baum mit anliegenden Zweigen vor. Die etwa 1 cm langen Blätter, nadelförmig ausgebildet, starr und spitz, stehen zu dreien oder selten auch zu vieren wirtelig beieinander. Die Blüten sind getrenntgeschlechtlich: Es kommen die weiblichen und männlichen nur auf verschiedenen Pflanzen vor. Unscheinbar und grünlich gefärbt, fallen sie wenig auf. Nach der Befruchtung reifen die beerenartigen Früchte (botanisch sind es Zapfen) heran. Bis zur Reife vergehen 3 Jahre. Reife Früchte sind kugelrund, blauschwarz und im Durchmesser 5 bis 8 (bis 10) mm groß. Die dreistrahlige Spalte erinnert daran, daß es eine Zapfenfrucht ist. Blütezeit: April bis Mai. Vorkommen: Berghänge, Heiden und Moore, Unterholz in lichten Wäldern und Triften sind die Stellen, an denen der Wacholder wächst. Ernte und Aufbereitung: Wegen der spitzen nadeligen Blätter ist das Pflücken der reifen Beeren eine sehr mühsame Sache. Deswegen hilft man sich auf andere Weise. Man breitet Tücher auf dem Boden aus und klopft die reifen Beeren ab. Dann werden die mit den Beeren heruntergefallenen Zweigteile und vor allen Dingen die trockenen Blätter (Nadeln) sorgfältig entfernt und die Früchte an einem luftigen Ort getrocknet. Erntezeit ist Oktober.
**Inhaltsstoffe (Wirkstoffe):** Der Wirkstoff ist das ätherische Öl.
**Heilwirkung und Anwendung:** Wacholderbeeren wirken wassertreibend. Der Angriffspunkt liegt direkt im Nierengewebe, so daß wegen der Reizwirkung auf die Niere nur Patienten mit gesunden Nieren und auch diese nicht über sehr lange Zeit mit Wacholderbeeren oder Wacholderöl behandelt werden dürfen. Neben der wassertreibenden Wirkung kennt man eine günstige Wirkung der Wacholderbeeren gegen rheumatische Beschwerden. Da ist die von Kneipp empfohlene Kur immer noch sehr beliebt:
Man beginnt damit, daß man 3mal täglich 1 Beere zerkaut und schluckt, steigert täglich um jeweils 1 Beere, bis man bei 3mal täglich 20 Beeren angelangt ist, um dann absteigend wieder mit 3mal täglich 1 Beere die Kur zu been-

den. Dann muß eine Pause von mehr als einem Monat erfolgen. Doch bevor man diese Kur anwendet, sollte man mit dem Arzt darüber sprechen.

Es gibt viele wassertreibende Teemischungen, die Wacholderbeeren enthalten. Eine von ihnen sei hier genannt.

So wird die Teemischung bereitet:

| | |
|---|---|
| Wacholderbeeren (Fructus Juniperi) | 10,0 |
| Liebstöckelwurzel (Radix Levistici) | 10,0 |
| Hauhechelwurzel (Radix ononidis) | 10,0 |
| Süßholzwurzel (Radix Liquiritiae) | 10,0 |

2 gehäufte Teelöffel dieser Mischung mit $^1/_4$ l kochendem Wasser übergießen, 10 Minuten ziehen lassen, nach dem Erkalten abseihen und täglich 1 bis 2 Tassen Tee trinken. – Das Wacholderöl ist Bestandteil vieler Rheumaeinreibungen in flüssiger Form oder als Salbe. Auch wird es zu Inhalationen bei Bronchitis gebraucht.

**Wacholder als Hausmittel:** In der Volksmedizin spielt diese Heilpflanze eine ganz besondere Rolle. Man verwendet die Beeren als appetitanregendes Mittel, gibt einen Wacholderbeeren-Tee gegen Husten, zur Entwässerung, gegen übelriechende Durchfälle, gegen Blähsucht, Sodbrennen, Galle- und Leberleiden und gegen rheumatische Erkrankungen im weitesten Sinn. Vieles geht auf die Empfehlung von Sebastian Kneipp zurück. Aus den Beeren bereitet man sich einen Wacholder-Spiritus, der innerlich und äußerlich Anwendung findet. Die Herstellungsvorschriften dafür sind meist alte Überlieferung und unterscheiden sich sehr von einander, besonders was die Stärke des Alkohols angeht. Mit 70%igem Alkohol angesetzt, wird der Spiritus erfahrungsgemäß am besten.

So wird Wacholder-Spiritus bereitet: 100 g Wacholderbeeren werden gut zerdrückt, mit 500 g Alkohol (70%) übergossen und unter häufigem Umschütteln 14 Tage lang ausgezogen. Dann wird abgeseiht und in eine frische Flasche umgefüllt. Damit kann man einreiben oder die oben genannten Beschwerden auch innerlich behandeln: 3mal täglich 20 Tropfen auf 1 Stück Zucker. Aber immer ist zu bedenken, daß Wacholderbeeren die Nieren reizen können, und das tun natürlich auch die Zubereitungen.

Daß Wacholderschnäpse zu den beliebten »Klaren« gehören, ist sicher bekannt, daß sie die Verdauung fördern, sei hier hinzugefügt.

**Verwendung als Gewürz:** Wacholderbeeren sind ein sehr beliebtes Gewürz, das die Speisen bekömmlicher macht. Das an sich schon sehr gesunde Sauerkraut erfährt durch Wacholderwürze eine echte Bereicherung, außerdem alle dunklen Saucen und viele Fleischgerichte, ja selbst Fisch. Man kann die ganzen Beeren bei der Bereitung der Gerichte mitkochen oder sie auch zerdrückt verwenden. Eines ist zu bedenken: Überwürzen sollte man nicht. Als Richtzahl möge gelten: 3 ganze Wacholderbeeren oder 2 zerdrückte Beeren pro Person reichen aus.

**Nebenwirkungen:** Bei akuten Nierenerkrankungen darf Wacholder in keiner Form zur Anwendung kommen. Das Wacholderöl sollte nur äußerlich und auch da nur in Verdünnung gebraucht werden. Schwangere dürfen nicht mit Wacholderbeeren oder Zubereitungen daraus, auf keinen Fall jedoch mit Wacholderöl behandelt werden.

# Waldmeister

→ Farbfoto Seite 338

*Galium odoratum (L.) Scop. / Syn. Asperula odorata L. (Rubiaceae).*

Volksnamen: Gliedkraut, Herzfreund, Leberkraut, Maiblume, Maichrut, Maikraut, Mösch, Teekraut, Waldtee.

**Arzneilich verwendete Pflanzenteile:** Das blühende Kraut.

**Drogenbezeichnung:** Waldmeisterkraut = *Herba Asperulae odoratae.*

**Botanik und Sammeltips:** Pflanzenbeschreibung: Der Waldmeister ist eine zarte Pflanze von 10 bis 20 (bis 30) cm Höhe. Im Erdboden mit einem kriechenden dünnen Wurzelstock verankert, entsendet er zahlreiche aufrechte, glatte vierkantige Stengel an die Erdoberfläche, die – in Quirlen angeordnet – lanzettliche Blätter tragen. Die Blättchen sind am Rand ein wenig rauh, kurz stachelspitzig, ganzrandig und

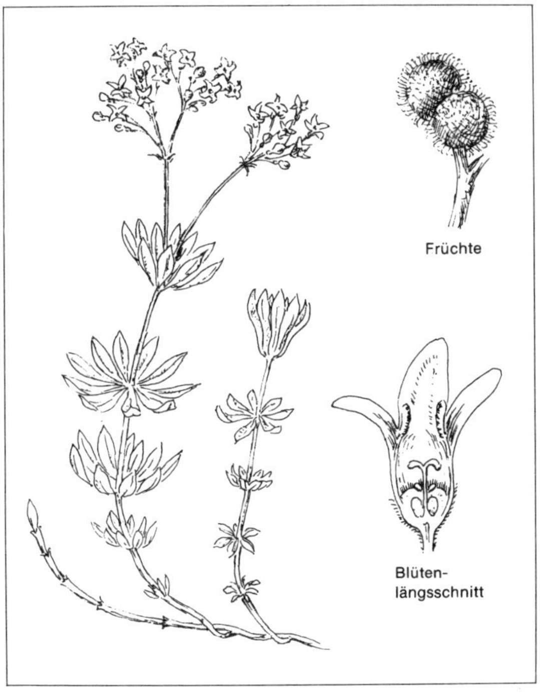


kahl. Die weißen Blüten sind sternförmig und klein. Sie stehen in einer endständigen, verzweigten, lockeren Trugdolde. Besonders in angewelktem Zustand duftet die ganze Pflanze stark. Blütezeit: Mai bis Juni. Vorkommen: Wer den Waldmeister sammeln möchte, der muß in schattige Buchenwälder gehen. Dort wächst er mit Vorliebe. Man sagt, daß dort, wo viel Immergrün wächst, meist auch Waldmeister zu finden sei. Ernte und Aufbereitung: Der Waldmeister muß zur Blütezeit gesammelt werden. Man schneidet das Kraut kurz über dem Erdboden ab, bündelt es und hängt es danach zum Trocknen an einem schattigen Ort auf.

**Inhaltsstoffe (Wirkstoffe):** Cumaringlykosid, das beim Trocknen Cumarin abspaltet, Asperulosid (ein Anthraglykosid), Bitterstoffe, Gerbstoffe und andere.

**Heilwirkung und Anwendung:** Der Waldmeister wird recht vielseitig verwendet. Er gilt als wirksam bei Leberstauungen, bei Darmstörungen und krampfartigen Zuständen. Meistens ist er Bestandteil verschiedener Teemischungen. Nur als Schlafmittel für ältere Leute wird er allein gebraucht.

So wird Waldmeister-Tee bereitet: 1 gehäufter Teelöffel Waldmeisterkraut wird mit 1/4 l kochendem Wasser übergossen und 5 Minuten ausgezogen. Nach dem Abseihen wird mit Honig gesüßt. Als Schlaftrunk soll der Tee unmittelbar vor dem Zubettgehen getrunken werden. Gegen die anderen oben genannten Beschwerden wirkt Waldmeister-Tee ungesüßt besser. 2 bis 3 Tassen Tee täglich sind die richtige Dosierung.

**Waldmeister als Hausmittel:** Hier muß am Anfang die Waldmeisterbowle erwähnt werden, die – wie der Maiwein – nicht nur ein Genußmittel ist, sondern zur Frühjahrskur für das »müde« Herz erhoben wird. Sonst gilt Waldmeister in der Volksmedizin als probates Beruhigungsmittel, als Mittel gegen Migräne, Menstruationsbeschwerden, Leberstauungen, Schwermut und Wassersucht. Meist wird auch hier der Tee verwendet. (Zubereitung wie beschrieben). Gelegentlich gebraucht man die gepulverte Droge, die mit Honig oder Mus vermischt gegeben wird: 1/2 Teelöffel davon 1/2 Stunde vor dem Zubettgehen.

**Nebenwirkungen:** Überdosierung führt zu Kopfschmerzen.

# Walnuß

→ Farbfoto Seite 338

*Juglans regia L. (Juglandaceae).*

Volksnamen: Christnuß, Steinnuß, Welschnußbaum.

**Arzneilich verwendete Pflanzenteile:** Die Blätter.

**Drogenbezeichnung:** Walnußblätter = *Folia Juglandis.*

**Botanik und Sammeltips:** Pflanzenbeschreibung: Der Walnußbaum ist zwar bei uns recht häufig, doch als Wildpflanze kann man ihn nicht bezeichnen. Er wird kultiviert und erreicht eine Höhe von 20 m. Sein Erscheinungsbild ist von Baum zu Baum verschieden, meist

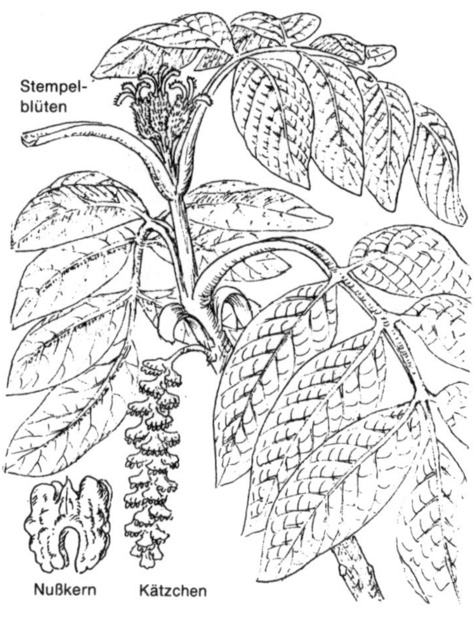


jedoch bildet er eine weit ausladende Krone aus. Die Blätter sind unpaarig gefiedert und werden 40 cm lang. In jungem Zustand sind sie infolge der drüsigen Behaarung klebrig, später glatt. Die Teilblättchen sind länglich-eiförmig, kurz zugespitzt und ganzrandig. Das Endblatt ist größer. Die grünen Früchte enthalten die bekannten Walnüsse. Ernte und Aufbereitung: Für arzneiliche Zwecke gebraucht man die Blätter, die bei schönem Wetter im Juni gesammelt werden sollen. Man trocknet sie schnell an der Luft.

**Inhaltsstoffe (Wirkstoffe):** Gerbstoffe, ätherisches Öl, Juglon, das gegen Pilzerkrankungen wirksam ist, und Flavonoide sind die wichtigsten Inhaltsstoffe der Droge.

**Heilwirkung und Anwendung:** Walnußblätter sind eine Gerbstoffdroge und folglich überall dort einzusetzen, wo es darum geht, entzündete Schleimhäute zu behandeln. Die gereizte Darmschleimhaut bei Durchfällen, die entzündete Magenschleimhaut, Entzündungen im Mund, am Zahnfleisch und im Rachen, selbst Entzündungen am Auge (Lidrandentzündungen), sind Anwendungsgebiete für Walnußblätter. Ganz besonders aber eignet sich die Droge zur Behandlung der verschiedensten Hautkrankheiten, wie Ekzeme, Akne, Frostschäden. Verwendet wird sowohl für die innerliche als auch die äußerliche Anwendung ein Aufguß (Tee).

So wird Walnußblätter-Tee bereitet: 2 Teelöffel fein geschnittene Walnußblätter werden mit ¼ l kaltem Wasser übergossen, zum Sieden erhitzt und etwa 3 bis 5 Minuten am Sieden gehalten. Nach dem Abseihen ist dieser Tee gebrauchsfertig. Innerlich ist 2- bis 3mal täglich 1 Tasse die richtige Dosierung. Zum Gurgeln, Spülen, zu Augenwaschungen und für Teilbäder bei Hauterkrankungen und Hämorrhoiden ist eine Verdünnung mit der gleichen Menge Kamillen-Tee empfehlenswert.

**Walnußblätter als Hausmittel:** Alles was bisher über die Walnußblätter gesagt wurde, gilt auch hier. Statt des Tees gibt man jungen Mädchen, die unter Akne leiden und Schwierigkeiten bei der Periode haben, auch die gepulverte Droge in Honig oder Mus. Als Sitzbad gegen Hämorrhoiden sind Walnußblätter-Abkochungen beliebt. Zuweilen mischt man die Droge auch mit der gleichen Menge Eichenrinde, bevor man die Abkochung bereitet. Von dieser Mischung benötigt man dann 1 Eßlöffel für 1 l (Zubereitung wie beschrieben).

**Nebenwirkungen:** Magenempfindliche Patienten vertragen gelegentlich keine Gerbstoffdrogen. Es kommt zu Übelkeit und Erbrechen. Sonst sind keine Nebenwirkungen zu befürchten.

# Wasserpfeffer

→ Farbfoto Seite 338

*Polygonum hydropiper L. (Polygonaceae).*
Volksnamen: Pfefferknöterich, Pfefferkraut, Scharfkraut.

**Arzneilich verwendete Pflanzenteile:** Das Kraut.

**Drogenbezeichnung:** Wasserpfefferkraut = *Herba Polygoni hydropiper.*

**Botanik und Sammeltips:** Pflanzenbeschreibung: Wasserpfeffer ist einjährig, wird 30 bis 80 cm hoch und besitzt einen verzweigten Stengel, der oft rötlich angelaufen ist. Dort wo er sich verzweigt, ist er angeschwollen. Die Blätter, länglich-lanzettlich, kahl und durchscheinend punktiert, sind wechselständig angeordnet. Die Blüten mit meist rötlicher, oft aber auch grünrötlicher trichterförmiger Krone sind nur wenige Millimeter groß und unscheinbar.

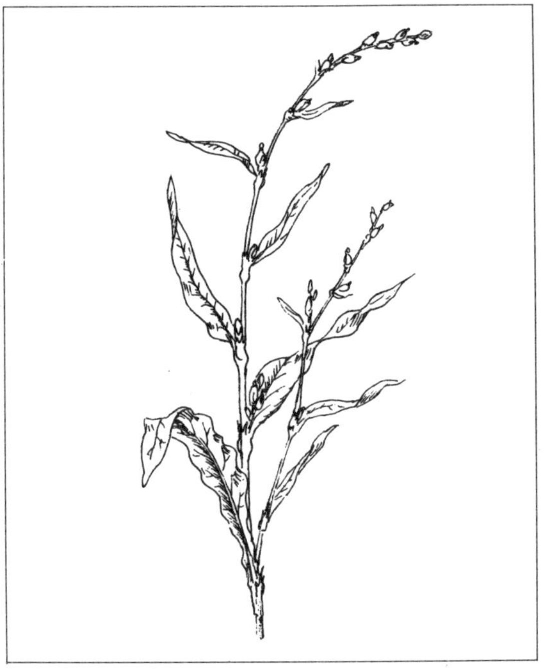

Blütezeit: Juli und August. Vorkommen: Man findet den Wasserpfeffer häufig auf feuchten Waldstellen, an Gräben und Bächen. Ernte und Aufbereitung: Man sammelt das Kraut zur Blütezeit und trocknet es im Schatten.

**Inhaltsstoffe (Wirkstoffe):** Die Gerbstoffe und ein scharf schmeckender Stoff sind wohl die wichtigsten Wirkstoffe, doch darf das ätherische Öl nicht vergessen werden. Bitterstoffe, Flavonoide (Rutin) ergänzen die Wirkung.

**Heilwirkung und Anwendung:** Wasserpfeffer wirkt harntreibend, zusammenziehend und entzündungswidrig. Bei schmerzhafter Periode soll er schnelle Linderung bringen.

**Wasserpfeffer als Hausmittel:** Im Gegensatz zur Schulmedizin wird der Wasserpfeffer in der Volksmedizin sehr viel gebraucht. Ich möchte allerdings vor der Verwendung warnen, weil die Scharfstoffe, die schon die Haut stark reizen, bei Schleimhäuten oft mehr Schaden anrichten als sie Nutzen bringen. Ungeachtet dieser Tatsache verwendet die Volksmedizin den Wasserpfeffer bei Blasen- und Nierenleiden, zur Blutstillung und auch bei schlecht heilenden Wunden. Gegen zu starke Monatsblutung und Periodenschmerzen wird er ebenfalls gebraucht.

So wird Wasserpfeffer-Tee bereitet: 1 gehäufter Teelöffel Wasserpfeffer wird mit 1/4 l kochendem Wasser übergossen, 10 Minuten ausgezogen und abgeseiht. 1 bis 2 Tassen Tee täglich sind die richtige Dosierung.

Bei Verstauchungen und Quetschungen, gelegentlich auch bei Rheuma und Gicht empfiehlt die Volksmedizin das Auflegen von zerquetschtem Wasserpfefferkraut.

**Nebenwirkungen:** Besonders der frische Wasserpfeffer wirkt sehr stark reizend auf Haut und Schleimhaut. Ich möchte daher von der Verwendung abraten.

# Wegwarte

→ Farbfoto Seite 356

*Cichorium intybus L. (Compositae).*

Volksnamen: Hindlauf, Rattenwurz, Sonnenwirbel, Wegeleuchte, Zichorie.

**Arzneilich verwendete Pflanzenteile:** Das Kraut und die Wurzel.

**Drogenbezeichnung:** Wegwartkraut = *Herba Cichorii,* Wegwartwurzel = *Radix Cichorii.*

**Botanik und Sammeltips:** Pflanzenbeschreibung: Wenn für eine Blütenpflanze das Wort sparrig zutrifft, so bestimmt für die Wegwarte. Sie ist mit einer langen spindelförmigen Wurzel im Boden verankert. Daraus entwickelt sich ein Stengel, der bis über 1 m hoch wird. Er ist kantig, hohl, rauhaarig, hin- und hergebogen und sparrig verästelt. Die unteren Blätter sind fiederspaltig und werden nach oben zu am Stengel zunehmend einfacher bis lanzettlich.

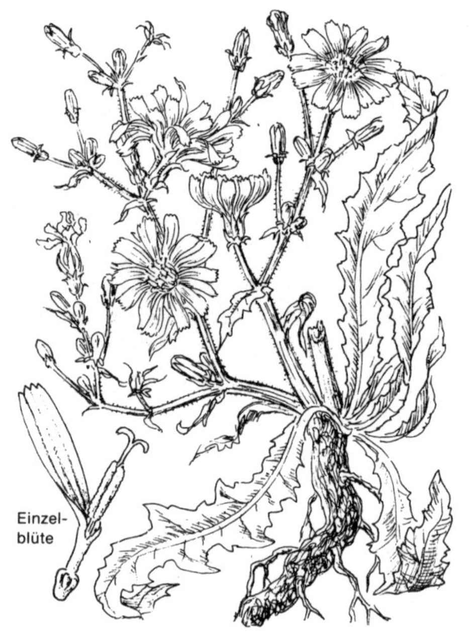


Die ganze Pflanze enthält einen bitteren Milchsaft. Auffallend schön sind die blauen Blüten, die gelegentlich auch rosa oder weiß gefärbt sind. Sie sitzen einzeln oder zu wenigen vereinigt in den Blattachseln, öffnen sich nur bei Sonnenschein und sind sehr schnell verblüht. Abgeblühter Blütenschmuck dieser Pflanze wird sofort durch neue Blüten ersetzt. Blütezeit: Juli bis September. Vorkommen: Die Wegwarte ist nicht selten. Sie benötigt etwas schweren lehmigen Boden, wenn sie gut gedeihen soll. Man findet sie an Wegrändern, an Böschungen, auf Brach- und Ödland, an Rainen und unbebauten Plätzen. Ernte und Aufbereitung: Im Juli muß das blühende Kraut geerntet werden, das man dann gründlich und schnell an der Luft trocknet. Die Wurzeln gräbt man im Spätherbst, befreit sie durch gründliches Waschen von anhaftender Erde, halbiert sie und legt sie zum Trocknen an einem luftigen Platz aus.

**Inhaltsstoffe (Wirkstoffe):** Neben zahlreichen anderen Inhaltsstoffen, die sicher auch mit an der Wirkung beteiligt sind, sind Bitterstoffe, Gerbstoffe und Cholin wohl die wichtigsten.

**Heilwirkung und Anwendung:** Aufgrund der Inhaltsstoffe ist die Wegwarte ein Tonikum amarum, ein bitteres Anregungs- und Kräftigungsmittel, das man bei Appetitlosigkeit, gestörtem Galleabfluß und Leberstörungen zusammen mit anderen Heilpflanzen gibt. Vielerlei Beschwerden, deren Ursache eine Stoffwechselstörung ist, wie Blähungen, Leibschmerzen, Appetitlosigkeit, Völlegefühl und Kopfschmerzen werden durch derartige Teemischungen günstig beeinflußt und gebessert. Aber auch die Wegwarte als Tee ohne weitere Zusätze hat ihre Anhänger.

So wird Wegwarten-Tee bereitet: 1 Teelöffel Wurzel oder Kraut (oder ein Gemisch aus beiden: Rad. Cichoriae cum herba) wird mit $^1/_4$ l kaltem Wasser übergossen, zum Sieden erhitzt und etwa 2 bis 3 Minuten lang gekocht. Dann wird abgeseiht. 2 bis 3 Tassen Tee täglich sind die richtige Dosierung.

**Mein besonderer Rat:** Ganz ähnlich wie die des Löwenzahns sehe ich die Wirkung der Wegwarte, so daß ich eine Mischung aus beiden Heilpflanzen als eine gute Verbindung empfehlen möchte. Mit etwas Pfefferminze erhält man eine Teemischung, die sich zur Frühjahrs- und Herbstkur bestens eignet. Es besteht die Möglichkeit, daß sich auch rheumatische Beschwerden bessern, daß sich die Tätigkeit der großen Drüsen (Leber und Niere) verstärkt, kurz: daß sich Wohlbefinden einstellt.

So wird die Teemischung bereitet:

| | |
|---|---|
| Wegwartenkraut mit Wurzel (Herba Cichoriae cum radice) | 20,0 |
| Löwenzahnkraut mit Wurzel (Herba Taraxaci cum radice) | 20,0 |
| Pfefferminzblätter (Folia Menthae piperitae) | 10,0 |

2 Teelöffel dieser Teemischung mit $^1/_4$ l kaltem Wasser übergießen, zum Sieden erhitzen und abseihen. Kurmäßig über 3 bis 6 Wochen 1- bis 2mal täglich 1 Tasse Tee trinken. Wer süßen möchte, der soll das mit Süßstoff tun. Zucker halte ich für nicht geeignet. Ungesüßt ist es jedoch besser.

**Wegwarte als Hausmittel:** Zu Beginn soll auszugsweise ein Bericht über die Heilwirkung der Wegwarte aus dem Jahre 1577 stehen. H. Bock schreibt: »Eine handtuoll Wegwart in wasser gesotten vnn gedruncken/ führt aus die gallen vnd weissen schleim durch den stulgang. ... Ein decoction gemacht auss dem kraut vnd wurtzel mit wein oder wasser/ vnnd warm gedruncken/eröffnet die Leber vnd Miltz/ soll genützt werden im anfang der Wassersucht vnd Cachexia. Solches vermag auch das gebrannt wasser/vnnd ist trefflich gut zu dem Hitzigen Magen/ zu allen brennenden Febern/vnnd schwachheit des Hertzens gedruncken. ... dienet auch zum hitzigen Podagra ...« – Ist es nicht erstaunlich, wie vieles wir davon heute als absolut richtig erkennen müssen? Was da gesagt wurde, hat Sebastian Kneipp übernommen und in die Volksmedizin eingeführt, wo Wegwarte als Magen-, Galle- und Lebermittel einen bevorzugten Platz einnimmt. Auch bei Hautunreinheiten wird die Wegwarte häufig gebraucht. Man trinkt den Tee, man macht Waschungen damit und gebraucht ihn für feuchte Verbände. Sicherlich nicht ohne Erfolg.

**Nebenwirkungen:** Nebenwirkungen sind nicht zu befürchten.

# Weide

Salix-Arten, wie *Salix fragilis L., Salix alba L., Salix pentandra L., Salix purpurae L., Salix rubra L.* und andere *(Salicaceae)*.

Volksnamen: Felbern, Katzenstrauch, Korbweide, Maiholz, Weihbuschen.

**Arzneilich verwendete Pflanzenteile:** Die Rinde.

**Drogenbezeichnung:** Weidenrinde = *Cortex Salicis.*

**Botanik und Sammeltips:** Pflanzenbeschreibung: Da es sich um verschiedene Weidenarten handelt, kann ich hier nicht eine einzelne Weide beschreiben. Aber es gibt wichtige Kennzeichen, die allen Weiden zu eigen sind: Sie können als Strauch oder als Baum vorkommen; vor den Blättern erscheinen die Blüten, die auch »Weidenkätzchen« genannt werden; alle Weiden sind zweihäusig, so daß auf einem Baum (oder Strauch) immer nur Blüten eines Geschlechts anzutreffen sind. Die männlichen Blüten erkennt man an den gelben Staubbeuteln. Die Rinde ist im Frühling, wenn »die Säfte steigen«, sehr leicht von den Ästen und

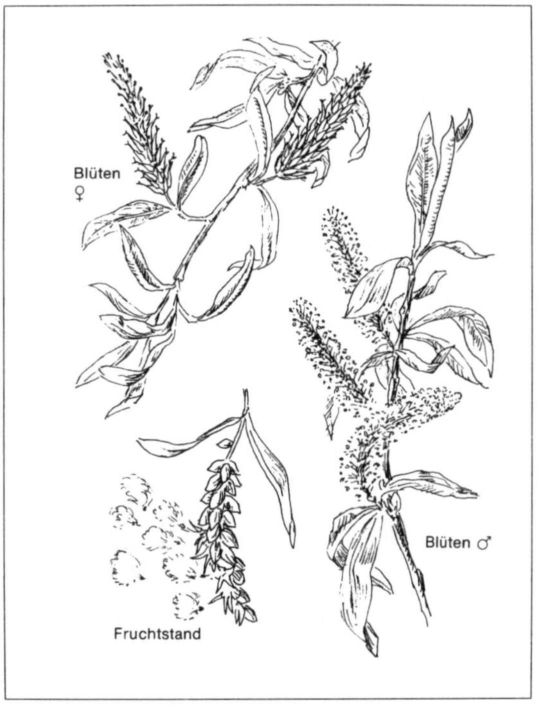


Zweigen zu lösen. Blütezeit: Im zeitigen Frühling, bevor die Blätter erscheinen (März). Vorkommen: Die Weiden bevorzugen feuchte Standorte. Sie sind Flußbegleiter, sie kommen an Gräben, am Rand feuchter Wiesen vor und siedeln sich auch in Auwäldern und an Waldrändern an. Ernte und Aufbereitung: Im Frühjahr schält man die Rinde von mitteldicken Zweigen und trocknet sie an der Luft.

**Inhaltsstoffe (Wirkstoffe):** Die Salizylsäureverbindungen sind die Hauptwirkstoffe der Weidenrinde. Daneben finden sich noch weitere Glykoside und Gerbstoffe.

**Heilwirkung und Anwendung:** Seit man das

Aspirin und die reine Salicylsäure synthetisch herstellen kann, spielt die Weidenrinde als Fieber- und Rheumamittel keine große Rolle mehr. Die schweißtreibende, schmerzlindernde und entwässernde Wirkung sind zwar unbestritten, doch nur noch selten wird die Droge in Teemischungen gebraucht. Schade, denn vielleicht kann man mit Weidenrinde bei den Erkrankungen, gegen die noch kein Heilmittel gefunden wurde, ich meine speziell das Rheuma, mehr erreichen als man glaubt. Sich dieser Heilpflanze zu bedienen, sollte man nicht allein der Volksmedizin überlassen.

**Weidenrinde als Hausmittel:** Hier hat diese Droge immer noch ihr Zuhause. Man gebraucht den Tee aus der Rinde bei allen fieberhaften Erkrankungen, vor allem solchen, bei denen auch Kopfschmerzen mit im Spiel sind. Man gibt den Tee bei Rheuma und Gicht, nicht zuletzt in der Hoffnung, Harnsäure aus dem Körper auszuscheiden. Auch bei Magen- und Darmbeschwerden wird häufig Weidenrinden-Tee getrunken.

So wird Weidenrinden-Tee bereitet: 1 gehäufter Teelöffel fein geschnittene Weidenrinde wird mit $^1/_4$ l kaltem Wasser angesetzt, ganz langsam zum Sieden erhitzt und dann vom Herd genommen. Etwa nach 5 Minuten muß abgeseiht werden. 2 Tassen Tee pro Tag sind die richtige Dosierung.

**Nebenwirkungen:** Wird Weidenrinden-Tee in den angegebenen Mengen getrunken, so sind Nebenwirkungen nicht zu befürchten. – Für Schwangere verboten!

# Weißdorn

→ Farbfoto Seite 337

Die verschiedenen bei uns vorkommenden Crataegus-Arten, *Crataegus oxyacantha, Crataegus monogyna* und andere *(Rosaceae).*

Volksnamen: Hagedorn, Heckendorn, Mehlbeere, Zaundorn.

**Arzneilich verwendete Pflanzenteile:** Die Blüten und die Früchte.

**Drogenbezeichnung:** Weißdornblüten = *Flores Crataegi,* Weißdornfrüchte = *Fructus Crataegi.*

**Botanik und Sammeltips:** Pflanzenbeschreibung: Die für arzneiliche Zwecke genutzten Weißdorn-Arten sind mittelgroße Sträucher oder kleine Bäume. Die weißen Blüten stehen

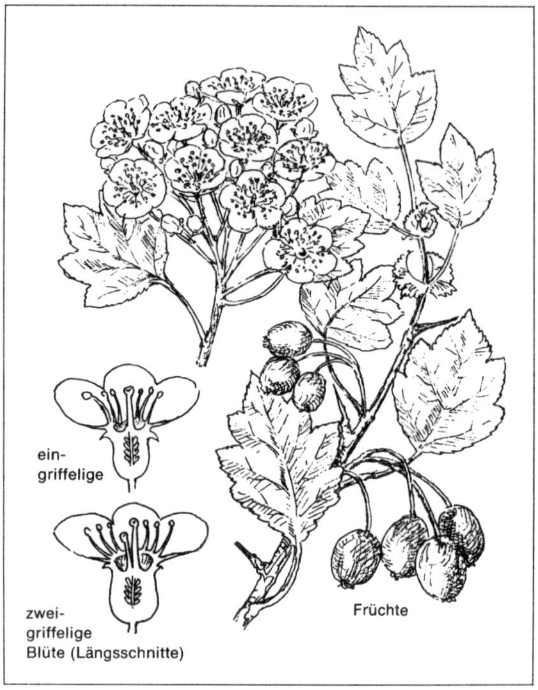


in aufrechten Doldenrispen. Die spitzen Dornen, mit denen die Zweige ausgestattet sind, gaben zusammen mit den prachtvollen weißen Blüten der Pflanze ihren Namen. Die Blätter des Weißdorn sind oberseits dunkelgrün, unterseits heller bis bläulich-grün, kurzgestielt und vorn meist dreilappig. Am Rand sind sie unregelmäßig gesägt. Blütezeit: Mai bis Juni. Vorkommen: Der Weißdorn wächst in lichten Gebüschen, in Hecken und lebenden Zäunen, an sonnigen Hängen und in Laub- und Föhrenwäldern. Ernte und Aufbereitung: Die Blüten müssen während der Blütezeit eingesammelt werden. Es ist nicht so schlimm, wenn einige Blätter mit in das Sammelgut geraten. Auch sie sind wirksam. Schnelles Trocknen ist anzuraten. Dann muß der Tee in gut schließenden Behältern aufbewahrt werden. Da die Wirksamkeit bei zu langer Lagerung beeinträchtigt wird, müssen die Blüten möglichst jedes Jahr frisch geerntet werden. Die Früchte sammelt man in reifem Zustand, also wenn sie rot aussehen. Sie werden ebenfalls schnell getrocknet und man sollte auch sie jedes Jahr frisch ernten.

**Inhaltsstoffe (Wirkstoffe):** Für die Wirkung verantwortlich zu machen sind in erster Linie die Flavonoide, Cholin, Acetylcholin, Äthylamin, Triterpencarbonsäuren und andere. Aber erst das Zusammenspiel aller Inhaltsstoffe macht die positive Crataeguswirkung aus. Nicht nur eine Summierung der einzelnen Wirkungen, sondern sogar eine Potenzierung durch gegenseitige Beeinflussung muß angenommen werden.

**Heilwirkung und Anwendung:** Weißdorn ist ein ausgezeichnetes Herzmittel. Es ist anzuwenden bei den verschiedensten Herz- und Kreislaufbeschwerden unserer Zeit. Seine zum Erfolg notwendige lange – in manchen Fällen ständige – Anwendung ist absolut unschädlich, seine Wirkung eindrucksvoll und überzeugend. Im Vordergrund steht die günstige Wirkung auf das Altersherz, das unter Weißdorn belebt, gestützt und gepflegt wird. Altersbedingte Degenerationserscheinungen am Herzmuskel und sklerotische Veränderungen der Herzkranzgefäße mit mangelhafter Durchblutung lösen bei älteren und alten Menschen Herzbeschwerden aus, die mit einer Weißdorn-Teekur erheblich gebessert werden können. Ähnlich wie die Herz- und Kreislaufbeschwerden älterer Leute sind die der Menschen, die ständig überfordert werden, und bei denen es zu frühzeitigen Abnutzungserscheinungen kommen kann. Weißdorn vermag hier die Beschwerden zu lindern und – was beinahe noch wichtiger ist – vorbeugend zu wirken. Die vielen beginnenden Herzleiden, die noch nicht im eigentlichen Sinn als Krankheiten anzusprechen sind, die sich jedoch unübersehbar bemerkbar machen, sind ein besonderes Indikationsgebiet für Weißdorn. Herzmuskelschwäche zeigt sich häufig bei oder nach schweren Infektionskrankheiten. In diesen Fällen sollte man an Weißdorn denken. Auch Rhythmusstörungen des Herzens bessern sich unter Behandlung mit Weißdorn. Mit Hilfe dieser Heilpflanze wird eine Verbesserung der Herzleistung erzielt, die eine Normalisierung des hohen Blutdrucks zur Folge hat. Gegen hohen Blutdruck im eigentlichen Sinn wirkt Weißdorn nicht. Es gibt auch Fälle, in denen mit Weißdorn eine Erhöhung des Blutdrucks im Sinne der Normalisierung möglich ist. – Eine besondere Bedeutung gewinnt der Weißdorn als Mittel zur Nachbehandlung des Herzinfarkts, denn die Verbesserung der koronaren Durchblutung (Durchblutung der Herzkranzgefäße) und die unmittelbare günstige Wirkung auf die Herzmuskelzellen im Sinne einer Aktivitätssteigerung und besseren Ernährung sind hier zwingend notwendig. Eine sofortige Wirkung ist aber nicht zu erwarten. Das muß man wissen. Nur Ausdauer und Geduld führen zum Erfolg, einem Erfolg, der dann allerdings beachtlich ist. Es gibt eine Unzahl von Fertigpräparaten, die Inhaltsstoffe des Weißdorn enthalten, doch ein Tee aus den Blüten ist ihnen durchaus ebenbürtig.

So wird Weißdorn-Tee bereitet: 2 Teelöffel Weißdornblüten werden mit $^1/_4$ l heißem Wasser überbrüht und 20 Minuten ausgezogen. Die richtige Dosierung: 2- bis 3mal täglich 1 Tasse. Man kann den Tee nach Geschmack verbessern. Honig als Süßmittel oder süßer Sanddornsaft eignen sich gut und unterstützen die Wirkung.

**Anwendung in der Homöopathie:** Das Homöopathikum »Crataegus« wird aus den reifen Früchten bereitet und ebenfalls gegen Herzbeschwerden und zur Stärkung des erschöpften Altersherzens gebraucht. Im allgemeinen verwendet man die Urtinktur (∅) und verordnet davon 2- bis mehrmals täglich 5 bis 20 Tropfen. Bei starker Nervosität und Übererregbarkeit gebraucht man statt der Urtinktur die zweite und dritte Potenz ($D_2$ und $D_3$).

**Weißdorn als Hausmittel:** In zunehmendem Maße findet der Weißdorn (hauptsächlich die Blüten) Einzug in die Hausapotheke. Er wird auch hier zur Beruhigung des nervösen Herzens und zur Stärkung der Herzleistung gebraucht. Darüber hinaus verwendet man Weißdornblüten (gelegentlich auch die Blätter) als diätetischen Tee bei Übergewicht, weil er entwässert. Viel Erfolg, so meine ich, wird man damit allerdings nicht haben.

**Nebenwirkungen:** Die Anwendung von Crataegus ist selbst bei Dauergebrauch ohne Nebenwirkungen.

## Wermut

→ Farbfoto Seite 356

*Artemisia absinthium L. / Syn. Absinthium officinale Lam. (Compositae).*

Volksnamen: Absinth, Artenheil, bitterer Beifuß, Eberreis, Heilbitter, Magenkraut, Ölde, Schweizertee, Wurmkraut.

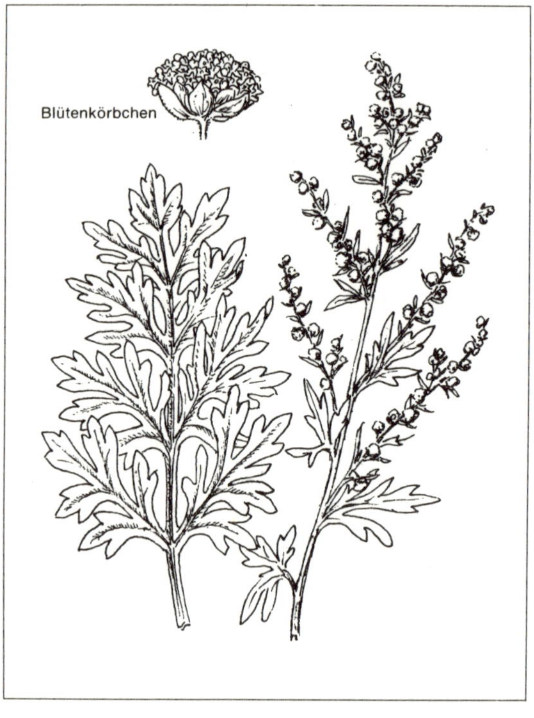


**Arzneilich verwendete Pflanzenteile:** Das Kraut.

**Drogenbezeichnung:** Wermutkraut = *Herba Absinthii.*

**Botanik und Sammeltips:** Pflanzenbeschreibung: Der Wermut ist ein ausdauernder Busch, der eine Höhe von 60 bis 100 cm erreicht. Er ist aufrecht, verzweigt und trägt sowohl am Stengel als auch an den Blättern ein silbergraues Haarkleid, wodurch die ganze Pflanze einen Grauschimmer erhält. Die Blätter sind dreifach fiederspaltig, unten groß und nach oben hin immer einfacher. Die einzelnen Blattabschnitte sind lanzettlich. Der Blütenstengel trägt die zahlreichen halbkugeligen, nickenden hellgelben Blütenköpfchen in reichblütigen verzweigten Rispen. Der Geruch der ganzen Pflanze ist stark würzig. Im Aussehen ist der Wermut dem Beifuß sehr ähnlich, Verwechslungen sind jedoch ungefährlich, weil Beifuß und Wermut in ihrer Wirkung ähnlich sind. Unterscheidungsmerkmale dieser beiden Heilkräuter: Wermut ist meist kleiner als der Beifuß. Er hat seidig-filzige Stengel und Blätter sowie kugelige gelbe Blüten, während der Stengel des Beifuß rötlich überlaufen ist und meistens rötliche Blüten trägt. Blütezeit: Juni bis September. Vorkommen: Der Wermut liebt felsige Standorte und kommt an Flußufern, auf Weinbergen, an Wegrändern und Zäunen vor. Er bevorzugt trockene Stellen. Ernte und Aufbereitung: Wenn auch unter der Bezeichnung »Herba« das ganze Kraut zu verstehen ist, so sollen doch vornehmlich die oberen zarteren Teile gesammelt werden. Das muß zur Blütezeit geschehen. Man schneidet die Triebe ab, bündelt sie und hängt sie zum Trocknen an einem luftigen Ort auf.

**Inhaltsstoffe (Wirkstoffe):** Die arzneiliche Wirkung verdankt der Wermut den Bitterstoffen (Absinthin), dem ätherischen Öl (Thujon, Thujol, Phellandren) und auch den Gerbstoffen. Die Bitterstoffe sind jedoch die wichtigsten Wirkstoffe.

**Heilwirkung und Anwendung:** Der Wermut ist ein ausgezeichnetes Mittel bei Magen- und Gallebeschwerden. Sein bitterer Geschmack sollte niemanden davon abhalten, ihn als Tee oder als Tinktur zu nutzen, zumal man sich schnell an den bitteren Geschmack gewöhnt. Der Versuch, Wermut-Tee zu süßen, ist sinnlos, denn bitter und süß ergeben niemals einen harmonischen Geschmack, in diesem Fall beeinträchtigt das Süßen sogar die Wirksamkeit. Sehr oft verbirgt sich hinter Verdauungsschwäche, Appetitlosigkeit und mangelnder »Magenarbeit« mit Blähungen und Völlegefühl eine kranke Gallenblase. Ob es sich dabei um Gallensteine, um Störungen des Galleabflusses oder um eine chronisch entzündete Gallenblase handelt, ist für die Behandlung mit Wermut ohne Bedeutung. Eine »unruhige Galle« macht Beschwerden, mit Wermut kann man die Ruhe wieder herstellen – somit wirkt diese Heilpflanze bei Magenbeschwerden und Gallestörungen gleichermaßen und eignet sich ganz besonders zur Nachbehandlung überstandener Gallekoliken. Galleempfindliche Menschen können schon mit 1 Tasse Wermut-Tee pro Tag prophylaktisch einwirken, Diätsünden mit 20 bis 30 Tropfen Wermut-Tinktur ausgleichen oder Galleschmerzen, die sich nach Aufregungen und starken Belastungen einstellen, eindämmen. Wenn auch die Wirkung des Wermut bei Grippe und Erkältungen nur als gering bezeichnet werden kann, so soll sie hier dennoch erwähnt werden. Es hat sich nämlich gezeigt, daß Wermut als Tonikum amarum die Krankheitsdauer verkürzt und das Wohlbefinden steigert. Auf jeden Fall werden körpereigene Abwehrkräfte mobilisiert.

So wird Wermut-Tee bereitet: 1 Teelöffel geschnittenes Kraut (Herba Absinthii) wird mit ¼ l kochendem Wasser überbrüht und nach 10 Minuten abgeseiht. Kurmäßig 3mal täglich 1 Tasse Tee nach dem Essen sehr warm – oder nur bei Bedarf 1 Tasse Tee trinken.

Die Tropfen bekommt man – wie auch den Tee – in jeder Apotheke. Bei Bedarf verdünnt man 20 bis 30 Tropfen mit ½ Glas Wasser und trinkt es schluckweise aus. Bei kurmäßiger Anwendung 3mal täglich 15 bis 20 Tropfen in Wasser einnehmen.

**Mein besonderer Rat:** Der bittere Geschmack des Wermut wird von vielen Patienten als sehr unangenehm empfunden. Da man durch Süßen keine Geschmacksverbesserung erzielen kann, und gerade der Bitterstoff auch der Wirkstoff ist, muß man sich etwas anderes einfallen lassen. Hier hat sich eine Mischung mit Tausendgüldenkraut und Pfefferminze bewährt. Dieser Tee schmeckt zwar ebenfalls bitter, doch überwindet man nach kurzer Zeit die Abneigung gegenüber der Bitterkeit wohl durch das Vorhandensein der aromatischen Pfefferminze. Wenn man diesen Tee noch dazu recht warm trinkt, dann wird man ihn schnell akzeptieren können.

So wird die Teemischung bereitet:

| | |
|---|---|
| Wermut (Herba Absinthii) | 10,0 |
| Tausendgüldenkraut (Herba Centaurii) | 10,0 |
| Pfefferminze (Folia Menthae piperite) | 10,0 |

1 gehäuften Teelöffel dieser Teemischung mit ¼ l heißem Wasser übergießen, nach 5 Minuten abseihen. Gut warm trinken.

**Anwendung in der Homöopathie:** Das Homöopathikum »Absinthium« wird aus den frischen jungen Blättern und Blüten hergestellt. Man verwendet es gegen epileptische Anfälle, nervöse und hysterische Krämpfe. Empfohlen werden die zweite bis zwölfte Potenz ($D_2$ bis $D_{12}$), wovon man 3- bis 5mal täglich 5 bis 15 Tropfen gibt.

**Wermut als Hausmittel:** Wermut gehört zu den Arzneipflanzen, die sehr häufig noch in der Hausapotheke anzutreffen sind. Man verwendet den Tee gegen Appetitlosigkeit und alle erdenklichen Verdauungsbeschwerden, gegen Rheuma und gegen Würmer. Auch bei Menstruationsbeschwerden wird Wermut-Tee gegeben. Es kommt zu einer verstärkten Regelblutung und dadurch zum Nachlassen der Schmerzen. Wermut-Tee zur Geburtseinleitung zu verwenden, erscheint mir bedenklich. Hier sollte der Arzt bestimmen, was zu tun ist.

**Wermut als Gewürz:** Als Gewürz konkurrieren Wermut und Beifuß miteinander. Die eine Hausfrau gibt beispielsweise ihrem Gänsebraten ein Sträußchen Wermut bei, die andere verwendet Beifuß. Beide Pflanzen aber würzen mit einem aromatischen Bitterstoff und sorgen dadurch für die gute Verdauung eines sonst belastenden Essens. Wermut und Beifuß sind also gleichermaßen gesunde Gewürze für alle fetten Speisen.

**Nebenwirkungen:** Wer den Wermut so verwendet, wie es hier angegeben ist, der braucht Nebenwirkungen nicht zu befürchten. Schwangere aber sollten diese Heilpflanze nicht verwenden, um sich nicht der Gefahr einer Fehlgeburt auszusetzen. Das ätherische Öl aus der

Droge muß als giftig bezeichnet werden, und vor dem Genuß des Wermutschnapses, des »Absinth«, muß gewarnt werden. Zittern, Kopfschmerzen, Schwindelanfälle, Muskelkrämpfe, ja selbst Bewußtlosigkeit sind die Folgen einer Wermutvergiftung.

# Wiesenklee (Rotklee)

→ Farbfoto Seite 356
*Trifolium pratense L. (Leguminosae).*
Volksnamen: Futterklee, Honigklee, Rotkleeblüten.

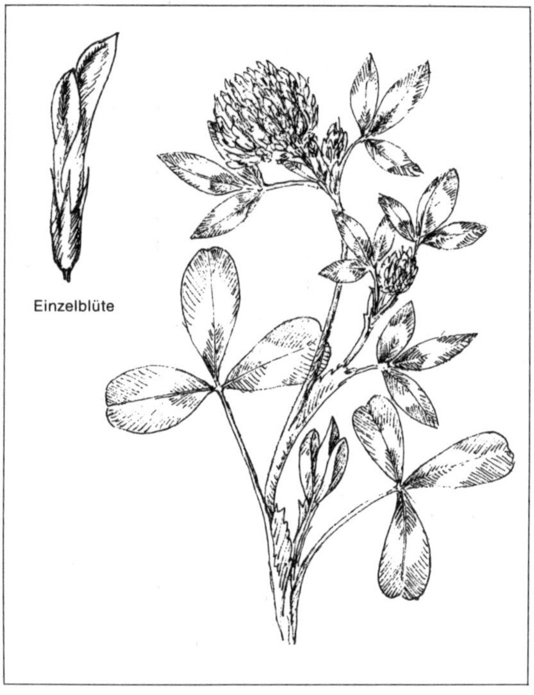


**Arzneilich verwendete Pflanzenteile:** Die Blüten.

**Drogenbezeichnung:** Wiesenkleeblüten – *Flores Trifolii rubri.*

**Botanik und Sammeltips:** Pflanzenbeschreibung: Aus einem kurzen Wurzelstock entwickelt sich ein Rasen blühender und nicht blühender Stengel, an denen dreizählige, oben kurzgestielte, im unteren Teil länger gestielte Laubblätter sitzen. Die Teilblättchen sind eiförmig bis elliptisch, oberseits frisch grün mit hellgrünen Zonen. Die purpurroten Schmetterlingsblüten sind in Köpfchen vereinigt. Sie enthalten reichlich Nektar und sind besonders für langrüßlige Hummeln eine ergiebige »Honigweide«. Blütezeit: Mai bis September. Vorkommen: Auf Kleeäckern und daraus verwildert. Ernte und Aufbereitung: Man sammelt die in Köpfchen angeordneten Blüten, ohne sie auseinanderzuzupfen und legt sie an luftigem Ort zum Trocknen aus.

**Inhaltsstoffe (Wirkstoffe):** Gerbstoffe und verschiedene Glykoside sowie phenolische Substanzen und Isoflavone sind die Wirkstoffe.

**Heilwirkung und Anwendung:** Als Gerbstoffdroge kann man den Wiesenklee gegen Schleimhautentzündungen verschiedenster Art, auch im Darm (bei Durchfall) verwenden. Man kann ihn auch in Form von Umschlägen zur Wundbehandlung gebrauchen. Für die Schulmedizin sind die Wirkstoffe jedoch zu wenig erforscht, als daß diese Droge genutzt würde.

**Wiesenklee als Hausmittel:** Vornehmlich in ländlichen Gebieten, wohl weil der Wiesenklee dort in unbeschränkter Menge zur Verfügung steht, wird er gegen vielerlei Krankheiten eingesetzt. Man bereitet einen Tee, den man mit Honig gesüßt Rekonvaleszenten gibt, den man gegen Husten und bei Leberbeschwerden für gut erachtet, der aber auch als ein hervorragendes Blutreinigungsmittel gilt.

So wird Wiesenklee-Tee bereitet: 4 bis 6 getrocknete Blütenköpfchen (Blütenstände) werden mit ¼ l kochendem Wasser übergossen und 15 Minuten ausgezogen. Nach dem Abseihen mit Honig süßen. 2 bis 3 Tassen Tee täglich werden empfohlen. Zur Blutreinigung macht man eine Kur in dieser Dosierung über 4 bis 6 Wochen.

**Nebenwirkungen:** Nebenwirkungen sind nicht zu befürchten.

**Zusatz:** Der Weißklee (Trifolium repens L.), der dem Rotklee sehr änlich ist, sich aber durch seine kriechenden Stengel und vor allen Dingen durch seine weißen Blüten und kleineren Blätter vom Wiesenklee unterscheidet, wird in der Volksmedizin auch gegen Rheuma und Gicht verwendet. Den Tee bereitet man ebenso wie den Wiesenklee-Tee.

# Wiesenknopf

→ Farbfoto Seite 356

*Sanguisorba officinalis L. (Rosaceae).*
Volksnamen: Großer Wiesenknopf, Herrgottsbart, Kölbelskraut, Welsche Bibernelle.

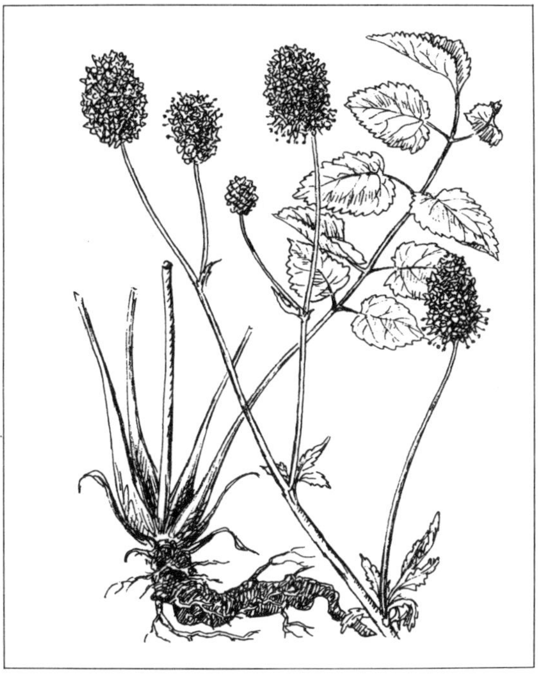

**Arzneilich verwendete Pflanzenteile:** Das Kraut und die Wurzel.
**Drogenbezeichnung:** Wiesenknopfkraut = *Herba Sanguisorbae,* Wiesenknopfwurzel = *Radix Sanguisorbae.*

**Botanik und Sammeltips:** Pflanzenbeschreibung: Der Wiesenknopf ist eine Halbrosettenstaude, die eine Höhe von etwa 1 m erreichen kann. Die Blätter bilden eine grundständige Rosette, sie entspringen einer kräftigen, dunkelbraun gefärbten Wurzel und sind unpaarig gefiedert, oberseits dunkelgrün und zuweilen glänzend, unterseits bleichgrün. Die Fiederblättchen sind rundlich bis länglich und am Rand gesägt. Die aufrechten Stengel tragen nur wenige Fiederblättchen, die Zahl der Fieder nimmt nach oben zu ab. Die Blüten sind klein und tiefrotbraun. Sie stehen in 1 bis 5 eiförmigen bis walzlichen Köpfchen. Blütezeit: Juli bis August. Vorkommen: Schon der Name sagt, wo man diese Heilpflanze zu suchen hat, nämlich auf Wiesen, besonders wenn sie feucht und saftig sind. Ernte und Aufbereitung: Das Kraut wird zur Blütezeit eingebracht. Man muß auch die Rosettenblätter miternten. Getrocknet wird an der Luft an einem schattigen Platz. Für die Ernte der Wurzel gilt das, was allgemein üblich ist: Entweder im zeitigen Frühjahr oder im späten Herbst ernten. Wenn es nötig ist, halbiert man die Wurzeln, bevor man sie an luftigem Ort zum Trocknen ausbreitet.
**Inhaltsstoffe (Wirkstoffe):** Saponine, Gerbstoffe, Flavone und Vitamin C sind neben anderen – noch nicht genügend untersuchten Inhaltsstoffen – als Wirkstoffe anzusehen. Der Gerbstoffgehalt der Wurzel ist höher als der des Krautes.
**Heilwirkung und Anwendung:** Antiseptisch, blutstillend, entzündungswidrig, stopfend und adstringierend (zusammenziehend) – so kann man die Wirkung bezeichnen. Und daraus ergeben sich die verschiedensten Anwendungsmöglichkeiten bei Entzündungen in Mund und Rachen, am Zahnfleisch und an anderen Schleimhäuten. Aber man gebraucht die Heilpflanze heute nur noch wenig. In Rußland und in China hingegen wird der Wiesenknopf häufiger als örtlich blutstillendes Mittel verwendet.
**Anwendung in der Homöopathie:** Das Homöopathikum »Sanguisorba« wird aus dem frischen blühenden Kraut bereitet. Bei Krampfadern der Frauen soll die sechste Potenz ($D_6$), mehrmals täglich 5 bis 10 Tropfen genommen, gute Erfolge bringen. $D_2$ wird bei klimakterischen Blutungen verwendet.
**Wiesenknopf als Hausmittel:** Als Hausmittel im eigentlichen Sinn kann man den Wiesenknopf nicht bezeichnen, dafür wird er zu wenig gebraucht. Dennoch lebt in der Volksmedizin auch heute noch weiter (bestimmt nicht zu Un-

recht), was P. A. Matthiolus in seinem »New-Kreuterbuch« (Prag 1563) zu berichten weiß. Es heißt da unter anderem: »Die Körbelskreuter stopfen allerley bluttflüsse mit gewalt. Das ist gewiss/dass diese Kreutter den vberschwencklichen bluttgang der weiber/für alle anderen artzneyen stopffen. Die bletter in wein oder wasser gesotten vnnd getruncken/stellet die rote rhur/vnnd andere bauchflüsse mechtiglich.« – Man gebraucht den Tee aus der Wurzel mit dem Kraut (Radix Sanguisorbae cum herba) oder die Wurzel allein bei zu starker Monatsblutung, bei Durchfall, Lungenblutungen, Eingeweidewürmern und zur Wundbehandlung.

So wird Wiesenknopf-Tee bereitet: 1 bis 2 Teelöffel Droge werden mit ¼ l Wasser übergossen, zum Sieden erhitzt und danach noch etwa 10 Minuten ausgezogen. Nach dem Abseihen ist der Tee gebrauchsfertig. 2 Tassen Tee täglich sind die richtige Dosierung. Bei der Verwendung zur Wundbehandlung bewährt sich auch eine Mischung mit Schachtelhalm-Tee zu gleichen Teilen.

**Nebenwirkungen:** Nur bei Überdosierung kommt es zu leichten Magenbeschwerden.

# Wiesenschaumkraut

→ Farbfoto Seite 356

*Cardamine pratensis L. (Cruciferae).*

Volksnamen: Gauchblume, Kuckucksblume, Wiesenkresse, wilde Kresse.

**Arzneilich verwendete Pflanzenteile:** Das Kraut in frischem und in getrocknetem Zustand.

**Drogenbezeichnung:** Wiesenschaumkraut = *Herba Cardamine pratensis.*

**Botanik und Sammeltips:** Pflanzenbeschreibung: Das Wiesenschaumkraut ist den meisten Menschen bekannt, weil es im Frühling die Wiesen schmückt und sich (wenn auch schnell vergänglich) als früher Blumenschmuck leicht sammeln läßt. Die ausdauernde Pflanze wird 20 bis 30 cm hoch. Der Stengel ist aufrecht, meist etwas bereift, hohl, saftig, rund und unbehaart. Langgestielte Rosettenblätter, unpaarig gefiedert, setzen sich aus gestielten Teilblättchen zusammen, die eiförmig bis rundlich

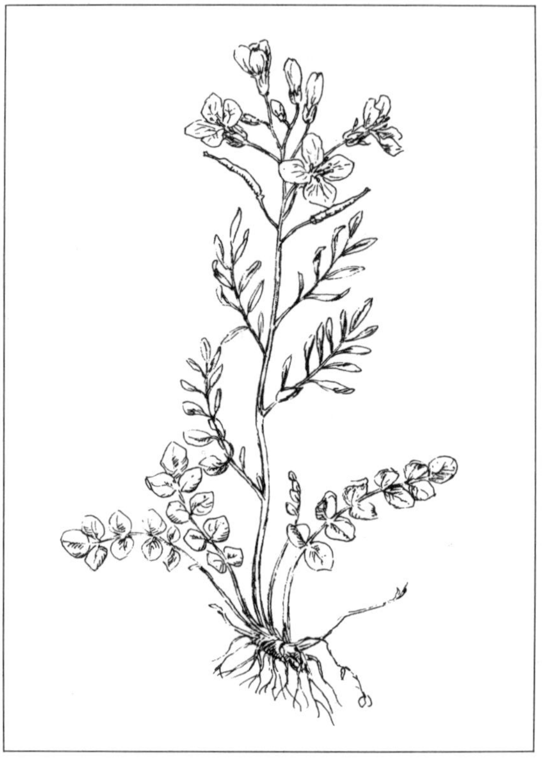

sind. Am Stengel sind die Blätter fiederschnittig und nur spärlich vorhanden. Die Blüten sitzen in einem trugdoldigen Blütenstand zu 8 bis 20 Stück vereinigt. Sie sind hell-lila, seltener weiß oder violett. Es fallen an den Kronblättern deutlich dunklere Nerven auf. Zuweilen findet man an den Stengeln speichelähnlichen Schaum. Dieser stammt von der Schaumzikade, deren Larven darin leben. Blütezeit: April bis Mai (Juni). Vorkommen: Auf sauren Wiesen, gelegentlich auch in Gärten. Ernte und Aufbereitung: Egal, ob man die Pflanze frisch oder getrocknet verwenden möchte, man soll sie zu Beginn der Blütezeit sammeln. Das Trocknen geschieht gebündelt an einem schattigen Ort.

**Inhaltsstoffe (Wirkstoffe):** Senfölglykoside, Bitterstoffe, Vitamin C.

**Heilwirkung und Anwendung:** Die Anwen-

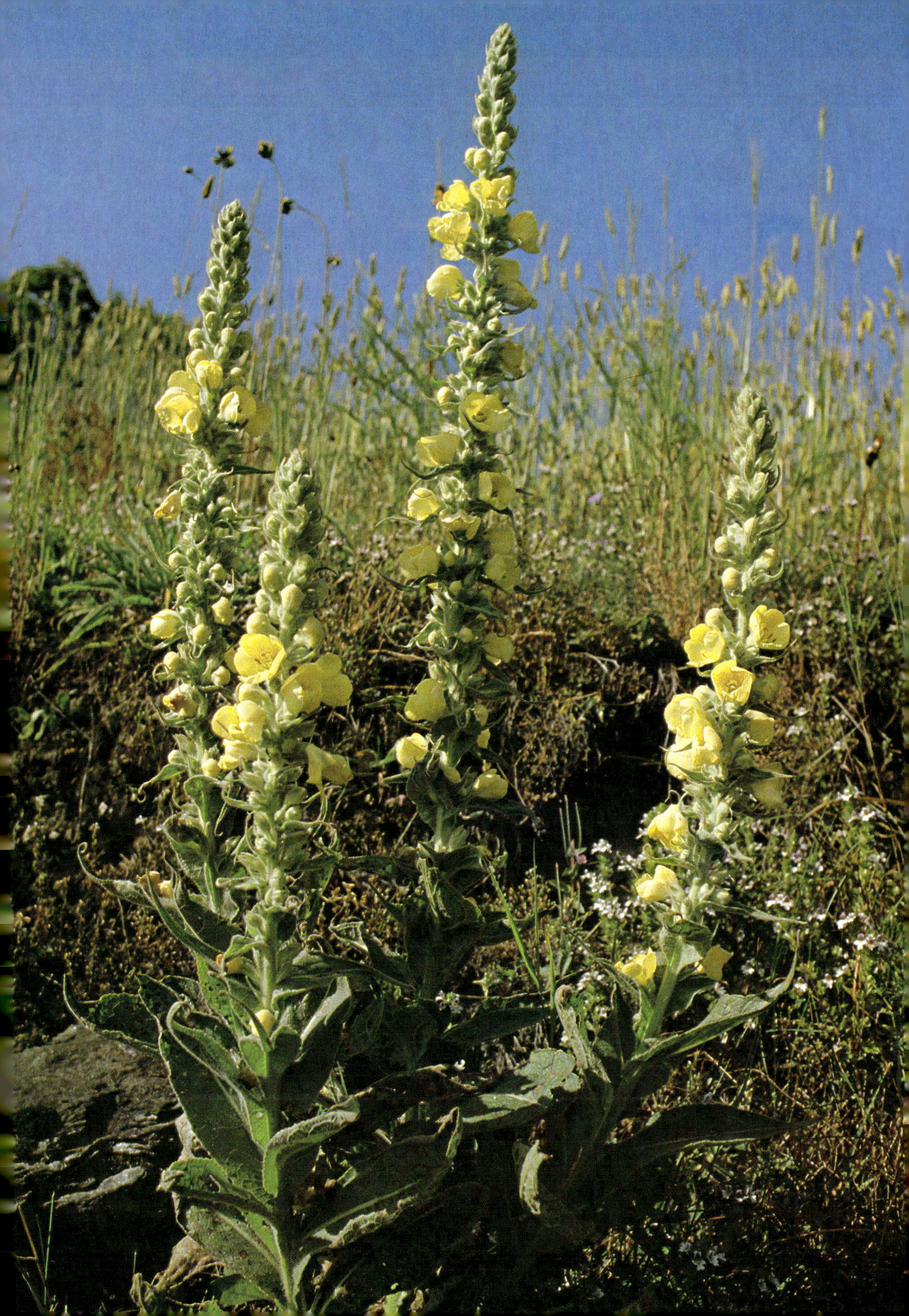

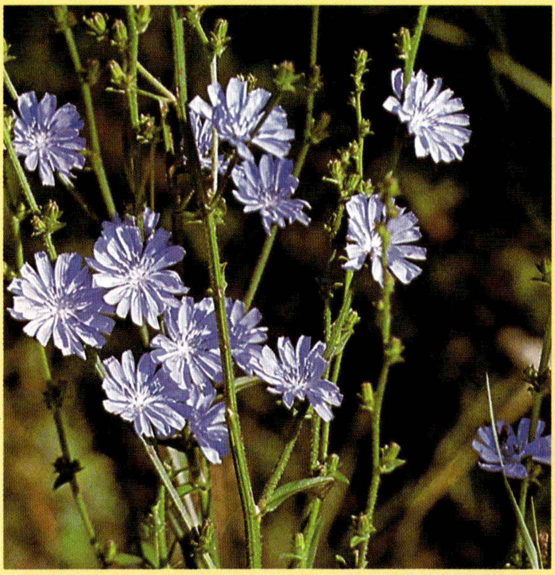
1

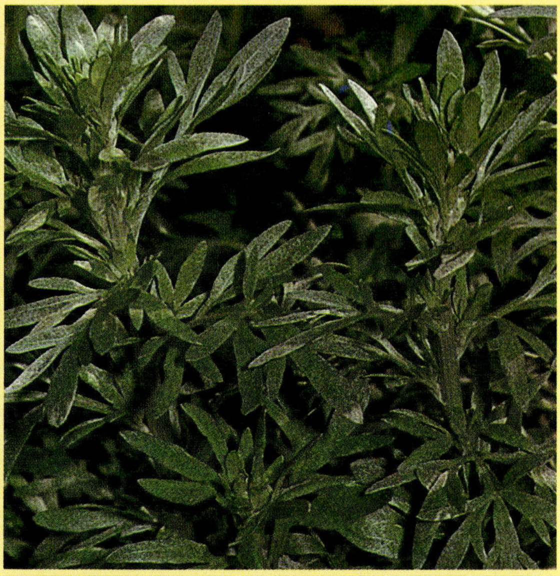
2

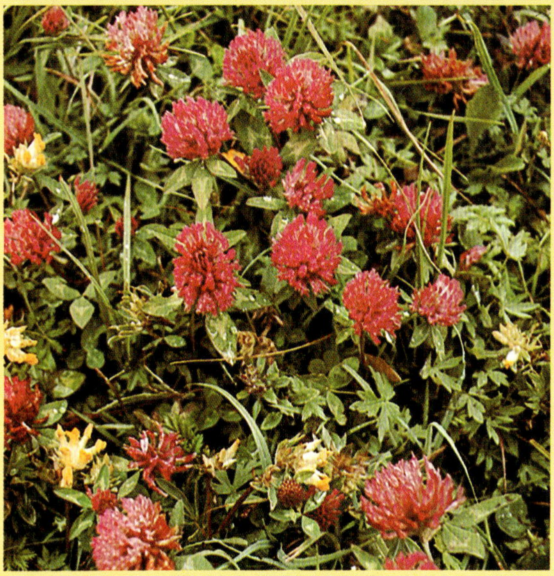
3

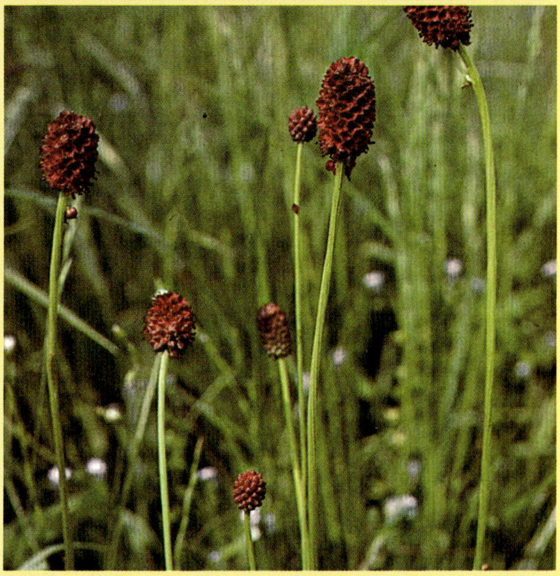
4

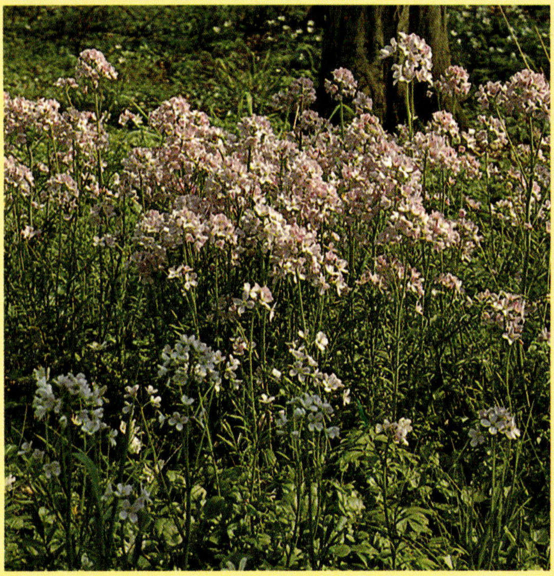
5

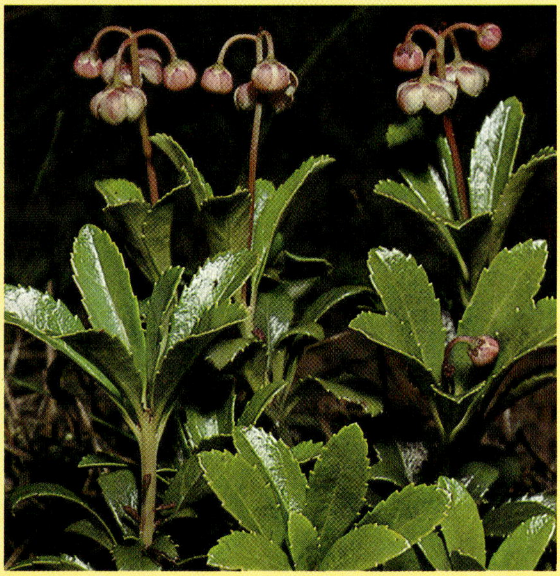
6

dung entspricht der der Brunnenkresse: zur unspezifischen Reiztherapie in Form von Frühjahrskuren, meistens als Salat. In der Regel wird nicht zwischen dem Wiesenschaumkraut, der Brunnenkresse und dem bitteren Schaumkraut unterschieden, das war schon im Altertum und im Mittelalter der Fall. Die Schulmedizin hat gegen die Verwendung der frischen Pflanze als Blutreinigungsmittel heute nichts mehr einzuwenden, denn man weiß, daß die Senfölglykoside eine wohltuende Reizwirkung auf die großen Drüsen (Leber und Niere) ausüben.

**Wiesenschaumkraut als Hausmittel:** Nicht nur auf dem Land, dort wo die Erfahrung der Großmutter noch etwas gilt, sondern neuerdings auch auf Empfehlung der Ernährungswissenschaftler nutzt man im Frühjahr die belebende Wirkung der Frühlingskräuter als Salat. Neben Löwenzahn und Sauerampfer nehmen die Kressen und das Wiesenschaumkraut einen besonderen Platz ein. Sie lassen sich nach alten oder neuen Rezepten schmackhaft zubereiten und regen die Körperdrüsen zu erhöhter Tätigkeit an, was zweifellos das Wohlbefinden steigert.

Ein Rezept für die Frühjahrskur: Man gibt in einen Mixer 1/8 l Milch, dazu 1 geteilten und entkernten Apfel mit der Schale, den Saft von 1 Zitrone und 3 Orangen sowie jeweils 20 g Löwenzahnblätter, Blätter des Wiesenschaumkrautes und der Brunnenkresse und mixt das Ganze. Dieses Getränk schmeckt leicht bitter, regt an und erfrischt. Wer 1 Eßlöffel Honig hinzufügt, der kann dadurch sogar eine ganze Mahlzeit ersetzen.

Der Wiesenschaumkraut-Tee wird im Volk gelegentlich auch gegen rheumatische Schmerzen getrunken, desgleichen gegen Leibschmerzen mit Krämpfen. Gegen die Verwendung bei Diabetes müssen aber Bedenken angemeldet werden. Es ist nicht erwiesen, daß dadurch der Diabetes gebessert werden kann, wenn es auch von H. Schulz in seinem Buch »Wirkung und Anwendung der deutschen Arzneipflanzen« im Jahre 1929 angedeutet wurde.

So wird Wiesenschaumkraut-Tee bereitet: 2 gehäufte Teelöffel Kraut werden mit 1/4 l kochendem Wasser übergossen und 5 bis 10 Minuten ausgezogen. Nach dem Abseihen ist der Tee gebrauchsfertig. Gegen Rheuma und andere Schmerzzustände empfiehlt die Volksmedizin, 2- bis 3mal täglich 1 Tasse Tee schluckweise und gut warm zu trinken.

**Nebenwirkungen:** Übermengen des frischen Krauts sind ebenso zu vermeiden wie die Überdosierung bei der Teezubereitung. Reizerscheinungen im Magen und an den Nieren sind möglich.

## Wintergrün

geschützt

→ Farbfoto Seite 356

*Chimaphila umbellata (L.) Nutt / Syn. Pyrola umbellata L. (Pyrolaceae).*

Volksnamen: Gichtkraut, Harnkraut, Nabelkraut, Waldmanngold, Winterlieb.

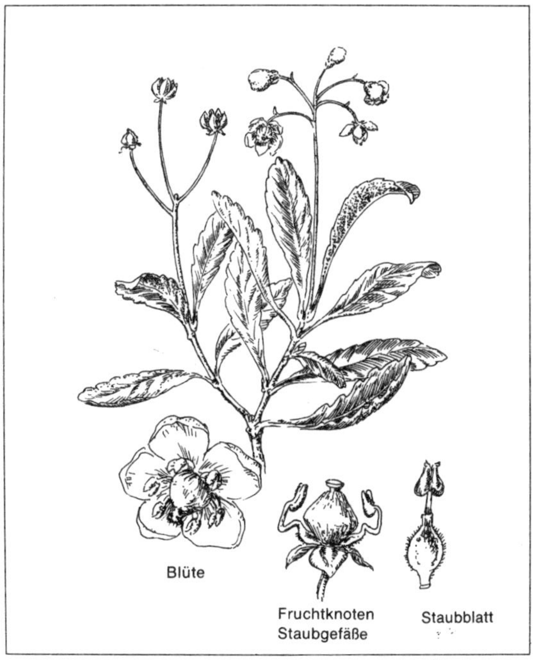


**Arzneilich verwendete Pflanzenteile:** Das Kraut.

**Drogenbezeichnung:** Wintergrünkraut = *Herba Pyrolae umbellatae* oder *Herba Chimaphilae.*

**Botanik und Sammeltips:** Pflanzenbeschreibung: Das Wintergrün ist ein Halbstrauch, der bis über 25 cm hoch werden kann. Er ist ausdauernd, besitzt einen kriechenden Wurzelstock und holzige kantige, aufrechte Stengel. Die Laubblätter sind immergrün, ledrig, oberseits dunkelgrün und an der Unterseite heller gefärbt. Sie sind länglich bis eiförmig, ihr Rand ist gesägt. Die Blüten sind in einer 2- bis 7blütigen Doldentraube angeordnet. Die Einzelblüten sind nickend, rosarot und haben die Form einer sehr flachen Glocke. Blütezeit: Juni bis August. Vorkommen: Diese Heilpflanze ist nicht sehr häufig. Man findet sie in trockenen sandigen Kiefernwäldern, wo sie allerdings gesellig vorkommt. Ernte und Aufbereitung: Gesammelt wird das Kraut zur Blütezeit. Man trocknet es an einem luftigen Ort.

**Inhaltsstoffe (Wirkstoffe):** Arbutin (ein Hydrochinon-Glykosid), Urson (ein Bitterstoff), Gerbstoffe und Salicylsäuremethylester sind die wichtigsten Inhaltsstoffe.

**Heilwirkung und Anwendung:** Das Wintergrün ist sowohl botanisch als auch im Hinblick auf die Wirkung eng mit der Bärentraube verwandt. Man gebraucht es wegen seines Arbutingehaltes ebenso wie die Bärentraubenblätter zur Desinfektion der ableitenden Harnwege. Hier ist es recht wirksam, besonders bei nicht saurem Harn, weil da die Aufspaltung des Arbutin unter Freigabe des eigentlichen Desinfektionsmittels, des Hydrochinon, schnell und nachhaltig erfolgt. Darüber hinaus wird Wintergrün auch als Tonikum (Kräftigungsmittel) verwendet.

So wird Wintergrün-Tee bereitet: 2 gehäufte Teelöffel zerschnittene Droge werden mit ¼ l kaltem Wasser angesetzt, unter gelegentlichem Umrühren 12 bis 24 Stunden ausgezogen, abgeseiht und dann auf Trinktemperatur erhitzt. Bei akutem Blasenkatarrh soll täglich mindestens ½ l Tee (besser mehr) getrunken werden. Durch den Kaltansatz bleiben die Gerbstoffe größtenteils in der Droge, so daß eine Belastung des Magens bei empfindlichen Patienten und Kindern entfällt.

**Anwendung in der Homöopathie:** Das Homöopathikum »Chimaphila umbellata« wird aus der frischen blühenden Pflanze bereitet. Man empfiehlt es bei chronischem Blasen- und Nierenkatarrh mit übelriechendem Harn und schleimig-eitrigem Harnsediment. Darüber hinaus kann es bei Prostataleiden versucht werden. Gegeben werden die Urtinktur (∅), aber auch $D_2$. Mehrmals täglich 5 bis 10 Tropfen.

**Wintergrün als Hausmittel:** Da wo es vorkommt, verwendet man es bei Blasenkatarrhen und Nierenschmerzen. Gegen Wassersucht wird es auch gegeben. Es ist anzuraten, bei der Verwendung gegen Nierenleiden den Arzt zu befragen.

**Nebenwirkungen:** Bei oben beschriebener Zubereitung des Tees sind Nebenwirkungen nicht zu befürchten.

# Wolfstrapp

→ Farbfoto Seite 365

*Lycopus europaeus L. (Labiatae).*

Volksnamen: Europäischer Wolfstrapp, Gemeiner Wolfstrapp, Wolfshuf.

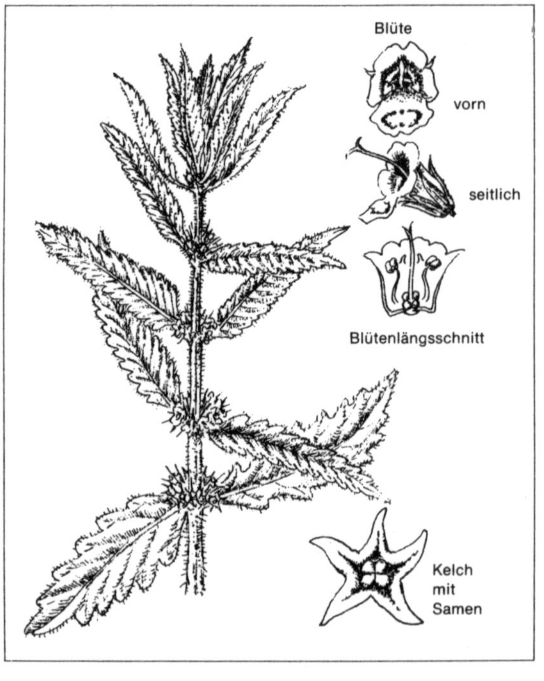


**Arzneilich verwendete Pflanzenteile:** Das blühende Kraut (ohne die Wurzeln).

**Drogenbezeichnung:** Wolfstrappkraut = *Herba Lycopi.*

**Botanik und Sammeltips:** Pflanzenbeschreibung: Der Stengel des Wolfstrapp ist vierkantig, im oberen Teil verzweigt, trägt kreuzgegenständig länglich-lanzettliche gesägte Blätter, die am unteren Teil der Pflanze gestielt, oben sitzend angewachsen sind. Wächst die Pflanze im Wasser, so sind die untergetauchten Blätter fiederteilig. Die in Scheinquirlen wachsenden kleinen weißen, purpurpunktierten Lippenblüten sind trichterförmig gestaltet und besitzen eine gleichmäßig vierspaltige Krone. Blütezeit: Juli bis September. Vorkommen: In Mittel-, Süd- und Osteuropa wächst in Gräben, Teichen und Bächen mit unterirdischen, dünnen Ausläufern der Wolfstrapp. Ernte und Aufbereitung: Gesammelt wird das oberirdische Kraut zur Blütezeit. Es wird gebündelt an einem luftigen schattigen Ort getrocknet.

**Inhaltsstoffe (Wirkstoffe):** Gerbstoffe, Glykoside, ein wenig Harz und ätherisches Öl sind Inhaltsstoffe des Wolfstrapp. Doch ein Wirkstoff, den man noch nicht in reiner Form isolieren konnte, den man aber für eine phenolische Substanz hält, macht diese Heilpflanze zu einem Spezifikum gegen leichtere Formen der Schilddrüsenüberfunktion. Durch diesen Wirkstoff soll die Übererregbarkeit der Schilddrüse gestoppt und gleichzeitig eine Gegenwirkung gegen überschüssiges Schilddrüsenhormon erreicht werden.

**Heilwirkung und Anwendung:** Die Verwendung von Wolfstrapp-Tee ist zwar möglich, doch wenig üblich. In der Hauptsache gebraucht man einen Vollauszug aus dieser Pflanze, der unter dem Namen Thyreogutt® (Auszüge aus Herzgespann und Wolfstrapp) in der Apotheke zu haben ist. Besonders die Herzstörungen (Nervosität und Herzklopfen), die durch Überfunktion der Schilddrüse ausgelöst werden, sind durch Wolfstrapp wesentlich zu bessern.

So wird Wolfstrapp-Tee bereitet: 2 gestrichene Teelöffel des getrockneten Krauts mit $^1/_4$ l kochendem Wasser übergießen, 10 Minuten ausziehen, abseihen und ungesüßt schluckweise mäßig warm trinken. Kurmäßig empfiehlt es sich, 2mal täglich 1 Tasse über mehrere Wochen hindurch zu trinken.

**Anwendung in der Homöopathie:** In der Homöopathie heißt das Mittel »Lycopus virginicus«, es wird aus dem virginischen Wolfstrapp, der in Nordamerika heimisch und unserem europäischen Wolfstrapp sehr ähnlich ist, bereitet und fast ausschließlich gegen nervöse Herzstörungen durch Schilddrüsenüberfunktion verwendet. $D_1$ ist die gebräuchliche Potenz, von der 2- bis 3mal täglich 5 bis 10 Tropfen gegeben werden.

**Wolfstrapp als Hausmittel:** Eine besondere Bedeutung kommt dem Wolfstrapp in der Volksmedizin nicht zu. Er wird allgemein wie Herzgespann als leichtes Herzmittel bei Nervosität gebraucht.

**Nebenwirkungen:** Nebenwirkungen sind bei normaler Dosierung nicht zu befürchten.

# Wollblume

→ Farbfoto Seite 355

*Verbascum densiflorum Bertolini / Syn. Verbascum thapsiforme Schrader* = Großblütige Wollblume (Königskerze) und *Verbascum phlomoides L.* = Filzige Wollblume (Königskerze) *(Scrophulariaceae).*

Volksnamen: Brennkraut, Fackelkraut, Goldblume, Königskerze, Marienkerze, Wollkraut.

**Arzneilich verwendete Pflanzenteile:** Die Blüten.

**Drogenbezeichnung:** Wollblumenblüten = *Flores Verbasci.*

**Botanik und Sammeltips:** Pflanzenbeschreibung: Die beiden Wollblumen sind mehr noch unter dem Namen Königskerzen bekannt. Es sind zweijährige Gewächse, die im ersten Jahr nur durch eine groß angelegte Blattrosette mit stark behaarten und derben Blättern in Erscheinung treten. Daraus entwickeln sich dann sehr große Sprosse, die eine Höhe von 1 bis 3 m erreichen können. Der derbe Stengel ist wollig behaart und trägt sitzende, am Stengel herablaufende Blätter. Die Blätter sind ganzrandig (bei V. phlomoides) oder gekerbt (bei V. densiflorum). Die leuchtend gelben Blüten sitzen an langen Blütenständen in Büscheln zu 2 bis 5 Blüten vereinigt. Der lange rutenförmige Blütenstand erblüht nicht auf einmal. Es öffnen sich vielmehr täglich einige Blüten, die dann auch bald ihre verwachsene Krone abwerfen. Blütezeit: (Juni) Juli bis August (September). Vorkommen: Die Wollblumen wachsen vornehmlich an sonnigen Plätzen. Sie bevorzugen steinige Hänge, Böschungen, Waldlichtungen und auch Ödland. Gelegentlich

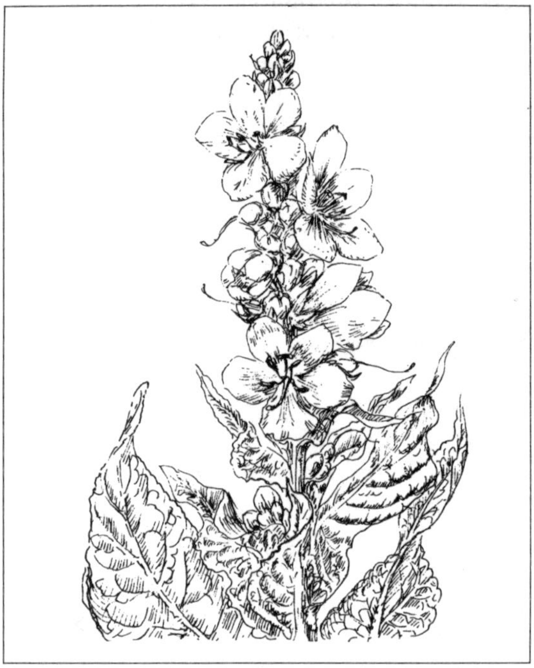

stellt sich auch einmal ein Exemplar im Garten ein, dem man dort Gastrecht gewähren sollte, um die Blüten zu ernten. Ernte und Aufbereitung: Beim Sammeln, Trocknen und Aufbewahren der Blüten muß man große Sorgfalt walten lassen, weil sie sonst ihre goldgelbe Farbe verlieren, schmutzig braun werden und einen großen Teil der Wirkung einbüßen. Die günstigste Sammelzeit ist der frühe Vormittag, gleich nachdem die Sonne den Morgentau abgetrocknet hat. Zu dieser Zeit kann man die Kronblätter mit den daran festgewachsenen Staubgefäßen frisch erblühter Blüten leicht pflücken, am Nachmittag ist das schwieriger. Den Kelch soll man nicht mitsammeln, wenn man gute Ware erhalten will. Das Trocknen soll unter guter Belüftung geschehen, die Temperatur darf 50° C nicht überschreiten. Gleich nach dem Trocknen muß man die Blüten in gut schließende Gefäße geben, damit sie nicht wieder Feuchtigkeit aus der Luft anziehen.

**Inhaltsstoffe (Wirkstoffe):** Als erster Wirkstoff wurde Schleim entdeckt. Bald danach fand man Saponine und wenig ätherisches Öl. Neben anderen Inhaltsstoffen, die sicher auch nicht ganz unwirksam sind, sind die oben genannten jedoch die wichtigsten.

**Heilwirkung und Anwendung:** Wollblumen sind ein beliebtes Hustenmittel. Der Inhaltsstoff Schleim wirkt reizlindernd und die Saponine lösen den festsitzenden Schleim in den Bronchien und erleichtern somit das Abhusten. Fast nie werden Wollblumen allein verwendet. Sie sind immer »nur« Bestandteil der verschiedensten Hustenmittel in Teeform, wobei ihnen neben der unbestrittenen Wirkung zweifellos auch ein schmückender Effekt zugebilligt werden muß. Ein Teerezept aus dem DAB 6 (der sechsten Ausgabe des Deutschen Arzneibuchs) sei hier stellvertretend für viele Teerezepte mit Wollblumen genannt.

So wird die Teemischung bereitet:

| | |
|---|---|
| Eibischwurzel (Radix Althaeae) | 8,0 |
| Süßholzwurzel (Radix Liquiritiae) | 3,0 |
| Veilchenwurzel (Rhizoma Iridis) | 1,0 |
| Huflattichblätter (Folia Farfarae) | 4,0 |
| Wollblumen (Flores Verbasci) | 2,0 |
| Anis, zerstoßen (Fructus Anisi contus) | 2,0 |

1 bis 2 Teelöffel dieser Teemischung mit ¼ l heißem Wasser übergießen, 10 Minuten ausziehen, mit Honig süßen und bei Bedarf (2 bis 3 Tassen Tee pro Tag) schluckweise und gut warm trinken.

Auch in den sogenannten Blutreinigungstees und Teemischungen gegen Blasen- und Nierenleiden findet sich zuweilen ein Anteil an Wollblumenblüten. Doch hier wohl in erster Linie als Schönungsmittel.

**Anwendung in der Homöopathie:** Das Homöopathikum »Verbascum thapsiforme« findet Verwendung bei der Trigeminusneuralgie (Gesichtsneuralgie) bei Ohrenschmerzen, Heiserkeit und »hohlem« Husten. Auch gegen Bettnässen wird es versucht. Empfohlen werden $D_1$ bis $D_3$ (selten auch die Urtinktur [∅]), die Dosierung ist individuell verschieden. Mehrmals täglich 5 bis 10 Tropfen oder 2- bis 3mal täglich 10 bis 20 Tropfen sind anzuraten.

**Wollblumen als Hausmittel:** Natürlich setzt man in der Volksmedizin die Wollblumen auch gegen Husten ein. Eine Mischung mit Spitzwegerich zu gleichen Teilen wird besonders häufig bei allgemeiner Erkältung verwendet. Daneben gebraucht man die Wollblumen als Sitzbad auch gegen Hämorrhoiden und Afterjucken, außerdem gegen Durchfall und Bettnässen. Erwähnen möchte ich auch das sogenannte »Königsöl«, das man durch Ausziehen von Wollblumen mit Olivenöl erhält. Es soll bei Ohrenschmerzen, bei Furunkeln im Ohr, bei Ekzemen im Gehörgang und bei chronischer Mittelohrvereiterung sehr gute Dienste leisten.

So wird »Königsöl« bereitet: 1 Handvoll frische Wollblumenblüten wird in einer Flasche mit 100 g reinem Olivenöl übergossen. Die Flasche muß aus weißem Glas sein. Den Ansatz stellt man 3 bis 4 Wochen ins Freie, dort wo ihn die Sonne immer bescheinen kann. Jeden Tag wird einmal gründlich durchgeschüttelt. Nach 3 bis 4 Wochen seiht man ab, das »Königsöl« ist gebrauchsfertig.

**Nebenwirkungen:** Nebenwirkungen sind nicht zu befürchten, wenn nicht überdosiert wird.

# Wundklee

→ Farbfoto Seite 365

*Anthyllis vulneraria L. (Leguminosae).*

Volksnamen: Apothekerklee, Bartklee, Gelber Klee, Gichtbleaml, Goldkopf, Kretzenkraut, Wundkraut.

**Arzneilich verwendete Pflanzenteile:** Die Blüten.

**Drogenbezeichnung:** Wundkleeblüten = *Flores Anthyllidis vulnerariae.*

**Botanik und Sammeltips:** Pflanzenbeschreibung: Der Wundklee wird 15 bis 35 cm hoch. Seine Stengel sind oft niederliegend, meist aber aufsteigend bis aufrecht. Auffallend ist die seidige Behaarung, die überall an der Pflanze auftreten kann. Die grundständigen Blätter sind langgestielt, während die Stengelblätter meist

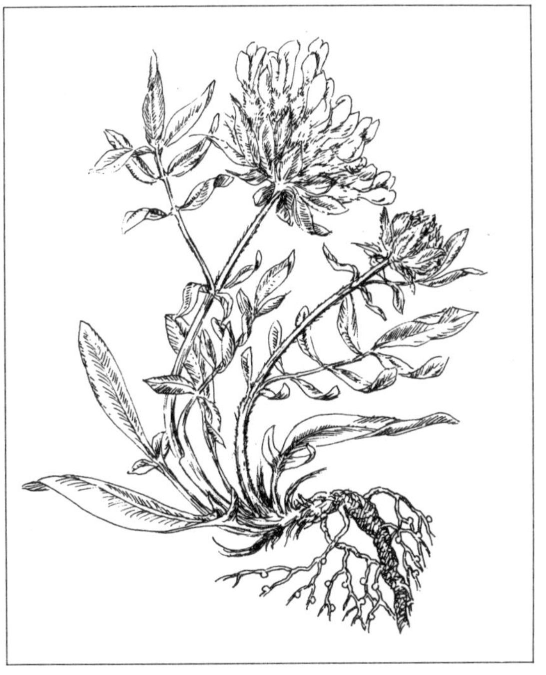

sitzend angebracht sind. Die Grundblätter können einfach oder unpaarig gefiedert sein, die Stengelblätter hingegen sind stets unpaarig gefiedert. Das Endblättchen ist immer etwas größer als die übrigen Fiederblättchen. Von einem fingerförmigen Deckblatt umhüllt, stehen die gelben Blüten in einem Köpfchen vereinigt. Blütezeit: April bis Juni. Vorkommen: Der Wundklee findet sich recht häufig auf Brach- und Kleefeldern, doch auch an Wegrändern und sonnigen Hängen. Er liebt kalkhaltigen Boden. Ernte und Aufbereitung: Man sammelt die Blüten, die schnell an schattigem Ort getrocknet werden müssen.

**Inhaltsstoffe (Wirkstoffe):** Saponine, Gerbstoffe, Xanthophyll und Farbstoffe.

**Heilwirkung und Anwendung:** Nicht sehr häufig ist der Wundklee Bestandteil von Teemischungen, die zur Frühjahrs- und Herbstkur verwendet werden. Auch die Ärzte verordnen ihn wenig, obgleich die Inhaltsstoffe eine Verwendung bei Husten anbieten. Als feuchter

Umschlag bei schlecht heilenden Wunden und bei Frostschäden kann ein Tee aus Wundkleeblüten recht nützlich sein.
So wird Wundklee-Tee bereitet: 1 knappen Eßlöffel Wundkleeblüten übergießt man mit ¼ l kochendem Wasser, läßt 15 Minuten ziehen und seiht ab. Dieser Aufguß ist zur innerlichen und äußerlichen Anwendung gleichermaßen zu verwenden.
**Wundklee als Hausmittel:** Es ist oft so, daß eine Heilpflanze, die von den Ärzten nicht recht beachtet wird, gerade in der Volksmedizin sehr hoch im Kurs steht. So ist der Wundklee in manchen Gegenden ein beliebtes Hausmittel geblieben. Zusammen mit Spitzwegerich wird er oft zu Tee verarbeitet, der sowohl zur Wundbehandlung als auch gegen Husten gebraucht wird. Wenn man bedenkt, daß Spitzwegerich antibiotisch wirkende Stoffe enthält, so wundert es nicht, daß auch bei der Wundbehandlung Erfolge mit dieser Mischung erzielt werden.
So wird die Teemischung bereitet:

| | |
|---|---|
| Wundkleeblüten (Flores Anthyllidis vulnerariae) | 30,0 |
| Spitzwegerichblätter (Folia plantaginis lanceolatae) | 20,0 |

1 Eßlöffel dieser Mischung mit ¼ l heißem Wasser überbrühen und 10 bis 15 Minuten ausziehen. Nach dem Abseihen ist der Tee gebrauchsfertig. Gegen Husten mit Honig süßen, zur Wundbehandlung ungesüßt trinken oder für Umschläge verwenden.
**Nebenwirkungen:** Man kennt keine Nebenwirkungen.

# Wurmfarn

→ Farbfoto Seite 366
*Dryopteris filix-mas (L.) Schott. / Syn. Aspidium filix mas (L.) Sw. (Polypodiaceae).*
Volksnamen: Bandwurmwurzel, Flöhkraut, Geißleitere, Schnackenkraut, Wanzenkraut, Wedeln.
**Arzneilich verwendete Pflanzenteile:** Der Wurzelstock.

**Drogenbezeichnung:** Wurmfarnwurzelstock = *Rhizoma (Radix) Filicis (maris).*

**Botanik und Sammeltips:** Pflanzenbeschreibung: Mit einem schwarzbraunen Wurzelstock ist der ausdauernde Wurmfarn im Boden verankert. Er ist umgeben von den untersten Teilen alter Blattstiele und bildet mit diesen zusammen 20 bis 40 cm lange walzenförmige

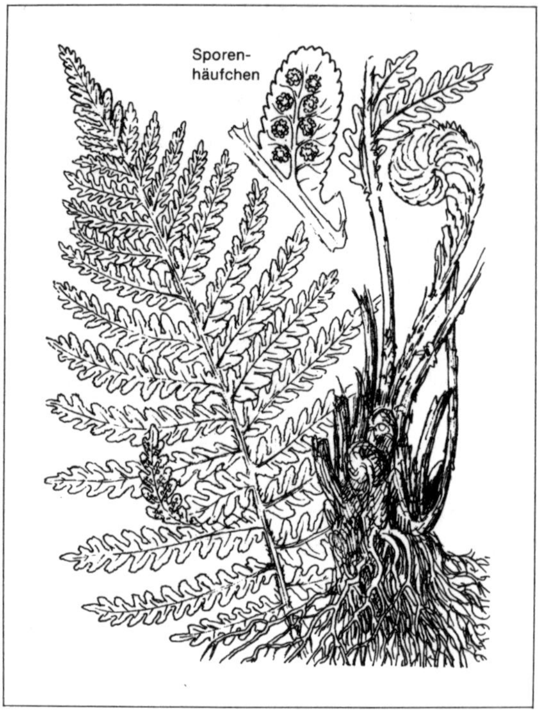


Stücke, die mitunter armdick sein können. Die bis über 1 m langen Blätter mit langem Stiel, zentraler Rippe und wechselständig angeordneten Fiedern sind unten schuppig behaart. Die Blattfiedern, die zur Blattspitze immer kürzer werden, sind ihrerseits nochmals gefiedert. Diese kleinen Blattabschnitte sind rundlich und tragen unterseits runde Sporenhäufchen, die zunächst gelblichgrün, später braun gefärbt sind. Vorkommen: In allen Wäldern, vornehmlich in Buchenwäldern ist der Wurmfarn häufig anzutreffen. Ernte und Aufbereitung: Die Wurzelstöcke werden im Herbst gegraben. Die abgestorbenen Teile der Wedel und die Wurzeln werden bis auf kurze Reste entfernt. Ohne

weitere Zerkleinerung muß die Wurzel vorsichtig und schonend getrocknet werden.
**Inhaltsstoffe (Wirkstoffe):** Gerbstoff, wenig ätherisches Öl, Bitterstoffe und wurmwirksame Substanzen.
**Heilwirkung und Anwendung:** Um es gleich vorweg zu sagen: Einen Tee aus dieser Droge zur Wurmbehandlung gebraucht man nicht. Lediglich galenische Präparate (Extrakte) spielten früher eine wichtige Rolle zum Vertreiben der Würmer, vor allem der Bandwürmer. Da man aber sehr große Gaben zum Abtreiben der Würmer benötigt, ist eine solche Kur immer ein wenig riskant. Deshalb verwendet man heute den Wurmfarn kaum noch medizinisch, weil es bessere Mittel gibt. Auch die Verwendung für Bäder und feuchte Umschläge bei eitrigen Wunden ist nicht mehr üblich.
**Nebenerscheinungen:** Vor der eigenmächtigen Verwendung des Wurmfarns muß gewarnt werden.

# Ysop

→ Farbfoto Seite 365
*Hyssopus officinalis L. (Labiatae).*
Volksnamen: Bienenkraut, Chilchsuppe, Duftisoppe, Gewürzysop, Hisopo, Isop, Ispen, Söpli.
**Arzneilich verwendete Pflanzenteile:** Das Kraut.
**Drogenbezeichnung:** Ysopkraut = *Herba Hyssopi.*

**Botanik und Sammeltips:** Pflanzenbeschreibung: Den Ysop müßte ich eigentlich unter die ausländischen Heilpflanzen einordnen, doch man trifft ihn bei uns so häufig in Gärten als Gewürz- und Bienenfutterpflanze an, woraus er auch verwildert, daß es mir ratsam erschien, ihn hier einzugliedern. Der Ysop ist ein Halbstrauch mit kurzen Trieben, die verholzt sind und überwintern. Die Stengel können bis fast 1 m hoch werden. Die gegenständig angeordneten Blätter sind oft sitzend, gelegentlich auch gestielt, eiförmig bis oval und zugespitzt. Sie werden bis 3 cm lang, sind in der Blühregion aber meistens viel kürzer. Der Rand ist glatt. Die Blüten, in der Regel violettblau, seltener rosa oder weiß gefärbt, sind typische Lippenblüten. Die ganze Pflanze duftet stark aroma-

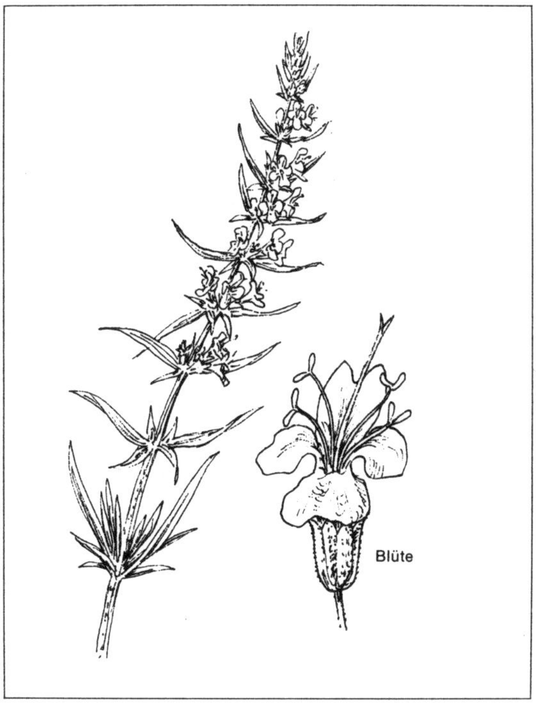


tisch. Blütezeit: Juli bis August. Vorkommen: Die Pflanze ist, wie schon gesagt, bei uns nicht heimisch. Seit dem frühen Mittelalter jedoch wächst sie in unseren Gärten und wird auch kultiviert. Die Heimat dürfte Südosteuropa sein. Ernte und Aufbereitung: Gebraucht wird das blühende Kraut, wobei darauf zu achten ist, daß man die oberen zarteren Teile verwendet. Sie werden gebündelt zum Trocknen an einem luftigen Ort aufgehängt.
**Inhaltsstoffe (Wirkstoffe):** Ätherisches Öl, Gerbstoffe, bittere Glykoside, Sitosterin, Ursolsäure und der Farbstoff Hyssopin sind die Wirkstoffe.
**Heilwirkung und Anwendung:** Aufgrund der Inhaltsstoffe ist der Ysop ein Anregungsmittel für die Drüsen des ganzen Verdauungstraktes. Er wird vornehmlich bei Magen- und Darmstörungen und zur Appetitanregung gebraucht. Ferner macht man sich seine krampflösende

und leicht diuretische (harntreibende) Wirkung in Blasentees zunutze, man verwendet den Ysop aber auch als Schleimlösungsmittel bei trockenem Husten.

**Ysop als Hausmittel:** Dort wo man ihn gern als Futterpflanze für Bienen in Gärten zieht, wird der Ysop als Tee gegen Husten, Durchfall und Blähungen gebraucht.

So wird Ysop-Tee bereitet: 2 Teelöffel zerschnittene Droge werden mit ¼ l kaltem Wasser angesetzt, zum Sieden erhitzt und weitere 5 Minuten ausgezogen. Nach dem Abseihen ist der Tee gebrauchsfertig. 2 Tassen Tee täglich sind die richtige Dosierung.

**Verwendung als Gewürz:** Ysop ist ein vorzügliches Gewürz, weil er aromatisch riecht und schmeckt und die Verdauung günstig beeinflußt. Besonders zu empfehlen ist er für zarten Kalbsbraten, dem es oft an der würzigen Herbheit fehlt. Aber auch Bohnengerichte, Eintöpfe, Suppen oder frische Salate mit Gurken und Tomaten lassen sich durch Ysop geschmacklich pikant verändern. Quark und Streichkäse werden mit Ysop-Würze ebenso geschmacklich verbessert.

**Nebenwirkungen:** Nebenwirkungen sind nicht zu befürchten.

# Zaunrübe

stark giftig

→ Farbfoto Seite 365

*Bryonia dioica Jacq. (Cucurbitaceae).*

Volksnamen: Faselwurz, Gichtwurz, Heckenrübe, Heilige Rübe, Hundsrübe, Teufelsrübe.

**Arzneilich verwendete Pflanzenteile:** Die Wurzel.

**Drogenbezeichnung:** Zaunrübenwurzel = *Radix Bryoniae.*

**Botanik:** Pflanzenbeschreibung: Die Zaunrübe ist eine zweihäusige Pflanze, die mit einer rübenförmigen dicken Wurzel im Boden verankert ist. Der Stengel kann bis zu 4 m lang werden. Mit Hilfe von Ranken klettert er an Zäunen und anderen Stützen empor. Die Laubblätter sind im Umriß herzförmig, doch fünflappig. Die männlichen Blüten sind grünweiß und sitzen an langen Stielen in den Blattachseln, die weiblichen sind kürzer gestielt und gelblichweiß. Die Beeren sind zur Reifezeit

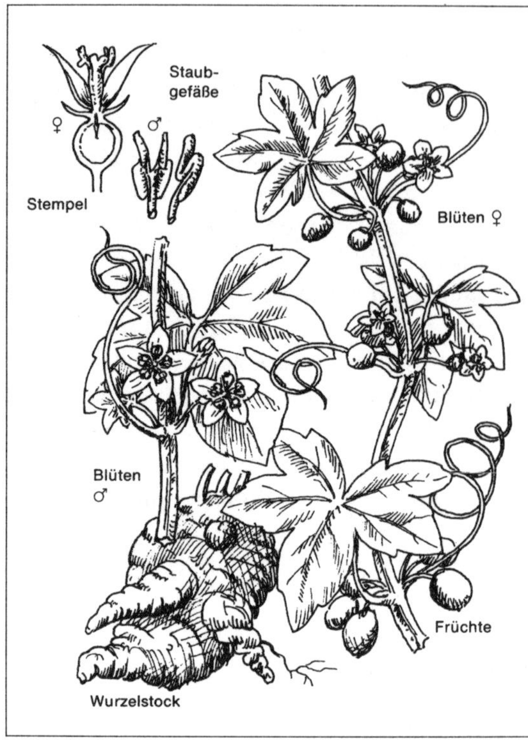


scharlachrot gefärbt. Blütezeit: Juni bis August. Vorkommen: Auf kalkhaltigem Lehmboden, an Wegen, Mauern, Zäunen, in Hecken, Gebüschen und gelegentlich an Waldrändern.

**Inhaltsstoffe (Wirkstoffe):** Stark abführende Bitterstoffe, Saponine und ein Alkaloid sind neben anderen Inhaltsstoffen für die Wirkung verantwortlich zu machen. Auch dem Harz wird eine abführende Wirkung zugeschrieben.

**Heilwirkung und Anwendung:** *An den Anfang meine Warnung: Die Droge ist stark giftig und darf vom Laien nicht verwendet werden. Sie wurde hier aufgenommen einmal, weil homöopathische Präparate aus Bryonia noch Verwendung finden, zum anderen, weil Bryonia in der Volksmedizin ein vielgerühmtes Rheumamittel ist.* Aufgrund der Inhaltsstoffe wirkt die Droge drastisch abführend, wobei sehr häufig als Nebenwirkungen kolikartige Schmerzen beobachtet werden. Die schmerzlindernde Wirkung bei



1 Wolfstrapp, 2 Wundklee, 3 Ysop, 4 Zaunrübe, 5 Zaunwinde, 6 Zwergholunder ▷

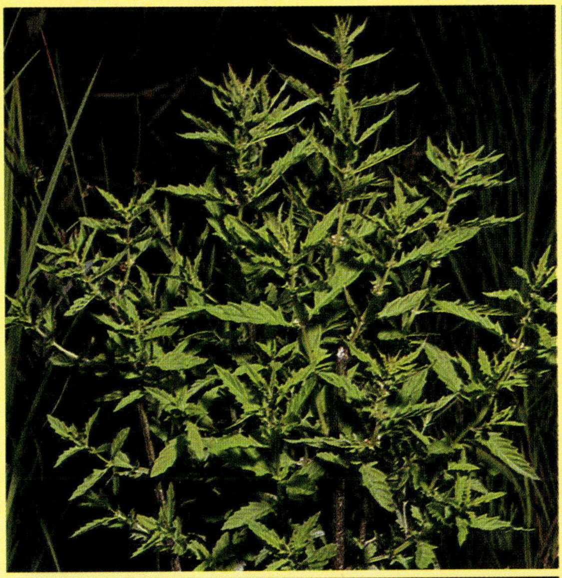
1

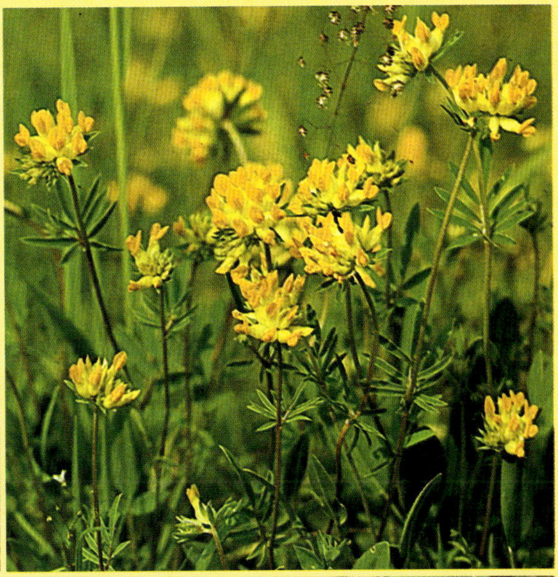
2

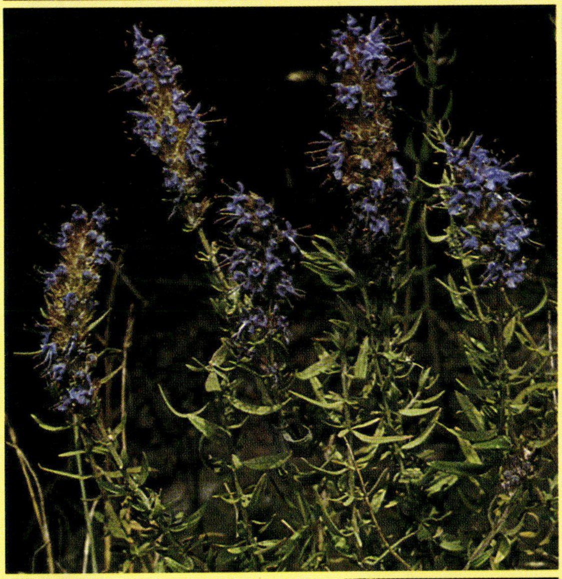
3

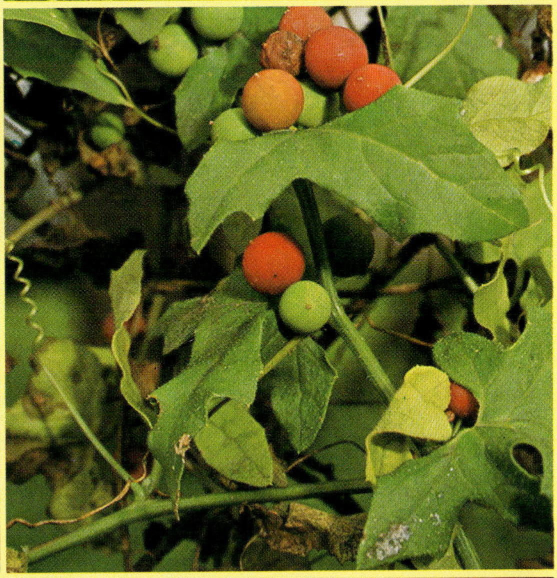
4

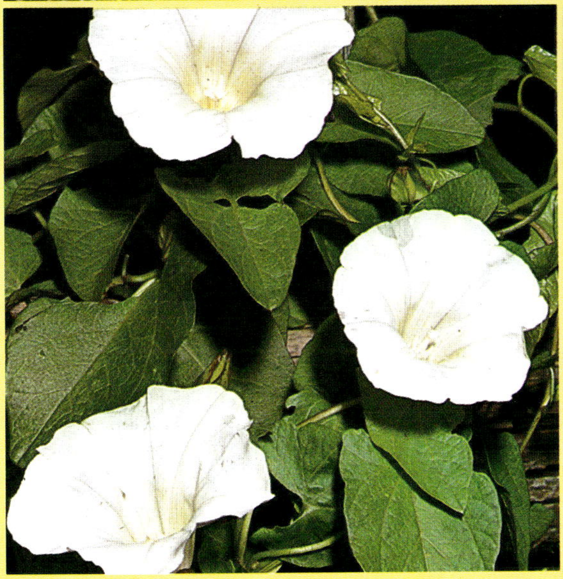
5

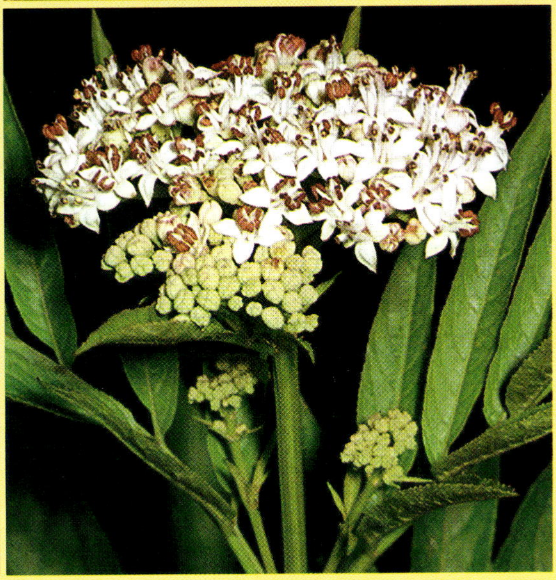
6

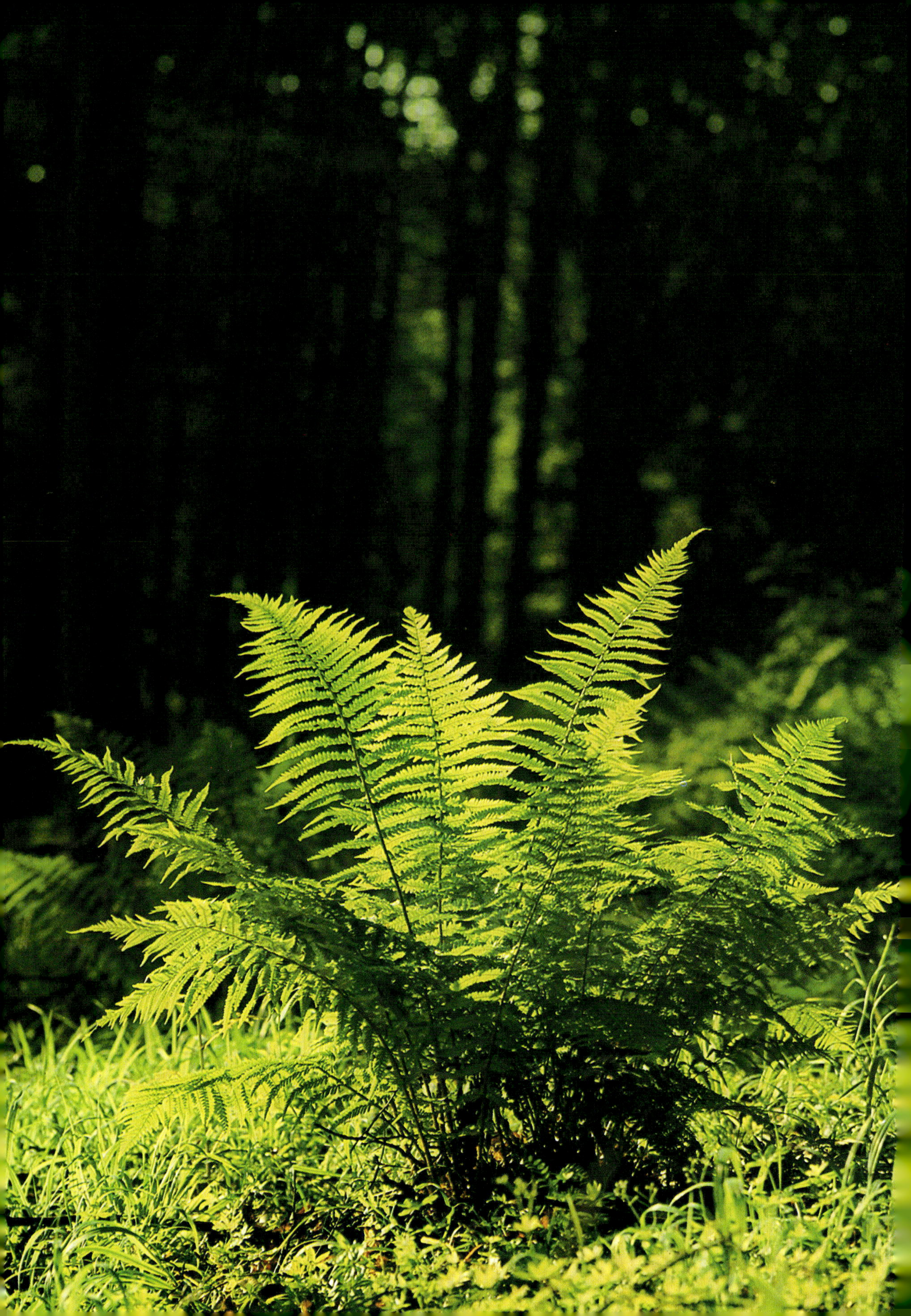

Gicht und Rheuma ist wohl vorhanden, doch muß man mit den oben genannten Nebenwirkungen rechnen.

**Anwendung in der Homöopathie:** Das Homöopathikum »Bryonia« wird sowohl aus der roten als auch aus der weißen Zaunrübe (Bryonia alba) bereitet. Man verwendet die frische, vor der Blütezeit gegrabene Wurzel. Die mittleren Dosierungen ($D_3$ bis $D_6$) sind ein häufig gebrauchtes Mittel gegen Rheuma und Gicht sowie Muskelschmerzen verschiedener Ursache. Die Menge der Tropfen bestimmt der Arzt.

**Verwendung als Hausmittel:** Die folgenden Ausführungen sollen nicht dazu verführen, mit Bryonia (Zaunrübe) eine Selbstbehandlung durchzuführen! In der Volksmedizin verwendet man die Droge bei Rheuma und Gicht, bei Magen- und Darmbeschwerden, bei Galle- und Leberleiden und vor allen Dingen als drastisches Abführmittel.

**Nebenwirkungen:** Starke kolikartige Schmerzen, Durchfälle und möglicherweise Darmblutungen zeigen sich als Vergiftungserscheinungen. Die roten Beeren sind ebenfalls stark giftig, deshalb sind vor allem Kinder sehr gefährdet!

# Zaunwinde

→ Farbfoto Seite 365

*Calystegia sepium (L.) R. Br. / Syn. Convolvulus sepium (Convolvulaceae).*

Volksnamen: Ackerranke, Feldwindling, Teufelsdarm.

**Arzneilich verwendete Pflanzenteile:** Das Kraut.

**Drogenbezeichnung:** Zaunwindenkraut = *Herba Convolvuli.*

**Botanik und Sammeltips:** Pflanzenbeschreibung: Mit bis zu 3 m langen Stengeln, die große eiförmig längliche bis dreieckige Blätter tragen, windet sich die Zaunwinde an Zäunen, Bäumen und Sträuchern empor. Große strahlend weiße Blüten, die einzeln an langen Stielen den Blattachseln entspringen, machen auf sie aufmerksam. Die Blüten sind trichterförmig, gelegentlich rotgestreift und manchmal auch rosafarben. Blütezeit: (Mai) Juni bis September.

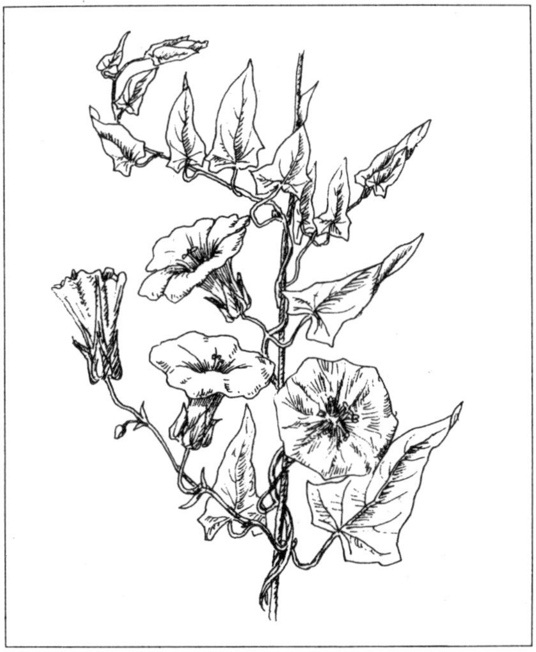

Vorkommen: Auwälder, Ufergebüsche, Hekken und Zäune sind dann häufig Standort der Pflanze, wenn der Boden feucht ist. Ernte und Aufbereitung: Man verwendet das ganze Kraut, das man zur Blütezeit sammelt. Die langen Stengel schneidet man in etwa 20 cm lange Abschnitte, bündelt sie und trocknet die Pflanze mit Blättern und Blüten.

**Inhaltsstoffe (Wirkstoffe):** Ein abführend wirkendes Harz und Gerbstoffe.

**Heilwirkung und Anwendung:** Es handelt sich bei der Zaunwinde um eine Abführdroge, die jedoch nur noch in der Volksmedizin gebraucht wird. Vom medizinischen Standpunkt aus stellt man heute besondere Anforderungen an Abführmittel; alles was nur deswegen abführend wirkt, weil es eine starke Reizwirkung im Darm auslöst, wird nicht zu Unrecht abgelehnt. Die Zaunwinde aber habe ich deshalb aufgenommen, weil die Verwendung in der Volksmedizin bedeutend ist.

**Zaunwinde als Hausmittel:** In der Volksmedizin gebraucht man die Zaunwinde als Abführmittel, bei Leibschmerzen und Blähungen. Noch wichtiger als die innerliche Verwendung ist der Gebrauch zur Wundbehandlung. Immer wieder stößt man auf Rezepte, die Umschläge mit einer Abkochung als das Mittel der Wahl bei der Behandlung von schlecht heilenden Wunden anpreisen. Dabei meint die Volksmedizin hauptsächlich Geschwüre und die sogenannten offenen Beine. Hier gibt wahrscheinlich die Hautreizung den Anstoß zu besserer Durchblutung, wodurch die Heilung gefördert wird. Ich kann mich dennoch nicht entschließen, diese Anwendung zu empfehlen. Zum Abschluß eine Mitteilung von P. A. Matthiolus, auf die möglicherweise diese Verwendung, die sich hartnäckig hält, zurückzuführen ist: »So jemand verletzt were von vielgehen / der stoß dieser blumen / vnd streich des saffts an den schaden / er genest.«

**Nebenwirkungen:** Vor der Anwendung dieser Heilpflanze als Abführmittel muß gewarnt werden. Auch die äußerliche Anwendung erscheint mir nicht empfehlenswert.

## Zwergholunder (Attich) giftig

→ Farbfoto Seite 365

*Sambucus ebulus L. (Caprifoliaceae).*

Volksnamen: Attich, Eppich, Stinkholunder, wilder Holunder.

**Arzneilich verwendete Pflanzenteile:** Die Wurzel.

**Drogenbezeichnung:** Zwergholunderwurzel = *Radix Sambuci ebuli.*

**Botanik:** Pflanzenbeschreibung: Der Zwergholunder – vor allem die Beeren – gilt als giftig. Er ist eine ausdauernde krautige Staude mit einem kräftigen Wurzelstock, der im Boden waagrecht kriecht. Die Stengel werden etwa 1 bis 1,50 m hoch. Die Blätter sind unpaarig gefiedert und deren Teilblätter (5 bis 9 an der Zahl) etwa 5 cm lang und am Rand gezähnt. Die Blüten, in einer großen Dolde angeordnet, sind etwa $^1/_2$ cm groß, weiß bis rötlich gefärbt und mit purpurroten Staubgefäßen ausgestattet. Blütezeit: Juni bis August. Vorkommen: Zwergholunder wächst an Hecken und Gräben, auf Ödland und Kahlschlägen.

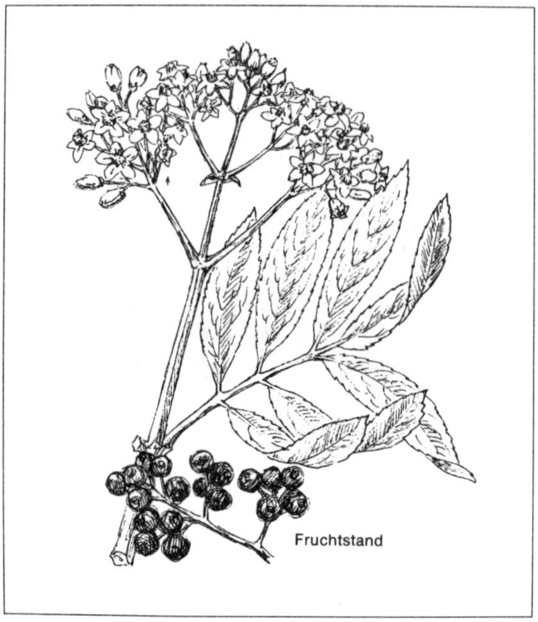


**Inhaltsstoffe (Wirkstoffe):** Bitterstoff, Saponine und Gerbstoffe sind die Wirkstoffe des Zwergholunders.

**Heilwirkung und Anwendung:** Die Droge gilt als wassertreibend, schweißtreibend und abführend. Besonders Sebastian Kneipp hat sie bei Wassersucht gerne verordnet. Auch gegen Rheumatismus wird der Zwergholunder gelegentlich gebraucht.

**Zwergholunder als Hausmittel:** In der Volksmedizin wird nur die Wassersucht (wohl nach Kneippscher Vorschrift) mit Attichwurzel-Tee behandelt.

So wird Zwergholunder-Tee bereitet: 1 bis 2 Teelöffel geschnittene Droge mit $^1/_4$ l kaltem Wasser übergießen, langsam zum Sieden erhitzen und abseihen. Es sollten nicht mehr als 2 Tassen Tee pro Tag getrunken werden.

**Nebenwirkungen:** Die Verwendung des Zwergholunders in den angegebenen therapeutischen Dosen dürfte vertretbar sein, doch muß an dieser Stelle vor Übertreibung gewarnt werden. Es sei auch noch einmal darauf hingewiesen, daß die im Herbst reifenden Beeren für Kinder gefährlich sind. Sie schmecken nicht unangenehm und werden daher gern im Übermaß verzehrt, wobei es schon zu tödlichen Vergiftungen gekommen sein soll.

# Zwiebel

*Allium cepa L. (Liliaceae).*
Volksnamen: Bolle, Fölle, Küchenzwiebel, Speisezwiebel, Zippel, Zwiewel.

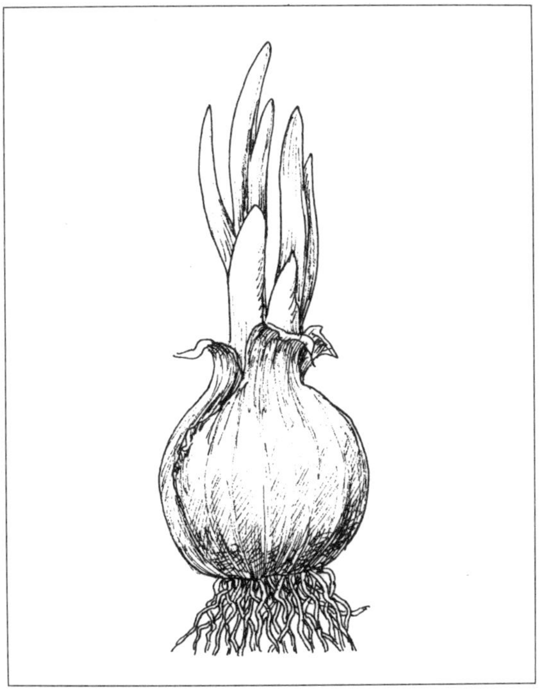

**Arzneilich verwendete Pflanzenteile:** Die Zwiebel.
**Drogenbezeichnung:** Zwiebel = *Bulbus Allii (cepae).*

**Botanik:** Pflanzenbeschreibung: Ich darf mir wohl ersparen, das Aussehen der Zwiebel genau zu beschreiben. Man zieht sie in jedem Hausgarten, bekommt sie bei jedem Gärtner und verwendet sie in der Küche. Wir unterscheiden heute zwischen der Sommerzwiebel und der Winterzwiebel. Die Sommerzwiebel stammt wahrscheinlich aus dem westlichen Asien. Die Römer brachten sie nach Mitteleuropa, wo sie sich schnell einbürgerte. In den Balkanländern und im Orient ist sie – weit mehr als bei uns – eine wichtige Gemüsepflanze. Die Winterzwiebel soll aus dem südlichen Sibirien stammen. Sie ist im Gegensatz zur Sommerzwiebel nicht frostempfindlich und kann auch im Freien überwintern. Im Geschmack ist sie milder. Von diesen beiden Hauptarten leiten sich die vielen Zwiebelsorten ab, die sich alle in Farbe, Größe und Geschmack voneinander unterscheiden.
**Inhaltsstoffe (Wirkstoffe):** Ätherisches Öl, verschiedene Substanzen, die bei fermentativer Spaltung Thiosulfinsäureester mit bakteriostatischer (das Wachstum der Bakterien hemmend) Wirkung liefern, Thiopropyionaldehyd, das für die Tränen erzeugende Wirkung verantwortlich ist, Flavonglykoside, organische Säuren, Vitamine und eine herzwirksame Substanz.
**Heilwirkung und Anwendung:** Es ist schade, daß frische Zwiebeln so wenig medizinisch verwendet werden, sie wirken sekretionsanregend, verdauungsfördernd, appetitsteigernd, wassertreibend, wundheilend, bilden ein ausgezeichnetes Vorbeugungsmittel gegen Grippe, Schnupfen, Halsentzündung und wirken gegen Husten. Das alles bleibt der Volksmedizin überlassen.
**Zwiebel als Hausmittel:** Die von der Schulmedizin so vernachlässigten Heilanzeigen werden in der Volksmedizin in Form überlieferter Hausmittel genutzt. Man verwendet klein gehackte Zwiebeln, die man mehrmals am Tag löffelweise einnimmt, man bereitet sich einen frischen Preßsaft und gibt ihn in Milch, man vermischt zerstoßene Zwiebeln mit Honig und verabreicht es Kindern bei Erkältungen, und man stellt sich einen Zwiebel-Sirup her, der bei Erkältungskrankheiten und ganz besonders bei Husten (auch Keuchhusten) erfolgreich verwendet wird.
So wird Zwiebel-Sirup hergestellt: 1 ganze Zwiebel wird fein zerhackt und mit 3 Eßlöffeln Zucker vermischt. Dann gibt man $^1/_8$ l Wasser dazu und kocht das Ganze behutsam einige Minuten lang. Dieser Ansatz wird noch einige Stunden beiseite gestellt und dann ausgepreßt.

Von diesem Saft werden 3- bis 5mal täglich 1 bis 2 Teelöffel gegeben.

**Anwendung in der Homöopathie:** Das Homöopathikum »Allium cepa« wird aus frischen Zwiebeln bereitet. Man verwendet vornehmlich die zweite bis sechste Potenz ($D_2$ bis $D_6$) bei Ohrenschmerzen, Erkältungsschnupfen (auch Heuschnupfen), akuten Nebenhöhlenentzündungen, Kehlkopfkatarrhen, Heiserkeit, Bronchitis und Asthma, wobei die Altersbronchitis besonders erwähnt werden muß. Ferner gebraucht man Allium cepa bei Schmerzzuständen an verletzten Nerven und Amputationsstümpfen. Bei Rheumatismus will man ebenfalls gute Erfolge erzielt haben. Empfehlenswert ist es auch, bei all diesen Beschwerden, vor allen Dingen bei Ohrenschmerzen, das Homöopathikum »Allium cepa« und das Homöopathikum »Pulsatilla« (das Homöopathikum aus der Küchenschelle) abwechselnd zu verabreichen.

**Verwendung als Gewürz:** Wer bisher bei der Zubereitung der Speisen zurückhaltend mit der Verwendung von Zwiebeln war, der wird jetzt vielleicht eine bessere Einstellung zu ihr bekommen. Es gibt kein gesünderes Gewürz (wenn man vom Knoblauch einmal absieht) als Zwiebeln. Ob roh, geröstet oder gekocht, ob in Scheiben oder fein zerkleinert, ob in Saucen, an Braten, im Schmalz oder im Salat – Zwiebeln passen überallhin. Man würzt nicht nur gut mit ihnen, sondern man lebt auch, durch fleißigen Gebrauch in der Küche, gesünder.

**Nebenwirkungen:** Keine Nebenwirkungen.

# Fremdländische Heilpflanzen

# Agar-Agar

*Gelidium amansii Lamouroux (Gelidiaceae).*

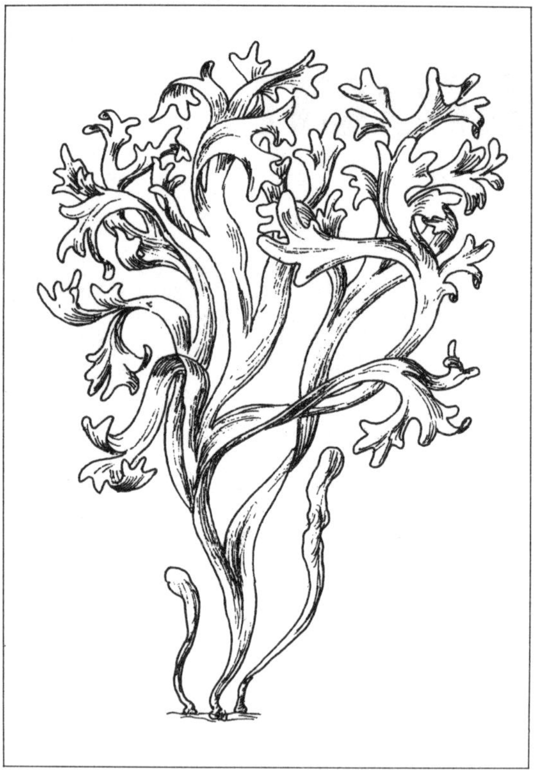

**Arzneilich verwendete Pflanzenteile:** Die nach besonderem Verfahren aus der Rotalge bereitete Gallerte.
**Drogenbezeichnung:** Agar-Agar.

**Botanik und Drogengewinnung:** Vorkommen und Pflanzenbeschreibung: An der Pazifikküste Asiens von den großen Sundainseln bis Japan, an der Pazifikküste Mexikos und Kaliforniens und an den Küsten des indischen Ozeans kommt die Rotalge Gelidium amansii vor und wird auch dort geerntet. Sie ist eine zierliche, äußerst zarte verzweigte Alge, die etwa 20 bis 24 cm lang wird.
Ernte und Aufbereitung: In den Monaten Mai bis September werden die Algen durch Taucher, Schleppnetze oder Spezialharken vom Meeresboden heraufgeholt, mit Süßwasser gründlich gewaschen und so von all den Verunreinigungen befreit, die Meeresalgen anhaften. Zum anschließenden Bleichen breitet man die Ernte auf Matten aus; sie wird häufig gewendet und mit Süßwasser begossen. Die getrockneten Algen lagern dann in der Regel einige Zeit, bevor sie zu dem eigentlichen Agar verarbeitet werden. Dazu müssen sie erneut befeuchtet und in großen Bottichen mit Wasser gekocht werden. Nach dem Zusatz von Säure werden sie noch einmal gekocht. Danach haben sich die gelierenden Substanzen gelöst, die von dem Rest abgeseiht werden. Durch Gefrieren wird der Agar ausgeschieden, der als häutig-blättrige Masse nach dem Auftauen zurückbleibt. Nach erneuter Trocknung ist das Produkt gebrauchsfertig.
**Inhaltsstoffe (Wirkstoffe):** 70% Kohlenhydrate, Eiweißsubstanzen, Rohfaser und Wasser.
**Heilwirkung und Anwendung:** Die Quellstoffe der Droge werden weder im sauren Magensaft, der sehr schnell passiert wird, noch im alkalischen Darmbereich zersetzt (hydrolysiert) und regen daher durch starke Quellung, die den Darminhalt vermehrt, die Darmbewegung an. Auf diese Weise wirkt Agar-Agar als mildes Abführmittel. Als Droge wird Agar allerdings nicht mehr verwendet, hingegen in verschiedenen galenischen Zubereitungen. Als Grundsubstanz für Vaginalkugeln oder Zäpfchen – früher viel gebraucht – spielt Agar-Agar heute in der Apotheke keine Rolle mehr. Die Biologen hingegen brauchen Agar als Grundsubstanz für die verschiedensten Bakteriennährböden.
**Nebenwirkungen:** Die Verwendung von Agar-Agar als mildes Abführmittel ist unbedenklich. Nebenwirkungen sind nicht bekannt.

# Aloe

→ Farbfoto Seite 384
wird aus verschiedenen Aloe-Arten gewonnen. Hauptsächlich *Aloe ferox Mill., Aloe barbadensis Mill., Aloe perryi Baker (Liliaceae).*
**Arzneilich verwendete Pflanzenteile:** Der eingedickte Saft der Blätter.

**Drogenbezeichnung:** Aloe-Arten = *Aloe lucida – Aloe hepatica.*

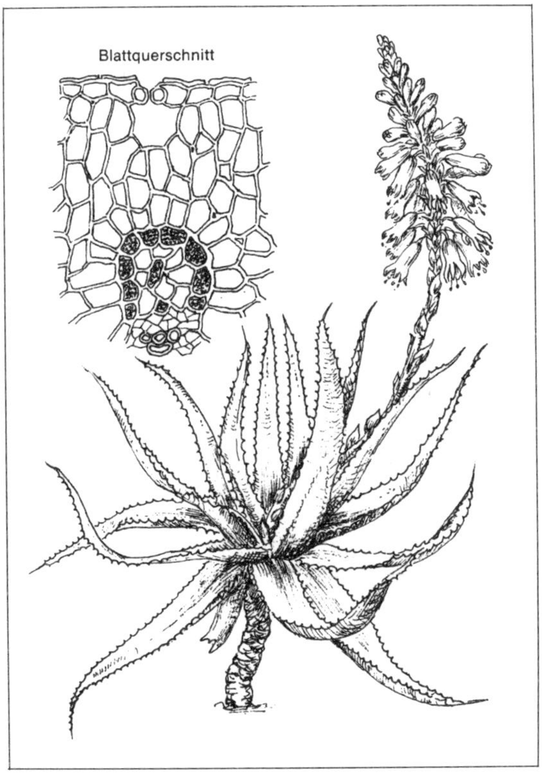


**Botanik und Drogengewinnung:** Vorkommen und Pflanzenbeschreibung: Aloe ist eine Gattung der Liliazeen-Unterfamilie *Asphodeloidae,* von der es mehr als 200 Arten gibt. Ost- und Südafrika sind die Urheimatgebiete, doch heute hat sich die Gattung Aloe auch im Mittelmeerraum und in bestimmten Gegenden Indiens verbreitet. Als Beispiel sei die *Aloe ferox* beschrieben. Sie ist eine recht stattliche Pflanze, mit einem Stamm, der 2 bis 3 (seltener auch bis 6) m hoch wird, von zahlreichen Blattnarben gezeichnet ist und an der Spitze einen mächtigen Schopf lanzettlicher Blätter trägt. Zwischen den Blättern treten im Mai oder Juni die langen, walzenförmig angeordneten Blütentrauben hervor, die sehr zahlreiche Blüten ausbilden, die bis 3 cm lang werden und blaßrot und grünlich gestreift sind. Ernte und Aufbereitung: Die Blätter, deren Saft zur Gewinnung der Aloe gebraucht wird, sind fleischig, etwa 50 cm lang, 10 bis 20 cm breit und 5 cm dick. Besonders am Rand und an der Unterseite sitzen purpurfarbene Stacheln. Schneidet man die Blätter ab, so fließt ein wäßriger Saft heraus, der ungemein bitter schmeckt. Er sitzt in Sekretzellen, die in einer Zellschicht den Siebteil der Gefäßbündel halbmondförmig umgeben. Weil sie nur durch sehr dünne Zellwände voneinander getrennt sind, läuft der Saft leicht ab. Man schichtet die abgeschnittenen Blätter so, daß der Saft in einem Gefäß gesammelt werden kann. Dieser Saft wird dann entweder über offenem Feuer oder im Wasserbad eingedickt. Nach dem Abschäumen gießt man ihn in Behälter, in denen er erstarrt. So kommt er in den Drogenhandel und wird meistens zu galenischen Präparaten (Tropfen, Pillen, Zäpfchen) verarbeitet. Aloe pur gebraucht man nur selten.

**Inhaltsstoffe (Wirkstoffe):** Die wirksamen Inhaltsstoffe sind Aloin, Harze und Bitterstoffe.

**Heilwirkung und Anwendung:** Aloe ist ein stark und schnell wirkendes Abführmittel, das seine Wirkung im Dickdarm entfaltet. Allein in galenischen Zubereitungen oder zusammen mit anderen Abführdrogen ist es Bestandteil sehr vieler Abführmittel in Form von Tropfen, Pillen, Tabletten, Dragees und Zäpfchen. Die Aloetinktur, der Aloeextrakt und andere Zubereitungen spielen auch eine Rolle als bitteres Magenmittel und zur Förderung der Gallesekretion.

**Anwendung in der Homöopathie:** Die Dilutionen ab $D_4$ werden in der Homöopathie bei Schwächezuständen der Verdauungsorgane gebraucht. Der sogenannte Dickdarmkatarrh mit Beteiligung der Leber wird gebessert. Äußerlich gebraucht man die Tinktur bei Verbrennungen (auch Röntgenstrahlenverbrennungen) und schlecht heilenden Wunden in Form von Umschlägen (Verdünnung mit Wasser 1:10).

**Nebenwirkungen:** Aloe kann die Nieren reizen und zu Nierenschädigungen führen, doch nur, wenn man überdosiert. Richtig angewandt ist Aloe verträglicher als man aufgrund der Inhaltsstoffe vermuten könnte. Schwangere sollten Aloe nicht nehmen. Wenn Neigungen zu Blutungen im Genitalbereich besteht, dann darf man Aloe auch nicht verwenden.

# Ananas

→ Farbfoto Seite 384

*Ananas comosus (L.) Merr. / Syn. Ananas sativus Schult f. – Bromelia ananas L. (Bromeliaceae).*

**Arzneilich verwendete Pflanzenteile:** Der Saft der Sammelfrucht.

**Drogenbezeichnung:** Ananassaft = *Succus Ananas,* auch *Abacaxi.*

**Botanik und Drogengewinnung:** Vorkommen und Pflanzenbeschreibung: In Mittel- und Südamerika sowie in Westindien dürfte die Ananas heimisch sein. Dort kommt sie auch wild (verwildert?) vor, wird aber hauptsächlich in mehreren Zuchtformen kultiviert. Auch im tropischen Afrika und Asien baut man Ananas an. Die Kulturform ist eine buschige Dauerpflanze mit einer Blattrosette. Die gebogenen Blätter sind meistens am Rand mit Dornen besetzt. Im dritten Jahr wächst aus der Blattrosette der Blühtrieb, der an der Spitze violette Blüten trägt. Die Frucht ist eine Sammelfrucht, die wir auf unseren Gemüse- und Obstmärkten kaufen können. Aufbereitung: Man erntet die reifen Ananasfrüchte, befreit sie von den Außenteilen und preßt den Fruchtsaft aus.

**Inhaltsstoffe (Wirkstoffe):** Der wichtigste Wirkstoff ist das Bromelin, ein Enzym, das die gestörte Eiweißverdauung normalisiert. Daneben sind Zucker, Vitamin C, Mineralstoffe und Fruchtsäuren, Vanillin und geringe Mengen ätherisches Öl vorhanden.

**Heilwirkung und Anwendung:** Meistens bedient man sich des isolierten Bromelins, das den verschiedensten Präparaten gegen Magen- und Darmbeschwerden zugesetzt wird, weil es die Eiweißverdauung fördert. Aber auch der Saft, frisch oder vergoren, dient als Verdauungshilfe.

**Nebenwirkungen:** Sind nicht bekannt.

# Artischocke

→ Farbfoto Seite 384

*Cynara scolymus L. (Compositae).*

**Arzneilich verwendetete Pflanzenteile:** Die Hüllen der Blütenköpfe, Artischockenblätter, Artischockenwurzel.

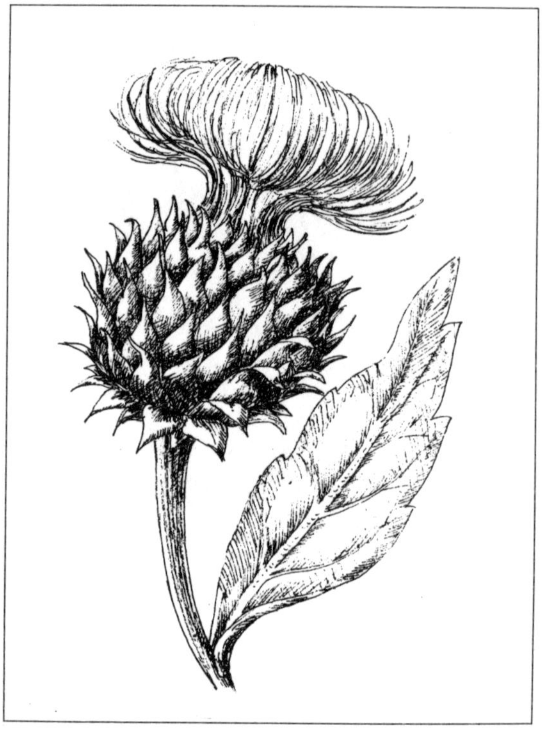

**Drogenbezeichung:** Artischockenböden = Artischocken, Artischockenblätter = *Folia Cynarae,* Artischockenwurzel = *Radix Cynarae.*

**Botanik und Drogengewinnung:** Vorkommen und Pflanzenbeschreibung: Die Artischocke, das im Mittelmeergebiet viel gegessene Feingemüse, kennen wir schon längere Zeit. Ihre Heimat ist das Mittelmeergebiet. Sie gehört in die Familie der Korbblütler und ist eine große, distelähnliche Pflanze, die bis zu 2 m hoch werden kann und große violette Blütenstände entwickelt. Die Blütenhüllblätter und der Blütenboden werden als Gemüse gegessen; diese Teile sind es auch, die neben den Blättern und den Wurzeln arzneilich genutzt werden. Ernte und Aufbereitung: Die Blätter erntet man zur Blütezeit, die Hüllblätter der Blüten kurz nach dem Aufblühen. Daraus werden dann die verschiedensten galenischen Präparate und Arzneispezialitäten hergestellt. Die Wurzeln erntet man im Herbst.

**Inhaltsstoffe (Wirkstoffe):** Der wichtigste Wirkstoff ist der Bitterstoff Cynarin. Gerbstoff, Schleim, die Vitamine A, B und C, Flavone, das Lacton Cynaropikrin und ein Ferment mit antidiabetischer Wirksamkeit sind weitere Wirkstoffe.

**Heilwirkung und Anwendung:** Artischockenpräparate sind pharmazeutisch gesehen ein Bittermittel mit einer günstigen Wirkung auf den Leberstoffwechsel. Gleichzeitig werden die Erzeugung der Galleflüssigkeit und die Ausschüttung der Galle gefördert. Übelkeit, Völlegefühl und Blähungen, hervorgerufen durch schlechte Lebertätigkeit, verbunden mit Schmerzen, lassen sich mit Präparaten aus der Artischocke günstig beeinflussen. Patienten mit Gallensteinen berichten, daß ihnen Artischockenpräparate bestens bekommen. Koliken werden seltener. Das Absinken der Blutfette nach der Behandlung mit Artischocke und die Verringerung des Cholesterins im Blut sind weitere günstige Eigenschaften. Welchen Einfluß Artischocken-Präparate auf den Diabetes haben, ist noch nicht mit Sicherheit bekannt.

**Nebenwirkungen:** Nebenwirkungen sind nicht bekannt.

## Brechwurzel

giftig

*Cephalis ipecacuanha (Brotero) A. Richard / Syn. Uragoga ipecacuanha (Brotero) Baillon (Rubiaceae).*

**Arzneilich verwendete Pflanzenteile:** Die Wurzel.

**Drogenbezeichnung:** Brechwurzel = *Radix Ipecacuanhae.*

**Botanik und Drogengewinnung:** Vorkommen und Pflanzenbeschreibung: In feuchtheißen Wäldern Brasiliens ist diese Heilpflanze zu Hause. Sie ist ein 20 bis 40 cm hoher immergrüner Strauch, der aus einem dünnen und kurzen Wurzelstock viele Nebenwurzeln und einige Stengel treibt, an denen kurzgestielte Blätter in 2 bis 6 Paaren sitzen. Die kleinen,

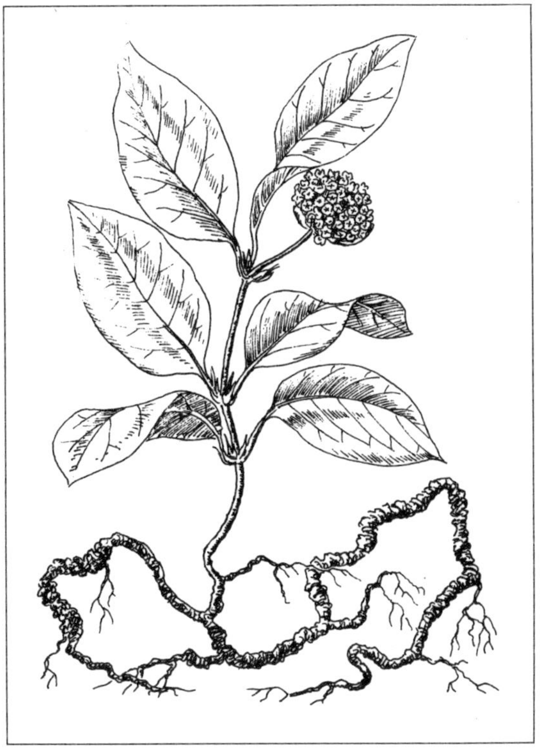

fünfzähligen weißen Blüten sind in köpfchenförmigen Blütenständen angeordnet, die von Hüllblättern umgeben sind. Aus den Fruchtknoten entwickeln sich etwa erbsgroße schwarze Steinfrüchte. Einige der Nebenwurzeln verdicken sich und erscheinen knotig und geringelt. Ernte und Aufbereitung: Die knotig verdickten Nebenwurzeln liefern die Droge und werden von Sammlern, den Poayeros, das ganze Jahr hindurch gegraben. Nur die Regenzeit unterbricht die Ernte. Aber es gibt auch Ipeca-Kulturen in Brasilien, in Indien und Malaysia.

**Inhaltsstoffe (Wirkstoffe):** Verschiedene Alkaloide (Emetin, Cephaelin, Psychotrin) und Saponine.

**Heilwirkung und Anwendung:** Zunächst muß die Brechwirkung genannt werden, nach der die Droge ihren deutschen Namen bekommen hat. In der Medizin früherer Zeiten wurde sie auch in diesem Sinn gebraucht, doch heute spielt diese Eigenschaft keine Rolle mehr. Das heutige Anwendungsgebiet verdankt die Ipeca den bei kleinen Gaben im Vordergrund stehenden sekretionsfördernden Eigenschaften der beiden Hauptalkaloide. Die Saponine unterstützen die Wirkung in angenehmer Weise, so daß uns in der Brechwurzel ein wirksames Hustenmittel zur Verfügung steht, das dann eingesetzt werden kann, wenn es darum geht, zähen Schleim zu verflüssigen und das Abhusten zu erleichtern. Ärzte verordnen noch heute gern ein Infus (einen Aufguß) der Droge mit Eibischsirup. Zahlreiche Fertigpräparate gegen Husten enthalten Wirkstoffe aus der Brechwurz. Zur Selbstmedikation eignet sich die Brechwurzel jedoch nicht.

**Anwendung in der Homöopathie:** Die Homöopathie gebraucht Ipecacuanha in niederen Potenzen ($D_1$ und $D_2$) vornehmlich gegen zähen Schleim der Bronchien. Bei Magen- und Darminfektionen, bei Sommerdurchfällen, bei Heufieber, Typhus und Paratyphus werden höhere Potenzen ($D_3$ bis $D_6$) bevorzugt.

**Nebenwirkungen:** Ipecacuanhapulver reizt die Haut stark und führt zu Entzündungen und juckenden Bläschen. Auch die Augen und die Schleimhäute der Luftwege werden stark gereizt. Innerlich führt – das wurde schon angegeben – die Einnahme größerer Mengen zu Erbrechen. Die Alkaloide sind (wie Chinin) ein Protoplasmagift und zugleich wie Colchizin (das Gift der Herbstzeitlose) ein Kapillargift. – Die Droge ist daher nur nach ärztlicher Vorschrift anzuwenden.

# Boldo

*Peumus boldus Molina (Monimiaceae).*

**Arzneilich verwendete Pflanzenteile:** Die Blätter.

**Drogenbezeichnung:** Boldoblätter = *Folia Boldo.*

**Botanik und Drogengewinnung:** Vorkommen und Pflanzenbeschreibung: Peumus Boldo ist in Chile beheimatet. Es ist ein immergrüner Baum oder Strauch, der eine Höhe von 6 m erreichen kann. Er bevorzugt trockene Standorte. Seine Blätter, die man das ganze Jahr

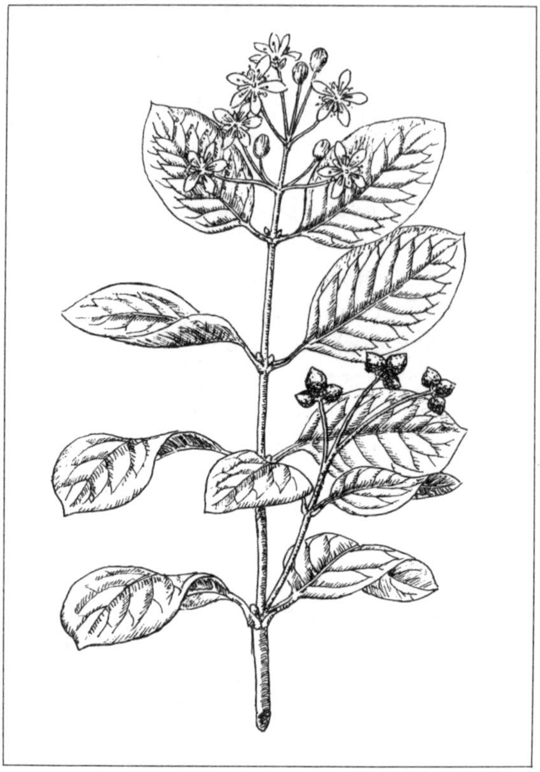

hindurch ernten kann, sind etwa 6 cm lang, 3 cm breit, ledrig, kurz gestielt, eiförmig oder elliptisch, ganzrandig, graugrün und am Rand nach unten umgebogen. Ihre Unterseite ist glatt, ihre Oberseite mit zahlreichen hellen Höckerchen besetzt. Die Nerven treten auf der Blattunterseite stark hervor. Die Blätter riechen – besonders in frischem Zustand – etwas nach Pfefferminze oder auch Kampfer.

**Inhaltsstoffe (Wirkstoffe):** Ätherisches Öl (mit Ascaridol, Eukalyptol und p-Cymol), verschiedene Alkaloide (Boldin und andere).

**Heilwirkung und Anwendung:** Es kommt nicht oft vor, daß Drogen ätherisches Öl und gleichzeitig Alkaloide enthalten, deshalb nehmen die Boldoblätter eine Sonderstellung ein. Welcher dieser Inhaltsstoffe der wertvollste ist, läßt sich schwer sagen. Das Boldin, vermutlich auch die anderen Alkaloide der Droge, stimuliert die Magensaft- und Galleproduktion, steigert die

Harn- und Harnsäureausscheidung und wirkt darüber hinaus leicht hypnotisch. Das ätherische Öl bringt alle angenehmen Eigenschaften, die ätherischen Ölen eigen sind, mit ein, so daß Boldoblätter eine echte Bereicherung verschiedenster Tees gegen Magen- und Darmbeschwerden, gegen Galle- und Leberleiden und auch gegen Krankheiten der Niere und der ableitenden Harnwege sind. Als Sedativum (Beruhigungsmittel) kann ich Boldoblätter nicht empfehlen, obwohl sie auch dafür gebraucht werden. Die Anwendung der Boldoblätter als Wurmmittel ist nur in Chile gebräuchlich.

**Anwendung in der Homöopathie:** Das Homöopathikum »Boldo« wird aus den getrockneten Blättern bereitet. Man gebraucht die zweite und dritte Potenz ($D_2$ und $D_3$) vornehmlich bei Störungen der Gallesekretion, bei Gallensteinen, bei Magen- und Darmbeschwerden.

**Nebenwirkungen:** In übermäßig großen Mengen eingenommen, was bei Verwendung von Boldo enthaltenden Teemischungen ausgeschlossen ist, kann es zu Farben- und Tonhalluzinationen kommen. Gelegentlich sind Schwindelanfälle mit Erbrechen beobachtet worden.

# Cactus (Königin der Nacht)

*Cereus grandiflorus Miller / Syn. Selenicereus grandiflorus (L.) Britt.* und *Rose, Cactus grandiflores L. (Cactaceae).*

**Arzneilich verwendete Pflanzenteile:** Junge Stengel und Blüten.

**Drogenbezeichnung:** Cactus = *Cactus.*

**Botanik und Drogengewinnung:** Vorkommen und Pflanzenbeschreibung: Vertreter der Cactaceae sind fast ausschließlich in Amerika zu Hause, hauptsächlich in den Wüsten und Halbwüsten Mexikos, auf Kuba und im Süden der Vereinigten Staaten, außerdem auf Jamaika. Im tropischen Amerika wird sie viel kultiviert. Sie kommt hier auch verwildert vor. Ihren Namen »Königin der Nacht« verdankt die Pflanze der Tatsache, daß sie ihre Blüten nur einmal zwischen 21 und 22 Uhr öffnet, um sie am nächsten Morgen etwa zwischen 2 und 3 Uhr für immer wieder zu schließen. Mit Hilfe ihrer Luftwurzeln steigt sie an Felsen, Wänden und

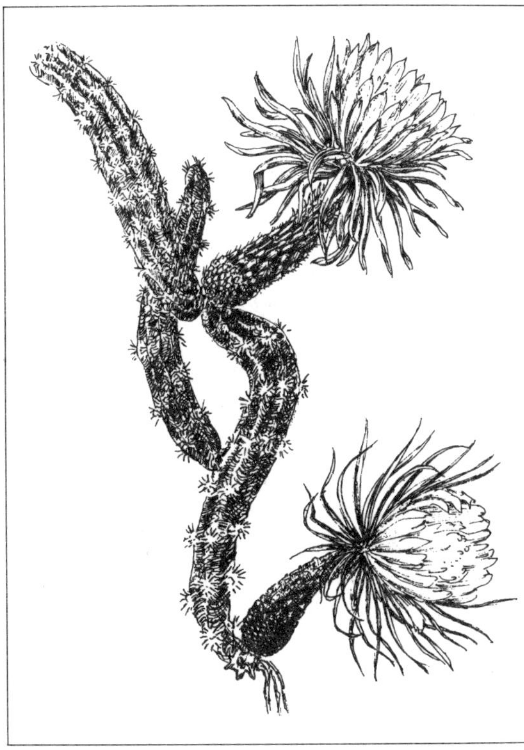

Mauern auf, verzweigt sich mit ziemlich dünnen, oft gebogenen vier- bis achtkantigen Ästen weitschweifig. Die stark nach Vanille duftenden Blüten werden 18 bis 25 cm lang und sind geöffnet 15 bis 27 cm breit. Außen sind sie braungelb, in der Mitte hellgelb und innen weiß. Die Blütenblätter umschließen ein Büschel fadenförmiger Staubgefäße. Die Kanten der Stengel sind in Abständen von etwa 2 cm mit Stachelbüscheln bewehrt, die aus 6 bis 8 etwa 2 mm langen Stacheln bestehen. Ernte und Aufbereitung: Die Homöopathie gebraucht bei uns die größte Menge dieser Droge und zieht sie sich in Treibhäusern selbst heran, weil die homöopathische Urtinktur (∅) aus frischen Stengeln und Blüten (Caules et flores recentes) bereitet werden muß. Aber zur Bereitung allgemeiner Auszüge verwendet man auch Importware, die sorgfältig untersucht werden sollte, weil sie häufig mit Opuntia vulgaris verfälscht wird.

**Inhaltsstoffe (Wirkstoffe):** Die Wirkstoffe sind noch so wenig erforscht, daß keine exakten Angaben gemacht werden können. Man hat von einem Alkaloid berichtet, einen herzwirksamen Stoff als Glykosid nachgewiesen, verschiedene Harze gefunden, doch immer darauf verwiesen, daß die Gesamtheit der Inhaltsstoffe für die Wirkung verantwortlich zu machen sei.

**Heilwirkung und Anwendung:** Die Droge selbst findet als Tee keine Verwendung, doch eine Reihe von Fertigpräparaten zur Aktivierung des Kreislaufs, zur schonenden Behandlung leichter Unregelmäßigkeiten am Herzen enthalten Gesamtauszüge aus der Droge. Nennen möchte ich hier die altbewährten Präparate der Firma Dr. Madaus Diacard® und Aurocard®. – Die arzneiliche Verwendung der Pflanze ist schon weit über hundert Jahre alt. Sie wurde von Rubini im Jahre 1864 durch seine Schrift »Patogena del Cactus grandiflores« (Napoli 1864) eingeleitet. Viele Berichte aus Klinik und Praxis bestätigen der Königin der Nacht eine günstige Wirkung bei Angina pectoris, Herzmuskelschwäche und verschiedenen anderen Unregelmäßigkeiten am Herzen, besonders bei der sogenannten Extrasystolie.

**Anwendung in der Homöopathie:** Das Homöopathikum »Cactus« erfreut sich großer Beliebtheit bei Herzschwäche, Herzneurosen, Druckgefühl am Herzen und Angina pectoris. Darüber hinaus versucht man Cactus auch bei Verdauungsbeschwerden mit Blähungen und krampfartigen Schmerzen sowie bei Periodenschmerzen. $D_2$ bis $D_3$, aber auch die Urtinktur (∅) sind die häufigsten Dosierungen.

**Nebenwirkungen:** Man kennt keine Nebenwirkungen.

# China

*Cinchona pubescens Vahl / Syn. Cinchona succirubra Pavon (Rubiaceae).*

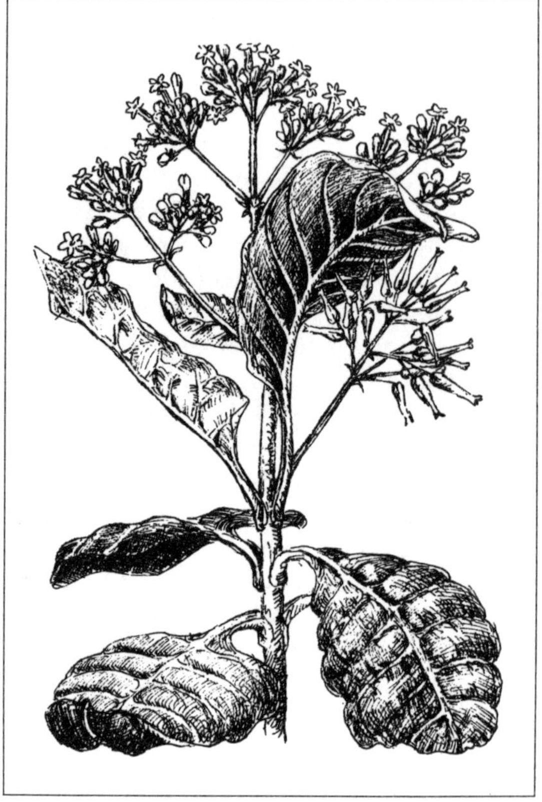

**Arzneilich verwendete Pflanzenteile:** Stamm und Astrinde kultivierter Bäume.

**Drogenbezeichnung:** Chinarinde = *Cortex Chinae.*

**Botanik und Drogengewinnung:** Vorkommen und Pflanzenbeschreibung: Die Schluchten der Anden im nördlichen Südamerika zwischen 800 und 3000 m Höhe sind die Heimat des Chinabaums, doch gibt es jetzt auf Java, in Indien und im Kongo Kulturen. Der Chinabaum wird etwa 30 m hoch, besitzt einen schlanken Stamm und eine dichtbelaubte, rundliche Krone. Die Laubblätter sind groß, eiförmig und gestielt, die roten Blüten stehen dichtgedrängt in sparrigen Rispen. Ernte und Aufbereitung: Interessant ist die Gewinnung der Chinarinde in den Kulturen. Aus Samen werden die Jungpflanzen gezogen, die man dann in die eigentliche Pflanzung versetzt. Nach 6 Jahren beginnt die Nutzung: Um Platz zu schaffen werden einige Bäume gerodet, Stamm und Wurzelrinde werden geerntet. In den folgenden Jahren wird weiter »ausgedünnt«, bis nach etwa 20 Jahren nur noch $^1/_4$ des ursprünglichen Bestandes vorhanden ist, der dann gerodet wird, um einer neuen Anpflanzung Platz zu machen. Die Gewinnung der Rinde für arzneiliche Zwecke macht erhebliche Mühe: Man legt zunächst ringförmige Einschnitte an, die dann durch senkrechte Schnitte miteinander verbunden werden. Durch Beklopfen löst man die Rinde vom Stamm, um sie dann mit Hornspateln abzustreifen. Sie wird zuerst an der Sonne, dann bei etwa 80° C in besonderen Trockenanlagen getrocknet. Eine andere Art der Rindengewinnung: Etwa 8 Jahre nach der Pflanzung schlägt man die Bäume kurz über der Wurzel ab. Danach treiben die sogenannten Stockschößlinge, die nach wenigen Jahren geschält werden.

**Inhaltsstoffe (Wirkstoffe):** Die Hauptwirkstoffe sind die bitteren Alkaloide, die in wechselnder Menge in der Droge vorkommen. Chinin und Chinidin sind die bekanntesten. Daneben sind Gerbstoffe, Chinasäure und Bitterstoffglykoside zu nennen.

**Heilwirkung und Anwendung:** Berühmt wurde der Chinabaum mit seiner Rinde, als man herausfand, daß man damit die Malaria heilen kann. (Heute weiß man, daß Chinin diese Heilwirkung besitzt.) Daneben gebrauchte man die Chinarinde und viele daraus bereitete Galenika (Chinawein, Chinatinktur) als tonisierendes und roborierendes (kräftigendes) Bittermittel besonders bei Kindern. Das isolierte Chinin (heute wird es synthetisch hergestellt) und das Chinidin sind Zusätze vieler Grippemittel, die besonders bei Fieber wirksam sind. Auch als Herzmittel werden diese Alkaloide genutzt.

**Anwendung in der Homöopathie:** »China« , so heißt das Homöopathikum aus der Rinde des Chinabaumes, wird in der Homöopathie sehr viel gebraucht. Die niederen Potenzen ($D_2$ und $D_3$) bei Säfteverlust, bei großen Schwächezuständen und für Genesende nach zehrenden Krankheiten. In diesen Potenzen wirkt China als echtes Tonikum. Die etwas höheren Potenzen ($D_4$ bis $D_6$) gebraucht man für zahlreiche Indikationen: periodische Kopfschmerzen, Neuralgien, Bronchitis und Keuchhusten, Herzjagen, Magenbeschwerden, Verdauungsschwäche, Gallebeschwerden, Fieber, Gicht. Beim Ausprobieren der Chinarinde entdeckte Samuel Hahnemann seine Ähnlichkeitsregel: Er bekam (als Gesunder) auf Chinarinde immer heftige Fieberanfälle; Fieberkranke konnte man mit China heilen. Homöopathische Ärzte kennen den sogenannten China-Typus: Menschen, die ungewöhnlich geschwächt sind, sei es durch Krankheit oder anlagebedingt, appetitlos und überempfindlich, reizbar und unausgeglichen mit Magen- und Gallebeschwerden. Diesen Menschen hilft China oft überraschend schnell.

**Nebenwirkungen:** Hier muß man genau unterscheiden zwischen der Chinarinde und dem reinen Chinin. Die Chinarinde in galenischen Zubereitungen und therapeutischen Dosen ist ohne Nebenwirkungen, doch gegenüber dem Chinin ist Vorsicht geboten. Bei größeren Dosen – bei manchen Patienten sogar schon im therapeutischen Bereich – sind Vergiftungen zu erwarten. 10 bis 15 g sind lebensgefährlich. Die Vergiftungen beginnen mit Übelkeit und Erbrechen, Erregung, Hör- und Sehstörungen, Schwindelanfällen und enden mit Bewußtlosigkeit und Tod durch Herz- und Atemstillstand. — Bei Vergiftungen ist sofort der Arzt zu rufen. Bis zu seinem Eintreffen sollte man unbedingt versuchen, das Gift aus dem Magen zu befördern (→ Seite 33).

## Cimicifuga (Schlangenkraut, Warzenkraut)

*Cimicifuga racemosa (L.) Nutt. / Syn. Actaea racemosa L. (Ranunculaceae).*

**Arzneilich verwendete Pflanzenteile:** Der Wurzelstock.

**Drogenbezeichung:** Cimicifugawurzelstock = *Rhizoma Cimicifugae.*

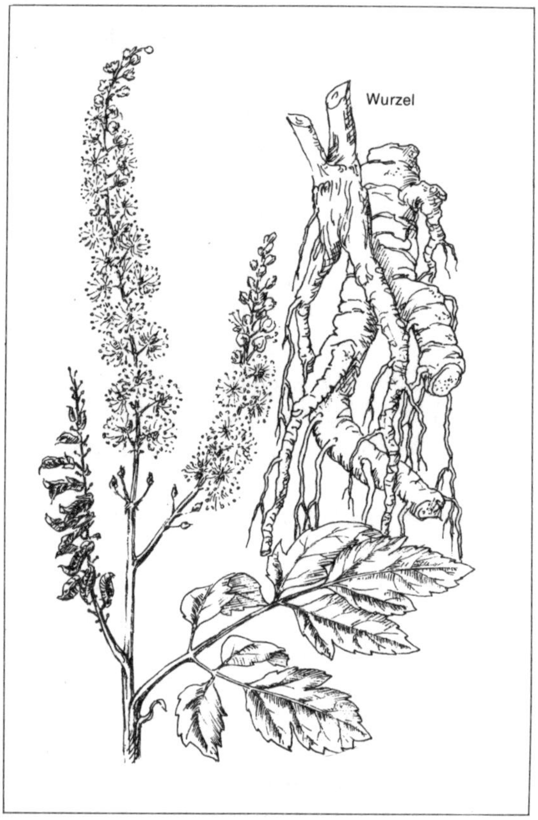


**Botanik und Drogengewinnung:** Vorkommen und Pflanzenbeschreibung: In den Wäldern Nordamerikas und Kanadas wächst Cimicifuga, ein 30 bis 60 cm hohes Hahnenfußgewächs mit doppelt gefiederten Blättern und in Trauben stehenden Blüten. Ernte und Aufbereitung: Man erntet die Droge im Herbst, indem man die Wurzel ausgräbt, kurz wäscht und trocknet. In Ballen oder Säcken verpackt wird sie in den Handel gebracht. Die Wurzelstücke sind 4 bis 12 cm lang, 1 bis 2,5 cm dick, längsfurchig, knotig und dunkelbraun. Die Droge riecht unangenehm, schmeckt bitter und scharf.
**Inhaltsstoffe (Wirkstoffe):** 15 bis 20% Cimicifugin (worunter man sich ein Gemisch aus Harzen und Bitterstoffen vorzustellen hat), Glykoside, Phytosterin, Gerbstoff, etwas ätherisches Öl und eine Reihe anderer Substanzen.
**Heilwirkung und Anwendung:** Die Droge wird als Tee nicht verwendet, doch gibt es zahlreiche Fertigpräparate, die auch Cimicifuga-Wirkstoffe enthalten und gegen Beschwerden der Wechseljahre, der Schwangerschaft, Periodenstörungen und sogar gegen Asthma und Rheuma eingesetzt werden.
**Anwendung in der Homöopathie:** Das Homöopathikum »Cimicifuga« wird hauptsächlich als Mittel bei Frauenkrankheiten gebraucht; Störungen der Periode, Beschwerden in Schwangerschaft und Klimakterium (Wechseljahre) sprechen gut auf dieses Mittel an. Aber auch nervöse Herzstörungen, Depressionszustände im Klimakterium, Platzangst, Schlaflosigkeit und Migräne zählen zu den Anwendungsgebieten. Über die Dosierung herrscht keine Einigkeit. Es werden fast alle Dilutionen zwischen $D_2$ und $D_{30}$ gebraucht.
**Nebenwirkungen:** Nebenwirkungen sind nicht bekannt.

# Eleutherococcus (Taigawurzel)

*Eleutherococcus senticosus Maximus (Araliaceae).*
**Arzneilich verwendete Pflanzenteile:** Die Wurzel.
**Drogenbezeichnung:** Taigawurzel = *Radix Eleutherococci.*

**Botanik und Drogengewinnung:** Vorkommen und Pflanzenbeschreibung: Im Süden des Fernen Ostens, in der UdSSR, im Küstengebiet und im Raum Chabarowsk, in der Gegend des Amur, im Primorsker Gebiet und auf der Insel Sachalin wächst die Stammpflanze Eleutherococcus senticosus als mehrjähriger Strauch, der meistens 3 bis 5 m, gelegentlich aber auch bis zu 7 m hoch wird. Die Stengel der Pflanze sind wenig verzweigt und mit Stacheln besetzt, die fünffächrig zusammengesetzten Blätter kirschblattähnlich. Die kleinen gelben Blüten sind in kegelförmigem Blütenstand angeordnet, die Früchte schwarz und aromatisch. Ernte und Aufbereitung: Gegen Ende der Vegetationsperiode gräbt man die unterirdischen Teile älterer Pflanzen aus, entfernt sorgfältig alle Erdreste und trocknet sie an der Luft. Die Droge stammt meist aus Wildbeständen, doch ist die Nachfrage so groß, daß in jüngster Zeit auch Kulturen angelegt wurden.

**Inhaltsstoffe (Wirkstoffe):** Eleutheroside (Glykoside), Pflanzensterine und Farbstoffe.

**Heilwirkung und Anwendung:** Einen Tee aus der Taigawurzel verwendet man bei uns nur selten oder nie, denn in der Hauptsache sind es alkoholische Gesamtauszüge aus der Wurzel, die in Form wohlschmeckender »Mixturen« angeboten werden. Wie Ginseng ist auch Eleutherococcus eine Problemdroge, weil die Werbung sie zu einer Wunderdroge erhebt, die Wissenschaft aber nur wenig davon wissen will. Beides ist nicht ganz gerechtfertigt. Die Inhaltsstoffe des Eleutherococcus sind als unspezifische Reizmittel wirksam. Eine allgemeine Tonisierung, die Steigerung der Arbeitsleistung und die Aktivierung der Körperabwehrkräfte kann man nicht leugnen, doch alles, was darüber hinaus geht, ist mit sehr viel Vorsicht zu betrachten. Das gilt besonders für die Empfehlung, die Droge bei der Behandlung von Diabetes und Krebserkrankungen einzusetzen. Daß der Blutdruck durch Eleutherococcus eine Normalisierung erfährt, wird allerdings häufiger bestätigt, und daß sich besonders ältere Leute nach seiner Einnahme wohler fühlen, ist sicher mehr als nur Einbildung.

**Nebenwirkungen:** Vergiftungen mit Eleutherococcus sind nicht zu befürchten, unangenehme Nebenwirkungen nicht bekannt. Patienten mit sehr hohem Blutdruck, Fieberkranke und Infarkt-Patienten sollten damit nicht behandelt werden.

# Ephedra (Ma-Huang)

*Ephedra sinica Stapf* – auch andere ephedrinhaltige Ephedra-Arten *(Gnetaceae)*.

**Arzneilich verwendete Pflanzenteile:** Das Kraut.

**Drogenbezeichnung:** Ephedrakraut = *Herba Ephedrae.*

**Botanik und Drogengewinnung:** Vorkommen und Pflanzenbeschreibung: Seit über 5000 Jahren verwendet man in China die dort wild wachsenden Ephedra-Arten gegen Kreislaufschwäche, Fieber, Husten und zur Anhebung

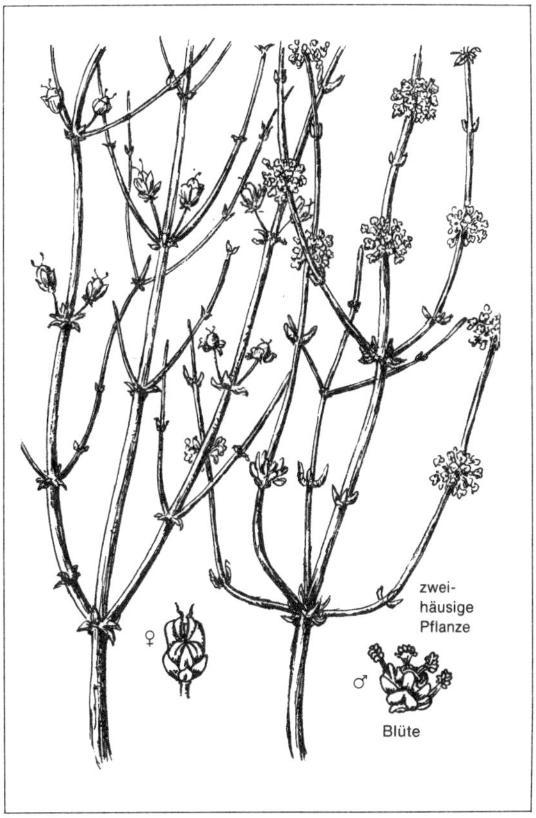


der Arbeitsleistung. Später wurden nicht nur die Ephedra-Arten aus China, sondern auch die aus Indien und Spanien genutzt. Heute ist die Droge Herba Ephedrae eine Sammelbezeichnung für alle Ephedra-Arten, die den Wirkstoff Ephedrin enthalten. Die Ephedra-Arten wachsen als kleine Sträucher von schachtelhalmartigem Aussehen, die 30 bis 40 (50) cm hoch werden. Die rutenartigen Zweige sind blattlos, die gegliederten Äste wirtelständig angeordnet und an den Knoten mit häutigen Scheiden versehen. Die Blüten der zweihäusigen Pflanze sind unscheinbar. Ein solches Aussehen zeigen Pflanzen, die – wie die Ephedra-Arten – trockene und oft sehr heiße Gegenden besiedeln. Ernte und Aufbereitung: Gesammelt werden nur junge Zweige, die man dort abschneidet, wo die Seitenäste entspringen. Das sollte im Herbst geschehen, weil dann die Inhaltsstoffe, besonders das Ephedrin, in größerer Menge vorhanden sind. Schnelles Trocknen an der Luft ergibt eine wertvolle Droge.

**Inhaltsstoffe (Wirkstoffe):** Verschiedene Alkaloide, hauptsächlich Ephedrin.

**Heilwirkung und Anwendung:** Wegen ihres Gehaltes an Ephedrin – das man daraus leicht isolieren kann – wird die Droge verwendet. Da Ephedrin heute ebenso leicht synthetisch herzustellen ist, verwendet man diesen Wirkstoff meist in reiner Form statt als Drogenauszug. Manche Ärzte jedoch stehen auf dem Standpunkt, daß auch ein Tee aus der Ephedra Vorzüge hat: Zur Normalisierung des Blutdrucks nach Infektionskrankheiten, bei Asthmaanfällen sowie bei Heuschnupfen, Nesselsucht und anderen allergischen Zuständen.

So wird Ephedra-Tee bereitet: 1 gehäuften Teelöffel Ephedrakraut mit ¼ l kochendem Wasser übergießen, 10 Minuten ziehen lassen, abseihen. 2mal täglich 1 Tasse Tee trinken.

**Nebenwirkungen:** Richtet man sich nach den angegebenen Mengen, so sind weder bei Ephedrin-Gaben, noch bei Verwendung der Droge Nebenwirkungen zu befürchten. Bei Überdosierung allerdings kann es zu Irregularitäten am Herzen kommen.

# Eukalyptus

→ Farbfoto Seite 384

*Eucalyptus globulus Labill. (Myrtaceae).*

**Arzneilich verwendete Pflanzenteile:** Die Blätter und das daraus gewonnene ätherische Öl.

**Drogenbezeichnung:** Eukalyptusblätter = *Folia Eucalypti,* Eukalyptusöl = *Oleum Eucalypti.*

**Botanik und Drogengewinnung:** Vorkommen und Pflanzenbeschreibung: Südwestaustralien und Tasmanien sind die Heimat des Eukalyptusbaumes, der heute aber auch in sehr vielen anderen Gegenden angebaut wird: in den Mittelmeerländern, im tropischen Asien und in

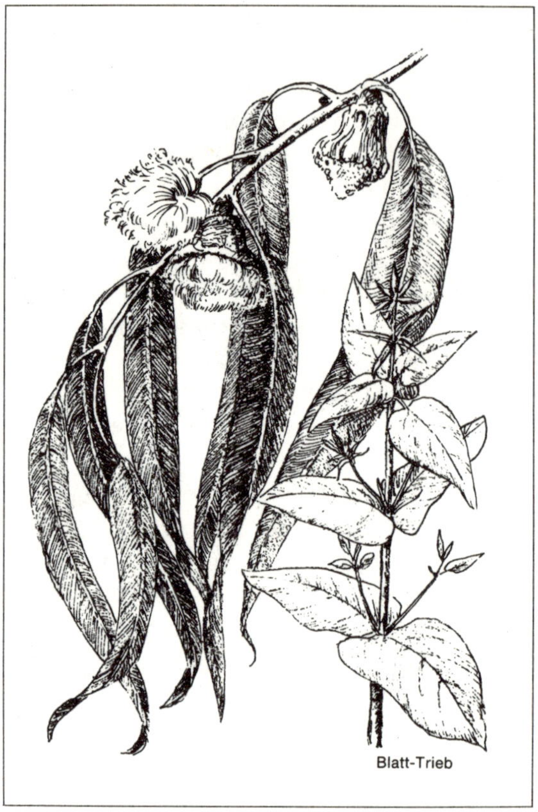


Afrika, wo man ihn zur Trockenlegung von Sümpfen verwendet, weil er sehr schnellwüchsig ist. Die Bezeichnung Fieberbaum, die er dort führt, deutet an, daß durch die Trockenlegung der Sümpfe mit seiner Hilfe die Brutstätten der Fiebermücke (Anopheles) verschwinden – und dadurch auch das Fieber weniger häufig oder gar nicht mehr auftritt (gemeint ist die Malaria). Neuseeland, Südamerika, Kalifornien und Südchina sind weitere Anbaugebiete. Der Eukalyptusbaum wird bis 70 m hoch. Er hat eine grauweiße Rinde. An jungen Bäumen oder neuen Zweigen älterer Bäume sitzen die dünnen eiförmigen Blätter gegenständig, während die älteren Folgeblätter wechselständig angeordnet sind, einen Blattstiel besitzen, doppelt so dick, ledrig und auch

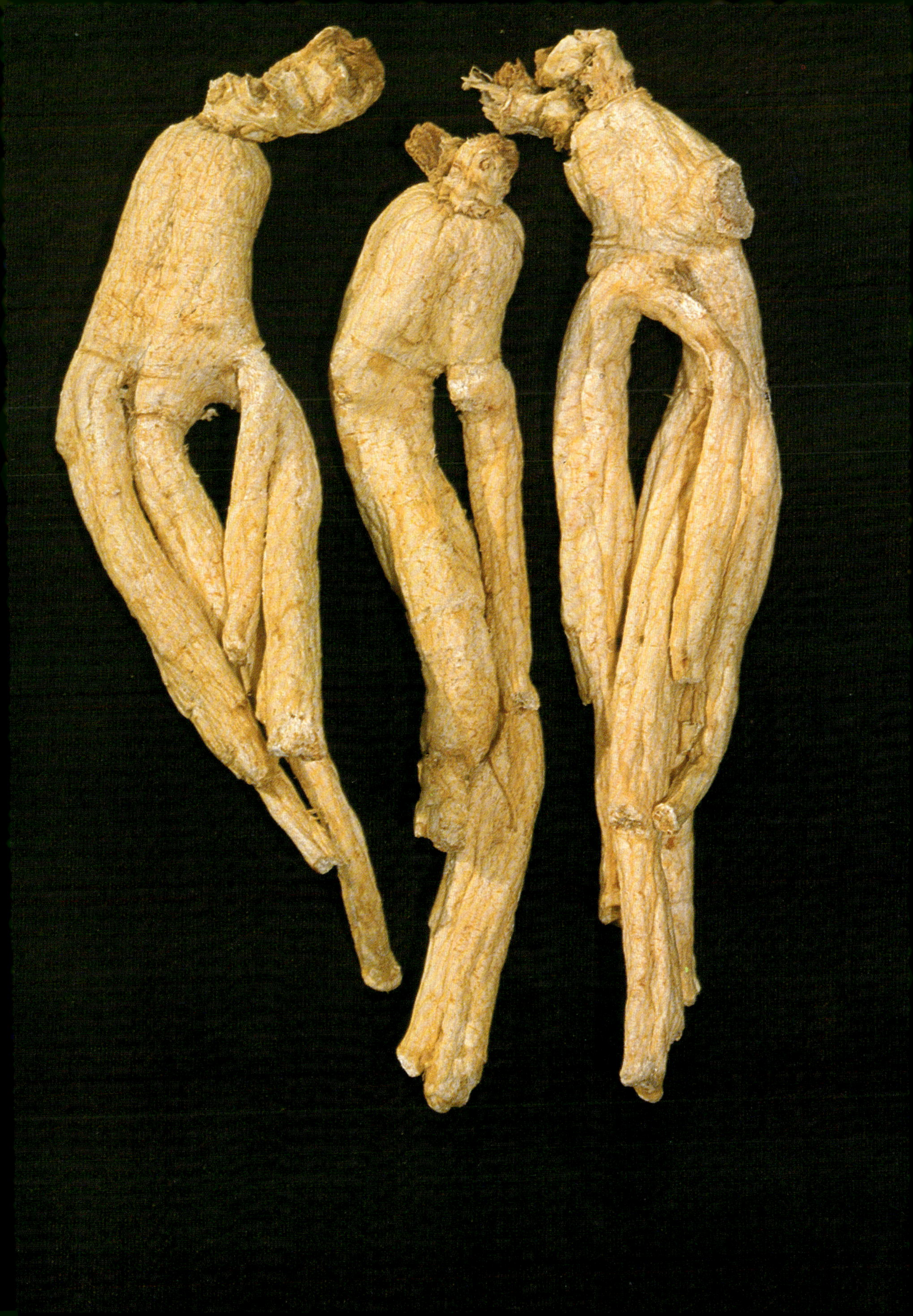

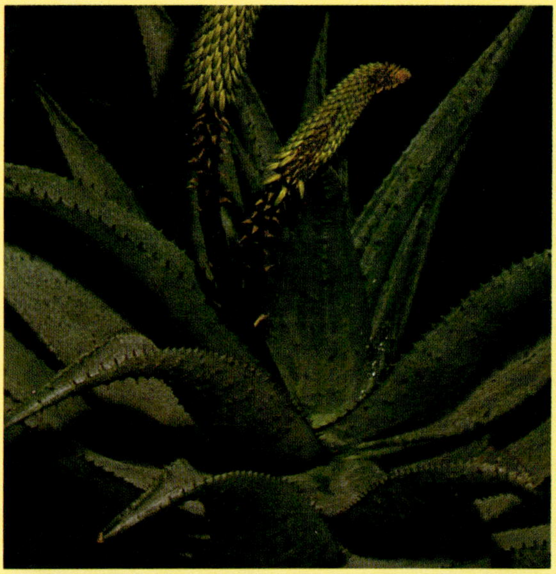
1

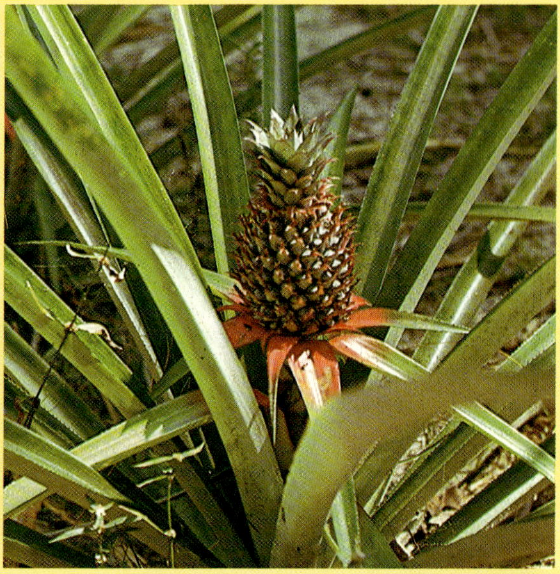
2

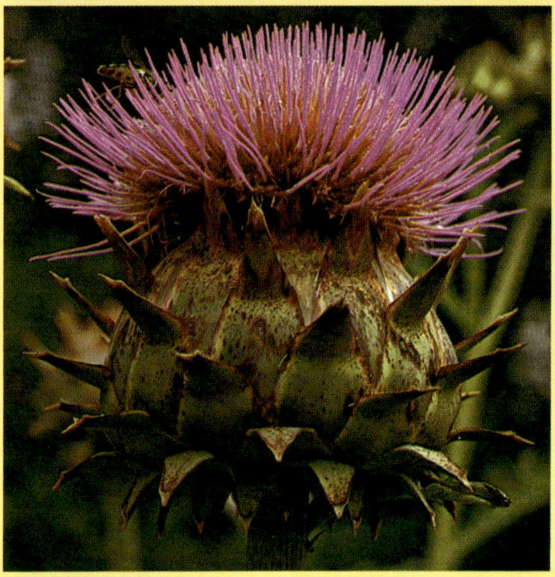
3

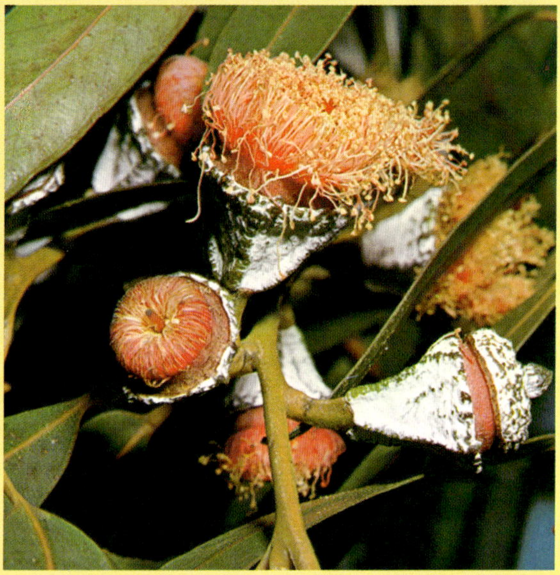
4

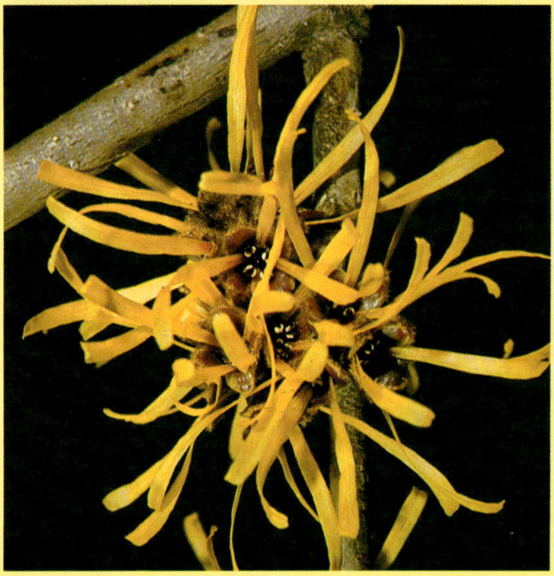
5

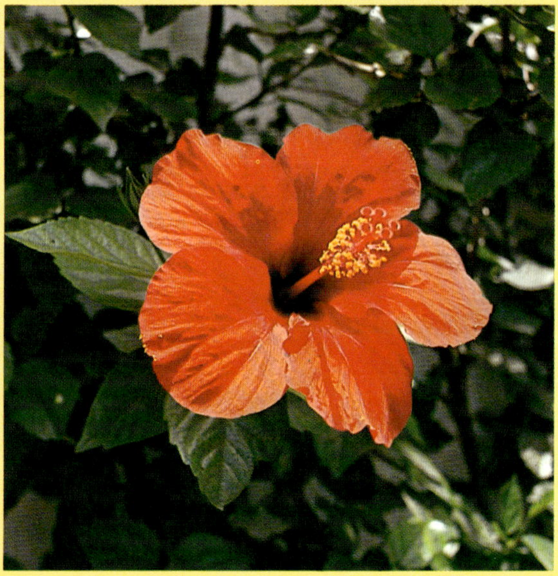
6

viel länger sind. An der blaugrünen Unterseite tritt der Hauptnerv stark hervor und verzweigt sich im spitzen Winkel, seine Sekundärnerven vereinigen sich zu einem parallel zum Blattrand verlaufenden Randnerven. Die weißlichen Blüten entwickeln sich zu derben Früchten. Ernte und Aufbereitung: Gesammelt werden die älteren Blätter, die für arzneiliche Zwecke ausschließlich in Kulturen geerntet werden. Das ätherische Öl wird aus den Blättern durch Wasserdampfdestillation gewonnen.

**Inhaltsstoffe (Wirkstoffe):** Als Wirkstoff muß das ätherische Öl mit Eukalyptol angesehen werden. Heute erwartet man eine Droge, die mindestens 3% ätherisches Öl enthält. Alle anderen Inhaltsstoffe wie Bitterstoffe, Harze, Gummi und andere sind Begleitstoffe und wohl ohne besondere Wirkung.

**Heilwirkung und Anwendung:** Eukalyptus – vor allen Dingen das ätherische Öl – ist Bestandteil sehr vieler Arzneispezialitäten, die vornehmlich gegen Husten, Bronchitis und Asthma eingesetzt werden; man gebraucht jedoch auch die Blätter als Tee gegen Asthma und Bronchitis. Der Tee bewirkt eine Hemmung der Schleimbildung in den Bronchien, das ätherische Öl bewirkt eine Desinfektion der Lungen und eine Verflüssigung des zähen Schleimes.

So wird Eukalyptus-Tee bereitet: 3 Teelöffel Eukalyptusblätter mit 1/4 l kochendem Wasser übergießen, 15 Minuten ziehen lassen, abseihen und schluckweise über den Tag verteilt trinken.

So wird eine Teemischung gegen Husten, Bronchitis und Asthma bereitet: Huflattichblätter, Eukalyptusblätter und Thymianblätter zu gleichen Teilen; 2 Teelöffel dieser Mischung auf 1/4 l Wasser. Zubereitung wie oben.

Weit bedeutender als die Teeanwendung ist die des Eukalyptusöls. Schier unübersehbar ist die Zahl der Präparate zum Einreiben, zum Inhalieren und auch zum Einnehmen, vornehmlich gegen Erkältungskrankheiten. Darüber hinaus enthalten viele Salben und Einreibungen gegen Rheuma und Gicht Eukalyptusöl.

**Anwendung in der Homöopathie:** Wenn es sich hier auch vornehmlich nur um Erfahrungen, ohne genaue »Arzneimittelprüfung« handelt, so soll doch erwähnt werden, daß das Homöopathikum »Eukalyptus« meist als $D_2$ bei Erkrankungen der Luftwege, bei Tuberkulose der Nieren und Harnwege sowie bei Nierenbekkenerkrankungen gegeben wird. Mehrmals täglich 5 Tropfen sind die richtige Dosierung.

**Nebenerscheinungen:** Bei der Verwendung von Eukalyptusblättern sind keine Nebenwirkungen bekannt geworden, doch das Öl sollte mit Bedacht und Überlegung gebraucht werden. Übelkeit, Erbrechen und Durchfälle sind durch die Reizwirkung des Öls beobachtet worden. In solchen Fällen ist die Verwendung von Arzneizubereitungen mit Eukalyptusöl abzubrechen. Dann verschwinden auch die Beschwerden sofort, ohne Schaden zu hinterlassen. Es ist nicht ausgeschlossen, daß es sich um eine Allergie gegen Oleum Eucalypti (Eukalyptusöl) handelt, die nur wenige Menschen entwickeln.

# Galgant

*Alpinia officinarum Hance (Zingiberaceae).*

**Arzneilich verwendete Pflanzenteile:** Der Wurzelstock.

**Drogenbezeichnung:** Galgantwurzelstock = *Rhizoma Galangae.*

**Botanik und Drogengewinnung:** Vorkommen und Pflanzenbeschreibung: Die Galgantpflanze, dem Ingwer im Aussehen sehr ähnlich, ist auf der Insel Hainan und der Halbinsel Leitschou, also in China beheimatet. Dort gibt es auch Kulturen zur Drogengewinnung. Die Galgantstaude wird 1,5 m hoch, trägt zweizeilig angeordnete Blätter, die bis 30 cm lang werden und sehr schmal und lanzettlich sind. Selten werden sie breiter als 2 cm. Die endständige Blütentraube wird 10 cm lang und bildet weiße Blüten aus. Ernte und Aufbereitung: Das Rhizom (der Wurzelstock) kriecht waagrecht unter der Erde, verzweigt sich sehr stark und wird nach etwa 10jähriger Entwicklung gegraben.

◁ *1 Aloe, 2 Ananas, 3 Artischocke, 4 Eukalyptus, 5 Hamamelis, 6 Hibiskus*

Die Stücke werden zerschnitten und in etwa 5 bis 8 (10) cm langen Teilen zum Trocknen ausgebreitet.

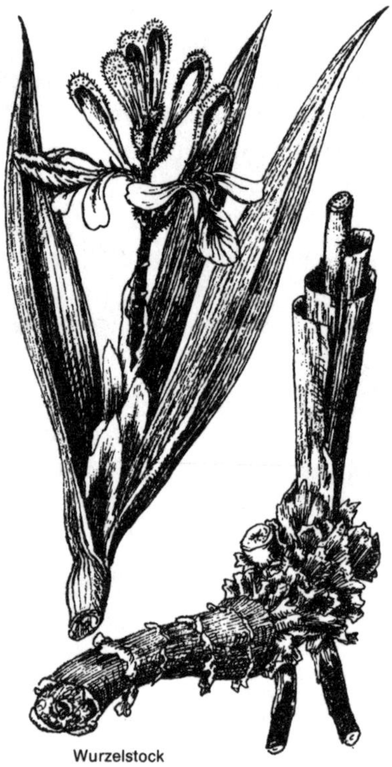


**Inhaltsstoffe (Wirkstoffe):** Die wirksamen Bestandteile sind das ätherische Öl, scharfschmeckende Stoffe (Alpinol, Galangol), bittere Flavonderivate und Gerbstoffe.

**Heilwirkung und Anwendung:** Die Inhaltsstoffe erlauben den erfolgreichen Einsatz der Droge bei Appetitlosigkeit, bei saftlosem Magen, bei mangelnder Fermentproduktion im Darm und bei »müder« Galle. So wird die Droge auch gebraucht. Meistens ist Galgant Bestandteil von Magentees, doch auch allein erfüllt er seine Aufgabe.

So wird Galgantwurzel-Tee bereitet: 2 gehäufte Teelöffel zerschnittene Galgantwurzel mit 1/4 l kochendem Wasser übergießen, 5 bis 10 Minuten ausziehen, abseihen und ungesüßt bei Bedarf – bis zu 3mal täglich – 1 Tasse Tee schluckweise und mäßig warm trinken. Bei Appetitlosigkeit 1/2 Stunde vor den Hauptmahlzeiten.

Die Tinktur (Tinctura Galangae) aus der Apotheke wird gegen Magen- und Darmbeschwerden gebraucht.

**Anwendung als Gewürz:** Ein gutes Arzneimittel aus dem Pflanzenbereich gegen Magenbeschwerden mit scharf-aromatischem Geschmack und angenehm würzigem Duft eignet sich auch meistens als Gewürz. Das trifft für Galgant zu. Zwar nur wenig bekannt, ist es ein ausgezeichnetes Würzmittel für Gemüseeintöpfe, Kartoffelsuppen, Gulasch und vor allen Dingen für Rindsbraten. Zu den jetzt auch bei uns häufig gekochten indonesischen Gerichten verschiedenster Art wird Galgant viel benötigt. Er ist dem Ingwer ähnlich, doch besitzt er eine eigene Note, die man als scharf-aromatisch-bitter bezeichnen muß.

**Nebenwirkungen:** Nebenwirkungen sind nicht bekannt. Bei der Verwendung als Arzneimittel sollte man sich an die genannte Menge halten, ein Gewürz darf man ohnehin niemals überdosieren.

# Ginkgo (Tempelbaum)

*Ginkgo biloba (Ginkgoaceae).*

**Arzneilich verwendete Pflanzenteile:** Die Blätter.

**Drogenbezeichnung:** Ginkgobaumblätter = *Folia Ginkgo bilobae.*

**Botanik und Drogengewinnung:** Vorkommen und Pflanzenbeschreibung: Vor rund 150 Millionen Jahren war der Ginkgobaum wohl auch in Europa weit verbreitet. Er wird bis zu 30 m hoch und bildet eine mächtige Baumkrone aus. Die Blätter sind langgestielt, etwas ledrig und zweilappig. Sie werden von gabelig verlaufenden Blattnerven durchzogen. Obgleich die Pflanze botanisch unseren Nadelhölzern sehr nahe steht, werden die Blätter doch in jedem Herbst abgeworfen. Die gelben Früchte besitzen einen holzigen Kern. Ginkgo biloba, der einzige noch anzutreffende Vertreter der Ginkgoaceae, ist zweihäusig, das heißt männliche und weibliche Blüten – sie sind wenig auffällig – sitzen auf getrennten Bäumen. Bei uns

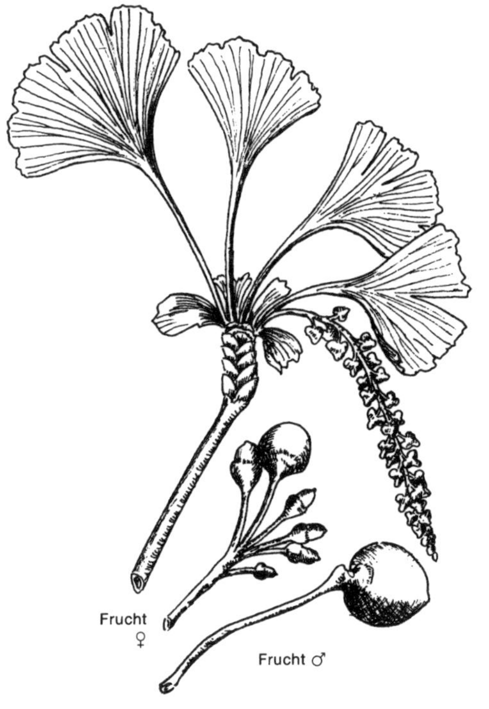


sieht man den Ginkgobaum selten, manchmal im Park oder Garten, noch seltener als Alleebaum. Er wäre wohl auch, wie die anderen Verwandten von ihm, schon längst ausgestorben, wenn er nicht seit vielen Jahrhunderten in Ostasien als Tempelbaum angepflanzt, gepflegt und verehrt würde. Seine Blätter enthalten Wirkstoffe, die wir heute dringend benötigen. Dennoch wird aus den Ginkgoblättern kein Tee bereitet, wohl aber eine vortreffliche Arznei.

**Inhaltsstoffe (Wirkstoffe):** Flavonglykoside.

**Heilwirkung und Anwendung:** Die Blätter des Ginkgobaumes werden als Tee nicht verwendet, man nutzt die Wirkstoffe in Form alkoholischer Gesamtauszüge, die zur Gefäßerweiterung und Durchblutungssteigerung besonders der tiefer liegenden Arterien eingesetzt werden. Die arteriellen Durchblutungsstörungen mit krampfartigen Gefäßschmerzen stehen dabei im Vordergrund. Auch Gefäßschäden der Diabetiker lassen sich mit einem Extrakt aus Ginkgobaumblättern günstig beeinflussen. Besonders bei älteren Menschen wird die Durchblutung im Hirnbereich gebessert, was sich durch Steigerung der Merkfähigkeit bemerkbar macht. Arteriosklerotische Veränderungen im Gefäßsystem können aufgehalten werden; Schlafstörungen älterer Leute, die auf die üblichen Schlaf- und Beruhigungsmittel mit erhöhter Nervosität reagieren, werden behoben.

**Nebenwirkungen:** Nebenwirkungen sind nicht zu befürchten, auch keine Blutdrucksenkung.

# Ginseng

→ Farbfoto Seite 383

*Panax ginseng C. A. Meyer (Araliaceae).*

**Arzneilich verwendete Pflanzenteile:** Die Wurzel.

**Drogenbezeichnung:** Ginsengwurzel = *Radix Ginseng.*

**Botanik und Drogengewinnung:** Vorkommen und Pflanzenbeschreibung: Panax ginseng ist beheimatet in den Urwäldern Nordkoreas, der Mandschurei und des pazifischen Küstengebietes. Die Wurzel ausgewachsener Exemplare ist etwa 8 bis 12 cm lang und 2 cm dick. Sie treibt einen 30 bis 60 cm langen Stengel, an dem ahornähnliche langgestielte, handförmig geteilte Blätter sitzen. Die Blüten sind unscheinbar, wie bei unserem Efeu in einfachen Dolden angeordnet, die Beeren sind hellrot gefärbt. Ernte und Aufbereitung: Wenn die Pflanze 6 bis 8 Jahre alt ist, gräbt man die Wurzel – die »echte« Ginsengwurzel – aus und trocknet sie an der Luft. Weil der Bedarf größer ist als das Angebot an wildwachsenden Ginsengwurzeln, wurde die Heilpflanze kultiviert. Ginseng zu ziehen ist jedoch schwierig und erfordert viel Pflege und Zeit. Das ist der Grund dafür, daß die Ginsengwurzel auf dem Weltmarkt Phantasiepreise erzielt. Sehr gute Drogen aus Kulturen liefert die koreanische Provinz Kumsan.

**Inhaltsstoffe (Wirkstoffe):** Glykoside, ätherisches Öl, Saponine, Panaxsäure, Vitamin $B_1$ und $B_2$ und in wildwachsenden Pflanzen östrogene Stoffe.

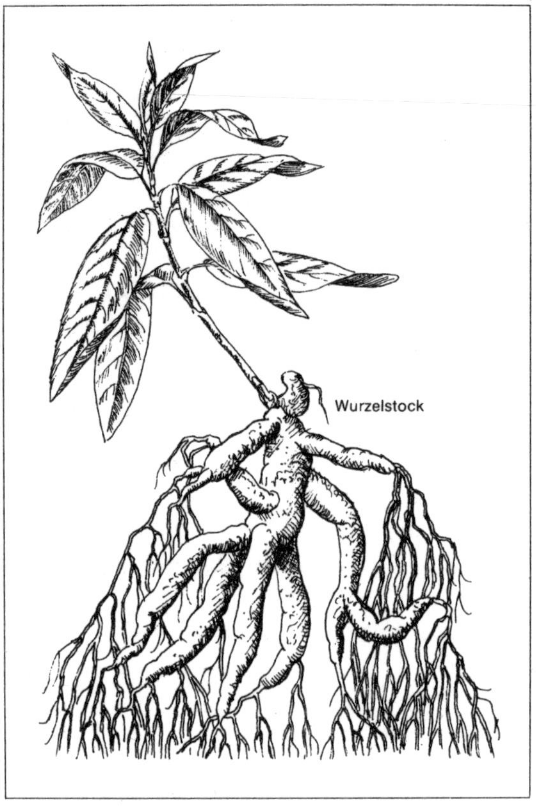


**Heilwirkung und Anwendung:** Der Wirkungsmechanismus der Ginsengwurzel ist noch nicht ausreichend erforscht. Da keine spezifischen Wirkstoffe gefunden wurden und keine Toxizität (Giftigkeit) nachweisbar ist, wurden Stimmen laut, die der Droge jedwede Wirkung absprechen. Es sei pure Einbildung, wenn man sich danach besser fühle. Fest steht, daß Ginsengwurzel eine Stoffwechselwirkung im Sinne einer unspezifischen Reizkörpertherapie besitzt: Die körpereigenen Abwehrkräfte werden mobilisiert, die Abwehrbereitschaft gegen Krankheitserreger wird gestärkt, der Genesungsvorgang beschleunigt. Man kann vielleicht sogar von einer allgemeinen Tonisierung (Stärkung) sprechen, die mit einer zentralen Stimulierung einhergeht. Wer regelmäßig Ginseng nimmt, fühlt sich wohler und damit zufriedener, er ist aktiver und ausgeglichener. Das trifft ganz besonders für ältere Menschen zu, bei denen auch eine Aufhellung der Stimmungslage zu beobachten ist, außerdem werden leichte Depressionen aufgehoben oder gebessert. Eine spezifische Wirkung auf Herz und Kreislauf wurde bei Ginseng nicht festgestellt. Die der Wurzel nachgesagte Wirkung bei Impotenz ist recht fraglich und konnte noch nicht exakt bewiesen werden. Es sind sehr viele Ginsengpräparate auf dem Markt, denn der Handel hat sich zu einem beachtlichen Geschäft ausgeweitet. Naturgemäß ist dann auch viel Minderwertiges unter diesen Präparaten. Ob man der reinen Ginsengwurzel oder den flüssigen Zubereitungen den Vorzug geben soll, ist schwer zu sagen. Wichtig erscheint mir, unbedingt darauf zu achten, daß man gute Präparate bekommt. Dafür bietet sich in erster Linie die Apotheke an. Bei der Dosierung sollte man sich in jedem Fall nach den Angaben der Hersteller richten. Ein Mehr an Menge bewirkt nämlich selten auch ein Mehr an Wirkung. Außer den Ginsengpräparaten gibt es Medikamente, die Ginseng nur als unterstützende Beigabe enthalten; sie werden aber in der Werbung auch als Ginsengpräparate herausgestellt, weil das werbewirksam ist. Diese Präparate kann ich dann empfehlen, wenn auch die anderen vitalisierenden Stoffe (zum Beispiel Vitamine) von hoher Qualität sind. Sie sind sogar den reinen Ginsengpräparaten vorzuziehen, weil Ginseng in Kombination mit Vitaminen besonders wirksam ist. – Man sollte Ginseng niemals von Hausierern kaufen! Der Laie vermag das Mittel nicht zu beurteilen und ist dann meistens zweimal übervorteilt: durch den Preis und durch die minderwertige Qualität.

**Nebenwirkungen:** Nebenwirkungen sind nicht zu befürchten.

**Zusatz:** Der botanische Name der Ginsengpflanze »Panax ginseng« beinhaltet schon die Wertschätzung, die man der Droge in ihrer Heimat entgegenbringt. Darin steckt »pan« (gr.) = alles, »akomai« (gr.) = ich heile, »ginseng« (chin.) = Menschenwurzel.

# Guajak (Franzosenholz)

*Guajacum officinale L.* und auch *G. sanctum L. (Zygophyllaceae).*
**Arzneilich verwendete Pflanzenteile:** Das Stammholz.
**Drogenbezeichnung:** Guajakholz = *Lignum Guajaci.*

**Botanik und Drogengewinnung:** Vorkommen und Pflanzenbeschreibung: Die beiden Stammpflanzen sind immergrüne Bäume, die bis zu 15 m hoch werden und im tropischen Amerika beheimatet sind – Guajacum officinale hauptsächlich an den Küsten Kolumbiens, Venezuelas und auf den kleinen Antillen, Guajacum sanctum auf Jamaika, Kuba, Haiti, den Bahamas und an den Küsten Floridas. Beide Stammpflanzen unterscheiden sich im Wuchs nur wenig, doch das Holz der ersten Art ist dunkler und fester. Ernte und Aufbereitung: Zur Drogengewinnung werden die Bäume gefällt. Danach entfernt man die etwa 5 mm dicke Stammrinde und zersägt die Stämme in größere Stücke. Das Holz ist so schwer, daß es im Wasser sinkt. Das dunkle Kernholz enthält viele Harzsubstanzen. Es ist von einem schmalen Gürtel gelben Splintholzes umgeben. In oft zentnerschweren Blöcken gelangt das Holz zu uns, wo es besonders in Drechslereien viel verarbeitet wird. Kegelkugeln beispielsweise sind aus Guajakholz gemacht. Es klingt merkwürdig, doch die Arzneidroge ist der Abfall, der bei der Holzverarbeitung entsteht.
**Inhaltsstoffe (Wirkstoffe):** Harze, ätherisches Öl, Saponine.
**Heilwirkung und Anwendung:** Im Mittelalter galt das Guajakholz als das beste Mittel gegen Syphillis, was ihm auch die Bezeichnung Franzosenholz eingetragen hat, denn sowohl die Syphillis als auch die Gonorrhö nannte man Franzosenkrankheit. Heute gibt es bessere Mittel zur Behandlung der Geschlechtskrankheiten, doch die Verwendung der Droge als Stoffwechselmittel hat sich bis in unsere Zeit gehalten. Zwar wird kaum noch ein Arzt den Guajakholz-Tee verordnen, aber in den verschiedensten Teemischungen begegnet uns das Guajakholz immer wieder. Das gilt besonders für die sogenannten Blutreinigungsmittel, aber auch für die Rheumatees. Die Inhaltsstoffe rechtfertigen die Anwendung. Im Vordergrund stehen dabei die leicht wasser- und schweißtreibende Wirkung und die anregende Wirkung auf die Tätigkeit von Niere und Leber. – An dieser Stelle ein allgemeingültiger Hinweis: Analysiert man die Droge allein nach den Wirkstoffen, so könnte man daraus folgern, daß es für alle Wirkungsgebiete Besseres gibt; das trifft genaugenommen für sehr viele Heilpflanzen zu. Es ist aber falsch, daraus den Schluß zu ziehen, diese Heilpflanzen nicht mehr zu verwenden. Irgend eine kleine, nur ihr eigene Besonderheit hat fast jede Heilpflanze, und irgendein Mensch reagiert gerade auf diese Besonderheit positiv und erfährt Linderung und sogar Heilung, die kaum zu erwarten war. Deshalb ist es töricht, nur rein wissenschaftlich zu beurteilen, oder gar zu verurteilen, was die Erfahrung gelehrt hat.
**Anwendung in der Homöopathie:** Das Homöopathikum »Guajacum« verwendet man gegen Kopf- und Gesichtsschmerzen, bei Rachen-, Kehlkopf- und Luftröhrenkatarrhen sowie bei Rheuma und Gicht. $D_1$ bis $D_4$ sind die gebräuchlichen Dilutionen und 5 bis 10 bis 15 Tropfen 3- bis mehrmals täglich sind die richtige Dosierung.
**Nebenwirkungen:** Bitte nicht ohne Rücksprache mit dem Arzt verwenden. Die in den gemischten Tees vorhandenen Mengen sind unbedenklich.

# Hamamelis (Virginische Zaubernuß)

→ Farbfoto Seite 384
*Hamamelis virginiana L. (Hamamelidaceae).*
**Arzneilich verwendete Pflanzenteile:** Die Blätter und die Rinde.
**Drogenbezeichnung:** Hamamelisblätter = *Folia Hamamelidis,* Hamamelisrinde = *Cortex Hamamelidis.*

**Botanik und Drogengewinnung:** Vorkommen und Pflanzenbeschreibung: An der Atlantikküste Nordamerikas, an der Kaukasischen Schwarzmeerküste und in Ostasien wächst diese Pflanze wild. Wir kennen sie aus Gärten

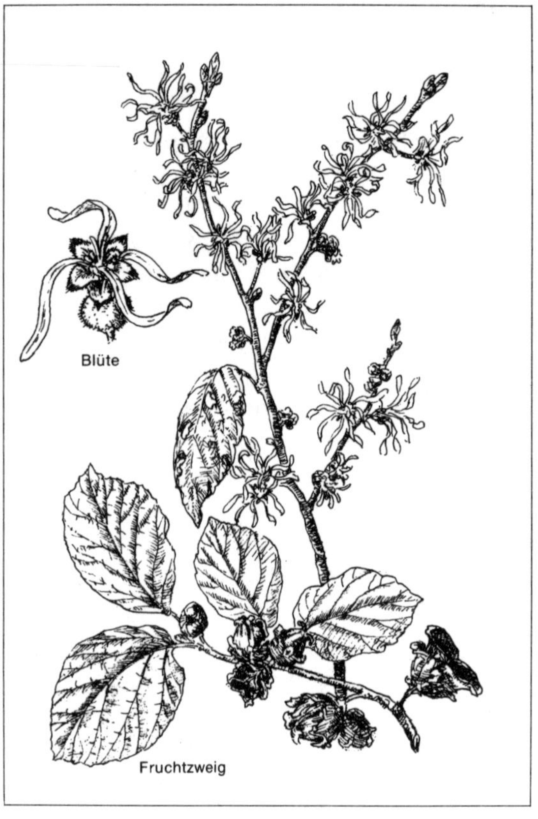


und Parkanlagen. Hamamelis ist ein Strauch, der bis 8 m hoch wird, haselnußähnliche Blätter trägt und Blütenstände ausbildet, die ein- bis fünfblütig aus den Blattachseln kommen. Die angenehm duftenden gelben Kronblätter sind lang, lineal, in der Knospe uhrfederartig eingerollt. Weil die Blüten im Herbst erscheinen, reift die Frucht erst im Sommer des nächsten Jahres. Sie ist eiförmig, springt bei der Reife im oberen Teil auf und schleudert die Samen meterweit heraus. Ernte und Aufbereitung: Die Blätter sammelt man im Herbst und trocknet sie schonend aber schnell. Die Rinde wird im Frühjahr von Ästen und Zweigen gelöst. Man bringt sie als rinnenförmige Stücke ein, schneidet sie in 15 bis 20 cm lange Stücke oder löst sie spiralförmig ab. An der Sonne wird schnell getrocknet.

**Inhaltsstoffe (Wirkstoffe):** Glykosidische Gerbstoffe (Hamamelitanin) und andere Gerbstoffe sind neben dem ätherischen Öl die Wirkstoffe der Droge.

**Heilwirkung und Anwendung:** Die Droge selbst wird weder ärztlich verordnet noch in nennenswertem Maß als Tee genutzt. Aber die galenischen Präparate, besonders die Gesamtauszüge (Tinktur, Extrakt) gebraucht man zur Mundpflege und als Heilmittel bei Entzündungen im Mund- und Rachenraum. Auch zu Umschlägen bei schlecht heilenden Wunden nutzt man flüssige Hamamelis-Zubereitungen. Innerlich gebraucht man die Tinktur zur Behandlung von Hämorrhoiden, Krampfadern und gegen Blutungen der Niere, der Lunge und des Darms. Verschiedene Hamamelis-Salben (zum Beispiel die Hametum Salbe®), die Wirkstoffe dieser Heilpflanze enthalten, werden zur Wundbehandlung, zur Venenpflege, gegen Hämorrhoiden und Krampfadern gebraucht.

**Anwendung in der Homöopathie:** Hier wird Hamamelis ganz besonders häufig verwendet. Aus der frischen Zweig- und Wurzelrinde und aus frischen blühenden Zweigen wird das Homöopathikum »Hamamelis« bereitet. Man gebraucht es innerlich und äußerlich. Venenleiden werden sowohl mit einer Hamamelis-Salbe, mit Hamamelis-Umschlägen und auch innerlich behandelt. Man gibt niedere Verdünnungen und sogar die Urtinktur. Das gilt auch für die Verwendung als Wundheilmittel oder zur Behandlung von Entzündungen in Mund und Rachen. Gegen Periodenschmerzen und zu starke Blutungen wird Hamamelis auch benutzt. Hier empfiehlt sich $D_2$, von der man mehrmals täglich 5 bis 10 Tropfen gibt.

**Nebenwirkungen:** Nebenwirkungen sind nicht bekannt.

# Haronga

*Haronga madagascariensis Chois. / Syn. Harungana madagascariensis Pers. (Guttiferae).*

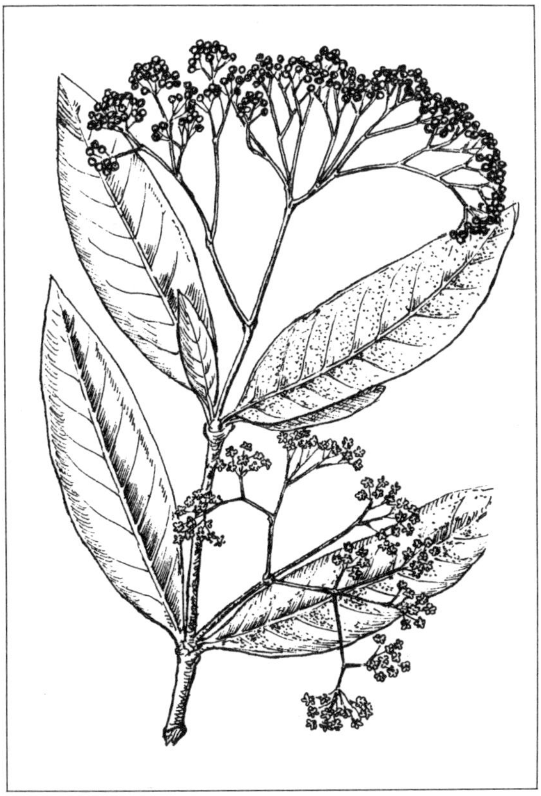

**Arzneilich verwendete Pflanzenteile:** Hauptsächlich die Rinde, gelegentlich auch die Blätter.
**Drogenbezeichnung:** Harongarinde = *Cortex Harongae,* Harongablätter = *Folia Harongae.*

**Botanik und Drogengewinnung:** Vorkommen und Pflanzenbeschreibung: In Madagaskar, Zentral- und Ostafrika wächst Haronga als 2 bis 12 m hoher Baum oder Strauch, der durch die symmetrische Anordnung sehr großer Blätter auffällt, und dem oftmals größere Rindenpartien fehlen. Die Blüten sind klein und in doldenartigen Blütenständen an den Enden der Zweige angeordnet. Ernte und Aufbereitung: Von größeren Sträuchern oder Bäumen wird die Rinde geschält und an der Luft getrocknet. Die Blätter werden in jungem Zustand gepflückt und ebenfalls an der Luft im Schatten getrocknet. Über die Entdeckung der Droge: Vor etwa 20 Jahren fiel einer Forschungsexpedition in Madagaskar auf, daß vielen Harongabäumen, die in der Nähe von Eingeborenensiedlungen wuchsen, mehr oder weniger große Rindenstücke fehlten. An anderer Stelle sah man, daß Eingeborene nach einem reichhaltigen und besonders fetten Essen als wohlschmeckende Nachspeise Pflanzenteile kauten. Es stellte sich heraus, daß diese Pflanzenteile Rindenstücke von Haronga waren und der besseren Verdauung fetter Speisen wegen gekaut wurden. Daraufhin untersuchte man die Droge und machte die erstaunliche Feststellung, daß sie Stoffe enthält, die in hervorragender Weise die Verdauung fördern, besonders dann, wenn Bauchspeicheldrüse und Leber nicht richtig arbeiten. Ein Beispiel dafür, daß es sich auch heute noch lohnt, nach neuen Heilpflanzen Ausschau zu halten.
**Inhaltsstoffe (Wirkstoffe):** Harunganin (orangefarbener phenolischer Farbstoff), Betulinsäure, Euxanthon, Chrysophansäure, Physcion, Madagascin-Anthron, Harongin-Anthron (Pigmente). Im Blatt: Hypericin, Flavonglykoside, Phytosteroide.
**Heilwirkung und Anwendung:** Die Droge selber wird als Tee bei uns nicht verwendet. Doch der Extrakt aus der Rinde ist als Fertigpräparat unter der Bezeichnung Harongan® in der Apotheke zu bekommen. Man behandelt damit erfolgreich akute und chronische Verdauungsbeschwerden mit Völlegefühl, Druckgefühl im Oberbauch und Blähungen. Ganz besonders wirkt dieses Präparat, wenn die Funktion der Bauchspeicheldrüse und des Leber-Gallesystems gestört ist und dadurch schwere fettreiche Kost nicht vertragen wird. Neben der Rinde und den daraus bereiteten Präparaten gebrauchen die Eingeborenen auch die Blätter, vorwiegend zur Behandlung leichter Verdauungsstörungen, aber auch zur Wundbehandlung. Die Inhaltsstoffe der Blätter ähneln in mancher Beziehung denen unseres Johanniskrautes. Das ist nicht verwunderlich, beide Pflanzen sind botanisch miteinander verwandt; sie gehören zur Familie der Guttiferae.

**Nebenwirkungen:** Da bei uns nur Fertigpräparate aus der Haronga Verwendung finden, braucht man Nebenwirkungen dann nicht zu befürchten, wenn man sich nach der angegebenen Dosierung richtet.

# Hibiskus (Rote Malve)

→ Farbfoto Seite 384
*Hibiscus sabdariffa L. (Malvaceae).*
**Arzneilich verwendete Pflanzenteile:** Die Blüten.

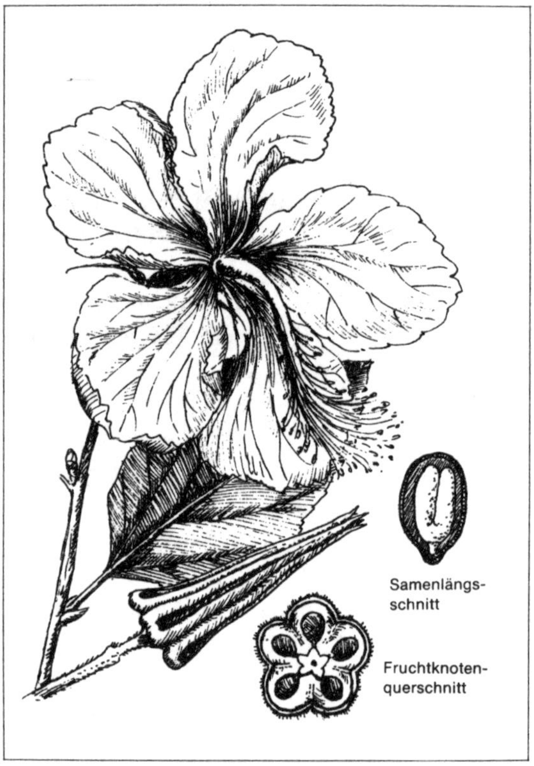


**Drogenbezeichnung:** Hibiskusblüten = *Flores Hibisci.*

**Botanik und Drogengewinnung:** Vorkommen und Pflanzenbeschreibung: In den tropischen Gebieten unserer Erde gibt es etwa 150 Hibiskusarten, baum- oder strauchartig ausgebildet und häufig als Zierpflanze angebaut. Die Stammpflanze der Droge wächst im Sudan und wird in Ägypten, auf Ceylon, Java und in Mexiko in größerer Menge angebaut. Die Blüten, genaugenommen die dunkelroten dickfleischigen Kelchblätter, sind die Handelsware, die man Karkade oder auch Roselle nennt. Bei uns kennt man sie als Hibiskusblüten oder als Rote Malve.
**Inhaltsstoffe (Wirkstoffe):** Verschiedene Fruchtsäuren, wie Äpfel-, Wein-, Zitronensäure. In neuerer Zeit fand man Hibiskussäure.
**Heilwirkung und Anwendung:** Hibiskusblüten haben einen angenehm säuerlichen Geschmack, das daraus zubereitete Erfrischungsgetränk ist durstlöschend und gesund. Alle Tees, in denen Hibiskusblüten enthalten sind, werden auch optisch in angenehmer Weise verändert: Sie färben sich rot. Eine spezifische Heilwirkung kennt man nicht, es sei denn, die ihnen nachgesagte leichte Abführwirkung.
**Nebenwirkungen:** Es sind keine Nebenwirkungen bekannt.

# Indischer Blasen- und Nierentee

*Orthosiphon stamineus Bentham (Labiatae).*
**Arzneilich verwendete Pflanzenteile:** Die Blätter.
**Drogenbezeichnung:** Indischer Blasen- und Nierentee = *Folia Orthosiphonis, Koemis koetjing.*

**Botanik:** Vorkommen und Pflanzenbeschreibung: In Südostasien bis Australien und im tropischen Amerika kommt dieser Halbstrauch vor, der kreuzgegenständig angeordnete, 5 bis 6 cm lange und 1 bis 2 cm breite, kurzgestielte, eilanzettliche, lang zugespitzte Blätter trägt. Es besteht eine gewisse Ähnlichkeit mit Pfefferminzblättern. Die bläulichweißen Blüten stehen in sechsblütigen Scheinquirlen zu einer verlängerten Scheinähre vereinigt an kurzen Stielen. Blätter und Blüten duften aromatisch angenehm.

**Inhaltsstoffe (Wirkstoffe):** Ätherisches Öl, Saponine, Glykoside und Gerbstoffe.
**Heilwirkung und Anwendung:** Der Indische Blasen- und Nierentee ist ein ausgezeichnetes Entwässerungsmittel bei Harnstauung und verschiedenen anderen Blasen- und Nierenerkrankungen ohne nennenswerte Reizwirkung.

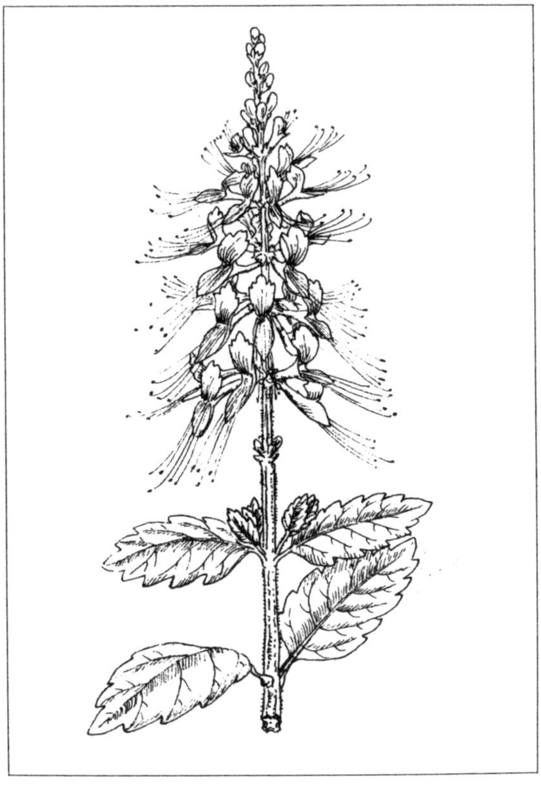

In Europa kennt man ihn erst seit 1927, wo er durch Grüber eingeführt wurde. Es waren die in Batavia ansässigen Europäer, die auf die Wirkung aufmerksam machten. Seither gebraucht man ihn sehr häufig auch in Fertigarzneien bei der sogenannten Schrumpfniere, als wassertreibenden Tee zur Ausscheidung von Harnsäure und Chloriden. Auch muß man dem Tee eine leichte krampflösende Wirkung bescheinigen. Alles gute Eigenschaften für einen Blasen- und Nierentee.
So wird Indischer Blasen- und Nierentee bereitet: 1 gestrichener Eßlöffel Teeblätter wird mit ¼ l kaltem Wasser angesetzt und unter gelegentlichem Umrühren etwa 8 bis 12 Stunden ausgezogen. Dann wird abgeseiht und auf Trinktemperatur erhitzt. 2 bis 3 Tassen pro Tag (nicht mehr am Abend) sind die richtige Dosierung.
**Mein besonderer Rat:** Der Indische Blasen- und Nierentee ist eine ideale Ergänzung zum Bärentraubenblätter-Tee, der als eines der besten pflanzlichen Desinfektionsmittel der Blase und der ableitenden Harnwege gilt. Seine harntreibende Kraft und die leicht krampflösende Eigenschaft unterstützen in idealer Weise die Wirkung der Bärentraubenblätter. Auch die Zubereitung ist die gleiche: ein kalter Auszug.
So wird eine Teemischung bereitet, die angezeigt ist bei allen Blasenkatarrhen in akutem Stadium:

| | |
|---|---|
| Indischer Blasen- und Nierentee (Folia Orthosiphonis staminei) | 25,0 |
| Bärentraubenblätter (Folia Uvae ursi) | 25,0 |

2 Teelöffel dieser Mischung mit ¼ l Wasser kalt übergießen und nach 10 Stunden abseihen. Trinkwarm 2 Tassen täglich langsam trinken.
**Nebenwirkungen:** Überdosierung ist – das gilt für alle Blasen- und Nierentees – zu vermeiden. Dann sind Nebenwirkungen nicht zu befürchten.

# Ingwer

*Zingiber officinale Roscoe (Zingiberaceae).*
**Arzneilich verwendete Pflanzenteile:** Die Wurzel (Wurzelstock), geschält und vom Kork befreit.
**Drogenbezeichnung:** Ingwerwurzel = *Rhizoma Zingiberis* (auch *Radix Zingiberis*).

**Botanik und Drogengewinnung:** Vorkommen und Pflanzenbeschreibung: Die Ingwerpflanze hat möglicherweise im Bismarckarchipel ihre Heimat, doch sicher ist man sich da nicht. Sie wird von Indien bis Malaysia, in China und auch in anderen Gebieten der Tropen angebaut und vornehmlich als Gewürz gehandelt. Der Wurzelstock des Ingwer kriecht horizontal im Boden und verzweigt sich nur in einer Ebene geweihartig. Die dicken kurzen Glieder sind zuweilen seitlich zusammengedrückt. Daraus entsteht der Scheinstengel, der über 1 m lang wird. Die endständige Blütenähre ist zapfenartig und mit großen grünen Deckblättern versehen, die gelb berandet sind. Auf einen röhrenförmigen Kelch folgt eine trichterförmige,

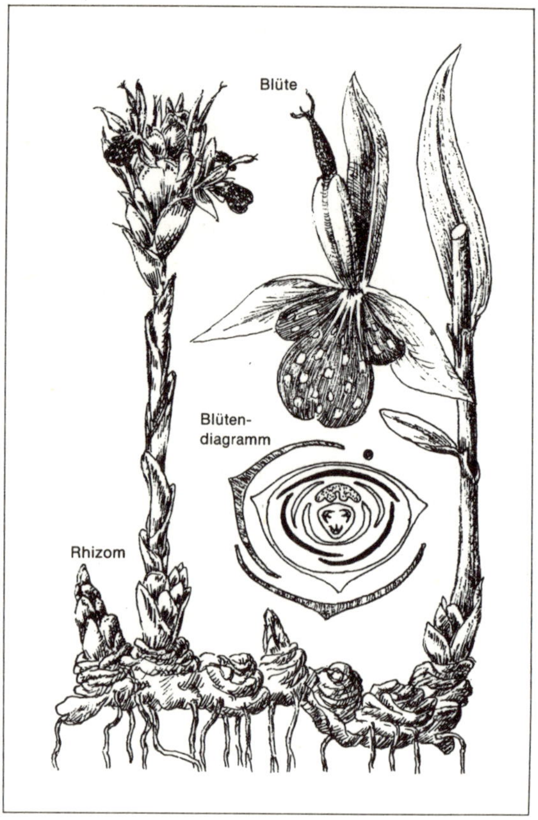


gelbe Kronröhre mit 3 lanzettlichen Zipfeln, die nur wenig ungleich gestaltet sind. In der Blüte fällt ein Labellum auf, das gelb-violettbraun gefleckt und dreilappig ausgebildet ist. Ernte und Aufbereitung: Der arzneiliche Ingwer und das Gewürz stammen ausschließlich aus Kulturen. Man legt im Frühjahr Rhizomstücke in gedüngten Boden und erntet sie etwa 10 Monate später. Nach sorgfältigem Waschen und Schälen wässert man die Wurzeln 24 Stunden und trocknet sie dann an der Sonne.

**Inhaltsstoffe (Wirkstoffe):** Ätherisches Öl (mindestens 1,5%) mit Zingiberen, das scharf schmeckende Gingerol und Shogaol.

**Heilwirkung und Anwendung:** Ingwer ist ein hervorragendes Mittel zur Appetitanregung und zur Aktivierung der Verdauungsvorgänge. Bei Magenbeschwerden, sogar bei Magengeschwüren kann eine Behandlung mit Ingwer erfolgreich sein. Es wird vorwiegend die Tinktur verschrieben – 3mal täglich 20 Tropfen – der Tee wird weniger häufig gebraucht.

**Verwendung als Gewürz:** Der Ingwer wird nicht nur in China und Indien sehr geschätzt, er ist auch bei uns beliebt als Einmachgewürz für Früchte, besonders Kürbisse und Gurken. Aber auch für Suppen, Saucen, Geflügel, Wild und Reisspeisen verschiedenster Art ist dieses duftende, erfrischend scharfe Gewürz eine geschmackliche Bereicherung. Ingwer bringt aber sehr wohl auch gesundheitliche Vorteile: Als Gewürz ist er den Menschen von Nutzen, die an einem sogenannten schwachen und nervösen Magen leiden, die leicht gebläht sind und denen nichts recht schmeckt. Ingwerwürze ist auch bei einem Magengeschwür erlaubt.

**Anwendung in der Homöopathie:** Das Homöopathikum »Zingiber« gebraucht man in der ersten bis sechsten Potenz ($D_1$ bis $D_6$) bei Magenschwäche, Verdauungsbeschwerden und Bronchialasthma. Außerdem gibt man Zingiber bei Blähungen, die nach dem Genuß von Brot auftreten sowie bei Harnverhaltung. Regelmäßig oder bei Bedarf 2- bis 3mal täglich 5 bis 15 Tropfen haben sich als günstige Dosierung erwiesen.

**Nebenwirkungen:** Nebenwirkungen sind nicht bekannt.

# Kampfer

*Cinnamomum camphora (L.) Siebold (Lauraceae).*

**Arzneilich verwendete Pflanzenteile:** Das ätherische Öl und der sich daraus abscheidende Kampfer.

**Drogenbezeichnung:** Kampferöl = *Oleum Camphorae,* Kampfer = *Camphora.*

**Botanik und Drogengewinnung:** Vorkommen und Pflanzenbeschreibung: In Südchina, Südjapan und auf Formosa ist der mächtige Kampferbaum zu Hause, auf Ceylon und Ostafrika wird er erfolgreich kultiviert. Er ist knorrig verzweigt, kann eine Höhe von 40 m erreichen und bis zu 5 m dick werden. Die dreinervigen

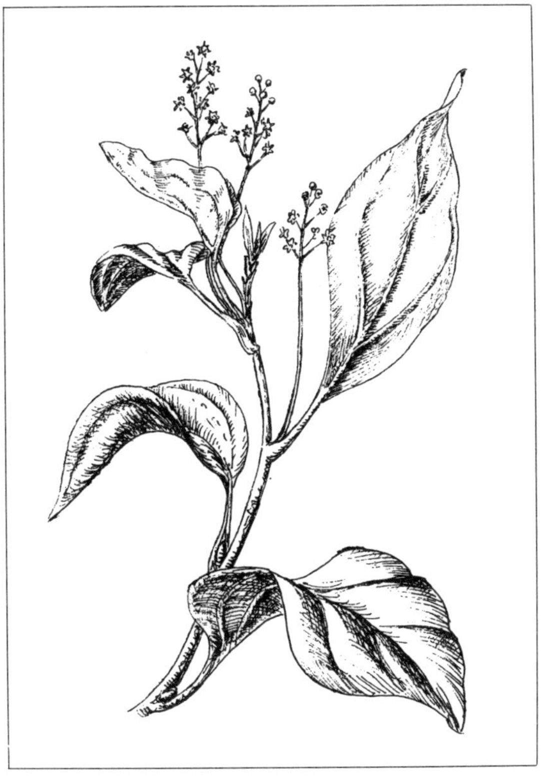

länglich-elliptischen Blätter werden bis zu 13 cm lang. Die unscheinbaren grünlich-gelben Blüten sind in langgestielten, wenigblütigen Rispen angeordnet. Die Frucht ist purpurschwarz und von einer becherförmigen Blütenachse umgeben. Ernte und Aufbereitung: Vorwiegend alte Kampferbäume werden zur Kampfergewinnung herangezogen, denn die kampferreichsten Teile sind die untersten Stammabschnitte. Deswegen stammt auch viel Kampfer aus Wildbeständen. Die Bäume werden gefällt, zerkleinert und zerstampft, um dann der Wasserdestillation unterworfen zu werden. Der Kampferbaum führt nämlich in allen Organen Ölzellen, die Kampferöl enthalten, aus dem sich später reichlich kristalliner Kampfer abscheidet, der durch Sublimation gereinigt wird.

**Inhaltsstoffe (Wirkstoffe):** Der Wirkstoff des Kampferbaumes ist das ätherische Öl, das recht kompliziert zusammengesetzt ist. Daraus scheidet sich eine reine chemische Substanz – der Kampfer – ab. Seine chemische Summenformel ist $C_{10}H_{16}O$.

**Heilwirkung und Anwendung:** Die innerliche medizinische Verwendung ist stark rückläufig. Als »Herzmittel« wird Kampfer kaum noch gebraucht und in Hustenmitteln auch nur noch selten. Sehr häufig aber verwendet man ihn bei den verschiedensten rheumatischen Erkrankungen, bei Muskelschmerzen, und zwar äußerlich in Form des Kampferspiritus, verschiedenster Kampfersalben und Linimente. Meist ist er in diesen Präparaten zusammen mit Rosmarinöl, Lavendelöl, Thymianöl, Terpentinöl, Ameisensäure, Ammoniak und Chloroform enthalten. In der Tiermedizin sind Kampfersalbe und Kampfereinreibungen bei Zerrungen und Verstauchungen häufig angewandte Präparate.

**Anwendung in der Homöopathie:** Das Homöopathikum »Camphora« gebraucht man – wenn auch nur selten – bei verschiedenen Krampfzuständen, bei Koliken, zur Beruhigung und bei beginnender Erkältung. Meistens gibt man $D_3$ auf Zucker mehrmals täglich 3 bis 5 Tropfen.

**Nebenwirkungen:** Vor der innerlichen Anwendung des Kampfers muß gewarnt werden. Nur der Arzt kann entscheiden, ob Kampfer angebracht ist. Die äußerliche Anwendung ist nur dann bedenklich, wenn der Kampfer zu konzentriert auf empfindliche Haut gebracht wird; Brennen und Entzündungen sind die Folge.

# Kardamom

*Elettaria cardamomum (L.) Maton (Zingiberaceae).*

**Arzneilich verwendete Pflanzenteile:** Die Früchte (insbesondere die Samen).

**Drogenbezeichnung:** Kardamomenfrüchte = *Fructus Cardamomi.*

**Botanik und Drogengewinnung:** Vorkommen und Pflanzenbeschreibung: Im südwestlichen Vorderindien ist die Stammpflanze beheimatet.

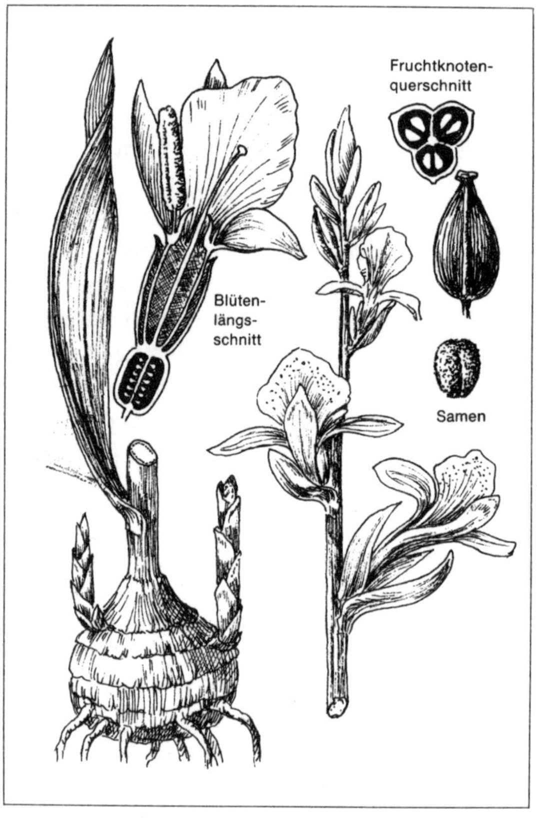


Dort, aber auch auf Java, Ceylon und in anderen Tropengebieten wird sie kultiviert. Kardamomen ist eine ausdauernde Staude, die eine Höhe von mehr als 4 m erreicht, kräftige fleischige Wurzelstöcke ausbildet, aus denen beblätterte Scheinstengel mit langen Blütenständen hervorgehen. Die lineal-lanzettlichen Blätter werden bis 70 cm lang und 8 cm breit. In den Achseln schmaler stumpfer, 3 bis 4 cm langer Deckblätter stehen 3 bis 6 Blüten. Die Blütenkrone ist mit 3 gelben schmalen Zipfeln ausgestattet. Der unterständige Fruchtknoten ist dreifächrig. Die Frucht, eine dreifächrige Kapsel, ist, bedingt durch die verschiedenen Kulturvarietäten, unterschiedlich groß. Guter Boden und feuchtwarmes Klima sind Vorbedingungen für erfolgreiche Kultur. Ernte und Aufbereitung: Etwa nach 3 Jahren beginnt man in den Kulturen zu ernten. Da die Pflanze das ganze Jahr hindurch blüht, kann theoretisch auch das ganze Jahr hindurch geerntet werden. Doch die Hauptblütezeit fällt in die Monate Januar bis Mai, dementsprechend die Ernte in die Monate Oktober bis Dezember. Da die Früchte sogar an einem Blütenstand zu verschiedenen Zeiten heranreifen, ist die Ernte nicht ganz einfach. Kurz vor der Reife muß geerntet werden, damit die Samen in den Früchten verbleiben.Vom dritten bis siebten Jahr wird die Ausbeute zunehmend größer, danach wird sie sehr schnell geringer. Deshalb werden nach sieben Jahren immer wieder neue Kulturen angelegt.

**Inhaltsstoffe (Wirkstoffe):** Der Hauptwirkstoff ist das ätherische Öl, das in den Samen bis zu 8% enthalten ist. Fettes Öl, Zucker, Eiweiß, Gummi und viel Stärke sind weitere Inhaltsstoffe.

**Heilwirkung und Anwendung:** Einen Kardamomen-Tee allein verwendet man in der Medizin sehr selten. Aber galenische Zubereitungen, meist alkoholische Auszüge (Tinct. Cardamomi), sind Bestandteil verschiedener Magenmittel, die die Verdauung fördern, Blähungen treiben und den Appetit anregen sollen.

**Mein besonderer Rat:** Eine ausgezeichnete Teemischung gegen Blähungen, die durch Hebung des Zwerchfells Herzbeschwerden auslösen, solche Beschwerden also, die der Fachmann Roemheld-Syndrom nennt.

So wird die Teemischung bereitet:

| | |
|---|---|
| Kardamomen (Fructus Cardamomi) | 20,0 |
| Kümmel (Fructus Carvi) | 20,0 |
| Fenchel (Fructus Foeniculi) | 10,0 |

2 Teelöffel dieser Mischung werden mit ¼ l kochendem Wasser übergossen und nach 10 Minuten abgeseiht. Bei Bedarf 1 Tasse Tee trinken.

**Anwendung als Gewürz:** Daß eine Droge, die so gut duftet und die Verdauung so günstig beeinflußt, eine geschätzte Gewürzdroge ist, wird niemanden verwundern. In der Hauptsache verwendet man die Kardamomen als Aromatikum bei der Weihnachtsbäckerei in den verschiedensten Gewürzbackwaren zusammen mit Zimt, Anis und Nelken. Auch Obstspeisen und Kompotte werden mit Kardamomen ge-

würzt. Das taten nachweislich schon die Griechen und Römer. In der kalten und warmen Küche vermag sich Kardamomen nicht so recht durchzusetzen. Das ist sehr bedauerlich, weil dieses Gewürz eine echte Verdauungshilfe ist. Wie bei allen scharfen Gewürzen, so muß man auch mit Kardamomen sehr sparsam umgehen. Wer das beherzigt, der kann alle Suppen und Saucen damit verfeinern. Auch Fisch- und Fleischgerichte, vornehmlich Geflügel, bekommen durch Kardamomen eine besondere Note und werden besser verdaulich. Selbst in Wurst und zum Schinken sind kleine Mengen angezeigt. Und wußten Sie, daß als »Tüpfelchen auf dem i« Liebhaber dem gemahlenen Kaffee kurz vor dem Überbrühen eine Prise feinst gepulverter Kardamomen beigeben? Im Curry sind Kardamomen ein fester Bestandteil.
**Nebenwirkungen:** Nebenwirkungen sind nicht bekannt.

# Khella (Bischofskraut)

*Ammi visnaga (L.) Lam. (Umbelliferae).*
**Arzneilich verwendete Pflanzenteile:** Die Früchte, aus denen zahlreiche galenische Präparate bereitet werden.
**Drogenbezeichnung:** Bischofskrautfrüchte = *Fructus Ammi visnagae.*

**Botanik und Drogengewinnung:** Vorkommen und Pflanzenbeschreibung: Das Bischofskraut ist im Mittelmeerraum beheimatet, kommt aber von den Kanarischen Inseln bis nach Persien vor, findet sich in Mittel- und Westeuropa gelegentlich verschleppt und ist in Amerika eingebürgert.
Ammi visnaga ist ein kahles aufrechtes Kraut, das 35 bis 80 (bis 100) cm hoch wird. Die Blätter sind gleichförmig fein zerteilt und in der Regel dreifach fiederschnittig. Die spreizenden Zipfel letzter Ordnung sind schmal-linealisch, ganzrandig und zugespitzt. Die Doldenachse ist schon zur Blütezeit, besonders aber zur Zeit der Fruchtreife, an der Ansatzstelle der Doldenstrahlen auffallend verbreitert und verdickt, die Strahlen selber sind dicht und starr. Wie die Laubblätter sind auch die Hüllblätter gestaltet, während die Hüllchenblätter pfriemlich-borstig aussehen. Die Blüten sind zwittrig, die weißen Kronblätter ungleich lang, tief eingeschnitten, zweilappig oder zweispaltig. Die Frucht ist breit-eiförmig-elliptisch, wenig länger als breit und hat eine eiförmig-längliche Fugenfläche. Die ganze Pflanze ist aromatisch, sie scheidet besonders im Bereich der Dolden

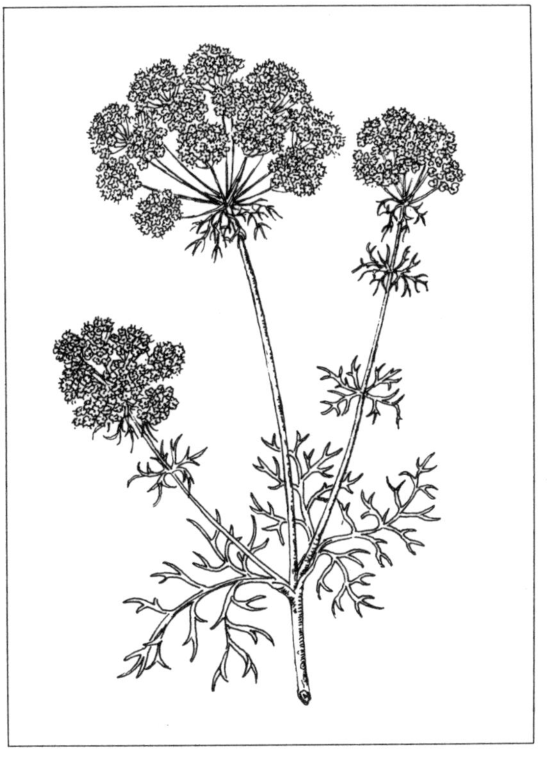

Harz aus. Der Geschmack ist würzig. Da die Doldenstrahlen zur Reifezeit sehr hart sind und angenehm würzig schmecken, werden sie im Orient noch heute zur Herstellung von Zahnstochern verwendet, was der Pflanze im Volksmund den Namen »Zahnstocher-Ammei« einbrachte.
**Inhaltsstoffe (Wirkstoffe):** Khellin, Visnagin, Visnadin, Visangane.
**Heilwirkung und Anwendung:** Die Früchte selbst spielen in der Heilkunde keine Rolle. Die Volksmedizin verwendet die Droge nicht und die Schulmedizin bevorzugt Fertigpräparate in Form der Tinktur oder anderer pflanzli-

cher Auszüge. Der Hauptwirkstoff Khellin wird isoliert gebraucht, weil man zunächst annahm, in ihm ganz allein die Wirkung suchen zu müssen. In jüngster Zeit allerdings weiß man, daß auch die anderen Inhaltsstoffe – wie das so oft bei pflanzlichen Präparaten der Fall ist – die Heilwirkung unterstützen. Zusammenfassend kann man sagen, daß Khella krampflösend vor allem auf die glatte Muskulatur verschiedener Organe wirkt (Bronchien, Darm, Galle). Auch die Muskulatur der Herzkranzgefäße wird günstig beeinflußt, so daß bei Herzmuskelschäden und zur Verbesserung der Durchblutung des Herzmuskels Khella gute Dienste leistet. Hervorzuheben ist vielleicht noch die wassertreibende Wirkung. Auch Asthma und spastische Bronchitis versucht man mit Khella zu behandeln.

**Aus der Geschichte der Khella:** Khella ist ein arabisches Wort; schon im alten Ägypten verwendete man die Droge bei verschiedenen Krampfzuständen. In Mitteleuropa kennt man sie seit dem Mittelalter als Diuretikum (wassertreibendes Mittel). Während die Heilpflanzen, die in mittelalterliche Kräuterbücher aufgenommen wurden, meist bis heute verwendet werden, geriet Khella in Vergessenheit. Erst nach 1930 wurde man in Europa und Amerika wieder auf die Pflanze aufmerksam, weil ägyptische Ärzte über sie berichteten. Ihre diuretische und krampflösende Wirkung wurde bestätigt. Sie erschien geeignet zum Entfernen kleinerer Blasen- und Nierensteine, was in der Klinik von Professor Sauerbruch in Berlin mit Erfolg ausprobiert wurde. Samaan berichtete über die blutdrucksenkende Wirkung und bestätigt die Verbesserung der Durchblutung der Herzkranzgefäße. Auch ihr Nutzen bei Keuchhusten, Asthma und Bronchitis wurde klinisch bestätigt.

**Nebenwirkungen:** Bei der Verwendung von Khella-Präparaten hat man sich streng an die ärztlichen Vorschriften zu halten, weil Überdosierung Übelkeit, Schwindel und Kollaps hervorrufen kann.

# Kondurango

*Marsdenia cundurango Reichenbach f. (Asklepiadaceae).*

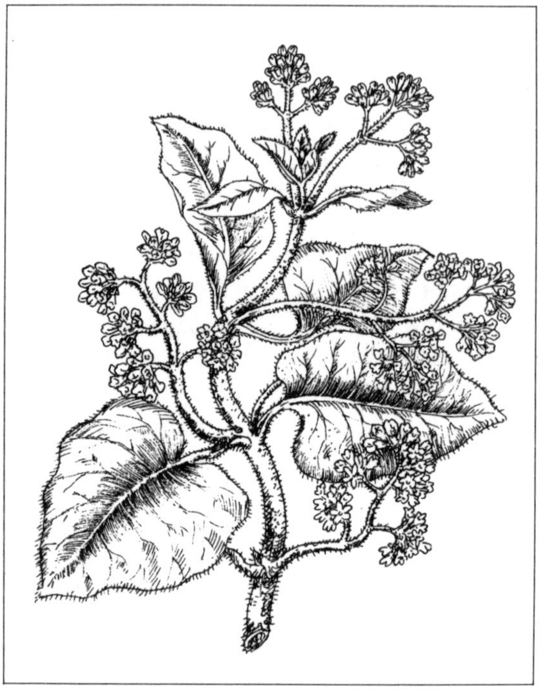

**Arzneilich verwendete Pflanzenteile:** Die Rinde junger Stämme und Äste.

**Drogenbezeichnung:** Kondurangorinde = *Cortex Condurango.*

**Botanik und Drogengewinnung:** Vorkommen und Pflanzenbeschreibung: Der Kondurangostrauch – eine Liane – ist in Südamerika an den Westhängen der Kordilleren von Ecuador, Peru und Kolumbien heimisch, sein Stamm mit seiner grauen Rinde kann einen Durchmesser von 10 cm erreichen. Die jüngeren Kletteräste sind mit einem olivgrünen bis rostfarbenen Haarfilz bedeckt. Die Blätter stehen kurzgestielt kreuzgegenständig an den Zweigen, sie werden bis 11 cm lang und bis 8 cm breit. Die breit-eiförmige Blattspreite ist derb und mit einem dichten Haarkleid besetzt. Die Rinde kommt in 5 bis 15 cm langen und 1 bis 3 cm breiten Röhren oder Rinnen in den Handel, die oft, den Windungen des Kletterstengels entsprechend, verbogen sind.

**Inhaltsstoffe (Wirkstoffe):** Geringe Mengen ätherisches Öl, das bittere Kondurangin und ein ebenfalls bitteres Harzglykosid.

**Heilwirkung und Anwendung:** Die Kondurangorinde ist eine ausgesprochene Bitterstoffdroge und daher wirksam bei Appetitlosigkeit, verminderter Verdauungssaftproduktion und allgemeinen Schwächezuständen. Man gebraucht aber heute fast nur noch den Kondurango-Wein zur Magenstärkung, also als Stomachikum. Erst seit 1870 kennt man die Droge in Europa. Seit dieser Zeit nahm man sie in alle Arzneibücher auf, weil man glaubte, Kondurangorinde sei bei Krebs wirksam und heile die Syphillis. Beides traf nicht zu, es blieb nur die günstige Wirkung auf den saftlosen Magen. In solchen Fällen verordnen Ärzte noch gelegentlich einen Kondurango-Tee. Bei seiner Herstellung müssen Sie das Folgende unbedingt beachten.

So wird Kondurango-Tee bereitet: 1 bis 2 Teelöffel Kondurangorinde mit ¼ l kaltem Wasser übergießen, langsam zum Sieden erhitzen, vom Herd nehmen, völlig erkalten lassen, abseihen und dann trinkwarm erhitzen. Das wichtige Kondurangin ist nämlich in der Hitze fast völlig unlöslich. – Man trinkt bei Bedarf ungesüßt 1 Tasse Tee schluckweise vor dem Essen.

**Anwendung in der Homöopathie:** Das Homöopathikum »Condurango« wird nur selten als $D_2$ gegen Magenbeschwerden und Appetitlosigkeit gebraucht. 5 bis 10 Tropfen 3- bis 5mal täglich sind die richtige Dosierung.

**Nebenwirkungen:** Der bittere Geschmack der Kondurangorinde verhindert eine Überdosierung. In therapeuthischen Dosen sind Nebenwirkungen nicht zu erwarten.

# Koriander

*Coriandrum sativum L. (Umbelliferae).*

**Arzneilich verwendete Pflanzenteile:** Die Früchte.

**Drogenbezeichnung:** Korianderfrüchte = *Fructus Coriandri.*

**Botanik und Drogengewinnung:** Vorkommen und Pflanzenbeschreibung: Die Heimat dieser Gewürz- und Heilpflanze ist Nordafrika und Vorderasien. Doch es gibt in vielen Gegenden Kulturen, aus denen die Droge stammt: Marokko, Ägypten, Indien, Japan, China und

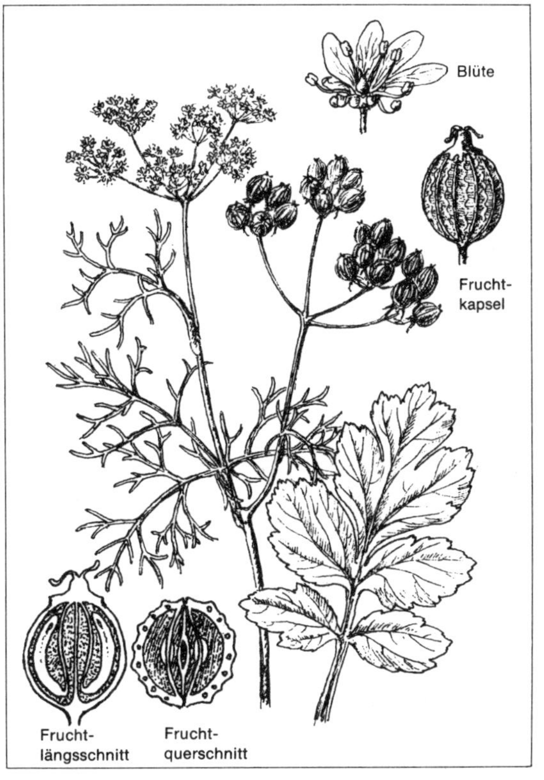


auch Nordamerika. Die wenigen Kulturen bei uns haben große Schwierigkeiten mit der Reife, weil unser Klima nicht gut geeignet ist. Die Stammpflanze, ein Doldengewächs, ist ein kahles Kraut, es wird etwa 0,5 m hoch und hat runde Stengel, die sich im oberen Teil verzweigen. Die grundständigen Blätter sind langgestielt, ungeteilt oder einfach fiederschnittig, die mittleren Blätter meist zweifach fiederschnittig, die oberen Blätter ungestielt. Die Dolden sind langgestielt und 3- bis 5strahlig, die kleinen Blüten weiß oder schwach rosa. Auffallend ist der von manchen Menschen als unangenehm empfundene aromatische Geruch der frischen (unreifen) Früchte. Man könnte ihn unangenehm wanzenartig nennen. Im Gegensatz zu vielen anderen Umbelliferen (zum Beispiel

Kümmel, Anis, Fenchel) zerfallen die Korianderfrüchte niemals in Teilfrüchte. Sie sind rundlich bis kugelig. Ernte und Aufbereitung: Man verwendet die reifen Korianderfrüchte. Es ist sehr wichtig, daß sie gut ausgereift sind, denn unreife Früchte riechen auch nach dem Trocknen unangenehm. Das Trocknen soll schnell, doch schonend geschehen. Gute Ware riecht angenehm würzig, der Geruch erinnert ein wenig an den Duft von Maiglöckchen.

**Inhaltsstoffe (Wirkstoffe):** An erster Stelle ist das ätherische Öl zu nennen, denn dem verdankt die Droge ihre Verwendung als Arzneimittel und als Gewürz. Aber auch der Gehalt an Gerbstoff, an Vitamin C, an Sitosterin, Eiweiß und fettem Öl ist nennenswert.

**Heilwirkung und Anwendung:** Aus der Pflanzenfamilie der Umbelliferae (Doldengewächse) sind Kümmel, Fenchel und Anis hervorragende Mittel zum Vertreiben von Blähungen (Karminativa), wobei der Kümmel mit Abstand am wirksamsten ist. Koriander ergänzt den Kümmel in ausgezeichneter Weise. Es hat sich herausgestellt, daß ein Gemisch aus allen vier Drogen ganz besonders wirksam ist, wenn man dem Kümmel den Vorrang gibt.

So wird eine Teemischung gegen Blähungen und Völlegefühl bereitet:

| | |
|---|---|
| Kümmel (Fructus Carvi) | 20,0 |
| Anis (Fructus Anisi) | 10,0 |
| Fenchel (Fructus Foeniculi) | 10,0 |
| Koriander (Fructus Coriandri) | 10,0 |

2 Teelöffel dieser Mischung werden mit ¼ l kochendem Wasser übergossen, zugedeckt 10 Minuten ausgezogen, abgeseiht und gut warm verwendet. Süßen ist nicht anzuraten.

Es wird behauptet, daß man mit diesem Tee auch krampfartige Schmerzen in Magen und Darm erfolgreich behandeln kann. Aufgrund der Inhaltsstoffe aller vier Drogen ist das nicht auszuschließen. – Aber Koriander wird auch in vielen anderen Teemischungen gebraucht. Zur Blutreinigung, gegen Husten und in Magen- und Gallentees ist er oft zu finden, teils als Geschmackskorrigens, teils als unterstützende Beigabe.

**Anwendung als Gewürz:** Koriander ist Bestandteil des Curry und anderer Gewürzmischungen, die Blähungen verhindern sollen. Man würzt damit Kraut- und Kohlgerichte, Gemüseeintöpfe und Hülsenfruchtgerichte, besonders häufig aber eingemachte rote Rüben, Kürbisse und Gurken. In manchen Gegenden ist Koriander auch ein Brotgewürz. Es ist zwar nicht jedermanns Sache, doch Koriander-Würzbrot ist schmackhaft und ungemein bekömmlich. Selbst magenempfindliche Menschen können frisches Korianderbrot essen, ohne sich gebläht zu fühlen. – Seit etwa 1000 Jahren vor Christi würzt man mit Koriander, was man aus Grabbeigaben in ägyptischen Gräbern schließen kann. Im römischen Schrifttum wird Koriander häufig erwähnt, nördlich der Alpen gibt es seit Karl dem Großen (742-814) Belege für die Verwendung des Koriander. Über die arzneiliche Verwendung berichtet Hieronymus Bock um 1540 etwa das, was auch wir heute akzeptieren können.

**Nebenwirkungen:** Nebenwirkungen sind keine bekannt. Dennoch bitte nicht überdosieren!

# Kurkuma (Gelbwurzel)

*Curcuma longa L. (Zingiberaceae).*

**Arzneilich verwendete Pflanzenteile:** Der Wurzelstock.

**Drogenbezeichnung:** Kurkumawurzelstock = *Rhizoma Curcumae.*

**Botanik und Drogengewinnung:** Vorkommen und Pflanzenbeschreibung: Man weiß es nicht sicher, doch hält man Ostindien für die Heimat dieser Pflanze. Wild hat man sie noch nicht angetroffen, weil seit ewigen Zeiten diese Kurkuma-Art aus Kulturen stammt: aus Indien, aus dem südlichen China und aus anderen tropischen und subtropischen Gebieten. Als Ingwergewächs ähnelt die Kurkuma der Ingwerpflanze. Kurkuma wird 1 m hoch. Aus der Hauptknolle entspringen ein Blattbündel und eine Achse mit einem etwa 20 cm langen Blütenstand. Die Hauptknolle entwickelt lange



*1 Melonenbaum (Papaya), 2 Oleander, 3 Passionsblume, 4 Pomeranze, 5 Rizinus, 6 Senna* ▷

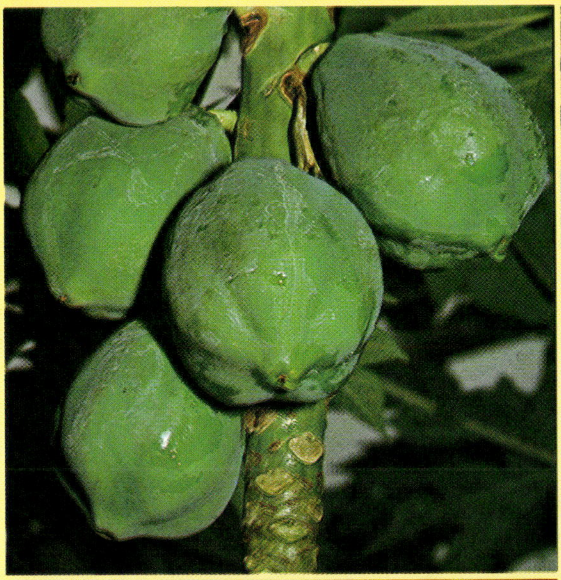
1

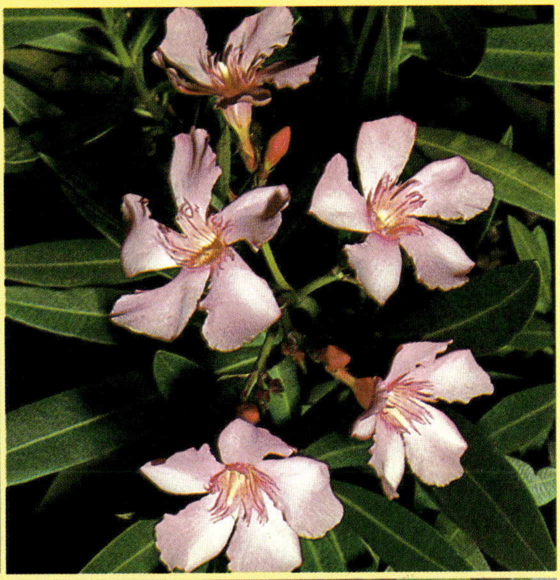
2

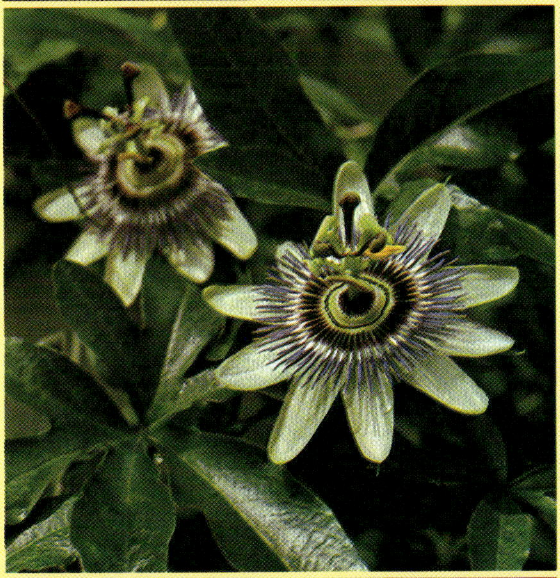
3

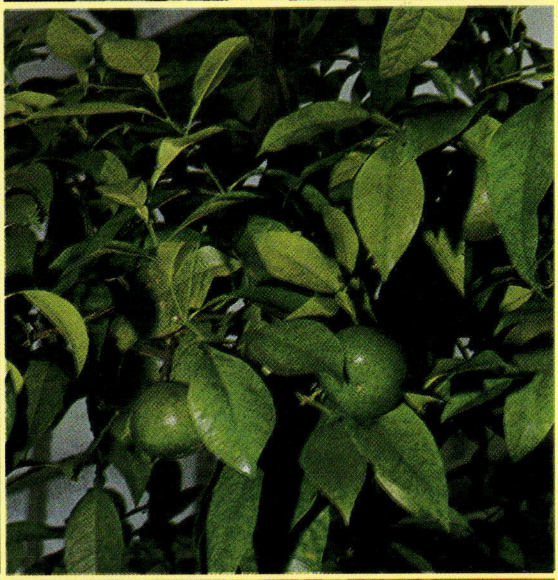
4

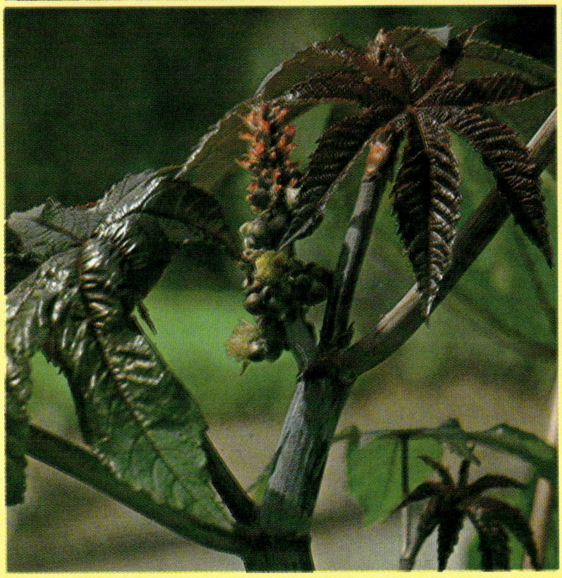
5

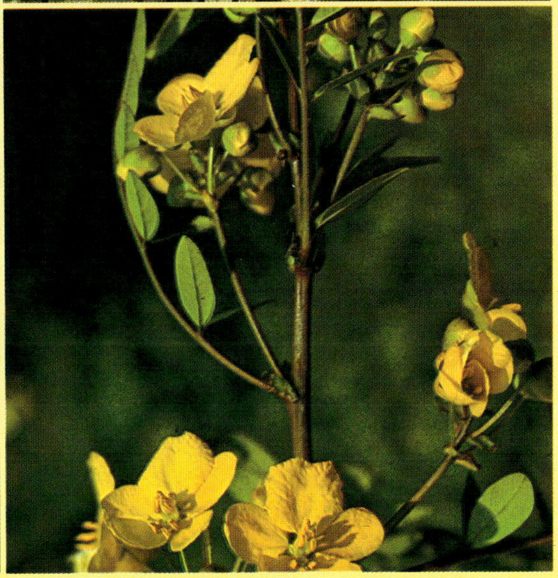
6

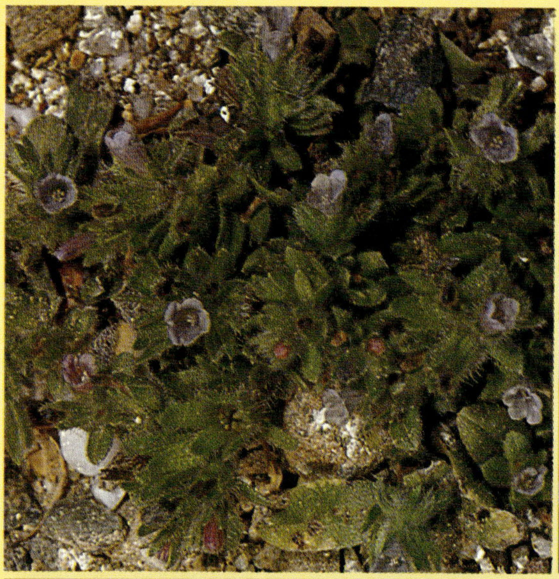
1
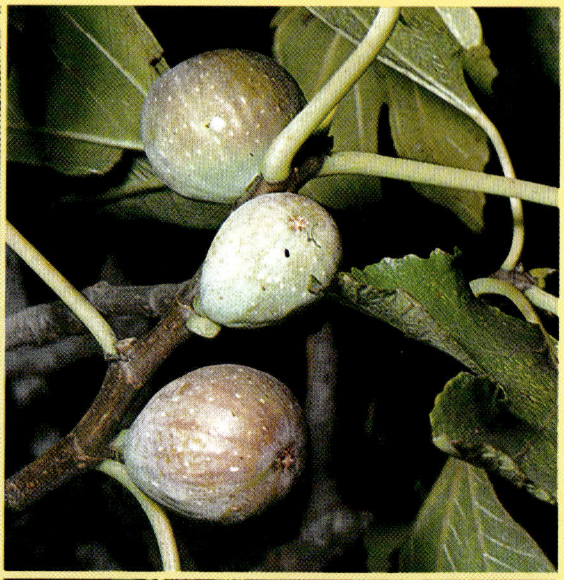
2
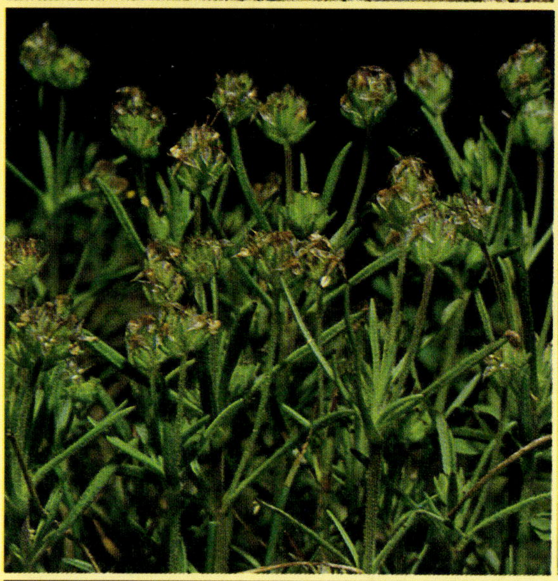
3
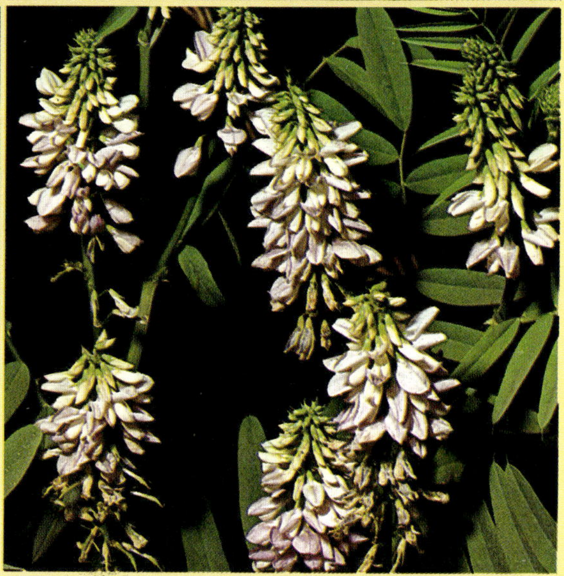
4
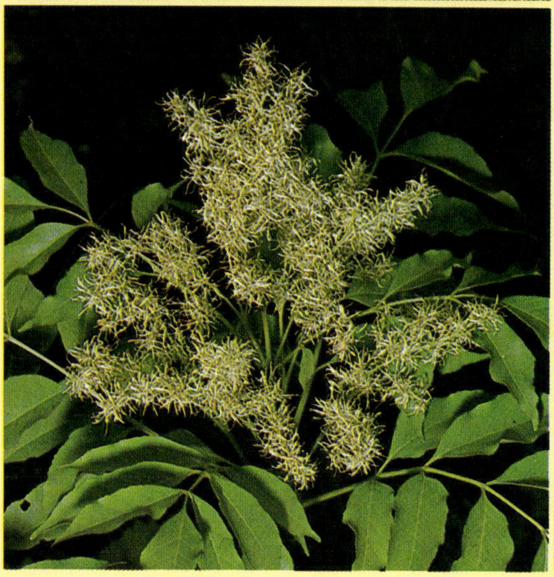
5
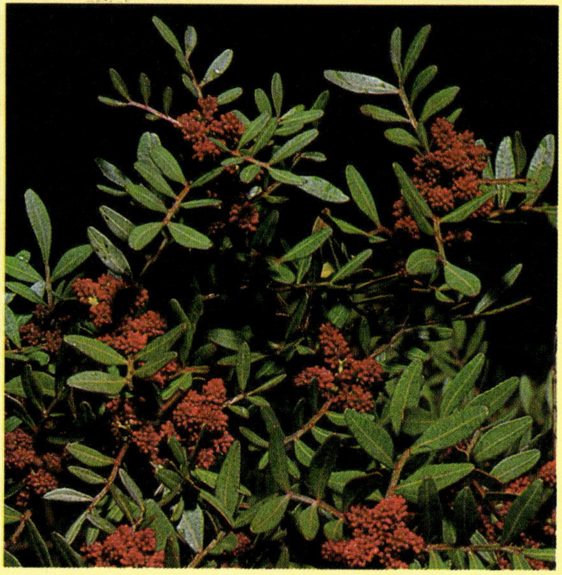
6

Wurzeln, an denen knollige Verdickungen entstehen. Ernte und Aufbereitung: Man gräbt die unterirdischen Teile, wenn die oberirdischen Teile zu welken beginnen (etwa im Dezember und Januar), trennt die Knollen und Rhizom-

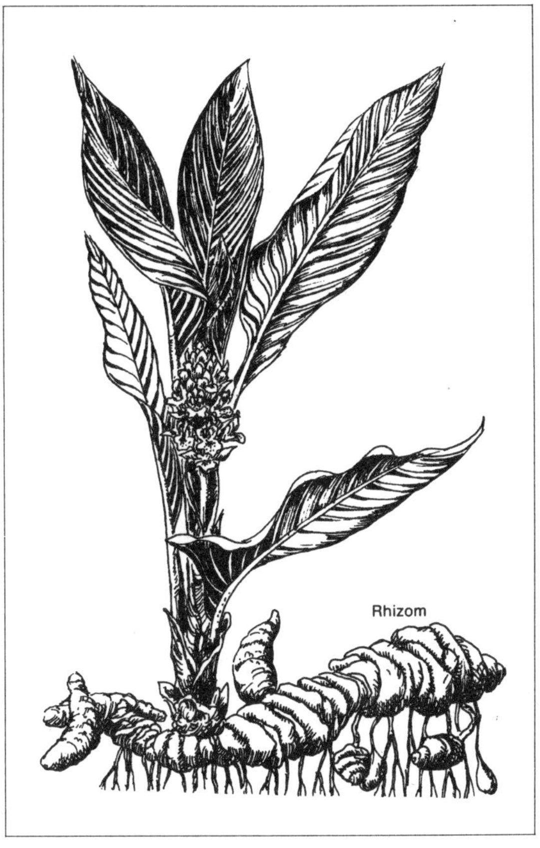


äste von den anhaftenden Wurzeln, taucht sie in kochendes Wasser und trocknet anschließend an der Sonne. Durch das Abbrühen wird der Farbstoff aus den Sekretzellen über die ganze Droge verteilt, was zu einer Gelbfärbung führt. Außerdem erhält die Droge dadurch eine hornartige Beschaffenheit. Die birnenförmigen Knollen führen die Bezeichnung Rhizoma Curcumae rotunda, die langen Rhizomäste heißen Rhizoma Curcumae longa.

**Inhaltsstoffe (Wirkstoffe):** p-Tolylmethyl-carbinol, ätherisches Öl, Bitterstoffe und Kurkumin (gelber Farbstoff).

**Heilwirkung und Anwendung:** Der gelbe Farbstoff, also das Kurkumin, fördert die Entleerung der Gallenblase. Dem ätherischen Öl und dem p-Tolylmethyl-carbinol sagt man eine Verstärkung der Galleproduktion in der Leber nach. Folglich läßt sich Kurkuma bei Magen- und Darmbeschwerden, die ihre Ursache in verminderter Galleausscheidung haben, erfolgreich verwenden, doch die Schulmedizin gebraucht Kurkuma recht wenig.

**Anwendung in der Homöopathie:** Das Homöopathikum »Curcuma« wird in den Formen $D_2$ bis $D_3$ zur Förderung der Gallesekretion gegeben. 3- bis 5mal täglich 5 Tropfen sind die richtige Dosierung.

**Verwendung als Gewürz:** Im Gewürzbord sucht man Kurkuma meistens vergeblich, doch in Mischungen spielt es eine wichtige Rolle, denn diese Droge fördert die Verdauung in vorzüglicher Weise. Die wichtigste Gewürzmischung ist Curry, und in der bekannten Worcestersauce ist Kurkuma auch vertreten.

**Mein besonderer Rat:** Ich möchte gern, daß man Kurkuma auch als Einzelgewürz mehr beachtet, weil sein Nutzen für die Verdauung kaum zu übertreffen ist. Harte Eier und alle Saucen, die man zu Eiern reicht, Salatdressings für Krabben, Muscheln, Schnecken und Hummer vertragen eine kräftige Prise Kurkumapulver. Sie bekommen dadurch eine aparte Schärfe und ein sympathisches Aussehen.

Auch ein Suppenhuhn, zusammen mit einigen kleinen Stückchen Kurkuma gekocht, schmeckt hervorragend.

**Nebenwirkungen:** Nebenwirkungen sind nicht zu befürchten, Überdosierungen sollte man jedoch – wie auch bei anderen pflanzlichen Drogen mit ätherischem Öl – vermeiden.

**Zusatz:** An dieser Stelle möchte ich auf *Curcuma xanthorrhiza D. Dietr.,* eine andere Kurkuma-Art, hinweisen. Man kennt sie unter der Bezeichnung Temoe-Lawak. Die Holländer brachten sie nach Europa. – Und *Curcuma zedoaria Roascoe,* von der die Zitwerwurzel stammt, ist ebenfalls als Magenmittel und Gewürz bekannt. In ihrer Heimat im östlichen Himalaya, auf Ceylon und im Malaiischen Archipel sowie in Vorderindien nutzt man auch die Blätter; sie werden als Salat gegessen.

# Lorbeer

*Laurus nobilis L. (Lauraceae).*
**Arzneilich verwendete Pflanzenteile:** Die Frucht, das ausgepreßte Öl der Früchte, die Blätter (als Gewürz).

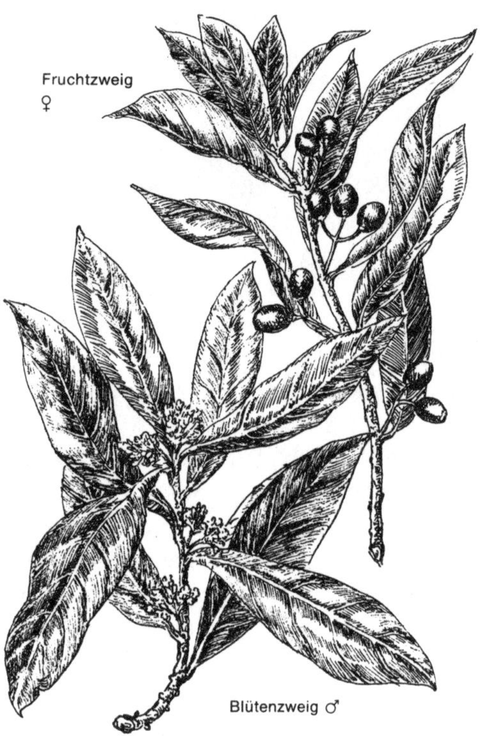


**Drogenbezeichnung:** Lorbeerfrucht = *Fructus Lauri,* Lorbeeröl = *Oleum Lauri,* Lorbeerblätter = *Folia Lauri.*

**Botanik und Drogengewinnung:** Vorkommen und Pflanzenbeschreibung: Die Heimat des Lorbeerbaums ist Kleinasien, doch heute wächst er sowohl wild als auch kultiviert im ganzen Mittelmeerraum, im subtropischen Gebiet Rußlands, in Mittel- und Südamerika. Er ist ein stattlicher Strauch oder Baum, der über 100 Jahre alt werden kann. Die weißlichen Blüten bilden etwa Ende April büschelige Scheindolden oder kurze Rispen aus und reifen nach der Befruchtung zu eiförmigen Beeren, die bei voller Reife schwarz gefärbt sind. Ernte und Aufbereitung: Die Blätter, hauptsächlich als Gewürz verwendet, erntet man in jungem, doch voll entwickeltem Zustand und trocknet sie. Die Früchte werden geerntet, wenn sie vollreif sind. Will man sie als Gewürz verwenden, werden auch sie schnell aber schonend getrocknet. Frische Früchte hingegen braucht man zur Gewinnung des Lorbeeröls, das in der Hauptsache medizinische Verwendung findet. Durch Pressen unter Anwendung von Wärme oder durch Ausschmelzen mit Wasser gewinnt man das Öl, das eine grüne körnige Masse von salbenartiger Beschaffenheit ist. Lorbeeröl riecht aromatisch.
**Inhaltsstoffe (Wirkstoffe):** Im Blatt befinden sich ätherische Öle und Bitterstoffe. In der Frucht sind neben ätherischen Ölen 30% fettes Öl, Stärke und Zucker enthalten. Das ausgepreßte Öl enthält als Wirkstoffe ätherisches Öl und die Glyceride der Laurin-, Palmitin-, Öl- und Linolsäure. Daneben Myricilalkohol.
**Heilwirkung und Anwendung:** Blätter und Früchte gebraucht man als Gewürz. Das Oleum Lauri allerdings dient ausschließlich als Arzneimittel. Innerlich gebraucht man es nicht; seine salbenartige Beschaffenheit, seine leicht durchblutungsfördernde Wirkung und seine antiseptischen Eigenschaften sind bestimmend für die verschiedensten äußerlichen Anwendungen. In der Humanmedizin: Hier benutzt man Lorbeeröl als erweichende Salbe bei Geschwüren und Geschwulsten sowie zur Massage. Es gibt zahlreiche Arzneimittelspezialitäten, die Lorbeeröl enthalten, gegen Hautausschläge verschiedenster Art, auch gegen Muskelschmerzen, Zerrungen und Verstauchungen. In der Tiermedizin: Häufiger noch gebraucht man das Lorbeeröl in der Tiermedizin. Die sogenannte Eutersalbe gegen Verhärtungen und Entzündungen am Kuheuter ist reines Lorbeeröl. Damit massiert man unter ganz leichtem Druck die entzündeten und verhärteten Partien. Auch Verstauchungen, Verrenkungen und Zerrungen beim Tier bessern sich unter der Behandlung mit Lorbeeröl sehr schnell.
**Verwendung als Gewürz:** Wenn die Großmutter kocht, dann wird das Lorbeerblatt noch viel

häufiger verwendet als wir es tun – für Bratensaucen, für Sauerkraut oder Rotkohl, für Kartoffeleintöpfe, Gemüsesuppen, für Fischmarinaden, für eingemachte Gurken, Kürbisse oder rote Rüben. Lorbeerblätter besitzen ein Aroma, das fast überall hinein paßt; selten verdirbt es ein Gericht. Es wäre sicher gut, wenn auch die heutige Generation das Lorbeerblatt wieder mehr verwenden würde, denn es ist ein gesundes aromatisch-bitteres Gewürz, das verdauen hilft. Geben Sie ruhig mal ein Blatt in eine kräftige Fleischbrühe – einfach mitkochen und dann herausnehmen. Ich bin sicher, die Brühe schmeckt auch Ihnen besser, außerdem regt sie, so gewürzt, den Appetit an. Nach dem ersten Versuch werden Sie sicher ein bis zwei Lorbeerblätter auch an die oben aufgezählten Gerichte geben – es lohnt sich des Geschmacks und der Bekömmlichkeit wegen. – Mit den getrockneten Früchten sollte man bei Wildgerichten den ersten Versuch machen.
**Nebenwirkungen:** Die Anwendung des Lorbeeröls äußerlich und die Verwendung der Blätter und Früchte als Gewürz ist absolut unbedenklich.

# Melonenbaum (Papaya)

→ Farbfoto Seite 401
*Carica papaya L. / Syn. Papaya vulgaris DC (Caricaceae).*
**Arzneilich verwendete Pflanzenteile:** Der Milchsaft unreifer Früchte, die Blätter.
**Drogenbezeichnung:** Milchsaft unreifer Früchte = *Papaya-Latex (Papainum, Papayotinum),* Melonenbaumblätter = *Folia Caricae Papayae.*

**Botanik und Drogengewinnung:** Pflanzenbeschreibung und Vorkommen: Der Melonenbaum ist in den Tropen beheimatet. Dort wird er auch kultiviert. Ceylon, Ostafrika, Pakistan, Indien, Australien und Brasilien verfügen über ausgedehnte Kulturen. Der Baum wird etwa 4 bis 6 (8) m hoch, besitzt ein schwammiges Holz und wird von einem Schopf großer gestielter Blätter gekrönt, die handförmig (siebenteilig) gespalten sind. Die melonenartigen Früchte werden sehr groß und bis zu 7 kg schwer. In reifem Zustand sind sie gelb gefärbt. Von den Eingeborenen wird das gelbe Fruchtfleisch als Obst oder eingemacht als Kompott gern gegessen. Aufbereitung: Wichtig sind zunächst die unreifen Früchte. Diese enthalten in der Schale einen klaren Milchsaft, den man durch Anritzen gewinnt. An der Luft trocknet er schnell. Er wird als Papaya-Latex bezeichnet. Aus diesem getrockneten Milchsaft gewinnt man dann das Ferment Papainum, das ungereinigt auch Papayotinum genannt wird. – Die Blätter erntet man in jungem Zustand.
**Inhaltsstoffe (Wirkstoffe):** Papainum ist das wichtigste der 6 aus Papaya-Latex isolierten Enzyme. Die anderen hat man mit Chymopapain A, Chymopapain B, Lysocym, Callase, Lipase und Glutamin-Cyclotransferase bezeichnet; daneben Aminosäuren. Die Blätter enthalten Papain und die anderen Enzyme, Glykoside, Saponine und Alkaloide.
**Heilwirkung und Anwendung:** Man verwendet das Papain oder das Enzymgemisch der Papaya-Latex bei Störungen der Magen- und Darmsekretion in Form der verschiedensten Zubereitungen (Fertigpräparate), besonders bei gestörter Eiweißverdauung. In den Tropen gebraucht man den Milchsaft auch als Wurmmittel, speziell gegen Bandwürmer. Auch die Blätter finden als Wurmmittel Verwendung.
**Nebenwirkungen:** Sind nicht bekannt.

# Muskatnuß

*Myristica fragrans Houttuin / Syn. Myristica officinalis L.f. (Myristicaceae).*
**Arzneilich verwendete Pflanzenteile:** Die Samen, der Samenmantel und das aus dem Samen bereitete ätherische Öl.
**Drogenbezeichnung:** Muskatnuß = *Semen Myristicae,* Samenmantel (»Muskatblüte«) = *Macis,* Muskatnußöl = *Oleum Myristicae.*

**Botanik und Drogengewinnung:** Vorkommen und Pflanzenbeschreibung: Zunächst nur auf den Molukken, jetzt aber in allen tropischen Gegenden wächst der Muskatnußbaum wild oder in Kultur. Er wird 10 bis 20 m hoch, trägt

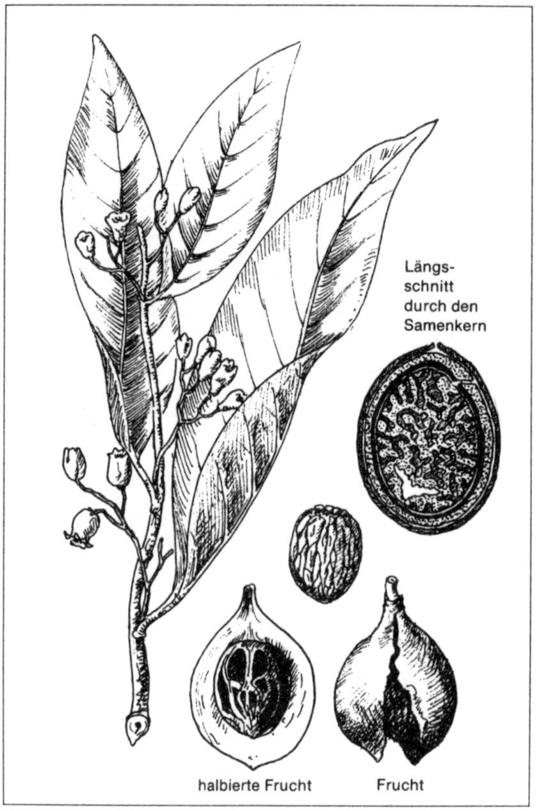


immergrüne ganzrandige, 8 bis 12 cm lange Blätter und angenehm duftende bleichgelbe Blüten, die 6 cm groß werden und der Blüte unserer Maiglöckchen ähneln. Nach etwa 8 Jahren tragen die weiblichen Muskatnußbäume 20 bis 30 Jahre lang reichlich Früchte, die unseren Pfirsichen ähnlich sehen. Noch während die Früchte am Baum hängen, platzt das Fruchtfleisch auf und läßt den leuchtend roten Samenmantel über der braunen Samenschale erkennen. Ernte und Aufbereitung: Man erntet die reifen Früchte, befreit sie von dem Fruchtfleisch und trennt auch den Samenmantel (Arillus) sorgfältig ab, weil dieser nach dem Trocknen die Muskatblüte (Macis) liefert. Die so »gereinigten« Samen werden über dem Feuer getrocknet. Danach kann man durch Schlagen mit Knüppeln die Samenschale leicht aufsprengen, um den Kern zu gewinnen – die Muskatnuß, die es im Handel gibt.

**Inhaltsstoffe (Wirkstoffe):** Neben fettem Öl, Eiweiß und Stärke ist das ätherische Öl der wichtigste Bestandteil. Es ist in einer Menge von 7 bis 15% im Samen enthalten und besteht aus verschiedenen Terpenen (Eugenol, Borneol, Geraniol, Safrol) und etwa 3 bis 4% Myristicin, das giftig ist.

**Heilwirkung und Anwendung:** Die Muskatnuß selbst wird nur sehr selten als Magenmittel gebraucht. Das ätherische Öl hingegen ist in kleinen Mengen Bestandteil verschiedener Kräftigungs- und Magenmittel. Die Bedeutung aber läßt mehr und mehr nach. Zur äußerlichen Anwendung kommt das ätherische Öl neben Kampfer und Eukalyptusöl in manchen Einreibungen gegen Erkältungen und gegen rheumatische Erkrankungen vor. Im Volk mißbrauchte man Muskatnuß gelegentlich als Abtreibungsmittel. In jüngster Zeit wurde darüber berichtet, daß bei größerer Einnahme von geraspelter Muskatnuß ein rauschähnlicher Zustand entstehe, doch die Gefahr, daß Muskatnuß zu einem Rauschmittel wird, besteht nicht, weil der Ekel nach einmaliger Überdosierung so groß ist, daß es kaum möglich wäre, Muskatnuß in der schädigenden Menge ein zweites Mal einzunehmen.

**Verwendung als Gewürz:** Wer mit Muskat sparsam umgeht, verfeinert viele der »Alltagsgerichte« in vorzüglicher Weise; wenn man – aber sparsam bitte – frisch geriebene Muskatnuß zu Eintöpfen, Kartoffelsalat, Nudeln und Gemüsesuppen gibt, verbessert man den Geschmack und die Bekömmlichkeit. Muskatnuß regt nämlich die Galleproduktion in der Leber und die Gallesekretion an. In der Diätküche ist Muskatnuß in jedem Fall erlaubt; Galle- und Leberpatienten vertragen dieses Gewürz besonders gut.

**Nebenwirkungen:** Es wurde schon gesagt, daß Muskatnuß in großen Mengen Rauschzustände auslöst, und es wurde darauf hingewiesen, daß man diese Droge mißbräuchlich als Abortivum einnahm. Deshalb möchte ich vor Überdosierung, auch als Gewürz, noch einmal eindringlich warnen.

# Myrrhe

*Commiphora molmol Engler (Burseraceae).*
**Arzneilich verwendete Pflanzenteile:** Das an der Luft getrocknete Gummiharz (besonders von *Commiphora molmol*).
**Drogenbezeichnung:** Myrrhe = *Myrrha.*

**Botanik und Drogengewinnung:** Vorkommen und Pflanzenbeschreibung: Die Stammpflanze unserer Droge wächst in Somaliland. Es ist ein kleines Bäumchen, das kaum 3 m hoch wird, mit kleinen, oft gedrehten Blättern besetzt ist und Blüten in rispenartigen Blütenständen ausbildet. – Daneben aber nutzt man zur Drogengewinnung auch noch andere Arten der Gattung Commiphora. Die arabische Myrrha zum Beispiel stammt von viel größeren Bäumen, die bis zu 10 m hoch werden und mit Dornen besetzt sind. Ernte und Aufbereitung: Aus den Sekretbehältern, genauer: aus den Sekretgängen der Rinde tritt nach Verletzung, aber auch ohne äußere Einwirkung ein Milchsaft aus, der eintrocknet und dann von den Sammlern geerntet wird. Graubraun oder gelbbräunlich, bestäubt oder glänzend sieht die Handelsware aus. Die einzelnen Stücke sind nußgroß oder als Körner traubig vereinigt, wie es sich gerade ergibt. Die Bruchfläche ist glänzend, rötlichbraun oder bernsteinfarben, der Geruch aromatisch und der Geschmack würzig, kratzend und nachhaltig bitter. Beim Kauen haftet Myrrhe an den Zähnen.
**Inhaltsstoffe (Wirkstoffe):** Ätherisches Öl (3 bis 10%), Harz (20 bis 40%) und Gummi.
**Heilwirkung und Anwendung:** Die Wirkung der Droge dürfte wohl in der Hauptsache zurückzuführen sein auf den Gehalt an ätherischem Öl, das desinfizierende und hautreizende Eigenschaften besitzt. Es wird äußerlich verwendet als Tinktur, besonders bei Entzündungen im Mund und am Zahnfleisch. Als Pinselung oder als Spül- und Gurgelmittel bringt Myrrhe hier ausgezeichnete Hilfe. Selbst dann, wenn alle anderen Mittel versagen, heilt entzündetes Zahnfleisch schnell und nachhaltig durch Anwendung von Myrrhe. Man gibt 1 Tropfen der Myrrhentinktur (in jeder Apotheke für wenig Geld zu bekommen) auf den Zeigefinger und massiert damit das Zahnfleisch mehrmals täglich.
**Mein besonderer Rat:** Sowohl Kinder als auch Erwachsene, besonders aber Zahnprothesenträger haben häufig entzündetes Zahnfleisch oder entzündete Druckstellen am Gaumen. In diesen Fällen sollte man, ungeachtet ihres nicht so angenehmen Geschmacks, einige Tropfen Myrrhentinktur in ein Glas lauwarmes Wasser geben und mit dieser Mischung spülen und gurgeln. Die Beschwerden verschwinden schnell. Will man zusätzlich noch eine Gerbstoffdroge mit hinzunehmen, so bietet sich die Tormentill (Blutwurz) an. Man bereitet sich einen Tee aus dieser Heilpflanze, dem man dann vor der Verwendung als Spül- und Gurgelmittel noch etwas Myrrhentinktur zufügt. 10 Tropfen pro Tasse genügen. Und schließlich möchte ich noch eine Rezeptur verraten, die in früheren Zeiten in der Apotheke sehr beliebt war und zu Unrecht in Vergessenheit geraten ist: Eine Mischung aus der Myrrhentinktur und der Tormentilltinktur (Blutwurzeltinktur), auch der Ratanhiatinktur. Sie wurde unverdünnt zum Pinseln des entzündeten Zahnfleisches benutzt, zum Betupfen von Prothesendruckstellen gebraucht und ergab in Verdünnung mit Wasser ein wirksames Gurgelmittel auch bei Hals- und Mandelentzündung.
So wird dieses Gurgelmittel bereitet:

| | |
|---|---|
| Tinctura Tormentillae | 30,0 |
| (eventuell auch Tinctura Ratanhiae) | |
| Tinctura Myrrhae | 50,0 |

Unverdünnt zum Pinseln des Zahnfleisches oder zum Gurgeln 20 Tropfen in 1/2 Glas lauwarmes Wasser geben.
**Nebenwirkungen:** Bei der äußerlichen Anwendung der Myrrhentinktur sind keine Nebenwirkungen zu befürchten.

# Nelken (Gewürznelken)

*Syzygium aromaticum (L.) Merr.etL.M.Perry / Syn. Caryophyllus aromaticus L. – Eugenia caryophyllata Thunb. – Jambosa caryophyllus (Sprengel) Niedenzu (Myrtaceae).*

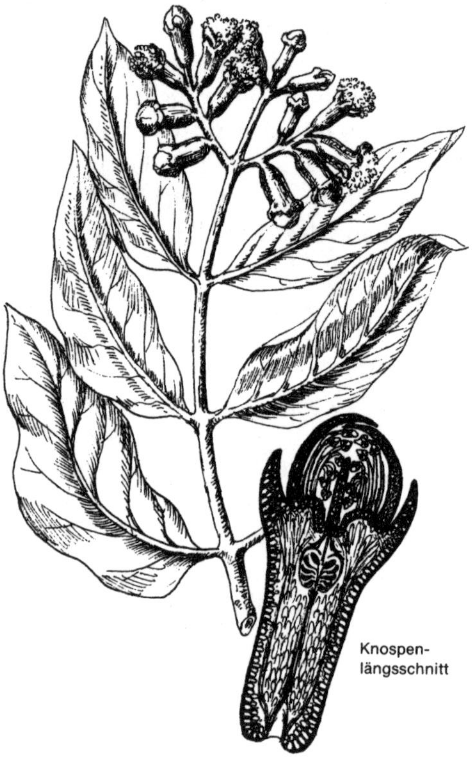


**Arzneilich verwendete Pflanzenteile:** Die Blütenknospen und das daraus gewonnene ätherische Öl.

**Drogenbezeichnung:** Gewürznelken = *Flores Caryophylli,* Gewürznelkenöl = *Oleum Caryophylli.*

**Botanik und Drogengewinnung:** Vorkommen und Pflanzenbeschreibung: Der Gewürznelkenbaum ist auf den Molukken und den Philippinen beheimatet. Dort, in Malaysia und an der ostafrikanischen Küste wird er angebaut. Die Stammpflanze ist ein schlanker Baum, der eine Höhe von 10 bis 20 m erreicht und in allen Teilen aromatisch riechendes ätherisches Öl enthält. Das ist eine Besonderheit aller Vertreter der Familie der Myrtaceae. Der Nelkenbaum ist immergrün. Er ist in der Jugend pyramidenförmig, während mit zunehmendem Alter die Zweige auseinanderspreizen und sogar nach unten hängen. Die Blätter sind ledrig, eiförmig, 5 bis 15 cm lang, kahl, durchscheinend punktiert, ganzrandig und gegenständig angeordnet. In endständigen dreiteiligen Schirmrispen stehen die weißen Blüten, die einen roten Achsenbecher und Kelch besitzen. Ernte und Aufbereitung: Man erntet die ganzen Blütenstände, wenn sie voll entwickelte, doch noch geschlossene Blüten tragen. Mancherorts schlägt man sie einfach mit Stangen ab, doch meistens geht man sorgfältiger bei der Ernte vor, indem man die Blütenstände von Plattformen aus pflückt. Danach werden die Blütenknospen abgezupft und an der Luft getrocknet. Je nach der Herkunft spricht der Handel zum Beispiel von Sansibarnelken, von Penang-Amboina-Nelken oder von Madagaskarnelken. Sie unterscheiden sich durchaus auch durch die Qualität. Das ätherische Nelkenöl gewinnt man nicht nur aus den Blüten, auch Blätter und Rinde werden zur Gewinnung herangezogen.

**Inhaltsstoffe (Wirkstoffe):** Je nach Herkunft und Qualität enthalten die Gewürznelken 15 bis 22% ätherisches Öl und 8 bis 14% Gerbstoffe. Das ätherische Öl besteht in der Hauptsache aus Eugenol. Diese beiden Hauptinhaltsstoffe sind auch Träger der Wirkung.

**Heilwirkung und Anwendung:** Der Geruch der Gewürznelken und ihr Würzgeschmack bestimmen den Einsatz dieser Droge in der Medizin. Man gebraucht sie hauptsächlich in galenischen Zubereitungen zur Geschmacksverbesserung und als Tonikum. In Form der Tinktur verwendet man sie auch als anregendes Magenmittel, vor allen Dingen aber als Desinfektionsmittel im Mund- und Rachenraum. Von der desinfizierenden Wirkung der Nelken versprach man sich besonders im Mittelalter sehr viel. In Epidemiezeiten (Pest, Cholera) trugen Ärzte Nelkenketten um den Hals, hielten Nelken zwischen den Lippen oder im Mund und kauten sie, wenn sie ihre Kranken besuchten. – Auch das ätherische Öl findet medizinische

Verwendung. Es ist zum Beispiel ein Bestandteil des Spiritus Melissae compositus aus dem DAB 6, eines Melissengeistes also, und auch Inhaltsstoff verschiedener appetitanregender Kräftigungsmittel.

**Verwendung als Gewürz:** An dieser Stelle möchte ich ein wenig aus der Geschichte der Nelken berichten. Es gab eine Zeit, in der man dieses köstliche Gewürz buchstäblich mit Gold aufgewogen hat. In China kannte man Nelken schon lange vor unserer Zeitrechnung; im alten Ägypten auch, in altägyptischen Grabmälern fand man auf Ketten gezogene Gewürznelken. Die erste Nachricht über die Verwendung in Europa stammt aus der Zeit Kaiser Konstantins, der zwischen 313 und 337 dem Papst Sylvester I. »Caryophylla« überreicht haben soll. Die Äbtissin Hildegard von Bingen nennt sie erstmals Nelken (Nelchin). Über die Araber waren sie nach Europa gelangt. – Später dann verschafften sich die holländischen Kolonialherren auf dieses Gewürz ein Monopol, das von Franzosen und Portugiesen aber bald durchbrochen wurde. – Heute verwendet man die Gewürznelken auf der ganzen Welt zum Würzen von Getränken, Fruchtsäften, eingemachten Früchten, Kompott und würzigen Backwaren, vor allem Weihnachtsgebäck. Nicht nur der angenehme Duft, den Gewürznelken verbreiten, sondern auch die verdauungsfördernde Wirkung haben die Nelke zu einem beliebten Gewürz gemacht. Zusammen mit Zwiebeln wird Rotkohl, den manche Menschen nicht ohne Beschwerden essen können, bekömmlicher, auch Sauerkraut wird durch Nelken leichter verdaulich. Ein erfahrener Koch spickt die ganzen Zwiebeln mit Nelken und gibt sie dem Krautgericht beim Kochen bei. 5 bis 10 ganze Nelken pro Zwiebel können als Richtzahl gelten. Vor dem Servieren ist das Kraut gut durchzurühren und von den gespickten Zwiebeln zu befreien. Gemahlene Nelken verwendet man – sparsam bitte – bei Kochfisch, bei der Zubereitung von Saucen für Spaghetti und zum Würzen der verschiedenen Pizzasorten. Eine Wildbeize wird durch Hinzufügen einiger Nelken besonders gut.

**Nebenwirkungen:** »Allzuviel ist ungesund!« trifft für Nelken zu. Das gilt für ihre Verwendung als Gewürz ebenso wie für ihre Verwendung als Arzneimittel. Alle Drogen mit viel ätherischem Öl können die Schleimhäute reizen – was in kleinen Mengen erwünscht, in großen Mengen jedoch schädlich ist. Aber der intensive Geruch verhindert meistens eine Überdosierung.

## Oleander (Rosenlorbeer)

tödlich giftig

→ Farbfoto Seite 401

*Nerium oleander L. (Apocynaceae).*

**Arzneilich verwendete Pflanzenteile:** Die Blätter.

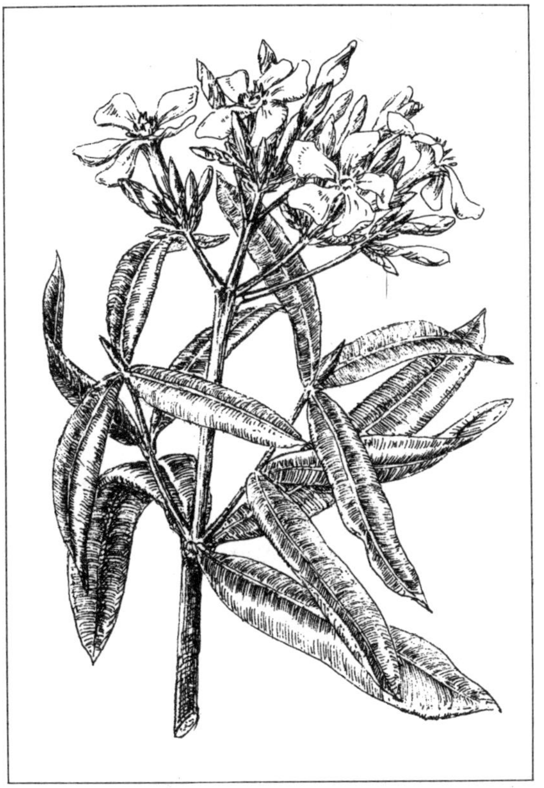

**Drogenbezeichnung:** Oleanderblätter = *Folia Nerii Oleandri (Folia Oleandri).*

**Botanik:** Vorkommen und Pflanzenbeschreibung: Wir kennen den Oleander als Zierpflanze, die wir in Bottichen und Kübeln ziehen, im Sommer auf den Balkon stellen und im Winter in die geheizte Wohnung nehmen. Seine Heimat ist der Mittelmeerraum, die Schwarzmeerküste, Zentralasien und Südamerika, dort gedeihen die verschiedensten Arten. Die Stammpflanze, Nerium oleander, ist ein kleiner Baum oder Strauch, der bis zu 5 m hoch wird. Die lederartigen Blätter sind lanzettlich spitz und können bis 15 cm lang werden. Sie sind durch einen sehr starken Mittelnerv und fast parallel verlaufende Seitennerven ausgezeichnet, in den Blattstiel verschmälert, sitzen sie vornehmlich in dreizähligen Quirlen. Seltener sind sie zu zweit gegenständig oder zu viert im Quirl angeordnet. Der Blattrand ist meistens umgerollt. Die ansehnlichen Blüten sind zu endständigen trugdoldigen Rispen vereinigt. Der trichterförmige Kelch ist tief fünfspaltig, die tellerförmig ausgebreitete fünfzipfelige Krone ist leuchtend rot oder weiß. Die schotenartig verlängerten Balgkapseln werden bis 15 cm lang und enthalten zahlreiche Samen mit einer Haarkrone an der Spitze.

**Inhaltsstoffe (Wirkstoffe):** Die Hauptwirkstoffe sind digitalisähnliche herzwirksame Glykoside. Daneben sind wassertreibende Wirkstoffe, Rutin und Flavonderivate zu nennen.

**Heilwirkung und Anwendung:** Der Oleander liefert uns ein Beispiel, wie eine tödlich giftige Heilpflanze in der Hand des Arztes zu einem vorzüglichen Arzneimittel werden kann. Zubereitungen aus den Oleanderblättern als Tinktur, Fluidextrakt oder standardisierte Präparate werden von Ärzten als Herzmittel ähnlich wie Digitalis (Fingerhut) oder Convallaria (Maiglöckchen) gebraucht. Die Droge selbst wird nicht verordnet. Oleanderblätter dürfen auf keinen Fall zur Selbstbehandlung verwendet werden!

**Anwendung in der Homöopathie:** Die meisten homöopathischen Arzneimittel werden aus frischen Pflanzen hergestellt. Bei Oleander wird sogar vorgeschrieben, daß es frische Blätter sein müssen, die vor der Blütezeit gesammelt werden. (Folia recentia, antequam planta floruit collecta). Auch hier steht die Verwendung als Herzmittel im Vordergrund: bei Herzmuskelentzündung, Herzmuskelentartung verbunden mit Ödemen und Angina pectoris (Brustenge). Aber auch nässende Ekzeme, Milchschorf, besonders nässende Ekzeme am Hinterkopf und hinter den Ohren sowie Darmbeschwerden mit Blähungen lassen sich mit Oleander günstig beeinflussen. Bei Herzinsuffizienz (Herzschwäche) dosiert man hoch. Es werden die Urtinktur (∅) oder $D_1$ gegeben, wobei 3mal täglich 3 bis 15 Tropfen auszuprobieren sind. Je nach Schwere des Falles ist die Dosierung festzulegen. *Es ist aber nicht ratsam, eine Selbstmedikation mit dem Homöopathikum Oleander bei Herzkrankheit zu versuchen, weil man in dieser Dosierung nicht von »homöopathischer Dosis« im eigentlichen Sinn sprechen kann.* Anders ist die Dosierung bei Ekzemen und Darmbeschwerden. Hier werden $D_3$ bis $D_{12}$ empfohlen, von denen man 3- bis mehrmals täglich 5 bis 15 Tropfen gibt.

**Nebenwirkungen:** Es wurde schon mehrmals die Giftigkeit des Oleander erwähnt und vor einer Selbstbehandlung damit gewarnt. Ein Beispiel kann die Gefährlichkeit von Oleander unterstreichen: Von zwölf Soldaten, die an Oleander-Spießen gebratenes Fleisch gegessen hatten, starben sieben, die anderen erkrankten schwer. Weitere fünf, die einen Gerstenbrei gegessen hatten, der mit einem Stab vom Oleander gerührt worden war, erkrankten ebenfalls schwer. Erbrechen, Pupillenerweiterung und Sinnesverwirrung sind die Vergiftungszeichen. Auch schwere Durchfälle und Koliken zeigen Vergiftungserscheinungen an. Die Erste-Hilfe-Maßnahmen (→ Seite 29) sind schnellstens einzuleiten. Der Arzt ist sofort zu rufen.

# Passiflora (Passionsblume)

→ Farbfoto Seite 401
*Passiflora incarnata L. (Passifloraceae).*
**Arzneilich verwendete Pflanzenteile:** Das Kraut (ohne die Wurzeln).

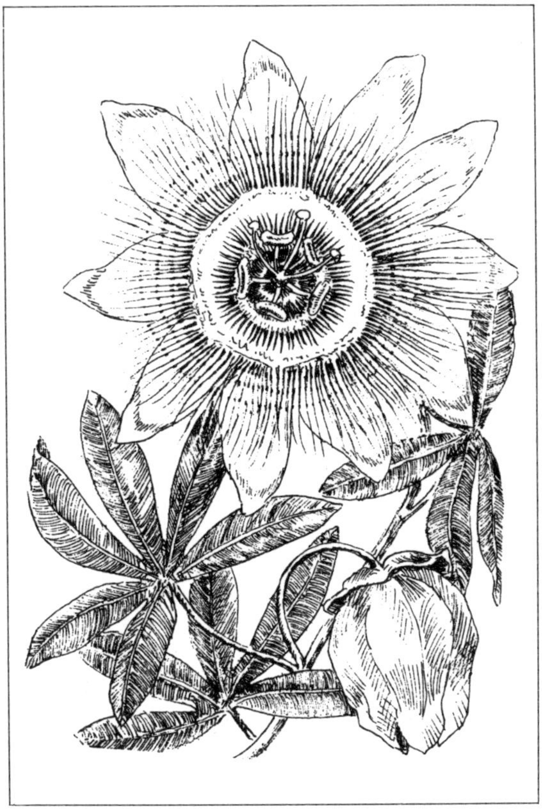

**Drogenbezeichnung:** Passionskraut = *Herba Passiflorae.*

**Botanik und Drogengewinnung:** Vorkommen und Pflanzenbeschreibung: Die Passionsblume ist in Südamerika und Ostindien heimisch. Sie bildet bis 5 m lange kahle, dünne, schwach gerillte rankende Stengel aus, an denen die gestielten, tief dreilappigen, am Grund keilförmigen Blätter wechselständig angeordnet sind. Die Blattlappen sind eiförmig-lanzettlich, am Rand kleingesägt. Der Blattstiel ist mit 2 extrafloralen Nektardrüsen ausgestattet. In vielen Blattachseln werden lange, sich eng zusammenziehende einfache Ranken ausgebildet. Die gestielten Blüten, die mit ausgebreiteten Kelch- und Blütenblättern einen Durchmesser von etwa 8 cm besitzen, stehen in den Achseln der jüngsten Blätter. Die am Grund zu einer kurzen Röhre verwachsenen Kelchblätter sind länglich-eiförmig und stachelspitzig. Die Blumenblätter, die weiß, fleischrot oder fast violett gefärbt sind, haben die Form der Kelchblätter, sind aber vorn stumpf. Innerhalb der Blumenkronblätter befindet sich ein dichter Fadenkranz purpurroter, innen fast schwarzer Nebenkronblätter. Sie haben 5 Staubgefäße. Die Griffel sind unterwärts verwachsen. Ernte und Aufbereitung: Zur Blütezeit werden die oberirdischen Teile geerntet und schonend getrocknet. Für die Bereitung der homöopathischen Urtinktur wird die Pflanze auch in Kulturen gezogen, da man das frische Kraut benötigt.

**Inhaltsstoffe (Wirkstoffe):** Die Droge enthält eine Substanz von beruhigender Wirkung, die strukturmäßig noch nicht ganz aufgeklärt ist, eine blutdrucksenkende Verbindung und Flavonglykoside, Sterine und Gummi sowie zahlreiche andere Inhaltsstoffe.

**Heilwirkung und Anwendung:** Im Schrifttum über die medizinische Verwendung der Passionsblume in Form galenischer Zubereitungen findet man fast übereinstimmend, daß sie bei nervöser Schlaflosigkeit, allgemeiner Nervosität, verschiedenartigen Erregungszuständen, Epilepsie und Tetanus wirksam sei. Herzneurosen, Unregelmäßigkeiten des Kreislaufs und leicht erhöhter Blutdruck lassen sich unterstützend mit dieser Heilpflanze behandeln. Besonders in Verbindung mit Baldrian, Hopfen und auch Johanniskraut kann man Schlafstörungen günstig beeinflussen.

**Anwendung in der Homöopathie:** Das Homöopathikum »Passiflora« verwendet man in erster Linie als Schlafmittel. Gebraucht werden die Urtinktur (∅) und die niederen Potenzen $D_1$ und $D_2$. Man gibt etwa 3 Stunden vor dem Schlafengehen 5 bis 20 Tropfen, die Einnahme wird unmittelbar vor dem Zubettgehen wiederholt. Selbst eine hohe Dosierung (bis zu 60 Tropfen pro Dosis) ist unbedenklich. Die Menge richtet sich nach der Wirkung. Neben der Verwendung als Schlafmittel nutzt man Passiflora auch als leichtes krampflösendes

Mittel, als Schmerzmittel und als Rheumamittel. Auch hier bevorzugt man die Urtinktur und die niederen Potenzen, von denen man mehrmals täglich (5- bis 10mal täglich) 5 bis 15 Tropfen gibt.

**Mein besonderer Rat:** Viele Menschen, besonders auch jüngere, die sich über Schlaflosigkeit beklagen, sind sich durchaus darüber im klaren, daß es nicht gefahrlos ist (auf keinen Fall gesund für sie), sogleich zur Schlaftablette oder gar zu einem starken Mittel zu greifen. Hier bietet sich eine echte Alternative an.

So ist die »Mixtur« gegen Schlaflosigkeit zusammengesetzt:

| | |
|---|---|
| Passiflora (homöop. Urtinktur) | 30,0 |
| Baldriantinktur *(Tct. Valerianae)* | 30,0 |
| Pomeranzentinktur *(Tct. Aurantii)* | 5,0 |

1 Stunde vor dem Schlafengehen 1 Teelöffel der Mixtur in Wasser nehmen.

Diese »Mixtur« entkrampft, entspannt und fördert die Schlafbereitschaft. »Jetzt macht mir das Warten auf den Schlaf Vergnügen«, erzählte eine Patientin, der ich diese Mixtur empfohlen hatte.

**Nebenwirkungen:** Nebenwirkungen sind nicht bekannt.

# Perubalsam

*Myroxylon balsamum (L.) Harms var. pereirae (Royle) Harms (Leguminosae – Papilionatae).*

**Arzneilich verwendete Pflanzenteile:** Der Balsam aus den Zweigen und dem Stamm.

**Drogenbezeichnung:** Perubalsam = *Balsamum peruvianum.*

**Botanik und Drogengewinnung:** Vorkommen und Pflanzenbeschreibung: Den Perubalsam liefert uns ein stattlicher Baum, der in Zentralafrika beheimatet ist. Er wird bis zu 16 m hoch. Ernte und Aufbereitung: Sehr interessant ist die Gewinnung des Balsams, denn so, wie er in den Handel kommt, ist er in der Pflanze nicht vorhanden. Er verändert sich bei der Gewinnung. Zunächst wird der Stamm der Bäume etwas über dem Boden mit stumpfem Werkzeug beklopft. Dann wird die primäre Rinde abgelöst und die Wundstelle mit brennenden Fackeln angeschwelt. Nach einigen Tagen tritt der Balsam aus, den man dann mit Lappen auffängt. Nach dieser ersten Ernte wird die Rinde tiefer eingeschnitten und erneut geschwelt, so wird weiterer Balsam gewonnen. Durch das Auskochen der Lappen und der Rindenstücke erhält man zunächst den Rohbalsam, der dann verschiedenen Reinigungsprozessen unterworfen wird. Das Endprodukt ist ein wohlriechender, dunkler sirupartiger Balsam. Es sind sehr unterschiedliche Qualitäten im Handel, die sich durch verschiedene Färbung, verschiedene Konsistenz und auch verschiedene Zusammensetzung unterscheiden. Der Grund dafür ist die komplizierte Gewinnungsweise. Gute Qualität bekommt man in der Apotheke.

**Inhaltsstoffe (Wirkstoffe):** 50 bis 75% Cinnamein, ein Gemisch aus etwa ²/₃ Benzoesäurebenzylester und ¹/₃ Zimtsäurebenzylester, etwa 30% Harz, freie Zimtsäure, Benzoesäure, Nerolidol, Cumarin, Farnesol und Vanillin. All dies sind wohlriechende Stoffe.

**Heilwirkung und Anwendung:** Der Perubalsam ist ein mildes Hautreizmittel und Antiseptikum, das die Wundheilung anregt, eitrige Wunden reinigt und bei Frostbeulen und auch bei offenen Frostschäden gute Dienste leistet. Die bei uns jetzt fast nicht mehr vorkommende Krätze konnte mit Perubalsam behandelt werden. Innerlich gebraucht man gelegentlich Perubalsam bei chronischer Bronchitis. Selten wird der Balsam unverarbeitet angewendet, man verarbeitet ihn hingegen häufiger zu Salben, mit denen dann die oben genannten Beschwerden behandelt werden. Da sich Perubalsam ebenso zur Behandlung von Hämorrhoiden bewährt hat, gibt es auch Zäpfchen, die diesen Balsam enthalten. – Ganz besonders beliebt ist Perubalsam in der Tierheilkunde. Die sogenannten »Kalkbeine« der Hühner, eine parasitäre Erkrankung, und die Milben-Räude bei Hunden, Pferden und Rindern bessern sich schnell.

**Nebenwirkungen:** Es gibt Menschen, die den

Perubalsam auf der Haut nicht vertragen, also auch nicht mit seinen Salben behandelt werden können. Außerdem ist vor längerer und großflächiger Behandlung mit reinem Perubalsam zu warnen, weil Nierenreizungen beobachtet wurden. Die Anwendung von Salben ist hingegen unbedenklich.

# Pomeranzen

→ Farbfoto Seite 401

*Citrus aurantium L. subsp. aurantium / Syn. Citrus aurantium L. subsp. amara Engler (Rutaceae).*

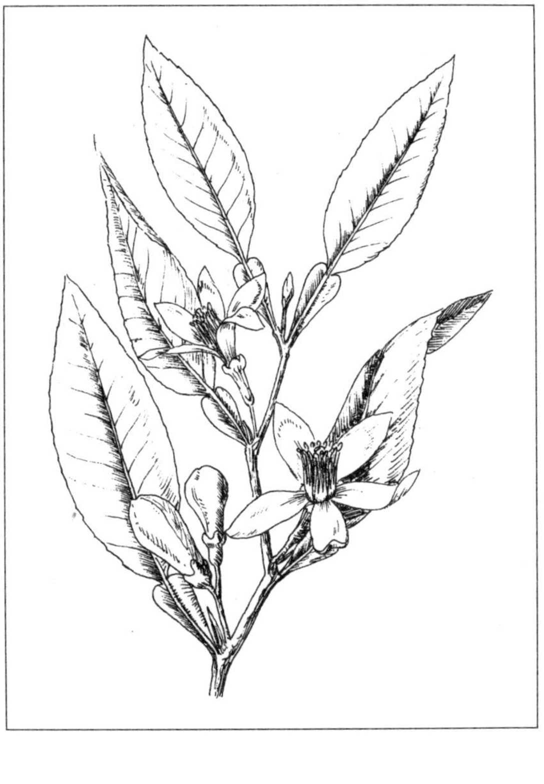

**Arzneilich verwendete Pflanzenteile:** Unreife Pomeranzen, Pomeranzenschale und das daraus gewonnene ätherische Öl.

**Drogenbezeichnung:** Unreife Pomeranzen = *Fructus Aurantii immaturi,* Pomeranzenschale = *Pericarpium Aurantii,* Pomeranzenöl = *Oleum Aurantii.*

**Botanik und Drogengewinnung:** Vorkommen und Pflanzenbeschreibung: Die Stammpflanze der arzneilich genutzten Pomeranzen ist ein 6 bis 12 m hoher flachwurzeliger Baum, der in Ostindien beheimatet ist. Durch die Araber wurde er um 1200 ins Mittelmeergebiet gebracht, wo er heute in großer Anzahl in Kulturen gezogen wird. Auch in anderen tropischen und subtropischen Gebieten wird er angebaut. Der Baum hat eine reich verästelte kugelige Krone. An den Zweigen stehen die Blätter in spiraliger Anordnung, in den Blattachseln die weißen Blüten, die mitunter auch an den Enden der Zweige zu kleinen Infloreszenzen (Blütenstände) vereinigt sind. Der längliche Fruchtknoten entwickelt sich zu einer fast kugeligen Beere, die zur Reifezeit unserer Apfelsine, der Frucht einer süßen Unterart, gleicht. Ernte und Aufbereitung: Man erntet die unreifen Pomeranzen, wenn sie eine Größe von 0,5 cm bis maximal 1 cm Durchmesser haben und trocknet sie an der Luft. Meistens aber gebraucht man nur die Schalen der Pomeranzen, die von ganz reifen Früchten stammen. Man schält die Pomeranzen und befreit die Schale von der weißen Innenschicht, dem sogenannten Albedo, so daß nur die äußere Schicht mit den eingebetteten Ölzellen übrig bleibt. Diese Schalen werden dann schonend getrocknet. – Ich möchte noch einmal deutlich hervorheben, daß es sich bei den Pomeranzen nicht um unsere Apfelsinen handelt, die gelegentlich auch Pomeranzen genannt werden. Es besteht zwar eine enge Verwandtschaft, wie auch zu den verschiedensten anderen Züchtungen, beispielsweise Zitrone, Mandarine, Grapefruit; diese im Mittelmeer gezogenen Arten sind im nordöstlichen Indien und im südlichen China beheimatet. Die erste Unterart war die Citronat-Zitrone, die in der römischen Kaiserzeit eingeführt wurde. Die anderen Arten gelangten zur Zeit der arabischen Herrschaft in Spanien und Sizilien nach dort. Heute werden die verschiedenen Citrusarten in allen wärmeren Zonen kultiviert.

**Inhaltsstoffe (Wirkstoffe):** Der wichtigste Inhaltsstoff ist das ätherische Öl, das in hochwertigen Pomeranzenschalen mindestens zu 1%

enthalten ist. Mehrere Bitterstoffe, Hesperidin und etwas Gerbstoff sind wirksame Begleitstoffe.

**Heilwirkung und Anwendung:** Das ätherische Öl und die Bitterstoffe bestimmen die Wirkung der Droge, die als klassisches Beispiel einer aromatischen Bitterstoffdroge anzusehen ist. Besonders hervorzuheben: Der erfrischende und anregende Duft, durch den die verschiedensten Teemischungen eine angenehme Komponente erhalten. Den Pomeranzenschalen-Tee allein verwendet man kaum; in der Schulmedizin gebraucht man in der Hauptsache die Tinktur (Tinctura Aurantii) als geschmacksverbessernden Zusatz zu den verschiedensten Arzneien, besonders solchen, die als Kräftigungsmittel Verwendung finden.

**Mein besonderer Rat:** Kinder, die schlecht essen, verfügen meistens über zu wenig Verdauungssaft, der ja die Voraussetzung für Appetit und Bekömmlichkeit der Nahrung ist. Man kann ihnen schnell helfen, wenn man ihnen 1/2 Stunde vor den Hauptmahlzeiten 20 Tropfen Pomeranzentinktur in 1 Likörglas Wasser gibt. Der erfrischende Duft und die Reaktion der Bitterstoffe im Magen aktivieren die Magensaftproduktion und steigern die Eßlust.

So wird die Teemischung gegen Appetitlosigkeit bereitet:

| | |
|---|---|
| Pomeranzenschalen (Pericarpium Aurantii) | 10,0 |
| Tausendgüldenkraut (Herba Centaurii) | 10,0 |
| Hagebutten (Fructus Cynosbati) | 10,0 |

1 gehäuften Teelöffel der Mischung mit 1/4 l heißem Wasser überbrühen, 5 Minuten ziehen lassen, abseihen und 1/2 Stunde vor den Mahlzeiten mäßig warm und ungesüßt trinken.

**Nebenwirkungen:** Nebenwirkungen sind bei normaler Dosierung nicht bekannt.

**Zusatz:** In neuerer Zeit gebraucht man auch Pomeranzenblüten, die allgemein Orangenblüten genannt werden, weil sie auch von der Apfelsine (Citrus sinensis [L.] Osbeck) abstammen dürften. Man schreibt ihnen eine beruhigende Wirkung zu. Das gilt auch für Orangenblätter. Blüten und Blätter setzt man gern Schlaf- und Nerventees zu, gebraucht sie jedoch auch als Beigabe zu Magentees.

**Mein besonderer Rat:** Zwei Teemischungen mit Orangenblüten haben sich in der Praxis besonders bewährt.

Eine Teemischung gegen Nervosität und Unruhe:

| | |
|---|---|
| Melissenblätter *(Folia Melissae)* | 20,0 |
| Johanniskraut *(Herba Hyperici)* | 10,0 |
| Orangenblüten *(Flores Aurantii)* | 10,0 |
| Hagebutten *(Fructus Cynosbati)* | 5,0 |

Eine Teemischung gegen Schlafstörung:

| | |
|---|---|
| Baldrianwurzel *(Radix Valerianae)* | 10,0 |
| Hopfen *(Strobuli Lupuli)* | 10,0 |
| Melissenblätter *(Folia Melissae)* | 10,0 |
| Orangenblüten *(Flores Aurantii)* | 10,0 |

Beide Tees werden auf die gleiche Weise bereitet: Jeweils 2 Teelöffel der Mischung mit 1/4 l kochendem Wasser übergießen, zugedeckt 5 Minuten ziehen lassen, abseihen. Von der ersten Teemischung 2- bis 3mal täglich, vom Schlaftee nur am Abend 1 Tasse Tee mäßig warm und eventuell mit Honig gesüßt trinken.

# Quebracho

*Aspidosperma quebracho-blanco (Apocynaceae).*

**Arzneilich verwendete Pflanzenteile:** Die Rinde.

**Drogenbezeichnung:** Quebrachorinde = *Cortex Quebracho.*

**Botanik und Drogengewinnung:** Vorkommen und Pflanzenbeschreibung: Im westlichen Argentinien, in Chile und Bolivien ist der mächtige Quebrachobaum zu Hause, der als einziger der 50 Arten des Genus Aspidosperma medizinische Bedeutung erlangt hat. Der 13 bis 20 m hohe immergrüne Baum ist leicht zu erkennen, denn er hat den Wuchs unserer Trauerweide. Ernte und Aufbereitung: Von ausgewachsenen Bäumen schält man die graue oder gelbbraune Rinde, die an der Luft getrocknet wird und in Form großer, rinnenförmiger oder gebogener Stücke von 3 cm Dicke in den Handel kommt. Zwei Drittel der Rinde ist Borke.

**Inhaltsstoffe (Wirkstoffe):** In der Droge sind mehrere wirksame Alkaloide enthalten, darunter Quebrachin = Yohimbin und das Aspidospermin.

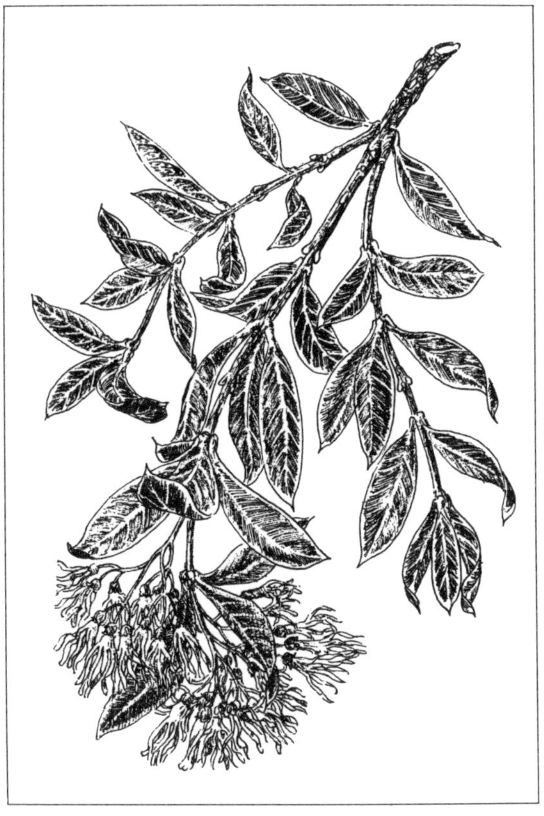

**Heilwirkung und Anwendung:** Unsere Schulmedizin bezog ihr Wissen über den Quebrachobaum zunächst aus der Volksmedizin Argentiniens und Boliviens. Dort benutzt man die Rinde und daraus hergestellte wäßrige und alkoholische Auszüge als Mittel gegen Atembeschwerden, gegen fiebrige Erkrankungen, gegen Leberstörungen und als Kräftigungsmittel. Bei uns wurde daraufhin die Quebrachorinde galenischen Zubereitungen der verschiedensten Hustenmittel beigefügt. Besonders stark verbessert Quebracho die Beschwerden der Patienten, die an Staublunge und spastischer Bronchitis leiden. Auch die Kurzatmigkeit bei sogenanntem Herzasthma wird günstig beeinflußt. Einen Tee aus Quebrachorinde benutzt man hingegen fast nicht.

**Anwendung in der Homöopathie:** Die Homöopathie verwendet vornehmlich die zweite und dritte Potenz ($D_2$ und $D_3$) bei Erkrankungen der Lunge, bei Bronchial- und Herzasthma, bei Atemnot infolge von Herzleiden und auch als Kräftigungsmittel.

**Nebenwirkungen:** Überdosierungen sind zu vermeiden, weil es danach zu Erbrechen kommen kann.

# Quillaja (Seifenrinde, Panamaholz)

*Quillaja saponaria Molina (Rosaceae).*

**Arzneilich verwendete Pflanzenteile:** Die geschälte Rinde.

**Drogenbezeichnung:** Quillajarinde (Seifenrinde) = *Cortex Quillaiae.*

**Botanik und Drogengewinnung:** Vorkommen und Pflanzenbeschreibung: In Peru, Chile und Bolivien wächst die Stammpflanze unserer Quillaja. Dieser immergrüne Baum kann bis zu 20 m hoch werden und hat einfache ledrige Blätter. Blattachselständig sitzen die fünfzähligen Blüten an kurzen Stielen. Sie haben Ähnlichkeit mit unseren Apfelblüten. Ernte und Aufbereitung: Die Rinde dieses Baums – die Droge – wird von den Ästen und Zweigen in langen Stücken abgeschält, von der borkigen Außenrinde befreit und getrocknet. Die Handelsdroge besteht aus langen, 10 bis 15 cm breiten und etwa 1 cm dicken Platten, die außen längsstreifig und innen glatt sind. Die gelbliche Rinde läßt schon mit bloßem Auge kleine Kristalle erkennen, die auf der Droge glitzern.

**Inhaltsstoffe (Wirkstoffe):** Bis zu 10% Quillajasaponin und ebensoviel Oxalsäure. Daneben Quillajasäure, weinsaure Salze, Bitterstoffe und Stärke.

**Heilwirkung und Anwendung:** Saponindrogen finden in der Medizin meistens bei Bronchitis mit zähem Schleim Verwendung. Demzufolge hilft auch die Seifenrinde bei diesem Krankheitsbild. Früher jedoch als diese Droge hatte die Senega ihren Platz in der Medizin gegen solche Beschwerden erobert. Obgleich einige

Autoren darauf hinwiesen, daß Seifenrinde verträglicher sei als Senega, außerdem ein Wirkstoffschwund beim Lagern nicht zu befürchten ist, konnte sich diese Droge bei uns nicht durchsetzen. Man gebraucht sie lediglich bei der Herstellung von Zahnpulvern und besonders von teerhaltigen medizinischen Waschmitteln. Es ist nicht ausgeschlossen, daß die Seifenrinde eines Tages wieder häufiger verwendet wird; man konnte feststellen, daß das Quillajasaponin Pilzwachstum hemmt – und Hautpilze sind in unserer Zeit sehr verbreitet.

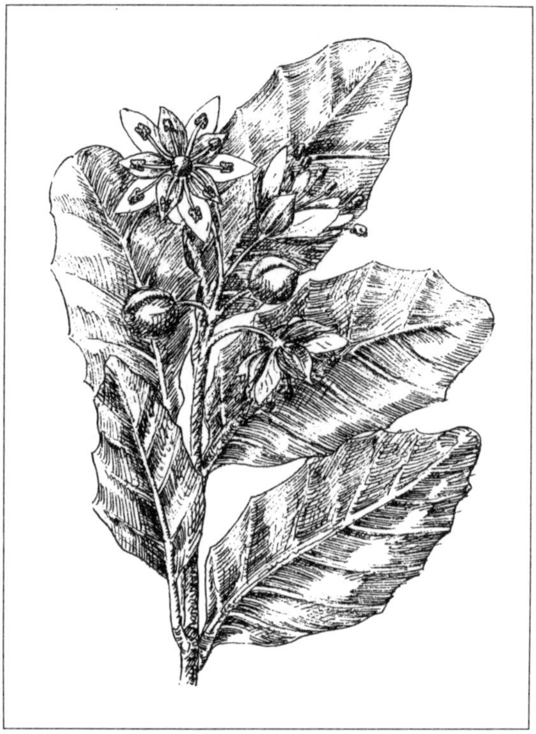

Außerhalb der Medizin verwendet man die Seifenrinde immer noch recht häufig als Waschmittel. Besonders ältere Leute ziehen sie zur Pflege wertvoller Seidengewänder jedem anderen Waschmittel vor. Außerdem enthalten verschiedene Handwaschpasten, die zur Entfernung von Öl-, Farb- und Teerflecken dienen, Zubereitungen aus der Quillaja.

**Nebenwirkungen:** Der hohe Gehalt an Saponin und Oxalsäure verbietet eine Selbstbehandlung mit Quillaja. Ihre Verwendung muß vom Arzt bestimmt werden. Reizerscheinungen, Erbrechen und Nierenschädigung sind zu erwarten, wenn die Droge unsachgemäß gebraucht wird.

# Ratanhia

*Krameria triandra Ruitz et Pavon (Krameriaceae).*

**Arzneilich verwendete Pflanzenteile:** Die Wurzel.

**Drogenbezeichnung:** Ratanhiawurzel = *Radix Ratanhiae.*

**Botanik und Drogengewinnung:** Vorkommen und Pflanzenbeschreibung: In den Anden von Bolivien und Peru wächst an sandigen unfruchtbaren Hängen der etwa 1 m hohe Ratanhiastrauch mit oft niederliegenden behaarten Ästen. Daran sitzen etwa 1 cm lange spitzeiförmige Blätter, die beiderseitig gelblich-weiß behaart sind. In den Blattachseln stehen die Blüten mit 4 grünen und an der Innenseite roten Kelchblättern. Die Frucht ist stachelig. Ernte und Aufbereitung: Die verwendeten Wurzeln stammen von wildwachsenden Pflanzen. Man gräbt sie aus und trocknet sie. Sie sind faustdick, knorrig oder knollig und mit 1 bis 3 cm dicken geraden oder auch gebogenen Nebenwurzeln versehen. Die Ratanhiawurzel ist geruchlos, das Holz fast geschmacklos, doch die Rinde schmeckt stark zusammenziehend.

**Inhaltsstoffe (Wirkstoffe):** Verschiedene Gerbstoffe, die weniger im Holz und mehr in der Rinde vorhanden sind. Der glykosidische Ratanhiagerbstoff nimmt bei der Lagerung ab, indem er sich in Gerbstoffrot umwandelt und dann wasserlöslich ist.

**Heilwirkung und Anwendung:** Die Ratanhiawurzel ist eine ausgesprochene Gerbstoffdroge, die folglich bei Schleimhautentzündungen im Mund- und Rachenraum, in Magen und Darm und bei Durchfällen verschiedenster Art angewendet wird. In der Medizin hat sich die Tinktur durchgesetzt, die innerlich und äußerlich gebraucht wird. Sie ist Bestandteil der verschiedensten Mundpflegemittel und wird – besonders mit Myrrhentinktur gemischt – häufig verwendet. Ratanhia ist die ausländische Konkurrenz unserer heimischen Blutwurzel.

**Anwendung in der Homöopathie:** Das Homöopathikum »Ratanhia« wird vor allen Dingen gegen schmerzhafte und nässende Hämorrhoiden und Analfissuren (Risse im After) sowohl innerlich als auch äußerlich gebraucht. Für Entzündungen im Mund und am Zahnfleisch nutzt man es ebenfalls. Innerlich gebraucht man die zweite und dritte Potenz, ($D_2$ und $D_3$) und zu Pinselungen und zum Gurgeln die mit Wasser verdünnte Urtinktur (∅).

**Nebenwirkungen:** Ich bin der Meinung, daß man Nebenwirkungen nicht zu fürchten braucht, doch ist in der Literatur ein Fall von Ratanhia-Allergie beschrieben: Nach Pinseln und Gurgeln mit Ratanhiatinktur kam es zu Schwellungen der Lippen und Knötchenbildung am Zahnfleisch.

# Rauwolfia (Schlangenwurzel)

*Rauvolvia serpentina (L.) Benth. / Syn. Rauvolfia trifoliata – Rauvolfia observa – Ophioxylon serpentinum Willd. (Apocynaceae).*

**Arzneilich verwendete Pflanzenteile:** Die Wurzel.

**Drogenbezeichnung:** Rauwolfiawurzel = *Radix Rauvolfiae.*

**Botanik und Drogengewinnung:** Vorkommen und Pflanzenbeschreibung: Rauvolfia serpentina wächst wild in den tropischen Gebieten des Himalaja und in Sikkim, in Nord- und Zentral-Bengal, Pegu, auf der Halbinsel Dekkan, auf Ceylon und Java. Die Pflanze ist ein kleiner 20 bis 45 cm, selten auch 60 bis 90 cm hoher Strauch mit weißer Rinde. Die Blätter sind 6 bis 17 cm lang, 3 bis 7 cm breit, elliptisch bis lanzettlich oder eiförmig zugespitzt, in einen kurzen Stiel verschmälert. Die im Durchmesser 2 bis 5 cm große Trugdolde trägt viele weiße oder rosa Blüten, mit schlanker, in der Mitte angeschwollener Blumenkronröhre, deren Schlund behaart ist. Die 5 kleinen Kelchblätter sind pfriemlich, der Fruchtknoten oberständig, die schwarze Steinfrucht wird etwa 6 mm lang.

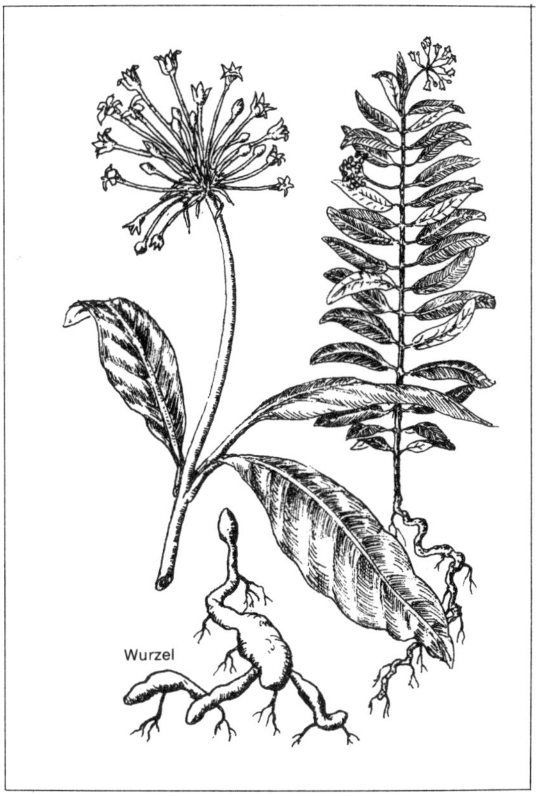


Ernte und Aufbereitung: Sowohl von Wildpflanzen als auch aus Kulturen stammt die Droge. Die häufig gebogene und hin und wieder auch verzweigte Wurzel wird gegraben, in 5 bis 20 cm lange Stücke geschnitten und zum Trocknen an einem luftigen Platz aufgehängt. Die Wurzelstücke sind runzelig, 0,7 bis 1,7 cm dick, graugelb bis hellbräunlich, innen weißlich-grau bis gelblich.

**Inhaltsstoffe (Wirkstoffe):** Die wirksamen Inhaltsstoffe sind Alkaloide, von denen die Rinde der Wurzel etwa 5%, das Wurzelholz nur etwa 0,5% enthält. Das ergibt einen Durchschnitt von etwa 1%. Das Hauptalkaloid ist das Reserpin. Daneben findet sich eine große Anzahl ebenfalls wirksamer Nebenalkaloide. Man kennt etwa 40 verschiedene Rauwolfia-Alkaloide.

**Heilwirkung und Anwendung:** Seit uralter Zeit verwendet man in Indien die Wurzel der Rauvolvia serpentina als Heilmittel bei Schlangenbissen, Insektenstichen, Fieber, Durchfall, sogar bei der Cholera und als Schlafmittel für Kinder. Auf Java wurde die Rauwolfiawurzel vor allem als Wurmmittel gegeben. Die Wissenschaft befaßt sich erst rund 50 Jahre mit dieser Heilpflanze. Im Jahre 1931 wurde das erste Alkaloid entdeckt, danach isolierte man immer neue Alkaloide, klärte ihre Struktur auf und lernte, sie synthetisch darzustellen. Deshalb experimentierte man bei uns auch nicht mit der Droge selbst, sondern mit einzelnen Inhaltsstoffen oder mit Gesamtauszügen aus der Droge. Die sedative (beruhigende) und die blutdrucksenkende Wirkung stehen im Vordergrund der Anwendung, doch darf man die krampflösende Wirkung, besonders für Verkrampfungen der glatten Muskulatur, nicht unerwähnt lassen. Unzählige Präparate, in der ganzen Welt genutzt, enthalten Rauwolfia-Wirkstoffe zur Senkung des Blutdrucks, zur Dämpfung von Erregungszuständen und zur Abschirmung äußerlicher Reizeinflüsse. Kombiniert mit verschiedenen anderen Heilpflanzen wie Weißdorn, Mistel, Knoblauch und anderen ist die Zahl der Spezialitäten kaum noch zu übersehen. Dennoch sollte der Laie eine Selbstbehandlung mit Rauwolfia unterlassen und in jedem Fall den Arzt darüber befragen!

**Anwendung in der Homöopathie:** Das Homöopathikum »Rauvolfia serpentina« wird bei Depressionszuständen und zur Senkung des hohen Blutdrucks verwendet. Man gebraucht niedere Potenzen zur Blutdrucksenkung ($D_1$ bis $D_3$), höhere Potenzen (ab $D_6$) zur Behandlung von Nervenleiden und Psychosen.

**Nebenwirkungen:** Es wurde schon darauf hingewiesen, daß Rauwolfia nur unter ärztlicher Aufsicht verwendet werden darf, denn die Droge, deren Wirkstoffe Alkaloide sind, ist nicht ohne Nebenwirkungen. Bei Mißbrauch und Überdosierung stellen sich Kreislaufbeschwerden, Herzbeschwerden, Muskelschwäche, Angstträume und schwere Depressionen ein. Vor allem aber wird häufig ein Parkinson-Syndrom festgestellt, dessen sichtbare Zeichen eine Verlangsamung aller Bewegungen und seelische Reaktionen sind.

# Rhabarber

*Rheum palmatum L. var. tanguticum Maximowicz (Polygonaceae).*

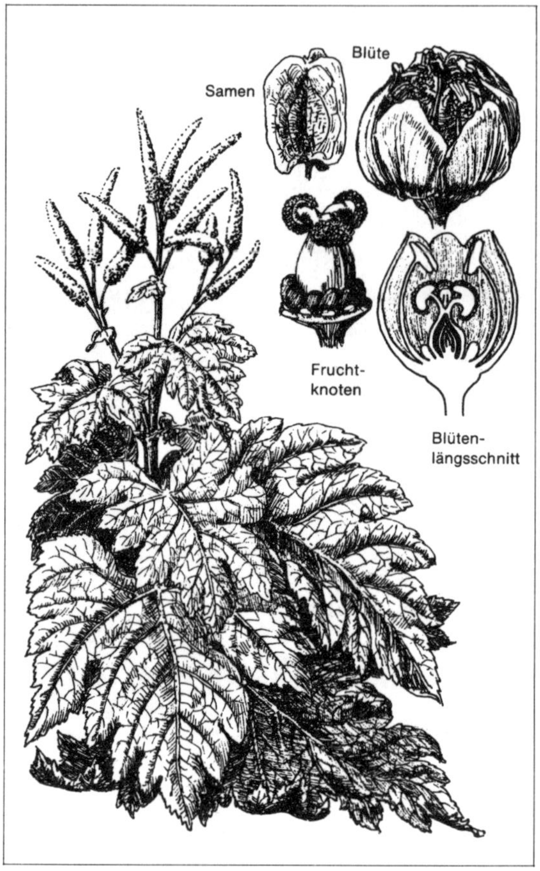


**Arzneilich verwendete Pflanzenteile:** Der Wurzelstock und die Wurzel.

**Drogenbezeichnung:** Rhabarberwurzel (Rhabarber) = *Rhizoma Rhei.*

**Botanik und Drogengewinnung:** Vorkommen und Pflanzenbeschreibung: Heimat der Stammpflanze sind die Hochgebirge Westchinas und Osttibets. Zur Drogengewinnung wird sie jedoch auch in vielen europäischen Ländern kultiviert. Aber die größte Menge der Droge wird aus China eingeführt: Sie stammt von wildwachsenden, etwa 5 bis 10 Jahre alten Pflanzen. Der arzneiliche Rhabarber ist eine Staude, die etwa 2 bis 3 m hoch wird. Im ersten Jahr bildet sich nur eine starke Wurzel aus, danach erst ein Wurzelstock, der von Jahr zu Jahr kräf-



*1 Olive, 2 Spanischer Pfeffer, 3 (Gesnersche) Tulpe, 4 Römische Kamille, 5 Vanille, 6 Frauenhaarfarn* ▷

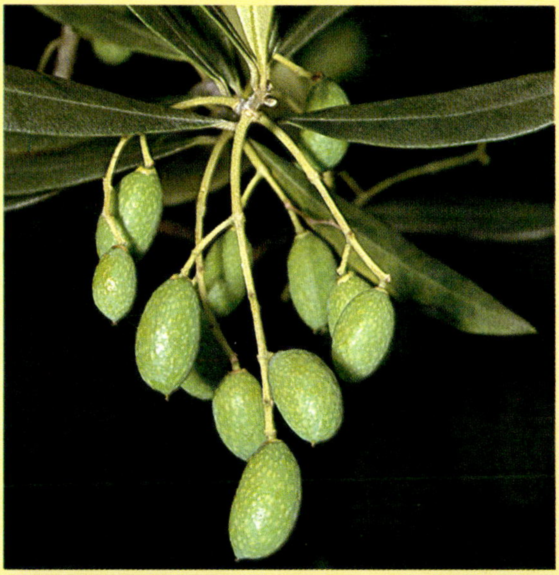
1

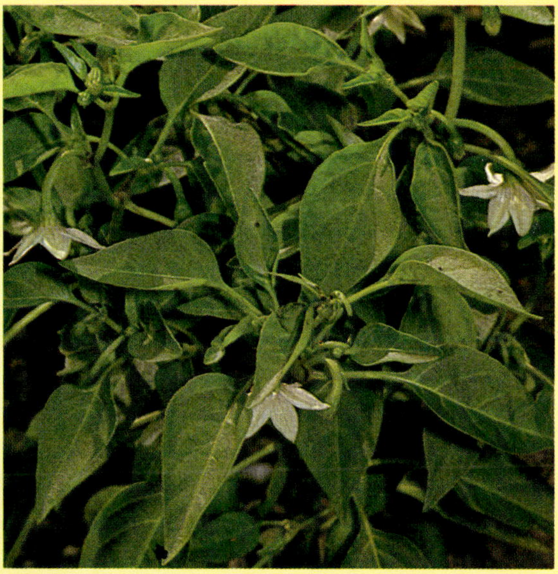
2

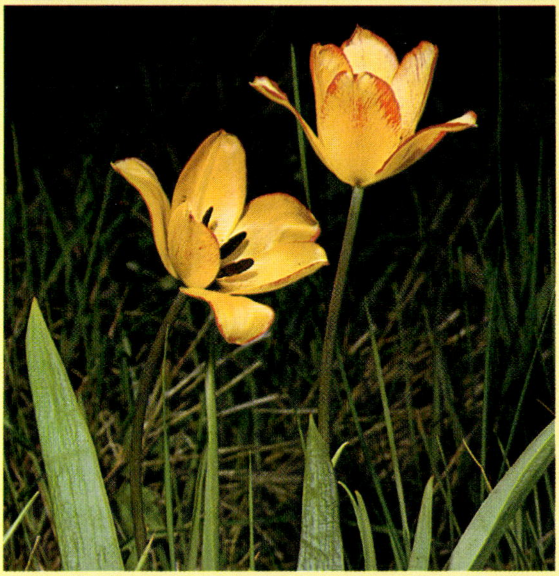
3

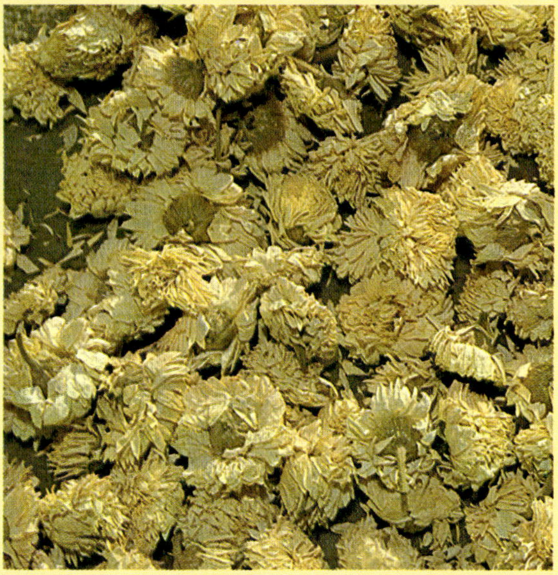
4

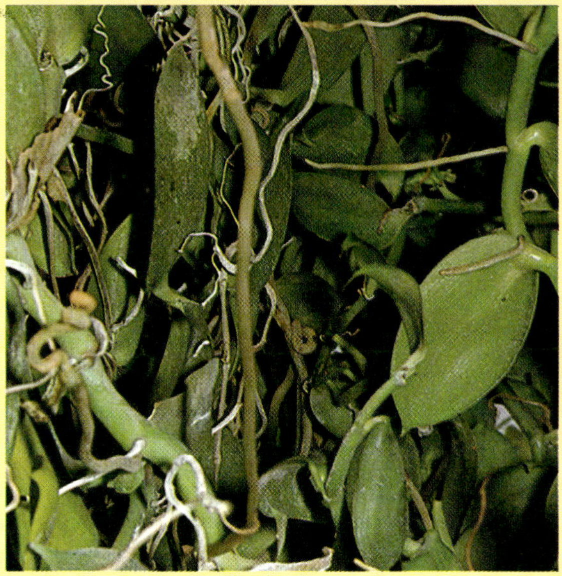
5

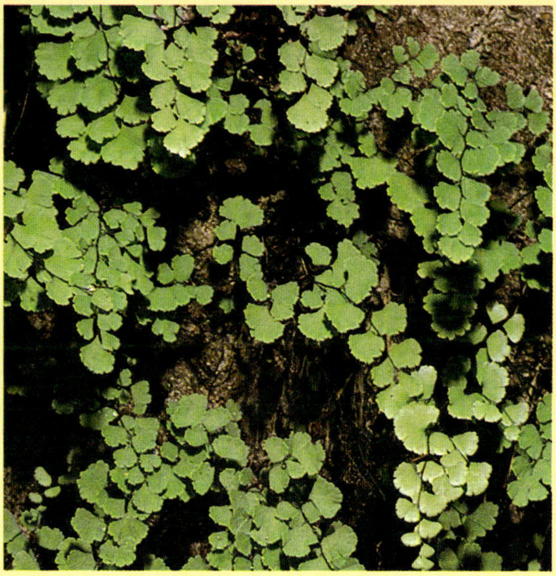
6

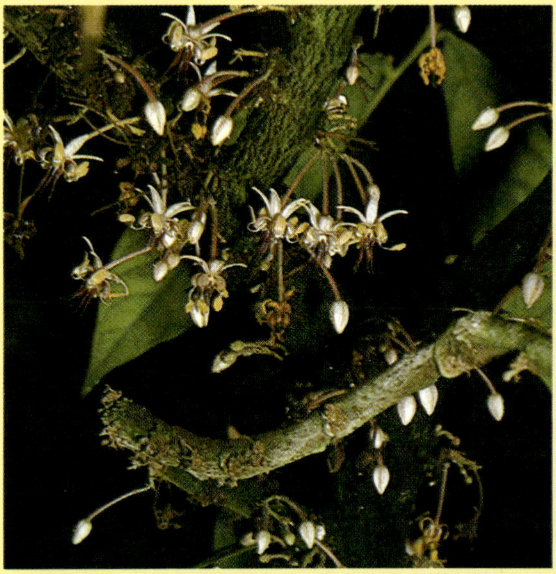
1

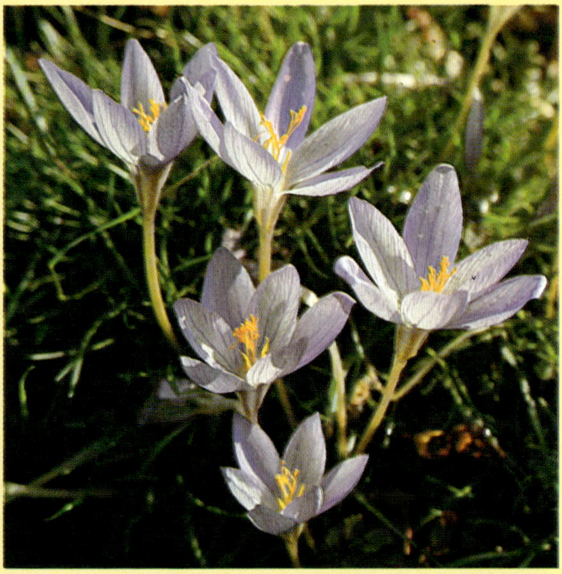
2

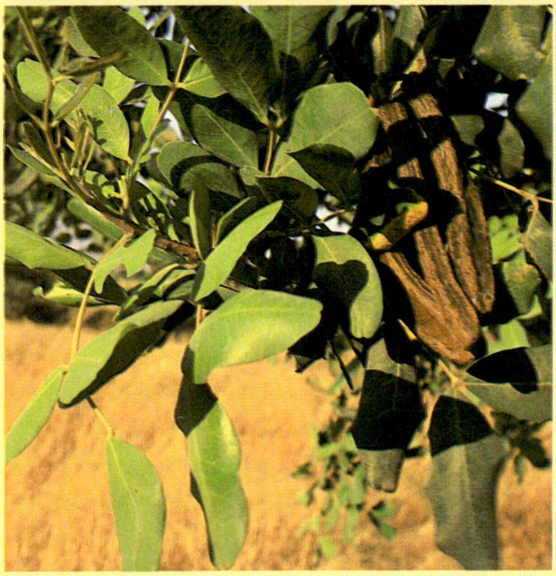
3

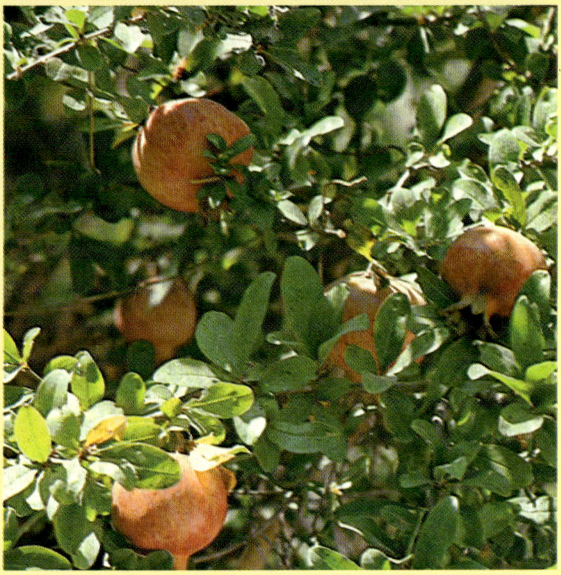
4

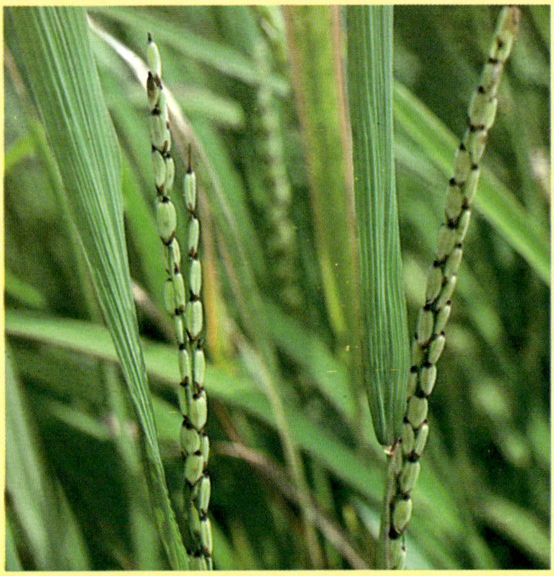
5

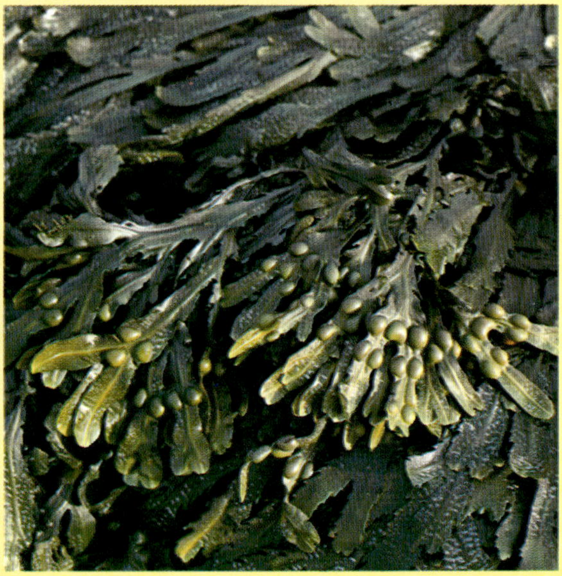
6

tiger wird, und von dem lange Nebenwurzeln und zahlreiche Knollen ausgehen. Die Grundblätter sind langgestielt, im Umriß breit herzförmig, handförmig geteilt, die Stengelblätter viel kleiner, einfacher und kurzgestielt. Die kleinen Blüten in büschelförmigen Wickeln stehen in den Achseln der tütenförmigen Hochblätter. Während der Blütezeit streckt sich der Blütenstand. Das ganze Erscheinungsbild ist unserem Gartenrhabarber durchaus ähnlich. Ernte und Aufbereitung: Erst wenn die Wurzelstöcke kräftig sind und die Wurzeln dick, was etwa nach 5 bis 10 Jahren der Fall ist, werden sie gegraben, in frischem Zustand geschält, in größere Stücke geschnitten und an der Sonne, am Ofen oder über offenem Feuer getrocknet. Bevor sie in den europäischen Handel kommen, werden sie meistens noch nachgeschält und sortiert.

**Inhaltsstoffe (Wirkstoffe):** Anthrachinon und Anthrachinonderivate (zum Teil frei, zum Teil gebunden) sind die Wirkstoffe des medizinischen Rhabarbers.

**Heilwirkung und Anwendung:** Nur noch selten findet man Rhabarberwurzelstücke in Abführ- und Schlankheitstees, obgleich der Rhabarber auch als Tee recht wirksam wäre. Wohl aus Bequemlichkeit werden Spezialpräparate bevorzugt, in denen Rhabarber als Wurzelpulver oder als Extrakt verarbeitet ist. In kleinen Dosen, etwa 0,05 bis 0,5 g, hat sich Rhabarberwurzelpulver auch bei Magen- und Darmkatarrhen bewährt, weil erst eine höhere Dosierung abführend wirkt.

**Anwendung in der Homöopathie:** Das Homöopathikum »Rheum« spielt eine bedeutende Rolle, es wird gezielt eingesetzt, wenn es darum geht, übelriechende Durchfälle zu behandeln. Eine Abführdroge als Stopfmittel zu verwenden, entspricht der Vorstellung der Homöopathie. Besonders in der Kinderpraxis ist man damit erfolgreich. Die sogenannten Zahnungsdurchfälle, die oft mit Koliken einhergehen, sprechen auf Rheum gut an. Man verwendet vornehmlich $D_2$ oder $D_3$ und gibt 3mal täglich 5 bis 10 bis 20 Tropfen.

**Nebenwirkungen:** Nebenwirkungen sind bei therapeutischen Dosen nicht zu befürchten. Dennoch erscheint es angebracht, Patienten, die unter Gicht leiden oder eine Blasenentzündung haben, nicht mit Rhabarberpräparaten zu behandeln, weil der hohe Gehalt an Kalziumoxalat das Leiden verschlimmern könnte. Stillenden Müttern sollte man ebenfalls keinen medizinischen Rhabarber zur Stuhlregulierung geben. – Es gibt Menschen, die Rhabarber nicht vertragen. Reizungen der Haut und der Schleimhaut, auch im Darm, vor allem aber im Mund, sind beobachtet worden. Nach dem Absetzen der Rhabarbergaben klingen diese Nebenerscheinungen schnell ab.

## Rizinus (Wunderbaum)

Samen sind tödlich giftig

→ Farbfoto Seite 401

*Ricinus communis L. (Euphorbiaceae).*

**Arzneilich verwendete Pflanzenteile:** Das fette Öl aus dem Samen.

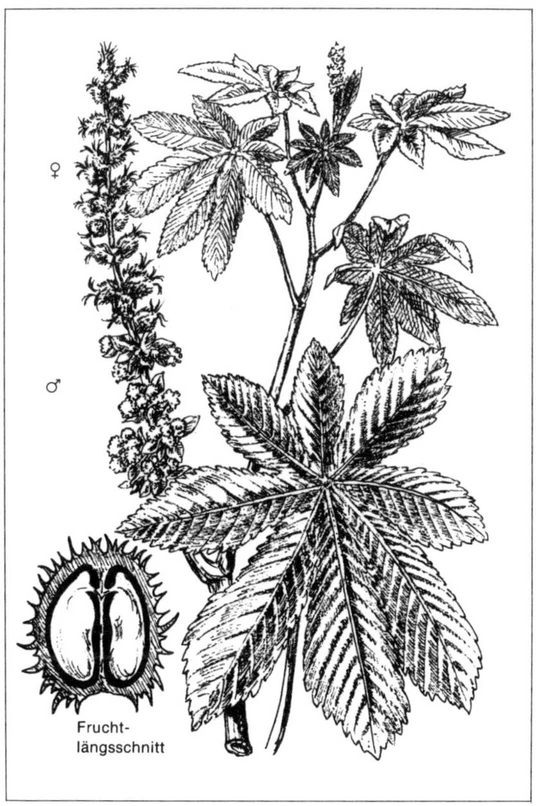

**Drogenbezeichnung:** Rizinusöl = *Oleum Ricini.*

**Botanik:** Vorkommen und Pflanzenbeschreibung: Die Heimat des Rizinus ist wahrscheinlich das tropische Afrika, vielleicht aber auch Indien. Heute findet man – meistens in Kulturen – diese Heil- und Giftpflanze in allen wärmeren Ländern. Rizinus ist ein kleiner Baum, ein Strauch oder ein einjähriges Kraut; das hängt von der Gegend ab, in der er wächst. Es gibt fast 20 Varietäten, die sich durch Form, Größe und Bestachelung der Samenkapseln voneinander unterscheiden. Auffallend sind die großen langgestielten, schildförmigen Blätter mit 7 bis 11 gesägten Lappen. Die Blüten stehen in Büscheln in endständiger Rispe. Oben sind die weiblichen Blüten, unten die männlichen angeordnet. Aus den Blüten entwickelt sich eine Frucht, die glatt oder gestachelt ist und in 3 zweilappige Kokken zerfällt. Darin steckt jeweils ein Samen.

**Inhaltsstoffe (Wirkstoffe):** Das Rizinusöl besteht zu 87% aus Glyceriden der Ricinolsäure. Der Rest besteht aus Glyceriden anderer Fettsäuren. – Anders verhält es sich mit den Inhaltsstoffen der Samen. Neben dem fetten Öl sind darin Eiweißstoffe enthalten und vor allem das ungemein giftige Ricin. Es genügen schon 10 Samen, um einen Menschen zu töten.

**Heilwirkung und Anwendung:** Da es sich bei dem arzneilich verwendeten Rizinusöl um absolut reine und giftfreie Ware handelt, braucht man schädliche Wirkung nicht zu befürchten. Rizinusöl ist ein wichtiges Abführmittel, das früher sehr häufig, aber auch heute noch oft gebraucht wird. Die Abführwirkung ist zurückzuführen auf die Tatsache, daß durch die Aufspaltung des Öls im Dünndarm Stoffe entstehen, die durch leichte Reizwirkung die Darmbewegung anregen. Das restliche Öl wirkt als Gleitmittel. Bei akuter Stuhlverstopfung wirkt Rizinusöl zuverlässig – 1 Eßlöffel reicht meistens aus. Mehr als 2 Eßlöffel sollten nicht genommen werden, weil dadurch die Wirkung nicht mehr gesteigert werden kann. – Medizinischen und kosmetischen Haarwässern setzt man häufig einige Tropfen Rizinusöl zu, dadurch wird trockene Kopfhaut gepflegt und brüchiges Haar geschmeidig gemacht. Auch Nagellackentferner enthalten wenig Rizinusöl.

**Nebenwirkungen:** Rizinusöl aus der Apotheke ist ungefährlich und ohne Nebenwirkung. Bei chronischer Verstopfung sollte man auf Rizinusöl verzichten, weil bei Dauergebrauch durch das Fett Magenstörungen auftreten können.

# Sabal (Sägepalme)

*Sabal serulata (Michx.) Benth. et Hook. / Syn. Serenaea serulata (Palmae).*

**Arzneilich verwendete Pflanzenteile:** Die Frucht.

**Drogenbezeichnung:** Sabalfrüchte = *Fructus Sabalis serulatae.*

**Botanik und Drogengewinnung:** Vorkommen und Pflanzenbeschreibung: Die Stammpflanze ist eine Zwergpalme, die in den küstennahen Südstaaten der USA beheimatet ist. Sie besitzt ein kriechendes Rhizom (Wurzelstock), fächerförmig scharf gesägte Blätter mit stacheligen Blattstielen. Die kleinen Blüten sind in dicht behaarten Blütenkolben angeordnet. Die Beeren, einsamige Steinfrüchte, sind braunschwarz gefärbt, glatt und zuweilen ölig. Ernte und Aufbereitung: Die reifen Früchte, die die Größe von Oliven besitzen und dunkelrot bis braun sind, werden geerntet und entweder getrocknet oder in frischem Zustand zu Arzneimitteln verarbeitet.

**Inhaltsstoffe (Wirkstoffe):** Wie alle Samen und Früchte enthalten auch diese Beeren reichlich fettes Öl. Daneben findet man ätherisches Öl, Carotin, Flavone, Fermente, Gerbstoffe, Zukker und Sitosterin.

**Heilwirkung und Anwendung:** Die Früchte oder die Samen selbst werden nicht gebraucht, hingegen die galenischen Zubereitungen (Auszüge aus den Früchten) recht häufig zur Behandlung von Blasen- und Prostataerkrankungen, Harnverhaltung, Impotenz, Entzündungen des Uterus und bei Unterentwicklung der

Brüste. In jedem Fall sollte man Einsatz und Dosierung von Sabal-serulata-Präparaten dem Arzt überlassen!
**Anwendung in der Homöopathie:** Die Verwendung des Homöopathikums »Sabal serulata« ist die gleiche wie die Verwendung in der Schulmedizin. Gebraucht werden die Urtinktur (∅), $D_1$ bis $D_3$.
**Nebenwirkungen:** Nebenwirkungen sind nicht bekannt.

## Sandelholz, rotes

*Pterocarpus santalinus L. fil. (Leguminosae).*
**Arzneilich verwendete Pflanzenteile:** Das vom Splint befreite rote Kernholz.
**Drogenbezeichnung:** Rotes Sandelholz = *Lignum Santali rubrum.*

**Botanik und Drogengewinnung:** Vorkommen und Pflanzenbeschreibung: Wild und auch in Kulturen gezogen kommt die Stammpflanze, ein stattlicher Baum, in Indien, auf Ceylon und den Philippinen vor. Pterocarpus santalinus wird bis über 8 m hoch, trägt gefiederte Blätter, deren Fiederblättchen bis 10 cm lang werden. Die Schmetterlingsblüten sind gelb und rot geadert. Ernte und Aufbereitung: Durch Fällen der Bäume und Abschälen des hellen Splintholzes gewinnt man die Droge, die nur aus dem dunkelroten Kernholz besteht. Sie kommt in größeren Blöcken oder Scheiten in den Handel und wird dann zerkleinert. Sandelholz ist seidig-glänzend, geruchlos, höchstens beim Zerreiben schwach aromatisch riechend, geschmacklos und leicht spaltbar.
**Inhaltsstoffe (Wirkstoffe):** Der wichtigste Inhaltsstoff ist das feinkristalline Santalin, ein roter Farbstoff. Daneben findet man noch andere Farbstoffe und mit diesen chemisch verwandte farblose Substanzen. Wirkstoffe im eigentlichen Sinn sind sie nicht.
**Heilwirkung und Anwendung:** Ich meine, man kann dem Sandelholz keine medizinische Wirkung bescheinigen. Dennoch war es immerhin bis vor nicht allzu langer Zeit in jeder Apotheke vorrätig. Man gebrauchte nämlich das Sandelholz wegen seiner schönen roten Farbe als schmückende Beigabe zu vielen Tees, besonders zu den zahlreichen sogenannten Blutreinigungstees. Manche Autoren billigten ihm sehr schwach wassertreibende Wirkung zu. Heute, da man den Tees wieder recht positiv gegenübersteht, ist auch das Sandelholz wieder im Kommen, denn gut aussehende Teemischungen werden lieber gekauft als »farblose«. Ein Unsinn freilich, doch soll man dem Teefreund ruhig das rote Sandelholz lassen. Es wird ohnehin nur als Zusatz verwendet – und Schaden kann es nicht anrichten. Wer also die kleinen Holzstückchen, seidig-glänzend und blutrot, in einer Teemischung entdeckt, der darf sich ruhig daran erfreuen.
**Nebenwirkungen:** Nach den obigen Ausführungen erübrigt sich fast die Aussage, daß Nebenwirkungen nicht zu befürchten sind.
**Zusatz:** Das wohlriechende weiße (gelbe) Sandelholz ist botanisch mit dem roten Sandelholz nicht verwandt. Es stammt von der Santalacee Santalum album, einem Baum, der im indisch-malaiischen Gebiet heimisch ist. Auch von ihm wird nur das Kernholz gebraucht, es enthält ein nach Rosen duftendes ätherisches Öl, das in der Parfüm-Industrie gebraucht wird. Trotz seiner leicht desinfizierenden Wirkung auf die Niere und die ableitenden Harnwege ist das Öl medizinisch ohne Bedeutung.

## Sarsaparille

*Smilax regelii Killip et Morton / Syn. Smilax utilis Hemsley (Liliaceae).*
**Arzneilich verwendete Pflanzenteile:** Die vom Wurzelstock abgetrennte Wurzel.
**Drogenbezeichnung:** Sarsaparillewurzel = *Radix Sarsaparillae.*

**Botanik und Drogengewinnung:** Vorkommen und Pflanzenbeschreibung: In den zentralamerikanischen Staaten Honduras, Guatemala und San Salvador wächst die Stammpflanze, von dort gelangt auch die Droge unter der Handelsbezeichnung Honduras-Sarsaparille in den Handel. Smilax regelii ist ein hoher kletternder Strauch mit einem kräftigen Rhizom, von dem viele meterlange Wurzeln ausgehen. Die Stengel sind scharf vierkantig und mit Stacheln besetzt. Die Blätter werden bis zu 35 cm lang, sind herzförmig und haben einen 3 bis 7 cm langen Stiel, der unten zu einem scheidigen Blattgrund erweitert ist. Hier entspringt zu beiden Seiten je 1 Ranke. Die Blüten, in gestielten Dolden angeordnet, sind weiß, die sich daraus entwickelnde Frucht ist eine kugelige rote Beere. Ernte und Aufbereitung: Die Wurzeln werden gegraben und von dem knorrigen Wurzelstock befreit. Man schneidet sie in 50 bis 75 cm lange Stücke und trocknet sie an der Luft. Die Wurzeln sind nach dem Trocknen biegsam und etwa 3 bis 5 mm dick. Sie werden zu Bündeln vereinigt und in Ballen verpackt, die mit Rindshäuten umschlossen werden.

**Inhaltsstoffe (Wirkstoffe):** Saponine, Glykoside, Sitosterin und andere.

**Heilwirkung und Anwendung:** Die Droge galt in früherer Zeit als ein ausgezeichnetes Mittel gegen die Syphilis und wurde darüber hinaus als Blutreinigungsmittel gebraucht. Noch heute sind Sarsaparillewurzeln Bestandteil vieler Blutreinigungstees. In neuerer Zeit gebraucht man sowohl einen Sarsaparille-Tee als auch verschiedene Teemischungen mit Sarsaparille gegen die Schuppenflechte (Psoriasis). Die Wirkung ist recht unterschiedlich. Manche Autoren sprechen von beachtlicher Wirkung, andere hingegen halten die Droge für unbedeutend. Da aber die Schuppenflechte sehr schwer zu behandeln ist, kann der Tee aus Sarsaparille zur Unterstützung ärztlicher Maßnahmen durchaus empfohlen werden.

So wird Sarsaparille-Tee bereitet: 2 Teelöffel Sarsaparillewurzel werden mit ¼ l kaltem Wasser übergossen, 10 bis 15 Stunden ausgezogen und nach dem Abseihen zum Trinken angewärmt. Diesen Tee soll man 3mal täglich trinken.

So wird die Teemischung gegen die Schuppenflechte bereitet:

| | |
|---|---|
| Sarsaparillewurzel *(Radix Sarsaparillae)* | 25,0 |
| Erdbeerblätter *(Herba Fragariae)* | 10,0 |
| Brombeerblätter *(Herba Rubi fruticosi)* | 10,0 |
| Faulbaumrinde *(Cortex Frangulae)* | 5,0 |

2 Teelöffel dieser Mischung werden mit ¼ l lauwarmem Wasser übergossen und 12 Stunden ausgezogen. Danach wird abgeseiht. Empfehlenswert sind 2 bis 3 Tassen täglich.

Auch gegen Gelenkrheumatismus und Gicht lohnt sich ein Versuch mit dem Tee aus Sarsaparillewurzeln.

**Anwendung in der Homöopathie:** Das Homöopathikum »Sarsaparilla« findet häufige Anwendung bei Ausschlägen verschiedenster Art, die mit starkem Juckreiz einhergehen. Schuppenflechte, Ekzeme und Milchschorf stehen dabei im Vordergrund. Aber auch bei Warzen und Furunkulose wird Sarsaparilla versucht. Daneben wendet man das Mittel bei Gicht und Rheuma sowie bei Blasen- und Nierenleiden an. Man bevorzugt die Verdünnungen $D_1$ bis $D_6$, die man tropfenweise (alle 3 bis 5 Stunden 5 bis 10 Tropfen) gibt.

**Nebenwirkungen:** Wie alle Drogen, die viel Saponine enthalten, darf auch die Sarsaparille nicht überdosiert werden, weil sie dann die Verdauungsorgane reizt.

# Sassafras (Fenchelholz)

*Sassafras albidum (Nutt.) Nees. / Syn. Sassafras officinale Nees., Sassafras variifolium (Lauraceae).*

**Arzneilich verwendete Pflanzenteile:** Das Wurzelholz und das daraus gewonnene ätherische Öl.

**Drogenbezeichnung:** Sassafrasholz = *Lignum Sassafras,* Sassafrasöl = *Oleum Sassafras.*

**Botanik und Drogengewinnung:** Vorkommen und Pflanzenbeschreibung: Im atlantischen Nordamerika von Florida bis Kanada bildet der Sassafrasbaum ausgedehnte Wälder. Dort wird er bis über 30 m hoch. Ernte und Aufbereitung: In der Hauptsache gewinnt man die Droge in den Staaten New Jersey, Pennsylvanien und Nordcarolina. Jeweils im Herbst werden die Wurzeln ausgegraben, von der Wurzelrinde befreit und zerkleinert. Größere Scheite oder unregelmäßige Blöcke gelangen zum Drogengroßhandel, der sie dann weiter zerkleinert.

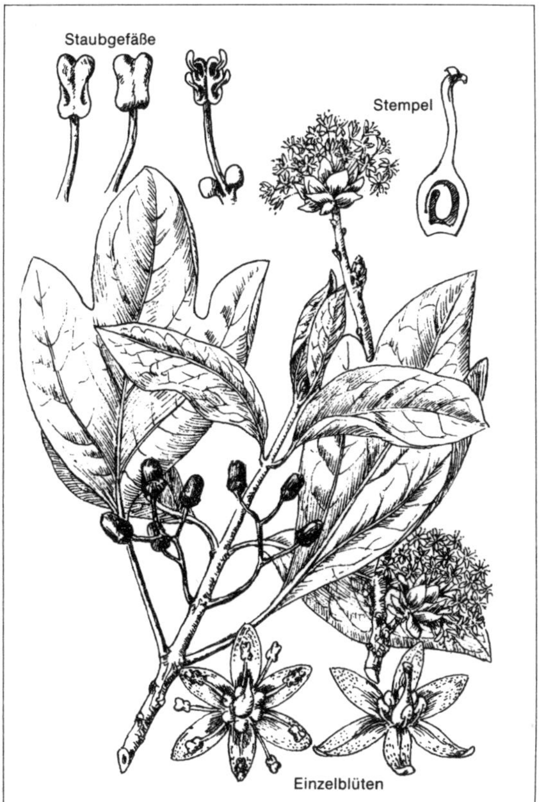


**Inhaltsstoffe (Wirkstoffe):** Etwa 1 bis 2% ätherisches Öl, Gerbstoffe, Gerbstoffrot, Harz, Wachs, Schleim und Zucker.
**Heilwirkung und Anwendung:** Sassafras wird heute medizinisch kaum noch verwendet. Man findet die Droge jedoch noch recht häufig in den sogenannten Blutreinigungstees. Hier ist sie vielleicht doch mehr als eine schmückende Beigabe, denn sie besitzt eine leicht diuretische (wassertreibende) Wirkung.
**Nebenwirkungen:** Überdosierung führt zu Nierenreizungen.

# Senega (Klapperschlangenwurzel)

*Polygala senega L. (Polygalaceae).*
**Arzneilich verwendete Pflanzenteile:** Die Wurzel.

**Drogenbezeichnung:** Senegawurzel = *Radix Senegae.*

**Botanik und Drogengewinnung:** Vorkommen und Pflanzenbeschreibung: Die Pflanzenfamilie, zu der die Stammpflanze der Senega gehört, umfaßt etwa 700 Arten. Sie ist über die ganze Erde verbreitet; sieht man von den tropischen Formen ab, so handelt es sich meistens um Kräuter. Die Polygala senega ist in Nordamerika zu Hause. Neuerdings gibt es auch Kulturen in Indien und im europäischen Rußland. Sie ist in ihrem Aussehen der bei uns heimischen Polygala vulgaris (Bitteres Kreuzkraut) ähnlich. Aus einem kurzen Wurzelstock wachsen mehrere einfache Stengel mit zahlreichen Blättern, die unten schuppig, nach oben hin sitzend oder sehr kurz gestielt, lineallanzettlich, ganzrandig oder fein gesägt sind. Die blaßrötlichen Blüten stehen dicht gedrängt in einer zylindrischen Traube. Im Boden ist die Senega mit einem System mäßig dicker Wurzeln verankert; von einer Hauptwurzel gehen mehrere Nebenwurzeln aus. Dieses Wurzelsystem bildet die Droge Radix Senegae. Ernte und Aufbereitung: Im Herbst wird die Senegawurzel von Wildpflanzen geerntet. Man gräbt die Wurzel aus, befreit sie von anhaftender Erde und trocknet sie an der Luft. Der Handel unterscheidet zwischen der kleinen und der großen Senega. Die große Senega, die vornehmlich aus Kanada stammt, ist beliebter als die kleine Senega aus dem Süden.
**Inhaltsstoffe (Wirkstoffe):** Der Hauptwirkstoff ist ein Saponin, das durch Bitterstoffe, Schleim, Pektin und zahlreiche andere Inhaltsstoffe ergänzt wird.
**Heilwirkung und Anwendung:** Einen Senega-Tee wird heute kein Arzt mehr verordnen. Doch galenische Zubereitungen aus dieser Droge werden häufig verwendet. Die Saponi-

ne, die sowohl mit Wasser als auch durch Alkohol (Tinktur) aus der Droge ausgezogen werden, entfalten ihre wohltuende Wirkung bei allen Erkrankungen der Atemwege, die mit zä-

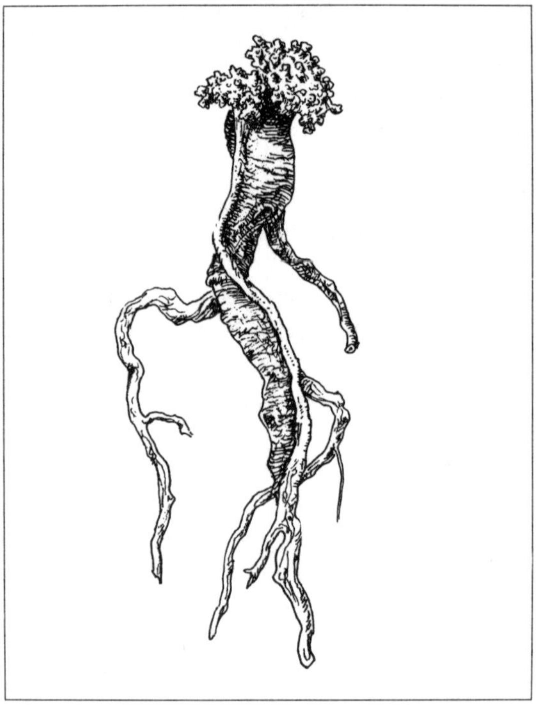

hem Schleim einhergehen. Deswegen gibt es viele Hustensäfte, Hustentropfen und Hustenelixiere, die einen Auszug aus der Senega enthalten.

**Mein besonderer Rat:** Ich sagte schon, daß kaum ein Arzt einen Senega-Tee verordnen wird, doch in Teemischungen findet sich die Senega immer wieder. Besonders wenn es um einen Tee geht, der hilft, zähen Schleim zu verflüssigen, um ihn besser abhusten zu können, ist Senega ein wirksamer Bestandteil. Eine Hustenteemischung, die sowohl Patienten mit chronischem Asthma, chronischer Bronchitis, als auch Kindern mit Keuchhusten gute Dienste leistet, möchte ich hier empfehlen.

So wird die Teemischung bereitet:

| | |
|---|---|
| Huflattichblätter *(Folia Farfarae)* | 20,0 |
| Thymiankraut *(Herba Thymi)* | 20,0 |
| Senegawurzel *(Radix Senegae)* | 10,0 |

2 gehäufte Teelöffel dieser Mischung werden mit ¼ l kochendem Wasser übergossen, 10 bis 15 Minuten zugedeckt ausgezogen, abgeseiht und mit Honig gesüßt. 2- bis 3mal täglich 1 Tasse Tee trinken. Ganz besonders wichtig ist es, die erste Tasse noch vor dem Aufstehen zu trinken, so wird das morgendliche Abhusten erleichtert.

**Anwendung in der Homöopathie:** Die Homöopathie verwendet ihr »Senega« bei chronischen Bronchialkatarrhen besonders älterer Leute, bei Lungenemphysem mit Atemnot, Bronchialasthma und Keuchhusten. Empfohlen werden die dritte und vierte Potenz ($D_3$ und $D_4$), von der man alle 2 Stunden 5 Tropfen nehmen soll. Man kann auch die Urtinktur verwenden (bei Senega gleich $D_1$), davon 10 Tropfen in ein Glas Wasser geben und stündlich einen kleinen Schluck davon trinken.

**Nebenwirkungen:** Wegen des hohen Saponingehalts führt Überdosierung zu Reizerscheinungen im Magen- und Darmbereich. In gemischten Tees und anderen galenischen Zubereitungen braucht man Nebenwirkungen nicht zu fürchten. Senega-Abkochungen zur Anregung der Milchsekretion zu nehmen, wie das früher geschah, halte ich wegen der Reizwirkung für bedenklich.

# Senna

→ Farbfoto Seite 401

*Cassia angustifolia Vahl = Tinnevelly-Senna und Cassia senna L. = Alexandrina-Senna (Leguminosae-Caesalpinioideae).*

**Arzneilich verwendete Pflanzenteile:** Die Blätter und die Früchte (Schoten).

**Drogenbezeichnung:** Sennesblätter = *Folia Sennae,* Sennesfrüchte (Mutterblätter) = *Fructus Sennae.*

**Botanik und Drogengewinnung:** Vorkommen und Pflanzenbeschreibung: Die arzneilich verwendeten Blätter und Früchte stammen von zwei verschiedenen Arten ab. Beides sind Sträucher von 0,50 bis 1,50 m Höhe. Cassia angustifolia hat fünf- bis achtjochige Blätter und ist in Somaliland und Arabien zu Hause. Kulturen befinden sich in Südindien, besonders im Distrikt Tinnevelly. Diese Sennesblätter sind mit einem kurzen Stachelspitzchen versehen. Cassia senna ist im Sudan und weiter bis Westafrika verbreitet. Bei dieser Art sind die Blätter vier- bis fünfjochig und nur halb so lang

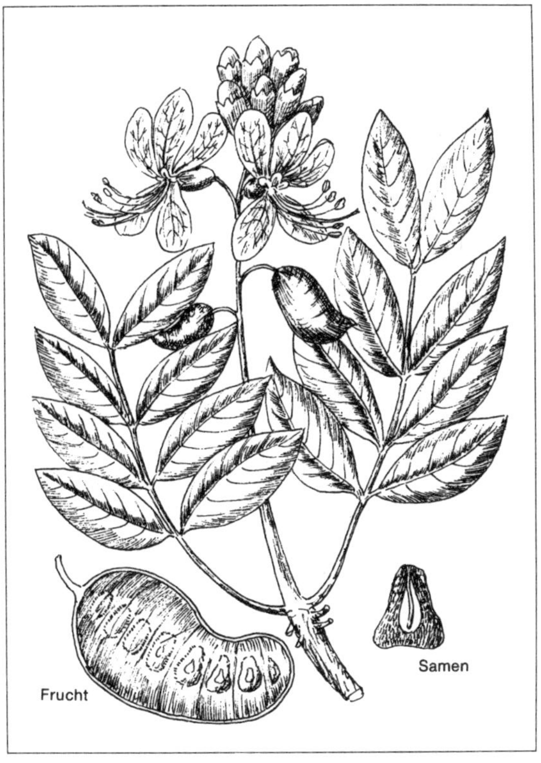


wie die der ersten Sorte. Sie wird im Gebiet des oberen Nil angebaut. Die Blüten beider Arten sind gelb, blattachselständig und in Trauben angeordnet. Daraus entwickeln sich 2 bis 4 cm lange und etwa 1 cm breite, flache braune Schotenfrüchte. Ernte und Aufbereitung: Wenn die Blätter voll entwickelt sind, erntet man sie, indem man die Fiederblättchen abstreift und an der Luft trocknet. Meistens stammt die Droge aus Kulturen, doch die Alexandrina-Senna wird auch von wildwachsenden Pflanzen eingebracht. Das gilt auch für die Früchte, die man dann erntet, wenn sie voll ausgereift sind. Da sie von blattartigem Aussehen sind und früher viel für Wöchnerinnen gebraucht wurden, nennt man sie auch »Mutterblätter«.

**Inhaltsstoffe (Wirkstoffe):** Von den vielen Inhaltsstoffen sind in der Hauptsache glykosidisch gebundene und freie Anthrachinone für die Wirkung verantwortlich.

**Heilwirkung und Anwendung:** Man zählt die Sennesblätter zu den zuverlässigsten drastischen Abführmitteln, die wir kennen. In zahlreichen Abführtees sind sie enthalten. Die Sennesfrüchte (Schoten = Mutterblätter) werden ebenfalls als Abführmittel gebraucht, doch sind sie milder in der Wirkung. Der Sennesblätter-Tee und der Mutterblätter-Tee werden auch heute noch häufig bei akuter Stuhlverstopfung eingesetzt. Es muß jedoch darauf hingewiesen werden, daß der Dauergebrauch aller Abführmittel (auch pflanzlicher Abführmittel) nicht zu empfehlen ist, weil er zu einer Reizwirkung auf den Darm führt und somit gesundheitsschädigend ist.

So wird Sennesblätter-Tee (Mutterblätter-Tee) bereitet: 1 bis 2 Teelöffel Sennesblätter (Mutterblätter) werden mit 1/4 l kaltem Wasser übergossen. 24 Stunden ziehen lassen, gelegentlich umrühren, abseihen und zweckmäßigerweise vor dem Schlafengehen 1 Tasse Tee trinken. Nach 6 bis 8 Stunden tritt die Wirkung ein. Der Kaltansatz verhindert »Bauchgrimmen«.

**Anwendung in der Homöopathie:** Das Homöopathikum »Senna« wird in Form von $D_6$ bei Blähungen von Säuglingen und Kleinkindern versucht. Bei Bedarf 5 Tropfen.

**Nebenwirkungen:** Vor Dauergebrauch ist zu warnen (siehe oben).

# Tamarinde

*Tamarindus indica L. (Leguminosae – Caesalpinioideae).*

**Arzneilich verwendete Pflanzenteile:** Das Mus.

**Drogenbezeichnung:** Tamarindenmus = *Pulpa Tamarindorum.*

**Botanik und Drogengewinnung:** Vorkommen und Pflanzenbeschreibung: Die Heimat dieses immergrünen Baums dürfte im tropischen Afrika liegen, doch wird der Tamarindenbaum in vielen anderen tropischen Gebieten angebaut. Er wird bis 25 m hoch, ein Stammumfang von 8 m ist nicht selten. Die Baumkrone ist reichgliedrig und dicht belaubt, die Blätter sind paarig gefiedert und mit zahlreichen Fiederblättchen versehen. Die weißlichen Blüten stehen in endständigen Trauben. Aus dem Fruchtknoten entwickelt sich die kurzgestielte, längliche kaffeebraune Frucht, die kurz und scharf zugespitzt, meist etwas gekrümmt und bis 20 cm lang ist. Ihre Außenschicht ist zerbrechlich und schließt ein weißes Fruchtmus ein.

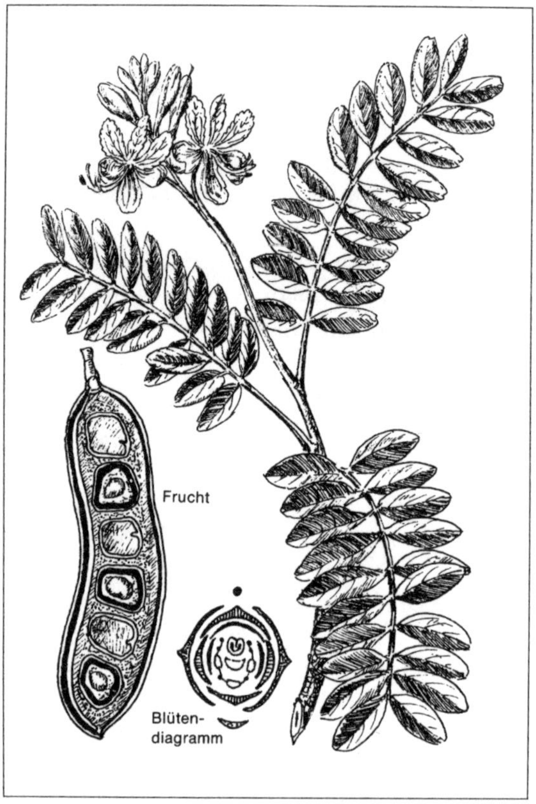


Ernte und Aufbereitung: Um das arzneilich verwendete Fruchtmus zu bekommen, erntet man die reifen Früchte und befreit sie von der Außenschicht und den Samen. Das Rohmus wird in heißes Wasser eingeweicht, durch ein Sieb getrieben und dann bis zur Konsistenz eines dicken Saftes eingedampft. Dann kommt $^1/_5$ der Musmenge an Zucker dazu.

**Inhaltsstoffe (Wirkstoffe):** Fruchtsäuren und Invertzucker sind die Bestandteile des rohen Fruchtmuses. Das arzneilich verwendete Fruchtmus enthält noch den Zusatz von Rohrzucker (siehe oben).

**Heilwirkung und Anwendung:** Tamarindenmus ist ein mildes Abführmittel, das Flüssigkeit im Darm zurückhält und dadurch abführend wirkt. Früher wurde es in der Kinderpraxis sehr häufig gebraucht, um dann mehr und mehr in Vergessenheit zu geraten. Durch Vermischen mit anderen Abführmitteln, zum Beispiel mit fein gepulverten Sennesblättern, Faulbaumrinde oder medizinischem Rhabarber, kann man die Wirkung verstärken. In letzter Zeit liefert die Pharmaindustrie wieder in verstärktem Maß galenische Präparate mit Tamarindenmus, beispielsweise Tarinde® der Firma Thomae ist eines der neuesten Präparate (1977).

**Nebenwirkungen:** Außer daß es bei Überdosierung zu Durchfällen kommt, sind Nebenwirkungen nicht bekannt.

# Teufelskralle

*Harpagophytum procumbens DC. (Pedaliaceae).*

**Arzneilich verwendete Pflanzenteile:** Die Wurzelknollen.

**Drogenbezeichnung:** Teufelskralle = *Tubera Harpagophyti.*

**Botanik und Drogengewinnung:** Vorkommen und Pflanzenbeschreibung: Die Heimat der Teufelskralle ist das südliche und südwestliche Afrika. Die dort lebenden Eingeborenen verwenden diese Droge schon seit langer Zeit. Die Stammpflanze besitzt eine große knollige Wurzel, aus der zu Beginn der Regenzeit in jedem Jahr frische Triebe hervorbrechen, die etwa 1 m lang werden, flach auf dem Boden liegen und leuchtend rot gefärbte Blüten ausbilden, die in den Blattachseln sitzen. Daraus entwickelt sich die Frucht, die bald verholzt und lange verzweigte Arme bildet, die mit Widerhaken versehen sind. So erklärt sich wohl auch der Name Teufelskralle. Ernte und Aufbereitung: Teufelskrallen-Tee wird nicht aus der Frucht mit den kralligen Armen, sondern aus den Speicherknollen der Wurzeln gewonnen. Sie werden nach der Blütezeit gegraben und getrocknet.

**Inhaltsstoffe (Wirkstoffe):** Der Hauptwirkstoff ist Harpagosid, ein Glykosid. Daneben kommen noch andere Glykoside und Bitterstoffe vor.

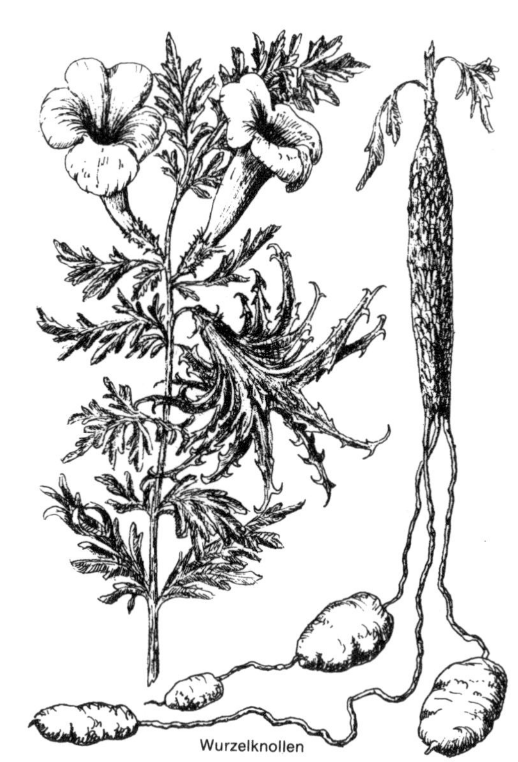


**Heilwirkung und Anwendung:** Während die Eingeborenen Südafrikas die Teufelskralle bei Gallen-, Leber-, Nieren- und Blasenleiden verwenden, gebrauchen wir die Droge hauptsächlich bei Gelenkerkrankungen. Die Wissenschaftler haben festgestellt, daß sie besonders bei Arthrose, einem chronischen Gelenkleiden nichtentzündlicher Natur, wirksam ist. Da wir sonst gegen dieses so häufige Leiden kein wirklich wirksames Medikament haben, verdient die Teufelskralle Beachtung. Ihre Wirkung beruht in erster Linie auf der antiphlogistischen (entzündungshemmenden) Eigenschaft der Inhaltsstoffe. Es sind noch viele Untersuchungen nötig, bis man den Wirkungsmechanismus genau kennt, doch was bisher bekannt ist, reicht aus, mit dem Tee eine Langzeitbehandlung bei schmerzhaften Gelenkerkrankungen zu versuchen. Die Erfahrung lehrt, daß nach einigen Wochen eine deutliche Schmerzlinderung zu beobachten ist. Da auch Einspritzungen aus Teufelskralle im Handel sind, versuchen Ärzte mit Erfolg, die Tee-Therapie durch Einspritzungen zu unterstützen.

**Nebenwirkungen:** Nebenwirkungen kennt man nicht.

**Zusatz:** Der Name Teufelskralle kann Anlaß zu Verwechslungen geben, denn man kennt bei uns zwei heimische Pflanzen, die ebenfalls den Namen Teufelskralle führen: *Phyteuma spicatum = Weiße Teufelskralle, Phyteuma nigrum* = Schwarze Teufelskralle. Beide spielen als Heilpflanze keine Rolle.

# Tragant

*Astragalus gummifer Labillardière, Astragalus microcephalus Willdenow* und andere Astragalus-Arten *(Leguminosae – Papilionatae).*

**Arzneilich verwendete Pflanzenteile:** Schleimstoffe der Stammorgane.

**Drogenbezeichnung:** Tragant = *Tragacantha.*

**Botanik und Drogengewinnung:** Vorkommen und Pflanzenbeschreibung: In Kleinasien, Syrien und Persien wachsen zahlreiche Astragalus-Arten, die uns den Tragant liefern. Es sind sparrige, reich verästelte, weiß behaarte Sträucher, die 0,50 bis 2 m hoch werden. Sie tragen normal gebaute Schmetterlingsblüten und paarig gefiederte Blätter. Die Fiederblätter werden bei Einbruch der Trockenperiode abgeworfen, die Blattspindel jedoch nicht. Diese verholzt und bleibt als sparriger Dorn erhalten. Ernte und Aufbereitung: Im inneren Mark der Astragalus-Pflanzen wird Schleim abgesondert. Dieser Vorgang setzt sich nach außen fort und ergreift die Hauptmarkstrahlen. Das ganze Schleimgewebe steht unter dem Quelldruck des Schleims, so daß der Schleim bei Verletzungen der Pflanze austritt, er kann aber auch ohne Verwundung herausgepreßt werden. Im Sommer bringt man an den Pflanzen Längsschnitte an, aus denen der Schleim austritt, um an der Luft zu Blättern (Tragantblättern) zu erstarren. Nach etwa 3 bis 4 Tagen kann dieser Blättertragant eingesammelt werden. Er ist die wertvolle Droge, unterteilt nach dem Aussehen in Weißblatt-, Blondblatt- und Goldblattware.

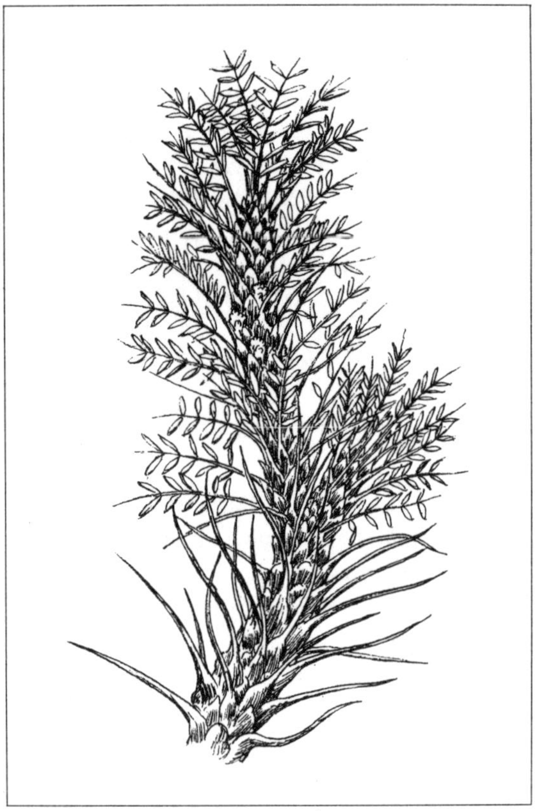

Mancherorts werden auch nur Löcher in den Stamm gestoßen, der aus ihnen austretende Schleim erstarrt zu faden- oder wurmförmigen Gebilden, die als Faden- oder Wurmtragant gehandelt werden. Der von der Pflanze aktiv ausgepreßte Schleim erstarrt meistens zu Körnern und wird als Körnertragant gehandelt.

**Inhaltsstoffe (Wirkstoffe):** Genaugenommen kann man beim Tragant nicht von wirksamen Inhaltsstoffen sprechen, denn der Tragant selbst ist der Wirkstoff. Er ist aus wasserlöslichem Tragacanthin, wasserunlöslichem, sehr stark quellendem Bessorin, Wasser und Stärke zusammengesetzt.

**Heilwirkung und Anwendung:** Wollte man den Tragant zu den Schleimdrogen rechnen, so wäre das zweifellos nicht falsch, doch auch nicht ganz richtig, weil der Schleim im Tragant von besonderer Art ist. Besser ist daher die Bezeichnung Gummischleim. Und auch die Anwendung von Tragant ist anders als die der üblichen Schleimdrogen. Tragant ist ein Abführmittel, das durch seine Quellwirkung den Darm zur Aktivität anregt. Das Maximum der Quellung wird im alkalischen Darmabschnitt erreicht, was sehr wichtig ist, weil die Abführwirkung auf einem Dehnungsreflex, der die Darmbewegung anregt, beruht. Es ist nicht ratsam, die Droge selbst zu verwenden, vielmehr werden Fertigpräparate gebraucht, die zusätzlich noch andere Abführmittel beinhalten, zum Beispiel das Normacol®. – In der Pharmazie spielte früher, als noch viel Pillen bereitet wurden, der Tragant eine große Rolle als Bindemittel. Die Pillen wurden durch ihn nicht nur zusammengehalten, sondern sein Quellvermögen sorgte nach der Einnahme für rechtzeitigen Zerfall der Pillen und somit für Freigabe der Wirkstoffe. Lebertran-Emulsionen, früher eine vielgebrauchte Arznei für Kinder, blieben haltbarer, wenn man sie mit Tragant versetzte. Zahnprothesenträger kennen Tragant auch als Haftpulver oder als Bestandteil von Haftcremes. – Schließlich diente und dient Tragant als geschmacksmildernde Zugabe zu bitteren und sauren Arzneien, denn Schleim verändert die Geschmacksempfindung.

**Nebenwirkungen:** Nebenwirkungen sind nicht bekannt.

# Zimt (Ceylonzimt)

*Cinnamomum zeylanicum Blume (Lauraceae).*

**Arzneilich verwendete Pflanzenteile:** Die geschälte Rinde und das daraus gewonnene ätherische Öl.

**Drogenbezeichnung:** Zimtrinde (Zimt) = *Cortex Cinnamomi,* Zimtöl = *Oleum Cinnamomi.*

**Botanik und Drogengewinnung:** Vorkommen und Pflanzenbeschreibung: Die in der Apotheke gebrauchte Zimtrinde stammt von einem auf Ceylon heimischen Baum. Die zylindrischen Zweige tragen gegenständig große ovale, kurzstielige Blätter, die nach Nelken duften. Die rispigen Blütenstände sind armblütig, die Blüten weißlich-grün und unscheinbar. Ernte und Aufbereitung: Die Zimtrinde stammt fast

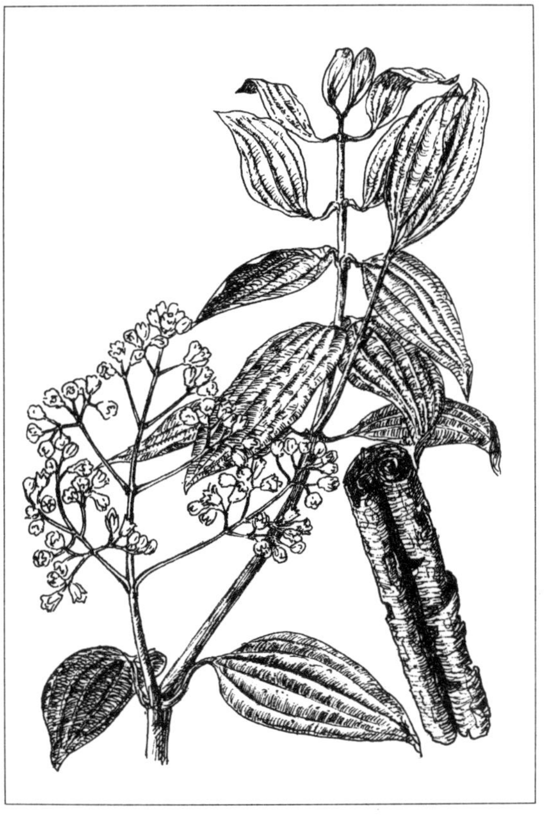

ausschließlich aus Kulturen, die in der Nähe von Gewässern angelegt werden, da die Pflanzen viel Grundwasser brauchen. Nach einigen Jahren ungestörter Entwicklung schlägt man die Stämmchen ab, damit sich an den Stümpfen Schößlinge bilden können. Nach etwa 2 Jahren werden diese Schößlinge zur Gewinnung der Droge abgeschnitten und von den Blättern befreit. In Abständen von 20 cm schneidet man rundherum ein und verbindet die Einschnitte mit Längsschnitten. Mit falzbeinartigen Messern wird die Rinde abgelöst. Zum Schälen zieht man die Rinde über einen Stock aus Zimtholz und schabt mit einem stumpfen Schälmesser die Außenschicht der Rinde ab. Mehrere abgeschabte Rindenstücke steckt man ineinander und hängt sie zum Trocknen auf. Nach dem Trocknen, das meistens im Freien an der Sonne geschieht, wird die Rinde sortiert und kommt so zum Versand. Das ätherische Öl wird durch Wasserdampfdestillation gewonnen.

**Inhaltsstoffe (Wirkstoffe):** Ätherisches Öl mit Zimtaldehyd und Eugenol, das in guter Droge mindestens zu 1% enthalten sein soll, und Gerbstoff.

**Heilwirkung und Anwendung:** Obgleich Zimt als ätherische Öldroge medizinisch durchaus als Magenmittel verwendbar wäre, scheint es der intensive Geruch zu sein, der die Zimtrinde als Arzneimittel verdrängt hat. Man gebraucht sie medizinisch in der Hauptsache als Geschmackskorrigens in Form von Zimtwasser oder als Zimtrinde gelegentlich noch in Magentees. – Die sogenannten Zimttropfen zur Stillung übermäßiger Monatsblutung sind mehr als Mittel der Volksmedizin zu betrachten, was auch auf die Mischung von Zimtöl mit Nelkenöl gegen Zahnschmerzen zutrifft.

**Anwendung als Gewürz:** Zimt in Stangen oder als Pulver ist das Gewürz für die Weihnachtsbäckerei, für Glühwein und Punsch, für Süßspeisen und Kompott. Von Feinschmeckern wird es auch als Würze für Geflügel, besonders für Gänse- und Entenbraten gebraucht. Man würzt damit – sparsam zwar – die Füllung und fördert auf diese Weise Duft und Geschmack des ganzen Bratens. Bestäubt man ganz sparsam Schinken, Koteletts (besonders vom Lamm) und Schnitzel vor dem Braten mit ein wenig Zimtpulver, so entfaltet sich dieses Gewürz in geradezu erstaunlicher Weise. – Zu gekochtem Fisch, Schweinebraten oder gekochtem Rindfleisch schmeckt Zimt vorzüglich. Und außerdem ist Zimt ein Bestandteil des heute so beliebten Curry.

**Nebenwirkungen:** Schäden, entstanden durch die Verwendung der Zimtrinde, sind nicht bekannt. Das reine ätherische Öl darf nicht überdosiert werden, da es in konzentrierter Form Haut und Schleimhaut reizt.

# Heilpflanzen aus alten Arzneibüchern

## Ackerschotendotter giftig

*Erysimum cheiranthoides L. (Cruciferae).*
Volksnamen: Gänsesterbkraut, Schöterich.
**Drogenbezeichnung:** Ackerschotendotterkraut = *Herba Erysimi.*
Vorkommen: Bei uns auf Äckern und Schuttplätzen. Aussehen: Einjähriges Kraut, etwa 20 bis 40 cm hoch, mit ganzrandig oder unregelmäßig gezähnten Blättern und Kreuzblüten. Ganze Pflanze angedrückt behaart.
**Wirkstoffe:** Herzwirksame Glykoside, die in der Wirkung dem Fingerhut ähnlich sind.
**Anwendung:** Gelegentlich als Herzmittel und zur Beruhigung des Krampfhustens.

## Alkanna

→ Farbfoto Seite 402
*Alkanna tinctoria (L.) Tausch. / Syn. Anchusa tinctoria L. (Boraginaceae).*
Volksnamen: Alkermes, Färberkraut, rote Ochsenzunge, Schminkwurz.
**Drogenbezeichnung:** Alkannawurzel = *Radix Alkannae (Radix Anchusae).*
Vorkommen: Im Mittelmeergebiet (auch kultiviert), Ungarn. Aussehen: Ein stattliches Borretschgewächs mit bis zu 25 cm langen Wurzeln, rauh behaartem Stengel und großen, ebenfalls stark rauh behaarten Blättern.
**Wirkstoffe:** 2 rote Farbstoffe (Alkannarot und Anchusarot), Gerbstoff, Harz und andere.
**Anwendung:** Früher zum Gurgeln und als Magenmittel gebraucht. Heute vornehmlich zum Färben von Lebensmitteln (zugelassener Farbstoff).

## Alpenampfer

*Rumex alpinus L. (Polygonaceae).*
Volksnamen: Blacke, Mönchsrhabarber, Saublacke.
**Drogenbezeichnung:** Der Wurzelstock = *Rhizoma Rumicis alpini.*
Vorkommen: Hauptsächlich in den Alpen. In der Nähe von Sennhütten sehr häufig. Aussehen: Ausdauernde Staude mit langgestielten Blättern, die 50 cm lang und 20 cm breit werden können. Blühstengel etwa 1 m hoch, Blüten dicht stehend, unscheinbar, grünlichgelb bis rot.
**Wirkstoffe:** Antrachinon-Derivate, Bitterstoffe.
**Anwendung:** In den Alpenländern früher beliebtes Abführmittel.

## Alpenveilchen

*Cyclamen purpurascens Mill. / Syn. Cyclamen europaeum L. emend. Ait. (Primulaceae).*
Volksnamen: Erdbrot, Erdscheibe, Saubrot.
**Drogenbezeichnung:** Alpenveilchenknolle = *Rhizoma Cyclaminis.*
Vorkommen: In den europäischen Gebirgswäldern, bei uns im Reichenhaller Gebiet. Aussehen: Unserer beliebten Zimmerpflanze im Aussehen überaus ähnlich, doch erheblich kleiner und zarter.
**Wirkstoffe:** Saponinglykoside (Cyclamin), Triterpen-Saponine.
**Anwendung:** Früher als drastisches Abführmittel. In der Homöopathie als Nervenmittel und gegen Gicht, Rheuma und verschiedene Schmerzzustände.

## Amerikanischer Faulbaum

*Rhamnus purshianus DC. (Rhamnaceae).*
**Drogenbezeichnung:** Amerikanische Faulbaumrinde = *Cortex Rhamni Purshianae = Cortex Cascarae sagradae.*
Vorkommen: Nordamerika. Aussehen: Strauch oder Baum von 6 bis 18 m Höhe. In jungem Zustand mit filzigen Zweigen. Kleingezähnte breit-eiförmige Blätter und kleine achselständige Blüten, die zu kreiselförmigen Früchten von schwarz-purpurner Farbe heranreifen.

**Wirkstoffe:** Über 20 Anthraderivate (abführend wirkende Stoffe), Bitterstoffe und andere.
**Heilwirkung und Anwendung:** Besonders bei chronischer Verstopfung in Form galenischer Zubereitungen.

# Amerikanischer Schneeball

giftig

*Viburnum prunifolium L. (Caprifoliaceae).*
Volksnamen: Frauenball, Gartenschneeball, Viburnum.
**Drogenbezeichnung:** Schneeballrinde = *Cortex Viburni prunifolii.*
Vorkommen: In Nordamerika heimisch, bei uns in Gärten angebaut. Aussehen: Strauchartiger Baum, der bis zu 8 m hoch werden kann und mit weißen, in schirmförmigen Trugdolden angeordneten Blüten im Mai blüht.
**Wirkstoffe:** Uteruswirksames Sedativum (Saligenin), Arbutin, spasmolytisch wirkende Saponine, Flavone, Gerbstoffe und andere.
**Anwendung:** Als Frauenmittel in den Wechseljahren und gegen Menstruationsbeschwerden in galenischen Zubereitungen, auch in der Homöopathie.

# Ammoniacum

*Dorema ammoniacum Don. (Umbelliferae).*
Volksnamen: Ammoniakgummi, Armenischer Gummi.
**Drogenbezeichnung:** Das aus der Pflanze ausgetretene Gummiharz nennt man *Ammoniacum* (auch *Gummiresina Ammoniacum).*
Vorkommen: Steppen und Wüsten im Iran, Turkistan, Afghanistan, Südsibirien. Aussehen: Eine mächtige Staude, die bis 2 m hoch wird und einen 5 cm dicken hohlen Stengel ausbildet. Alle Teile der Pflanze sondern schon bei geringster Verletzung weißen Milchsaft ab.
**Wirkstoffe:** Harz, Gummi, ätherisches Öl.
**Anwendung:** Ammoniacum war früher häufig Bestandteil von Hustenarzneien (auch in der Tiermedizin), es wurde gelegentlich als Entwässerungsmittel gebraucht, hauptsächlich jedoch zur Pflasterbereitung.

# Angosturabaum

*Cusparia officinalis (Willd.) Engl. / Syn. Galipea officinalis Hancock (Rutaceae).*
**Drogenbezeichnung:** Angosturarinde = *Cortex Angosturae.*
Vorkommen: Im tropischen Südamerika und Westindien. Aussehen: Ein 10 bis 20 m hoher Baum, der mit 1- bis 3zähligen Blättern ausgestattet ist.
**Wirkstoffe:** Alkaloide und Nebenalkaloide, Bitterstoffe (Angosturin), Glykoside, ätherisches Öl.
**Anwendung:** Zur Kräftigung und Stärkung als aromatisches Bittermittel, vornehmlich in galenischen Zubereitungen. – Als Gewürz.

# Arekapalme

*Areca catechu L. (Palmae).*
**Drogenbezeichnung:** Arekasamen = *Semen Arecae.*
Vorkommen: Vorder- und Hinterindien, Pakistan und Ceylon, China, Formosa, Malaiischer Archipel und viele andere tropische Gebiete (auch kultiviert). Aussehen: Eine bis zu 24 m hohe, 30 bis 50 cm dicke Fächerpalme.
**Wirkstoffe:** Areculin und andere Alkaloide, Gerbstoffe, Schleim, Harz, Fett und andere.
**Anwendung:** Früher beliebtes Wurmmittel, besonders in der Tiermedizin, seltener gegen Durchfälle.

# Asant

*Ferula assa-foetida L.* und andere Ferula-Arten *(Umbelliferae).*
Volksnamen: Stinkasant, Stinkharz, Teufelsdreck.

**Drogenbezeichnung:** Gummiharz der Wurzel = *Asa foetida.*
Vorkommen: Ostiran, Afghanistan, in Salzsteppen. Aussehen: Zunächst nur eine Rosette großer gestielter Blätter ausbildend, entwickelt sich im 5. Jahr ein bis 3 m hoher und 10 cm dicker Stengel mit gefiederten Blättern und doppeldoldigen Blütenständen.
**Wirkstoffe:** Harz mit 60% Ferulasäureester des Asaresitannol, Kumarine, ätherisches Öl und andere.
**Anwendung:** In Form galenischer Zubereitungen gegen Blähungen und Darmträgheit (auch in der Homöopathie). Im Ursprungsland auch als Gewürz.

# Bärenklau

*Heracleum spondylium L. (Umbelliferae).*
Volksname: Wiesenbärenkraut.
**Drogenbezeichnung:** Bärenklaukraut = *Herba Brancae ursinae.*
Vorkommen: In ganz Europa und Teilen von Asien. Aussehen: Ein großes Doldengewächs mit rauh behaarten Stengeln und Blättern, großer Dolde und auffallenden Blattscheiden.
**Wirkstoffe:** Ätherisches Öl, Kumarine, Bitterstoffe.
**Anwendung:** In der Volksheilkunde hauptsächlich gegen Durchfälle verschiedenster Ursache, die mit Blähungen einhergehen.

# Baumwollpflanze

Verschiedene Gossypium-Arten *(Malvaceae).*
**Drogenbezeichnung:** Baumwollwurzelrinde = *Cortex Gossypii radicis.*
Vorkommen: In tropischen und subtropischen Ländern kultiviert (hauptsächlich zum Zwecke der Baumwollgewinnung). Aussehen: Strauch mit gelben Blüten. Je nach Rasse oder Art verschieden hoch.
**Wirkstoffe:** Harzartige Substanzen von roter und gelber Farbe.
**Anwendung:** Besonders in der Homöopathie als Frauenmittel gegen Beschwerden der Wechseljahre und unregelmäßige Periode. In Form galenischer Zubereitungen aus der Wurzelrinde als Ersatz für Mutterkorn – *Secale cornutum.*

# Bay-Baum

*Pimenta racemosa (Mill.) W. Moore / Syn. Pimenta acris Kostel. (Myrtaceae).*
**Drogenbezeichnung:** Das Öl aus den Blättern des Bay-Baumes wird *Oleum Bay,* auch *Oleum Myrciae* genannt.
Vorkommen: Zentralamerika, Kamerun, Ostafrika und andere warme Gegenden. Aussehen: Immergrüner Baum mittlerer Größe, mit dünnem Stamm und weißlicher Rinde.
**Wirkstoffe:** Das ätherische Öl ist dem Nelkenöl sehr ähnlich. Es enthält neben anderen Stoffen Eugenol und Chavicol.
**Anwendung:** Bayöl verarbeitet man zu Haarwässern.

# Benzoe

*Styrax tonkinense (Pierre) Craib. (Styracaceae)* und andere Styrax-Arten.
**Drogenbezeichnung:** Harzartige Produkte, die durch Einschnitte in den Stamm gewonnen werden, nennt man Benzoe = *Resina Benzoe.*
Vorkommen: Indisch-malaiisches Gebiet. Aussehen: Alle Styrax-Arten sind mittelgroße Bäume mit dünner Rinde.
**Wirkstoffe:** Benzoesäure und deren Ester, etwas Vanillin.
**Anwendung:** In Form der Tinktur noch gelegentlich als schleimlösendes Mittel, als Zusatz zu Salben, die mit Schweineschmalz bereitet werden (um das Ranzigwerden zu verhindern). Auch Zusatz für Mundwasser.

# Bergamotte

*Citrus aurantium L. ssp. bergamia Engler (Rutaceae).*
**Drogenbezeichnung:** Bergamottöl (ätherisches Öl aus der Fruchtschale) = *Oleum Bergamottae.*
Vorkommen: In fast allen subtropischen Gebieten angebaut. – Heimat Westindien. Aussehen: Der Bergamottbaum ist eine Unterart (ssp.) des Orangenbaums und sieht diesem ähnlich.
**Wirkstoffe:** Das ätherische Öl enthält etwa 40% Linalylacetat und zahlreiche andere Komponenten wie Limonen, Terpineol, Bergapten, Bisabolen, Nerol und andere.
**Anwendung:** Bergamottöl ist Bestandteil vieler Duftwässer. Es wurde früher auch in der Zahnmedizin, zur Desinfektion bei Operationen und gegen eiternde Wunden empfohlen. Innerlich bei Verdauungsstörungen.

# Bertram

*Anacyclus pyrethrum (L.) Link. / Syn. Anthemis pyrethrum L. (Compositae).*
Volksnamen: Römischer Bertram, Speichelwurzel, Zahnwurzel.
**Drogenbezeichnung:** Bertramwurzel = *Radix Pyrethri romani.*
Vorkommen: Mittelmeergebiet, Nordafrika, Syrien, Arabien (auch kultiviert). Aussehen: Eine 45 cm hohe, krautige Pflanze mit Blütenköpfchen, die meistens nur aus Strahlenblüten bestehen.
**Wirkstoffe:** Scharfes Harz, Gerbstoff, etwas ätherisches Öl.
**Anwendung:** In der Homöopathie bei Rheuma und Neuralgien. – Zur Anregung des Speichelflusses, gegen rheumatische Zahnerkrankungen, auch als Tonikum bei Verdauungsschwäche.

# Blasentang

→ Farbfoto Seite 420
*Fucus vesiculosus L. (Fucaceae).*
**Drogenbezeichnung:** Blasentang = *Fucus vesiculosus.*
Vorkommen: An den Küsten der Nordsee und des Atlantischen und Stillen Ozeans. Aussehen: Bis über 1 m lange Braunalge mit blasigen Abschnitten.
**Wirkstoffe:** Jod- und Bromverbindungen, Pflanzenschleim, Mannit.
**Anwendung:** Noch gelegentlich in Blutreinigungs- und Schlankheitstees, auch gegen Arteriosklerose. Vorsicht!

# Brechnuß

tödlich giftig

*Strychnos nux-vomica L. (Loganiaceae).*
Volksnamen: Brauntaler, Krähenaugen.
**Drogenbezeichnung:** Brechnussamen = *Semen Strychni.*
Vorkommen: Asien, Vorderindien, Ceylon, Java, Afrika, Nordaustralien. Aussehen: 10 bis 15 m hoher Baum mit kreuzgegenständigen Blättern und Blüten und mit weißer tellerförmiger Krone. Die Frucht ist eine große (bis 6 cm im Durchmesser) orangerote Beere.
**Wirkstoffe:** Strychnin, Brucin und verschiedene Nebenalkaloide, Bitterstoffe, Cholin und andere.
**Anwendung:** In Form galenischer Zubereitungen als Anregungsmittel bei Schwächezuständen – besonders im Verdauungstrakt. Gelegentlich als Kreislaufmittel. In der Homöopathie viel gebraucht bei Verdauungsbeschwerden, Muskelrheuma und bei psychischen Störungen.

# Buche

*Fagus sylvatica L. (Fagaceae).*
**Drogenbezeichnung:** Der Teer, den man durch trockene Destillation (Erhitzen unter Luftab-

schluß) aus Buchenholz gewinnt, wird *Oleum Fagi empyreumaticum* genannt = *Pix Fagi.*
Vorkommen: Häufig in den Wäldern Mitteleuropas, Westrußlands und des Kaukasus. Aussehen: Ein stattlicher Baum mit grauer Rinde und zarten elliptischen Blättern.
**Wirkstoffe:** Guajacol, Cresole.
**Anwendung:** Früher bei verschiedenen Hautleiden sowie gegen Gicht und Rheuma gebraucht (als Einreibung oder als Salbe).

## Bukkostrauch

*Barosma betulina (Thunb.) Bartl. et Wendl.* und *B.crenulata (L) Hook. (Rutaceae).*
Volksnamen: Buchubaum, Breitbuchu.
**Drogenbezeichnung:** Bukko(Bucco)blätter = *Folia Bucco.*
Vorkommen: In Südafrika heimisch. Aussehen: Ein kleiner Strauch mit stark aromatisch riechenden, gegenständigen Blättern, 5zähligen Blüten und geschnäbelten Teilfrüchten.
**Wirkstoffe:** Ätherisches Öl, Harz, Schleim, Gummi, Hesperidin, Rutin.
**Anwendung:** Als leichtes harntreibendes Mittel bei Blasenkatarrhen in verschiedenen Blasentees.

## Cajeputstrauch

*Melaleuca leucadendron L.* und verschiedene Varietäten *(Myrtaceae).*
**Drogenbezeichnung:** Das ätherische Öl aus den Zweigspitzen und Blättern nennt man *Oleum Cajeputi* = Cajeputöl.
Vorkommen: Malaiische Inseln, Australien, Philippinen, Java. Aussehen: Immergrüner Strauch oder kleiner Baum mit leicht ablösbarer Rinde und sichelförmigen Blättern.
**Wirkstoffe:** Cajeputöl (ist dem Eukalyptusöl ähnlich); es enthält ebenfalls bis zu 70% Cineol.
**Anwendung:** Innerlich und äußerlich gegen Erkältungen, doch im Vergleich mit Eukalyptusöl nur selten gebraucht.

## Calabarstrauch

sehr giftig

*Physostigma venenosum Balfour. (Leguminosae).*
**Drogenbezeichnung:** Die Samen, Calabarbohnen = *Semen Physostigmatis* = *Semen Calabar* = *Fabae Calabaricae.*
Vorkommen: Tropisches Westafrika, Indien, Brasilien. Aussehen: Kletterstrauch mit 3zähligen großen Blättern, länglichen Nebenblättern, roten oder violetten Schmetterlingsblüten, in Trauben angeordnet.
**Wirkstoffe:** Alkaloide (Physostigmin = Eserin), Nebenalkaloide, Harze, Eiweißstoffe, ätherisches Öl und andere.
**Anwendung:** Als Droge nur noch in der Tiermedizin bei Koliken. – Zur Gewinnung von Physostigmin, einem giftigen Alkaloid.

## Campecheholz

*Haematoxylon campechianum L. (Leguminosae).*
Volksnamen: Blauholz, schwarzes Brasilholz, westindisches Blutholz.
**Drogenbezeichnung:** Das rote Kernholz der Stammpflanze heißt *Lignum Campechianum (Lignum Haematoxyli).*
Vorkommen: In Zentralamerika heimisch, dort und auf einigen westindischen Inseln (Jamaika) und im tropischen Asien kultiviert. Aussehen: Knorriger Baum, der bis zu 16 m hoch wird, paarig gefiederte Blätter und dornige Nebenblätter besitzt.
**Wirkstoffe:** Haematoxylin, Gerbstoffe, Harze.
**Anwendung:** Wegen der Gerbstoffe gebrauchte man das Campecheholz früher in der Kinderpraxis als Durchfallmittel. Nach Anwendung färbt sich der Harn rot.

## Chillies

*Capsicum fastigiatum Bl.* und andere Capsicum-Arten *(Solanaceae).*

Volksname: Cayennepfeffer.
**Drogenbezeichnung:** Die getrockneten Früchte werden Chillies genannt.
Vorkommen: Die Heimat dürfte das tropische Amerika sein, doch Chillies werden vielerorts und in vielen Spielarten gezogen. Aussehen: Das hauptsächliche Unterscheidungsmerkmal von den verschiedenen Paprika-Arten sind die kleineren Früchte.
**Wirkstoffe:** Der Gehalt an Capsaicin, dem Scharfstoff, ist erheblich größer als bei Paprika.
**Anwendung:** Hauptsächlich als Gewürz in tropischen Gegenden. Seit man weiß, daß besonders die Scharfstoffe der Chillies den Kreislauf entlasten, verwendet man auch in europäischen Küchen dieses Gewürz mehr und mehr. Eine spezifisch medizinische Anwendung gibt es nicht.

## Chrysarobin

giftig

*Andira araroba Aguiar (Leguminosae).*
Volksname: Goapulver.
**Drogenbezeichnung:** Harz aus den Höhlungen der Stämme der Stammpflanze gewonnen = Rohchrysarobin = *Araroba* = Goapulver.
Vorkommen: Wälder Brasiliens. Aussehen: 20 bis 30 m hoher Baum mit bis zu 2,50 m dicken Stämmen, in deren Innerem sich harzgefüllte Hohlräume befinden. Die Blüten sind typische Schmetterlingsblüten.
**Wirkstoffe:** Ein Gemisch freier Anthrone und Anthrachinone, Bitterstoffe, Harze, Ararobinol.
**Anwendung:** Chrysarobin ist ein Hautreizmittel, das bei Hautleiden (zum Beispiel Schuppenflechte) auch heute noch in Lösungen und Salben gebraucht wird.

## Citronellgras

*Cymbopogon nardus (L.) W. Wats. / Syn. Cymbopogon winterianus Jowitt. (Gramineae).*
**Drogenbezeichnung:** Das ätherische Öl aus der Pflanze heißt *Oleum Citronellae,* auch *Oleum Melissae indicum* genannt.
Vorkommen: In Ost- und Westindien kultiviert. Aussehen: Ein hohes Gras, das stark aromatisch riecht.
**Wirkstoffe:** Das ätherische Öl ist aus unendlich vielen Einzelsubstanzen zusammengesetzt. Geraniol und Citronellal überwiegen.
**Anwendung:** Wie alle ätherischen Öle wirkt auch Citronellöl leicht reizend und desinfizierend. Es ist Bestandteil verschiedener Einreibungen gegen Rheuma, vor allem aber auch des Melissengeistes aus der Apotheke *(Spiritus Melissae compositus).*

## Dill

*Anethum graveolens L. (Umbelliferae).*
Volksnamen: Blähkraut, Dillich, Gurkenkümmel.
**Drogenbezeichnung:** Dillfrüchte = *Fructus Anethi.*
Vorkommen: Die Heimat ist der Orient. Anbau in vielen Ländern, auch in Süddeutschland. Als Gewürzpflanze in Gärten gezogen und daraus verwildert. Aussehen: Doldengewächs mit auffallend schmalen Fiederblättchen.
**Wirkstoffe:** Ätherisches und fettes Öl.
**Anwendung:** Dillfrüchte treiben die Winde und regen den Appetit an. Eine leicht harntreibende Wirkung wurde nachgewiesen. Auch soll die Milchsekretion der Wöchnerinnen angeregt werden. Gewürzkraut besonders für Gurken, doch auch für Salate und Eintöpfe. Gelegentlich auch als Käse- und Fischgewürz gebraucht (frisches Kraut).

## Djambubaum

*Psidium guayava L. (Myrtaceae).*
Volksname: Guayavabaum.
**Drogenbezeichnung:** Djambublätter = *Folia Djamboe.*
Vorkommen: Im tropischen Amerika hei-

misch, in vielen Tropengebieten kultiviert, besonders in Indien und Ägypten. Aussehen: Strauch oder kleiner Baum (bis 8 m) von myrtenartigem Aussehen.
**Wirkstoffe:** Gerbstoffe, ätherisches Öl, Harze und Fett.
**Anwendung:** Bei chronischen Magen- und Darmkatarrhen. Gelegentlich Bestandteil von Magentees.

# Drachenblutbaum

*Daemonorops draco Bl. (Palmae)* und andere Arten.
Volksnamen: Drachenblutpalme, Rotangharzbaum.
**Drogenbezeichnung:** Das aus den Früchten gewonnene Harz nennt man *Resina Draconis.*
Vorkommen: In den sumpfigen Wäldern Hinterindiens. Aussehen: Sehr lange Kletterpflanzen mit großen derben Blättern.
**Wirkstoffe:** Das rote Harz besteht aus einem Gemisch verschiedener Ester der Benzoesäure und Benzoylessigsäure.
**Anwendung:** Früher ein Mittel gegen Durchfall und in Zubereitungen gegen Mundschleimhautentzündung. Heute gelegentlich noch als Färbemittel in Zahnpulvern.

# Elemi (Manila-Elemi)

*Canarium luzonicum (Blume) Gray (Burseraceae).*
**Drogenbezeichnung:** Harz aus den Stämmen = *Resina elemi.*
Vorkommen: Tropisches Asien, Philippinen, Molukken. Aussehen: Ein 15 bis 35 m hoher Baum mit einem Durchmesser von etwa 1 m, unpaarig gefiederten Blättern, deren Blättchen 12 bis 20 cm lang werden.
**Wirkstoffe:** Ätherisches Öl, Harze, Bitterstoffe.
**Anwendung:** Früher beliebter Zusatz zu Salben und Pflastern gegen Geschwüre.

# Erdnuß

*Arachis hypogaea L. (Leguminosae).*
Volksnamen: Casamance, Erdeichel, Erdmandel.
**Drogenbezeichnung:** Das fette Öl aus den Kernen nennt man *Oleum Arachidis.*
Vorkommen: In Brasilien heimisch, wird heute die Erdnuß in zahlreichen tropischen und subtropischen Gebieten angebaut. Aussehen: Die einjährige Pflanze wird 40 bis 70 cm hoch und gleicht etwas unserer Erbse. Nach der Befruchtung bohren sich die Blütenstiele ungefähr 5 cm in die Erde, wo die Früchte reifen.
**Wirkstoffe:** Das medizinisch gebrauchte Öl besteht aus Glyceriden verschiedener Fettsäuren, besonders der Ölsäure.
**Anwendung:** In verschiedenen pharmazeutischen Präparaten wie Salben, Emulsionen und anderen findet man das reizlose Erdnußöl verarbeitet.

# Eselsdistel

*Onopordum acanthium L. (Compositae).*
**Drogenbezeichnung:** Eselsdistelkraut = *Herba Onopordonis acanthii.*
Vorkommen: In ganz Europa und auch in Rußland. Bei uns an Wegrändern und auf Ödland (Schuttplätzen). Aussehen: Stengel bis 2 m hoch, stachelig geflügelt, wenig verzweigt. Blätter stachelig gelappt, Blütenköpfchen einzeln.
**Wirkstoffe:** Alkaloide, Aesculin, Flavonylglykoside, Gerbstoffe, Bitterstoffe und andere.
**Anwendung:** Die Eselsdistel ist ein altes Volksheilmittel bei Husten, Gallebeschwerden und schlecht heilenden Wunden.

# Euphorbium

giftig

*Euphorbia resinifera Berg. / Syn. E. officinarum (Euphorbiaceae).*
**Drogenbezeichnung:** Der eingetrocknete

Milchsaft der Stammpflanze ist die Droge *Euphorbium.*
Vorkommen: Marokko. Aussehen: Ein steifer, am Grund stark verästelter Strauch von kaktusähnlichem Aussehen. Höhe etwa 0,50 bis 1,50 m.
**Wirkstoffe:** Scharfe hautreizende Harze, Bitterstoffe, Euphorbon, Kalzium- und Natriumsalze, Kautschuk und andere.
**Anwendung:** Früher Bestandteil von Abführpräparaten und milden Hautreizpflastern für die Tiermedizin. In der Homöopathie bei Hautleiden und Katarrhen (auch gegen Durchfälle).

## Fabianakraut

*Fabiana imbricata Ruiz. et Pav. (Solanaceae).*
**Drogenbezeichnung:** Fabianakrautspitzen = *Herba Fabianae, Sumnitates Fabianae, Herba Pichi-Pichi.*
Vorkommen: In den Gebirgsgegenden von Chile heimisch. Aussehen: Ein immergrüner Strauch, der 1 bis 2 m hoch wird und der Erika ähnlich sieht.
**Wirkstoffe:** Ätherisches Öl mit Fabianol, Gerbstoffe, Glykoside, Fett und Wachs, Phytosterin, das Alkaloid Fabianin und andere.
**Anwendung:** Nur noch selten als Desinfektionsmittel der Blase und der ableitenden Harnwege. Auch in der Homöopathie.

## Feigenbaum

→ Farbfoto Seite 402
*Ficus carica L. (Moraceae).*
**Drogenbezeichnung:** Feigen = reife Scheinfrüchte = *Caricae, Fructus Caricae.*
Vorkommen: Im Mittelmeerraum und in allen warmen Zonen kultiviert. Aussehen: Es gibt zahlreiche Arten, Unterarten und Rassen, doch alle sind sie baum- oder strauchförmig und entwickeln birnenförmige Fruchtstände.
**Wirkstoffe:** Invertzucker, Pektin, verschiedene Vitamine, Fruchtsäuren, Fermente, Schleim.
**Anwendung:** Als leichtes Abführmittel, als Zusatz zu Hustentees und als Korrigens in galenischen Zubereitungen (Sirupus Caricae comp.).

## Fetthenne giftig

*Sedum telephium L. (Crassulaceae).*
Volksnamen: Großes Fettkraut, Heilblatt, Stierkraut.
**Drogenbezeichnung:** Fetthennenblätter = *Folia Sedi telephii.*
Vorkommen: An sonnigen und trockenen Hängen, an Mauern und Schuttplätzen. Aussehen: 20 bis 60 cm hoch, bläulich-grüne Stengel, gegenständige Blätter, fleischige, rötliche, gelbliche oder grünlich-weiße Blüten in reichblütigen Trugdolden.
**Wirkstoffe:** Mehrere Alkaloide, Gerbstoffe, Schleim, Flavonoide.
**Anwendung:** In der Volksmedizin gelegentlich als wassertreibendes Mittel und zum Auflegen auf Wunden gebraucht.

## Flatterbinse

*Juncus effusus L. (Juncaceae).*
**Drogenbezeichnung:** Flatterbinsenwurzel = *Radix Junci.*
Vorkommen: Über die ganze Erde verbreitet, auf nassen Wiesen, Bach- und Flußufern, an feuchten Waldstellen. Aussehen: Ein Binsengewächs, das dichten Rasen bildet, lebhaft grüne Stengel ausbildet und gelbe oder braune Niederblätter besitzt.
**Wirkstoffe:** Gerbstoffe, reichlich Kieselsäure.
**Anwendung:** Leichtes Entwässerungsmittel für sogenannte Blutreinigungskuren.

## Fliegenpilz giftig

*Amanita muscaria L. (Basidiomyzetae) / Syn. Agaricus muscarius Pers.*

Vorkommen: Man findet den Fliegenpilz im Spätsommer und Frühherbst recht häufig unter Eichen und Birken. Aussehen: Der Märchenpilz unserer Wälder dürfte mit seinem weißen Stiel, dem roten Hut und den weißen Flecken darauf jedermann bekannt sein.
**Wirkstoffe:** Muskarin, Muskaridin und weitere Giftstoffe.
**Anwendung:** Wir kennen den Fliegenpilz nur als Giftpilz, doch in Osteuropa (Rußland) verwendet man ihn als Rauschgift, bereitet aber auch daraus Arzneien, die gegen Schmerzen (hauptsächlich Nervenschmerzen) verwendet werden. In der Homöopathie gegen Beschwerden der Wechseljahre, Blasen- und Darmkrämpfe und allgemeine Übererregbarkeit.

# Flohsamenkraut

→ Farbfoto Seite 402
*Plantago afra L. / Syn. Plantago psyllium L. (Plantaginiaceae).*
**Drogenbezeichnung:** Flohsamen = *Semen Psyllii (Semen Pulicariae).*
Vorkommen: Mittelmeerraum (angebaut in Südfrankreich), Rußland, Nordafrika. Aussehen: 15 bis 30 cm hohes Wegerichgewächs.
**Wirkstoffe:** Viel Schleim, Aucubin, Eiweißstoffe, Gerbstoffe, Enzyme und andere.
**Anwendung:** Als Schleimdroge ähnlich wie Leinsamen gebraucht, leichtes Abführmittel, reizmilderndes Hustenmittel.

# Frauenwurzel

*Caulophyllum thalictroides L. Michx. (Berberidaceae).*
Volksnamen: Blauer Hahnenfuß, Löwenblatt.
**Drogenbezeichnung:** Frauenwurzel = *Radix Caulophylli.*
Vorkommen: Kanada, am Missouri, in Nebraska, auch in Asien und Japan.
**Wirkstoffe:** Methylcytisin, ein Alkaloid. Glykoside, Harze, Saponine, organische Säuren und Fermente.
**Anwendung:** In der Heimat als Wehenmittel. Bei uns – ganz besonders in der Homöopathie – gegen klimakterische Beschwerden, Gebärmutterschmerzen, Regelstörungen und Stauungen im Venengebiet.

# Fuchskreuzkraut

*Senecio nemorensis subspecies fuchsii – Senecio fuchsii C. C. Gmel. (Compositae).*
**Drogenbezeichnung:** Fuchskreuzkraut = *Herba Fuchsii.*
Vorkommen: Bei uns in Mittelgebirgsregionen auf Kahlschlägen. Aussehen: Größe unterschiedlich (0,50 bis 2 m), im unteren Teil verholzte Staude, reich verästelt, Blütenköpfchen mit leuchtend gelben Strahlenblüten.
**Wirkstoffe:** Ein Alkaloid und Rutin.
**Anwendung:** Heute nur noch in der Volksmedizin zur Blutstillung, wegen der Giftwirkung auf die Leber kaum noch gebraucht.

# Galbanum

*Ferula galbaniflua Boiss. et Buhse (Umbelliferae).*
Volksname: Mutterharz.
**Drogenbezeichnung:** Eingetrocknetes Gummiharz = *Galbanum.*
Vorkommen: Persien und Afghanistan. Aussehen: 1 bis 2 m hohes Doldengewächs, das im Stengelmark Milchsaftkanäle führt.
**Wirkstoffe:** Harze und Gummisubstanzen, etwas ätherisches Öl und antibakteriell wirkende Stoffe.
**Anwendung:** Früher innerlich in Form der Tinktur bei Katarrhen und Menstruationsbeschwerden. Heute gelegentlich in Rheumaeinreibungen.

# Gamander

*Teucrium chamaedrys L. (Labiatae).*
Volksnamen: Kalenderkraut, Schaffkraut.

**Drogenbezeichnung:** Gamanderkraut (blühend) = *Herba Chamaedryos.*
Vorkommen: Die Pflanze kommt bei uns in Europa an sonnigen Rainen, auf Geröll und auf Kalkböden vor. Aussehen: Ein kleiner Halbstrauch von etwa 25 cm Höhe mit runden Zweigen, die gelegentlich rotviolett angelaufen sind. Blättchen gegenständig, gezähnt; Blüten rosarot in den Achseln der oberen Blätter.
**Wirkstoffe:** Ätherisches Öl, Bitterstoffe, Gerbstoffe.
**Anwendung:** Als Magenmittel und bei Darm- und Gallestörungen. Zur Appetitanregung, gelegentlich auch bei Gicht.

## Gartenrose

*Rosa gallica L. (Rosaceae).* – Viele Kulturformen.
**Drogenbezeichnung:** Rosenblüten = *Flores Rosae,* Rosenöl = *Oleum Rosae.*
Vorkommen: In Gärten und Kulturen. Aussehen: Die verschiedensten Formen unserer duftenden Gartenrosen. Von hellroter bis dunkelroter Farbe.
**Wirkstoffe:** Gerbstoffe, ätherisches Öl, Antocyane, Flavonglykoside und andere.
**Anwendung:** Medizinisch verwendete man früher die Rosenblüten gegen Durchfall wegen des Gerbstoffgehalts. Heute hauptsächlich zur Gewinnung des Rosenöls, mit dem – zwar nur noch selten – medizinische Salben parfümiert werden (zum Beispiel Ungt. leniens).

## Geißraute

→ Farbfoto Seite 402
*Galega officinalis L. (Leguminosae).*
Volksname: Geißklee.
**Drogenbezeichnung:** Geißrautenkraut = Geißklee = *Herba Galegae officinalis (Herba Rutae caprariae).*
Vorkommen: Ost- und Südeuropa, Rußland, Kleinasien. Aussehen: Ausdauerndes Kraut von 60 bis 120 cm Höhe und unpaarig gefiederten, 6- bis 8jochigen Blättern. Die bläulichen Schmetterlingsblüten sitzen in langgestielten Trauben.
**Wirkstoffe:** Guanidinderivate, Flavonglykoside, Gerbstoffe, Saponine, Bitterstoffe.
**Anwendung:** In der Volksmedizin zur Verstärkung der Milchsekretion und als Mittel gegen Diabetes (davor möchte ich warnen). Auch als leicht wassertreibendes Mittel.

## Gelber Jasmin giftig

*Gelsemium sempervirens (L.) Ait. (Loganiaceae).*
**Drogenbezeichnung:** Gelbe Jasminwurzel = *Radix (Rhizoma) Gelsemii.*
Vorkommen: Atlantisches Nordamerika. Aussehen: Ein Schlinggewächs mit lanzettlichen gestielten Blättern, weißen oder gelblichen, wohlriechenden Blüten mit großer glockiger Krone.
**Wirkstoffe:** Giftige Alkaloide, Gelsemicin, Gelsemin, Sempervirin und andere, Harz, ätherisches Öl, Gerbstoffe.
**Anwendung:** In Form von Fertigpräparaten - zwar sehr selten – gegen Keuchhusten, Migräne und Angina pectoris (Herzbeklemmung).

## Gewürzsumach

*Rhus aromatica Aiton (Anacardiaceae).*
Volksname: Süßer Sumach.
**Drogenbezeichnung:** Wurzel- und Zweigrinde = *Cortex Rhois aromaticae.*
Vorkommen: Nordamerika (im Atlantikbereich). Aussehen: Ein 1 bis 2 m hoher Strauch mit wechselständigen Blättern, die dreizählig und etwa 10 cm lang sind. Blüten klein und gelbgrün, in Scheinähren angeordnet, Steinfrucht kugelig, gelbrot, behaart.
**Wirkstoffe:** Gerbstoffe, Harze, ätherisches Öl und andere.
**Anwendung:** Die Droge wirkt beruhigend auf

die Blase und kann gegen Bettnässen eingesetzt werden. Wegen der Gerbstoffe kann man sie auch bei Magen- und Darmstörungen gebrauchen.

## Giftsumach

sehr giftig

*Rhus toxicodendron L. (Anacardiaceae).*
Volksname: Giftefeu.
**Drogenbezeichnung:** Giftsumachblätter = *Folia Rhus toxicodendron.*
Vorkommen: Nordamerika, Ostasien. Aussehen: Ein kleiner Strauch mit etwa 8 bis 10 cm langen behaarten Blättern, die sehr veränderlich sind, und mit rispigen Blütenständen. Pflanze Milchsaft führend.
**Wirkstoffe:** Gallusgerbsäure, Urushiol (Milchsaft mit hautreizenden Wirkstoffen), Gerbstoffe, giftige Glykoside.
**Anwendung:** Fast ausschließlich in der Homöopathie gebraucht gegen Folgen der Grippe (Rheuma), gegen Nervenschmerzen, Fieber und Hautleiden.

## Goldmelisse

*Monarda didyma L. (Labiatae).*
Volksnamen: Melisse, Monarde, Pferdminze (in der Schweiz so genannt).
Vorkommen: Die Heimat ist Südamerika und das östliche Nordamerika. Bei uns in Gärten gezogen, gelegentlich angebaut und aus den Kulturen verwildert. Aussehen: Eine Staude von 50 bis 90 cm Höhe mit scharlachroten Lippenblüten in endständigen Quirlen.
**Wirkstoffe:** Ätherisches Öl, Bitterstoffe, Gerbstoffe.
**Anwendung:** Als aromatisch bitteres Magenmittel und als Gewürz. Die Blüten auch als Hustenmittel, das ganze Kraut zur Wundbehandlung als Tee.

## Granatapfelbaum

→ Farbfoto Seite 420
*Punica granatum L. (Punicaceae).*
**Drogenbezeichnung:** Stamm-, Ast- und Wurzelrinde = *Cortex Granati,* auch *Cortex Punicae* (Granatrinde).
Vorkommen: Heimisch in Pakistan. Dort und in subtropischen Ländern angebaut. Auch in Indien und China vorkommend. Aussehen: Strauch oder kleiner Baum mit großen scharlachroten Blüten und apfelartigen, fast kugelrunden Beerenfrüchten, die einen Durchmesser bis zu 13 cm erreichen.
**Wirkstoffe:** Alkaloide, Gerbstoffe und andere.
**Anwendung:** Früher beliebtes Bandwurmmittel.

## Guarana

*Paullinia cupana H. B. K./Syn. Paullinia sorbilis Mart. (Sapindaceae).*
**Drogenbezeichnung:** Die aus dem Samen der Stammpflanze hergestellte dunkelrotbraune Masse nennt man Pasta Guarana oder einfach Guarana.
Vorkommen: Brasilien (besonders am Amazonas) und in Venezuela. Aussehen: Ein bis zu 12 m langer Schlingstrauch mit langgestielten, unpaarig gefiederten Blättern und rispigen Blütenständen.
**Wirkstoffe:** Coffein, Gerbstoff, Saponin, Harz, Schleim, Stärke, roter Farbstoff.
**Anwendung:** Das Coffein sorgt für eine aufmunternde und stimulierende Wirkung, besonders bei Migräne und Kopfschmerzen. Für Magen- und Darmstörungen ist Gerbstoff als wirksam anzusehen. In Brasilien ist Guarana ein Genußmittel.

## Hanf, indischer Rauschgiftdroge

*Cannabis sativa L./Syn. C.indica Lam. (Moraceae).*
Volksnamen: Hasch, Haschischkraut, Maconha, Marihuana.
**Drogenbezeichnung:** Die getrockneten Blütenstände weiblicher Pflanzen sind die Droge *Herba Canabis indicae.*
Vorkommen: Heimat ist das westliche Asien. Wird in sehr vielen Gebieten in verschiedenen Variationen angebaut (Asien, Indien, Afrika, Nord- und Mittellamerika, Südamerika). Aussehen: Je nach Varietät 1 bis 6 m hohe Pflanze mit 5- bis 7zählig gefingerten Blättern und dicht gedrängt stehenden Blüten, die von einem eiförmigen Deckblatt scheidenförmig umhüllt werden.
**Wirkstoffe:** Cannabinoide, THC-Verbindungen, ätherisches Öl, Harze, Cholin, organische Säuren und andere.
**Anwendung:** Indischer Hanf ist ein Rauschmittel. Er gilt als Schrittmacher für stärkere Rauschgifte und ist auf diese Weise doppelt gefährlich. – Früher wurde die Droge bei Neuralgien, Migräne und Schlafstörungen verwendet. Zur Herabsetzung der Schmerzempfindung setzte man früher einen Extrakt aus Hanf den Hühneraugentropfen zu. Die Homöopathie gebraucht das Homöopathikum »Cannabis sativa« bei Erkrankungen der Niere und der ableitenden Harnwege.

## Hauswurz

*Sempervivum tectorum L. (Crassulaceae).*
Volksnamen: Dachwurz, Donnerkraut, Hauslauch.
**Drogenbezeichnung:** Hauswurzkraut = *Herba Sempervivi tectori.*
Vorkommen: In Mittel- und Südeuropa und in Asien. Bei uns auf Mauern und Dächern gezogen. Aussehen: Eine Rosette aus zahlreichen dickfleischigen Blättern, aus deren Mitte ein bis 40 cm hoher Stengel wächst, der oben, doldenartig angeordnet, sternförmige rosafarbene Blüten trägt.
**Wirkstoffe:** Gerbstoffe, Schleimstoffe, Harz, Apfelsäure.
**Anwendung:** Hauptsächlich in der Homöopathie gegen Menstruationsbeschwerden. In der Volksmedizin auch gegen Verbrennungen.

## Insektenblüte

*Chrysanthemum cinerariifolium (Trev.) Vis./ Syn. Pyrethrum cinerariifolium Trev. (Compositae).*
Volksname: Dalmatinische Insektenblume.
**Drogenbezeichnung:** Insektenblüten (geschlossen oder halb geöffnet) = *Flores Chrysanthemi cinerariifolii (Flores Pyrethri).*
Vorkommen: Heimisch in Dalmatien, vielerorts angebaut (Japan, Afrika, Amerika). Aussehen: Bis zu 1 m hohe Staude mit weißen oder roten Körbchenblüten.
**Wirkstoffe:** Pyrethrine (Nervengift), Glykoside und ätherisches Öl.
**Anwendung:** Gegen Insekten aller Art.

## Irländisches Moos

*Chondrus crispus (L.) Stackhouse* und *Gigartina mamillosa (Goodenough et Woodward) J. Agardh. (Rodophyceae).*
Volksnamen: Felsenmoos, Knorpeltang.
**Drogenbezeichnung:** Die getrockneten Rotalgen bilden die Droge Carrageen (Irländisches Moos).
Vorkommen: Reichlich an den Küsten des nordatlantischen Ozeans. Aussehen: Gallertigfleischige Algen von rot-violetter Farbe, die wiederholt gabelförmig verzweigt sind und 10 bis 15 cm lang werden.
**Wirkstoffe:** Schleim, Eiweiße, Mineralstoffe (besonders Brom und Jod).
**Anwendung:** Wegen des Schleimgehalts dient die Droge zur Reizlinderung bei Katarrhen der Atmungsorgane und auch des Darms.

## Jaborandistrauch giftig

*Pilocarpus microphyllus Stapf. (Rutaceae).*
**Drogenbezeichnung:** Jaborandiblätter = *Folia Jaborandi.*
Vorkommen: Brasilien, subtropische Gebiete der Sowjetunion. Aussehen: Ein hoher Strauch mit langen end- oder achselständigen Blütenähren und 1- bis 4jochigen, unpaarig gefiederten Blättern, die zahlreiche Ölbehälter erkennen lassen.
**Wirkstoffe:** Verschiedene Alkaloide (Pilocarpin), ätherisches Öl.
**Anwendung:** Früher als schweißtreibendes Mittel und äußerlich zur Förderung des Haarwuchses. In der Homöopathie als wassertreibendes Mittel.

## Jalape giftig

*Exogonium purga (Wenderoth) Benth. (Convolvulaceae).*
**Drogenbezeichnung:** Jalapenknolle = *Tubera Jalapae,* Jalapenharz = *Resina Jalapae.*
Vorkommen: Wälder der Kordilleren Mexikos, Jamaika, Südamerika, Indien. Aussehen: Ausdauernde Pflanze mit kriechendem Rhizom und mehrere Meter langen linkswindigen Klettersprossen, die oft rötlich angelaufen sind. Blätter gestielt, zart, herzförmige Blüten groß, purpurrot.
**Wirkstoffe:** Der Wirkstoff der Knolle ist das Harz. Es besteht aus Convolvulin, Jalapin und anderen abführenden Stoffen, die die Wirkung unterstützen.
**Anwendung:** Sehr starkes Abführmittel. Früher in Form von Jalapenpillen als Drastikum (starkes Abführmittel). Heute fast nur noch in der Tiermedizin gebraucht.

## Johannisbrot

→ Farbfoto Seite 420
*Ceratonia siliqua L. (Leguminosae).*
Volksnamen: Bockskornfrüchte, Karoben, Karuben.
**Drogenbezeichnung:** Johannisbrotfrüchte = *Fructus Ceratoniae (Siliqua dulcis).*
Vorkommen: Im Mittelmeergebiet und in subtropischen Gebieten kultiviert. Auch in Indien, Argentinien und Brasilien. Aussehen: Mittelgroßer Baum mit ledrigen immergrünen Blättern, die unpaarig gefiedert sind. Aus den weiblichen Blüten entwickeln sich bis zu 12 cm lange Hülsen von brauner Farbe mit süßem Fruchtmark.
**Wirkstoffe:** Verschiedene Zucker, Stärke, Gerbstoff, Schleimstoffe und organische Säuren.
**Anwendung:** Bestandteil von Hustentees und Teemischungen gegen Durchfall.

## Judenkirsche

*Physalis alkekengi L. (Solanaceae).*
Volksnamen: Blasenkirsche, Schlute.
**Drogenbezeichnung:** Judenkirsche = *Fructus Alkekengi.*
Vorkommen: In den südlichen Teilen Europas, in Amerika und Asien. Bei uns als Unkraut in Gebüschen, Weinbergen, auf Äckern und zuweilen in Gärten als Zierpflanze. Aussehen: Etwa 0,50 m hohe Pflanze mit meist ästigen Stengeln und eiförmigen Blättern. Grünlichweiße Blüten, aus denen sich eine fleischige Beere entwickelt, die ein leuchtend roter lampionartiger Kelch umschließt.
**Wirkstoffe:** Bitterstoffe, Gerbstoffe, Carotinoide, Schleime.
**Anwendung:** Als wassertreibendes Mittel bei Nieren-, Blasen- und rheumatischen Erkrankungen.

## Kaffeestrauch

*Coffea arabica L. / Syn. C. vulgaris Moench. (Rubiaceae).*
**Drogenbezeichnung:** Aus den Kaffeebohnen

bereitete medizinische Kohle (Kaffeekohle) = *Carbo Coffeae.*
Vorkommen: Die Heimat dürfte Äthiopien sein. Heute in vielen Tropengebieten kultiviert. Aussehen: Ein kleiner Baum von etwa 6 m Höhe (in Kulturen niedrig gehalten), Blätter gestielt, ledrig, länglich, etwa 20 cm lang. In den Blattachseln schneeweiße duftende Blüten in Scheinquirlen. Frucht (Kaffeekirsche) erst grün, dann rot und zuletzt violett.
**Wirkstoffe:** Kaffeekohle enthält Coffein, Gerbstoff, Vitamine ($B_1$, D) und andere Wirkstoffe, die sich als nützlich erweisen, ohne daß man es begründen kann.
**Anwendung:** Als Resorptionsmittel bei Magen- und Darmstörungen (allen anderen Kohleformen überlegen), gegen Blähungen, Vergiftungen und zur Wundbehandlung.

# Kakaobaum

→ Farbfoto Seite 419
*Theobraoma cacao L. (Sterculiaceae).*
**Drogenbezeichnung:** Medizinisch verwendet wird das Fett aus den Kakaobohnen. Obgleich eine feste Masse, nennt man es Kakaoöl = *Oleum Cacao* = Kakaobutter.
Vorkommen: Der Kakaobaum ist in Zentralamerika zu Hause, wird aber in vielen tropischen Gebieten kultiviert. Aussehen: Ein Baum von 5 bis 10 m Höhe und einer Stammdicke von 25 cm. Er bildet eine dichte Krone mit dunkelgrünen glänzenden Blättern aus, die 30 bis 50 cm lang und 10 bis 15 cm breit werden. Blüten klein, weiß oder rot, brechen am Stamm hervor (Kauliflorie) und entwickeln große Früchte mit mandelförmigen Samen.
**Wirkstoffe:** Die Samen enthalten Fett neben Theobromin, Coffein und Farbstoffen. Das Fett ist die Droge Oleum Cacao.
**Anwendung:** Oleum Cacao wird auch heute noch als Grundmasse für Stuhlzäpfchen verwendet. Daneben gibt es auch Salben, die Kakaobutter enthalten.

# Kalisaya giftig

*Cinchona calisaya Wedd. (Rubiaceae).*
Volksname: Gelbe Königsrinde.
**Drogenbezeichnung:** Kalisayarinde (Kalisaya-Chinarinde) = *Cortex Chinae Calisayae.*
Vorkommen: Bolivien, Ecuador, Peru. Aussehen: Meistens ein hoher Baum, im Bergland auch strauchig, mit borkiger Rinde, von ockergelber bis hellbrauner Farbe mit dicht belaubter Krone.
**Wirkstoffe:** Chinin (jedoch weniger als die Chinarinde), Nebenalkaloide, Bitterstoffe, Harze und andere.
**Anwendung:** Heute nur noch sehr selten Bestandteil mancher Magentees.

# Kamala

*Mallotus philippinensis (Lam.) Müller-Arg. (Euphorbiaceae).*
**Drogenbezeichnung:** Die Haare von den Früchten der Stammpflanze bilden die Droge *Kamala,* auch *Glandulae Rottlerae* genannt.
Vorkommen: Tropisches Asien und nordöstliches Australien. Aussehen: Ein kleiner Baum mit wechselständigen, unterseits filzigen Blättern, kleinen Blüten und kugeligen Kapseln. Blüten und Früchte sind filzig behaart und mit roten Drüsen besetzt.
**Wirkstoffe:** Ein rot-gelber Farbstoff (Rottlerin), abführende Harze, Gerbstoffe und andere.
**Anwendung:** Früher als Mittel gegen Band- und Spulwürmer gebraucht.

# Kanadische Gelbwurzel giftig

*Hydrastis canadensis L. (Ranunculaceae).*
Volksname: Goldsiegelwurzel.
**Drogenbezeichnung:** Gelbwurzel(stock) = *Rhizoma Hydrastis.*
Vorkommen: Wälder im atlantischen Nordamerika. Aussehen: Eine kleine ausdauernde

Staude mit 2 handförmig tief gelappten Blättern und 1 Blühsproß mit 1 weißen oder rosa Blüte.
**Wirkstoffe:** Alkaloide (Hydrastin, Berberin und andere), Phytosterin, Harz, ätherisches Öl.
**Anwendung:** In Form der galenischen Zubereitungen bei Gebärmutterblutungen verwendet. In der Homöopathie bei chronischen Katarrhen, Magen-, Darm- und Leberbeschwerden, bei Hautleiden und Drüsenerkrankungen.

# Kopaivabaum

*Copaifera reticulata Ducke (Leguminosae)* und weitere Copaifera-Arten.
**Drogenbezeichnung:** Der aus den Stämmen gewonnene Balsam wird *Balsamum Copaivae* genannt.
Vorkommen: Tropisches Südamerika. Aussehen: Dornenlose, 10 bis 20 m hohe Bäume mit paarig gefiederten Blättern.
**Wirkstoffe:** Ätherisches Öl, Harze, Bitterstoffe.
**Heilwirkung und Anwendung:** Wurde früher zur Desinfektion der Harnwege und auch der Bronchien gebraucht.

# Kartoffel

*Solanum tuberosum L.* – Kulturrassen *(Solanaceae).*
**Drogenbezeichnung:** Medizinisch verwendet wird die Stärke = *Amylum Solani.*
Vorkommen: In der ganzen Welt angebaut. Aussehen: Krautige Pflanze, die etwa 50 cm hoch wird. Blätter unpaarig gefiedert, Blüten weiß bis lila, in Trugdolden.
**Wirkstoffe:** Die aus den Knollen gewonnene Stärke ist ein Polysacharid.
**Anwendung:** Zur Reizlinderung in Pudern und Salben.

# Katechu

*Acacia catechu Willd. / Syn. Mimosa catechu Roxb. (Leguminosae).*
**Drogenbezeichnung:** *Catechu* nennt man den aus dem Kernholz bereiteten Extrakt.
Vorkommen: Vorder- und Hinterindien, Pakistan, Ceylon, Sumatra, Java, Afrika, Jamaika. Aussehen: Ein 10 bis 20 m hoher Baum mit mächtiger laubreicher Krone. Blätter bis 30 cm lang, paarig, 30- bis 60jochig gefiedert (Mimose). Blüten klein und gelb, an walzenförmiger Ähre sitzend.
**Wirkstoffe:** Hauptsächlich Katechingerbstoffe.
**Heilwirkung und Anwendung:** Eine ausgesprochene Gerbstoffdroge, die zur Behandlung von Hals-, Mund-, Zahnfleischentzündung und Durchfällen verschiedenster Art verwendet werden kann.

# Kava-Kava

*Piper methysticum Forster. (Piperaceae).*
**Drogenbezeichnung:** Kava-Kava-Wurzelstock = *Rhizoma Kava-Kava.*
Vorkommen: Auf den Inseln Mikronesiens und Polynesiens heimisch. Aussehen: 2 bis 5 m hoher laubreicher Strauch mit mächtiger Wurzel, die bis zu 10 kg schwer sein kann.
**Wirkstoffe:** Kavaharz mit mehreren sich unterstützenden Wirkstoffen, Flavokawine, Pyrrolidide, Stärke.
**Anwendung:** In Form von Fertigpräparaten nutzt die moderne Medizin diese Droge als Beruhigungs- und Schlafmittel. Auch als krampflösendes Mittel gebraucht, besonders in der Neuropsychotherapie. – Die Droge soll auch wirksam gegen Hautpilze sein.

# Kino (Malabarkino)

*Pterocarpus marsupium Roxb. (Leguminosae).*
**Drogenbezeichnung:** Der eingetrocknete Saft nach Einschneiden der Rinde wird Kino genannt.

Vorkommen: Ostindien, Ceylon, Afrika, Brasilien. Aussehen: Ein etwa 20 m hoher Baum mit unpaarig gefiederten Blättern und geblichweißen Schmetterlingsblüten, die in Rispen angeordnet sind.
**Wirkstoffe:** Kinogerbstoffe, Kinorot, Kinoin.
**Anwendung:** Als Gerbstoffdroge wirkt Kino bei Durchfällen. Zahnwässern zugesetzt beugt es Schleimhautentzündungen vor.

## Kokastrauch Rauschgiftdroge

*Erythroxylum coca Lam. (Erythroxylaceae).*
**Drogenbezeichnung:** Kokablätter = *Folia Coca.*
Vorkommen: Im tropischen Amerika heimisch, heute in Amerika, Afrika, Indien und Java kultiviert. Aussehen: Ein immergrüner Strauch mit kleinen weißlichen Blüten, roten Steinfrüchten und wechselständigen Blättern. Es gibt mehr als 200 verschiedene Arten.
**Wirkstoffe:** Alkaloide (Cocain und Nebenalkaloide).
**Anwendung:** Wegen der suchterzeugenden Wirkung der Droge und des Kokains nicht mehr arzneilich verwendet. Bei den Indios ist das Kauen der Kokablätter immer noch sehr verbreitet.

## Kolanuß

*Cola nitida (Vent.) A. Chev./Syn. Cola vera K. Schum. (Sterculiaceae).*
**Drogenbezeichnung:** Kolanuß = *Semen Colae (Nuces Colae).*
Vorkommen: Die Heimat dürfte das tropische Westafrika sein, doch wird diese Pflanze in sehr vielen warmen Ländern kultiviert. Aussehen: Die Stammpflanze ist ein stattlicher Baum mit bis zu 25 cm langen derben Blättern. Die Blüten stehen in reichblütigen seitenständigen Rispen und bilden 12 cm lange Einzelfrüchte aus, die 3 bis 10 Samen enthalten.
**Wirkstoffe:** Coffein, Theobromin, Gerbstoff, Stärke und andere.
**Heilwirkung und Anwendung:** Kolanüsse sind in Form der galenischen Präparate nicht nur probate Anregungsmittel, sondern leisten auch bei Migräne und Neuralgien gute Dienste.

## Koloquinten giftig

*Citrullus colocynthis (L.) Schrad. / Syn. Citrullus officinalis Schrad. (Cucurbitaceae).*
Volksname: Bitterapfel.
**Drogenbezeichnung:** Koloquinten (geschälte Früchte) = *Fructus Colocynthidis.*
Vorkommen: In den Steppen und Wüsten des tropischen Nordafrikas, in den Steppengebieten Vorderasiens und Arabiens, in Vorderindien und auf Ceylon. Aussehen: Kraut mit niederliegenden behaarten Stengeln und langgestielten Blättern. Unserem Kürbis ähnlich mit goldgelben apfelgroßen Früchten ausgestattet.
**Wirkstoffe:** Curcurbitacine, ein Glykosid (diese Stoffe wirken möglicherweise krebshemmend), Substanzen mit drastischer Abführwirkung, ätherisches Öl, Harz, fettes Öl und andere.
**Anwendung:** In homöopathischer Zubereitung wirkt die Droge bei Magenkrämpfen und Koliken. Die allopathische Anwendung als Abführmittel ist wegen der Nebenwirkungen abzulehnen.

## Kosobaum

*Hagenia abyssinica Gmelin (Rosaceae).*
**Drogenbezeichnung:** Die weiblichen Blüten = *Flores Koso (Coso).*
Vorkommen: Tropisches Ost- und Zentralafrika, am Kilimandscharo und in den Usambarabergen. Aussehen: Zweihäusiger Baum von etwa 20 m Höhe mit unpaarig gefiederten Blättern und in reichblütigen Rispen angeordneten Blüten.
**Wirkstoffe:** Gerbstoffe, Wachs, Gummi, Harz, ätherisches Öl und Kosotoxin.
**Anwendung:** Die frische Droge ist ein sicher

wirkendes Bandwurmmittel. (Abgelagerte Droge ist weniger wirksam.) Auch gegen Spulwürmer verwendet. Wegen der Gerbstoffe ebenso als Magenmittel zu gebrauchen, doch wenig verwendet. Leichtes Abführmittel.

# Kotobaum

*Nectandra coto (Lauraceae).*
**Drogenbezeichnung:** Kotobaumrinde = *Cortex Coto verus.*
Vorkommen: Der Kotobaum wächst in Brasilien und Bolivien und erreicht eine Höhe bis zu 20 m.
**Wirkstoffe:** Cotoin und Derivate, Alkaloide, Gerbstoffe, ätherisches Öl, Harze.
**Anwendung:** Die Droge gilt als brauchbares Mittel gegen Durchfall und wird auch zur Beruhigung des nervösen Magens und Darms gebraucht.

# Kretischer Origano

*Origano creticum L. (Labiatae).*
Volksnamen: Griechendost, Kretischer Thymian, Spanischer Hopfen.
Vorkommen: Im Mittelmeerraum, besonders auf Kreta. Aussehen: Bis 1 m hohes Kraut mit rotvioletten Blüten in endständigen Scheindolden. Aromatisches Kraut, unserem Dost ähnlich.
**Drogenbezeichnung:** Spanisches Hopfenkraut = Kretisches Dostkraut = *Herba Origani cretici.* Das daraus gewonnene ätherische Öl = *Oleum Origani cretici.*
**Wirkstoffe:** Ätherisches Öl, Bitterstoffe, Gerbstoffe.
**Anwendung:** Die Droge ist eine aromatische Bitterstoffdroge, die bei Magen- und Darmbeschwerden ebenso wie bei Husten und Bronchitis eingesetzt werden kann. Das Öl ist Bestandteil verschiedener Einreibungen auch gegen Rheuma. Viel als Gewürz gebraucht.

# Kreuzkraut, gemeines

*Senecio vulgaris DC. (Compositae).*
Volksnamen: Baldgreis, Grindkraut.
**Drogenbezeichnung:** Kreuzkraut = *Herba Senecionis vulgaris.*
Vorkommen: Unkraut auf fruchtbaren Böden, an Wegen, Mauern und Dämmen. Aussehen: Sehr veränderlich (8 bis 40 cm hoch) mit ästigem Stengel und fiederbuchtigen Blättern, die oft spinnwebig-wollig behaart sind. Blütenköpfchen klein, hellgelb.
**Wirkstoffe:** Ein Alkaloid, Rutin, Vitamin C.
**Anwendung:** In der Volksmedizin zur Blutstillung und zur Senkung des Blutdrucks.

# Krotonbaum

giftig

*Croton tiglium L. (Euphorbiaceae).*
**Drogenbezeichnung:** Öl aus den Samen = *Oleum Crotonis.*
Vorkommen: Im tropischen Asien heimisch, in Westafrika kultiviert. Aussehen: Kleine Bäume oder Sträucher mit wechselständigen Blättern und Früchten, deren Samen den Rizinussamen ähnlich sind.
**Wirkstoffe:** Harzartige Giftstoffe, die drastisch abführend wirken und nach neueren Untersuchungen krebserregend sind.
**Anwendung:** Früher als drastisches Abführmittel, heute nicht mehr verwendet.

# Kubeben

*Piper cubeba L. (Piperaceae).*
Volksnamen: Schwanzpfeffer, Schwindelkörner.
**Drogenbezeichnung:** Die noch nicht völlig reifen Steinfrüchte werden *Fructus Cubebae* genannt.
Vorkommen: Vornehmlich in Südasien und auf Java kultiviert. Aussehen: Ein etwa 6 m hoher Kletterstrauch mit knotig verdickten Stengeln, lederartigen dunkelgrünen Blättern und kolbigen Blütenähren.

**Wirkstoffe:** Ätherisches Öl, Harze, Cubebin, Piperin und andere.
**Anwendung:** Als aromatisches Bittermittel sind Kubeben magen- und darmwirksam, Blähungen treibend und anregend. – Vielfach als Gewürz gebraucht. In Amerika sind Kubeben Bestandteil von Asthmazigaretten und Räucherpulvern.

# Kurare

tödlich giftig

*Strychnos-Arten (Loganiaceae).*
**Drogenbezeichnung:** *Curare* ist der Extrakt aus der Rinde in Südamerika heimischer Strychnos-Arten, Lianen oder Bäume mit Kletterhaken. Blüten 5zählig.
**Wirkstoffe:** Stark giftige Alkaloide, die Herz, Nerven und Gefäße lähmen.
**Anwendung:** Früher bei Tetanus und Epilepsie.

# Laminaria

*Laminaria Clustoni Le Jolis (Laminariaceae).*
**Drogenbezeichnung:** Die mittleren stengelartigen Tallusteile der Braunalge (Laminariastiele) nennt man *Laminaria.*
Vorkommen: Im tiefen Wasser des Nordatlantiks. Aussehen: Eine Braunalge mit 3 bis 5 m langem Stiel und einem etwa 70 cm langen ledrigen, handförmig gelappten Blatteil.
**Wirkstoffe:** Stark quellende Schleime.
**Anwendung:** Früher als Quellstifte für gynäkologische und chirurgische Zwecke.

# Lärchenschwamm

*Polyporus officinalis (Polyporaceae).*
**Drogenbezeichnung:** Der Fruchtkörper des Pilzes wird *Fungus Laricis* (auch *Agaricus albus*) genannt.
Vorkommen: Dieser Pilz bewohnt als Parasit das Holz der Lärche. Er wird an der Oberfläche der Stämme angelegt. Aussehen: Ausdauernde Pilzkörper, die ständig wachsen; sie können eine Höhe und Breite von 30 cm erreichen und mehrere Kilo schwer werden. Die Form ist halb-kegelförmig oder halb-kugelförmig. Die Konsistenz ist korkig.
**Wirkstoffe:** Harzsubstanzen, Agaricin.
**Anwendung:** Früher wurde Lärchenschwammpulver als Abführmittel verwendet, auch als schweißhemmendes Mittel bei Tuberkulose.

# Latschenkiefer

*Pinus montana Miller var. pumilio (Pinaceae).*
Volksnamen: Bergföhre, Krummholz.
**Drogenbezeichnung:** Das ätherische Öl aus den Nadeln ist das Latschenkiefernöl = *Oleum Pini pumilionis.*
Vorkommen: In den Alpen und Karpaten. Aussehen: Strauchige Kiefernart mit schwärzlicher Rinde, die selten höher als 6 m wird. Dunkelbraune Zapfen, die anfangs bläulich bereift sind.
**Wirkstoffe:** Das ätherische Öl enthält zahlreiche Bestandteile wie Sylvestren, Kadinen, Bornylazetat, Pumilon, Pinen und andere.
**Anwendung:** Zu Inhalationen bei Bronchitis und in zahlreichen Salben und Einreibungen gegen Erkältung und Rheuma.

# Lebensbaum

giftig

*Thuja occidentalis L. (Cupressaceae).*
**Drogenbezeichnung:** Lebensbaumspitzen = *Sumnitates Thujae.*
Vorkommen: In Amerika heimisch, bei uns als Zierstrauch oder Baum gehalten. Aussehen: Der Lebensbaum kann bis 20 m hoch werden. Er ist immergrün, seine Äste stehen rechtwinklig zum Stamm. Sie tragen schuppenförmige »Blätter« in regelmäßigen Reihen. Die Früchte sind klein, zäpfchenförmig mit holzigen Zapfenschuppen.

**Wirkstoffe:** Ätherisches Öl, Gerbstoffe, Harze, Thujin und Thujugin (zwei Giftstoffe).
**Anwendung:** Aus den Triebspitzen bereitete man Einreibungen gegen Rheuma und nahm früher den Tee als wassertreibendes Mittel. In der Homöopathie gegen Rheuma, Erkältungen, Hautausschläge, Neuralgien.

## Lobelienkraut giftig

*Lobelia inflata L. (Campanulaceae).*
**Drogenbezeichnung:** Lobelienkraut = *Herba Lobeliae.*
Vorkommen: In Nordamerika heimisch und kultiviert. Auch in Rußland angebaut. Aussehen: Einjähriges, etwa 50 cm hohes Kraut mit wechselständigen Blättern und fahlblauen zweilippigen Blüten in einer Traube angeordnet.
**Wirkstoffe:** Zahlreiche Alkaloide (Lobelin) und Nebenalkaloide.
**Anwendung:** Als Tinktur bei Husten und Asthma, Keuchhusten und Bronchitis, als Kraut in Asthmazigaretten.

## Mais

*Zea mays L. (Gramineae).*
Volksnamen: Kukuruz, Türkischer Weizen.
**Drogenbezeichnung:** Maisgriffel = *Stigmata Maidis,* Maisstärke = *Amylum Maidis.*
Vorkommen: Die Heimat ist das tropische Amerika. Mais wird in allen wärmeren (bis gemäßigten) Klimazonen angebaut. Aussehen: Der markige Stengel wird etwa 2 m hoch und ist mit breit-lanzettlichen Blättern besetzt. Männliche Blüten in gipfelständiger Rispe, die weiblichen blattachselständig. Daraus entwikkelt sich der bekannte große Maiskolben.
**Wirkstoffe:** Saponine, Flavone, Gerbstoffe, Bitterstoffe, Harze und ätherisches Öl sind die hauptsächlichen Inhaltsstoffe der Maisgriffel.
**Anwendung:** Maisgriffel werden – selten zwar – als wassertreibendes Mittel gebraucht und gegen Blasengrieß eingesetzt. In der Homöopathie gegen Herzleiden, die mit Ödembildung einhergehen. – Maisstärke ist Bestandteil mancher Puder und Tablettengrundmassen.

## Mandelbaum, bitterer giftig

*Prunus amygdalus Batsch., var. amara (Rosaceae).*
**Drogenbezeichnung:** Bittere Mandeln = *Semen Amygdalae amarae.*
Vorkommen: Subtropisches China und Kleinasien gelten als die Heimat des Mandelbaums, der in vielen wärmeren Ländern (besonders am Mittelmeer) angebaut wird. Aussehen: Die Urform des 3 bis 8 m hohen Baumes ist dornig. Die Blüten sind rosarot bis weiß. Die Kulturformen sind sehr verschiedenartig, aber fast alle ohne Dornen.
**Wirkstoffe:** Fettes Öl, Eiweiß, Schleim, Enzyme und Blausäureglykosid (d-Amygdalin). Ferner Cholin, Asparagin und Vitamin C.
**Anwendung:** Hauptsächlich in der Homöopathie bei Asthma und Diphtherie. – Viel als Gewürz.

## Mandelbaum, süßer

*Prunus amygdalus Batsch., var. sativa (dulcis) (Rosaceae).*
**Drogenbezeichnung:** Süße Mandeln = *Semen Amygdalae dulces.*
Vorkommen: Subtropisches China und Kleinasien gelten als die Heimat des Mandelbaums, der in vielen wärmeren Ländern (besonders am Mittelmeer) angebaut wird. Aussehen: Auch hier gibt es kaum einen Unterschied zum Aussehen des bitteren Mandelbaums, wenn man beachtet, daß die Zuchtformen noch stärker variieren. Die Früchte des süßen Mandelbaums sind jedoch größer.
**Wirkstoffe:** Fettes Öl, Eiweiß, Schleim, Enzyme. Ferner Cholin, Asparagin und Vitamin C.
**Anwendung:** Galenische Zubereitungen aus

süßen Mandeln wurden früher in der Kinderpraxis bei Husten gebraucht. Das fette Öl aus den Samen ist ein mildes Abführmittel, der Preßrückstand ist die Mandelkleie, die zur schonenden Hautreinigung gebraucht wird.

# Manna

→ Farbfoto Seite 402
*Fraxinus ornus L. (Oleaceae).*
Volksnamen: Eschenmanna, Himmelsbrot.
**Drogenbezeichnung:** Der getrocknete Saft aus dem Stamm der Mannaesche führt die Drogenbezeichnung Manna.
Vorkommen: Wird in Sizilien zusammen mit Oliven, oft auch mit Kastanien angebaut. Auch auf der Krim, im Kaukasus und in Australien zu Hause. Aussehen: Ein 8 bis 10 m hoher Baum, der eine glatte graue Rinde besitzt, unpaarig gefiederte Blätter und in überhängenden Rispen dicht beisammenstehende gelblichweiße Blüten.
**Wirkstoffe:** Bis zu 90% Mannit, Glukose, Fructose und andere Zucker, Harz, Schleim und ein Glykosid (Fraxin).
**Anwendung:** Manna wirkt leicht abführend und wird vornehmlich in der Kinderpraxis als Abführmittel gebraucht.

# Maranta

*Maranta arundinacea L. (Marantaceae).*
Volksnamen: Arrowroot, Westindisches Pfeilwurzelmehl.
**Drogenbezeichnung:** Stärke aus Maranta-Wurzelknollen = *Amylum Marantae.*
Vorkommen: Die Heimat dürften die Westindischen Inseln sein, doch wird die Stammpflanze in zahlreichen tropischen Gebieten kultiviert. Aussehen: Eine etwa 2 bis 3 m hohe Staude mit unterirdischem Sproßsystem (Speichersprosse).
**Wirkstoffe:** Die Knollen enthalten Stärke und Zellulose.
**Anwendung:** Marantastärke wird zu Kräftigungsmitteln und Diätetika in der Kinderheilkunde verwendet.

# Mastix-Pistazien

→ Farbfoto Seite 402
*Pistacia lentiscus L. (Anacardiaceae).*
**Drogenbezeichnung:** Das Harz aus der Rinde der Stammpflanze nennt man Mastix oder gelegentlich auch Resina Mastix.
Vorkommen: Mittelmeerraum, Kanarische Inseln. Aussehen: Etwa 5 m hoher Baum mit harzreicher Rinde, immergrünen fiedrigen Blättern und rispig oder traubig stehenden kleinen Blüten von roter Farbe.
**Wirkstoffe:** Alkohollösliche und alkoholunlösliche Harzsubstanzen, ätherisches Öl, Bitterstoffe.
**Anwendung:** Früher zu Pflastern, Mundwasser und Zahnkitt verarbeitet. Als Mastisol® zum Ankleben von Verbänden.

# Mate (Paraguaytee)

*Ilex paraguariensis St. Hil. und andere Ilex-Arten (Aquifoliaceae).*
**Drogenbezeichnung:** Mateblätter = *Folia Mate.*
Vorkommen: Südamerika. Aussehen: Immergrüne Bäume von 1 bis 6 m Höhe mit großen eiförmigen, am Rand gesägten Blättern, die 5 bis 16 cm lang werden.
**Wirkstoffe:** Gebundenes Coffein, Gerbstoffe, harzartige Stoffe, Aromastoffe, Theobromin, Theophyllin und Spuren von Vanillin.
**Anwendung:** Wir kennen den Mate-Tee als erfrischendes Genußmittel. Medizinisch wird er auch als leichtes Abführmittel verwendet.

## Matico

*Piper angustifolium Ruiz. et Pavon (Piperaceae).*
**Drogenbezeichnung:** Maticoblätter = *Folia Matico.*
Vorkommen: In den Anden des nördlichen Südamerikas, die feuchten Wälder bevorzugend, in Brasilien, Columbien und Venezuela. Aussehen: 2 m hohe Sträucher mit kurzgestielten Blättern und etwa 20 cm langen walzlichen Blütenkolben.
**Wirkstoffe:** Ätherisches Öl, Harze, Bitterstoffe, Gerbstoffe.
**Anwendung:** Die Droge wirkt leicht harntreibend und übt eine desinfizierende Wirkung in den ableitenden Harnwegen aus. Früher auch zur Stillung von Blutungen (innerlich und äußerlich) verwendet.

## Mauerpfeffer giftig

*Sedum acre L. (Crassulaceae).*
Volksnamen: Gälbs Biberli, Scharfer Mauerpfeffer, Steinpfeffer, Vogelbrot, Warzenkraut.
**Drogenbezeichnung:** Mauerpfefferkraut = *Herba Sedi acris.*
Vorkommen: An trockenen sonnigen Stellen, auf Mauern, Felsen, auch an Wegrändern. Aussehen: 5 bis 15 cm hoch oder niederliegend, mit kleinen walzenförmigen, fleischigen Blättern und leuchtend gelben Blüten.
**Wirkstoffe:** Mehrere Alkaloide, Gerbstoffe, Schleim, Gummi, Rutin.
**Anwendung:** Sehr selten als Mittel bei hohem Blutdruck. In der Volksmedizin bei schlecht heilenden Wunden, in der Homoöpathie gegen blutende Hämorrhoiden.

## Meerzwiebel giftig

*Urginea maritima (L.) Baker/Syn. Scilla maritima L. (Liliaceae).*
Volksname: Mäusezwiebel.
**Drogenbezeichnung:** Die getrockneten, mittleren fleischigen Blätter der Meerzwiebel sind die Droge *Bulbus Scillae.*
Vorkommen: Im Mittelmeergebiet heimisch und kultiviert, auch in Südafrika, Pakistan, Indien und Amerika kultiviert. Aussehen: Aus der Zwiebel treibt im Frühjahr ein etwa 1,50 m hoher Blühtrieb, der im oberen Drittel gestielte Blüten in spiraliger Anordnung trägt.
**Wirkstoffe:** Scillaren, ein Gemisch verschiedener Glykoside mit digitalisähnlicher Herzwirksamkeit.
**Anwendung:** Aus der Meerzwiebel hergestellte Präparate wirken auf das Herz ähnlich wie Präparate aus den Fingerhutarten (Digitalis). Diese Präparate werden bei Kreislaufschwächen eingesetzt. – Auch Rattenmittel werden aus Meerzwiebeln bereitet.

## Melonenbaum

→ Farbfoto Seite 401 und Umschlagseite 4
*Carica papaya L. (Caricaceae).*
**Drogenbezeichnung:** Die Blätter = *Folia Caricae Papayae.* Neuerdings das Ferment aus dem Milchsaft unreifer Früchte.
Vorkommen: Im tropischen Amerika und in Tropengebieten kultiviert. Aussehen: Ein Milchsaft führender Baum, der bis 7 m hoch werden kann. Der Stamm ist weich und mit großen Blattnarben versehen. Der Papayabaum ähnelt im Ausehen einer Palme. Die Früchte sind fleischige Beeren, länglich oder rundlich, an Melonen erinnernd. Die unreifen Früchte führen Milchsaft.
**Wirkstoffe:** Papain, ein Ferment, das in seiner Wirkung dem Pepsin ähnlich ist.
**Anwendung:** In den Ursprungsländern werden die Blätter bei Verdauungsstörungen gebraucht. Bei uns dienen papainhaltige Arzneimittel zur Förderung der Eiweißverdauung.

## Moschusschafgarbe

*Achillea moschata Wulf. / Syn. Ptarmica moschata (Jacq.) DC. (Compositae).*
Volksnamen: Genipp, Ivakraut, Moschuskraut.
**Drogenbezeichnung:** Moschusschafgarbenkraut = *Herba Achilleae moschatae (Herba Ivae moschatae).*
Vorkommen: Ausschließlich in den Alpen. Aussehen: Die 10 bis 15 cm hohe Pflanze ähnelt unserer Schafgarbe (Achillea millefolium) sehr, hat jedoch nur einfach gefiederte Blätter und größere Blütenköpfchen.
**Wirkstoffe:** Ätherisches Öl und Bitterstoffe.
**Anwendung:** Als aromatische Bitterstoffdroge kann sie bei Appetitlosigkeit und Verdauungsstörungen eingesetzt werden.

## Muira-Puama

*Liriosma ovata Miers. (Olacaceae).*
Volksname: Potenzholz.
**Drogenbezeichnung:** Das Holz von Stamm und Wurzel = *Lignum Muira-Puama.*
Vorkommen: Ein in Brasilien heimischer Strauch.
**Wirkstoffe:** Verschiedene Ester, Harze, Bitterstoffe, Sitosterin und andere.
**Anwendung:** Die Droge findet Verwendung als sexuelles Stimulans für beide Geschlechter.

## Mutterkümmel

*Cuminum cyminum L. (Umbelliferae).*
Volksnamen: Kreuzkümmel, Römischer Kümmel.
**Drogenbezeichnung:** Mutterkümmelfrüchte = *Fructus Cumini.*
Vorkommen: Im Mittelmeergebiet heimisch und kultiviert, auch in China, Indien, Nord- und Südamerika angebaut. Aussehen: Ein einjähriges zartes Doldengewächs von 50 cm Höhe mit feinzerteilten Blättern. Blüten weiß oder rosa.
**Wirkstoffe:** Ätherisches Öl, Harz, Gerbstoff und andere.
**Anwendung:** Ähnlich wie der heimische Kümmel gegen Blähungen und Koliken. – Auch als Gewürz verwendet.

## Olibanum

*Boswellia carteri Birdw. / Syn. Boswellia sacra Flückiger (Burseraceae)* und andere Arten.
Volksnamen: Räucherharz, Weihrauch.
**Drogenbezeichnung:** Das Harz aus dem Stamm nennt man *Gummiresina Olibanum.*
Vorkommen: Somaliland, Ägypten, Südarabien. Aussehen: Kleiner Baum, der durch seinen gedrückten Wuchs auffällt und an kleine Obstbäume erinnert.
**Wirkstoffe:** Harz, Gummi, ätherisches Öl, Bitterstoffe, Schleim, Bassorin.
**Anwendung:** Olibanum ist noch gelegentlich Bestandteil galenischer Zubereitungen gegen Stuhlverstopfung, die auf mangelnden Gallefluß zurückzuführen ist.

## Olive (Ölbaum)

→ Farbfoto Seite 419
*Olea europaea L. (Oleaceae).*
**Drogenbezeichnung:** Das fette Öl der Früchte nennt man *Oleum Olivarum.*
Vorkommen: Heimat ist das östliche Mittelmeer, doch wird die Olive in vielen Ländern und allen Kontinenten angebaut. Aussehen: Die ursprüngliche Form ist strauchig, die Kulturformen sind baumartig und 6 bis 8 m hoch. Blätter ledrig, immergrün und unterseits schuppig behaart. Blüten klein, gelblich-weiß und duftend.
**Wirkstoffe:** Das Öl ist aus Glyceriden der Ölsäure und anderen Fettsäuren zusammengesetzt.
**Anwendung:** In Salben, Emulsionen, Lotionen und Linimenten enthalten.

## Pappel

*Populus nigra L.* und andere heimische Pappelarten *(Salicaceae).*
**Drogenbezeichnung:** Pappel-Blattknospen nennt man *Gemmae Populi, Oculi Populi, Turiones Populi.*
Vorkommen: An Waldrändern und Wegen, Straßenrändern und Parkanlagen in Mittel- und Osteuropa. Aussehen: Die verschiedenen Pappelarten fallen durch ihren schlanken Wuchs auf und sind mit derben Blättern versehen.
**Wirkstoffe:** Ätherisches Öl, Gerbstoffe, Harze, Mannit, Gallussäure.
**Anwendung:** Das ätherische Öl und die Gerbstoffe bestimmen die Wirkung: desinfizierend und adstringierend (zusammenziehend). Man bereitet aus den Knospen eine Salbe (Ungt. Populi) gegen Hämorrhoiden und Verbrennungen.

## Petersilie

*Petroselinum crispum (Mill.) Nym. / Syn. Petroselinum hortense Hoffm. (Umbelliferae).*
Volksnamen: Bittersilche, Silk.
**Drogenbezeichnung:** Petersilienfrüchte = *Fructus (Semen) Petroselini = Fructus Apii hortensis,* Petersilienwurzel = *Radix Petroselini = Radix Apii hortensis.*
Vorkommen: Die Petersilie ist in Südeuropa beheimatet, wird jedoch vielerorts kultiviert, auch in Rußland, Indien und Nordamerika. Aussehen: Aus einer spindel- bis rübenförmigen Wurzel treibt die zweijährige Pflanze fein gerillte, verzweigte Stengel, die bis 1 m hoch werden. Die glänzenden, dreifach fiederschnittigen Blätter sind dunkelgrün, die Doldenblütchen grünlich-gelb.
**Wirkstoffe:** Der Wirkstoff der Wurzel und der Früchte ist das ätherische Öl und das Glykosid Apiin.
**Anwendung:** Als Küchengewürz, gegen Blähungen, als Magenmittel und zur Entwässerung.

## Pfaffenhütchen

giftig

*Euonymus europaeus L. / Syn. Euonymus vulgaris Mill. (Celastraceae).*
Volksnamen: Bischofsmütze, Spindelbaum.
**Drogenbezeichnung:** Pfaffenhütchenfrüchte = *Fructus Euonymi,* Pfaffenhütchenblätter = *Folia Euonymi,* Pfaffenhütchenrinde = *Cortex Euonymi.*
Vorkommen: In ganz Europa an Wegrändern, Waldrändern und sonnigen Hängen. Oft auch als Zierstrauch in Gärten und Parkanlagen. Aussehen: Mittelgroßer Strauch mit kleinen grünlichen Blüten, aus denen sich vierkantige gelbrote Kapselfrüchte entwickeln. Die Äste sind vierkantig, die Blätter elliptisch.
**Wirkstoffe:** Alkaloide, Glykoside, Bitterstoffe, Farbstoffe.
**Anwendung:** Alle Teile der Pflanze sind herzwirksam und wirken auch leicht abführend. Zur Zeit wenig gebraucht.

## Pfeffer, schwarzer

*Piper nigrum L. (Piperaceae).*
**Drogenbezeichnung:** Schwarze Pfefferkörner (unreife ungeschälte Früchte) = *Fructus Piperis nigri.*
Vorkommen: In den Wäldern der Malabarküste Vorderindiens heimisch, wird der Pfeffer heute in den meisten Tropengebieten angebaut. Aussehen: Ein Kletterstrauch mit großen langgestielten, dunkelgrünen Blättern und ährenförmigen Blütenständen.
**Wirkstoffe:** Ätherisches Öl, Piperin = Träger des Pfeffergeschmacks, Fermente, Harze und andere.
**Heilwirkung und Anwendung:** Heute gebraucht man den Pfeffer als scharf-aromatisches Gewürz zur Verdauungsförderung. Früher wurde er als Heilmittel gegen Fieber, gegen Magenbeschwerden und gegen Halsentzündungen gebraucht. Auch zu Salben gegen Kopfgrind wurde Pfeffer verarbeitet.

## Pfeffer, weißer

*Piper nigrum L. (Piperaceae).*
**Drogenbezeichnung:** Weiße Pfefferkörner (reife geschälte Früchte) = *Fructus Piperis albi.*
Vorkommen: In den Wäldern der Malabarküste Vorderindiens heimisch, wird der Pfeffer heute in den meisten Tropengebieten angebaut. Aussehen: Ein Kletterstrauch mit großen langgestielten, dunkelgrünen Blättern und ährenförmigen Blütenständen.
**Wirkstoffe:** Ätherisches Öl, Piperin = Träger des Pfeffergeschmacks, Fermente, Harze und andere.
**Anwendung:** Auch der weiße Pfeffer ist heute meist Gewürz, doch wurde er früher besonders in der Volksmedizin gegen Hämorrhoiden gebraucht. Man gab 5 bis 15 ganze Körner auf einmal.

## Pfingstrose

*Paeonia officinalis L. (Paeoniaceae).*
Volksnamen: Bauernrose, Gichtrose.
**Drogenbezeichnung:** Pfingstrosenblüten = *Flores Paeoniae.*
Vorkommen: In Südeuropa heimisch, bei uns in Gärten gezogen. Aussehen: Eine ausdauernde Pflanze mit derben Stengeln und geteilten Blättern, die in Gärten wegen der großen gefüllten, weinroten (seltener weißlichen) Blüten gezogen wird.
**Wirkstoffe:** Roter Farbstoff und Gerbstoff.
**Anwendung:** Früher gegen Gicht, Epilepsie und Darmstörungen. Heute (zwar selten) schönender Bestandteil mancher Tees.

## Piment

*Pimenta dioica (L.) Merril. / Syn. Pimenta officinalis Lindl. (Myrtaceae).*
Volksnamen: Allerleigewürz, Englischgewürz, Gewürzkörner, Jamaikapfeffer, Nelkenpfeffer, Neugewürz.
**Drogenbezeichnung:** Piment = *Fructus Pimentae (Semen Amomi).*
Vorkommen: Westindien, Mittel- und Südamerika, besonders auf Jamaika kultiviert.
Aussehen: Ein immergrüner Baum von 6 bis 15 m Höhe, dessen dünner Stamm eine grauweiße Rinde trägt, die leicht abschuppt.
**Wirkstoffe:** Ätherisches Öl mit Eugenol, Caryophyllen, Cineol und anderen, Harz und Gerbstoff.
**Anwendung:** Hauptsächlich als Gewürz, doch auch als magenstärkendes Bittermittel gegen Appetitlosigkeit.

## Piscidiabaum

*Piscidia erythrina Loefl. (Leguminosae).*
**Drogenbezeichnung:** Piscidiawurzelrinde = *Cortex Piscidiae radicis.*
Vorkommen: In den Wäldern des tropischen Amerikas. Aussehen: Ein stattlicher Baum mit grauer Rinde und typischen Schmetterlingsblüten.
**Wirkstoffe:** Saponine (Piscidin), Glykoside, Gerbstoffe.
**Anwendung:** Gelegentlich Bestandteil von Beruhigungs- und Schlaftees. In Amerika als Schlafmittel gebraucht.

## Podophyllum

giftig

*Podophyllum peltatum L. (Berberidaceae).*
**Drogenbezeichnung:** Der aus den Wurzeln gewonnene harzartige Stoff wird *Podophyllum* genannt.
Vorkommen: Schattige Laubwälder in Nordamerika. Aussehen: Eine ausdauernde Staude mit bis zu 1 m langem Wurzelstock und Sprossen, die zwei langgestielte schildförmige, handförmig gelappte Blätter tragen. Dazwischen steht ein Stiel mit endständiger großer Blüte.
**Wirkstoffe:** Podophyllotoxin und andere auch drastisch abführend wirkende Stoffe.

**Anwendung:** In kleinen Dosen abführend, wurde Podophyllum früher gern zu Abführpillen und Gallemitteln verarbeitet. Auch gelegentlich als Wurmmittel gebraucht.

# Purgierlein

*Linum catharticum L. (Linaceae).*
Volksname: Wiesenlein.
**Drogenbezeichnung:** Purgierleinkraut = *Herba Lini cathartici.*
Vorkommen: In Mitteleuropa auf Wiesen, an Bachufern und Quellen, auf Triften und in lichten Wäldern. Aussehen: Je nach Standort 5 bis 30 cm hohe Pflanze mit einfachem aufrechtem, oben ästigem Stengel, gegenständigen blaugrünen Blättchen und gelben gestielten Blüten in lockeren Wickeln.
**Wirkstoffe:** Bitterstoffe, Gerbstoffe, ätherisches Öl, Harz.
**Anwendung:** Als Abführmittel. In der Homöopathie gegen Bronchitis, Durchfälle, Hämorrhoiden und bei unregelmäßiger Periode.

# Quitte

*Cydonia oblonga Mill. / Syn. Cydonia vulgaris Del. (Rosaceae).*
**Drogenbezeichnung:** Quittensamen = *Semen Cydoniae.*
Vorkommen: In Transkaukasien, Persien, Turkestan heimisch, fast überall kultiviert. Aussehen: Bis zu 3 m hoher Baum (oft auch strauchig) mit abstehenden Ästen und graufilzigen Blättern. Blüten wie Apfelblüten, rötlich-weiß, doch größer. Frucht von birnenförmiger Gestalt.
**Wirkstoffe:** Schleim, Amygdalin, Emulsin, Gerbstoff, fettes Öl.
**Anwendung:** Der Schleim wirkt reizmildernd; ein Auszug aus den Samen wird auch heute noch gelegentlich zu Hustenmitteln verarbeitet.

# Reiherkraut (Reiherschnabelkraut)

*Erodium cicutarium (L.) L'Hérit / Syn. Geranium cicutarium L. (Geraniaceae).*
**Drogenbezeichnung:** Reiherschnabelkraut (blühend) = *Herba Erodii cicutarii.*
Vorkommen: Im Mittelmeergebiet heimisch, bei uns schon lange eingebürgert; auf trockenen Wiesen, sandigen Feldern, an Wegrändern.
Aussehen: Niederes Unkraut mit gabelästigem Stengel, der oft rot überlaufen ist, hellgrünen fiederschnittigen Blättern und violett-rötlichen Blüten.
**Wirkstoffe:** Gerbstoffe, Flavone, ätherisches Öl, Coffein und ein uteruswirksamer Stoff, Saponine.
**Anwendung:** Gelegentlich zur Blutreinigung.

# Reis

→ Farbfoto Seite 420
*Oryza sativa L. (Gramineae).*
**Drogenbezeichnung:** Die aus den Samen gewonnene Stärke nennt man *Amylum Oryzae.*
Vorkommen: In über tausend Rassen in tropischen und subtropischen Gebieten der ganzen Welt angebaut. Aussehen: Ein etwa 1 m hohes Rispengras.
**Wirkstoff:** Reisstärke.
**Anwendung:** Reisstärke wirkt reizmildernd und wird zu Klistieren und Streupulvern (Pudern) gebraucht.

# Rhododendron

giftig

*Rhododendron ferrugineum L. (Ericaceae).*
Volksnamen: Almenrausch, Alpenrose, Steinrose.
**Drogenbezeichnung:** Rhododendronblätter = *Folia Rhododendri ferruginei.*
Vorkommen: In den Alpen und Pyrenäen. Aussehen: Ein Strauch, der bis zu 1 m hoch

wird und wintergrüne Blätter besitzt, die unterseits hellgrün und drüsig punktiert sind. Blüten ansehnlich rostrot gefärbt.
**Wirkstoffe:** Gerbstoffe, ätherisches Öl, Arbutin, Glykoside und das herzwirksame Andromedotoxin.
**Anwendung:** Zur Blutreinigung, als wassertreibendes Mittel, bei Rheuma und Gicht.

# Römische Kamille

→ Farbfoto Seite 419
*Anthemis nobilis L. (Compositae).*
Volksnamen: Große Kamille, Haarkamille, Kopfkamille.
**Drogenbezeichnung:** Römische Kamillenblüten = *Flores Chamomillae romanae.*
Vorkommen: Im westlichen Europa heimisch und dort viel kultiviert. Aussehen: Ausdauernde Pflanze mit 30 cm langen Blühsprossen. Blätter doppelt fiederspaltig, Blütenköpfchen meistens gefüllt.
**Wirkstoffe:** Ätherisches Öl, Bitterstoff, Flavonglykoside, Kumarine und andere.
**Anwendung:** Ähnlich wie die echte Kamille zu Mund- und Wundspülungen, zur Krampflinderung, doch auch als Haarwaschmittel für blonde Haare gebraucht.

# Rosmarinheide giftig

*Andromeda polifolia L. (Ericaceae).*
Volksnamen: Lavendelheide, poleiblättrige Gränke, Wilder Rosmarin.
**Drogenbezeichnung:** Rosmarinheidekraut = *Herba Andromedae.*
Vorkommen: In Nord- und Mitteleuropa, Nordamerika und Nordasien. Bei uns in Torfmooren. Aussehen: Ein niedriger Halbstrauch mit grau berindeten Zweigen, lineal-lanzettlichen wintergrünen Blättern, die am Rand umgerollt sind, und glockenförmigen nickenden weißrötlichen Blüten.
**Wirkstoffe:** Das giftige Andromedotoxoin und andere.
**Anwendung:** Früher und in der Volksmedizin als Herzmittel. Heute nicht mehr gebraucht.

# Sabadille giftig

*Schoenocaulon officinale A. Gray / Syn. Sabadilla officinalis Brandt (Liliaceae).*
Volksname: Läusesabadille.
**Drogenbezeichnung:** Sabadillsamen = *Semen Sabadillae.*
Vorkommen: Venezuela, Mexiko, Guatemala.
Aussehen: Ein ausdauerndes Zwiebelgewächs mit 2 m hohem blattlosem Blühstengel und aus der Zwiebel entspringenden, etwa 1,5 m langen gekielten Blättern. Blüten klein und grüngelb.
**Wirkstoffe:** Alkaloide und Nebenalkaloide, fettes Öl, Phytosterine, Wachs, Harz und andere.
**Anwendung:** Früher vornehmlich als Sabadillessig und Sabadillsalbe zur Läusevernichtung.

# Sadebaum giftig

*Juniperus sabina L. (Cupressaceae).*
Volksnamen: Sevenkraut, Sevenstrauch.
**Drogenbezeichnung:** Die Zweigspitzen nennt man *Sumnitates Sabinae* oder *Herba Sabinae.*
Vorkommen: Mittel- und Südeuropa, Nordasien. Aussehen: Die Stammpflanze ist ein niederliegender buschiger Strauch oder ein kleiner Baum mit schrägem Stamm. Die Blätter junger Pflanzen sind nadelförmig, später auch schuppenförmig ausgebildet.
**Wirkstoffe:** Ätherisches Öl, Gerbstoff, Bitterstoff und Harz.
**Anwendung:** In der Volksmedizin früher als Abtreibungsmittel, zur Herstellung hautreizender Salben. In der Homöopathie gegen drohenden Abort und sexuelle Übererregbarkeit.

## Safran

→ Farbfoto Seite 420

*Crocus sativus L. / Syn. Crocus officinalis (L.) Martyn. (Iridaceae).*
Volksname: Krokus.
**Drogenbezeichnung:** Die gelben Narbenschenkel nennt man Crocus.
Vorkommen: In Südeuropa. Bei uns in Gärten und in Kulturen gezogen. Aussehen: Aus einer Wurzelknolle entspringen schmale lineale, grüne Blätter mit hellem Mittelstreifen. Sie umschließen trichterförmig die große Blüte. Griffel mit drei Narbenschenkel (Droge).
**Wirkstoffe:** Ätherisches Öl, glykosidische Farbstoffe und andere.
**Anwendung:** In kleinen Mengen zur Kräftigung des Uterus, gegen Regelstörungen in galenischen Präparaten. Färbemittel und Gewürz. In der Homöopathie als Beruhigungsmittel und gegen Depression.

## Salbeigamander

*Teucrium scorodonia L. (Labiatae).*
Volksname: Waldgamander.
**Drogenbezeichnung:** Salbeigamanderkraut (blühend) = *Herba Teucrii scorodoniae.*
Vorkommen: In Europa in Laub- und Nadelwäldern verbreitet, im Osten zerstreut. Aussehen: Etwa 20 bis 30 cm hohe Pflanze mit einseitswendigen blassen, grünlich-gelben Blüten, in Scheinähren angeordnet. Blätter herzförmig und runzelig. Ganze Pflanze weich behaart.
**Wirkstoffe:** Ätherisches Öl, Gerbstoffe, Bitterstoffe, Flavonoide, Saponine, Glykoside, Antrachinonderivate.
**Anwendung:** Zur Appetitanregung, als Hustenmittel und zur Blutreinigung (leicht abführend). In der Homöopathie gegen Lungenleiden.

## Sandarak

*Tetraclinis articulata Masters (Cupressaceae).*
**Drogenbezeichnung:** Das getrocknete Harz aus dem verletzten Stamm nennt man *Resina Sandaraca.*
Vorkommen: Nördliches Afrika. Aussehen: Ein kleiner Baum, der unter der Borke Sekretgänge führt.
**Wirkstoffe:** Harzsäuren und etwas ätherisches Öl.
**Anwendung:** Früher zur Herstellung von Pflastern und Zahnfüllungen gebraucht.

## Santakraut

*Eryodictyon glutinosum Benth. / Syn. E. californicum (Hook. et. Arn.) Torr. (Hydrophyllaceae).*
**Drogenbezeichnung:** Santablätter = *Herba Eryodictyonis (Herba Santa).*
Vorkommen: Kalifornien, Nordmexiko, Brasilien. Aussehen: Ein etwa 1½ m hoher Strauch.
**Wirkstoffe:** Antibakterielle Substanzen, wenig ätherisches Öl, Harz, Gerbstoffe und andere.
**Anwendung:** Eine Besonderheit dieser Droge ist, daß sie die Geschmacksempfindung für Bitter aufhebt. Asthma, Bronchitis und Blasenkatarrhe lassen sich damit behandeln.

## Schierling, gefleckter

Tödlich giftig

*Conium maculatum L. / Syn. Cicuta maculata Gaertn. (Umbelliferae).*
Volksnamen: Giftdolde, Giftkraut, Mäuseschierling.
**Drogenbezeichnung:** Schierlingskraut = *Herba Conii maculati.*
Vorkommen: In Europa, Nordafrika, Asien und Nordamerika. Hecken, Zäune, Wegränder. Aussehen: Ein zweijähriges Doldengewächs mit spindelförmiger Wurzel und bis 2 m hohem, oben stark verästeltem blaubereiftem,

unten oft rotfleckigem Stengel. Blätter 2- bis 4fach fiederschnittig. Hülle der 10- bis 20strahligen Dolde aus 5 Blättern zusammengesetzt und zurückgeschlagen. Blüten mit undeutlichem Kelch und 5 weißen Kronblättern. Frucht mit wellig gekerbten Längsrippen. Pflanze riecht nach Mäusen.
**Wirkstoffe:** Tödlich giftige Alkaloide (Coniin) und Nebenalkaloide. Flavonglykoside, Kumarine und andere.
**Anwendung:** Früher als Beruhigungs- und Schmerzmittel. In der Homöopathie als Mittel gegen Schwindelanfälle, gegen Husten verschiedener Ursache (besonders Reizhusten) und Anschwellungen der Drüsen.

## Schleifenblume

*Iberis amara L. (Cruciferae).*
Volksname: Bitterer Bauernsenf.
**Drogenbezeichnung:** Schleifenblumenkraut = *Herba Iberidis.*
Vorkommen: Hauptsächlich im Mittelmeerraum, in Deutschland im Rhein-Main-Gebiet.
Aussehen: Kreuzblütler mit weißen Blüten, länglich keilförmigen Blättern und traubig verlängertem Blütenstand.
**Wirkstoffe:** Bitterstoffe, ein Senfölglykosid und Cucurbitacine.
**Anwendung:** Gegen Appetitlosigkeit und Gallestörungen.

## Schmeerwurz giftig

*Tamus communis L. (Dioscoreaceae).*
Volksnamen: Feuerwurzel, Speckwurzel, Späggbeeri.
**Drogenbezeichnung:** Schmeerwurzel = *Rhizoma (Radix) Tami communis.*
Vorkommen: Mittel- und Südeuropa, Ungarn und Rußland. Aussehen: Schlingpflanze mit 2 bis 3 m langem Stengel, herzförmigen Blättern, unscheinbaren Blüten und roten Beeren.
**Wirkstoffe:** Histaminähnliche Hautreizstoffe, ein Alkaloid und Schleim.
**Anwendung:** In der Volksmedizin werden die geschnittenen Wurzelscheiben zum Massieren und Einreiben bei Rheuma gebraucht.

## Schwertlilie

*Iris pallida Lam.* und auch *Iris germanica L., Iris florentina L. (Iridaceae).*
**Drogenbezeichnung:** Der Wurzelstock = Veilchenwurzel = *Rhizoma (Radix) Iridis.*
Vorkommen: In Südeuropa heimisch; diese Pflanze wird auch in Afrika und Rußland kultiviert. Aussehen: Die Stammpflanze wird 30 bis 100 cm hoch; sie entwickelt schwertförmige Blätter und einen Blühtrieb, der im oberen Teil mehrere große Blüten trägt, die weißlich, hell- bis dunkelviolett, hell- bis dunkelbläulich gefärbt sind. Unserer Gartenschwertlilie sehr ähnlich.
**Wirkstoffe:** Ätherisches Öl, Iridin, Zucker, Stärke, Schleim, Harz, Gerbstoffe.
**Anwendung:** Verschiedentlich Bestandteil von Hustentees, Zahnpulvern und Pudern. In der Homöopathie gegen Migräne, Ischias und Magenbeschwerden mit Koliken.

## Sesam

*Sesamum indicum L. (Pedaliaceae).*
**Drogenbezeichnung:** Sesamsamen = *Semen Sesami,* Sesamöl = *Oleum Sesami.*
Vorkommen: Die Heimat ist das tropische Afrika, doch wird die Pflanze in vielen tropischen Gebieten und in den Subtropen angebaut. Aussehen: Eine einjährige Pflanze von 1 bis 1,50 m Höhe, die dem Fingerhut ähnlich sieht.
**Wirkstoffe:** Das aus den Samen gepreßte fette Öl enthält Glycerinsäureester der Ölsäure und anderer organischer Säuren.
**Anwendung:** Wurde als leichtes Abführmittel in Form von Klistieren gebraucht. – Die Samen dienen der Speiseölgewinnung.

## Simarubabaum

*Quassia simarouba / Syn. Simarouba amara Aublet* und andere Arten *(Simarubaceae).*
**Drogenbezeichnung:** Die Wurzelrinde nennt man *Cortex Simaroubae (radicis).*
Vorkommen: Nördliches Südamerika, Antillen. Aussehen: Ein bis 20 m hoher Baum mit unpaarig gefiederten Blättern. Die kleinen weißen Blüten stehen in reichhaltigen Rispen.
**Wirkstoffe:** Gerbstoffe, Bitterstoffe, Alkaloide, Harze.
**Anwendung:** Als Gerbstoffdroge wirkt sie gegen Durchfall – besonders, wenn Amöben mit im Spiel sind. Auch als appetitanregendes Bittermittel gebraucht.

## Skammonium (asiatisch)

giftig

*Convolvulus scammonia L. (Convolvulaceae).*
**Drogenbezeichnung:** Der von lebenden Wurzeln gewonnene Milchsaft heißt nach dem Eintrocknen *Scammonium.*
Vorkommen: Balkanländer, Kleinasien, Syrien. Aussehen: Unserer Ackerwinde sehr ähnlich. Blätter größer.
**Wirkstoffe:** Abführende Harze.
**Anwendung:** Als Abführmittel besonders in der Homöopathie. Gelegentlich auch als Entwässerungsmittel.

## Skammonium (mexikanisch)

giftig

*Ipomoea orizabensis Ledenois et Steud. (Convolvulaceae).*
Volksnamen: Mexikanische Purgierdroge, Orizaba.
**Drogenbezeichnung:** Skammoniumwurzel = *Radix Scammoniae.*
Vorkommen: Mexiko. Aussehen: Eine windende Pflanze mit großen herzpfeilförmigen Blättern und großen gelben (gelblich-weißen, gelblich-grünen) Blüten.
**Wirkstoffe:** Harze mit stark abführender Wirkung.
**Anwendung:** Früher als Abführmittel.

## Spanischer Pfeffer

→ Farbfoto Seite 419
*Capsicum annuum L./Syn. Piper hispanicum (Solanaceae).*
Volksnamen: Paprika, roter Piment.
**Drogenbezeichnung:** Die Blähfrucht nennt man *Fructus Capsici.*
Vorkommen: Die Heimat dürfte Mittelamerika sein, doch wird Paprika besonders in Süd- und Osteuropa in den verschiedensten Variationen kultiviert. Aussehen: Ein einjähriges, etwa 1 m hohes Kraut mit sparrigen Ästen und langgestielten Blättern. Aus den nickenden Blüten entwickelt sich eine rote, hohle Frucht (Blähfrucht).
**Wirkstoffe:** Das scharfe Capsaicin, ein nicht scharfes Öl (Anguin), Carotinoide, Vitamine, besonders reichlich Vitamin C, ätherisches Öl, Aromasubstanzen und andere.
**Anwendung:** Innerlich als Verdauungshilfe, äußerlich in Form von galenischen Präparaten gegen Rheuma. In der Homöopathie bei klimakterischen Beschwerden, Hämorrhoiden und Gallestörungen. – Als Gewürz und Gemüse (süße Formen).

## Stechpalme

*Ilex aquifolium L. (Aquifoliaceae).*
Volksnamen: Pandore, Schwabendorn, Stecheiche.
**Drogenbezeichnung:** Stechpalmenblätter = *Folia Ilicis aquifolii.*
Vorkommen: Heimisch in Südchina, bei uns in Buchenwäldern, gelegentlich auch in Mischwäldern. In den Voralpen nicht selten. Aussehen: 1 bis 5 m hoher immergrüner Strauch

oder Baum. Blätter ledrig, am Rand stachelspitzig; Blüten weiß oder rötlich, blattachselständig.
**Wirkstoffe:** Gerbstoffe, Bitterstoffe.
**Anwendung:** Mancherorts (zum Beispiel in der Schweiz) gegen Grippe, Bronchitis, Rheuma und – selten zwar – zur Entwässerung.

# Styrax

*Liquidambar orientalis Mill. (Hamamelidaceae).*
**Drogenbezeichnung:** Der durch Verwundung des Holzes gewonnene Balsam heißt *Styrax.*
Vorkommen: Kleinasien und Syrien. Aussehen: Ein Baum vom Aussehen unserer Platanen, der eine Höhe von 15 m erreichen kann.
**Wirkstoffe:** Freie Zimtsäure und Ester der Zimtsäure (Cinnamein), Vanillin, Harz.
**Anwendung:** Früher Bestandteil verschiedener Mittel gegen Bronchitis, häufig aber zur Behandlung der Krätze.

# Sumpfporst

giftig

*Ledum palustre L. (Ericaceae).*
Volksnamen: Mottenkraut, Wilder Rosmarin.
**Drogenbezeichnung:** Sumpfporstkraut = *Herba Ledi palustris.*
Vorkommen: Nord- und Osteuropa, Nordasien, Nordamerika. Bei uns auf Hochmooren größere Bestände bildend. Aussehen: Ein Strauch von etwa 1 bis 1,50 m Höhe mit abstehenden Zweigen, derben ledrigen, lineal-lanzettlichen Blättern und weißen bis rosaroten Blüten in endständiger Doldentraube.
**Wirkstoffe:** Ätherisches Öl, Gerbstoffe, Bitterstoffe, Flavonglykoside, Arbutin und andere.
**Anwendung:** Als wassertreibendes Mittel, gegen Keuchhusten, Rheuma und Ausschläge. In der Homöopathie gegen Bronchitis, Rheuma und Gicht sowie gegen die verschiedensten Hautkrankheiten.

# Syzygium

*Syzygium jambos DC./Syn. Eugenia jambolana Lam. (Myrtaceae).*
**Drogenbezeichnung:** Syzygiumrinde = *Cortex Syzygii Jambolani.*
Vorkommen: In den ostindischen und malaiischen Gebieten. Kulturen auf Mauritius und in Westindien. Aussehen: Ein etwa 15 m hoher Baum mit gegenständigen eiförmigen Blättern, seitenständigen Blütenständen und nußgroßen dunkelroten Früchten.
**Wirkstoffe:** Gerbstoffe, Harze.
**Anwendung:** Bei Durchfällen, wie Gerbstoffdrogen allgemein.

# Tabak

giftig

*Nicotiana tabacum L. (Solanaceae).*
**Drogenbezeichnung:** Tabakblätter = *Folia Nicotianae.*
Vorkommen: Die Heimat des Tabaks ist Virginia, doch wird er in vielen Ländern (besonders Kuba und Brasilien) und auch in Europa angebaut. Aussehen: Stengel bis 2 m hoch, drüsig behaart, wenig verästelt, mit großen Blättern und in Rispen angeordneten, trichterförmigen karminroten Blüten.
**Wirkstoffe:** Nikotin und zahlreiche Nebenalkaloide, Rutin, Betain, Asparagin, Gerbstoffe, Harze und Enzyme.
**Anwendung:** In China gegen Würmer, bei uns in der Homöopathie gegen Seekrankheit, verschiedene Schmerzzustände und Epilepsie.

# Toncabaum

*Dipteryx odorata (Aubl.) Willd. (Leguminosae).*
**Drogenbezeichnung:** Die bearbeiteten reifen Samen nennt man *Fabae Tonca* oder *Semen Tonca.*
Vorkommen: Heimisch in Guayana und Nordbrasilien. Kultiviert in Venezuela. Aussehen:

Ein stattlicher großer Baum mit einsamigen, 3 bis 5 cm langen Früchten.
**Wirkstoffe:** Kumarin und Kumarinderivate, fettes Öl, Stärke, Gummi, ätherisches Öl, Sitosterin und andere.
**Anwendung:** Zur Geruchsverbesserung für Tabake, auch medizinische Tabake und Schnupftabake.

## Traubenkraut (mexikanisch) giftig

*Chenopodium ambrosioides L. (Chenopodiaceae).*
Volksnamen: Ambrose, Jesuitentee, Kartäusertee, wohlriechender Gänsefuß.
**Drogenbezeichnung:** Mexikanisches Traubenkraut = *Herba Chenopodii ambrosioidis.*
Vorkommen: Mitteleuropa, Rußland, Westindien, Nordafrika, Mexiko, Brasilien, Chile.
Aussehen: Sehr stark variierendes Aussehen. Meistens 30 bis 60 cm hoch, ästig mit bis 10 cm langen wechselständigen Blättern. Blüten in wenigblütigen knäuelartigen Wickeln, bis 1 mm groß, grünlich.
**Wirkstoffe:** Ätherisches Öl mit Askaridol, Saponin, Harz, Gummi.
**Anwendung:** In der Volksmedizin früher als Wurmmittel und Magenmittel, gelegentlich als Tonikum. In der Homöopathie als Mittel gegen Leberschäden (Gelbsucht) und bei Schlaganfällen.

## Tulpe giftig

→ Farbfoto Seite 419
*Tulipa gesneriana L. / Syn. Tulipa hybrida (Liliaceae).*
**Drogenbezeichnung:** Tulpenzwiebel = *Bulbus Tulipae.*
Vorkommen: Die Heimat dürfte Vorderasien sein. Überall in Europa als Zierpflanze angebaut.
**Wirkstoffe:** Das Alkaloid Tulipin, Tuliposid A, B und C mit antibiotischer Wirkung und Hemmwirkung auf das Pilzwachstum.
**Anwendung:** Die Droge selbst wird kaum verwendet, doch verschiedene Fertigpräparate enthalten Gesamtauszüge und werden gegen Entzündungen im Hals- und Nasenbereich sowie zur Behandlung von Geschwüren und rheumatischen Erkrankungen gebraucht.

## Uzara

*Gomphocarpus fruticosus (L.) R. Br.* und andere Arten *Asclepiadaceae).*
**Drogenbezeichnung:** Uzarawurzel = *Radix Uzarae.*
Vorkommen: Südafrika.
**Wirkstoffe:** Herzwirksame Glykoside, Phytosterine, Gerbstoffe und Substanzen, die beruhigend und krampflösend wirken.
**Anwendung:** Krampflösendes Mittel, vor allem bei Durchfällen und gegen Regelbeschwerden. Wurde von afrikanischen Medizinmännern übernommen.

## Vanille

→ Farbfoto Seite 419
*Vanilla planifolia Andr. (Orchidaceae).*
**Drogenbezeichnung:** Die unreif gepflückten und fermentierten Früchte der Vanille = *Fructus Vanillae.*
Vorkommen: In Mexiko beheimatet wird die Vanille dort und in Ecuador, Bolivien, Brasilien, auf Java und Ceylon, auf Madagaskar und in Ostafrika kultiviert. Aussehen: Mit kräftigem Stengel wächst diese Orchidee hoch in Baumkronen, wo sie sich mit Haftwurzeln festhält. Die stattlichen Blüten werden von Bienen und Kolibris bestäubt.
**Wirkstoffe:** Vanillin und andere Duftstoffe, Harze, Schleim, Gerbstoff, Fett und Enzyme.
**Anwendung:** Als Korrigens vieler galenischer Präparate. Früher zur Potenzsteigerung. – Hauptsächlich als Gewürz.

## Venushaar

→ Farbfoto Seite 419
*Adiantum capillus veneris L. (Polypodiaceae).*
Volksnamen: Adiantusblatt, Frauenfarn, Frauenhaar.
**Drogenbezeichnung:** Die Blätter (Farnwedel) = *Herba Capilli Veneris.*
Vorkommen: Heimisch in Südeuropa und allen wärmeren Gegenden. Aussehen: Farn mit 20 bis 40 cm langen Wedeln, die doppelt bis dreifach gefiedert sind. Die zarten Fiederblättchen sind kurz gestielt, keil- oder fächerförmig.
**Wirkstoffe:** Gerbstoffe, Bitterstoffe, Zucker und wenig ätherisches Öl.
**Anwendung:** Früher beliebtes Hustenmittel.

## Waldkiefer

*Pinus silvestris L. (Pinaceae).*
Volksname: Föhre.
**Drogenbezeichnung:** Ätherisches Kiefernnadelöl = *Oleum Pini silvestris.*
Vorkommen: In Europa, Asien, Amerika. Bei uns in Kiefernwäldern gezogen. Aussehen: Die Kiefer wird 45 m hoch, hat einen borkigen Stamm und verliert in Wäldern alsbald die unteren Zweige. Die Nadeln sind blaugrün und die Zapfen in reifem Zustand lang und glanzlos.
**Wirkstoffe:** Zahlreiche Einzelbestandteile im ätherischen Öl wie Pinen, Sylvestren, Bornylazetat und andere.
**Anwendung:** Zu Inhalationen bei Bronchitis und verarbeitet zu Einreibungen gegen Bronchitis und rheumatische Beschwerden.

## Wasserfenchel giftig

*Oenanthe aquatica (L.) Poir. / Syn. Phellandrium aquaticum (Umbelliferae).*
Volksnamen: Rohrkümmel, Roßfenchel, Pferdekümmel.
**Drogenbezeichnung:** Wasserfenchelfrüchte = *Fructus Phellandri.* (Auch gelegentlich *Fructus Foeniculi aquatici* genannt.)
Vorkommen: In Mitteleuropa, in Sümpfen und Wassergräben, auch in Westasien verbreitet.
Aussehen: 1,50 m hoch, sparrig verästelter Stengel, 2- bis 5fach fiederschnittige Blätter, gelegentlich haarfeine untergetauchte Wasserblätter. Blüten in flachen Dolden.
**Wirkstoffe:** Ätherisches Öl, fettes Öl, Harze, Wachs und Gummistoffe.
**Anwendung:** Früher gegen Husten, Blähungen und zur Entwässerung.

## Weizen

*Triticum sativum Lam. (Gramineae).*
**Drogenbezeichnung:** Weizenstärke = *Amylum Tritici.*
Vorkommen: Angebaut in Europa, Asien, Nord- und Südamerika. Aussehen: Diese bei uns häufig angebaute Getreideart fällt durch dunkelgrüne Stengel und Blätter sowie durch eine derbe, etwas gedrungene Ähre auf, die nur ganz kurze Grannen besitzt.
**Wirkstoffe:** Neben der Stärke (85%) sind noch Kleber und Wasser in der Droge vorhanden.
**Anwendung:** Medizinisch zu Pudern und Streupulvern verarbeitet und als Bindemittel für Pillen und Tabletten verwendet. – Das Weizenkeimöl findet in letzter Zeit bei Herz- und Kreislaufstörungen sowie Schwäche- und Ermüdungserscheinungen Anwendung.

## Wundschwamm

*Fomes fomentarius (L.) Fries (Polyporaceen).*
Volksname: Blutschwamm.
**Drogenbezeichnung:** Präparierte Teile dieses Pilzes werden *Fungus Chirurgorum* genannt.
Vorkommen: Als parasitärer Pilz an Laubbäumen, besonders Buchen. Aussehen: An der Oberfläche der Laubhölzer entwickelt sich halbkreis- oder hufförmig, bis 50 cm hoch, 30 cm breit und 25 cm tief ein bräunlich-grauer Fruchtkörper.

**Wirkstoffe:** Die Inhaltsstoffe sind wenig erforscht, es kommt bei diesem Pilz auch hauptsächlich auf seine Saugwirkung an.
**Anwendung:** Heute nicht mehr verwendet, früher in der Chirurgie als blutstillendes Mittel gebraucht.

## Yohimbe

*Pausinystalia yohimba (K. Schum.) Pierre (Rubiaceae).*
Volksnamen: Liebesbaum, Potenzrinde.
**Drogenbezeichnung:** Yohimberinde = *Cortex Yohimbe.*
Vorkommen: Westafrika. Aussehen: Ein Baum von 10 bis 20 m Höhe mit heller bis graubrauner Rinde, die Längs- und Querrisse zeigt und meist mit Flechten bewachsen ist.
**Wirkstoffe:** Yohimbin und andere Alkaloide, Gerbsäure und Farbstoff.
**Anwendung:** Früher war die Rinde ein beliebtes Mittel zur Potenzsteigerung (auch in der Tiermedizin), heute hauptsächlich zur Gewinnung des Yohimbins.

## Zahnwurz

*Cardamine enneaphyllos (L.) Crantz / Syn. Dentaria enneaphyllos L. (Cruciferae).*
Volksnamen: Schanikel, Scharnikel.
**Drogenbezeichnung:** Zahnwurzwurzelstock = *Rhizoma Dentariae.*
Vorkommen: In den Bergländern Mitteleuropas vornehmlich an schattigen feuchten, kalkhaltigen Stellen. Aussehen: 20 bis 30 cm hoher kantiger Stengel mit quirlig angeordneten dreispaltigen Blättern und gelblich-weißen, in trugdoldiger Traube stehenden Blüten.
**Wirkstoffe:** Ätherisches Öl, möglicherweise ein Alkaloid, doch sind die Inhaltsstoffe zu wenig untersucht, um exakte Angaben machen zu können.
**Anwendung:** In der Volksheilkunde gegen Husten.

## Zitronenbaum

*Citrus limon (L.) Burm. / Syn. C. medica L. (Rutaceae).*
**Drogenbezeichnung:** Die Fruchtschale der Zitrone = *Cortex Citri fructus* = *Pericarpium Citri (Cortex limonis).*
Vorkommen: Subtropische Gebiete Europas, Südrußland, Türkei, Israel, Indien, Kalifornien, Florida, Mexiko, Argentinien, Ecuador.
Aussehen: Kleiner, 3 bis 5 m hoher Baum. Laubblätter bis 16 cm lang mit schwach geflügelten Stielen. Blüten weiß, außen rötlich.
**Wirkstoffe:** Ätherisches Öl, Hesperidin und etwa 15 verschiedene flavonähnliche Glykoside.
**Anwendung:** Als aromatisches Bittermittel zur Appetitanregung und Verdauungsförderung.

## Zitwer

giftig

*Artemisia cina (Berg.) Willkomm. (Compositae).*
Volksname: Wurmsamen.
**Drogenbezeichnung:** Die noch geschlossenen Blüten sind die Droge *Flores Cinae.*
Vorkommen: In den Steppen Turkestans und Rußlands. Aussehen: Ein 50 cm hoher Halbstrauch, von der Mitte an ästig. Blätter doppelfiederschnittig, Blüten klein, Köpfchen in Rispen stehend.
**Wirkstoffe:** Santonin, Artemisin (Bitterstoff), ätherisches Öl, Gerbstoffe, Harze und andere.
**Anwendung:** Früher beliebtes Wurmmittel für Kinder, heute zur Gewinnung des wurmwirksamen Santonin.

# Heilpflanzen-Register

Dieses Register enthält alle deutschen und lateinischen Heilpflanzen-Namen, außerdem die in den verschiedenen Landschaften Deutschlands, in Österreich und der Schweiz gebräuchlichen Volksnamen. Halbfett gesetzte Seitenzahlen verweisen auf die Farbfotos.


*Abacaxi* 374
Abbebis 326
Abbißkraut 326
Absinth 350, **356**
*Absinthium officinale Lam.* 350, 356
*Acacia catechu Willd.* 448
Achelkraut 66, **67**
*Achillea millefolium L.* 284, **297**
*Achillea moschata Wulf.* 455
Achilles 284, **297**
Ackergauchheil 52, **58**
Ackermännchen 250, **262**
Ackerrauke **365,** 367
Ackerrautenkraut 128, **132**
Ackerschotendotter 434
Ackerskabiose 326
Ackerstiefmütterchen **318,** 320
Ackerwurz 183, **188**
*Aconitum napellus L.* 118, **131**
*Acorus calamus L.* 183, **188**
Aderminze 256, **262**
Adewurzel 112, **114**
*Adiantum capillus veneris L.* **419,** 465
Adiantusblatt **419,** 465
Adonis 140, **142**
*Adonis aestivalis L.* 303, **317**
*Adonis miniatus Jacq. Adonis flammula* 303, **317**
*Adonis vernalis L.* 140, **142**
Adonisröschen, Frühlings- 140, **142**
*Aesculus hippocastanum L.* 272, **280**
Afterkorn 246, **261**
*Agaricus muscarius Pers.* 441
Ägidibleamel 161, **169**
*Agrimonia eupatoria L.* 250, **262**
*Agrimonia officinalis Lam.* 250, **262**
*Agropyron repens (L.) Palisot de Beauvois* 259, **272**
Alant 20, 53, **58**
Albeere 179, **188**
*Alcea rosea L.* **318,** 321
*Alchemilla vulgaris L.* 139, **142**
*Alexandrina-Senna* **401,** 426
Alkanna **402,** 434
*Alkanna tinctoria (L.) Tausch.* **402,** 434
Allerheiligenkraut 146, **159**
Allerleigewürz 457
Allerweltsheil 121
*Allium cepa L.* 369
*Allium sativum L.* 195, **205**
*Allium ursinum* **67,** 71
Almenrausch 458
Aloe 372, **384**
Aloe-Arten 373
*Aloe barbadensis Mill.* 372, **384**
*Aloe ferox Mill.* 372, **384**
*Aloe lucida* 373
*Aloe perryi Baker* 372, **384**
Alpenampfer 434
Alpenbeere 179, **188**
Alpenmehl **67,** 70
Alpenrose 458
Alpenveilchen 434
*Alpinia officinarum Hance* 385
Alsine **338,** 339
*Alsine media* **338,** 339
Alter Thee 112, **114**
*Althaea officinalis L.* 112, **114**
*Althaea rosea (L.) Cav. varietas nigra Hort.* **318,** 321
*Amanita muscaria L.* 441
Ambas 164, **187**
Ambrose 464
Amerikanischer Faulbaum 434
Amerikanischer Schneeball 435
Amerikanischer Sonnenhut 306, **317**
*Ammi visnaga (L.) Lam.* 397
Ammoniakgummi 435
Amselbeere 203, **216**
*Anacyclus pyrethrum (L.) Link.* 437
*Anagallis arvensis L.* 52, **58**
Ananas 374, **384**
*Ananas comosus (L.) Merr.* 374, **384**
*Ananas sativus Schult f.* 374, **384**
*Anchusa tinctoria L.* **402,** 434
*Andira araroba Aguiar* 439
Andorn 54, **58**
*Andromeda polifolia L.* 459
*Anemone hepatica L.* 213, **225**
*Anemone pulsatilla L.* 207, **216**
*Anethum graveolens L.* 439
*Angelica archangelica L.* **114,** 122
Angelika **114,** 122
Angerbleamerl **142,** 143
Angerkraut 336, **338**
Angosturabaum 435
Alkermes **402,** 434
Anis 42, 55, **58**
Änis 55, **58**
Anis-Bibernelle 55, **58**
Anserine 144, **159**
Anstrenze 238, **244**
*Antennaria dioica (L.) Gaertn.* 191, **205**
*Anthemis nobilis L.* **419,** 459
*Anthemis pyrethrum L.* 437
Anthoskraut 270, **280**
*Anthyllis vulneraria L.* 361, **365**
*Antirrhinum linaria* 218, **225**
*Apium Carvi Crantz, Aegopodium carum* 208, **216**
*Apium graveolens L.* 301
Apollonienkraut **68,** 85
Apothekerklee 361, **365**
*Arachis hypogaea L.* 440
*Archangelica officinalis* **114,** 122
*Arctium lappa L.* 193, **205**
*Arctium majus Bernh.* 193, **205**
*Arctostaphylos officinalis* 66, **67**
*Areca catechu L.* 435
Arekpalme 435
*Aristolochia clematitis L.* 252, **262**
Armenischer Gummi 435
*Armoracia rusticana Ph. Gaertn.* 237, **244**
*Arnica montana L.* **57,** 59
Arnika 20, **57,** 59
Arnis 55, **58**
*Aronis communis* **58,** 61
Aronstab, gefleckter **58,** 61
Arrowroot 453
*Artemisia absinthium L.* 350, **356**
*Artemisia cina (Berg.) Willkomm.* 466
*Artemisia vulgaris L.* **67,** 74
Artenheil 350, **356**
Artischocke 374, **384**
*Artostaphylos uva-ursi (L.) Sprengel* 66, **67**
*Arum maculatum L.* **58,** 61
*Arum vulgare Lam.* **58,** 61
Asant 435
*Asarum europaeum L.* 154, **170**
Asche 129, **132**
*Asclepias vincetoxicum L.* 294, **308**
*Asparagus officinalis L.* 311, **317**
Aspars 311, **317**

*Asperula odorato L.* **338,** 342
*Aspidium filix mas (L.) Sw.* 362, **366**
*Aspidosperma quebracho-blanco* 414
Asthmakraut 315, **318**
*Astragalus gummifer Labillardière* 429
*Astragalus microcephalus Willdenow* 429
*Atriplex hortensis L.* 239, **244**
Attich (Zwergholunder) **365,** 368
*Atropa belladonna L.* **327,** 331
Audorn 276, **280**
Augenblümchen **142,** 143
Augenkraut **226,** 229
Augenraute 266, **279**
Augentrost 20, **58,** 63
Augustinuskraut **58,** 63
Auritzel 291, **308**
*Avena sativa L.* 149
*Avena stramentum* 149

*Baccae Myrtilli* 157
*Baccae Sorbi* 109
*Baccae Spinae cervinae* 203
Bachbitterkraut **96,** 104
Bachgläseli **77,** 88
Badchrut 107, **113**
Badekraut 219, **226**
Baldgreis 450
Baldrian 20, 64, **67**
Bandwurmwurzel 362, **366**
Bardane 193, **205**
Bärenklau 436
Bärentee 66, **67**
Bärentraube 20, 66, **67**
Bärlapp 20, **67,** 70
Bärlauch 42, **67,** 71
Bärmutter 219, **226**
*Barosma betulina (Thunb.) Bartl. et Wendl.* 438
*Barosma crenulata (L.) Hook.* 438
Bartklee 361, **365**
Basilienkraut 42, **67,** 73
Basilikum 41, 73
Bastbaum 221, **226**
Bauchwehkraut 278, **297**
Bauerneibisch **318,** 321
Bauernlöffel 309, **317**
Bauernrose 457
Bauernsenf 166, **187,** 237, **244**
Baumfarn **114,** 122
Baummalve **318,** 321
Baumwollpflanze 436
Bay-Baum 436
Becherkraut **68,** 85
Beetzaun 105, **113**
Beielichrut 312
Beifuß 20, 42, **67,** 74
Beinwell 20, **68,** 75
Beinwurz **68,** 75
Beizichrut 238, **244**
Belladonna **327,** 331
*Bellis perennis L.* **142,** 143
Benediktenkraut 190, **205,** 248, **261**
Benzoe 436
*Berberis vulgaris L.* **68,** 79
Berberitze **68,** 79
Bergamotte 437
Bergfieberwurzel 124, **132**
Bergföhre 451
Berggraupen 178, **188**
Bergthymian 263, **279**
Bergwohlverleih **57,** 59
Bertram 437
Berufskraut 20, **68,** 80, 81
Berufskraut, kanadisches **68,** 80
Besenbirke 87, **95**
Besenginster **78,** 81
Besenheide 156, **160**
Besenkraut 156, **160**
Besenstrauch **78,** 81
Besingkraut 126, **132**
Betonie (Ziest) 20, **68,** 83
Betonienkraut **68,** 83
Bettstroh 211, **225**
*Betula alba L. sensu Coste* 87, **95**
*Betula alba L. sensu Roth.* 87, **95**
*Betula pendula Roth.* **87,** 95
*Betula pubescens Ehrhart* 87, **95**
*Betula verrucosa Ehrhart* 87, **95**
Bibernelle 20, **68,** 84
Bickbeere 157, **170**
Bienenkraut **68,** 75, 240, **261,** 363, **365**
Bienensaug **318,** 323
Bierhopfen 173, **187**
Bierrettich 268
Bierwurz 268
Bilsenkraut **68,** 85
Bingelkraut **77,** 86
Birke 20, 87, **95**
Bischofskraut (Khella) 397
Bischofsmütze 456
Bitteramselkraut 202, **216**
Bitterapfel 449
Bitterdistel 190, **205**
Bittere Kreuzblume 21, 202, **216**
Bitterer Bauernsenf 461
Bitterer Beifuß 350, **356**
Bitterer Mandelbaum 452
Bitteres Kreuzblumenkraut 202
Bitteres Löffelkraut 223, **226**
Bitteres Ramsli 202, **216**
Bitterklee 20
Bitterklee (Fieberklee) 20, **77,** 88
Bitterkresse **96,** 104
Bittersalat **96,** 104
Bittersilche 456
Bittersüß **77,** 90
Bittersüßer Nachtschatten **77,** 90
Bitterwurzel 124, **132**
Biwen 149, **298**
Blacke 434
Blähkraut 439
Blasenkirsche 446
Blasentang **420,** 437
Blasen- und Nierentee, Indischer 392
Blaubeere 157, **170**
Blaue Windblume 213, **225**
Blauer Hahnenfuß 442
Blaues Fettkraut 136, **142**
Blaues Herzblumenkraut 213, **225**
Blauhimmelstern **96,** 97
Blauholz 438
Blauhuder 147, **159**
Blausporn 128, **132**
Blumennessel **318,** 323
Blutauge 303, **317**
Blutblume 192, **298**
Blutgarbe 336, **338**
Blutkraut 181, **188**
Blutlungenmoos 178, **188**
Blutschwamm 465
Bluttee 168, **187**
Blutwurz (Tormentill) **327,** 333
Bockbeerli 290, **308**
Bocksbeere 179, **188**
Bockshornklee 42, **77,** 91
Bockwurz **68,** 84
Böhmische Eberesche 109
Bohne **77,** 92
Bohnenkraut 42, **77,** 93
Boldo 376
Bolle 369
Bolstern 193, **205**
*Borago officinalis L.* **96,** 97
Boretsch 41, 42, **96,** 97
Borgel **96,** 97
Bornkassen **96,** 104
*Boswellia carteri Birdw.* 455
*Boswellia sacra Flükkiger* 455
Brachdistel 233, **244**
Bramel **96,** 101
Brandheide 156, **160**
Brandkorn 246, **261**
Brandkraut 168, **187**
Brandlattich 174, **187**
Brandwurzel 176, **188**
*Brassica nigra (L.) W. D. J. Koch* 302, **317**
*Brassica oleracea varietas capitata L.* 198, **216**
Bratenkräutel **226,** 230
*Brauneria angustifolia (DC.) Heller* 306, **317**
Braunsilge **67,** 73
Brauntaler 437
Braunwurz 20, **96,** 98
Brauner Dost 107, **113**
Brautkleid 270, **280**
Brechnuß 437
Brechwurz 249, **261**
Brechwurzel 154, **170,** 375
Breitbuchu 438
Brennessel 20, **96,** 99
Brennessel, große **96,** 99
Brennessel, kleine **96,** 99
Brennkraut 106, **113,** 153, **170,** 355, 359
Brockenmoos 178, **188**
Brombeere 20, **96,** 101
*Bromelia ananas L.* 374, **384**
Brotanis 135, **142**
Brotsame 55, **58,** 135, **142**
Bruchkraut 20, **96,** 103
Bruchwurz 252, **262**
Brunnenkresse 20, **96,** 104
Brunneschüsseli **226,** 228
Brustchrut 250, **262**
Brustwurz **114,** 122

*Bryonia dioica Jacq.* 364, **365**
Bubenläuse 250, **262**
Bubenstrauch **68,** 79
Buche 437
Buchs 105, **113**
Buchsbaum 105, **113**
Buchubaum 438
Buckele **67,** 74
Buchenbohne **77,** 92
Bukkostrauch 438
Büngelkraut **77,** 86
Bunger 121
Burisblüäh **96,** 97
Buschbohne **77,** 92
Butterblume 153, **170,** 224, **243,** 269, **279,** 287, **297,** 322, **328**
Butterkraut 136, **142**
Butterwecken 161, **169**
*Buxus sempervirens L.* 105, **113**

*Cactus grandiflores L.* 377
Cactus (Königin der Nacht) 377
Cajeputstrauch 438
Calabarstrauch 438
*Calendula officinalis L.* 269, **279**
*Calendula sativa* 269, **279**
*Calendula vulgaris* 269, **279**
*Calluna vulgaris (L.) Hull.* 156, **160**
Caltha palustris L. 322, **328**
*Calystegia sepium (L.) R. Br.* **365,** 367
Campecheholz 438
*Cannabis indica Lam.* 445
*Cannabis sativa L.* 445
*Canarium luzonicum (Blume) Gray* 440
*Capsella bursa-pastoris (L.) Medik.* 166, **187**
*Capsicum annuum L.* **419,** 462
*Capsicum fastigiatum Bl.* 438
*Carbo ligni Tiliae* 221
*Cardamine enneaphyllos (L.) Cruntz* 466
*Cardamine pratensis L.* 354, **356**
*Carduus benedictus Bruns f.* 190, **205**
*Carex arenaria L.* 277, **280**
*Carex repens Schleich.* 277, **280**
*Carica papaya L.* **401,** 405, 454
*Carlina acaulis L.* 110, **113**
*Carlina alpina Jacq.* 110, **113**
*Carlina chamaeleon Vell.* 110, **113**
*Carum carvi L.* 208, **216**
*Caryophyllus aromaticus L.* 408
*Caryophyllata urbana Scop.* 248, **261**
Casamance 440
*Cassia angustifolia Vahl* **401,** 426
*Cassia senna L.* **401,** 426
*Catechu* 448
*Caules Dulcamarae* 90
*Caulophyllum thalictroides L. Michx.* 442
Cayennepfeffer 439
*Centaurea cyanus L.* 201, **215**
*Centaurium erythraea Rafn.* 324, **327**
*Centaurium minus auct.* 324, **327**
*Centaurium umbellatum auct.* 324, **327**
Centorelle 324, **327**
*Cephalis ipecacuanha (Brotero) A. Richard* 375
*Ceratonia siliqua L.* 446
*Cereus grandiflorus Miller* 377
*Cetraria islandica (L.) Ach.* 178, **188**
Ceylonzimt (Zimt) 430
Chaldron **226,** 229
Chalmis 183, **188**
Chappeler 174, **187**
Chatzetöpli 191, **205**
Chelgerli 203, **216**
*Chelidonium luteum Gilib.* 293, **308**
*Chelidonium majus L.* 293, **308**
*Chenopodium ambrosioides L.* 464
Chilchsuppe 363, **365**
Chillies 42, 438
*Chimaphila umbellata (L.) Nutt.* **356,** 357
China 378
Chindlichrut **58,** 61
Chläbere 193, **205**
Chölm 263, **279**
*Chondrus crispus (L.) Stackhouse* 445
Chrampfchrut **67,** 70
Christi Krone 234, **244**
Christnuß **338,** 343
Christusschweiß **96,** 103
Chrottebeeri **132,** 133
Chrücherli **77,** 92
*Chrysanthemum cineraiifolium (Trev.) Vis.* 445
*Chrysanthemum tanacetum Karsch.* 264, **279**
*Chrysanthemum vulgare L.* 264, **279**
Chrysarobin 439
Chüechlichrut **68,** 75, 275, **280**
Chümi 208, **216**
*Cichorium intybus L.* 345, **356**
*Cicuta maculata Gaertn.* 460
*Cimicifuga racemosa (L.) Nutt.* 379
Cimicifuga (Schlangenkraut, Warzenkraut) 379
*Cinchona calisaya Wedd.* 447
*Cinchona pubesceus Vahl* 378
*Cinchona succirubra Pavon* 378
*Cinnamomum camphora (L.) Siebold* 394
*Cinnamomum zeylanicum Blume* 430
*Cirsium oleraceum (L.) Scop.* 200, **216**
Citronellgras 439
*Citrullus colocynthis (L.) Schrad.* 449
*Citrullus officinalis Schrad.* 449
*Citrus aurantium L. subsp. amara Engler* **401,** 413
*Citrus aurantium L. ssp. bergamia Engler* 437
*Citrus aurantium L. subsp. aurantium* **401,** 413
*Citrus limon (L.) Burm.* 466
*Citrus medica L.* 466
*Claviceps purpurea (Fries) Tulasne* 246, **261**
*Cnicus benedictus L.* 190, **205**
*Cnicus oleraceus L.* 200, **216**
*Cochlearia armoracia L.* 237, **244**
*Cochlearia artica Schlecht* 223, **226**
*Cochlearia officinalis L.* 223, **226**
*Coffea arabica L.* 446
*Coffea vulgaris Moench.* 446
*Cola nitida (Veut.) A. Chev.* 449
*Cola vera K. Schum.* 449
*Colchicum autumnale L.* 161, **169**
*Colchicum erociflorum Anders.* 161, **169**
*Commiphora molmol Engler* 407
*Conium maculatum L.* 460
*Convallaria majalis L.* **226,** 229
*Convolvulus scammonia L.* 462
*Convolvulus sepium* **365,** 367
*Copaifera reticulata Ducke* *448*
*Coriandrum sativum L.* 399
*Crataegus monogyna* **337,** 348
*Crataegus oxyacantha* **337,** 348
Crocus 460
*Crocus officinalis (L.) Martyn.* **420,** 460
*Crocus sativus L.* **420,** 460
*Croton tiglium L.* 450
*Cucumis macrocarpus Wender.* 209, **225**
*Cucurbita pepo L.* 209, **225**
*Cuminum cyminum L.* 455
*Curcuma longa L.* 400
*Cusparia officinalis (Willd.) Engl.* 435
*Cyclamen europaeum L. emend Ait.* 434
*Cyclamen purpurascens Mill.* 434
*Cydonia oblonga Mill.* 458
*Cydonia vulgaris Del.* 458
*Cymbopogon nardus (L.) W. Wats.* 439
*Cymbopogon winterianus Jowitt.* 439
*Cynanchum vincetoxicum (L.) Pers.* 294, **308**
*Cynara scolymus L.* 374

*Cynoglossum officinale L.* 176, **188**
*Cytisus scoparius (L.) Link* **78,** 81
*Cytisus tinctorius Vis.* 130, **132**

Dächlichrut 139, **142**
Dachwurz 445
*Daemonorops draco Bl.* 440
Dalmatinische Insektenblume 445
Dammarg 64, **67**
*Daphne mezereum L.* 296, **308**
Darmfraß **67,** 70
Darmkraut 126, **132**
Darmwurz 53, **58**
*Datura stramonium L.* 315, **318**
*Daucus carota L.* 245, **261**
Dauergrün 176, **188**
Daunnessel 168, **187**
Demut **177,** 329
*Dentaria enneaphyllos L.* 466
Deutsche Sarsaparille 277, **280**
Deutscher Ingwer 183, **188**
Deutscher Pfeffer **67,** 73
Deutscher Zitwer 183, **188**
Dickmöhre 254, **262**
*Dictamnus albus L.* 106, **113**
*Digitalis lanata Ehrhart* 138, **142**
*Digitalis purpurea L.* 137, **141,** 138
Dill 41, 42, 439
Dilledapp **327,** 333
Dillich 439
Diptam 106, **113**
*Dipteryx odorata (Aubl.) Willd.* 463
Dittichrut **58,** 61
Djambubaum 439
Donarbesen 242, **261**
Donnerkraut 445
Donnerkugel 315, **318**
Donnernessel **96,** 99
Donnerrebe 147, **159**
Dorant 107, **113**
*Dorema ammoniacum Don.* 435
Dornkraut 315, **318**
Dost 20, 42, 107, **113**
Dotterblume 322, **328**
Drachenblutbaum 440
Drachenblutpalme 440
Dreiblatt **77,** 88
Dreidorn **68,** 79
Dreifaltigkeitsblümchen **318,** 320
Dreifuß 64, **67**
Driantenwurzel 112, **114**
*Drosera capillaris* 309, **317**
*Drosera rotundifolia L.* 309, **317**
*Drosera septentrionalis Stokes* 309, **317**
Drosselbeeren 109, **113**
Druidenkraut **114,** 120
Drusenkesten 272, **280**
*Dryopteris filix-mas (L.) Schott.* 362, **366**
Dubockkraut 282, **297**
Duftisoppe 363, **365**
Dünendorn 276, **280**
Durstwurz 238, **244**

Eberesche 109, **113**
Eberesche, Böhmische 109
Eberreis 350, **356**
Eberwurz 110, **113**
*Echinacea angustifolia DC.* 306, **317**
*Echinacea purpurea (L.) Moench* 306, **317**
Echtes Labkraut 211, **225**
Edelminze 256, **262**
Edelraute 266, **279**
Edelsalbei 275, **280**
Edelwurz 53, **58**
Efeu 111, **113**
Egelkraut 258, **262**
Ehrenpreis 20, 121
Ehrezeicheli 291, **308**
Eibisch 112, **114**
Eibschen 109, **113**
Eiche 20, **114,** 116
Eichfarn **114,** 122
Einbeere **114,** 117
Einblatt 162, **170**
Eisenhart **114,** 120
Eisenhut 118, **131**
Eisenkraut 20, **114,** 120
Elderbaum 171, **187**
Elemi (Manila-Elemi) 440
*Elettaria cardamomum (L.) Maton* 395
*Eleutherococcus senticosus Maximus* 380
*Eleutherococcus* (Taigawurzel) 380
Engelkraut 309, **317**
Engelsüß 20, **114,** 122
Engelwurz 20, **114,** 122
Englische Minze 256, **262**
Englischgewürz 457
Enis 55, **58**
Enzian 124, **132**
Ephedra (Ma-Huang) 381
*Ephedra sinica Stapf* 381
Eppich 301, **365,** 368
Eppig 111, **113**
*Equisetum arvense L.* 282, **297**
*E. rostkoviana Hayne* **58,** 63
Erbel 126, **132**
Erbern 126, **132**
Erdbeere 20, 126, **132**
Erdbrot 434
Erdefeu 147, **159**
Erdeichel 440
Erdfarn **114,** 122
Erdgalle 146, **159**
Erdmandel 440
Erdnuß 440
Erdrauch 20, 128, **132**
Erdscheibe 434
Erdschwefel **67,** 70
*Erica vulgaris L.* 156, **160**
*Erigon canadensis L.* **68,** 80
*Erodium cicutarium (L.) L'Hérit* 458
*Eryngium campestre L.* 233, **244**
*Eryodictyon californicum (Hook. et Arn.) Torr.* 460
*Erysimum cheiranthoides L.* 434
*Eryodictyon glutinosum Benth.* 460
*Erythroxylum coca L.* 449
Erzengelwurz **114,** 122
Esche 129, **132**
Eschenmanna **402,** 453
Escherwurzel 106, **113**
Eselschrut 174, **187**
Eselsdistel 440
Eselsohrwurzel **68,** 75
Essigscharf **68,** 79
*Eucalyptus globulus Labill.* 382, **384**
*Eugenia caryophyllata Thunb.* 408
*Eugenia jambolana Lam.* 463
Eukalyptus 382, **384**
*Euonymus europaeus L.* 456
*Euonymus vulgaris Mill.* 456
*Euphorbia officinarum* 440
*Euphorbia resinifera Berg.* 440
Euphorbium 441
*Euphrasia minima* **58,** 63
*Euphrasia nemorosa (Purs.) Gremli* **58,** 63
*Euphrasia officinalis L.* **58,** 63
*Euphrasia stricta Host.* **58,** 63
Europäischer Wolfstrapp 358, **365**
*Exogonium purga (Wenderoth) Benth.* 446

*Fabiana imbricata Ruiz. et Pav.* 441
Fabianakraut 441
Fackelkraut **355,** 359
*Fagus sylvatica L.* 437
Fäldänkeli **318,** 320
Faldron **226,** 229
Fallkraut **57,** 59
Färberbeere 203, **216**
Färberginster 130, **132**
Färberkraut **402,** 434
Fasanenbeere 276, **280**
Faselwurz 364, **365**
Fastenblume 213, **225**
Faulbaum 20, **132,** 133
Faulbaum, Amerikanischer 434
Federdistel 200, **216**
Fegekraut 283, **297**
Feigenbaum **402,** 441
Feigwurzel **96,** 98
Felbern 347
Feldkamille 185, **206**
Feldkümmel 208, **216**
Feldmalve 232, **244**
Feldmannstreu 233, **244**
Feldmohn 192, **298**
Feldpolle 263, **279**
Feldschwarzbeere **96,** 101
Feldsternmiere **338,** 339
Feldstiefmütterchen **318,** 320
Feldthymian (Quendel) 263, **279**
Feldulme **327,** 334
Feldwindling **365,** 367
Felsenblümeli 148, **159**
Felsenmoos 445

Felsschwefel **67,** 70
Femis 135, **142**
Fenchel 42, 135, **142**
Fenchelholz (Sassafras) 424
Fenikel 135, **142**
Fennisamen 135, **142**
Fenugräk **77,** 91
Ferkelkraut 336, **338**
*Ferula assa-foetida L.* 435
*Ferula galbaniflua Boiss. et Buhse* 442
Fetthenne 441
Fettkraut 136, **142**
Feuerbaum **338,** 341
Feuerblume 192, **298**
Feuerröschen 140, **142,** 303, **317**
Feuerwurzel 461
*Ficaria vernea Huds.* 287, **297**
*Ficus carica L.* 441
Fieberdistel 234, **244**
Fieberklee (Bitterklee) **77,** 88
Fieberkraut 324, **327**
Fiebermoos 178, **188**
Fieberwurzel 252, **262**
Filigrazie **77,** 91
*Filipendula ulmaria (L.) Maxim.* 312
Filzige Wollblume (Königskerze) **355,** 359
Finchel 135, **142**
Fingerhut, roter 137, **141**
Fingerhut, wolliger 138, **142**
Fingerpiepen 137, **141**
Fischkraut 146, **159**
Flachs 214, **225**
Flachshere 214, **225**
Flachskraut 218, **225**
Flachsleisi 214, **225**
Flachslinsen 214, **225**
Flas 214, **225**
Flatterbinse 441
Flattermohn 192, **298**
Flechtgras 259, **272**
Fleckenkraut **226,** 228
Fleischkraut 237, **244**
Flieder 171, **187**
Fliegenfalle 309, **317**
Fliegenpilz 441
Flöder 149, **298**
Flohbeere 126, **132**
Flöhkraut 362, **366**
Flohsamenkraut **402,** 442
Flußkraut 112, **114**
*Foeniculum vulgare Miller* 135, **142**
Fohlenfuß 174, **187**
Föhre 465
*Folium menyanthidis* 88
*Folium Menyanthis* 88
Fölle 369
*Fomes fomentarius (L.) Fries* 465
*Fragaria vesca L.* 126, **132**
*Fragaria vulgaris Ehrh.* 126, **132**
*Frangula alnus Miller* **132,** 133
Franzosenholz (Guajak) 389
Frauenball 435
Frauendistel 234, **244**
Frauenfarn **419,** 465
Frauenfenchel 135, **142**
Frauenflachs 218, **225**
Frauenhaar **419,** 465
Frauenhilf 139, **142**
Frauenmantel 20, 139, **142**
Frauenrock 139, **142**
Frauenwohl 240, **261**
Frauenwurzel 442
*Fraxinus excelsior L.* 129, **132**
*Fraxinus ornus L.* **402,** 453
Frombeere **96,** 101
Froschlöffel 223, **226**
Froschmaul 218, **225**
Frühlings-Adonisröschen 140, **142**
Frühlingsbaum 87, **95**
Frühsalat 287, **297**
Fuchsauge **114,** 117
Fuchskreuzkraut 442
Fuchswurz 118, **131**
*Fucus vesiculosus L.* **402,** 437
*Fumaria officinalis L.* 128, **132**
*Fumaria vulgaris Bub.* 128, **132**
Fünfblatt 250, **262**
Futterklee 352, **356**

Gäbeli **67,** 70
Gailwurz 301
Gälbs Biberli 454
*Galega officinalis L.* **402,** 443
*Galeopsis dubia Leers.* 168, **187**
*Galeopsis ochroleuca Lam.* 168, **187**
*Galeopsis segetum Nekker* 168, **187**
Galgant 42, 385
*Galiium verum L.* 211, **225**
*Galipea officinalis Hancock* 435
*Galium odoratum (L.) Scop.* **338,** 342
Galleieli **226,** 229
Gallenkraut 146, **159**
Gallkraut **77,** 88
Galtchrut 191, **205**
Gamander 442
Gänseblümchen 20, **142,** 143
Gänsefingerkraut 20, 144, **159**
Gänsekraut **67,** 74
Gänserich 144, **159**
Gänsesterbkraut 434
Gänsezungen 284, **297**
Garlen 66, **67**
Garmille 185, **206**
Gartenbingelkraut **77,** 86
Gartenbohne **77,** 92
Gartenkresse 41
Gartenmajoran **226,** 230
Gartenmalve **318,** 321
Gartenmelde 239, **244**
Gartenminze 256, **262**
Gartenmohn 288, **298**
Gartenraute 266, **279**
Gartenrose 443
Gartenschneeball 435
Gartensenf 302, **317**
Gartenthymian **177,** 329
Gärwere 249, **261**
Gauchblume 354, **356**
Gebärmutterwurzel 252, **262**
Gefleckter Aronstab **58,** 61
Gefleckter Schierling 460
Geisbaum 129, **132**
Geismajoran 263, **279**
Geißbart 312
Geißechrut 242, **261**
Geißklee **402,** 443
Geißleitere 312, 362, **366**
Geißraute **402,** 443
Gelbe Färbeblume 130, **132**
Gelbe Jasminwurzel 443
Gelbe Königsrinde 447
Gelbe Rübe 245, **261**
Gelbe Scharte **78,** 81
Gelbe Strohblume 192
Gelber Butterstiel 211, **225**
Gelber Enzian 124, **132**
Gelber Jasmin 443
Gelber Klee 361, **365**
Gelber Steinklee 316, **318**
Gelbes Distelkraut 168, **187**
Gelbes Käselab 211, **225**
Gelbes Löwenmaul 218, **225**
Gelbes Vögerl 189, **205**
Gelbwurzel, Kanadische 447
Gelbwurzel (Kurkuma) 400
*Gelidium amansii Lamouroux* 372
*Gelsemium sempervirens (L.) Ait.* 443
Gemeine Nelkenwurz 248, **261**
Gemeiner Wolfstrapp 358, **365**
Gemsblume **57,** 59
Genipp 455
*Genista tinctoria L.* 130, **132**
*Gentiana asclepiadea L.* 124
*Gentiana lutea L.* 124, **132**
*Gentiana pannonica Scopoli* 124
*Gentiana punctata* 124
*Gentiana purpurea L.* 124
*Geranium cicutarium L.* 458
*Geranium robertianum L.* 273, **280**
Germander 249, **261**
Germel 249, **261**
Germerwurzel 249, **261**
*Geum agrimonoides* 248, **261**
*Geum urbanum L.* 248, **261**
Gewürzkörner 457
Gewürznelken (Nelken) 408
Gewürzsumach 443
Gewürzysop 363, **365**
Gibinix **58,** 63
Gichtbaum 272, **280**
Gichtbeere 179, **188**
Gichtblatt 287, **297**
Gichtbleaml 361, **365**
Gichtholz **132,** 133
Gichtkraut 153, **170, 356,** 357
Gichtrose 457
Gichtstock 219, **226**

Gichtwurz 364, **365**
Giftbäumlein 296, **308**
Giftbeere 296, **308**
Giftblume 161, **169**
Giftdolde 460
Giftefeu 444
Giftkorn 246, **261**
Giftkraut 118, **131,** 460
Giftkrokus 161, **169**
Giftsumach 444
Giftwende 294, **308**
Giftwurz **114,** 122
*Gigartina mamillosa (Goodenough et Woodward) J. Agardh.* 445
Gilbblümli 130, **132**
Gilberich 153, **170**
Gilbkraut **78,** 81, 293, **308**
Ginkgo (Tempelbaum) 386
*Ginkgo biloba* 386
Ginseng **383,** 387
*Glandulae Lupuli* 173
Glanzbeere **77,** 90
Glasblümli **226,** 229
*Glechoma hederacea L.* 147, **159**
Gliedkraut **338,** 342
Glix 214, **225**
Glockenwurz 53, **58**
*Gnaphalium dioicum L.* 191, **205**
Goldblume 269, **279,** 304, **307, 355, 359**
Goldkopf 361, **365**
Goldkraut 293, **308**
Goldmelisse 444
Goldrute 20, 145, **159**
Goldsiegelwurzel 447
Goldwundkraut 145, **159**
*Gomphocarpus fruticosus (L.) R. Br.* 464
Gottesauge 304, **307**
Gottesgnadenkraut 146, 147, **159,** 273, **280**
Grabkraut 105, **113**
Gradeze 146, **159**
Granatapfelbaum **420,** 444
Granten 66, **67**
Graswurzel 259, **272**
*Gratiola officinalis L.* 146, **159**
Greisenblume **68,** 80
Griechendost 450
Griechisch Heu **77,** 91
Griechisches Leberkraut 250, **262**
Griffelbeere 157, **170**
Grillenkraut 284, **297**
Grindheil 121
Grindholz **132,** 133
Grindkraut 128, **132,** 450
Grober Chölm 107, **113**
Großblütige Wollblume (Königskerze) **355,** 359
Große Bibernelle 20, **68,** 84
Große Kamille **419,** 459
Großer Heinrich 53, **58**
Großer Huflattich 255, **262**
Großer Wiesenknopf 353, **356**
Großes Fettkraut 441
Gruberli **77,** 92
Grummetblume **58,** 63
Gruserich 195, **205**
*Guajacum officinale L.* 389
*Guajacum sanctum L.* 389
Guajak (Franzosenholz) 389
Guarana 444
Guayavabaum 439
Güggelhose **226,** 228
Guggerseife **96,** 103
Gundelrebe (Gundermann) 147, **159**
Gundermann (Gundelrebe) 147, **159**
Gunelreif 147, **159**
Günzkraut **77,** 90
Gurkenkraut **96,** 97
Gurkenkümmel 439
Gürtelkraut **67,** 70

Haarballe 193, **205**
Haarige Kornwut 168, **187**
Haarkamille **419,** 459
Haarlinsen 214, **225**
Haarwachswürze 193, **205**
Haber 149, **298**
Habichtskraut 148, **159**
*Haematoxylon campechianum L.* 438
Hafelsbeere 126, **132**
Hafer 149, **298**
Haferpflaume 290, **308**
Haffdorn 276, **280**
Hagebutte (Heckenrose) 20, 151, **159**
Hagedorn 290, **308,** 337, 348
Hagemundiskraut 251, **262**
*Hagenia abyssinica Gmelin* 449
Hagrose 151, **159**
Hahnenfuß, scharfer 153, **170**
Hahnentritt 153, **170**
Hainrose 151, **159**
Haischwurz 238, **244**
*Hamamelis Virginiana L.* **384,** 389
*Hamamelis* (Virginische Zaubernuß) **384,** 389
Händschechrut **226,** 228
Hängebirke 87, **95**
Handschuhkraut 137, **141**
Hanf, indischer 445
Hanfnessel **96,** 99
Harnkraut 66, **67, 96,** 103, **356,** 357
Haronga 391
*Haronga madagascariensis Chois.* 391
*Harpagophytum procumbens DC.* 428
Hartheu 181, **188**
*Harungana madagascariensis Pers.* 391
Hasch 445
Haschischkraut 445
Haselbeeri 157, **170**
Haselwurz 154, **170**
Hasenblatt 154, **170**
Hasenklee 236
Hasenlaub **68,** 75
Hasenmänteli 139, **142**
Hasenohr **77,** 88
Hasenöhrle 155, **170**
Hattel 149, **298**
Haubeeren, schwarze **96,** 101
Hauhechel 20, 155, **170**
Hauslauch 445
Hauswurz 445
Heckendorn **337,** 348
Heckenrose (Hagebutte) 20, 151, **159**
Heckenrübe 364, **365**
Heckenysop 146, **159**
*Hedera helix L.* 111, **113**
Heidekraut 156, 157, **160**
Heidelbeere 21, 157, **170,** 265, **279**
Heideschmuck 130, **132**
Heidnisch Wundkraut 145, **159**
Heil aller Schäden 278, **297**
Heilandsdistel 234, **244**
Heilbitter 350, **356**
Heilblatt 441
Heildistel 190, **205**
Heildolde 278, **297**
Heilige Rüben 364, **365**
Heiligenbitter **114,** 122
Heilrauf 147, **159**
Heilwurz 112, **114**
Heilziest **68,** 83
Heimischwurzel 112, **114**
Heinzerlein 151, **159**
Helenenkraut 53, **58**
*Helianthus annuus L.* 304, **307**
*Helichrysum arenarium (L.) Moench.* 192
*Hellebori albi* 249
Hellerkraut 258, **262**
Hennengift 161, **169**
*Hepatica nobilis Miller.* 213, **225**
*Hepatica triloba Gilib.* 213, **225**
*Heracleum spondylium L.* 436
Herbstblume 161, **169**
Herbstblümle **58,** 63
Herbstrose **318,** 321
Herbstzeitlose 161, **169**
Hermel 185, **206**
*Herniaria glabra L.* **96,** 103
*Herniaria vulgaris Spreng.* **96,** 103
Herrenblümli **226,** 229
Herrgottsbart 353, **356**
Herzblatt 162, **170**
Herzblume **96,** 97
Herzblümli 213, **225**
Herzbresten 211, **225**
Herzfreund **338,** 342
Herzgespann 21, 163, **170**
Herzgold 163, **170**
Herzkraut 166, **187**
Herzkräutel 163, **170**
Herztrost 240, **261**
Heudorn 155, **170**
Heufressa 313, **318**
Heugucken 161, **169**
Heustecher 110, **113**
Hexendorn 203, **216**
Hexenkraut **67, 68,** 70, 80, **96,** 98, 315, **318**
Hexenmehl **67,** 70
Hexennest 242, **261**
Hexenzwiebel **67,** 71
Hibiskus (Rote Malve) **384,** 392
*Hibiscus sabdariffa L.* **384,** 392
Hiefenstrauch 151, **159**
*Hieracium pilosella L.* 148, **159**

Himbeere 21, 164, **187**
Himmelfahrtsblume 202, **216**
Himmelsblume **142,** 143
Himmelsbrot **402,** 453
Himmelschlüssel 291, **308**
Himmelstau 309, **317**
Hindlauf 345, **356**
Hinschkraut **77,** 90
*Hippophae rhamnoides L.* 276, **280**
Hirschbollen **96,** 101
Hirschdorn 203, **216**
Hirschfraß 254, **262**
Hirschhornflechte 178, **188**
Hirschklee 213, **225**
Hirschkoze **226,** 228
Hirtentäschel 21, 166, **187**
Hisopo 363, **365**
Hitzeblätter 174, **187**
Hoaden 156, **160**
Hochzeitsbleaml 270, **280**
Hohlbeere 164, **187**
Hohlwurzel 252, **262**
Hohlzahn 21, 168, **187**
Holder 171, **187**
Holler 171, **187**
Holunder 21, 171, **187**
Honigblum **68,** 75
Honigklee 316, **318,** 352, **356**
Hopf 173, **187**
Hopfen 21, 173, **187**
Hoppen 173, **187**
Howern 149, **298**
Huder 147, **159**
Huflattich 21, 174, **187**
Hühnerbiß **338,** 339
Hühnerdarm **338,** 339
Hühnergras 336, **338**
Hühnermiere **338,** 339
Hühnerraute 121
*Humulus lupulus L.* 173, **187**
Hundsbeere **96,** 101, **132,** 133
Hundsgras 259, **272**
Hundskohl **77,** 86
Hundsrose 151, **159**
Hundsrübe 364, **365**
Hundswürger 294, **308**
Hundszunge 176, **188**
Hundszwiebel 161, **169**
Hungerkorn 246, **161**
Hupfen 173, **187**
Husholder 171, **187**
Hustenblümlein 202, **216**
Hustenwurzel 299, **317**
Hutpflanze 255, **262**
*Hydrastis canadensis L.* 447
*Hyoscyamus niger L.* **68,** 85
*Hypericum perforatum L.* 181, **188**
*Hyssopus officinalis L.* 363, **365**

*Iberis amara L.* 461
Ibsche 112, **114**
*Ilex aquifolium L.* 462
*Ilex paraguariensis St. Hil.* 453
Immenblatt 240, **261**
Immenkraut **177,** 329
Immergrün 176, **188**
Immerschön 156, **160**
Immertau 309, **317**
Immortelle 191, **205**
*Imperatoria ostruthium L.* 238, **244**
Indischer Blasen- und Nierentee 392
Indischer Hanf 445
Ingwer 42, 393
Insektenblüte 445
Insüß **114,** 122
*Inula helenium L.* 53, **58**
*Ipomoea orizabensis Ledemois et Steud.* 462
*Iris florentina L.* 461
*Iris germanica L.* 461
*Iris pallida Lam.* 461
Irländisches Moos 445
Irrbeere **327,** 331
Isländisch Moos 178, **188**
Isländische Flechte 178, **188**
Isop 363, **365**
Ispen 363, **365**
Ivakraut 455

Jaborandistrauch 446
Jalape 446
Jamaikapfeffer 457
*Jambosa caryophyllus (Sprengel) Niedenzu* 408
Jänzene 124, **132**
Jasmin, Gelber 443
Jäuse 124, **132**
Jelängerjelieber **77,** 90
Jesuitentee 464
Jesusli **318,** 320
Jesuwundenkraut 181, **188**
Johannisbeere, schwarze 21, 179, **188**
Johannisblume **57,** 59
Johannisblut 181, **188**
Johannisbrot **420,** 446
Johannishände 194, **205**
Johanniskraut 21, 181, **188**
Johannispappel 232, **244**
Judenkirsche 446
Judenkraut 284, **297**
Judenwurz 294, **308**
Judenzwiebel **67,** 71
*Juglans regia L.* **338,** 343
*Juncus effusus L.* 441
Jungfernkraut **67,** 74
Jungferntröpfle 309, **317**
*Juniperus communis L.* **338,** 341
*Juniperus sabina L.* 459

Kachelkraut 284, **297**
Kaffeestrauch 446
Kaiserwurzel 238, **244**
Kakaobaum **419,** 447
Kalbszunge 289, **297**
Kalenderkraut 442
Kalisaya 447
Kalmus 21, 183, **188**
Kamala 447
Kämen 208, **216**
Kamille 21, 185, **206**
Kamille, Römische **419,** 459
Kammfenchel 135, **142**
Kampfer 394
Kanadische Dürrwurz **68,** 80
Kanadische Gelbwurzel 447
Kanadisches Berufskraut **68,** 80
Kappes 198, **216**
Kapuzinerkresse 189, **205**
Kapuzinerli 189, **205**
Karbei 208, **216**
Kardamom 42, 395
Kardobenediktenkraut 190, **205**
Karmsem 183, **188**
Karoben 446
Karotte 245, **261**
Karuben 446
Kartäusertee 464
Kartoffel 448
Kaskraut 232, **244**
Käslikraut 232, **244**
Käspappel 232, **244**
Katechu 448
Katharinenblume 161, **169**
Katzenbeere 164, **187**
Katzenkäse 232, **244**
Katzenklee 236
Katzenkraut 64, **67**
Katzenpfötchen 21, 191, **205**
Katzenschwanz 282, **297**
Katzenstrauch 347
Kava-Kava 448
Kegelblume 306, **317**
Keilken 171, **187**
Kellerhalsrinde 296, **308**
Kerbs 209, **225**
Kersche **96,** 104
Kerwes 209, **225**
Keulen-Bärlapp **67,** 70
Khella (Bischofskraut) 397
Kid 270, **280**
Kietschkepflaume 290, **308**
Kinderfenchel 135, **142**
Kino (Malabarkino) 448
Kisseke 171, **187**
Klatschmohn 192, **298**
Klatschrose 192, **298**
Klebern 193, **205**
Kleine Bibernelle 20, **68,** 84
Kleine Sonnenblume 306, **317**
Kleines Habichtskraut 148, **159**
Klette 21, 193, **205**
Knabenkraut-Arten (Salep) 194, **205**
Knoblauch 42, 195, **205**
Knofel 195, **205**
Knoflak 195, **205**
Knorpeltang 445
Knotengras 336, **338**
Kohl 198, **216**
Kohldistel 200, **216**
Kohlkopf 198, **216**
Kokastrauch 449
Kolanuß 449
Kölbeskraut 353, **356**
Kölle **77,** 93
Kolmes 183, **188**
Koloquinten 449
Köm 208, **216**
Kondurango 398
Königin der Nacht (Cactus) 377
Königskerze **355,** 359
Königskraut **67,** 73
Königsstiefel **226,** 228
Konnesblume **57,** 59
Konradskraut 181, **188**
Kopaivabaum 448
Kopfkamille **419,** 459
Korallenbeere 276, **280**

Korallenkraut 311, **317**
Korbweide 347
Koriander 42, 399
Kornblume 21, 201, **215**
Kornnelke 201, **215**
Kornrose 192, **298**
Kosobaum 449
Kotobaum 450
Kraftwurz **57,** 59, 255, **262**
Krähenauge **114,** 117, 157, **170,** 437
*Krameria triandra Ruitz et Pavon* 416
Krammetsbeerenstrauch **338,** 341
Krampfkraut 144, **159**
Krampfkräutl **67,** 73
Kranawitten **338,** 341
Kranewitt **338,** 341
Kratzdistel 200, **216**
Krautkopf 198, **216**
Kren 237, 244
Kretischer Origano 42, 450
Kretischer Thymian 450
Kretisches Dostkraut 450
Kretzenkraut 361, **365**
Kreuzbeere 203, **216**
Kreuzblume, bittere 21, 202, **216**
Kreuzdorn 203, **216**
Kreuzkümmel 455
Kreuzkraut, gemeines 450
Kreuzsalbei 275, **280**
Kriechbohne **77,** 92
Krien 237, **244**
Kroatzbeere **96,** 101
Krokus 460
Kronawetterbeeren 109, **113**
Krotonbaum 450
Krummholz 451
Kubeben 42, 450
Kuchelkraut **226,** 230
Kuchenkraut **68,** 75
Küchenschelle 207, **216**
Küchenzwiebel 369
Kuckucksblume 354, **356**
Kuckucksbrot **68,** 79
Kuckucksnessel **318,** 323
Kuckucksseife **96,** 103
Kudelkraut 263, **279**
Kuhblume 224, **243,** 322, **328**
Kuheuter 161, **169**
Kuhheide 156, **160**
Kuhhornklee **77,** 91
Kuhschellenkraut 207, **216**
Kukuruz 452
Kümmel 42, 208, **216**
Kummerblume 185, **206**
Kümmich 208, **216**
Kurare 451
Kürbis 209, **225**
Kurkuma (Gelbwurzel) 42, 400

Labkraut, echtes oder wahres 211, **225**
*Ladanum luteum Gilib* 168, **187**
Laminaria 451
*Lamium album L.* **318,** 323
Langer Anis 135, **142**
Lärchenschwamm 451
Latschenkiefer 451
Laubstecken 219, **226**
Laurinkraut 324, **327**
Lauritzen 211, **225**
*Laurus nobilis L.* 404
Lausbeere 265, **279**
Lausblume 161, **169**
Läuseabadille 459
Läusekraut 249, **261**
*Lavandula angustifolia Miller.* 212, **225**
*Lavandula officinalis Chaix* 212, **225**
*Lavandula spica L.* 212, **225**
*Lavandula vera DC.* 212, **225**
Lavendel 212, **225**
Lavendelheide 459
Laxierkraut 146, **159**
Lebensbaum 451
Leberblümchen 213, **225**
Leberklätte 251, **262**
Leberkraut 213, **225, 338,** 342
*Ledum palustre L.* 463
Lehmblümel 174, **187**
Lein 214, **225**
Leinkraut 218, **225**
Leinwanzen 214, **225**
*Leonurus campestris Andrz. Cardiaca vulgaris Moench.* 163, **170**
*Leonurus cardiaca (L.) Benth.* 163, **170**
*Levisticum officinale Koch* 219, **226**
Liebesbaum 466
Liebsäuglein **96,** 97
Liebstengel 219, **226**
Liebstöckel 42, 219, **226**
*Lichen islandicus* 178
Lichtblume 161, **169**
Lichtli 224, **243**
*Linaria vulgaris Mill.* 218, **225**
Linde 21, 221, **226**
*Linum catharticum L.* 458
*Linum usitatissimum L.* 214, **225**
*Liquidambar orientalis Mill.* 463
*Liriosma ovata Miers.* 455
*Lobaria islandica Hoffm.* 178, **188**
*Lobelia inflata L.* 452
Lobelienkraut 452
Löffeli 166, **187**
Löffelkraut 223, **226**
Löffelkresse 223, **226**
Look 195, **205**
Lorbeer 42, 404
Löwenblatt 442
Löwenschwanz 163, **170**
Löwenzahn 21, 224, **243**
Luchslungenkraut **226,** 228
Lungenkraut 21, **226,** 228
Lungenwurz **226,** 228
Lustecken 219, **226**
Luuschrut **67,** 70
Luzeiwurzel 252, **262**
*Lycopodium* 70
*Lycopodium clavatum L.* 67, 70
*Lycopus europaeus L.* 358, **365**
*Lysimachia nummularia L.* 258, **262**

Machandel **338,** 341
Maconha 445
Madäneli 291, **308**
Madebeere 164, **187**
Mädesüß 312
Mägdeblume 185, **206**
Mägdebusch **78,** 81
Mägdekrieg **78,** 81
Magenkraut 146, **159,** 324, **327,** 350, **356**
Magenwurz 183, **188**
Magerkraut 211, **225**
Maggikraut 219, **226**
Magisterwurz 238, **244**
Maibaum 87, **95**
Maiblume **142,** 143, **338,** 342
Maichrut **338,** 342
Maienlilie **226,** 229
Maiglöckchen **226,** 229
Maiholz 347
Maikraut **338,** 342
Mairon **226,** 230
Mais 452
Maischelle **226,** 229
Majoran 42, **226,** 230
*Majorana hortensis (Moench)* **226,** 230
Malabarkino (Kino) 448
*Mallotus philippinensis (Lam.) Müller-Arg.* 447
*Malva silvestris L.* 232, **244**
Malve 21, 232, **244**
Mandelbaum, bitterer 452
Mandelbaum, süßer 452
Manila-Elemi (Elemi) 440
Manna **402,** 453
Männerblume 174, **187**
Männertreu 121
Mannskraftwurzel 248, **261**
Mannstreu 233, **244**
Maranta 453
*Maranta arundinacea L.* 453
Margaretenröschen 303, **317**
Marienauge 303, **317**
Marienblümchen **142,** 143
Mariendistel 234, **244**
Marienglöckchen **226,** 229
Marienkerze **355,** 359
Marienkörner 234, **244**
Marienriesli **226,** 229
Marienstengel **327,** 335
Marienträne 309, **317**
Marihuana 445
*Marrubium vulgare L.* 54, **58**
*Marsdenia cundurango Reichenbach f.* 398
Martinshand 144, **159**
Märzblume 174, **187**
Märzenbusch 224, **243**
Märzveilchen **327,** 335
Märzwurz 248, **261**
Maßliebchen **142,** 143
Mastix-Pistazien **402,** 453
Mate (Paraguaytee) 453
Matico 454
*Matricaria chamomilla L.* 185, **206**
Matzegge 178, **188**
Mauer-Andorn 54, **58**

Mauerpfeffer 454
Maulaffen 218, **225**
Mauschkraut 168, **187**
Mausdarm **338,** 339
Mäuseholz **77,** 90
Mäuseklee 21, 236
Mäuseschierling 460
Mäusezwiebel 454
Mausöhrlein 148, **159**
Meerrettich 44, 237, **244**
Meertau 270, **280**
Meerzwiebel 454
Mehlbeere **337,** 348
Mehlkraut 239, **244**
Meisterwurz 238, **244**
*Melaleuca leucadendron L.* 438
Melde 239, **244**
Melilotenklee 316, **318**
*Melilotus officinalis (L.) Pallas* 316, **318**
*Melissa officinalis L.* 240, **261**
Melisse 44, 240, **261,** 444
Melonenbaum (Papaya) **401,** 405, 454
Menten 64, **67**
*Mentha piperita L.* 256, **262**
*Menyanthes trifoliata L.* **77,** 88
*Mercurialis annua L.* **77,** 86
Mexikanische Purgierdroge 462
Mexikanisches Traubenkraut 464
Michaeliblume 161, **169**
Michelkraut 264, **279**
Milchblume 224, **243**
Milchdieb **58,** 63
Milchkraut 202, **216**
Milchschelen **58,** 63
*Mimosacatechu Roxb.* 448
Miran **226,** 230
Mistel 21, 242, **261**
Mitterwurz **57,** 59
Möhre 21
Mohrrübe 245, **261**
Mollbeere 164, **187**
*Monarda didyma L.* 444
Monarde 444
Mönchsrhabarber 434
Mondscheinblume **142,** 143
Mondwurzel 64, **67**
Moorbirke 87, **95**
Moos, Irländisches 445
Moos, Isländisch 178, **188**
Moosfarn **67,** 70
Moren **96,** 101
Mösch **338,** 342
Moschusschafgarbe 455
Mostersad 302, **317**
Mostrich 302, **317**
Mottenklee 316, **318**
Mottenkraut 463
Mueterchrut 185, **206**
Muira-Puama 455
Mümmeli **142,** 143
Münzkraut 258, **262**
Muskatnuß 44, 405
Müsliblätter 275, **280**
Mutterharz 442
Mutterkorn 246, **261**
Mutterkümmel 44, 455
*Myristica fragans Houttuin* 405
*Myristica officinalis L. f.* 405
*Myroxylon balsamum (L.) Harms var. pereirae (Royle) Harms* 412
Myrrhe 407

Nabelkraut **356,** 357
Nachtgewächs **96,** 98
Nagelkraut 148, **159**
Narden 212, **225**
Närvechrut 336, **338**
*Nasturtium officinale (L.) R. Br.* **96,** 104
Natterblume 202, **216**
Natterkraut 289, **297**
Nebelpflanze 52, **58,** 110, **113**
*Nectandra coto* 450
Nelken 44
Nelken (Gewürznelken) 408
Nelkenpfeffer 457
Nelkenwurz 248, **261**
*Nepeta glechoma Benth.* 147, **159**
*Nerium Oleander L.* **401,** 409
Nervenkräutel 219, **226**
Nessel **96,** 99
Nettel **96,** 99
Neugewürz 457
*Nicotiana tabacum L.* 463
Nierenkraut **96,** 103
Nierentee, Indischer Blasen- und 392
Nieskraut 146, **159**
Nieswurz, weiße 249, **261**
*Nigella sativa L.* 295, **308**
Nüsserli 232, **244**

Ochsenbrech 155, **170**
Ochsenwurz **57,** 59
*Ocimum basilicum L.* **67,** 73
Odermandli 251, **262**
Odermennig 250, **262**
Odinskopf 53, **58**
*Oenanthe aquatica (L.) Poir.* 465
Oesch 129, **132**
Oeschen **327,** 335
Ohmblätter 174, **187**
Ölbaum (Olive) **419,** 455
Ölde 350, **356**
Oleander (Rosenlorbeer) **401,** 409
*Olea europaea L.* **419,** 455
Olibanum 455
Olive (Ölbaum) **419,** 455
Ölmohn 288, **298**
*Ononis spinosa L.* 155, **170**
*Onopordum acanthium L.* 440
*Ophioxylon serpentinum Willd.* 417
Orantkraut 107, **113**
Orchideen 194, **205**
*Orchis morio L.* 194, **205**
Oregano 107, **113**
*Origano creticum L.* 450
Origano, kretischer 450
*Origanum majorana L.* **226,** 230
*Origanum vulgare L.* 107, **113**
Orizaba 462
*Orthosiphon stamineus Bentham* 392
*Oryza sativa L.* **420,** 458
Ostalpenenzian 124
Osterblume 207, **216**
Osterlug 252, **262**
Osterluzei 252, **262**
Osterveigerl **327,** 335
Ostrutwurz 238, **244**
Otternkraut **114,** 122

*Paeonia officinalis L.* 457
Panamaholz (Quillaja) 415
*Panax ginseng C. A. Meyer* **383,** 387
Pandore 462
*Papaver rhoeas L.* 192, **298**
*Papaver somniferum L.* 288, **298**
Papaya (Melonenbaum) **401,** 405
*Papaya vulgaris DC* **401,** 405
Pappel 456
Pappelrose **318,** 321
Paprika **419,** 462
Paraguaytee (Mate) 453
*Paris quadrifolia L.* **114,** 117
Parkulme **327,** 334
*Parnassia palustris L.* 162, **170**
Passiflora (Passionsblume) **401,** 411
*Passiflora incarnata L.* **401,** 411
Passionsblume (Passiflora) **401,** 411
*Pastinaca sativa L.* 254, **262**
Pastinak 44, 254, **262**
Pastornak 254, **262**
*Paullinia cupana H. B. K.* 444
*Paullinia sorbilis Mart.* 444
*Pausinystalia yohimba (K. Schum.) Pierre* 466
Pepone 209, **225**
Perlknöpf 309, **317**
Perlkraut 139, **142**
Perubalsam 412
Pestwurz 21, 255, **262**
*Petasites hybridus (L.) Gaertn.* 255, **262**
*Petasites officinalis (L.) Moench.* 255, **262**
Petersilie 44, 456
Petriblume 291, **308**
*Petroselinum crispum (Mill.) Nym.* 456
*Petroselinum hortense Hoffm.* 456
*Peucedanum ostruthium (L.) Koch* 238, **244**
*Peumus boldus Molina* 376
Pfaffenblume **68,** 83
Pfaffenhütchen 456
Pfeffer 44
Pfeffer, schwarzer 456
Pfeffer, Spanischer **419,** 462
Pfeffer, weißer 457
Pfefferknöterich **338,** 344
Pfefferkraut **77,** 93, 106, **113, 338,** 344
Pfefferminze 44, 256, **262**
Pfefferstrauch 296, **308**

Pfefferwurz **68,** 84
Pfefferwurzel 237, **244**
Pfennigkraut 258, **262**
Pferdekastanie 272, **280**
Pferdekümmel 465
Pferdeminze 444
Pferdeschwanz 282, **297**
Pfingstrose 457
Phasaeli **77,** 92
*Phaseolus vulgaris L.* **77,** 92
*Phellandrium aquaticum* 465
*Physalis alkekengi L.* 446
*Physostigma venenosum Balfour* 438
Piferkraut 324, **327**
Pilgerblume 202, **216**
*Pilocarpus microphyllus Stapf.* 446
Piment 44, 457
*Pimenta acris Kostel.* 436
*Pimenta dioica (L.) Merril.* 457
*Pimenta officinalis Lindl.* 457
*Pimenta racemosa (Mill.) W. Moore* 436
Pimpernell **68,** 84
*Pimpinella anisum L.* 55, **68**
*Pimpinella magna L.* **68,** 84
*Pimpinella major (L.) Hudson* **68,** 84
*Pimpinella saxifraga L.* **68,** 84
*Pinguicula vulgaris L.* 136, **142**
Pinseldistel 200, **216**
*Pinus montana Müller var. pumilio* 451
*Pinus silvestris L.* 465
*Piper angustifolium Ruiz. et Pavon* 454
*Piper cubeba L.* 450
*Piper hispanicum* **419,** 462
*Piper methysticum Forster.* 448
*Piper nigrum L.* 456, 457
*Piscidia erythrina Loefl.* 457
Piscidiabaum 457
*Pistacia lentiscus L.* **402,** 453
Pistazien, Mastix – **402,** 453
*Pix betulina* 87
*Plantago afra L.* **402,** 442
*Plantago lanceolata L. sensu latiore* 313, **318**
*Plantago psyllium L.* **402,** 442
Plutzer 209, **225**
*Podophyllum peltatum L.* 457
Poleiblättrige Gränke 459
*Polygala amara L.* 202, **216**
*Polygala senega L.* 425
*Polygonum aviculare L.* 336, **338**
*Polygonum bistorta L.* 289, **297**
*Polygonum hydropiper L.* **338,** 344
*Polypodium vulgare L.* **114,** 122
*Polyporus officinalis* 451
Pomeranzen **401,** 413
*Populus nigra L.* 456
*Porrum sativum Mill.* 195, **205**
*Potentilla anserina L.* 144, **159**
*Potentilla erecta (L.) Räuschel* **327,** 333
*Potentilla silvestris Nekker* **327,** 333
*Potentilla tormentilla Nekker* **327,** 333
Potenzholz 455
Potenzrinde 466
Potschen 137, **141**
Primel 291, **308**
*Primula officinalis Scop.* 291, **308**
*Primula veris L. em Huds.* 291, **308**
*Prunus amygdalus Batsch., var. sativa (dulcis)* 452
*Prunus amygdalus Batsch., var. amara* 452
*Prunus spinosa L.* 290, **308**
*Psidium guayava L.* 439
*Ptarmica moschata (Jacq.) DC.* 455
*Pterocarpus marsupium Roxb.* 448
*Pterocarpus santalinus L. fil.* 423
*Pulmonaria officinalis L.* **226,** 228
*Pulsatilla vulgaris Mill.* 207, **216**
Pulverholz **132,** 133
*Punica granatum L.* **420,** 444
Purgierbeere 203, **216**
Purgierdorn 203, **216**
Purgierlein 458
Purgiermoos 178, **188**
Purpurenzian 124
Pusteblume 224, **243**
*Pyrethrum cineraiifolium Trev.* 445
*Pyrola umbelatta L.* **356,** 357
*Pyrus aucuparia (L.) Gaertn.* 109, **113**

Quandl 263, **279**
*Quassia simarouba* 462
Quebracho 414
Quecke 259, **272**
Quendel 21, 44
Quendel (Feldthymian) 263, **279**
*Quercus pedunculata Ehrh.* **114,** 116
*Quercus petraea (Matt.) Liebl* 114, **116**
*Quercus robur L.* **114,** 116
*Quercus sessiflora Salisb.* **114,** 116
*Quillaja saponaria Molina* 415
Quillaja (Seifenrinde, Panamaholz) 415
Quitte 458

Radi 268
Rahmbeere **96,** 101
Rainfarn 264, **279**
*Ranunculus acer L.* 153, **170**
*Ranunculus ficaria L.* 287, **297**
*Raphanus sativus L.* 268
Rasewurzel **68,** 85
Raspel 178, **188**
Räucherharz 455
Rauchkraut 128, **132**
Rauhbirke 87, **95**
Rauschbeere 265, **279**
Rauschkraut 263, **279**
Raute 266, **279**
*Rauvolfia observa* 417
*Rauvolvia serpentina (L.) Benth.* 417
*Rauvolfia trifoliata* 417
Rauwolfia (Schlangenwurzel) 417
Ratanhia 416
Rattenwurz 345, **356**
Rechgras 259, **272**
Reckholder **338,** 341
Regenblume **142,** 143
Regenwurzel 110, **113**
Rehfarn 264, **279**
Reiherkraut (Reiherschnabelkraut) 458
Reiherschnabelkraut (Reiherkraut) 458
Reis **420,** 458
Rektum **77,** 91
Rentierflechte 178, **188**
Rettich 268
Retwurzel 268
Revierblume 264, **279**
Rhabarber 418
*Rhamnus catharticus L.* 203, **216**
*Rhamnus frangula L.* **132,** 133
*Rhamnus purshianus DC.* 434
*Rheum palmatum L. var. tanguticum Maximowicz* 418
Rhododendron 458
*Rhododendron ferrugineum L.* 458
*Rhus aromatica Aiton* 443
*Rhus toxicodendron L.* 444
*Ribes nigrum L.* 179, **188**
Richardskraut **114,** 120
*Ricinus communis L.* **401,** 421
Riedgras 277, **280**
Ringelblume 224, **243,** 269, **279**
Ringelrose 269, **279**
Ripplichrut 313, **318**
Rizinus (Wunderbaum) **401,** 421
Robertsgeranium 273, **280**
Rockenblume 201, **215**
Röckli 139, **142**
Rohchrysarobin 439
Rohrkümmel 465
Röhrlichrut 224, **243**
Römische Kamille **419,** 459
Römischer Bertram 437
Römischer Kümmel 295, **308,** 455
Römischer Quendel **177,** 329
Ronechrut **58,** 61
*Rorella rotundifolia All.* 309, **317**

*Rorippa nasturtium aquaticum (L.) Hay.* **96,** 104
*Rosa canina L.* 151, **159**
*Rosa gallica L.* 443
Röselimarie 270, **280**
Rosenlorbeer (Oleander) **401,** 409
Roseneibisch **318,** 321
Rosmarin 44, 270, **280**
Rosmarinheide 459
*Rosmarinus officinalis L.* 270, **280**
Roßfenchel 465
Roßkastanie 272, **280**
Roßklettenwurz 193, **205**
Roßpappel 232, **244**
Rossolikraut 309, **317**
Roßrippe 313, **318**
Rotangharzbaum 440
Roteierle **77,** 90
Rotklee (Wiesenklee) 352, **356**
Rotwurz **327,** 333
Rote Besinge 126, **132**
Rote Hundsbeere **77,** 90
Rote Malve (Hibiskus) **384,** 392
Rote Ochsenzunge **402,** 434
Rote Queckenwurzel 277, **280**
Rote Schlehe 276, **280**
Rote Seifenwurzel 299, **317**
Roter Fingerhut 137, **141**
Roter Piment **419,** 462
Rotes Sandelholz 423
*Rubus fructicosus L.* **96,** 101
*Rubus idaeus L.* 164, **187**
*Rubus plicatus Weihe et Nees* **96,** 101
Ruchgras 259, **272**
*Rudbeckia pallida Nutt.* 306, **317**
Ruhrkraut 191, **205**
Ruhrwurz **327,** 333
*Rumex acetosa L.* 281, **297**
*Rumex alpinus L.* 434
Runder Fenchel 55, **58**
Rundgurke 209, **225**
Runtzelbeere 164, **187**
Ruprechtskraut 273, **280**
Rüster **327,** 334
Rüsterstaude 312
*Ruta graveolens L.* 266, **279**
*Sabadilla officinalis Brandt* 459
Sabadille 459
Sabal (Sägepalme) 422
*Sabal serulata (Michx.) Benth. et Hook.* 422
Säcklichrut 166, **187**
Sadebaum 459
Safran 44, **420,** 460
Saftbeere 265, **279**
Sagenkraut **114,** 120
Sägepalme (Sabal) 422
Salatampfer 281, **297**
Salatblume 189, **205**
Salbeere 179, **188**
Salbei 44, 275, **280**
Salbeigamander 460
Salbine 275, **280**
Salep (Knabenkraut-Arten) 194, **205**
Salepkräuter 194, **205**
*Salix alba L.* 347
*Salix fragilis L.* 347
*Salix pentandra L.* 347
*Salix purpurae L.* 347
*Salix rubra L.* 347
Salver 275, **280**
*Salvia officinalis L.* 275, **280**
*Sambucus ebulus L.* **365,** 368
*Sambucus nigra L.* 171, **187**
Sammetblüemli **318,** 320
Samtfingerhut 138, **142**
Sanbirke 87, **95**
Sandarak 460
Sandbeere 66, **67,** 276, **280**
Sandblume 174, **187**
Sanddorn 21, 276, **280**
Sandelholz, rotes 423
Sandsegge 277, **280**
*Sanguisorba officinalis L.* 353, **356**
*Sanicula europaea L.* 278, **297**
Sanikel 278, **297**
Sanktorikraut 324, **327**
Santakraut 460
*Saponaria officinalis L.* 299, **317**
Sarazenenkraut 252, **262**
*Sarothamnus scoparius (L.) Wimmer* **78,** 81
Sarsaparille 423
Sassafras (Fenchelholz) 424
*Sassafras albidum (Nutt.) Nees.* 424
*Sassafras officinale Nees.* 424
*Sassafras variifolium* 424
Satanswurz 326
*Satureja hortensis L.* **77,** 93
Sauauge **114,** 117
Saublacke 434
Saubrot 434
Sauerampfer 281, **297**
Sauerdorn **68,** 79
Sauergras 281, **297**
Sauerknöterich 281, **297**
Sauerkrautwurz 219, **226**
Sauerpflaume 290, **308**
Saugras 336, **338**
Saukastanie 272, **280**
Säukraut 144, **159**
Saunessel **96,** 99
Sauwurz 124, **132**
*Scabiosa succisa L.* 326
Schachtelhalm 21, 282, **297**
Schafblume 207, **216**
Schaffkraut 442
Schafgarbe 21, 44, 284, **297**
Schafhechle 155, **170**
Schafrippl 284, **297**
Schaftelen 282, **297**
Schafzunge 284, **297**
Schälkraut 293, **308**
Schanikel 466
Scharbockskraut 287, **297**
Scharfer Hahnenfuß 153, **170**
Scharfer Mauerpfeffer 454
Scharfkraut **338,** 344
Scharnikel 466
Scheibelkraut 154, **170**
Scheuergras 282, **297**
Schierling, gefleckter 460
Schillerlilie **226,** 229
Schinkenkraut 166, **187**
Schlafkirsche **327,** 331
Schlafkraut **68,** 85, 315, **318**
Schlafmohn 288, **298**
Schlangenknöterich 289, **297**
Schlangenkraut 379
Schlangenmoos **67,** 70
Schlangenwurz 53, **58,** 289, **297**
Schlangenwurzel 258, **262**
Schlangenwurzel (Rauwolfia) 417
Schlehdorn (Schlehe) 290, **308**
Schlehe (Schlehdorn) 290, **308**
Schleifenblume 461
Schleimwurzel 112, **114**
Schließgraswurzel 259, **272**
Schluche 289, **297**
Schlüsselblume 21, 291, **308**
Schlute 446
Schmalzblümlein 224, **243**
Schmalzblume 153, **170,** 322, **328**
Schmalwurz **68,** 75
Schmeerwurz 461
Schminkwurz **402,** 434
Schnackenkraut 362, **366**
Schnalle 192, **298**
Schneeball, Amerikanischer 435
Schneetropfen **226,** 229
Schneewurz 255, **262**
Schneiderbeutel 166, **187**
Schnittlauch 41
Schnuderbeeri 157, **170**
*Schoenocaulon officinale A. Gray* 459
Schöllkraut 21, 293, **308**
Schöngilb 130, **132**
Schoppenkraut 301
Schornigel 278, **297**
Schoßkraut 145, **159**
Schöterich 434
Schusterholz **132,** 133
Schuttbingel **77,** 86
Schwabendorn 462
Schwägerli **318,** 320
Schwalbenblume **327,** 335
Schwalbenkraut 293, **308**
Schwalbenschwanz 294, **308**
Schwalbenwurz 294, **308**
Schwalbenwurzenzian 124
Schwammwurz 311, **317**
Schwanzchrut 163, **170**
Schwanzpfeffer 450
Schwarzbeere 157, **170**
Schwarzdorn 290, **308**
Schwarzerle **132,** 133
Schwarzholder 171, **187**
Schwarzkorn 246, **261**
Schwarzkümmel 44, 295, **308**
Schwarzperle **114,** 117
Schwarzwurz **68,** 75
Schwarze Haubeeren **96,** 101

Schwarze Johannisbeere 21, 179, **188**
Schwarze Malve **318,** 321
Schwarze Zeitbeere 179, **188**
Schwarzer Koriander 295, **308**
Schwarzer Pfeffer 456
Schwarzer Senf 302, **317**
Schwarzes Brasilholz 438
Schweizertee 350, **356**
Schwellkraut 232, **244**
Schwerthenwurzel 183, **188**
Schwertlilie 461
Schwindelbeeri 265, **279**
Schwindelkörner 450
Schwitztee 171, **187**
Schyßbeeri 203, **216**
*Scilla maritima L.* 454
*Scrophularia nodosa L.* **96,** 98
*Secale cornutum* 246
*Sedum acre L.* 454
*Sedum telephium L.* 441
Seegraswurzel 277, **280**
Seidelbast 296, **308**
Seidelbaum 296, **308**
Seifenkraut 299, **317**
Seifenrinde (Quillaja) 415
*Selenicereus grandiflorus (L.) Britt.* und *Rose* 377
Sellerie 301
*Sempervivum tectorum L.* 445
*Senecio fuchsii C. C. Gmel.* 442
*Senecio nemorensis subspecies fuchsii* 442
*Senecio vulgaris DC.* 450
Senega (Klapperschlangenwurzel) 425
Senf 44
Senf (schwarzer) 302, **317**
Senna **401,** 426
Sentbeere 157, **170**
Senznettel **96,** 99
*Serenaea serulata* 422
Sesam 461
*Sesamum indicum L.* 461
Sevenkraut 459
Sevenstrauch 459
Sichelblume 201, **215**
Siebenfinger **327,** 333
Silberchrut 144, **159**
Silberdistel 110, **113**
Silbersonne 110, **113**
*Siliqua dulcis* 446
Silk 456
*Silybum marianum (L.) Gaertner* 234, **244**
*Simarouba amara Aublet* 462
Simarubabaum 462
*Sinapis nigra L.* 302, **317**
Sinau 139, **142**
Sinngrün 176, **188**
Sintau 309, **317**
Sirenenwurzel 238, **244**
*Sirupus Rubi fruticosi* 101
*Sirupus Rubi idaei* 165
Skammonium (asiatisch) 462
Skammonium (mexikanisch) 462
Skorbutkraut 223, **226**
Skrofel **96,** 98
*Smilax regelii Killip et Morton* 423
*Smilax utilis Hemsley* 423
*Solanum dulcamara L.* **77,** 90
*Solanum tuberosum L.* 448
*Solidago virgaurea L.* 145, **159**
Sommeradonis 303, **317**
Sommereiche **114,** 116
Sommerlinde 221, **226**
Sommerteufelsauge 303, **317**
Sondau 309, **317**
Sonnenblume 304, **307**
Sonnenhut 306, **317**
Sonnenkrone 304, **307**
Sonnenlöffelkraut 309, **317**
Sonnenröschen 140, **142**
Sonnentau 21, 309, **317**
Sonnenwende 269, **279**
Sonnenwirbel 345, **356**
Sonnwendgürtel **67,** 74
Söpli 363, **365**
*Sorbus aucuparia L.* 109, **113**
Späggbeeri 461
Spanischer Hopfen 450
Spanischer Pfeffer 44, **419,** 462
Spargel 311, **317**
Sparsich 311, **317**
*Spartium scoparium L.* **78,** 81
*Spartium tinctorium Roth.* 130, **132**
Spechtwurzel 106, **113**
Speckwurz **68,** 75
Speckwurzel 461
Speichelwurz 437
Speik 212, **225**
Speikräuterl 146, **159**
Speisezwiebel 369
Spierstrauch 312
Spießdorn **68,** 79
Spießkraut 313, **318**
Spindelbaum 456
Spindelwurz 254, **262**
Spinnblume 161, **169**
Spinnendistel 190, **205**
*Spirea ulmaria L.* 312
Spitz-Wegeblatt 313, **318**
Spitzbeerli **68,** 79
Spitzfederich 313, **318**
Spitzwegerich 21, 313, **318**
Sprickel **132,** 133
Springauf **226,** 229
Stachelkraut 155, **170**
Stachelnessli 168, **187**
*Stachys betonica Benth., Betonica officinalis L.* **68,** 83
*Stachys officinalis (L.) Trev.* **68,** 83
Stahlkraut **114,** 120
Stallchrut 155, **170**
Staudenbohne **77,** 92
Stechapfel 315, **318**
Stecheiche 462
Stechkörner 234, **244**
Stechpalme 462
Steinklee 21, 316, **318**
Steinlakritze **114,** 122
Steinnuß **338,** 343
Steinpeterlein **68,** 84
Steinpfeffer 454
Steinrose 458
*Stellaria media (L.) Vill.* **338,** 339
Stiefmütterchen 21, **318,** 320
Stieleiche **114,** 116
Stierkraut 441
Stierlichrut 144, **159**
Stinkasant 435
Stinkender Storchschnabel 273, **280**
Stinkharz 435
Stinkholunder **365,** 368
Stinkstrauch 179, **188**
Stinkwurz 64, **67**
*Stipites Dulcamarae* 90
St. Lorenz-Kraut 294, **308**
Stockmalve **318,** 321
Stockrose **318,** 321
Strauchbohne **77,** 92
*Strobuli Lupuli* 173
Strohblume 191, **205**
Strohblume, gelbe 192
Strübli 178, **188**
*Strychnos-Arten* 451
*Strychnos nux-vomica L.* 437
Studentenblume 269, **279**
Studentenröschen 162, **170**
Stundenkraut **77,** 91
Sturmhut 118, **131**
*Styrax tonkinense (Pierre) Craib.* 436
*Succisa pratensis Moench.* 326
Sügerli **318,** 323
Sumpfdotterblume 322, **328**
Sumpfheidelbeere 265, **279**
Sumpfherzblatt 162, **170**
Sumpfporst 463
Sunnstern 304, **307**
Suppenbasil **67,** 73
Suppenkraut 301
Süßholz **114,** 122
Süßer Fenchel 55, **58**
Süßer Mandelbaum 452
Süßer Sumach 443
*Symphytum officinale L.* **68,** 75
Syzygium 463
*Syzygium aromaticum (L.) Merr. et L. M. Perry* 408
*Syzygium jambos DC.* 463

Tabak 463
Tabakkraut 174, **187**
Taigawurzel *(Eleutherococcus)* 380
Tamarinde 427
*Tamarindus indica L.* 427
*Tamus communis L.* 461
Tannkraut 264, **279**
*Taraxacum officinale Weber* 224, **243**
Taschenkraut 166, **187**
Taubeere 157, **170**
Taubenanis 55, **58**
Taubenkraut **114,** 120
Taubnessel, weiße 21, **318,** 323
Taukraut 139, **142**
Taumelstrauch **327,** 331
Tausendblatt 284, **297**
Tausendgüldenkraut 21, 324, **327**
Tausendkorn **96,** 103
Tausendkrankheitskraut 258, **262**

Tausendschön **142**, 143
Teekraut **338**, 342
Teeminze 256, **262**
*Tetraclinis articulata Masters* 460
*Teucrium chamaedrys. L.* 442
*Teucrium scorodonia L.* 460
Teufelsabbiß 326
Teufelsapfel 315, **318**
Teufelsauge **114**, 117, 140, **142**
Teufelsbeere **327**, 331
Teufelsbrot 161, **169**
Teufelsdarm **365**, 367
Teufelsdreck 435
Teufelsklatten **77**, 90
Teufelsklauen **67**, 70
Teufelskralle 428
Teufelsmilchkraut 293, **308**
Teufelsrübe 364, **365**
Teufelswurz 326
*Theobraoma cacao L.* **419**, 447
Theriakwurz **114**, 122
*Thlapsi bursa pastoris L.* 166, **187**
*Thlapsi Bursae pastoris* 166
*Thuja occidentalis L.* 451
Thymian 21, 44, **177**, 329
*Thymus officinalis* **177**, 329
*Thymus serpyllum L.* 263, **279**
*Thymus vulgaris L.* **177**, 329
*Tilia cordata Miller* 221, **226**
*Tilia platyphyllos Scopoli* 221, **226**
*Tinnevelly-Senna* **401**, 426
Tollbeere 265, **279**
Tollkirsche **327**, 331
Toncabaum 463
Tormentill (Blutwurz) 21, **327**, 333
*Tormentilla erecta L.* **327**, 333
Tote Nessel **318**, 323
Totenblume 269, **279**
Tragant 429
Traubeneiche **114**, 116
Traubenkraut (mexikanisch) 464
*Trifolium arvense L.* 236
*Trifolium pratense L.* 352, **356**
*Trigonella foenum-graecum L.* **77**, 91
*Triticum sativum Lam.* 465
Trommelschlägel **58**, 61
*Tropaeolum maius L.* 189, **205**
Trubechnöpfli 291, **308**
Trudenmilch 293, **308**
Trunkelbeere 265, **279**
Tschöggli 110, **113**
Tübeli 118, **131**
*Tulipa gesneriana L.* **419**, 464
*Tulipa hybrida* **419**, 464
Tulpe **419**, 464
Tüpfelenzian 124
Türkischer Weizen 452
*Tussilago farfara L.* 174, **187**

Udrang 147, **159**
Ulme **327**, 334
*Ulmus campestris L.* **327**, 334
*Ulmus carpinifolia Gled.* **327**, 334
*Uragoga ipecacuanha (Brotero) Baillon* 375
*Urginea maritima (L.) Baker* 454
*Urtica dioica L.* **96**, 99
*Urtica urens L.* **96**, 99
Uzara 464

*Vaccinium myrtillus L.* 157, **170**
*Vaccinium uliginosum L.* 265, **279**
*Valeriana officinalis L. sensu latiore* 64, **67**
*Vanilla planifolia Andr.* 464
Vanille 44, **419**, 464
Veicherln **327**, 335
Veieli **327**, 335
Veilchen 21
Veilchen, wohlriechendes **327**, 335
Veilchenwurzel 461
Venushaar **419**, 465
Venuswagen 118, **131**
*Veratrum album L.* 249, **261**
*Verbascum densiflorum Bertolini* **355**, 359
*Verbascum phlomoides L.* **355**, 359
*Verbascum thapsiforme Schrader* **355**, 359
*Verbena officinalis L.* **114**, 120
*Veronica officinalis L.* 121
Veronika 121
Viburnum 435
*Viburnum prunifolium L.* 435
Viehkraut 121
Vierblatt **114**, 117
Viönli **327**, 335
*Vinca minor L.* 176, **188**
*Vinetoxicum officinale Moench.* 294, **308**
*Viola odorata L.* **327**, 335
*Viola tricolor L.* **318**, 320
Virginische Zaubernuß (Hamamelis) **384**, 389
*Viscum album L.* 242, **261**
Vogelbeeren 109, **113**
Vogelbrot 454
Vogelchrut 242, **261**, 336, **338**
Vögelknöterich 336, **338**
Vogelmiere **338**, 339
Vogelmistel 242, **261**
Vogelnestchen 245, **261**
Vollenschübel **67**, 70

Wacholder 21, 44, **338**, 341
Wahres Labkraut 211, **225**
Waldbrustwurz **114**, 122
Walderdbeere 126, **132**
Waldgamander 460
Waldglocke 137, **141**
Waldhimmelbeere 164, **187**
Waldkiefer 465
Waldknoblauch **67**, 71
Waldkraut 145, **159**
Waldmanngold **365**, 357
Waldmeister **338**, 342
Waldochsenzunge **226**, 228
Waldrettich 237, **244**
Waldschelle 137, **141**
Waldsplik 64, **67**
Waldstaub **67**, 70
Waldtee **338**, 342
Wallwurz **68**, 75
Walnuß **338**, 343
Wanzenbeere 179, **188**
Wanzenkraut 362, **366**
Warzenkraut 293, **308**, 379, 454
Waschlaugenkraut 299, **317**
Wasserfenchel 465
Wasserfieberkraut **77**, 88
Wasserklee **77**, 88
Wasserkräutel 219, **226**
Wasserkresse **96**, 104
Wasserpfeffer **338**, 344
Wassersenf **96**, 104
Weckhalter **338**, 341
Wedeln 362, **366**
Wegdorn 203, **216**
Wegeleuchte 345, **356**
Wegetritt 313, **318**
Wegleuchte **58**, 63
Wegtritt 336, **338**
Wegwarte 21, 345, **356**
Wehlen 157, **170**
Weiberkrieg 155, **170**
Weide 347
Weihbuschen 347
Weihrauch 455
Weihrauchbaum **338**, 341
Weihrauchkraut 270, **280**
Weinbergsstern 52, **58**
Weinkraut **77**, 93, 266, **279**
Weinraute 266, **279**
Weißbirke 87, **95**
Weißdorn 21, **337**, 348
Weißkohl 198, **216**
Weißkraut 198, **216**
Weißwurzel 112, **114**
Weiße Malve 112, **114**
Weiße Nessel **318**, 323
Weiße Nieswurz 249, **261**
Weiße Pappel 112, **114**
Weiße Taubnessel 21, **318**, 323
Weißer Andorn 54, **58**
Weißer Diptam 106, **113**
Weißer Dorant 54, **58**
Weißer Fingerhut 138, **142**
Weißer Pfeffer 457
Weißes Leberblümchen 162, **170**
Weizen 465
Welsche Bibernelle 353, **356**
Welscher Quendel **177**, 329
Welschnußbaum **338**, 343
Wermut 44, 350, **356**
Wermut, wilder **67**, 74
Wesing 232, **244**
Westindisches Blutholz 438
Wetterkraut 52, **58**
Wettertau 309, **317**
Wiesenbärenkraut 436

Wiesenfuchsschwanz 289, **297**
Wiesengeißbart 312
Wiesenklee (Rotklee) 352, **356**
Wiesenknöterich 289, **297**
Wiesenknopf 353, **356**
Wiesenkohl 200, **216**
Wiesenkönigin 312
Wiesenkresse 354, **356**
Wiesenkümmel 208, **216**
Wiesenlein 458
Wiesensafran 161, **169**
Wiesenschaumkraut 354, **356**
Wiesenwolf **58,** 63
Wildhips 151, **159**
Wilde Heiderose 151, **159**
Wilde Kresse 354, **356**
Wilde Meron 263, **279**
Wilde Zwiebel 161, **169**
Wilder Aurin 146, **159**
Wilder Buchs 66, **67**
Wilder Holunder **365,** 368
Wilder Hopfen 173, **187**
Wilder Knoblauch **67,** 71
Wilder Majoran 107, **113**
Wilder Rosmarin 459, 463
Wilder spanischer Pfeffer 296, **308**
Wilder Spinat 239, **244**
Wilder Wermut **67,** 74
Wilder Zimt 263, **279**
Windblume 207, **216**
Wintereiche **114,** 116
Wintergrün 77, 86, 176, 242, **356,** 357
Winterlieb **356,** 357
Winterlinde 221, **226**
Wintersamen 242, **261**
Wohlgemuth **96,** 97
Wohlriechender Gänsefuß 464
Wohlriechendes Veilchen **327,** 335
Wolfsbeere 66, **67, 114,** 117
Wolfsblume **57,** 59
Wolfshuf 358, **365**
Wolfskraut 118, **131,** 252, **262**
Wolfspfote 207, **216**
Wolfstrapp 358, **365**
Wolfszahn 246, **261**
Wolfszunge 176, **188**
Wollblume 21, **355,** 359
Wollfingerhut 138, **142**
Wolliger Fingerhut 138, **142**
Wollkraut **355,** 359
Worbel 157, **170**
Wottel und Zottle **68,** 75
Wrangenwurzel **114,** 122
Wundbaum 129, **132**
Wunderbaum (Rizinus) **401,** 421
Wundklee 361, **365**
Wundkraut **114,** 120, 176, 181, **188,** 258, 262, 361, **365**
Wundschwamm 465
Wurmfarn 362, **366**
Wurmgras 259, **272**
Wurmkraut 264, **279,** 350, **356**
Wurmlauch 67, **71**
Wurmsamen 264, **279,** 466
Wurstkraut **77,** 93, **226,** 230

Yohimbe 466
Ysop 44, 363, **365**

Zachariasblume 201, **215**
Zahnkraut **68,** 83
Zahnwehholz 296, **308**
Zahnwehkraut **68,** 85
Zahnwurz 466
Zahnwurzel **114,** 122, 437
Zapfenkorn 246, **261**
Zaucken **226,** 229
Zaundorn **337,** 348
Zaunrübe 364, **365**
Zaunwinde **365,** 367
*Zea mays L.* 452
Zehrgras 336, **338**
Zehrkraut **68,** 83
Zehrwurz **58,** 61
Zeiland 296, **308**
Zellerer 301
Zergang 124, **132**
Zetten 156, **160**
Zichorie 345, **356**
Zickelskräutlein 147, **159**
Ziegenlappen **77,** 88
Ziest (Betonie) **68,** 83
Zigbli 232, **244**
Zigerli 232, **244**
Zigeunerapfel 315, **318**
Zigeunerkraut **67,** 70
Zigeunerlauch **67,** 71
Zigeunerzwiebel **67,** 71
Zimis **177,** 329
Zimt (Ceylonzimt) 44, 430
*Zingiber officinale Roscoe* 393
Zinnkraut 282, **297**
Zinzalwurz 124, **132**
Zippel 369
Zitronenbaum 466
Zitronenkraut 240, **261**
Zitronenmelisse 240, **261**
Zittli 121
Zitwer 466
Zitzerlstrauch **68,** 79
Zöpfchen 251, **262**
Zöpfli 212, **225**
Zottle, Wottel und **68,** 75
Zwecke 259, **272**
Zwergholunder (Attich) **365,** 368
Zwiebel 44, 369
Zwiewel 369
Zymsi 263, **279**
Zytröseli 174, **187**

# Sach-Register

In diesem Register ist alles Wissenswerte in Stichworten zusammengefaßt – einschließlich der im Beschwerden-Register (→ Seite 30) aufgeführten Beschwerden und Krankheiten sowie der Homöopathika (→ Seite 38). Die halbfett gesetzten Seitenzahlen hinter den Beschwerden und Krankheiten führen zu den Heilpflanzen, die besonders wirksam sind.


Abendessen, gesundes Getränk zum 165
Abführmittel **134, 422**
Abführmittel, drastisches 134
Abführmittel durch Quellwirkung 430
Abführmittel in der Kinderpraxis 428
Abführmittel, mildes 290, 372, 441, 453
Abführmittel, mildes, aber doch durchgreifend wirksames **134**
Abführmittel, schnell wirkendes 373
Abhusten erleichtern 103, **175**
Abnutzungserscheinungen **349**
Abortivum 124
Absinth 352
Absinthin 350
Absinthium 351
Abstillen, Unterstützung beim 276
Äbtissin Hildegard von Bingen 48, 50, 76
Abwehr von Infektionskrankheiten **309**
Abwehrbereitschaft der Schleimhäute, Steigerung der 60
Abwehrbereitschaft gegen Krankheitserreger, Stärkung der 388
Abwehrkräfte, Mobilisierung der körpereigenen 152, **172,** 190, **222, 253, 306,** 381
Abwehrlage des Körpers, Besserung der 241
Acetylcholchin 167
Acetylcholin 349
Achillein 285
Aconitin 119
Aconitum 119
Adjuvans 174
Adonis vernalis 143
adstringierend 165, 353
Aescin 272
Aesculus hippocastanum 273
Aesculus-Saponin 272
After, Risse im 417
Afterjucken 361
Agar-Agar 372
Agaricus albus 451
Aggressionen 177
Aglykon 25
Ähnlichkeitsregel 379
Ähre 16
Akne 99, 179, 194, 253, 260, 320, 344
Aktivierung der körpereigenen Abwehrkräfte 152, **172,** 190, **222, 253, 306,** 381
Aktivierung der Verdauungsproduktion 108
Aktivierung des Kreislaufs 378
akute Bronchitis **330**
akute Gallebeschwerden 128
akute Gallenkoliken 251
akute Gichtanfälle 161
akute Hepatitis 235
akute Magenbeschwerden **186**
akute Nebenhöhlenentzündungen 370
akute Stuhlverstopfung **422**
akute Verdauungsbeschwerden 391
akuter Blasenkatarrh 358
akuter Gelenkrheumatismus 313
akutes Erbrechen **257**
Alantcampher (Helenin) 53
Allantoin 281
Alantolacton 53
Alantwurzel-Tee 53
Alantwurzel, Teemischung mit 53
Albertus Magnus 48, 155, 172
Alkaloiddrogen 23
Alkaloide 23
Alkoholvergiftung 124
Allantoin 76, 176, 228
allergische Hautkrankheiten 82
Allgemeininfektionen **309**
Allgemeinwirkung, tonische 23
Allicin 72, 196
Alliin 196
Allium cepa 370
Allium sativum 197
Allontoin 253
Allopathie 36
allos 36
Allylsenföl 302
Aloe hepatica 373
Aloin 373
Alphita 48
Alpinol 386
alte Kräuterbücher 46
Altern, vorzeitiges **197**
altersbedingte Degenerationserscheinungen am Herzmuskel **349**
Altersbronchitis 370
Altersherz 61, 349
Altershusten **292**
Alterungsprozesse des Gefäßsystems 196
Aluminium 150
Amara 23, 24
Amara acria 23, 24
Amara aromatica 23, 24, 184
Amara tonica 23
Amarogentin 125, 325
»Ameisenlaufen« 247
Aminosäuren der Eiweißstoffe, wichtige 150
Ammoniacum 435
ammoniakalische Anisöl-Lösung 115
Amputationsstümpfe, Schmerzzustände 370
Amylum Maidis 452
Amylum Marantae 453
Amylum Oryzae 458
Amylum Solani 448
Amylum Tritici 465
Anagallis arvensis 52
Analbereich, Dampfbäder im 28
Analbereich, Entzündungen im 186
Analfissuren 417
Andorn-Tee 55
Andorn, Teemischung mit 55
Andromedotoxoin 459
Anemonin 153, 207, 214, 287
Anemonol 323
Anethol 56, 135
Angelika-Bäder 124
Angina pectoris 61, **378,** 410
Anguin 462
Angstzustände 164, 177, 247
Anisöl-Lösung, ammoniakalische 115
Anisplätzchen 56
Anisschnäpse 56
Anistropfen 56, 115
Anis-Tee 56
Anis, Teemischung mit 56
Anorexia nervosa **326**
Anregung der Granulation 270
Anregung der Kallusbildung 76
Anregung der Milchsekretion 136
Anregung der Saftproduktion in Magen und Darm 75
Anregung des Körperstoffwechsels 100
Anregungsmittel für die Drüsen des ganzen Verdauungstraktes 363
Anschwellung der Beine 283
ansteckende Leberentzündung **235**
Antacida 184
Anthoxantin 144
Anthrachinonderivate 134, 204
Anthrachinone 421, 427, 435, 439

Anti-Ulkus-Faktor 198
antibiotisch 178
antibiotisch wirkende Stoffe 190, 194, 253
antibiotische Eigenschaften 111, 196
antibiotische Wirkung 203
Antidepressivum, pflanzliches 182
Antidiarrhoicum 81, 249
antimykotisch 203
Antipneumoniefaktor 180
antiseptisch 353
Anwendung, äußerliche 27
Anwendung, innerliche 27
Anwendung der Heilpflanzen, richtige 27
Apfelsine 414
Aphrodisiakum 195, 234
appetitanregendes Mittel 54
Appetitanregung 94, 394
Appetitlosigkeit 54, 55, 59, 72, 73, 74, 108, **125,** 136, **152,** 179, 291, **325,** 351, 399
Appetitlosigkeit, morgendliche 291
Appetitlosigkeit, Teemischung gegen 414
Appiin 301, 456
Araroba 439
Ararobinol 439
Arbutin 69, 157, 158, 266, 358, 435, 459
Arctium lappa 194
Areculin 435
Ärger 123
Aristolochia 253
Aristolochiasäure 253
Aristoteles 47, 50
Arndt-Schulzesche Regel 36
Arnicin 60
Arnika-Tee 60
Arnika-Tinktur 61
Arnika-Spiritus 61
Arnikablüten, Teemischung aus 167
Aromatikum-Amarum 123
Aronin 62
Artemisin 466
arterielle Durchblutungsstörungen **387**
Arteriosklerose 61, 72, 196
arteriosklerotische Beschwerden 245
arteriosklerotische Gefäßveränderungen 164
Arthrosen 64, 76, **429**
Arum 62
Arzneimittelbild 36, 37
Arzneimittelprüfung 36, 37
Arzneiweine 29
Asa foetida 436
Asaron 154
Ascaridol 376
Asklepios 47
Asperulosid 343
Assimilation 14
Asthma 53, 84, 85, 108, 111, 112, 238, 316, 370, 385, **452**
Asthma, chronisches 115, 426
Asthma, Teemischungen gegen 385
Asthmaanfälle 294, 382
Asthmatiker, Bäder für 94
Asthmatropfen 316
Asthmazigaretten 316, 452
Astragallin 60
Ataxerxes 47
Atemnot 164
Atemnot infolge von Herzleiden 415
Atemorgane, Krankheiten der 71
Atemwege, Erkrankungen der **426**
Äther 24
ätherische Öldrogen 24
ätherische Öle 24
Atmung, schmerzhaft behinderte 153
Atmungsorgane, Verschleimung der 102
Atropin 316, 332
Aucubin 63, 99, 121, 211, 314, 442
Aucubigenin 314
Aufstoßen, saures 184, **199**
Augen, entzündete 117, 186
Augen, Ermüdungserscheinungen der **64**
Augenentzündungen **63,** 64, **136**
Augenheilkunde 332
Augenleiden 202
Augenspülungen 63
augenstärkendes Mittel 136
Augentrost-Tee 63
Augentrost, Teemischung mit 64
Augenverletzungen 63
Augenwaschungen 135, 344
Augenwasser, stärkendes 149
Ausfluß bei Frauen und Mädchen 324
Ausscheidung der Harnsäure **100**
Ausschläge 52, 82, 424
äußerliche Anwendungen 27
Auswurf, schleimiger 64
Avena sativa 150
Avenin 150
Avicenna 48

Bad 151
Badekalmus 183
Badekamille 185
Bäder für Asthmatiker 94
Bäder bei Keuchhusten der Kinder 94
Baldrian-Bad 66
Baldrian-Dragees 66
Baldrian-Tee 65, 66
Baldrian-Tinktur 65
Baldrian-Wein 66
Baldriangeruch, charakteristischer 65
Balg 18
Ballaststoffe 22
Balsamum Copaivae 448
Balsamum Peruvianum 412
Bandwürmer 210, 363, 405
Bandwurmmittel 450
Bärentraubenblätter-Tee 69
Bärentraubenblätter, Teemischung mit 393
Bärlappkraut-Tee 71
Basilienkraut-Tee 73
Basilikum als Küchenkraut 41
Bassorin 455
Bauchspeicheldrüse 391
Bauchwassersucht 156
Bauernfrühstück 94
Bauhin (Bauhinus), Caspar J. 49, 50
Beere 18
Behandlung wunder Hautstellen 71
Beifuß-Tee 75
Beine, Anschwellung der 283
Beine, offene **76, 199,** 235, 249, 299
Beinwell-Auszug 76
Beinwell-Tee 76
Beinwellsalben 76
Belladonna 332
Benediktiner 48, 94
Benediktinerkloster Monte Cassino 48
Bepudern rezepturmäßig bereiteter Pillen 71
Berbamin 79
Berberin 79
Berberis vulgaris 80
Berberitzen-Frucht-Marmelade 80
Berberitzen-Tee 80
Berufskraut-Tee 81
Beruhigung 213
Beruhigung bei Examensvorbereitungen 150
Beruhigung vor der Fahrprüfung **65**
Beruhigungsmittel 59, 448
Beruhigungsmittel für Kinder **135**
Beschwerden der Wechseljahre 140
Bessorin 430
Betonicin 164
Betonien-Tee 83
Bettnässen **182,** 314, 361
Bettnässen von Kindern 210
Betulin 88
Bewußtlosigkeit 33, 120
Bibernelle, Teemischung mit 85
Bibernelle-Tee 84
Bierbrauen, Schafgarbe zum 286
Bilsenkrautöl 86
Bindegewebe 25
Bindegewebe, Wirkung auf das 283
Bindehautentzündung **63, 117**
Bingelkraut-Tee 87
Biokatalysatoren 72
Birkenblätter-Tee 88
Birkencampher 88
Birkensaft 87
Birkenteer 87, 88
Birkenwasser 88

Bitterklee-Tee 89
Bittermittel 23
Bittermittel, ruborierendes 379
Bitterstoffdrogen 23, 24
Blähsucht 56, 66
Blähungen 54, 56, 59, 71, 73, 74, 94, 102, 107, 108, 125, **136, 208, 209, 333,** 391, 394
Blähungen, Beseitigung von 123
Blähungen, durch Hebung des Zwerchfells Herzbeschwerden auslösende 396
Blähungen, Teemischung gegen 400
Blähungen, Verdauungsbeschwerden mit 378
Bläschenbildung, Hautausschläge mit 153
Bläschenflechte 323
Blase, Entgiftungsmittel der **69**
Blasen- und Nierentee, Indischer 393
Blasenbeschwerden 54, 69
Blasenentzündungen **146**
Blasenkatarrh, akuter 358
Blasenkatarrh, chronischer 358
Blasenkatarrh, Teemischung bei 393
Blasenkrämpfe 71
Blasenleiden 70, 75, 93, **103,** 104, 105, 210, 228, 284
Blasenschwäche 71
Blasensteine 82, 85, 156, 302
Blattachseln 13
Blattdornen 15
Blätter 12, 13, 14, 19
Blattform 15, 16
Blattquirle 15
Blattrand 16
Blattscheiden 15
Blattschuppen 12
Blattspreiten 16
Blattstellung 15
Blausäure 172, 217
Blausäureglykosid 452
Bleichsucht 263
bleichsüchtige Mädchen, Stärkungsmittel für 129
Blepharitis **63**
Blutarmut 127
Blutdruck 167
Blutdruck, Anhebung 293
Blutdruck, hoher 349
Blutdruck, niederer **271**
Blutdruck, Normalisierung 382
Blutdrucksenkung 72, 418
Blüten 12, 15, 16, 19
Blütenblätter 16
Blütenboden 16
Blütenstände 13, 16
Blutergüsse **60,** 61, 182
Blutfette, Absinken der **375**
Bluthochdruck 196, 242
Bluthusten 340
blutreinigend 82, 127
Blutreinigungskuren 25, 129
Blutreinigungsmittel 157, 167, 278, 300, **352,** 424
Blutreinigungstees 93, 146
Blutreinigungstee mit Löwenzahn 321
Blutreinigungstee mit Stiefmütterchen 321
blutstillend 353
Blutstillung innerer Organe 274
Blutungen 102, 247
Blutungen, klimakterische 353
Blutungen, Nierenleiden mit 80
Blutungen der Gebärmutter 81
Blutungen der Niere 81
blutvermehrend 127
Blutzucker 158
Bock, Hieronymus 49, 50, 59, 99, 126, 144, 233, 300, 347
Bockshornkleesamen-Umschlag 91
Bockshornklee-Tee 92
Bogennervatur 16
Bohnenkraut-Bad 97
Bohnenkraut-Tee 94
Bohnenschalen-Tee 93
Bohnenschalen, Teemischung mit 93
Boldin 376
Boldo 377
Bor 150
Borago officinalis 97
Boretsch als Küchenkraut 41
Boretsch-Tee 98
Borneol 330, 405
Bornyl-isovalerianylsäureester 65
Brandwunden 158
Brassica-Faktoren 200
Braunwurz-Tee 99
Brechreiz **257**
Brei-Umschlag, heißer 91
Breiverband bei Panaritien 92
Brennen, Hautausschläge mit 100
Brennen in den Lidwinkeln **64**
Brennessel als Salat 100
Brennessel-Haarwasser 100
Brennessel-Spiritus 100
Brennesselblätter-Tee 100
Brennesselblätter, Teemischung mit 100
Brennesselsaft 100
Brombeer-Saft 101, 102
Brombeerblätter-Tee 102
Bromelin 374
Bronchialasthma 332
Bronchialkatarrh 110, **119**
Bronchialleiden 284, 300
Bronchialleiden, fiebrige **314**
Bronchitis 71, 84, 85, 111, 237, 330, 370, 385, 452, 463
Bronchitis, akute **330**
Bronchitis älterer Leute 250
Bronchitis, chronische 108, **175,** 197, **330,** 426
Bronchitis, Dampfbäder gegen 239
Bronchitis der älteren Menschen, chronische **292**
Bronchitis, Einreibungen gegen 465
Bronchitis, fiebrige 303
Bronchitis, Inhalationen bei **451,** 465
Bronchitis, spastische 398
Bronchitis, Teemischung gegen 385
Bruchkraut-Tee 104
Bruchkraut, Teemischung mit 103
Brucin 437
Brunfels, Otto 49, 50
Brunschwyg, H. 50
Brunstpulver 110
Brustfellentzündungen 302
Brustleiden 121
Brutzwiebel 196
Bryonia 367
Bulbus Allii (cepae) 369
Bulbus Allii ursini 71
Bulbus allii sativi recens 195
Bulbus Colchici 161
Bulbus Scillae 454
Bulbus Tulipae 464
Butylsenföl 268

Cactus 377, 378
Calendula-Kompresse 270
Caltha palustris 323
Camphora 394, 395
Cantiprato, Thomas de 49
Canon medicinae 48
Capitulare de villis 48
Capitulare Karls des Großen 50
Capitulare Ludwigs des Frommen 50
Capsaicin 439, 462
Carbo Coffea 447
Carbo ligni Tiliae 221
Carduus marianus 235
Caricae 441
Carlinaoxyd 110
Carotin 150
Carotinoide 305
Carrageen 445
Carvacrol 330
Carvon 208
Caryophyllen 457
Catechingerbstoffe 289, 333
Centesimalsystem 37
Cephaelin 375
Cetraria 179
Chamazulen 185, 285
Chamomilla 186
Chelidonium 294
Cheopspyramide bei Gise 197
Chillis 438
Chimaphila umbellata 358
China 379
Chinin 82, 379, 447
Chinidin 82, 379
Chloriden, Ausscheidung von Harnsäure und 393
Chlorophyll 14
Cholera 408
choleretisch 196

Cholesterin, Verringerung 375
Crocus 460
chronische Bronchitis 108, **175,** 197, **330,** 426
chronische Bronchitis der älteren Menschen **292**
chronische Durchfälle 70
chronische Durchfälle von Erwachsenen 236
chronische Eiterungen **76**
chronische Gallebeschwerden 128
chronische Gastritis 236, 256
chronische Herzschäden 229
chronische Krankheiten 37
chronische Mittelohreiterung 361
chronische Nierenentzündungen 146
chronische Schwächezustände 271
chronische Stuhlträgheit **217**
chronische Verdauungsbeschwerden 391
chronische Verstopfung 66, 129
chronischer Blasenkatarrh 358
chronischer Bronchialkatarrh 110
chronischer Gelenkrheumatismus 313
chronischer Husten 92, 283
chronischer Nierenkatarrh 358
chronisches Asthma 115, 426
Chrut und Unchrut 49
Cimicifuga 380
Cimicifugin 380
Cineol 438
Cinnamein 412
Citronellal 439
Citrus sinensis 414
Clusius, Carolus 49
Cnicin 190
Cocain 449
Coffein 444, 447, 449, 453, 458
Colchicum 162
Colchizin 161
Condurango 399
Convallaria 229
Cordus, Valerius 49
Coronar-Insuffizienz 61
Cortex Angosturae 435
Cortex Berberidis radicis 79
Cortex Chinae 378
Cortex Chinae Calisayae 447
Cortex Cinnamomi 430
Cortex citri fructus 466
Cortex Condurango 398
Cortex Coto verus 450
Cortex Euonymi 456
Cortex Frangulae 133
Cortex Gossypii radicis 436
Cortex Granati 440
Cortex Hamamelidis 389
Cortex Harongae 391
Cortex Mezerei 296
Cortex Piscidiae radicis 457
Cortex Punicae 444
Cortex Quebracho 414
Cortex Quercus (Quercus e cortice) 116
Cortex Quillaiae 415
Cortex Rhois aromaticae 443
Cortex Salicis 347
Cortex Sambuci 171
Cortex Simaroubae (radicis) 462
Cortex Syzygii Jambolani 463
Cortex Tiliae 221
Cortex Ulmi (campestris) 335
Cortex Viburni prunifolii 435
Cortex Yohimbe 466
Crataegus 349
Crataeguswirkung 349
Cumarin 319
Cumarinderivate 267
Cumaringlykosid 343
Curare 451
Curcuma 403
Curcuma xanthorrhiza 403
Curcuma zedoaria 403
Curry 92, 431
Cynarin 375
Cynaropikrin 375
cytotoxisch 293

-Dampfbad, Kamillen- 186
Dampfbad mit Meisterwurz 239
Dampfbäder 28
Dampfbäder gegen Bronchitis 239
Dampfbäder im Analbereich 28
Dampfbäder im Genitalbereich 28
d-Amygdalin 452
Daphnetoxin 299
Daphnin 299
Darm 330
Darm, Anregung der Saftproduktion im 75
Darmbeschwerden 54, 83, 89, 107, 115, 125, 162, 179, **184,** 231, 251, 264, 377
Darmbeschwerden, krampfartige **209**
Darmbeschwerden, Teemischung gegen 89
Darmerkrankung 108, 332
Darmkanal, Erkrankungen im 108
Darmleiden 105
Darmsekretion, Störungen der **405**
Darmstörungen 72, 75, 85, 89, 147, 196, 343
Darmträgheit 199
Darre 19
Deckkapsel 18
Degenerationserscheinungen am Herzmuskel, altersbedingte **349**
degenerative Gelenkerkrankungen **100**
Delirien 86
Demokrit 47
Depressionen 138, 177, 460
Depressionen, endogene 182
Depressionen, leichte **174**
Depressionen, reaktive 182
Depressionszustände 380
depressive Zustände **182**
Desinfektion der ableitenden Harnwege 358
Desinfektion des Verdauungstraktes 108
Dezimalsystem 37
Diabetes 92, 93, 184, 375
Diallyldisulfid 196
Diät-Küche, Verwendung von Gewürzpflanzen in der 42
Diätetikum 150
Diätküche 94, 220
Diätküche, Salzersatz 108
Dickdarm, Entzündungen im **199**
Dickdarm, Krampfzustände 222
Dicotyledonen 16
Dictamnus albus 107
Digitalis ambigua 138
Digitalis grandiflora 138
Digitalis lanata 138
Digitalis purpurea 138
Digitalisglykoside 99
Digitaliswirkung 138
Dill als Küchenkraut 41
Dilution 35, 36, 37
Diokles 46
Dioskorides, Pedanius 46, 49, 50, 64, 102, 129, 156
Diuretikum **88, 93,** 156, 246, 267
Dolde 16
doldenartig 17
doldenförmig 17
Doldenrispe 16
doldenrispig 17
Doldentraube 16
doldig 17
Doppeldolde 16
Dosierung, homöopathische 36
Dost-Bad 108
Dost-Tee 108
Drakon 47
drastisches Abführmittel 134
Droge 10, 22
Drosera 310
Droseron 310
Drüsenschwellungen 99, 146
Duftöle 24
Dunkelkeimer 97
Dünndarm, Entzündungen im **199**
Durchblutung des Herzmuskels 61
Durchblutung des Herzens, schlechte 164
Durchblutung, Förderung der 271
Durchblutung, mangelhafte **349**
Durchblutungsstörungen 76, 253
Durchblutungsstörungen, arterielle **387**
Durchblutungsstörungen des Gehirns 247

Durchblutungsstörungen der Herzkranzgefäße 61
Durchfall 54, 71, 83, 86, 102, 115, 228, 333, 334
Durchfall in der Kleinkinderpraxis **158**
Durchfälle, chronische 70
Durchfälle der Kleinkinder 115
Durchfälle der Säuglinge und Kleinkinder 236
Durchfälle, übelriechende 75, 421
Durchfälle und Gärungserscheinungen 94, 108
Durchfälle verschiedenster Ursache 54, 81
Durchfälle von Erwachsenen, chronische 236
Durchfälle, Zahnungs- 59, **421**
Dynamisierung des Arzneistoffes 36
Dystonie des kleinen Beckens, vegetative **286**
Dystonie, vegetative 164, 182, **213**

Eberwurz-Tee 110
Echinacea 309
Echinacin 306
Echinacosid 306
echter Curry 92
Efeu-Tee 112
Ehrenpreis-Tee 121
Eibisch-Tee (Abkochung) 115
Eibisch-Sirup 115
Eibischwurzel, Teemischung mit 360
Eichenrinden-Abkochung 117
Eichenrinde, Teemischung mit 117
Eierspeisen, Gewürzmischung für 75
Eingeweidewürmer, Mittel gegen 210
einjährige Pflanzen 13
Einkeimblätter 16
Einläufe 27
Einreibungen 28, 61
Einschlafstörungen **174**
Eisen 105, 127, 150, 165
Eisen, organisch gebundenes 91
Eisenkraut-Tee 120
Eiterungen 253
Eiterungen, chronische **76**
Eiterungen, Umschläge bei 74
Eiweißverdauung, Förderung der 374
Eiweißverdauung, gestörte **405**
Einnässen, nächtliches 284
Eisen 260
ekzemartige Hautveränderungen 99
Ekzeme 93, 99, 157, 194, 199, 207, 253, 299, 321, 344, 424
Ekzeme am Hinterkopf, nässende 410
Ekzeme der Kleinkinder 320
Ekzeme hinter den Ohren, nässende 410
Ekzeme im Gehörgang 361
Ekzeme, nässende 71, 117, 156, 177, 410
Ellag-Gerbstoff 127
Embryo 19
Emetin 375
Emmenagogum 147
Emphysem 112, **115**
endogene Depressionen 182
Engelsüß-Tee 122
Engelwurz-Bad 124
Engelwurz-Tee 123
Engelwurz, Teemischung mit 124
Engelwurz-Wein 124
Entlüftungsgewebe 134
Entsafter 29
Entschlackung 227
Entspannung 213
Entwässerung **88, 146**
Entwässerungsmittel bei Harnstauung **393**
Entwöhnungsanstalten für Morphinisten 150
entzündete Augen 117
entzündete Hautpartien 71
entzündete Mandeln 178, **333**
entzündete Schleimhäute, Behandlung 101
Entzündung, Bindehaut- **117**
Entzündung, Lidrand- **117,** 344
Entzündungen 344
Entzündungen der Lymphdrüsen 99
Entzündungen im Mund 115
Entzündungen im Mund und am Zahnfleisch 179
Entzündungen im Rachen 83, 115
Entzündungen in Dünn- und Dickdarm **199**
Entzündungen, Mund und Rachen 60, **275, 333,** 353, 390, **407**
Entzündungen, Schleimhäute **333**
Entzündungen, Zahnfleisch 83, 115, **257, 333,** 353, **407**
entzündungswidrig 353
Enzian-Tee 125
Enzianschnaps 125
Enziantropfen 125, 126
Enzyme 178
Ephedra-Tee 382
Ephedrin 381, 382
Epilepsie 52, 411
Epilepsie, Mittel bei 75
epileptische Anfälle 351
epileptische Zustände 245
Equisetum hiemale 284
Erbrechen 211
Erbrechen, akutes 257
Erdbeerblätter-Tee 127
Erdrauch, Frühlings-Salat mit 129
Erdrauch-Tee 128
Erdrauch, Teemischung mit 129
Erfrierungen 333
Erfrischungsgetränk 165, 392
Ergobasin 247
Ergocristin 247
Ergotamin 247
Erhöhung der Galleproduktion in der Leber 75
Erkältung, allgemeine 361
Erkältung, beginnende **119,** 395
Erkältungen 207, 303, 370, **451**
Erkältungen, Vorbeugungsmittel gegen **172**
Erkältungskrankheiten **222**
Erkältungskrankheiten, allgemeine **315**
Erkältungskrankheiten, fieberhafte **119**
Erkältungskrankheiten, Schwitztee bei fieberhaften **172**
Erkältungskrankheiten, Vorbeugung **222**
Erkennungsmal für Preiselbeeren 69
Erkrankungen der Milz 151
Ermüdungserscheinungen 465
Ernährungsstörungen 150
Ernährungsstörungen von Säuglingen 246
Erregbarkeit im Reizleitungssystem 82
Erregung, nervöse **174**
Erregungszustände 86, 247, 411
Erschlaffungszustände des Magens 125, **325**
Erschöpfung, nervöse **150,** 272
Erysipel 309
Eserin 438
Erste-Hilfe-Maßnahmen 29
»Ethnobotanische Streifzüge« 334
Erweichen von Furunkeln 91
Erweichen von Geschwülsten 28
Erweichen von Karbunkeln 91
essentielle Nährstoffe 26
Essenz 35
Eschenblätter-Tee 130
Eudemos 47
Eugenol 249, 406, 408, 431, 457
Eukalyptol 376, 385
Eukalyptus 385
Eukalyptus-Tee 385
Euphorbium 440
Examensvorbereitungen, Beruhigung bei 150
Exanthem 217
Extrasystolen 82

Fabae Calabaricae 438
Fabae Tonca 463
Fahrprüfung, Beruhigung vor der **65**
Färberginster-Tee 133
Faserwurzeln 13
Faulbaum-Tee 134

Faulbaumrinde, Teemischung mit 134
Faulecken 321
Fenchel-Tee 135
Fenchel, Teemischung mit 56
Fenchelhonig 136
Fermentabsonderung, mangelnde 251, 386
Fermentpräparate 184
Fettleber **235**
feuchte Umschläge 28
feuchte Verbände 28
Fieber 102, 222
Fieberanfälle 379
Fieber, Erkrankungen mit 277
fieberhafte Erkältungskrankheiten **119**
fieberhafte Erkältungskrankheiten, Schwitztee für **172**
Fiebermittel 305
fiebrige Bronchitis 303
fiebrige Erkältung, Vorbeugung **222**
Fingerwurm **253**
flachblättriger Mannstreu 234
Flavone 24
Flavonoiddrogen 24
Flavonoide 24
Flechten 82, 116
Flechtensäuren 178
fleischfressende Pflanzen 136
Fliegenmaden 76
Flores Alceae 321
Flores Althaeae 112
Flores Antennariae dioicae 191
Flores Anthyllidis vulnerariae 361
Flores Bellidis 143
Flores Calendulae 269
Flores Callunae 157
Flores Caryophylli 408
Flores Chamomillae 185
Flores Chamomillae romanae 459
Flores Chrysanthemi cineraii folii 445
Flores Cinae 466
Flores Crataegi 348
Flores Ericae 157
Flores Farfarae 174
Flores (Flos) Arnicae 59
Flores (Flos) Tiliae 221
Flores (Flos) Cyani 201
Flores Helianthii annui 304
Flores Helichrysi 192
Flores Hibisci 392
Flores Hippocastani 272
Flores humuli lupuli 173
Flores Koso (Coso) 449
Flores Lamii albi 324
Flores Lavandulae 212
Flores Malvae arboreae 321
Flores Malvae hortensis 321
Flores Malvae (silvestris) 232
Flores Millefolii 284
Flores Paeoniae 457
Flores Pruni spinosae 290
Flores Pyrethri 445
Flores Rhoeados 192
Flores Rosae 443
Flores Sambuci 171
Flores Spicae 212
Flores Stoechados 192
Flores Tanacetti 264
Flores Trifolii rubri 352
Flores Verbasci 359
Fluidextrakt, Sonnentau- 310
Fluidextrakt, Thymian- 310
Fluor albus 140, 286
Foeniculum 136
Folia Althaeae 112
Folia Ari 61
Folia Aroni 61
Folia Belladonnae 332
Folia Bellidis 143
Folia Berberidis 79
Folia Betulae 87
Folia Boldo 376
Folia Bucco 438
Folia Buxi 106
Folia Caricae Papayae 405, 454
Folia Cirsii 200
Folia Coca 449
Folia Cochleariae 223
Folia Convallariae (majalis) 229
Folia Cynarae 374
Folia Digitalis 137
Folia Digitalis lanatae 138
Folia Djamboe 439
Folia Eucalypti 382
Folia Euonymi 456
Folia Farfarae 174
Folia Fragariae 126
Folia Fraxini 130
Folia Ginkgo bilobae 386
Folia Hamamelidis 389
Folia Harongae 391
Folia Hederae 111
Folia Helenii 53
Folia (Herba) Visci 242
Folia Hippocastani 272
Folia Hyoscyami 85
Folia Jaborandi 446
Folia Juglandis 343
Folia Lauri 404
Folia Levistici 219
Folia Malvae (silvestris) 232
Folia Mate 453
Folia Matico 454
Folia Menthae piperitae 256
Folia Melissae 240
Folia Myrtilli 157
Folia Nerii Oleandri 409
Folia Nicotianae 463
Folia Orthosiphonis, Koemis koetjing 392
Folia Papaveris 288
Folia Petasites 255
Folia Plantaginis lanceolatae 313
Folia Rhododendri ferruginei 458
Folia Rhus toxicodendron 444
Folia Ribis nigri 179
Folia Rosmarini 270
Folia Rubi fruticosi 101
Folia Rubi idaei 165
Folia Salviae 275
Folia Sambuci 171
Folia Sennae 426
Folia Sedi telephii 441
Folia Stramonii 315
Folia Thymi 329
Folia Tiliae 221
Folia Trifoli fibrini 88
Folia Uliginosi 265
Folia Uvae-ursi 66
Förderung der Milchsekretion 92
Fragaria 127
Frangula 204
Frangulin 134
Frauenkrankheiten 104
Frauenmantel-Tee 140
Frauenmittel 264, 436
frische Küchenkräuter 41
Fronleichnamsbirken 88
Frost, geschädigte Füße durch **117**
Frost, geschädigte Hände durch **117**
Frostbeulen **117,** 249, 412
Frostbeulen, Teilbäder bei 151
Frostschäden 207, 253, 344, 412
Fruchtblätter 16
Früchte 12, 18, 19
Fructus Alkekengi 446
Fructus Ammi Visnagae 397
Fructus Anethi 439
Fructus Anisi 56
Fructus Apii graveolentis 301
Fructus Apii hortensis 456
Fructus Aurantii immaturi 413
Fructus Avenae excorticatus 149
Fructus Berberidis 79
Fructus Capsici 462
Fructus Cardamomi 395
Fructus Cardui Mariae 234
Fructus Caricae 441
Fructus Carvi 208
Fructus Ceratoniae 446
Fructus Colocynthidis 449
Fructus Coriandri 399
Fructus Crataegi 348
Fructus Cubebae 450
Fructus Cumini 455
Fructus Cynosbati cum semine 151
Fructus Cynosbati sine semine 151
Fructus Dauci (carotae) 245
Fructus Euonymi 456
Fructus Foeniculi 135
Fructus Foeniculi aquatici 465
Fructus Fragariae recentes 126
Fructus Hippophae rhamnoides 276
Fructus Juniperi 341
Fructus Lauri 404
Fructus Levistici 219
Fructus Myrtilli 157
Fructus Pastinacae 254
Fructus Phaseoli sine semine 92
Fructus Phellandri 465
Fructus Pimentae 457
Fructus Piperis albi 457
Fructus Piperis nigri 456
Fructus Pruni spinosae 290

Fructus Rhamni catharticae 203
Fructus Ribi nigri 179
Fructus Sabalis serulatae 422
Fructus Sambuci 171
Fructus Sennae 426
Fructus (Semen) Petroselini 456
Fructus Sorbi aucupariae 109
Fructus Sorborum 109
Fructus Uliginosi 265
Fructus Vanillae 464
Frühjahrskur 25, 88, 100, 129, 134, 135, 152, 227, 285, 314, 346, 357
Frühjahrsmüdigkeit **105**
Frühlings-Salate 72, 88, 100, 129, 167, 190, 287, 357
Frühstück, gesundes Getränk zum 165
Fuchs, Leonhart 46, 49, 50, 52, 99, 129, 144
Fucus vesiculosus 437
Fumarin 128
fungizid wirkende Substanzen 194, 300
Fungus Chirurgorum 465
Fungus Laricis 451
Furunkel 115, 217, 309
Furunkeln, Erweichen von 91
Furunkel im Ohr 361
Furunkulose 171
Füße, durch Frost geschädigte **117**

Galangol 386
Galbanum 442
Galenik 46
galenische Präparate 47
Galenos (Galen) 46, 47, 49, 50, 102, 156
Galeopsis 171
Galgantwurzel-Tee 386
Galle, Beschwerden 54
Galle, nervöse 256
Galle, unruhige **351**
Galle, unruhige Stein- 90, 256
Galleabfluß fördernd 89
Galleabfluß regulierend 128
Gallebeschwerden 55, 66, 100, 108, 112, 125, 128, 231, **350,** 379
Gallebeschwerden, chronische 128
Gallebeschwerden, Teemischung gegen 89
Galleerkrankung 108, 129
Gallefluß, ungenügender 75, 251
Gallefunktion, gestörte 105
Galleleiden 55, 75, 90, 105, 127, 256, 268, **294,** 347
Gallenblase, Förderung zur Entleerung der **403**
Gallenblase, Schmerzen an der 235
Gallenblasenentzündung 80, 235, 268
Gallenkoliken 80, 218, 251
Gallenkoliken, Nachbehandlung **351**
Gallenstauungen 251
Gallensteine 90, 100, **256,** 257, 375, 377
Gallensteinbildung 227
Galleproduktion, Förderung der 257, 293
Galleproduktion der Leber, Erhöhung der 75
Gallesekretion, Anregung zur 123, 373, **403**
Gallesekretion, Störungen der 377
Gallestauungen 293
Gallestörungen 191
Gama, Vasco da 49
Gänseblümchen-Tee 144
Gänsefingerkraut-Tee 145
Gartenerdbeeren 127
Gartenkresse als Küchenkraut 41
Gärungsdurchfälle 89
Gärungsdyspepsien 196
Gastritis, chronische 236, 256
Gaumen, Druckstellen am **407**
Gebärmutter, Blutungen der 81
Gebärmutterschmerzen 442
Gefäßschmerzen, krampfartige **387**
Gefäßsystem, Alterungsprozesse 196
Gefäßveränderungen, arteriosklerotische 164
gefleckter Storchschnabel 274
Gehirn, Durchblutungsstörungen 247
Gehirnerschütterung 247
Gelbsucht 54, 80, 104, 127, 138, **235**
Gelenkerkrankungen, degenerative **100, 429**
Gelenkrheumatismus 80, 156, 237, 340
Gelenkrheumatismus, akuter 313
Gelenkrheumatismus, chronischer 313
Gelenkschmerzen 76
Gemmae Populi 456
Gemütsleiden 250
Genesungsvorgang, Beschleunigung 388
Genitalbereich, Dampfbäder im 28
Gentiana lutea 125
Gentiopikrin 37, 125, 325
Geraniol 405
Geranium maculatum 274
Gerbstoffe 24, 116, 158
Gerbstoffdrogen 24, 25
Gerstenkorn **64**
Geschlechtsorgane, Krankheiten der 71
Geschwülste 54, 99
Geschwülste, Erweichen von 28
Geschwüre 52, 54, **76,** 217, 253
Gesichtsneuralgie 89, 118, 186, 218, 360, 389
Gesner, K. 50
gesundes Getränk zum Frühstück und Abendessen 165
Gesundheitstee 152
Getränk zum Frühstück und Abendessen, gesundes 165
Getreiderost 79
Gewürze 40
Gewürze, Heilkräuter als 40
Gewürzmischung 264
Gewürzpflanzen auf einen Blick 42
Gicht 61, 64, 71, 82, 85, 88, 93, 100, 105, 119, 129, 130, 151, 156, 157, **227,** 264, 278, **303,** 332, 389
Gicht, Einreibung bei 61
Gichtanfälle, akute 161
Gingerol 394
Glandulae Rottlerae 447
Glanzrinde 116
Glatzel, Professor 125
Glaubersalz 33
Gleitmittel 305
Glukocochlearin 224
Glukofrangulin 134
Glukokinen 93, 100
Glukokinin 92, 161
Glukonasturtin 105
Glycyrrhizin 122
Glykosiddrogen 25
Glykoside 25
Glykoside, herzwirksame 143, 304, 410
Glykoside, schweißtreibende 172
Goethe 61
Goldmelisse 241
Goldruten-Tee 146
Gorgias 47
Granulation, Mittel zur Anregung zur 76, 270
Gratiola 147
Gratiotoxin 147
Grießbildung 268
Grind, Teilbäder bei 151
Grippe 102, **119, 172,** 463
Grippemittel 305, 379
Grippevorbeugung, **309, 369**
Grobrinde 116
Gummiresina Ammoniacum 435
Gummiresina Olibanum 455
Gundelreben-Tee 148
Guajacum 389
Gurgelmittel 84, 175, **178,** 407
Gurgelmittel bei Entzündungen in Mund und Rachen 236
Gurgelmittel bei Halsentzündungen 74
Gurgeln 83, 108
Gürtelrose 199, 217, 299
Guttation 140
Gyrton 47

Haarausfall 88
Haarbirke 87
Haare 14
Haarwaschmittel für blonde Haare 459
Haarwasser 88
Haarwuchs, Verbesserung 100
Habichtskraut-Tee 149
Haferstroh-Bad 151

Hafertropfen 150
Hagebutten-Tee 152
Hagebutten, Teemischung mit 152
Hahnemann, Samuel 35, 379
Halbschmarotzer 63
Halsdrüsen, geschwollene **64**
Halsentzündung 84
Halsentzündung, Vorbeugung gegen **369**
Halsentzündungen, Gurgelmittel bei 74
Halsweh 115, 228
Hamamelis 390
Hamamelitanin 390
hämolytische Wirkung 25
Hämorrhoiden 71, 75, 80, 99, **117**, 161, 249, **273**, 319, 361, 390, 412
Hämorrhoiden, entzündete 186
Hämostypticum 81, 167
Hände, durch Frost geschädigte **117**
Handwaschpasten 416
Hängebirke 87
Harn, übelriechender 358
Harnbeschwerden 138
Harnblase, akute Entzündung der **69**
Harnentleerung, schmerzhafte **146**
Harnorgane, Krankheiten der 71
Harnsäureansammlung 93
Harnsäure, Ausscheidung der **100**
Harnsäure, Ausscheidung von Chloriden und 393
Harnstauung, Entwässerungsmittel bei **393**
harntreibende Wirkung 103, 107, 157
Harnverhaltung 54, 71, 93, 99, 110, 156, 394
Harnwege, Entgiftungsmittel der ableitenden **69**, 358
Harongin-Anthron 391
Harpagosid 429
harter Stuhl 134
Harunganin 391
Hauhechel-Tee 156
Hauptwirkstoff 22
Hausmannskost 94
Haustee 102
Hautaffekte, schrundige 217
Hautausschläge 102, 146, 156, 321
Hautausschläge der Kinder 291
Hautausschläge mit Bläschenbildung 153
Hautausschläge mit Brennen und Jucken 100
Hautjucken 121
Hautkrankheiten 105, 129, 146, 171, 282, 309, 320, 463
Hautkrankheiten, allergische 82
Hautkrankheiten, verschiedene 99, 121
Hautleiden, Umschläge bei 300
Hautpartien, juckende 71
Hautpilze 416
Hautreizmittel 303
Hautstellen, Behandlung wunder 71
Hautstellen, wundgelaufene oder -gerittene 253
Hautunreinheiten 93, 112, 260, 336
Hautunreinheiten junger Mädchen 140
Hautveränderungen, ekzemartige 99
Hautwaschungen 336
Hedera Helix 111
Hederasaponin C 111
Heidekraut-Tee 157
Heidelbeer-Tee 158
Heidelbeerblätter-Tee 158
Heilgifte 23
Heilkräuter als Gewürze 40
Heilpflanzen, äußerliche Anwendung 27
Heilpflanzen, innerliche Anwendung 27
Heilpflanzen, richtige Anwendung 27
Heilpflanzen-Sammelkalender 20
Heiltage für die überbeanspruchte Leber 127
Heilungsstillstand 60
Heilung von Wunden aller Art **306**
Heiserkeit 85, 102, 122, 181, 217, 228, 303, 360, 370
heißer Brei-Umschlag 91
Helenin (Alantcampher) 53
Hepatitis 235
Hepatitis, akute 235
Herba Absinthii 350
Herba Achilleae moschatae 455
Herba Aconiti 119
Herba Adonidis 140
Herba Adonidis aestivalis 304
Herba Agrimoniae 251
Herba Alchemillae (vulgaris) 139
Herba Allii ursini 71
Herba Alsines 339
Herba Anagallis arvensis 52, **58**
Herba Andromedae 459
Herba Anserinae 144
Herba Antennariae dioicae 191
Herba Apii graveolentis 301
Herba Aristolochiae 252
Herba Arnicae 59
Herba Artemisiae vulgaris 74
Herba Artriplicis 239
Herba Asperulae odoratae 342
Herba Avenae 149
Herba Basilici 73
Herba Belladonnae 332
Herba Betonicae 83
Herba Boraginis 97
Herba Brancae ursinae 436
Herba Bursae pastoris 166
Herba Callunae 157
Herba Calthae palustris 322
Herba Canabis indicae 445
Herba Capilli Veneris 465
Herba Cardamine pratensis 354
Herba Cardui benedicti 190
Herba Caryophyllatae 248
Herba Centaurii 325
Herba Chamaedryos 443
Herba Chelidonii 293
Herba Chenopodii ambrosioidis 464
Herba Chimaphilae 357
Herba Cichorii 345
Herba Cirsii 200
Herba Cochleariae 223
Herba Conii maculati 460
Herba Consolidae 76
Herba Convolvuli 367
Herba Cyani 201
Herba Cynoglossi 176
Herba Dauci (carotae) 245
Herba Dictamni albi 106
Herba Droserae 309
Herba Echinaceae 306
Herba Ephedrae 381
Herba Equiseti 282
Herba Erigeronis (canadensis) 80, 81
Herba Ericae 157
Herba Erodii cicutarii 458
Herba Eryodictyonis 460
Herba Erysimi 434
Herba Euphrasiae 63
Herba Fabianae 441
Herba (Folia) Nasturtii 104
Herba Fuchsii 442
Herba Fumariae 128
Herba Galegae officinalis 443
Herba Galii veri 211
Herba Galeopsidis 168
Herba Gei urbani 248
Herba Genistae tinctoriae 130
Herba Geranii Robertiani 273
Herba Glechomae 147
Herba Gratiae dei 147
Herba Hederae 111
Herba Hederae terrestris 147
Herba Hepaticae 213
Herba Herniariae 103
Herba Hiracii pillosellae 148
Herba Hyoscyami 85
Herba Hyperici 181
Herba Hyssopi 363
Herba Iberidis 461
Herba Ivae moschatae 455
Herba Ledi palustris 463
Herba Leonuri 163
Herba Levistici 219
Herba Linariae 218
Herba Lini cathartici 458
Herba Lobeliae 452
Herba Lycopi 359
Herba Lycopodii 70
Herba Lysimachiae 258
Herba Majoranae 230

Herba Malvae (silvestris) 232
Herba Marrubii 54
Herba Meliloti 319
Herba Mercurialis 86
Herba Millefolii 284
Herba Morsus Diaboli 326
Herba Nepetae 147
Herba Onopordonis acanthii 440
Herba Origani cretici 450
Herba Origani vulgaris 107
Herba Paridis 117
Herba Parnassiae palustris 162
Herba Passiflorae 411
Herba Pichi-Pichi 441
Herba Pinguiculae 136
Herba Polygalae amarae (cum radice et floribus) 202
Herba Polygoni avicularis 336
Herba Polygoni hydropiper 345
Herba Pruni spinosae 290
Herba Pulmonariae 228
Herba Pulsatillae 207
Herba Pyrolae umbellatae 357
Herba Ranunculi acris 153
Herba Ranunculus Ficaria 287
Herba Rumicis acetosae 281
Herba Rutae caprariae 443
Herba Rutae graveolentis 267
Herba Sabinae 459
Herba Sanguisorbae 353
Herba Saniculae 278
Herba Saponariae 299
Herba Sauta 460
Herba Sarothamni scoparii 81
Herba Saturejae 93
Herba Scrophulariae 98
Herba Sedi acris 454
Herba Sempervivi tectori 445
Herba Senecionis vulgaris 450
Herba Serpylli 263
Herba Spartii 81
Herba Spireae ulmariae 312
Herba Stellariae mediae 339
Herba Succisae 326
Herba Symphyti 76
Herba Tanacetti 264
Herba Teucrii scorodoniae 460
Herba Thymi 329
Herba Trifolii arvensis 236
Herba Tropaeoli 189
Herba Urticae 99
Herba Verbenae 120
Herba Veronicae 121
Herba Vincae pervincae 176
Herba Violae odoratae 335
Herba Violae tricoloris 320
Herba Virgaureae 145
Herbstkur 88, 100, 134, 135, 227, 285, 346
Hering, Constantin 37
Herodikos 47
Herodot 197
Herpes zoster 217
Herzarzneimittel 138
Herz, Beruhigung 61, **349**
Herzbeschwerden 82, 143, 162, 229, 349
Herzbeschwerden durch Blähungen, die das Zwerchfell heben 396
Herzbeschwerden, nervöse 143, 241
Herzgespann-Tee 164
Herzgespann, Teemischung mit 164
Herzglykoside 138, 229
Herzinfarkt 250, **349**
Herzjagen 174
Herzjagen bei Schilddrüsenüberfunktion 143
Herzklopfen 61, 98, 150, 164
Herzklopfen, nervöses **65,** 85, 97
Herzkranzgefäße, Durchblutungsstörungen 61
Herzkranzgefäße, sklerotische Veränderungen der **349**
Herzleiden, Atemnot infolge von 415
Herzleistung, Stärkung der 61, 242, **349**
Herzmittel **138, 349**
Herzmittel, klassische 138
Herzmuskel, altersbedingte Degenerationserscheinungen am **349**
Herzmuskel, Durchblutung 61
Herzmuskelentzündung 410
Herzmuskel, Pumpleistung 138
Herzmuskelschwäche **349**
Herzneurosen **378,** 411
Herz, Regulierung für das geschwächte 167
Herzrhythmusstörungen 82
Herzrhythmusstörungen, nervöse 143
Herzschäden, chronische 229
Herz, schlechte Durchblutung 164
Herzschwäche 97, 378
Herzschwäche nach Infektionen 229
Herzstärkungsmittel **164**
Herzstechen 98
Herzstörungen 24, 465
Herzstörungen durch Schilddrüsenüberfunktion 359
Herzstörungen, leichte nervöse 245
Herzstörungen, nervöse 229
Herztätigkeit, verlangsamte 229
»Herzwassersucht« 229
herzwirksame Glykoside 138, 143, 304
Herzwirksamkeit **138**
Hesperidin 414, 438, 466
Hetze 66, 123
Heufieber 376
Heuschnupfen 222, 303, 370, 382
Hexenprozesse 332
Hexenschuß 182
Hexenschuß, Einreibung bei 61
Hildegard von Bingen, Äbtissin 48, 50, 76
Hildegard von Bingen, »Physika« der Äbtissin 66
Himbeerblätter, Teemischung mit 166
Himbeersaft 165
Hippokrates 47, 50
Hippokrates und seine Schüler 47, 50
Hippokratiker 66, 87
hippokratische Schriften 47, 48
Hirtentäschel-Tee 167
Hirtentäschelkraut, Teemischung mit 167
Histamin 100, 167
Hochpotenzen 37
hohe Schlüsselblume 292
hoher Blutdruck 349
»hohler« Husten 361
Hohlorgane, krampfartige Zustände aller 332
Hohlzahnkraut, Teemischung mit 168
Hohlzahn-Tee 168
Holunderblätter-Tee 172
Holunderblüten-Tee 172
Holunderrinden-Tee 172
Homöopathie 35, 36
Homöopathika 36
Homöopathika, Verzeichnis der 38
Homöopathikum 35, 36
homöopathische Dosierung 36
homoios 36
Hopfenblüten-Tee 174
Hornhautgeschwüre 63
Hortus sanitatis 64, 129
Huflattichblätter, Teemischung mit 168, 259, 284, 360, 426
Huflattich-Tee 175
Hühneraugen 217
Hühneraugentropfen 445
Hülse 18
Humulus lupulus 174
Hundszungenwurzel, Abkochung aus 176
Husten 55, 56, 85, 94, 98, 104, 105, 108, 171, 228, 232, 284, 300, **310,** 331, 385
Husten, Alters- **292**
Husten, Beschwerden 54
Husten, chronischer 92, 283
Husten, »hohler« 361
Husten, krampfartiger 330
Husten mit Schmerzen in der Brust 310
Husten, schleimlösende Mittel bei festsitzendem 25
Husten-Teemischung 53
Husten, trockener 364
Hustenanfälle 179
Hustenmittel 55, 64, 103, 111, 112, **115, 135, 314, 360, 376**

Hustenmittel für ältere Menschen 203
Hustenteemischung mit Thymian 330
Hustenteemischung mit Vogelmierenkraut 340
Hustentees 385, 461
Hydrastin 448
Hydrochinon 69, 157
Hydrolyse 25
Hyoscyamin 86, 316, 332
Hyoscyamus 316
Hypericin 182
Hypericum 182
Hypericumrot 182
Hypertoniker 196, 242
Hypochondrie 97, 98
Hypotoniker 213

Ibn Baithar 48
Ibn Sina 48
Immergrün, Teemischung mit 177
Immunkörperbildung 152
Impotenz 422
Indischer Blasen- und Nierentee 393
Infekt, grippaler **119**
Infektabwehr 224
Infektionen, Allgemein- **309**
Infektionen am Zahnfleisch 116
Infektionen im Mund 116
Infektionen im Rachenraum 116
Infektionskrankheiten, Abwehr von **309**
Infektionskrankheiten, Kräftigungsmittel nach überstandenen 171
Inhalationen 28
innerliche Anwendungen 27
Insektenbefall 123
Insektenstiche 315
Ipecacuanha 376
Ischias 93, **119,** 199, 218, 235, 303, 313
Isländisch-Moos-Tee 179
Isoquerzetin 60
Isothiocyanate 224

Jod 105, 111, 150, 178, 196
Johannisbeerenblätter-Tee 180
Johanniskraut-Öl 182
Johanniskraut-Tee 182
Johanniskraut-Tinktur 183
Johannistag 143
Jucken, Hautausschläge mit 100
juckende Hautpartien 71
Juckreiz im Bereich der Scheide 321
Juglon 344

Kaffee-Ersatz 311
Kaiser Ferdinand I. 136
Kakaobutter 447
Kalium 97, 105, 127, 148, 150, 165, 260, 285, 340
Kallusbildung, Anregung der 76
Kalmus-Bad 184
Kalmus-Tee 184
Kalmus, Teemischung mit 124
Kalmustinktur 185
Kalmuswurzel, Teemischung mit 191
Kaltansatz 27
Kamillen-Dampfbad 186
Kamillen-Tee 186
Kamille, Teemischung mit 85, 276, 285
Kamillen-Tee, Rollkur mit 186
Kamillenblüten, Teemischung mit 117
Kammerflimmern 82
Kammfenchel 135
Kampfersalben 395
Kampferspiritus 395
Kapillardurchlässigkeit, Herabsetzung der 24, 319
Kapillarresistenz, Steigerung der 319
Kapsel 18
Karbunkel 91, 115, 270, 309
Kardamomen, Teemischung mit 396
Kardobenediktenkraut-Tee 191
Kardobenediktenkraut, Teemischung mit 191
Karl der Große 48, 94
Karminativum 56, 123, **135,** 196, **208**
Käse, Gewürzmischung für 75
Katarrhe der Luftwege 320
Katechingerbstoffe 448
Kehlkopfkatarrh 118, 282, 370
Kelchblätter 16
Kesselfalle 62
Keuchhusten 53, 108, 111, 112, 136, 168, 179, 181, 203, 234, 263, 268, **310,** 315, 316, **330,** 336, 379, 426, 452
Keuchhusten der Kinder, Bäder bei 94
Keuchhusten, Teemischung bei 179
Khellin 397
Kieselsäure 25, 150, 157, 168, 211, 228, 260, 283, 314, 339
Kieselsäuredrogen 25
Kino 448
Kinorot 449
Kitzelhusten 86, **175**
klassische Herzmittel 138
Klatschmohn-Tee 193
Kleinkinder, Durchfälle der 195
Kleinkinder, Schnupfenmittel für **172**
Kletterwurzel-Tee 194
klimakterische Beschwerden 66, 164, 253
klimakterische Beschwerden mit Hitzewallungen **164**
klimakterische Blutungen 353
Klimakterium 174
Kneipp, Sebastian 49, 50, 55, 64, 85, 121, 126, 127, 133, 136, 157, 245, 267, 272, 278, 282, 283, 291, 336, 339, 340, 347, 368
Knoblauchgeruch 196
Knoblauchsaft 198
Knoblauchsuppe 197
Knoblauchzöpfe 196
Knochenbrüche **76**
Knochenmarksentzündungen **76**
Knochenschäden **76**
Knöchel, Anschwellen der 212
Knollen 19
Kobalt 127, 150
Koemis koetjing 392
Kolben 16
Koliken 71, 332
Koliken, Menstruations- 145
Koliken, Nierenleiden mit 80
Kondurangin 399
Kondurango-Tee 399
»Königsöl« 361
Konjunktivitis **63,** 153
Konstitution, Kräftigung und Umstimmung **64**
Konzentration infolge von Sorgen, mangelnde 150
Köpfchen 16
Kopfhaut, schuppige **194**
Kopfneuralgien 162, 186
Kopfschmerzen 75, 85, 238, 319, 379, 389, 444
Kopfschmerzen, neuralgische 118
Kopfschmerzen, stechende 186
Kopfschmerzen, Stirn- 64, 235
Kopfschmerzen mit Wallungen 89
körpereigene Abwehrkräfte mobilisieren **172,** 381
Körpergeruch, übler 172
Kos 47
Kräftigung der schwächlichen Konstitution **64**
Kräftigung des Zahnfleisches 102
Kräftigungsmittel nach überstandenen Infektionskrankheiten 171
Krampfadern 71, 235, 253, 319, **353,** 390
krampfartige Gefäßschmerzen **387**
krampfartige Schmerzen 184
krampfartige Schmerzen im Unterleib **286**
krampfartige Zustände aller Hohlorgane 332
krampfartiger Husten 330
Krämpfe 86
Krämpfe, hysterische 351
Krämpfe kleiner Kinder 124
krampflösende Wirkung 418
krampflösende Wirkung im Nieren- und Blasenbereich 103
Krampfzustände des Dickdarms 222
Krampfzustände des Magens 125
Krankheiten, chronische 37
Krankheiten der Atemorgane 71
Krankheiten der Geschlechtsorgane 71

Krankheiten der Harnorgane 71
Krankheiten der Verdauungsorgane 71
Krateuas 46
krauser Sauerampfer 282
Kräuterbücher, alte 46
Kräuteressig 98, 258
Kräuterkissen mit Steinklee 319
Kräutermischung 319
Kräuterpfarrer Künzle 49, 50, 72, 212
Kräutersäckchen 28, 209
Krautsalate 56
Krebs 161
Krebsmittel 242
Kreislauf, Aktivierung 378
Kreislaufbeschwerden 143, 229, 349
Kreislaufstörungen 24, 465
Kreislauf, Unregelmäßigkeiten **411**
Kreislaufwirksamkeit 61
Kreuzblumen-Tee 203
Kreuzdorn 134
Kreuzdornbeeren-Saft 204
Kreuzdornbeeren-Sirup 204
Kreuzdornbeeren-Tee 204
Kreuzkümmel 209
Kreuzschmerzen 286
Kropf, Mittel gegen 164
Krusten 28
Küchenkräuter, frische 41
Kumarine 459
Kümmel-Tee 208
Kümmel, Teemischung mit 56, 281, 396, 400
Kümmel in der Tierheilkunde 209
künstliche Wärme 19
Künzle, Kräuterpfarrer 49, 50, 72, 212
Kupfer 127
Kürbisöl 210
Kurkumin 403
Kytta-Plasma 76
Kytta-Salbe 76

Labenzym 137
Labkraut-Tee 212
Lamiin 324
Laminaria 451
Laminaria Clustoni Le Jolis 451
Lamium album 324
Larissa 47
Latschenkiefernöl 451
Läusevernichtung 459
Lavendel-Bad 213
Lavendelblüten-Tee 213
Lavendelspiritus 213
L-Bisabolol 185
Lebenskraft 152
Leber, Erhöhung der Galleproduktion der 75
Leber, Heiltage für die überbeanspruchte 127
Leberbeschwerden 54, 100, 125
Leberblümchen-Tee 214
Leberentzündung, ansteckende **235**
Lebererkrankung 108, 129
Leberfunktion, gestörte 105
Leberleiden 55, 75, 90, 99, 105, 121, 127, 235, 268
Lebermittel **294**, 347
Leberschäden **235**
Leberschmerzen 235, 340
Leberschontherapie 268
Leberschwellungen 71, 138, 218
Leberschutzwirkung 235
Leberstauungen 343
Leberstoffwechsel, günstige Wirkung auf den 375
Leberstörungen 147, 191
Lecithin 305
Leibschmerzen 66
Leibschmerzen vor der Periode 324
Leinkraut-Salbe 219
Leinkraut-Tee 219
Leinsamen-Aufguß (Tee) 218
Leinsamen-Breiumschlag 218
Leinsamenöl 218
Leinsamensäckchen 218
Leinsamen-Tee (Aufguß) 218
Leistungsabfall **105**
Leistungsminderung 196
Lentizellen 134
Leonurus cardiaca 164
Levisticum 220
Lichtkeimer 73
Lichtscheu **64**
Lidrandentzündung **63**, **117**, 344
Lidwinkel, Brennen **64**
Lidzuckungen 118
Liebestränke 332
Liebstöckel-Tee 220
Lignum Campechianum 438
Lignum Guajaci 389
Lignum Haematoxyli 438
Lignum Muira-Puama 455
Lignum Santali ruberum 423
Lignum Sassafras 424
Limonen 301
Linamarin 217
Linaria 219
Lindenblüten-Tee 222
Lindenblüten, Teemischung mit 152, 222, 284
Lindenholzkohle 222
Linimente 395
Linné, Carl 50
Liquor ammonii anisatus 56, 115
Lobelin 452
Lohschmidt 37
Lohwälder 116
Lonicerus, Adam 144, 259
Löwenzahn, Blutreinigungstee mit 321
Löwenzahn-Saft 227
Löwenzahn-Salat 227
Löwenzahnstengel 227
Löwenzahn-Tee 227
Ludwig der Fromme 48
Luftröhrenkatarrhe 389
Luftwege, Katarrhe der 320
Lunge 330
Lungenemphysem 168, **175**, 179, 426
Lungenentzündung 303
Lungenkraut-Tee 228
Lungenleiden 54, 105, 121, 171, 284
Lungenleiden, fiebrige **314**
Lungentuberkulose 310
Lungenschwindsucht 104
Lupulindrüsen 173
Luther, Martin 146
Lycopodium 71
Lycopodium-Typ, der 71
Lycopus virginicus 359
Lymphdrüsen, Entzündungen der 99

Macis 405
Madenwürmer 246, 265
Magen 330
Magen, Anregung der Saftproduktion im 75
Magen, Erschlaffungszustände 125, **325**
Magen, Kräftigung 56
Magen, Krampfzustände 125
Magen, saftloser **125**
Magen, schlaffer **125**
Magenbeschwerden 54, 61, 64, 89, 107, 123, 125, 162, 179, **184**, 231, 241, 251, 256, 331, 350, 377, 379
Magenbeschwerden, akute **186**
Magenbeschwerden, krampfartige **209**
Magenbeschwerden, Teemischung gegen 89
Magendruck **184**
Magenentleerung, Störungen der 33, 125, 325
Magenerkrankungen 108, 332
Magengeschwüre **186**, **199**, 270, 303, 332
Magenkrämpfe **256**
Magenleiden 105, 198
Magenmittel 74, 123, 347
Magensaftsekretion 23
Magenschleimhautentzündung **186**, 217
Magenschmerzen 66, 102, 108, 115
Magenschwäche **394**
Magenschwäche mit mangelnder Magensaftsekretion 125
Magensekretion, Störungen der **405**
Magenstärkung 56
Magenstörungen 72, 75, 85, 89, 147, 191, 196
Magenteemischung mit Thymian 330
Magentonikum 125
Magenverstimmung 73, 102
Magenverstimmung der Wiederkäuer 145
Magnesium 127, 165
Maisstärke 452
Maiwein 343
Majoran-Salbe 231
Majoran-Tee 231
Malaria 305, 306
Malve, Husten-Teemischung mit 233
Malve, kleine 233

Malve, rote 233
Malven-Tee 232
Mandelentzündung 102, 178, **333**
Mandelkleie 453
Mangan 127, 150
mangelnde Konzentration infolge von Sorgen 150
Manna 453
Mannit 453
Mannstreu, flachblättriger 234
Mariendistel-Tee 235
Marrubiin 54, 55
Marschblasen 253
Marzell, H. 129
Masern 62, 98, 100
Massage 404
Mastisol® 453
Mastix 453
Matthiolus, Petrus Andreas 46, 49, 50, 55, 82, 98, 118, 136, 144, 151, 202, 246, 329, 354, 368
Mäuseklee-Tee 236
medizinische Waschmittel 416
Medizinschule von Salerno 48
Megenberg, Conrad von 49
mehrjährige Pflanzen 13
Meisterwurz, Dampfbad mit 239
Melde-Tee 240
Melilotin 319
Melilotus 319
Melilotus albus 319
Melissen-Bad 241
Melissengeist 241
Melissen-Tee 241
Melisse, Teemischung mit 267, 414
Melissen-Vollbad 241
Menstruationsbeschwerden 71, 167, 256, 351, 435
Menstruationskoliken 145
Menstruationsstörungen 85, 220
Menthol 257
Menyanthes 89
Merkaptan 37
Meteorismus 164
Mezereum 299
Migräne 207, 220, 247, 250, 319, 343, 380, 444
Migräne mit schwerer Übelkeit 138
Milchsäure 199
Milchschorf 320, 321, 410, 424
Milchsekretion, Anregung der 92, 136, 203, 439
Milchsekretion, mangelnde 296
Millefolium 286
Milz, Erkrankungen der 151
Milzleiden 312
Mineralien 26, 102
Mistel-Tee 242
Mistel, Teemischung mit 267
Mittel gegen Blähungen **208**
Mittel gegen Durchfall verschiedenster Ursache 81
Mittelohreiterung, chronische 361
Mohngewächs 128
Möhren-Tee 246
Monarda didyma L. 241
Monardes, Nicolaus 49
Monatsblutung 107
Monatsblutungen, schmerzhafte 145
Monatsblutungen, starke 140, 286, 431
Monatserdbeeren 127
Monocotyledonen 16
Moorbirke 87
Morphin 289
Morphinisten, Entwöhnungsanstalten für 150
Mörser 56
»müdes« Herz, Leistungsverbesserung 242
Mumps 62
Mund, Desinfektionsmittel im 408
Mund, Entzündungen im 115, 179, **275, 333,** 353, 390, **407**
Mund, Gurgelmittel bei Entzündungen im 217, 236
Mund, Infektionen im 116
Mund, Reizerscheinungen im 175
Mund, Schleimhautentzündungen 62, 165, 186, 416
Mundgeruch, übler 75
Mundpflege 390, 416
Mundspülen 83, 108
Mundwasser 436
Muskarin 442
Muskelrheumatismus 235, 294
Muskelschmerzen 303
Muskelschmerzen, Einreibung bei 61
»Mutterblätter« 427
Mutterblätter-Tee 427
Mutterkorn 167
Mycobacterium tuberculosis hominis 178
Myricilalkohol 404
Myristicin 405
Myrosin 302
Myrrha 407
Myrrhentinktur 407

Nachtschweiß in den Wechseljahren 321
Nagelbetteiterungen 324
Nagelbetteiterungen, Breiverband bei 92
Nagelbettentzündung **199,** 240
Nährgewebe 19
Nährstoffe, essentielle 26
Nahrungsmittelvergiftungen 250
Nasenbluten 85, 291, 319
Nasenkatarrh 62
nässende Ekzeme 71, **117,** 156, **177**
Natrium, urinsaures 178
Naturschutz 140
Nebenblätter 15
Nebenhöhlen, Bereich der 112
Nebenhöhlenentzündungen, akute 370
Nebennieren 152
Nekrosen 299
Nelkenwurz-Tee 249
Nervatur 16
Nerven, strapazierte 213
Nerven, Überempfindlichkeit der sensiblen 186
Nervenberuhigungsmittel 127, 213, 336
Nervenkrankheiten 75
Nervenleiden 52, 418
Nervenschmerzen 89, 231
Nervenschmerzen als Folge von Verletzungen 182
Nervenschwäche 105
Nervensystem 186
nervöse Erregung **174**
nervöse Erschöpfung **150,** 272
nervöse Galle 256
nervöse Herzbeschwerden 143, 241
nervöse Herzrhythmusstörungen 143
nervöse Herzstörungen 229, 245
nervöse Magenbeschwerden 123
nervöse Reizzustände 316
nervöse Unruhe 73
nervöses Herz, Beruhigung **349**
nervöses Herzklopfen 85, 97
Nervosität 98, 411
Nervosität, Teemischung gegen 414
Nesselausschläge 207
Nesselsucht 100, 222, 382
Neuralgien **119,** 294, 314, 316, 332
Neuralgien, Kopf- 162
Neuralgie, Trigeminus- 360
neuralgische Gesichtsschmerzen 89, 118, 186, 218, 360, 389
neuralgische Kopfschmerzen 118
Neuropsychotherapie 448
Neurosen, Herz- 411
neurovegetative Störungen 247
niederer Blutdruck **271**
Niere, Beschwerden 54
Niere, Blutungen der 81
Niere, Entgiftungsmittel der 69
Niere, Organspezifikum der 146
Nieren, empfindliche 211
Nierenbeckenentzündung 80
Nierenbeschwerden 69
Nierenentzündung 93, 98, **146**
Nierenentzündungen, chronische 146
Nierengrieß 71
Nierenkatarrh, chronischer 358
Nierenleiden 70, **103,** 104, 105, 212, 284
Nierenleiden mit Koliken und Blutungen 80
Nierenschwäche 138
Nierensteine 71, 82, 85, 93, 100, 156, 302
Nierentätigkeit, mangelhafte 105
Nieren- und Blasentee, Indischer 393

Nigellon 296
Nikotin 463
Nikotinvergiftung 124
Nuces Colae 449
Nuß 18

Oberbauch, Druckgefühl im 391
Oberflächenaktivität der Saponine 25
Obstessig 329
Obstsuppen 56
Oculi-Populi 456
Odermennig-Tee 251
Odermennig, Teemischung mit 251
Ödeme 410
Odoratin 336
offene Beine **76,** 199, 235, 249, 299
offene Beine, Breiverband **92**
Ohren, entzündete 186
Ohrensausen älterer Menschen 89
Ohrenschmerzen 314, 336, 360, 361, 370
Ohrgeräusche 85
Ölbehälter 24
Öldrogen, ätherische 24
Öldrüsenhaare 24
Öle, ätherische 24
Oleum Angelicae 122
Oleum Anisi 56
Oleum Apii aethereum e fructi 301
Oleum Arachidis 440
Oleum Aurantii 413
Oleum Basilici 73
Oleum Bay 436
Oleum Bergamottae 437
Oleum Cacao 447
Oleum Cajeputi 438
Oleum Calami 183
Oleum Camphorae 394
Oleum Carvi 208
Oleum Caryophylli 408
Oleum Chamomillae 185
Oleum Cinnamomi 430
Oleum Citronellae 439
Oleum Crotonis 450
Oleum Eucalypti 382
Oleum Fagi empyreumaticum 438
Oleum Foeniculi 135
Oleum Helianthii annui 304
Oleum Juniperi 341
Oleum Lauri 404
Oleum Lavandulae 212
Oleum Lini 214
Oleum Majoranae aethereum 230
Oleum Melissae 240
Oleum Melissae indicum 439
Oleum Menthae piperitae 256
Oleum Myrciae 436
Oleum Myristicae 405
Oleum Olivarum 455
Oleum Origani cretici 450
Oleum Pini pumilionis 451
Oleum Pini silvestris 465
Oleum Ricini 422
Oleum Rosae 443
Oleum Rosmarini 270
Oleum Salviae 275
Oleum Sassafras 424
Oleum Saturejae 93
Oleum Sesami 461
Oleum Sinapis 302
Oleum Spicae 212
Ölgänge 24
Ölzellen 24
onkolytisch 177
Ononis spinosa 156
Orangenblüten, Teemischung mit 414
Orangenmarmelade 336
Oregano 108
organisch gebundenes Eisen 91
»Organon« 37
Organspezifikum der Niere 146
Origanum Majorana 231
Osterluzei-Tee 253
Oxyberberin 79

Panaritien, Breiverband bei 92
Panaritium **199, 253,** 324
Papain 454
Papainum 405
Papaverin 289
Papaya-Latex 405
Papayotinum 405
Paracelsus, Theophrastus 49, 50, 76
Parallelnervatur 16
Parametropathia spastica 286
Paratyphus 376
Paris quadrifolia 118
Pasta Guarana 444
Pastinak-Tee 255
pathos 36
p-Cymol 376
Peganin 218
Pektin 115, 180
Pepsinwein 124
Pergamon 47
Pericarpium Aurantii 413
Pericarpium Citri (Cortex limonis) 466
Periode, Leibschmerzen vor der 324
Periode, schmerzhafte 264
Periode, unregelmäßige 107, 436
Periodenbeschwerden 174
Periodenschmerzen 253, 258, 332, 378
Periodenstörungen 380
Periodenzyklus, Wirkung auf den 174
Peristaltik 217
Pest 408
Pestwurzblätter-Tee 256
Pestwurzblätter, Teemischung mit 256
Petasites 256
Petasitin 256
Petkow, Professor 197
Pfahlwurzel 12
Pfefferminz-Tee 257
Pfefferminze, Teemischung mit 281, 285, 294, 351
Pfefferminztropfen 257
Pfeilspitzen 119
Pfennigkraut-Tee 259
Pfennigkraut, Teemischung mit 259
Pfingstbirken 88
Pflanzen, einjährige 13
Pflanzen, fleischfressende 136
Pflanzen, mehrjährige 13
Pflanzen, zweijährige 13
Pflanzenanatomie 12
Pflanzeninhaltsstoffe 22
Pflanzensaft 29
Pflanzenschleim 175, 232, 322
pflanzliches Antidepressivum 182
Phaseolus nanus 93
Phenolen 94
Phlegmonen, Breiverband bei **92**
Phosphor 127, 150, 165
Phosphorverbindungen 91
Photosynthese 14
Physika 48
»Physika« der Äbtissin Hildegard von Bingen 66
Physostigmin 438
Phyteuma nigrum 429
Phyteuma spicatum 429
Pilocarpin 446
Pilzerkrankungen 344
pilztötend wirkende Substanzen 194
Pilzwachstum, Hemmung 111, 416
Pimpinella alba 85
Pimpinellin 84
Piperin 456, 457
Pix Fagi 438
Pizza 108
Plantago major 314
Plato 47
Platzangst 380
Plinius secundus (major), Cajus 46, 49, 50, 64, 102, 129, 156
Podagra 336
Podophyllotoxin 457
Podophyllum 457
Polygala amara 203
Polypodin 122
Porenkapsel 18
Potentilla anserina 145
Potenz 35, 36, 37
Potenzierungssystem 37
Potenzmittel 301
Potenzsteigerung 272, 466
Preiselbeeren, Erkennungsmal für 69
Prellungen 61
Primverase 259
Prospan® 111
Prostataerkrankungen **422**
Prostataleiden 64, 138, 143, **210,** 358
Protoanemonin 207, 287
Provitamin A 150, 165, 246, 277
Prüfungsangst, Überwindung der 65
Psoriasis 217, **424**
psychogen bedingte Magen-, Darmbeschwerden **184**
Psychosen 418
Psychotrin 375
Pulpa Tamarindorum 427
Pulsatilla 207
Pumpleistung des Herzmuskels 138
Pusteblume 224

Quebrachin 415
Quecke, Teemischung mit 260

Quecken-Tee 260
Quendel, Gewürzmischung mit 264
Quendel-Spiritus 264
Quendel-Tee 263
Quetschungen **60,** 264
Quillajasaponin 415

Rachen, Entzündungen im **275, 333,** 353, 390
Rachen, Gurgelmittel bei Entzündungen im 217, 236
Rachen, Reizerscheinungen im 175
Rachenkatarrh 62
Rachenraum, Desinfektionsmittel 408
Rachenraum, Infektionen im 116, 390
Rachen, Schleimhautentzündungen 165, 186, 251, 416
Rademacher 219
Radix Alkannae 434
Radix Althaeae 112
Radix Anchusae 434
Radix Angelicae 122
Radix Apii graveolentis 301
Radix Apii hortensis 456
Radix Aristolochiae 252
Radix Armoraciae 237
Radix Asparagi 311, **317**
Radix Astrantiae 238
Radix Bardanae 193
Radix Belladonnae 332
Radix Bryoniae 364
Radix Calami 183
Radix Carlinae 110
Radix Dauci carotae 245
Radix Caulophylli 442
Radix Chelidonii 293
Radix Cichorii 345
Radix Cirsii 200
Radix Consolidae 76
Radix Cynarae 374
Radix Cynoglossi 176
Radix Dictamni albi 106
Radix Echinaceae 306
Radix Eleutherococci 380
Radix Enulae 53
Radix Eryngii 233
Radix Foeniculi 135
Radix Fragariae 126
Radix Gentianae 124
Radix Geranii Robertiani 273
Radix Ginseng 387
Radix Helenii 53
Radix Imperatoriae 238
Radix Inulae 53
Radix Ipecacuanhae 375
Radix Junci 441
Radix Lappae 193
Radix Levistici 219
Radix Morsus Diaboli 326
Radix Ononidis spinosae 155
Radix Ostruthii 238
Radix Petasites 255
Radix Petroselini 456
Radix Pimpinellae 84
Radix Primulae 291
Radix Pyrethri romani 437
Radix Raphani 268
Radix Raphani rustici 237
Radix Ratanhia 416
Radix Rauvolfiae 417
Radix (Rhizoma) Arnicae 59
Radix (Rhizoma) Bistortae 289
Radix (Rhizoma) Caricis arenariae 277
Radix (Rhizoma) Gelsemii 443
Radix Sambuci ebuli 368
Radix Sanguisorbae 353
Radix Saniculae 278
Radix Saponariae 299
Radix Sarothamni scoparii 81
Radix Sarsaparillae 423
Radix Scammoniae 462
Radix Scrophulariae 98
Radix Senegae 425
Radix Spartii 81
Radix Succisae 326
Radix Symhyti 76
Radix Taraxaci cum herba 224
Radix Tormentillae 333
Radix Uzarae 464
Radix Valerianae 64
Radix Zingiberis 393
Ramnus catharticus 204
Ranunculus bulbosus 153
Raphanol 268
Ratanhia 417
Ratanhia-Allergie 417
Rattenmittel 454
Rauchen abgewöhnen 150, 315
Räucherpulver 316
Rauhrinde 116
Rauschbeeren-Tee 266
Raute, Teemischung mit 267
Rauten-Tee 267
Rauvolfia serpentina 418
reaktive Depressionen 182
Redner 62, 102
Redner, Stimmpflege für 251
Regelbeschwerden **145**
Regelblutung, schmerzhafte **286**
Reifen von Geschwülsten 28
Reisstärke 458
Reitelrinde 116
Reizblase 210, 284
Reizerscheinungen in Mund und Rachen 175
Reizhusten **175, 178,** 179, 217, 263, **310**
Reizkörper, unspezifische 306
Reizkörpertherapie, unspezifische 388
Reizleitungsstörungen 82, 229
Reizleitungssystem des Herzens 82
Reizleitungssystem, Erregbarkeit im 82
Reizmilderung 26, 195
Reiztherapie, unspezifische 105, 357
Reizüberflutung 241
Reizzustände, nervöse **65,** 316
Rekonvaleszenz 23
Reserpin 417
Resina Benzoe 436
Resina Draconis 440
Resina elemi 440
Resina Jalapae 446
Resina Mastix 453
Resina Sandaraca 460
Resistenzsteigerung des Organismus 253
Resorption 25
Rettich-Honig-Saft 268
Rettich-Saft 268
Rheuma 61, 64, 71, 82, 88, 98, **100,** 105, 112, 130, 151, 157, 213, **227,** 421
Rheuma, Einreibung bei 61
Rheuma, Gelenk- 237
Rheuma, Muskel- 235
rheumatische Beschwerden 105, **283, 341**
rheumatische Beschwerden, Vorbeugung gegen 172
rheumatische Erkrankungen im weitesten Sinn 342
rheumatische Schmerzen 302
rheumatische Zahnerkrankungen 437
Rheumatismus 93, 264, 278, **303,** 320, 389
Rheumatismus, Muskel- 235, 294
Rheumatismus, Gelenk- 80, 237
Rhinantin 63
Rhizoma asari 154
Rhizoma Calami 183
Rhizoma Cimicifugae 380
Rhizoma Curcumae 400
Rhizoma Cyclaminis 434
Rhizoma Dentariae 466
Rhizoma Galangae 385
Rhizoma Graminis 259
Rhizoma Hydrastis 447
Rhizoma Imperatoriae 238
Rhizoma Kava-Kava 448
Rhizoma Polypodii 122
Rhizoma (Radix) Ari 61
Rhizoma (Radix) Caryophyllatae 248
Rhizoma (Radix) Filicis (maris) 362
Rhizoma (Radix) Gei urbani 248
Rhizoma (Radix) Iridis 461
Rhizoma (Radix) Tami communis 461
Rhizoma Rhei 418
Rhizoma Rumicis alpini 434
Rhizoma Tormentillae 333
Rhizoma Valerianae 64
Rhizoma (Radix) Veratri albi 249
Rhizoma Vincetoxici 294
Rhizoma Zingiberis 393
Rhodan 182
Rhodanwasserstoff 237
Rhodanwasserstoffsäure 196
Rhoeadin 193
Rhythmusstörungen **349**
Rhythmusstörungen verschiedenster Art 82
richtig würzen 40
richtige Anwendung der Heilpflanzen 27
Ricin 422
Rinden 19

Ringelblumen-Tee 270
»Ringelrosen-Butter« 270
Rippenfellentzündung 100
Rispe 16
rispenartig 17
Robinson, M. 76
Roemheld-Syndrom 396
Rollholz 102
Rollkur 186
Rollkur mit Kamillen-Tee 185
Röntgenstrahlenverbrennungen 373
Rosette 15
Rosmarin-Bad 271
Rosmarin-Badeextrakte 271
Rosmarin-Kampfer 271
Rosmarin-Spiritus 271
Rosmarin-Tee 271
Rosmarin-Wein 271
Röteln 199
rote Malve 233
Ruhr 228, 281
Rumex 282
Ruprechtskraut-Tee 274
Ruta graveolens 267
Rutin 130, 180, 182, 267, 438
Ryffius, W. H. 50, 64, 274

Sabadillessig 459
Sabadillsalbe 459
Safrol 405
Saftgrün 204
saftloser Magen **125**
Salat 105, 286, 323, 357
Salat, Brennessel- 100
Salbe, erweichende 404
Salbei-Tee 275
Salbei, Teemischung mit 276
Salben 29
Salep-Schleim 195
Salerno, Medizinschule von 48
Salinen an der Ostsee 112
Salizylsäuremethylester 336
Salicylsäureverbindungen 320, 347
Salvia officinalis 276
Salz einsparen 74
Salzersatz, empfehlenswerter 75
Salzpflanze 223
Salzwasser 33
Sambucus nigra 172
Samen 19
Samenanlage 19
Samenschale 19
Sammelfrucht 18
Sammelkalender, Heilpflanzen- 20
Sammelsteinfrucht 18
Sammeln von Heilpflanzen 19
Sanddornsaft 277
Sandelholz, weißes 423
Sandseggen-Tee 278
Sänger, Stimmpflege für 62, 102, 251
Sanguisorba 353
Sanikel-Abkochung (Tee) 281
Sanikel-Tee (Abkochung) 281
Sanikelkraut, Teemischung mit 281
Santalin 423
Santalum album 423
Santonin 466
Saponindroge 25
Saponine 25
Saponine, Oberflächenaktivität der 25
Sappho 234
Saprophyten 112
Sarothamnus scoparius 82
Sarsaparilla 424
Sarsaparille-Tee 424
Sarsaparillewurzel, Teemischung mit 424
Sauerampfer-Tee 282
Sauerkraut 199, 209
Säuglinge, Schnupfenmittel für **172**
saures Aufstoßen 184, **199**
Scammonium 462
Schachtelhalm-Bad 284
Schachtelhalm-Tee 283
Schachtelhalm, Teemischung mit 284
Schafgarben-Bad 286
Schafgarben-Tee 285
Schafgarbe, Teemischung mit 285
Schafgarbe zum Bierbrauen 286
Schälwälder 116
Scharbockskraut-Tee 287
Scharfstoffe 23
Scharlach 62, 98, 100
Schaumzikade 354
Scheide, Juckreiz im Bereich der 321
Scheinfrüchte 18
Schilddrüsenüberfunktion 111, 164
Schilddrüsenüberfunktion, Herzjagen bei 143
Schilddrüsenüberfunktion, Herzstörungen durch 359
Schilddrüsenüberfunktion, leichtere Formen der **359**
schlaffer Magen **125**
Schlaflosigkeit **65,** 66, 73, 86, **150,** 177, 411
Schlaflosigkeit, nervöse **65**
Schlafmittel 411, 412, 448
Schlafmittel für ältere Leute 343, **387**
Schlafstörung, Teemischung gegen 414
Schlafstörungen 138, 196
Schlaftee 66, 241
Schlaftrunk 174
Schlangenknöterich-Tee 290
schlecht heilende Wunden 76, 253
schlecht heilende Wunden, Umschläge bei 74
schlechte Durchblutung des Herzens 164
Schlehdorn-Tee 291
Schlehen-Marmelade 291
Schlehen-Saft 291
Schleim 178
Schleim, Mittel gegen zähen 376
Schleim im botanisch-pharmakologischen Sinn 26
schleimlösende Drogen 103
Schleimdrogen 26
Schleimgehalt 115, 217
Schleimhautentzündungen 101, **333,** 352
Schleimhautentzündungen in Mund und Rachen 165, 416
Schleimhautkatarrhe 112
schleimiger Auswurf 64
Schleimstoffe 91, 195, 228
Schlüsselblumen-Tee 292
Schlüsselblumenwurzel, Teemischung mit 233, 292
Schmalzbrote, Gewürzmischung für 75
Schmerzen in der Herzgegend 66
Schmerzen, krampfartige 184
schmerzstillende Wirkung **309**
Schneeberger-Schnupftabak 229, 250
Schnittlauch als Küchenkraut 41
Schnupfen 62, 64, 112, **119**
Schnupfen, Vorbeugung **222, 369**
Schnupfenmittel für Kleinkinder und Säuglinge **172**
Schnupfensalbe 231
Schnupftabak, Schneeberger- 229, 250
Schöffer, Peter 240
Schöllkraut-Tee 293
Schöllkraut, Teemischung mit 294
Schonkost 150
Schote 18
Schrumpfniere 393
schrundige Hautaffekte 217
Schuppenbildung 88
Schuppenflechte 158, 217, 250, 309, **424,** 439
Schuppenflechte, Teemischung gegen 424
schuppige Kopfhaut **194**
Schwäche, allgemeine 75
Schwächenanfälle 61
Schwächezustände 23, 72, 105, 150, 465
Schwächezustände, chronische 271
schwangere Frauen 126, 134, 211
Schwangerschaft 109, 302, 342, 348, 351, 380
Schwangerschaftserbrechen **80**
schwarze Teufelskralle 429
Schwarzkümmel-Tee 296
Schweiß an Händen und Füßen 92
Schweißabsonderung, Herabsetzung der 222, 275, **276**
Schweißfüße 117, 237
schweißtreibende Glykoside 172
schweißtreibende Wirkung 222
Schwermut 343
Schwerter 119

Schwindelanfälle 245
Schwitztee bei fieberhaften Erkältungskrankheiten **172**
Scillaren 454
Scrophularia nodosa 99
Scrophulose 99
Secale cornutum 247
Sedativum **150,** 267
Seekrankheit, Mittel gegen 463
Sehkraft, Stärkung der 341
Seifenkraut-Tee 300
Seitensprosse 13
Sekretion, Vermehrung der 25
Selinen 301
Sellerie-Tee 302
Semen Amomi 457
Semen Amygdalae amarae 452
Semen Amygdalae dulces 452
Semen Arecae 435
Semen Calabar 438
Semen Colae 449
Semen Colchici 161
Semen Cucurbitae 209
Semen Cydoniae 458
Semen Cynosbati 151
Semen Foenugraeci 91
Semen Hippocastani 272
Semen Hyoscyami 85
Semen Lini 214
Semen Myristicae 405
Semen Nigellae sativae 295
Semen Papaveris 288
Semen Pastinacae 254
Semen Peponis 209
Semen Physostigmatis 438
Semen Psylii 442
Semen Pulicariae 442
Semen Rhoeados 192
Semen Sabadillae 459
Semen Sarothamni scoparii 81
Semen Sesami 461
Semen Sinapis (nigrae) 302
Semen Spartii 81
Semen Stramonii 315
Semen Strychni 437
Semen Tonca 463
Senega 426
Senegawurzel, Teemischung mit 426
Senfkataplasma 303
Senfmehl 302
Senfölglykosid 237, 354
Senfpflaster 302
Senfumschlag 303
Senfwickel 303
Senna 427
Sennesblätter-Tee 427
Sertürner, Friedrich Wilhelm 50, 289
Sesamöl 461
Sexualität, Störungen der 231
sexuelles Stimulans 455
Shogaol 394
Siegmarswurz 233
Signaturenlehre 49
Silikate 25
Silybin 235
Silymarin 235
Simile 35, 37
»Similia similibus curentur!« 36
Sinapis 303
sine semine 152
Sinigrin 237, 302
Sinnesnerven, Überempfindlichkeit der 186
Sitzbadewanne 28
sklerotische Veränderungen der Herzkranzgefäße **349**
Skopolamin 86, 316, 332
Skrofulose 111
»skrophulöse« Kinder **64**
Sodbrennen 85, **303**
Solanin 90
Solanthussäure 305
Solidago virga aurea 146
Sommeradonis-Tee 304
Sommerdurchfälle 376
Sommersprossen 238
Sommerzwiebel 369
Sonnenblumen-Tee 305
Sonnenbrand 100
Sonnentau-Fluidextrakt 310
Sonnentau-Tee 311
Spaltfrüchte 18
Spaltkapsel 18
Spaltöffnungen 14
spannungsgeladene Situationen 66
Spargeldiät 312
»Spargelkrätze« 312
Spargel-Tee 312
Spartein 82
Spasmolytikum 184, 267
Species emollientes 319
Speerspitzen 119
Speichelfluß, Anregung 437
Spiegelrinde 116
Spierstrauch-Tee 313
Spirea ulmaria 313
Spiritus Sinapis 303
Spitzwegerich-Saft 314, 315
Spitzwegerich-Tee 314
Spitzwegerich, Teemischung mit 284
Sporenhäufchen 122
Sporonin 70
Sproß 12, 13
Sproßdornen 15
Sproßknolle 13
Spülmittel bei Entzündungen in Mund und Rachen 236
Spülungen 27
Spulwürmer 265, 315, 450
Spurenelemente 26
Stachydrin 83, 164
Stamm 13
starke Monatsblutungen 140
stärkendes Augenwasser 149
Stärkungsmittel für bleichsüchtige Mädchen 129
Stärkung der Abwehrkräfte **253**
Staubblätter 16
Staublunge **115,** 168, **175,** 179
Stauungserscheinungen **88**
Steigerung der Arbeitsleistung 381
Stein-Diathese **227**
Steingalle, Beruhigung der **227**
Steingalle, unruhige 90, **256**
Steinfrucht 18
Steinklee, Kräuterkissen mit 319
Steinklee-Tee 319
Steinleiden 52, 75
Stellaria media 340
Stengel 13, 14
Steppenheidenhänge 110
Stiefmütterchen-Tee 320
Stiefmütterchen, Blutreinigungstee mit 321
Stigmata Maidis 452
Stimme, Überbeanspruchung der 62, 102
stinkende Durchfälle 75
stinkender Stuhl 107
Stirnkopfschmerzen 64, 235
Stoffe mit insulinähnlicher Wirkung 93
Stoffwechselstörungen 88, 105, 151
Stolochalsalbe 253
Stomachika 123
stopfend 353
Störungen der Magenentleerung 125
Störungen der Sexualität 231
Strobuli Lupuli 174
Strychnin 437
Stuhl, harter **134**
Stuhl, stinkender 107, 257
Stuhlträgheit, chronische **217**
Stuhlverstopfung 71, 74, 105, **422, 427**
stumpfe Verletzungen 76
Styrax 463
Substanz mit hämolytischer Wirkung 156
Succus Ananas 374
Suchtmittel 22
Sumnitates Fabianae 441
Sumnitates Sabinae 459
Sumnitates Thujae 451
Suppengrün, belebendes 74
Süßholzwurzel, Teemischung mit 360
Symphytum 76
Symptomenbild 37
Synonym (Syn.) 10
Syphilis 424

Tabernaemontanus, Jacob Theodor 49, 50, 85
Taraxacum 227
Taubnessel-Tee 324
Tausendgüldenkraut-Tee 326
Tausendgüldenkraut, Teemischung mit 351
Tausendgüldenkraut-Wein 326
Tee 27
Tee, äußerliche Anwendung 27
Tee, innerliche Anwendung 27
Tee, Wundbehandlung mit 28
Teilbäder 28
Teilbäder bei Frostbeulen 151
Teilbäder bei Grind 151
Temoe-Lawak 403

Tetanus 411
Teufelsabbiß-Tee 329
Theobromin 447, 449, 453
Theophrast (Theophrastus) 47, 49, 50, 156
Theophyllin 453
Therapie mit Homöopathika 37
Thessalien 47
Thessalos 47
Thiopropyionaldehyd 369
Thiosulfinsäureester 369
Thujon 350
Thymian-Bad 330
Thymian-Fluidextrakt 310
Thymian, Hustenteemischung mit 330
Thymian, Magenteemischung mit 330
Thymian-Tee 330
Thymiankraut, Teemischung mit 168, 426
Thymochinon 296
Thymol 94, 97, 330
Tierheilkunde, Eberwurz in der 110
Tierheilkunde, Kümmel in der 209
Tiermedizin, Abführmittel in der 446
Tiermedizin, Birkenteer in der 88
Tiermedizin, Eutersalbe gegen Verhärtungen und Entzündungen am Kuheuter 404
Tiermedizin, »Kalkbeine« der Hühner 412
Tiermedizin, Kampfersalben bei Verstauchungen 395
Tiermedizin, Kampfersalben bei Zerrungen 395
Tiermedizin, Magenverstimmung der Wiederkäuer 145
Tiermedizin, Milben-Räude bei Hunden, Pferden, Rindern 412
Tiermedizin, Verrenkungen 404
Tiermedizin, Verstauchungen 404
Tiermedizin, Zerrungen 404
Tinctura Aurantii 414
Tinctura Cardamomi 396
Tinctura Gentianae 125
Tinctura Pimpinellae 84
Tinctura Tormentillae 334
Tinkturen 29
Tonikum 249
Tonisierung des Verdauungstraktes 184
Tormentillrot 333
Tormentill-Tee 333
Tragacantha 429
Traube 16
traubenartig 17
Traumelfenchel 135
traumeln 135
Trifolium arvense 236
Trifolium repens L. 352
Trigeminusneuralgie 89, 360
Trigonellin 91
trockener Husten 364
Trocknen von Heilpflanzen 19
Trugdolde 17
Tubera Ari 61
Tubera Aroni 61
Tubera Harpagophyti 428
Tubera Jalapae 446
Tubera Salep 194
Tubera (Tuber) Aconiti 119
tuberkulostatisch 178, 214
tumorhemmende Substanzen 194
tumorhemmende Wirkung 242
Turicin 164
Turiones Populi 456
Typhus 376

Übelkeit 75, 102, **257**
Übelkeit, Migräne mit schwerer 138
übelriechende Stühle 257
überanstrengte Stimme 62, 102
Übererregbarkeit **349**
Überfunktion der Schilddrüse 111
Übergewicht, Tee bei 350
Überreiztheit, geistige 66
Überschläge 28
übler Körpergeruch 172
übler Mundgeruch 75
Ulcus cruris 235
Ulmenrinden-Tee 335
Umlauf **199**
Umschlag, heißer Brei- 91
Umschläge bei Eiterungen 74
Umschläge bei schlecht heilenden Wunden 74
Umschläge, feuchte 28
Umstimmung der schwächlichen Konstitution **64**
Ungt. Majoranae 231
Ungt. Populi 456
unregelmäßige Periode 107
Unregelmäßigkeiten des Herzens 98
Unruhe 123
Unruhe älterer Menschen 177
Unruhe, nervöse 73
Unruhe, Teemischung gegen 414
»unruhige Galle« **351**
unruhige Zeiten, Beruhigungsmittel für 66
unsachgemäße Anwendung, Vergiftung durch 29
unspezifische Reiztherapie 105, 306, 388
Unterleibskrämpfe der Frau 145
Unterleibsorgane, Krankheiten der 272
Unterleibsschmerzen 282
Unterleibsschmerzen, krampfartige **286**
Unterschenkelgeschwüre 235, 273
Unterschenkelgeschwüre, Breiverband **92**
Uran, Spuren von 196
urinsaures Natrium 178
Ursolsäure 177
Urson 358
Urtinktur 35, 36, 37
Urushiol 444
Uterus 247

Vaginalbereich, Entzündungen im 186
Vaginal-Schleimhaut, entzündete 186
Valepotriate 65
Valeriana 66
Vanillin 152, 374, 412, 453
Vasco da Gama 49
vegetative Dystonie 164, 182, **213**
vegetative Dystonie des kleinen Beckens **286**
Veilchen-Sirup 336
Veilchen-Tee 336
Venen 319
Venenentzündungen **61,** 199
Venenleiden 76, 390
Venenmittel **273**
Venenpflege **61,** 390
Veratrum album 250
Verbände, feuchte 28
Verbascum thapsiforme 360
Verbesserung des Galleflusses 75
Verbesserung des Haarwuchses 100
Verbrennungen 100, 117, 199
Verbrennungen, Röntgenstrahlen 373
Verdauung, Förderung der 94
Verdauungsbeschwerden, akute 391
Verdauungsbeschwerden, chronische 391
Verdauungsbeschwerden mit Blähungen 378
Verdauungshilfe 124, **374**
Verdauungsorgane, Krankheiten der 71
Verdauungssaftproduktion, Aktivierung der 108
Verdauungsschwäche 125, 191, 220
Verdauungsstörungen 85, 197
Verdauungstrakt, Anregungsmittel für die Drüsen 363
Verdauungstrakt, Desinfektion im 108
Verdauungstrakt, Tonisierung 184
Verdünnung 35, 36
Verdunstung 14
Vergiftung durch unsachgemäße Anwendung 29
Verkrampfungen, seelisch bedingte 66
Verletzungen, Nervenschmerzen als Folge von 182
Verletzungen, stumpfe 76
Vermehrung der Sekretion 25
Verrenkungen **76,** 303
Verrenkungen, Einreibung bei 61
Verschleimung 94, **175,** 228

Verschleimung der Atmungsorgane 102
Verstauchungen **76,** 182, 264, 303
Verstauchungen, Einreibung bei 61
Verstopfung 52
Verstopfung, chronische 66, 129
»Vier-Säfte-Theorie« 48
Vinca 177
Vincamin 177
Vincin 177
Vincristin 177
Vinylpolysulfiden 72
Vinylsulfid 72
Viola odorata 336
Viola tricoloris 321
Visangane 397
Viscotoxine 242
Viscum album 245
Visnadin 397
Visnagin 397
Vitamin 196
Vitamin A 105, 178, 260, 375
Vitamin B 260, 277, 375
Vitamin $B_1$ 178, 196, 246
Vitamin $B_2$ 246
Vitamin $B_{12}$ 178
Vitamin C 72, 79, 101, 105, 109, 127, 148, 152, 165, 167, 180, 196, 224, 237, 246, 266, 268, 277, 287, 290, 353, 354, 374, 375, 462
Vitamin $C_2$-Euler 180
Vitamin D 105
Vitamin E 150, 277
Vitamin F 277
Vitamin J 180
Vitamin K 150
Vitamin P 277
Vitamin U 198
Vitamine 26
Vitamine der B-Gruppe 150, 165, 180
Vogelbeer-Marmelade (Mus) 109
Vogelbeeren-Tee 109
Vogelknöterich-Tee 339
Vogelmiere-Tee 340
Vogelmierenkraut, Hustenteemischung mit 340
Volksmedizinische Botanik der Germanen 148
Vollbäder 28
Völlegefühl 125, **184,** 391
Völlegefühl, Teemischung gegen 400
Vorbeugung **222**
Vorbeugung gegen rheumatische Beschwerden 172
Vorbeugungsmittel gegen Erkältungen **172**
Vorhofflimmern 82
vorzeitiges Altern **197**

Wacholderbeeren, Teemischung mit 342
Wacholderöl 342
Wacholderschnäpse 342
Wacholder-Spiritus 342
Wadenkrämpfe 145
Wadenkrämpfe, nächtliche 286
Waldmeisterbowle 343
Waldmeister-Tee 343
Waldschlüsselblume 292
Wallungen, Kopfschmerzen mit 89
Walnußblätter-Tee 344
Wärme, künstliche 19
Warten auf den Schlaf **66**
Warzen 52, 217, **294**
Waschmittel, medizinische 416
Waschungen 28
Wasserausscheidung, Anregung zur 123, 284
»Wasser in den Augen« bei Luftzug **64**
Wasserpfeffer-Tee 345
Wasserstauungen 130, 138, **146, 156**
Wasserstoß 227
Wassersucht 85, 93, 110, 129, 156, **302,** 313, 368
wassertreibende Mittel **88, 93,** 156, 341
Wechseljahre, Beschwerden der 140, 380, 435
Wechseljahre, Nachtschweiß 321
Wegwartenkraut, Teemischung mit 346
Wegwarten-Tee 346
Wehenschwäche 247
Weidenkätzchen 347
Weidenrinden-Tee 348
Weißdorn-Tee 349
Weißdornblüten, Teemischung mit 167, 177, 267
weiße Teufelskralle 429
weißer Steinklee 319
weißes Sandelholz 423
Weißklee 352
Weizenkeimöl 465
Weizenstärke 465
Wermutschnaps 352
Wermut-Tee 351
Wermut, Teemischung mit 351
Wermut-Tinktur 351
Wetterpflanze 52
Wiederkäuer, Magenverstimmung der 145
Wiesenklee-Tee 352
Wiesenknopf-Tee 354
Wiesenschaumkraut-Tee 357
Windpocken 98
»Windsäfte« 136
Wintergrün-Tee 358
Winterschachtelhalm 284
Winterzwiebel 369
Wirkstoffe der Heilpflanzen 22
Wirkstoffgehalt 22
Wirkstoffgruppen 23
Wirsing 200
Wohnsitz der beschützenden Hausgötter 172
Wolfstrapp-Tee 359
Wollblumen, Teemischung mit 360
Wundbehandlung 27, **253,** 285, **309,** 352, 390
Wundbehandlung mit Tee 28
wunde Hautstellen, Behandlung 71
Wunden **76**
Wunden aller Art, Heilung von 71, 138, 182, **306**
Wunden, schlecht heilende **60,** 76, 176, 186, 253
Wunden, schmierige **60**
Wunden, Umschläge bei schlecht heilenden 74
wundgelaufene Hautstellen 253
wundgerittene Hautstellen 253
Wundklee-Tee 362
Wundkleeblüten, Teemischung mit 362
Wundliegen 71
Wundpuder 71
Wundrose 309
Würmer 286, 351
Würmer, Band- 210, 363, 405, 450
Würmer, Maden- 246, 265
Würmer, Mittel gegen Eingeweide- 210
Würmer, Spul- 265, 315, 450
Wurmkrankheiten 54
Wurmmittel 265
Wurzelhaare 12
Wurzeln 12, 19
Wurzelstock 12, 13, 19

Yohimbin 415, 466
Ysop-Tee 364

Zahnerkrankungen, rheumatische 437
Zahnfleisch, Bepinseln 407
Zahnfleisch, Entzündungen 83, 115, 179, 251, **275, 333,** 353, **407**
Zahnfleisch, Gurgelmittel bei Entzündungen am 217
Zahnfleisch, Infektionen am 116
Zahnfleisch, Kräftigung 102
Zahnfleischbluten 231
Zahnprothesenträger 407
Zahnpulver 416, 461
Zahnpulver, Färbemittel 440
Zahnschmerzen 186, 218, 238, 314
Zahnungsdurchfälle **421**
Zahnwässer 449
»Zaubersalben« 316
Zellgewebsentzündungen **76**
Zellgewebsentzündungen, Breiverband bei **92**
Zerreißungen von Muskeln und Sehnen **60**
Zerrungen 61, **76**
Zerrungen von Muskeln und Sehnen **60**
Zerteilen von Geschwülsten 28
Ziest-Tee 83
Zimttropfen 431
Zingiber 394
Zingiberen 394
Zink 127, 150
Zitronenmelisse 241
Zitrusfrüchte 165
Zitwerwurzel 403
Zuckerkrankheit 93, 161, 167
zweijährige Pflanzen 13
Zweikeimblätter 16
Zwergholunder-Tee 368
Zwiebel-Sirup 369
Zwölffingerdarmgeschwüre **199**

# Literatur

für den Fachmann und den Laien


Arends: *Volkstümliche Namen der Arzneimittel, Drogen, Heilkräuter und Chemikalien.* Berlin 1961.
Berger: *Handbuch der Drogenkunde,* Erkennung, Wertbestimmung und Anwendung. Wien 1949/1960.
Bock: *Kreutterbuch.* Straßburg 1577.
Bohn: *Die Heilwerte heimischer Pflanzen,* 4. Auflage. Leipzig 1927.
Braun: *Heilpflanzen-Lexikon für Ärzte und Apotheker.* Stuttgart 1968.
Braun: *Heilpflanzen-Lexikon für Ärzte und Apotheker,* 2. Auflage. Stuttgart 1971.
Brüggemann: *Mit Kneipp – Gesundheit zu Hause.* 1977.
Brunfels: *Contrafeyt Kreuterbuch.* 1532.
Buchner: *Schönheit aus der Natur.* Bad Homburg 1977.
Bürgi: *Die Durchlässigkeit der Haut für Arznei und Gifte.* Berlin 1942.
*Deutsches Arzneibuch,* ältere und neue Ausgabe.
Dinand: *Taschenbuch der Heilpflanzen.* Esslingen.
Fischer: *Mittelalterliche Pflanzenkunde.* München 1929.
Flamm, Kroeber, Seel: *Die Heilkraft der Pflanzen.* Stuttgart 1944.
Flamm, Kroeber, Seel: *Pharmakodynamik Deutscher Heilpflanzen.* Stuttgart 1940.
Flück: *Unsere Heilpflanzen.* Thun/Schweiz 1974.
Foißner: *Das kleine Heilpflanzen ABC.* Oberhausen 1974.
Fuchs: *New-Kreuterbuch.* Basel 1543.
Garmes: *Pflanzen und Tiere Europas.* Braunschweig 1970.
Gessner: *Die Gift- und Arzneipflanzen von Mitteleuropa.* Heidelberg 1953.
Glatzel: *Die Gewürze – ihre Wirkungen auf den gesunden und kranken Menschen.* Herford 1968.
Hagers: *Handbuch der Pharmazeutischen Praxis,* 4. Ausgabe, Band I–IV. Berlin 1976.
Hegi: *Illustrierte Flora von Mitteleuropa.* München 1931.
Heeger/Brückner: *Heil- und Gewürzpflanzen.* Berlin 1953.
Höfler: *Volksmedizinische Botanik der Germanen.* Wien 1908.
Hoppe: *Drogenkunde,* 8. Auflage. Berlin 1975.
Hoppe: *Tropische Gewürzdrogen.* München 1949.
Hörhammer: *Teeanalyse.* Berlin 1970.
Hortus: *Gart der gesuntheit.* Mainz 1495.
Jaretzky: *Lehrbuch der Pharmakognosie.* Braunschweig 1949.
Karsten, Weber: *Lehrbuch der Pharmakognosie.* 1949.
Köhn: *Homöopathie hilft heilen.* Frankfurt 1978.
Kroeber: *Das neuzeitliche Kräuterbuch,* Band I–III. Stuttgart 1947–1949.
Künzle: *Chrut und Unchrut.* Minusio (Schweiz) 1972.
Lonicerus: *Kreuterbuch.* Frankfurt a. M. 1564.
Marzell: *Die heimische Pflanzenwelt im Volksbrauch und Volksglauben.* Leipzig 1922.
Marzell: *Heil- und Nutzpflanzen der Heimat.* Reutlingen 1947.
Matthiolus: *New-Kreuterbuch.* Prag 1563.
Megenberg: *Das Buch der Natur.* Greifswald 1897.
Möller: *Pharmakologie als theoretische Grundlage einer rationellen Pharmakotherapie,* 4. Auflage. Basel 1961.
Moritz, Frohne: *Einführung in die pharmazeutische Biologie,* 4. Auflage. Stuttgart 1967.
Mutschler: *Arzneimittelwirkungen.* Stuttgart 1970.
Pahlow: *Zehn beliebte Heilpflanzen.* Bogen 1965.
Pahlow: *Heilpflanzen heute.* München 1978.
Pahlow: *Richtig würzen – gesünder leben.* Bern 1976.
Pahlow: *Drogenkunde für pharmazeutisch-technische Assistenten.* Stuttgart 1971.
*Pahlows Heilpflanzenkompaß.* München 1976.
*Pahlows Heilkräuter-Teerezepte.* Oberhausen 1978.
Pahlow: *Pilze und Beeren.* München 1975.
Pschyrembel: *Klinisches Wörterbuch.* Berlin 1964.
Rapoport: *Medizinische Biochemie.* Berlin 1966.
Reko: *Magische Gifte.* Stuttgart 1936.
Schindler: *Die Heilkräfte der Natur.* Wien 1974.
Schindler: *Inhaltsstoffe und Prüfungsmethoden homöopathisch verwendeter Heilpflanzen.* Aulendorf 1955.
Schneider: *Das grüne Geheimnis.* München 1966.
Schultz: *Vorlesungen über Wirkung und Anwendung der deutschen Arzneipflanzen.* Leipzig 1929.
Souci, Fachmann, Kraut: *Die Zusammensetzung der Lebensmittel* (2 Bände). Stuttgart 1973.
Sigerist: *Große Ärzte.* München 1970.
Steinegger, Hänsel: *Lehrbuch der Pharmakognosie,* 2. Auflage. Berlin 1968.
Straßburger: *Lehrbuch der Botanik.* Stuttgart 1973.
Tabernaemontanus-Bauhinus: *Kräuterbuch.* Basel 1731.
Tschirch: *Handbuch der Pharmakognosie.* Leipzig 1932.
Voigt: *Einführung in die Balneologie.* Berlin 1945.
Wallnöfer: *Besser als 1000 Pillen.* Hamburg 1970.
Weiß: *Lehrbuch der Phytotherapie,* 3. Auflage. Stuttgart 1975.
Weiß: *Moderne Pflanzenheilkunde.* Bad Wörishofen 1976.